中药基础和临床研究丛书

中药药理与临床研究进展

（第八册）

主　编　张永祥　周文霞

副主编　蒋　宁　肖智勇

编　者　（按姓氏笔画排序）

卫军营	王　忠	王　勇	王　涛	王升启	王月华	王永华
王永炎	王伽伯	王拥军	王振中	王真真	王晓龙	王健辉
方莲花	石京山	叶　斌	叶玲玉	叶祖光	申秀萍	田书彦
曲新艳	吕圭源	任钧国	刘　昱	刘　航	刘　骏	刘　鹏
刘帅帅	刘宗超	刘建勋	齐春会	安　娜	许海玉	孙　琴
孙　鹤	苏　洁	杜　涛	杜立达	杜冠华	李　志	李　林
李又欣	李云峰	李学军	李寒冰	杨思进	杨洪军	杨静玉
肖小河	肖智勇	吴宏伟	吴春福	谷春华	邹文俊	沈剑刚
宋俊科	张　兰	张　钊	张　雯	张　阔	张小锐	张文娟
张永祥	张有志	张会敏	张伯礼	张俊华	张莹莹	张鸿燕
张晶晶	陈　曦	陈乃宏	陈素红	林志彬	果德安	周　喆
周文霞	孟　坤	赵晓悦	郝　蕊	郝海平	南景一	柏兆方
段大跃	姚新生	贺文彬	顾海鸥	徐　意	高　翼	高秀梅
高学东	郭非非	郭怡祯	郭树仁	龚其海	商洪才	屠鹏飞
蒋　宁	韩　玲	韩　露	韩晶岩	程肖蕊	舒　良	楚世峰
解素花	樊官伟	薛　瑞	戴　毅	瞿礼萍		

人民卫生出版社

·北京·

图书在版编目（CIP）数据

中药药理与临床研究进展. 第八册/张永祥，周文霞主编. —北京：人民卫生出版社，2023.2

ISBN 978-7-117-34533-0

Ⅰ.①中… Ⅱ.①张…②周… Ⅲ.①中药学-药理学 Ⅳ.①R285

中国国家版本馆 CIP 数据核字（2023）第 033979 号

人卫智网	www.ipmph.com	医学教育、学术、考试、健康，购书智慧智能综合服务平台
人卫官网	www.pmph.com	人卫官方资讯发布平台

中药药理与临床研究进展
（第八册）
Zhongyao Yaoli yu Linchuang Yanjiu Jinzhan
（Di-ba Ce）

主　　编：	张永祥　　周文霞
出版发行：	人民卫生出版社（中继线 010-59780011）
地　　址：	北京市朝阳区潘家园南里 19 号
邮　　编：	100021
E - mail：	pmph @ pmph.com
购书热线：	010-59787592　　010-59787584　　010-65264830
印　　刷：	北京盛通商印快线网络科技有限公司
经　　销：	新华书店
开　　本：	710×1000　1/16　印张：42
字　　数：	1075 千字
版　　次：	2023 年 2 月第 1 版
印　　次：	2023 年 6 月第 1 次印刷
标准书号：	ISBN 978-7-117-34533-0
定　　价：	289.00 元

打击盗版举报电话：010-59787491　E-mail：WQ @ pmph.com

质量问题联系电话：010-59787234　E-mail：zhiliang @ pmph.com

数字融合服务电话：4001118166　E-mail：zengzhi @ pmph.com

热烈祝贺《中药基础和临床研究丛书》——《中药药理与临床研究进展》出版30周年！

衷心祝愿我国中药药理学科研事业不断创新开拓、蓬勃发展！

《中药药理与临床研究进展》
(第一册)编委简介

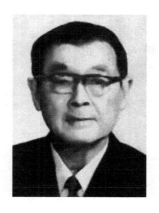

周金黄(1909—1999)

湖北省新洲区人,军事医学科学院教授,免疫药理与中药药理专业博士研究生导师。1934年毕业于北京协和医学院,获医学博士学位。历任成都中央大学医学院教授、武汉大学医学院院长。中华人民共和国成立后,任北京协和医学院药理科主任教授。早年加入中华医学会,历任中国生理科学会副理事长,中国药理学会理事长、名誉理事长、顾问,中国中西医结合学会顾问。

长期从事神经药理学、内分泌药理学、免疫药理学研究,以及中药有效成分对上述学科的功能系统的作用机制研究,发现枸杞多糖、淫羊藿多糖、首乌有效成分、地黄多糖、黄芪多糖等对实验动物的功能系统与生殖系统有明显调节与促进作用。

他曾先后主编多种学术专著,如大型专著《药理学》(1952年,1984年),《中药药理学》(1985年),英文版《中草药研究新进展:作用与应用》(1991年,国外发行)。

曾获国家科学技术进步奖特等奖(1986年,为主要成员之一)。曾当选为全国人民代表大会第四届、第五届代表。

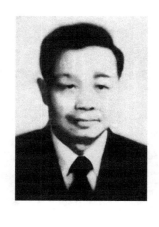

刘干中(1926—2021)

湖南省桃江县人。北京中日友好医院研究员。1949年毕业于北京燕京大学,1953年毕业于北京协和医学院。历任北京协和医学院、军事医学科学院药理学教研室主任,1984年任中日友好医院药物药理室主任。主要从事神经药理学与毒理学研究。20世纪80年代以来从事中药药理学研究,主要是补益药的神经和免疫药理学研究,已发表论文20余篇。1991年合编 *Recent Advances in Chinese Herbal Drugs-Actions and Uses*,该书已在国外发行。兼任安徽医科大学教授、军事医学科学院中西医结合研究顾问;担任中药药理学会副理事长、中国中西医结合学会中医外语专业委员会主任委员、《中日友好医院学报》和《中药药理与临床》副主编等,并为国际脑研究组织(IBRO)会员。

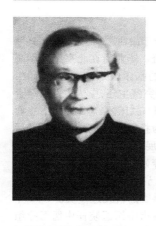

王建华(1925—2016)

江苏省泰兴县人。广州中医学院教授。1951年7月毕业于国立同济大学医学院。1951—1953年于北京协和医学院药理学第一届药理高师班进修。历任江苏医学院、徐州医学院药理教研室讲师、主任,1974年在广州中医学院先后任脾胃研究室主任、教授,博士研究生导师。

中国药理学会副理事长、中药药理专业委员会主任委员、中国中西医结合学会常务理事、《中药药理与临床》杂志主编、《中药新药与临床药理》编委会副主任委员,卫生部第二届药品审评委员会委员。

20世纪50年代参加中药麻醉研究工作,发表论文多篇,并撰写《中药麻醉》专著(1971年,1974年)。20世纪80年代参与并领导脾胃学说研究,对脾虚证的本质及调理脾胃方药药理进行了较深入的研究,发表论文50余篇。

主编的著作主要有:全国高等中医药院校教材《药理学》(1989年)、《中医基础理论研究进展》(与程锡簸合编,1990年)、《中药方剂的药理与临床研究进展》(与骆和生合编,1991年)。

"中药麻醉研究"获1978年全国科学大会奖,"胃肠电信息检测处理系统"获1986年卫生部重大科技成果奖乙等奖;"脾胃研究"获广东省高教局科技成果奖三等奖。

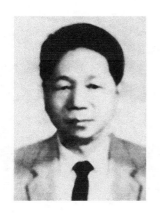

陈可冀(1930—)

福建省福州市人。中国科学院生物学部委员。中西医结合专家。中国中医研究院西苑医院研究员。全国政协委员。1954年毕业于福建医学院。20世纪50年代第一批西医学习中医的专家。多年来,坚持及致力于中医及中西医结合事业。自20世纪70年代开始,带头应用现代科学方法,系统研究活血化瘀理论、冠心Ⅱ号方及川芎嗪等治疗心脑血管病及抗血小板、血栓素的作用,推动了国内外活血化瘀理论研究及其在心脑血管病中的防治应用,倡议并系统整理清代宫廷医药档案3万余件,出版《清宫医案研究》等3部专著300多万字,填补了中医药学术继承上的一段空白。培养毕业硕士、博士研究生多名。获多项卫生部及全国科学大会科技成果奖,1987年被评为部级有突出贡献科学家。1989年获"阿尔伯特·爱因斯坦"世界科学奖状。他在中医及中西医结合领域,作出了富有创造性的贡献。

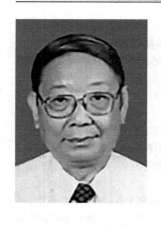

廖家桢（1930—2014）

福建省长汀县人。1955 年毕业于山西医学院医疗系,1958 年毕业于卫生部首届西学中研究班。毕业后在北京中医学院东直门医院内科从事中西医结合的临床医疗、教学及科研工作。曾任医院副院长和医院气血研究室主任,中国中西医结合学会副理事长兼秘书长,《中药药理与临床》杂志副主编。主要研究方向为以中医气血相关理论为指导,应用现代科学,开展内科心血管疾病防治的研究,并开展补气药党参、黄芪防治冠心病方面的临床药理学研究。培养硕士、博士研究生多名,发表学术论文 80 余篇。1981 年以来已有 9 项科研成果分别获卫生部、国家中医药管理局、北京市科委的科技进步奖。1991 年赴德国第一家中医医院——克茨汀市中医医院任中医医疗组组长,为中医药走向世界所做出的积极努力,受到德国的医务人员及患者的欢迎和称赞。

著名中医药学家为
《中药药理与临床研究进展》题词

姜春华题词

继承发扬中医

药学是医药

界的责任

祝谌予题

祝谌予题词

中药药理与临床研究进展丛书出版

走自己的路
贡献于人类

一九九一年冬

邓铁涛敬贺

邓铁涛题词

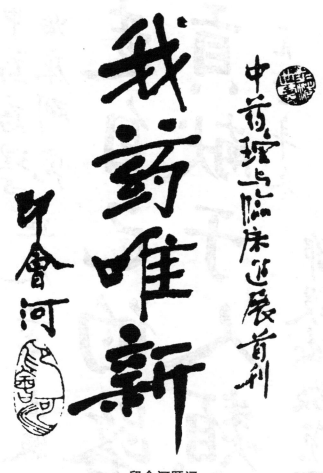

我药唯新

中药理与临床证展首刊

印会河

印会河题词

丛书序言

中医药学是祖国传统文化的重要组成部分,是在探索人的生命现象与宇宙自然界相互赖以生存的客观规律中发展起来的,逐渐形成具有我国民族传统思想的医药学体系。在几千年的长期实践中,中医药学虽然不断吸取外来文化与医药知识以丰富其内容,但却始终保持着本体系的完整性。由于西方医学在近百余年来已成长为我国医药学的一支强大力量,中医药学在保持着自己的特色与独立性的同时,也吸取了现代医药学精华与科学技术,不断丰富与更新其不足之处,以符合时代的要求,成为现代中医药学。

中华人民共和国成立后,中西医结合思想已逐步形成。从20世纪50年代末开始,在中医政策与团结中西医的方针指引下,全国举办了多次西医学习中医班。数以千计的西医教授、医师与科学家在结业后投身到中西医结合事业中来,献身于探索、研究与发展中医药学的事业。几十年来在全国各地建立了中医药大学、中医研究院、中药研究所、中西医结合医院与研究中心等,出版了多种中医药期刊,发表了以现代科学技术与医学思想研究中医中药的论文。1985年,中国药理学会成立了中药药理专业委员会,并创刊《中药药理与临床》期刊,进一步推动了中医药研究进入到实验研究与临床疗效评价相结合的新阶段。

持续多年的中医药学的现代研究,获得了许多具有明显社会效益与科学价值和临床疗效的研究成果,这些成果分散在全国各种期刊与各单位的论文集中。为了及时把这些研究佳作与成果加以整理,汇集成册,予以发表,以供广大读者参考,中药药理专业委员会经过酝酿,决定成立编辑委员会,出版一套系统性丛书,定名为《中药基础和临床研究丛书》,书名为《中药药理与临床研究进展》,各册将陆续出版与读者见面。

本丛书的编辑组稿工作是在逐步调查中实现的。1990年8月在兰州市召开的第三届全国中药药理学术会议期间进行了初步酝酿。同年11月成立了筹备组着手制订计划与约稿事宜。1991年6月在北京召开丛书编委会,决定以约稿与征文并行的方针,在编排上注重临床药理与疗效研究论文的比例,强调实验药理研究结合临床效益的研究方向。望广大读者与作者对本丛书多提批评意见,并欢迎投寄文稿,共同把这株新苗培养壮大,永葆长青。

本丛书收录的文章以邀请作者总结本人与本单位的工作为主,突出中药的实验药理与临床疗效相结合的研究进展,包括中药方剂、单味药、中药提取物或有效成分。为了反映丛书的指导思想与编辑方针,各册的栏目可根据情况有所增减与调整,大体上分为总论与专著、研究方法、学术探讨、研究简报与新药介绍等栏目。各篇的性质在"内容提要"与"出版说明"中已作了介绍。

中医药学,像历代优秀传统文化一样,在历史的长河中,时间越久,就越显示出它的价值,中医药的现代研究更增加了祖国医药学的魅力。在深入研究的过程中,我们踏着先人的足迹前进,发现它蕴藏着难以穷尽的奥秘和令人深思求索的源泉。

党的改革开放政策和尊重知识、重视科技的方针,极大地推动了中西医结合科研和临床的进程,中医药的研究成果令国人欣慰、世人瞩目,越来越显示出它的优势和潜力,为中医药走向世界、开拓未来创造了良好条件。本丛书的出版,仅仅是深入开拓的开始,旨在为中药药理与临床研究提供又一芳草地,以交流经验与成果,探讨不同的学术见解,其目的只有一个:共同促进我国中医药现代化研究的发展与深化。

愿中药药理学、临床医学、药学以及有关学科的工作者共同携手努力,使本丛书的出版如高山流水,一往无前。

丛书编辑委员会主编

周金黄　刘干中　王建华

1992 年 2 月,壬申年元宵节前夕于北京

前　言

　　2022 年是《中药基础和临床研究丛书》——《中药药理与临床研究进展》（以下简称《进展》）出版 30 周年。回顾前辈讲述《进展》创立时的情形，仍记忆犹新。新时期迎来了科学的春天，各学术团体也逐步恢复了学术活动，科技界呈现出了生机勃发、蓬勃向上的新气象。1984 年，中国药理学会选举产生了首届理事会，同时决定先成立几个专业委员会，率先开展工作。在周金黄教授等前辈的积极倡议和推动下，1985 年 10 月 22—26 日，第一届全国中药药理学术会议在重庆召开，中国药理学会中药药理专业委员会正式成立，王建华教授当选主任委员，刘干中、姜廷良、黄衡和郑有顺教授当选副主任委员，周金黄教授和雷海鹏教授任顾问。为鼓励和推动中药药理学研究，及时将中药药理学的研究成果和进展整理汇集成册，供广大读者参考，在周金黄、王建华、刘干中等教授的积极倡导下，于 1990 年 8 月在兰州举行的第三届全国中药药理学术会议期间商定出版《进展》。同年 11 月成立了筹备组，翌年成立了由周金黄、刘干中、王建华、陈可冀和廖家桢等著名专家组成的编辑委员会，确定了"旨在为中药药理与临床研究提供又一芳草地，以交流经验与成果、探讨不同的学术见解"的指导思想和编辑方针，以及"共同促进我国中医药现代化研究的发展与深化"的出版目的。《进展》第一册由周金黄、刘干中教授主编，于 1992 年 8 月正式出版。岁月如梭，转瞬之间 30 年已过去了。如今，《进展》的创始人周金黄、王建华、刘干中和廖家桢教授已离开了我们，给我们留下的是对前辈无限的思念、前辈殷切的希望和肩上沉甸甸责任。前辈对传承和发展中医药事业的理想、信念和热望，以及他们为之毕生努力奋斗所做出的辉煌业绩，是留给我们的宝贵财富，永远激励着我们在中药现代研究发展的道路上不断拼搏创新、开拓前行！

　　20 世纪 90 年代，我国中药药理学与中药新药研究逐步进入了快速发展的阶段。尤其是 1996 年我国开始实施"中药现代化"发展战略，启动了一系列科研计划支持中药现代研究，有力地推动了中药药理学研究及中药新药研发。1998 年国家启动了"中药现代化科技产业行动计划"，其内容包括中药现代化、国际化示范研究及中药应用基础研究等。1999 年国家启动了第一个中药现代研究的 973 计划"方剂关键科学问题的基础研究"，重点支持了六味地黄方、大川芎方、复方丹参方、血府逐瘀方等中药复方的作用机制和药效物质基础的研究，极大地促进了我国中药复方的现代研究。2001 年，国家启动了"创新药物和中药现代化重大专项"，支持中药现代研究和创新中药的研究与开发。在中药新药研发需求的牵引下，中药药理学研究（包括中药新药临床前药效评价、作用机制研究以及新模型、新技术研究等）快速发展，为中药新药研发提供了重要的科技支撑。2008 年，按照《国家中长期科学和技术发展规划纲要（2006—2020 年）》的部署，我国启动了"重大新药创制"科技重大专项（以下简称"新药专项"），实施时间是 2008—2020 年。这是中华人民共和国成立以来国家实施的规模最大、投入最多的新药研发科技计划，受到全社会的高度关注，许多科研院所、高校、医院、企业，以及一大批科技人员都参与了新药专项的研究，从事中药药理学研究和新药研发的张伯礼院士、王广基院士、杜冠华教授、吴春福教授和张永祥研究员等都担任了新药专项总体组的专家。新药专项的实施，对我国药理学包括中药药理学研究产生了很大影响，提出了许多新的需求和要求,更加强调转化、应用和解决新药研发中的问题,使药理学研究与临床及新药研发的结合更加紧密。

1992—2010年,在这十余年的时间里,《进展》连续出版了7册,介绍了我国中药药理学研究的新思路、新方法和新进展,深受广大读者欢迎,在这一阶段对推动和引导我国中药药理学研究发挥了重要作用。2015年,为全面总结我国中药现代研究二十年来取得的成绩和经验,张伯礼院士和时任科技部社会发展科技司司长的陈传宏教授组织有关专家开始收集、整理和总结有关资料。这项工作意义重大,但涉及面广、任务繁重,一批中药药理学专家积极投入到了这项工作当中。在张院士和陈司长的带领下,大家共同努力,《中药现代化二十年(1996—2015)》(主编:张伯礼、陈传宏)于2016年11月由上海科学技术出版社正式出版。该书系统总结了自1996年我国实施中药现代化战略至2015年的二十年间,中药现代研究取得的成就。我国在中药现代研究各个方面所取得的研究成果,不仅加深了广大学者对中药科学内涵的认识,解决了一些实际问题,同时也为后续研究和创新发展积累了宝贵的经验,提供了重要的参考和借鉴。

随着我国改革开放的不断发展和深化,国际学术交流与合作蓬勃开展,范围不断扩大,形式也更加丰富多样。2008年新药专项启动后,为配合新药专项的实施,提高中药药理学的研究水平,中国药理学会及其所属中药与天然药物药理专业委员会(原中药药理专业委员会,2014年更名)大力加强了中药药理学研究及新药研发的国际学术交流,与国际药理学联合会(IUPHAR)密切合作,积极组织开展中药与天然药物药理学国际学术交流活动。2008年张永祥研究员担任IUPHAR天然产物分会主席,2010年当选IUPHAR执委,兼任IUPHAR天然产物分会主席。2018年张永祥研究员卸任后,杜冠华教授当选新一届IUPHAR执委,兼任IUPHAR天然产物分会副主席,周文霞研究员担任分会秘书长,中国药理学会办公室赵颖博士任分会秘书。近十多年来,中国药理学会与IUPHAR及IUPHAR天然产物分会密切合作,连续组织举办了五届世界天然药物与传统药物药理学学术会议,建立了天然药物和传统药物药理学国际学术交流的新平台。"第一届世界天然药物和传统药物药理学学术会议"于2009年9月在杭州召开,除进行了学术报告及壁报等形式的学术交流外,还专门举办了"中药创新药物研究开发"专题研讨会,就中药新药研发的策略、思路与方法以及国内、国际的注册问题进行了深入研讨,参会代表普遍感到收获很大。此后,分别于2012年12月、2015年7月、2017年9月、2019年12月在中国、新加坡、英国和印度成功举办了第二届至第五届会议。该国际会议制度的建立为我国中药药理学国际学术交流与合作搭建了新的平台,收到了很好的效果。IUPHAR对世界天然药物和传统药物药理学学术会议给予了高度评价和大力支持,目前此学术会议已成为IUPHAR具有国际影响力的品牌学术会议之一。

2015年5月,在中国药理学会的积极争取下,IUPHAR执委会在西安举行了年度工作会议。IUPHAR领导接受了中国药理学会的提议,即在执委会工作会议结束后,与中国药理学会联合举办"新药研发中的关键药理学问题"专题研讨会,针对我国新药专项实施过程中新药研发遇到的有关药理学问题进行研讨,也包括中药药理学与新药研发。IUPHAR专家针对中药新药的研究开发阐述了自己的观点,提出了许多建设性意见和建议,参会代表与IUPHAR的专家进行了深入研讨,大家普遍感到很受启发、收获很大。此外,中国药理学会积极争取各种国际学术交流的机会,如积极推荐我国中药药理学研究和新药研发的成果参加四年一度的"世界药理学大会"学术交流。2010年在丹麦哥本哈根举行的"第16届世界药理学大会"、2014年在南非开普敦举行的"第17届世界药理学大会"以及2018年在日本东京举行的"第18届世界药理学大会",都安排了天然药物和传统药物药理学专题,每届大会都有我国多名专家在大会及专题会上报告中药药理学的研究成果,学术交流的范围不断扩大、深度不断增加,对于不断深化中药药理学国际学术交流与合作、提高研究水平等发挥了积极促进作用。

2021 年,新药专项实施期满,进入了全面总结和总验收阶段。新药专项实施近 13 年,在中药新药研发领域也取得了显著成绩。在新药专项支持下 36 个中药新药获批上市,其中五类中药新药(按国家食品药品监督管理局 2007 年 7 月 10 日局令第 28 号公布的《药品注册管理办法》分类,后同)有 7 个,其他为中药复方新药。此外,还有 89 个中药新药处于临床研究的不同阶段。中药新药在国际发展方面也取得了显著成绩,10 多个中药获得美国 FDA 批准正在进行国际多中心临床试验,如复方丹参滴丸、血脂康胶囊、桂枝茯苓胶囊等。

近十多年来,我国中药药理学研究呈现出三个比较明显的特点:一是受到中药新药研发需求的牵引,中药药理学研究与中药新药研究的结合更加紧密,围绕新药研发的需求,研究和解决新药研发过程中的有关技术问题明显增加;二是运用“组学”等新技术,从分子等微观水平开展中药作用机制的研究进展很快,针对中药单一活性成分和针对中药复方的组学相关研究近年来均备受重视,获得了大量全新的研究发现,在国际学术期刊发表关于该类研究的论文数量明显增加;三是研究者发起的中药临床试验明显增加。比如,据中国临床试验注册中心(Chinese Clinical Trial Registry,ChiCTR)网站数据显示,截至 2021 年 8 月 30 日,我国正在实施的 835 项(因各种原因被撤销的 50 项未计算在内)相关临床试验(包括药物、诊断试剂、心理干预等)中,中药占了很高比例。总体来看,经过 20 多年的研究和发展,中药现代研究取得了很多成果,在对高度复杂的中药复方的作用原理和药效物质基础两大科学问题的研究中取得了显著成绩,积累了研究经验,但距离阐明还有一段距离,中药复方的这两大科学问题仍是中药现代研究的难点和重点,需要广大科技人员在认真总结以往研究成果和经验的基础上,继续深入研究、不断创新开拓。应鼓励在中西医学理论相结合的学术思想指导下,借鉴和运用多种研究思路与技术方法,从不同角度进行探索和研究。按照 2021 年 5 月 28 日习近平主席在两院院士大会、中国科协第十次全国代表大会上的讲话中对科技人员提出的要求,“直面问题、迎难而上”“肩负起时代赋予的重任”。

2021 年是“十四五”的开局之年。“重大新药创制”科技重大专项的实施,推动我国新药研发进入了一个高速发展的新阶段。如何进一步加强新药研发相关重大基础研究及转化应用,大幅增加新药研发源头创新知识的供给,突破瓶颈技术,发展前瞻性、颠覆性等新技术,全面提升药物创新能力,值得认真研究和思考。对于中药药理学尤其是中药复方药理学研究来讲,亦将面临新的发展机遇,但挑战依然十分严峻。

站在新的历史起点上,为向广大中药药理学研究、中药新药研发及相关领域工作者介绍近年来我国中药药理学研究的思路、方法和研究进展,促进中药药理学研究及中药新药研发水平的不断提升和创新发展,我们编写出《进展》第八册,并以此纪念《进展》创办 30 周年,并向《进展》的创办人周金黄、王建华、刘干中、陈可冀、廖家桢等前辈致敬!

《进展》第八册共分为五篇、共四十四章。第一篇为“中药现代化研究思路与方法”,共七章,此一篇系统回顾了中药现代化 20 年的发展和我国中药复方药理学研究中的问题,重点介绍了“中药多组分药代-药效关联研究新思路与新方法”“表型组学”等思路与方法及其对中药药理学研究所产生的影响;第二篇为“中药药理学研究的新技术与新方法”,共八章,结合近年来我国中药新药研究开发的迅速发展,重点介绍了“组学”“大数据”“数据挖掘”“系统药理学”等新技术在中药药理学研究中的应用;第三篇为“中药复方药理学研究”,共十章,主要介绍了“丹知青娥方”“小柴胡汤”“补阳还五汤”“六味地黄汤”四个经典中药复方和"复方丹参滴丸""三叶糖脂清"等临床经验方的药理学研究进展;第四篇为"中药有效成分药理学研究",共十章,重点介绍了"黄芩素""姜黄素""人参皂苷""巴戟天寡糖"等中药活性成分的研究进展;第五篇为"中药国际化发展及临床研究",共九章,探讨了中药标准化、国际化的思考、中药国际化发展的策略与思路,并介绍了"连花清瘟制剂""桂枝茯苓胶囊""复方丹参滴丸""血脂康胶囊"在国际化临床研究中的进展。

　　在《进展》第八册出版之际,我们衷心感谢为本书撰文的专家学者和关心、支持、帮助、喜欢《进展》的广大读者。在新时期发展的新征程上,我们将永远铭记前辈的殷切期望和教诲,与编者和广大读者共同努力,把《进展》办好,为不断提高我国中药药理学研究和中药新药研发水平发挥积极促进作用!

　　受编者水平所限,书中难免存在错漏,敬请读者予以批评、指正和帮助。

张永祥　周文霞

2022 年秋于北京

目　录

第三篇　中药复方药理学研究

第四篇　中药有效成分药理学研究

第五篇　中药国际化发展及临床研究

第一篇

中药现代化研究
思路与方法

第一章

中药现代化二十年回顾与展望

第一节 概　　述

中医药学是中华民族的瑰宝，也是打开中华文明宝库的钥匙，为中华民族的繁衍和人民健康做出了重大贡献。随着科技的进步，中医药学历久弥新，与时俱进，在现代医学高度发达的今天，仍然发挥着不可替代的作用，成为健康中国建设的重要力量。特别是中医药全程介入传染性疾病的防控和患者救治，在控制疫情蔓延、减少轻症转重、促进患者康复等方面发挥了关键作用，也是中医药传承精华、守正创新的生动实践。

中医药的生命力在于疗效。但是，由于过去中医药发展缺乏与现代科学技术的结合，中药领域的科学研究和学术进步相对其他学科明显滞后。中成药品种多，但市场份额小，大品种少，中药产业规模不大；中药材质量保障体系尚不健全；新药研发能力弱，低水平重复现象突出，中药制药工艺粗放；对中医药理论的科学内涵认识不足，中药药效物质和作用规律研究不系统；临床评价方法不完善，研究证据级别有待提高；中药相关的管理办法有待完善；中药科技资源分散，缺少顶层设计和统筹规划。这些因素，制约了中药产业发展和市场竞争力的提升，根源是缺乏科技创新的驱动，需要施行中药现代化发展战略。

党和政府历来关心支持中医药事业发展。1996年，在全国卫生工作会议上，中共中央、国务院明确提出了"实现中药与中药生产现代化"的目标，"中药现代化"也由此上升到国家战略高度。1996年，中华人民共和国国家科学技术委员会（简称"国家科委"）与国家中医药管理局启动了国家"九五"攻关课题"中药现代化发展战略研究"，明确提出了"中药现代化科技产业行动计划"。同时针对如何有效地实施该行动计划制定了四大策略：研究开发符合市场需求的现代中药；建立我国中药现代研究开发体系；形成我国科技先导型中药产业；推动我国中药进入国际医药市场。自从该行动计划实施以来，有关部委及地方政府都在不同时期制定了系列规划，推动中药现代化发展，并组织企业、研究院所、高等院校协同攻关，至今已有二十余年。

中药现代化是指将传统中药的优势特色与现代科学技术相结合，诠释、继承和发扬传统中药的理论和实践，改造和提升中药的现代研究、开发、生产、管理和应用，以适应社会发展需求的过程。回顾二十余年中药现代化发展历程，主要经历了3个重要发展阶段：第一，启动实施阶段。1996年国家科委明确提出了中药现代化发展的整体战略构想，1998年启动了"中药现代化科技产业行动计划"，1999年启动中药现代化科技产业基地建设工作。第二，全面部署阶段。2002年国务院办公厅转发了科技部等8个部委共同制定的《中药现代化发展纲要（2002年至2010年）》，重点部署了平台建设、标准化、基础研究、品种创新等6个方面的任务，进一步强化了中药现代化科技产业基地建设，启动了"创新药物和中药现代化"专项。第三，深化部署阶段。2007年科技部联合国家中医药管理局等16个部委共同发布了

《中医药创新发展规划纲要（2006—2020年）》，系统提出了六大体系建设。通过973计划、863计划、科技支撑计划、科技重大专项等国家科技计划持续推进中医药现代化科技创新。"重大新药创制"科技重大专项启动以来，在中医药科研平台建设、园区建设、关键技术、新药研发等多方面给予支持，大大促进了中药科研水平的整体提升。

二十多年来，持续的支持，长期的努力，中药现代化在各个方面都取得了长足进步，取得令人瞩目的成绩。一批中药研究理论和关键技术得以突破，一批高水平中药研究平台高效运行，一批中药质量标准完善提升，一批现代化的中药企业拔地而起，一批临床疗效显著的中成药大品种不断涌现，多学科交叉的研究队伍发展壮大，推动中药现代化研究水平不断提升。中药产业规模不断壮大，2016年达到8 000余亿元，并带动形成了超过万亿元规模的中药大健康产业，不仅服务医改，还可以优化产业结构，增加就业，促进农民增收致富，保护生态环境。可谓"举一事，惠百业，造福百姓"。

中医药作为独特的卫生资源、潜力巨大的经济资源、具有原创优势的科技资源、优秀的文化资源和重要的生态资源，在经济社会发展中具有越来越重要的地位和作用。中医药现代化取得的不仅仅是技术的进步，更重要的是搭建了高水平研究平台，培育了高水平研究团队，产出了高水平研究成果；通过实施创新驱动，阐释了中医药防病治病的规律，提高了中药产品的质量，推动了传统中药产业的技术升级，提高了中医药临床服务能力和水平，带动了中药产业发展，中医药国际化迈出了坚实的步伐。

第二节　中药现代化研究进展

我国中药现代化研究已经开展了二十多年，取得了令人瞩目的成就。二十多年前，较系统地认识中药及方剂的药效物质及其作用机制是很难实现的。而如今，科学家可以在较短的时间内大致解析复方的药效物质及其作用机制；中药资源从野生转到家种系列关键技术取得一定突破，中药鉴定、稀缺药材人工培育等均取得了标志性成果；中成药药效物质和作用机制研究不断深入，质量标准得到提高；运用先进的技术方法，研制成功了一批中药新药，改造了一批老药并成为中药大品种；中药制药技术与设备进步显著，过程质量控制技术快速发展，产品批次间一致性得到提高；中药基础理论，包括药性理论、配伍理论、炮制方法等科学内涵初步得到阐释；中药安全性研究方法和技术水平显著提升，毒性物质分析、毒效机制及毒性预测等均取得进展。在中药现代化实施过程中，聚集了一大批多学科人才，锻炼并壮大了队伍，培育了领军人才，包括院士、国家杰出青年、长江学者等一批国家级高层次人才。科技进步推动了中药走向国际，一批中成药已在国际市场销售，一批中药标准已被美国及欧洲等国家和地区的药典所采纳。

一、中药科研水平和能力显著提升

二十多年来，多学科技术引入到中医药研究中，创新发展了一系列适合中药特点的研究方法和关键技术，中药创新研究技术平台不断发展完善，成为中药现代化研究的重要基础和支撑，产生了丰硕成果。2000—2016年，中药相关研究共获得国家自然科学奖二等奖4项，国家技术发明奖二等奖8项，国家科学技术进步奖一等奖5项。

（一）符合中药特点的研究体系和关键技术不断完善

二十多年来，新技术新方法的发展为中药现代化研究提供了有力的技术手段，使中药药效物质、药效特点、药代动力学过程、作用机制、安全性及临床疗效评价从"黑箱"到"灰/白

3

箱"。随着多维气/液相色谱、高分辨质谱、超导核磁共振等先进仪器设备和在线筛选、高通量/高内涵筛选、虚拟筛选等活性筛选技术的发展,可实现短时间内基本解析中药的化学成分/有效成分。特别是针对超微量成分、大分子成分(如多糖、多肽、鞣质等)、水溶性成分等研究难点,创建了一批关键技术,已达到国际先进水平。

随着"重大新药创制"科技重大专项的实施,建成了一批高水平的研究平台。中医药研究院所、高校及现代中药制药企业等均搭建了设备先进、功能齐全、开放服务的现代化中药研究技术平台,如中药药效物质研究、中药药代动力学研究、中药安全性研究、组分中药研究、中药药理学研究、中药临床评价研究、中药新剂型研究、中药重金属和农药残留检测技术研究、中药制药过程控制技术研究、现代中药数字化提取技术研究等研究平台。一些平台成为国家重点实验室、国家工程研究中心、国际联合实验室、教育部重点实验室、国家药品监督管理局重点实验室和国家中医药管理局重点实验室。开辟了中药制药技术升级路径,并实现科技成果转化,对中药产业提质增效发挥了引领支撑作用。此外,研究平台标准化建设也逐步与国际接轨,已有多家 GLP 中心通过国际实验动物评估与认可委员会认证。

适合中药特点的中药药效作用综合评价技术体系不断完善。中药药效作用体现为多靶点、多途径、广效应,通过对机体功能的多环节调节有效发挥预防、治疗作用,因此中药药效作用呈现出整体性、整合性、复杂性的特点。二十多年来,结合现代生物医学的技术方法,针对不同疾病、不同病理环节、不同靶点,引进、建立了系列动物模型,包括各种自发性疾病模型、基因工程动物模型、传染病模型、药物诱导和手术动物模型、模式生物模型等,较好地应用于中药药效作用的评价研究中。整体与局部研究相结合、体外与体内研究相结合、体内过程与活性评价相结合是近年来中药药效研究的主要模式。从宏观到微观,从抽象到直观,从静态到动态的观察分析技术,实现了对中药药效全方位解析。现代高科技检测手段和技术的广泛应用也使中药药效评价在整体动物病理形态、基本功能评价的基础上进一步完善,并逐渐聚焦至细胞、分子水平的直观阐释,形成了模型动物功能动态监控、终点效应检测、病理形态观察、细胞分子水平作用机制评价相结合的综合性体系,为多层次、多环节、综合评价中药药效提供了可能的实现路径。

中药作用机制的研究,不仅能深入到细胞、分子水平,更为重要的是采用各种"组学"(基因组、转录组、蛋白质组、代谢组、表观遗传组等)、网络药理学、系统药理学、整合药理学、体液药理学等具有"整体性""动态性"的方法诠释中药"多组分、多靶点、多层次、多途径"的作用特点,使中药作用机制的研究逐步深入,不断揭示中药的科学内涵。中药药理学评价方法的进步,不仅为证明中药的有效性及作用机制奠定基础,也为中医药理论的研究与发展提供了支撑。

中药体内过程研究,针对中药多成分造成体内暴露和变化过程的复杂性,提出中药"药代标记物(PK marker)"的概念,并创建了生物样品微量物质分析技术、中药体内代谢物富集和制备技术,"诊断离子桥联网络""相对暴露法""物质组-代谢组关联网络"等中药复杂成分体内过程研究方法学体系。另一方面,针对一些"药效确切、机制不明"的中药,可通过分析内源性小分子物质群的改变等代谢组学研究手段来考察其作用机制和效果。

中药安全性相关的基础性问题和规范化研究等方面取得了重大进展。目前中药新药的安全性评价逐渐与国际规范接轨。中药 GLP 平台研究能力和深度不断加强,通过对一些有毒中药的毒性成分、致毒机制、量毒关系、毒性分类、毒性预测等进行深入研究,完善了中药安全性评价技术体系,对科学客观地评价中药安全性、合理地使用中药等都起到了推动作用。

围绕着中药新药研发的各个关键环节,研究攻克了中药药效物质高效分离与鉴定技术、组分中药筛选与新药研发技术、中药超微粉碎技术、超临界萃取技术、真空带式干燥技术、高速滴丸技术、中药经皮给药技术、中药缓控释技术、中药生产过程控制技术等一批制约中药新药研发与现代化生产的共性关键技术,有力推动了中药新品种研发和中药大品种二次开发,产生了显著的经济和社会效益。

随着循证医学、临床流行病学的推广应用,中医药临床研究的质量得到提升。临床研究实施过程质量控制体系不断健全,包括研究方案的设计优化、伦理审查、研究注册、研究机构选择、研究者管理、受试者募集、随机分配与隐藏、药品动态管理、三级质量控制、数据动态管理与分析和结局报告等方面,中医药临床研究技术规范不断完善,中医药循证评价过程质量控制方法已经建成。中医药临床研究注册系统、中央随机分配系统、远程数据获取系统、项目管理系统、安全性监测系统等均得到推广应用。中医药临床疗效评价核心指标集(COS)的发展应用,为建立完善基于临床价值的中医药临床证据链构建与评价提供了新的路径。中医药循证评价证据库系统(EVDS)的建立和应用,大大提高了中医药临床证据转化效率和应用效果。大数据技术的兴起,促使中医药临床研究模式的改变;基于真实世界数据的中医临床研究快速发展,不仅在安全性评价领域广泛应用,也成为基于人用经验证据支持中药新药研发的重要研究内容。

(二)　中药基础理论的科学内涵逐步得到诠释与发展

为了阐释中药基础理论的科学内涵,中医药研究者与化学、生物信息、数学、人工智能等科学工作者进行跨学科合作,特别是借助系统科学、复杂科学的思想方法和技术手段,开展多学科的交叉研究,方剂配伍理论、配伍禁忌、药性理论、毒性理论等科学性和先进性的中药核心理论逐步得到诠释与创新发展。《中国中医药重大理论传承创新典藏》获第五届中国出版政府奖图书奖。

在中药性味研究方面,初步阐释了中药性味的本质及四性与五味的关系,即中药(包括功效组分)同时具有性(气)与味;五味主要与中药的功效相关,四性主要与机体的能量代谢、物质代谢相联系;四性可通过中药对机体的能量代谢、物质代谢的影响予以评价其归属,并探索出"可拆分性、可组合性"的中药性味理论研究新方法,将现代方法与传统的性味评价方法相结合,建立了基于代谢组学生物标志物的中药寒热性预测模型,可有效用于中药寒热温凉四性的归属评价。

在中药配伍研究领域,创新提出了"组分中药理论"。在此理论的指导下,建立了以组分配伍创制现代中药的关键技术链,构建了药性相关数据库及数字化中药组分库,并建立了基于组分配伍的"组-效""时-效"关系及多靶点整合调节作用的组分中药研制技术平台。"组分中药理论"不仅为深刻诠释中药"七情和合"配伍理论提供了崭新的研究思路,而且开辟了中药现代化的一个重要方向,为创新中药研制提供理论基础和技术支撑,对中药产业的发展、国际化及对中药"产、学、研"结合都具有重要意义。

中药炮制研究方面,通过对传统炮制理论、炮制技术、炮制工艺与饮片质量标准等研究,基本建立了传统中药炮制传承体系、炮制技术创新发展体系、中药饮片生产和质量保障体系,基本满足了中医药事业对中药炮制技术、人才及产品的需要,为中药产业发展提供了强有力的支撑。

中药毒性研究方面,揭示了中药毒性评价的特殊性,证明中药毒性强度在"有毒组分/成分—药材毒性—饮片毒性—复方毒性"传递链上并不是等效传递的,打破了"化学成分有毒就推演到其药材有毒",并进一步认定含有该药材的中药复方制剂有毒"的不科学逻辑推理,有助于纠正当前国际上对有毒中药的一些偏颇甚至错误认识；较系统地揭示了"反药配伍禁忌"的内涵、主要表现形式，与常用药对的属性差异，反药配伍的稀疏关系、潜在危害特点，宜忌转化关系、开放性特点，以及配伍禁忌的规避及趋利避害的原则方法等，丰富和发展了中药配伍禁忌理论。

（三）　中药质量标准研究和质量体系建设成绩显著

随着对中药药效物质及作用机制研究的不断深入，以及现代化分析检测仪器在中药质量研究中的应用，确保中药"安全、有效、均一"的质量评控体系已逐渐完善：在安全性控制方面，对中药内源性有毒成分（如吡咯里西啶生物碱等）及外源性有毒成分（如农药及重金属残留、真菌毒素、二氧化硫残留等）建立了高效、灵敏的检测方法；在有效性评价方面，从控制"单一成分""指标成分"过渡到"多成分""有效成分""等效/主效成分"；在质量均一性方面，建立了针对整体化学成分的指纹图谱一致性分析技术来评价产品批次之间均一性。

与二十多年前相比，《中华人民共和国药典》（以下简称"《中国药典》"）所收载的中药质量标准的数目大幅度提升，已构建了包含来源或制备方法、性状、专属性鉴别、安全性相关检查、浸出物检测、含量测定等比较完善的标准体系，部分品种还建立了指纹图谱/特征图谱和多成分含量测定相结合的整体成分控制标准，使我国中药质量标准水平在很多方面达到国际领先水平。《中华人民共和国药典》（2020年版）还采用DNA分子鉴定法、条形码技术、生物效应评价法、液相色谱-质谱（LC-MS）联用法、一测多评法、薄层色谱-生物自显影技术等新方法与新技术来解决难点问题，使得一大批中药标准已超越国际同类水平。

二、中药现代化研究推动中药资源保护和利用

随着中药临床应用日益广泛，特别是大健康产业快速发展，对中药材资源的需求急剧增加，野生药材的数量和质量已经不能满足日益增长的需求。解决供需矛盾，提升中药材质量，需要依靠科技进步，实现中药资源的保护、开发和可持续利用，这是中医药行业发展的基础。

近二十年来，在国家有关部门的重视和支持下，中药资源的科学保护和可持续利用取得了长足进步。包括第四次全国中药资源普查试点、中药材规范化生产与规模化基地建设、珍稀濒危中药资源保护与利用、中药资源循环利用与资源产业可持续发展、道地药材成因机制与质量评价、中药资源领域新理论新技术等多项重大科研和基地建设项目，取得了系列标志性科研成果。

自2003年11月实施《中药材生产质量管理规范》（GAP）以来，我国已形成了全世界规模最大、体系最完整的中药材生产体系，目前六百多种常用中药材中，开展人工种植（养殖）品种达三百多种。全国药材种植总面积超过5 000万亩（1亩≈666.67m²），其中规范化种植基地超过100万亩。重点开展了道地药材相关研究：一是从生态生物学角度，揭示了道地药材形成规律和机制，初步赋予道地药材现代科学内涵；二是创建了符合道地药材特点的品质鉴定与评价方法，形成了系列技术规范和标准，推动了中药鉴定学和中药标准化发展；三是建立了道地药材生态适宜性评价方法和近百种道地药材GAP基地，促进中药材规范化生产。

自2011年启动第四次全国中药资源普查试点工作，覆盖了全国31个省（自治区、直辖市）的922个县，初步建成包括1个国家中心、28个省级中心、65个监测站的国家中药资源动态监测体系。在20个省（自治区、直辖市）布局建设了28个繁育基地，在四川和海南建设了种质资源库。现已基本查清我国中药资源本底情况，建立中药资源普查成果数据库，构建

信息网络化共享服务平台。中药资源循环利用及生产方式的转型发展已经起步,基于循环经济理论的中药资源循环利用策略与实践、非法定药用部位的扩展研究、中药资源产业化过程资源经济产业链的延伸等方面均取得了系列成果。

针对一些珍稀濒危中药资源,实施了一系列有针对性的抢救与保护行动(科学研究与技术推广),主要有产地保护、野生变家种(家养)、野生抚育、组培快繁、替代品研发等。半夏、五味子、金银花、黄芩、丹参、石斛等品种实现了大面积人工种植;甘草、麻黄、肉苁蓉等防风固沙药材大规模野生抚育或人工栽培,促进了荒漠地区生态环境的改善;人参、黄连、西洋参林下栽培全面推广,减少了森林砍伐和水土流失;冬虫夏草、麝香、熊胆、蜈蚣、牛黄等药材的人工养殖基本实现了产业化;人工麝香、人工牛黄和体外培育牛黄、山羊角代替羚羊角、水牛角代替犀角等动物药材替代品成功应用;人工犀角、虎骨替代品的研制也取得了初步进展。

中药材规模化、产业化、基地化发展,带动了中药材产地初加工向集约化、产业化发展。中药材全过程可追溯成为必然趋势,启动中药材产品全过程可追溯体系,从种植(养殖)、加工、收购、储存、运输、销售到使用全过程可溯源体系,实现来源可查、去向可追、责任可究,是保障中药材质量的一项基础工程。2015年国务院办公厅转发了由工信部、国家中医药管理局等多个部委局联合制定的《中药材保护和发展规划(2015—2020年)》,对夯实中药行业发展基础具有重要指导意义。

三、中药新药发现与大品种培育成效突出

中药现代化战略实施二十多年以来,我国中药新药研发取得了显著的进步和重要成就。以科技创新为引领、临床需求为导向,以企业为主体,一大批不同类别的中药新药上市,整体提高了中药新药研发的水平与能力,推动了中药产业的快速发展。

经过二十多年的发展,中药新药研发能力和质量控制水平大幅度提升。研发思路遵循中医药的原创思维,吸收当代科技的最新成果,研制既保持中药方剂药效特色,又符合相关管理规范的创新中药。目前中药新药研究与开发策略更加贴近需求,现代科技与中医药理论的融合更加紧密,形成了包括以验方为基础的中药新药发现模式、以经典名方为基础的中药新药发现模式、以组分配伍理论为指导的中药新药发现模式、采用植物药研究手段的新药发现模式等。

2020年,国家药品监督管理局发布了《关于促进中药传承创新发展的实施意见》等文件,尊重中医药特点,遵循中药研制规律,将"安全、有效、质量可控"的药品基本要求与中医药传承创新发展独特的理论体系和实践特点有机结合,改革健全符合中药特点的审评审批体系。根据中药注册产品特性、创新程度和研制实践情况,改革中药注册分类,不再仅以物质基础作为划分注册类别的依据,开辟具有中医药特色的注册申报路径。按照中药创新药、中药改良型新药、古代经典名方中药复方制剂、同名同方药等进行分类,前三类均属于中药新药。进一步重视人用经验对中药安全性、有效性的支持作用,按照中药特点、研发规律和实际,构建中医药理论、人用经验和临床试验相结合(简称"三结合")的审评证据体系。

(一)中药新药发现策略不断发展完善

中药新药发现策略和途径与化学药有显著不同。中药具有几千年的临床应用历史和经验记载,以及大量的经典方药,这些都是中药新药研发的重要源泉。基于经验的中药研发,具有成药性好、成功率高等优势。中医药理论指导和复方配伍是中药新药研究与化学药物研制的显著差异,也是优势所在。经过二十多年的发展,中药新药发现策略和途径不断发展完善,形成了包括基于中医药基础理论的中药复方新药发现模式、基于临床经验方的中药复

方新药发现模式、基于疾病网络靶标的中药复方新药发现模式、基于组分配伍的中药复方新药发现模式、基于"等效/主效成分群"的中药新药发现模式、基于系统分离结合活性筛选的中药有效成分新药发现模式和基于中药有效成分结构修饰的新药发现模式。基于先进的新药发现模式,一批创新中药新药研制成功,并在临床上广泛使用,提高了疾病的治疗效果。中药新药的研制,不仅是对先进制药技术的应用和检验,也是对新技术创新发展的推动,同时带动中药工业进步。

（二） 中药经典方药及颗粒剂研发

经典方药是中药新药发现的重要源泉。随着近年来对经典方剂的研究日趋深入,基于经典方药的中药新药(包括新剂型、新用途、新品种)不断涌现,使得经典方药的临床应用日益广泛,对常见病、多发病、疑难病等发挥出了独特的治疗效果,获得了良好的社会效益和经济效益。

二十多年来,中药配方颗粒的研究开发和产业化取得阶段成绩。中药配方颗粒是传统中药饮片与时俱进的产物,是中药饮片的一种新形态。我国研制出六百余种中药配方颗粒,并实现了产业化,成为中药国际贸易的一个增长点。

近些年,基于古代经典名方的复方颗粒研究,受到国家管理部门的重视。在科技部、国家中医药管理局等有关部门的大力支持下,2013 年"重大新药创制"科技重大专项启动了"经典名方标准颗粒研究"的课题,开展 20 个经典名方颗粒剂的示范性研发。该课题的基本研发思路是"传统制备、现代质控",即遵循中药方剂水煎的传统制备方法,研究建立规范化现代生产工艺,以保持中药方剂"原汁原味"的特色;运用现代药物分析、质量控制等新技术,研究建立稳定、可靠的现代药物质量控制体系。2018 年,国家中医药管理局会同国家药品监督管理局发布了《古代经典名方目录(第一批)》,国家药品监督管理局发布《古代经典名方中药复方制剂简化注册审批管理规定》,推动基于古代经典名方复方制剂的审批。

（三） 中成药二次开发与大品种培育

我国中成药品种多,但大品种少,二十多年前过亿元的品种仅有几十个。大多数中药品种因原研时期条件所限,存在临床定位宽泛、品种优势不明、制药工艺粗糙、质量控制技术落后等共性问题,导致中成药功能主治同质化、质量标准不高、产品科技含量低、市场竞争力不足等问题。

中药现代化实施二十多年来,突破了一批中药研究的关键技术,搭建了一批高水平技术平台,形成了多个创新研究技术团队,为促进中药产业向科技型和集约型转变提供了技术支撑和人才保障。张伯礼院士率先提出了中成药二次开发的理念和策略,组织多学科队伍攻关,建立了中成药二次开发核心技术体系,解决了中药品种临床定位宽泛、药效物质及其作用机制不清楚、制药工艺粗糙、质控技术落后、上市后有效性和安全性缺乏循证评价等问题。研究成果无缝转化,提高了中药品种安全性、有效性和质量可控性,培育了中药大品种群。研究成果在全国 19 个省市推广,应用于近百家中药企业,推动了中药大品种不断发展。到成果验收时,年销售额过亿元中药大品种达到五百余个,过十亿元品种五十余个。中药过亿元品种年累计销售额达到 2 500 亿元,约占我国中药工业总产值的 1/3,提高了中药行业聚集度,产生了巨大的社会效益和经济效益。研究成果获得国家科学技术进步奖一等奖。

中成药二次开发是推动中药产业提质增效发展的抓手,通过实施二次开发,中药品种的科技含量得到快速提升,市场销售额得到增长。企业依靠科技创新推动中药产业发展的积极性和主动性显著增强,使"产、学、研"各方更加紧密结合,大大提高了科研成果的转化效率。通过实施中药二次开发,推动了中药制药技术升级,从以"管道化、自动化和半自动化"为技术特征的"中药工业2.0",向以"信息化、数字化和智能化"为技术特征的"3.0"和"4.0"迈进。

四、中药产业规模快速增长,服务经济社会发展

近20年来,我国中药产业从改革开放初期的手工作坊式生产模式向现代化制造业迈进,建立了以科技创新为动力、中药农业为基础、中药工业为主体、制药装备为支撑、中药商业为纽带的产业体系,成功地打造了拥有自主知识产权并具备现代医药工业技术水平的中药制药业,发展形成了较为完整的现代中药产业链。在国家各项政策措施的推动下,中药产业得到迅猛发展,至2015年全国中药生产企业数已经达到4 076家,中药工业总产值由1996年的235.4亿元上升到2015年的7 867亿元,约占医药工业总产值的1/3,中药大健康产业已达到1.5万亿元规模。由于政策约束,中药工业发展受到影响,2021年中药工业年营业收入达到6 919亿元,进入新的增长期。

中成药及饮片工业积极采用新工艺、新技术和新设备,提高生产质量与效率。创制并培育了一批满足临床用药需求、具有疗效优势的中药新药品种,增强了现代中药创制和新药成果产业转化能力。创立中成药二次开发策略和核心技术体系,形成了规模化培育中药大品种的二次开发模式,开拓了一条投入少、见效快、创新驱动中药产业跨越发展的有效途径,引领了中药产业创新发展方向。一批科技型中药制药企业迅速崛起,一些具有影响力的老字号中药企业焕发青春,中药制药业已形成良好的产业布局,实现了中药制药工业规模化、规范化和现代化。

中药《药品生产质量管理规范》(GMP)的顺利实施,显著提高了我国中药制药工业的整体水平,为中药制药技术标准体系与国际药品监管规范的进一步对接奠定了良好基础。我国中药制药装备工业通过借鉴、引进与吸收高新技术,积极研发新设备与新技术(包括饮片加工设备,中药提取、浓缩、分离纯化、干燥、制剂和包装设备,以及生产设备自动控制系统、生产过程信息系统等),促使中药生产工艺与设备升级换代,有力推动了中药产业的现代化发展。

中药大健康产业已形成四大基本产业群,包括医疗产业、医药产业、保健食品及日用品产业、健康服务产业等。产业规模增长迅速,已成为具有巨大市场前景及重大发展机遇的新兴产业。

五、中药国际化进程稳步推进,国际影响不断增强

中药作为我国的传统药物,不仅为我国人民的健康做出了巨大贡献,也逐步走向国际,为世界人民健康服务。"一带一路"倡议的推进,为中药进入国际市场提供了良好的契机,中药走向世界取得了阶段性成效。

张伯礼教授等在《中医药现代化研究20年回顾与展望》指出,随着中药基础研究水平的不断提升,我国学者在国际上发表的高水平论文占国际论文比例从5%增加到35%,超过美国、韩国、日本等国家,成为世界中医药研究大国。越来越多的高水平研究成果发表在国际顶级杂志上,彰显了中医药的优势和科学内涵。例如银翘散加减麻杏石甘汤的标准汤剂治疗甲型H_1N_1流感、芪苈强心胶囊治疗慢性心力衰竭、小檗碱调节糖脂代谢机制、复方黄黛片治疗急性早幼粒细胞白血病分子机制、药用模式真菌灵芝全基因组图谱解析、丹参中丹参酮类化合物生物合成途径中的关键酶基因研究等多项研究成果发表在国际知名期刊,产生良

好的学术影响。

随着中药现代化、国际化的推进,一批临床疗效确切、安全性高的中药产品以药品身份开展国际注册研究,多个中药新药在美国食品药品管理局(FDA)开展国际多中心临床试验。如复方丹参滴丸(胶囊)(T89)完成Ⅲ期临床试验,血脂康胶囊、扶正化瘀片、康莱特注射剂、桂枝茯苓胶囊也已完成Ⅱ期临床试验。丹参胶囊、地奥心血康等中药产品在欧盟国家完成注册。

构建高水平的中药质量标准,使更多中药标准被《美国药典》和《欧洲药典》等药典收载,必将提高中药的国际认知度和影响力。国家中医药管理局、国家药典委员会等相关部门积极推进中药标准的国际合作,我国学者也积极参加中药材国际标准的制定,已有多项标准被《美国药典》和《欧洲药典》收录。已有丹参、灵芝、三七、桂枝、五味子、薏苡仁等13个中药标准被《美国药典》收载;我国学者制订的钩藤、水红花子、虎杖等中药标准首次被《欧洲药典》收录,这是我国学者起草制订的第一批进入《欧洲药典》的中药标准。

中药对外贸易逐年增长,"一带一路"沿线国家和地区对中医药的需求不断释放。2021年,出口额达到50.01亿美元,主要为中药材、中药提取物和中成药等产品。由于不同国家和地区间文化、法律法规、管理办法的差异,中药产品在不同国家和地区的"身份"不同。在欧美国家,中药产品主要以膳食补充剂、保健品的身份销售;在俄罗斯、越南、澳大利亚等国家,中药产品主要以药品的身份销售。因此,既要加强欧美中药注册研究,也要加强与其他国家和地区中药贸易和市场准入研究工作的推进,特别是"一带一路"沿线国家和地区的中医药交流。

六、中医药人才队伍发展壮大

中药现代化,经过二十多年的努力,在科研、教育、产业等方面取得了巨大成绩,一大批中医药领域的优秀人才及团队在其中起到了关键作用。目前,全国有24所(本科)中医药高等院校,全国开设中药相关专业的高等院校有102所,全国现有国家级和省级中药科研机构和药物检验所共八十余所。国家中医药管理局启动了中医药传承与创新"百千万"人才工程(岐黄工程),已经遴选培养249名岐黄学者和青年岐黄学者,1 500名临床优秀人才和1万余名骨干人才。

在中药现代化二十多年的进程中,全国涌现了一大批中药学科及从事中药相关研究的优秀人才,包括诺贝尔生理学或医学奖获得者、两院院士、国家杰出青年科学基金获得者、"长江学者奖励计划"获得者、"万人计划"领军人才、973计划首席科学家等高水平科研人才。2017年院士有效候选人中,中医药领域有18名候选人,占医药卫生学部候选人总数的25%以上,这是中药现代化二十多年发展的一项重要成绩。不断发展壮大的中医药及交叉学科人才队伍,成为推动中医药事业发展的主力军。

第三节　结语与展望

中医药学具有独特的理论体系,具有原创的思维,具有引领生命科学前沿的潜力,具有解决医学难题的办法。注重用现代科学解读中医药学原理,是中医药现代化发展的使命和任务。持续推进中医药现代化发展战略,发挥中医药在维护人类健康方面的特色与优势,是应对慢性病、新发传染病、复杂性疾病挑战的必然选择,是实现我国在医学/生命科学研究领域从"跟跑""并跑"到"领跑"的必然选择,也是中医药健康服务业可持续发展的必然选择。

如果说中医药几千年的实践经验和具有原创性的理论体系是中医药现代化的前提,那么科技创新则是中医药实现高质量发展并走向世界的"翅膀","翅膀越硬,飞得越高、越远"。屠呦呦研究员带领其团队发现青蒿素获得 2015 年诺贝尔生理学或医学奖,就是用现代科学技术手段发掘中医药伟大宝库的标志性成果。

在现代科学技术高度发达的今天,我们拥有了更先进的技术手段以发掘中医药宝库。如何诠释中医药学的科学内涵,赋予传统医学体系以时代特色,将原创思维转化为原创优势,成为服务全民健康、推动经济社会发展的重要动力,需要依靠创新驱动,需要科技支撑,需要多学科的协同创新。在中药现代化实施二十多年的进程中,中医药科技工作者承担了传承与创新发展的重任,开展了大量基础性和创新性的工作,取得了一批突出成就。

回首过去,以中医药科技创新为引领,中药现代化取得了突出成效,为下一步的发展奠定了坚实基础。一个传统的学科领域,与现代科学技术交汇融合,开拓出一条传承、创新、发展之路,形成了显著的学科优势,引领了健康产业发展,产生了重大社会效益和经济效益。

面向未来,在党和政府的高度重视和关怀下,中医药发展迎来了天时、地利、人和的大好时机。我们必须抓住战略机遇,以更大的责任和担当,深入实施"创新驱动"发展战略,坚持主导性发展、引领性发展,大力推进品牌化发展、国际化发展。紧密团结各方力量,汇聚全球创新资源,不断融合传统智慧和现代科技,加快中医药科技创新,进一步充分挖掘中医药宝库,推动中药现代化的新发展、新突破、新成效,更好地惠及人类健康。

回顾中药现代化二十多年的发展历程,我们也深刻体会到,坚持"继承与创新并重,中医中药协调发展,现代化与国际化相互促进,多学科结合"是推动中医药传承与创新发展的宝贵经验,应当长期坚持。同时,我们也深刻认识到,面临新形势、新需求,迎接新机遇、新挑战,必须坚持"传承精华,守正创新",以中医药创新发展的关键科学问题为导向,以"提高疗效"和"保证质量"为核心,面向人民生命健康需求,大力推进协同创新和开放创新,充分发挥中医药的治疗优势和保健优势,打造健康中国建设的国家战略力量。

(张俊华,张伯礼 天津中医药大学)

第二章

中药复方药理学研究有关
问题分析与思考

　　中药复方是在中医理论指导下按照"辨证施治"等原则由单味中药配伍组成的,是中医辨证用药、防治疾病的主要形式和手段,体现了中医治病立足整体综合调节的整体观和辨证论治的理念和指导思想,蕴含了丰富的科学内涵,是经验和智慧的结晶。如何充分考虑中药复方的作用特点和特色,在中医药理论和现代医学理论的指导下,综合运用现代科学技术与方法,建立能够准确反映中药复方作用特点和临床价值的药理学研究思路与方法,从现代医学的角度揭示中药复方防治疾病的作用机制,这些一直是我国中药药理学科研人员努力的方向。历经多年不懈的努力,随着科学技术尤其是生命科学研究的快速发展以及多学科新理论、新技术与新方法在中药药理学研究中的应用,广大研究者积极探索,不断取得新成绩,推动中药复方药理学研究与中药复方新药研发快速发展。但由于中药复方的高度复杂性,仍有很多科学问题有待进一步深入研究和解决,一些技术瓶颈也有待突破。本章针对中药复方药理学的研究历程及进展进行简要回顾和总结,并提出关于中药复方药理学研究的几点思考。

第一节　中药复方药理学研究发展历程概述

　　中药的现代研究始于 19 世纪末,当时的研究主要是对中药材进行化学分析。20 世纪20 年代,我国药理学家陈克恢等对当归、麻黄的化学及药理学研究被视为现代中药药理学研究的开端。麻黄是著名的中药材,具有发汗散寒、宣肺平喘、利水消肿等功效。1885 年日本学者山梨[1]（G. Yamanashi）首先从中国麻黄草中提出一种粗提物,1887 年日本化学家长井长义[2]将其活性成分以结晶的形式提取出来,定名为麻黄碱（ephedrin）。几十年后,当时在北京协和医学院任助教的陈克恢首次阐明了麻黄碱的药理作用,于 1924 年发表了论文"*The Effect of Ephedrine on Experiment Shock and Hemorrhage*"（《麻黄碱在实验性休克和出血中的作用》[3]）。此后陈克恢对麻黄碱开展了一系列研究,并在美国、加拿大、欧洲多国开展了临床研究,证明它可治疗过敏性疾病和支气管哮喘,还可用于防止脊椎麻醉时的血压下降。进而又研究了许多麻黄碱类似物的药理作用,推动了交感胺类化合物的合成,发现了很多用于呼吸系统疾病、鼻充血、疲劳、肥胖病和发作性睡病等治疗药物,为后来 α 受体拮抗剂及 β 受体拮抗剂的研发奠定了重要基础。1930 年,陈克恢与 Schmidt 联合编著出版了关于麻黄碱研究的专著,1930 年的《中华药典》将麻黄碱收入,随后相继被日本、美国、英国等国的药典收载,并被纳入教科书。该研究为中药药理学研究提供了思路与方法,同时还提出了一条"分离提取—药理实验—临床应用"从中药中研发新药的模式。

一、中华人民共和国成立初期的中药药理学研究

1956 年,我国著名药理学家周金黄[4]先生在"中国生理科学会第十三届全国会员代表大会"药理学组发言中指出,我国药理学的研究工作一起始就是从中药的研究着手的。这种情况很容易理解,因为中医中药在祖国文化遗产中占着非常重要的地位。几千年来中医中药不仅为中国人民解除疾病的痛苦,受到中国人民的信任和支持,而且不断地流传到外国,为外国采用和推崇。他在发言中简要总结了当时我国中药药理学研究动态和进展,介绍说当时很多医学院校的药理学教研组都在研究中药的各种药理作用,如很多单位都在研究人参的药理作用,包括中国医学科学院、北京协和医学院、大连医学院都在研究人参对血糖的作用,北京协和医学院药理学教研组和北京大学生理学教研组在研究人参对高级神经活动的影响,北京医学院药理学教研组在研究人参对血管的作用;很多单位在研究中药的降血压作用,如中国科学院药物研究所研究了杜仲、藜芦、黄芩等,中国医学科学院药物学系和北京协和医学院药理学教研组研究了猪毛菜、川芎、小蓟等;武汉医学院和上海第一医学院药理学教研组研究了当归和益母草对子宫的作用,也研究了汉防己与延胡索生物碱的镇痛作用;武汉医学院研究了莽草、酸枣仁、茯苓的中枢抑制作用,以及羊角拗、杠柳皮的强心作用;上海第一医学院研究了桔梗、前胡等的祛痰作用和半夏等的镇咳作用。20 世纪五六十年代,我国研究者进行了大量的中药筛选和单味中药药理研究。中药筛选范围广泛,包括抗菌和抗真菌药、抗高血压药、抗肿瘤药、抗流感病毒药和防治血吸虫药;此外,在杀灭滴虫、防治蛔虫和钩虫等寄生虫,抗乙型脑炎病毒、抗脊髓灰质炎病毒抗噬菌体、防治肝炎、强心、利尿、降血糖、解热、镇痛、抗休克、防治矽肺等方面,都进行了大量工作[5]。单味中药药理研究以降压、镇静、抗惊厥和抗菌(抑菌、抑真菌药)为最多,其次为与蠕虫病(以血吸虫病为主)肝炎、强心、利尿、呼吸系统、内分泌等有关的药物。所采用的方法主要是现代实验药理学的研究方法,如南京药学院药理教研组自 1958 年 4 月开始进行抗肿瘤中药的筛选,其方法是将中药制成 20% 的水煎剂,分别采用体内、外给药两种方法进行药效评价。前者运用艾氏腹水癌和 S180 肉瘤两种小鼠移植瘤模型,共筛选了 240 个中药单味药及复方;体外筛选方法采用亚甲蓝试管法,共筛选了近 700 个单味中药和复方,并对筛选模型、方法及影响实验结果的因素进行了分析[6]。

随着我国实验药理学研究及其技术与方法的快速发展,中药单味药药理学的研究发展也很快。据报道,研究最多的是中药降血压、镇静、抗惊厥和抗菌等作用的研究,如萝芙木的降血压作用、延胡索的镇痛作用、黄连的抗菌作用、南瓜子和萱草根抗血吸虫作用等研究比较深入,取得了显著成绩[5]。20 世纪 60 年代,有研究从罂粟科植物延胡索的根茎中分离获得了异喹啉类化合物延胡索乙素即消旋四氢帕马丁,药理学研究发现其具有显著镇痛作用,此外延胡索丑素的镇痛作用也很强,从防己科华千金藤的根及茎、叶中分离得其左旋体即罗通定,镇痛作用与延胡索乙素相似[7]。20 世纪 60 年代末,对喜树中活性成分的研究发现,10-羟基喜树碱具有较强的抗癌活性,且毒性较小。经过系统的药理、毒理和代谢研究后推荐临床应用,实践证明该药抗癌效果较好,因此我国自 20 世纪 70 年代开始生产,一直持续至今,对多种恶性肿瘤有效[8]。

这一时期对于中药复方的药理学研究较少,除以上提到的针对降血压、镇痛、抗菌、抗肿瘤等作用进行筛选和研究外,也有拆方研究的报道,如对补中益气汤的药理学研究发现,给麻醉兔和犬静脉注射该方的乙醇浸液,能够显著提高其子宫平滑肌的张力,离体实验中发现该方亦能显著提高离体豚鼠子宫平滑肌的张力,表明补中益气汤具有促进子宫平滑肌收缩

13

的作用。如去掉方中升麻、柴胡,则会降低该作用,且不持久;如单用升麻、柴胡则没有作用[9]。此外,亦有中药复方临床疗效观察的研究报道,如武艺敬报道杜仲合剂临床用于治疗原发性高血压具有良好疗效,受试者收缩压下降 31～50mmHg、舒张压下降 11～30mmHg 者均占约 2/3[10];复方酸枣仁汤临床用于治疗神经衰弱显示出良好效果,该研究共治疗 129 例神经衰弱患者,其中 120 例(93%)主要症状消失或缓解,其对失眠的作用较显著[11]。中药复方治疗传染病的临床报道如苦楝汤、紫苏汤、雷丸汤等临床用于治疗钩虫病均有明显疗效[12];应用茵陈蒿汤复方(泻黄汤)和甘露消毒片治疗传染性肝炎具有良好疗效,大部分病例用药两周后见效,四周则可痊愈[13]。

二、中药复方理学研究的起步与发展

进入 20 世纪 70 年代,对中药复方以及中成药实验药理学研究并结合临床的研究有了较大发展。实验药理学研究多通过拆方研究,阐述复方中起主要作用的药物和药物的配伍关系,并综合观察中药复方的药理作用,进一步探索其作用机制[14]。20 世纪 80 年代以来,我国在中医理论指导下开展中药复方药理学的研究已比较广泛,200 多个中医常用的经典方剂均已有药理学研究的报道,其中经方、古方 50 余个,时方、复方 180 余个。在这些中药复方中,研究较多的有生脉散、四逆汤、补阳还五汤等经方、古方;冠心Ⅱ号、复方党参、清胆注射液、痰饮丸等时方[15]。从研究内容看,主要是药理作用的研究,有些则对作用机制以及配伍原理进行了研究。在对这 200 多个中医常用复方的药理学研究中,大约有三分之一的研究相对较深入或较系统,首先对药理作用进行研究,进而开展作用机制、拆方、配伍、药代动力学以及临床药理学等研究。有些研究在研究思路、方法、结果以及对实验结果的分析等方面都已达到了一个新高度。如解表剂桂枝汤的研究结果表明[16],该方具有明显的减轻小鼠流感病毒性肺炎、抗炎、解热、镇痛等作用,这与张仲景叙述的"太阳病,头痛、发热、汗出、恶风,桂枝汤主之"的论述颇相符合;清热剂黄连解毒汤[17]具有抗菌、抗毒素、镇静、解热、抗炎等作用,基本上说明了该方泻火解毒的实质;泻下剂的研究以大承气汤[18]最具代表性,研究结果阐示了该方治疗肠梗阻等急腹症的原理;和解剂中,有小柴胡汤[19]、四逆散、逍遥散及痛泻要方等研究报道,研究结果表明这些中药复方具有调节胃肠功能、抗溃疡、保肝等方面的功效;温里剂中,对四逆汤、参附汤回阳救逆的研究较多,重点研究了其在强心、升压、抗心肌缺血、改善血小板功能及血液流变学等方面的作用;温中祛寒剂以吴茱萸汤温胃止呕和温脾止泻等的研究为代表,理血剂中以补阳还五汤对防治脑血管意外的研究以及血府逐瘀汤对血液流变学、微循环等的研究为代表,这些研究都取得了明显进展。

此阶段的研究多为中药复方的整体药理实验研究,很少与药效物质基础研究相结合,基本沿用了现代实验药理学对化学药的研究思路与方法,包括实验方案设计、动物模型及药效评价指标等的选择以及作用机制研究分析方法等。虽然初步阐释了中药可能的作用环节,为药效学研究提供了参考,但中医与西医对疾病认识的角度以及理论体系的差异,即中医防治疾病的整体观,更加注重疾病的证候与整体功能的调节与改善等。因此,如果只从单一疾病或症状层面进行药理作用及作用机制研究,难以准确揭示中药复方的作用特点及作用机制。

三、科技发展和国家战略引领和推动中药复方药理学研究快速发展

20 世纪 90 年代,人类基因组计划完成,转录组、蛋白质组、代谢组等"组学"计划开始实施,生物信息学[20]、高通量筛选[21]、计算机虚拟筛选[22]、组合化学[23]等现代生物学技术及

交叉学科新技术发展突飞猛进,知识更新速度不断加速,知识倍增周期不断缩短,呈现出前所未有的知识爆炸的新局面。科学技术的快速发展,对中药复方药理学研究的策略、思路、方法等均产生了深刻影响,给中药复方的研究带来了新的机遇。大量新技术、新方法被应用于中药复方的研究,使中药复方的研究更加广泛地与现代科学技术方法相结合,有力推动了中药复方研究的深化,开创了中药复方研究的新局面。面对科学技术迅猛发展、知识爆炸带来的新机遇,我国于"九五"期间实施了"中药现代化"战略,先后启动了多项重大或重点项目,支持中药现代化有关科学问题的研究,其中阐明中药复方药效物质基础和作用原理是关键目标。1995年4月第32次香山科学会议召开,会议期间专家们一致认为中药复方研究是我国科学事业的当务之急,必须高度重视,国家应给予大力支持。因此,科技部先后设立了"九五"攻关项目"中药复方药物的示范性研究",国家攀登计划预选项目"中药现代化关键问题的基础研究"等。"九五"以来,我国的中药事业持续蓬勃发展,国家卫生医药事业发展的战略目标将实现中药现代化纳入其中。科技部1998年启动了"中药现代化科技产业行动计划",1999年启动了第一个中药现代研究973计划(国家重点基础研究发展计划)"方剂关键问题的基础研究",有力地促进了中药复方的现代研究。中药复方药理学研究受到高度重视,成为科技界高度关注的热点领域,使中药复方药理学研究也跨入新的发展时期。这一阶段中药复方的研究重点是中药复方的作用原理和药效物质基础,即中药复方研究面临的两个重大科学问题。尽管难度很大,但广大研究者以高度的责任感积极参与,研究方法不断更新,研究理论不断出现。

在国家各类基金项目的支持下,我国系统开展了补中益气汤、桂枝汤、六味地黄汤、血府逐瘀汤、大川芎丸、四君子汤、四物汤等中药经典方剂,以及清开灵制剂、复方丹参制剂等新中药复方制剂的作用原理和药效物质基础研究。研究中新思路、新技术、新方法不断应用,药理学与化学等多学科结合与合作越来越密切。经过多年坚持不懈的努力,取得了显著成绩,对中药复方的作用原理和药效物质基础有了更为深入的认识,而且探索了中药复方现代研究的思路与方法。补益方剂的研究较多,对于中医的一些基本理论,如脏腑、气血、阴阳调节等理论进行了阐释。如在四君子汤对气虚证和补中益气汤对脾虚证的研究中,广州中医药大学王建华教授团队对四君子汤[24]的研究表明,其既可治疗便秘,又可治疗腹泻,对两种疾病都表现出良好的疗效。应用离体小肠运动模型,发现四君子汤能够拮抗乙酰胆碱的兴奋作用,同时也能拮抗肾上腺素的抑制作用,说明该方对肠道运动具有双向调节作用;补中益气汤的研究结果表明,它对胃肠运动、消化酶分泌、营养物质吸收等都有重要影响,对离体肠管运动及小肠推进运动具有双向调节作用。补中益气汤对新斯的明、乙酰胆碱、中药大黄等引起的胃肠运动亢进具有抑制作用。而对以肾上腺素或盐酸吗啡引起的胃肠运动抑制又具有兴奋作用[25]。上述研究结果表明,在对胃肠运动的调节方面,益气健脾方药可能具有相同或类似的作用机制。基于上述研究的"脾虚证辨证论治的系列研究"于2000年获国家科技进步二等奖。生脉饮的研究揭示了该方对实验性心肌缺血、心脑缺血缺氧后再灌注损伤等具有保护作用、抗氧化作用;对动脉粥样硬化斑块和血凝纤溶系统的影响;对核酸代谢、蛋白质代谢、免疫系统的影响;抗突变、防衰抗老方面的作用等。此外,肾气丸与中医肾本质的探讨[26]等研究也都取得了显著成绩,使对中药复方作用机制的认识不断深入。

跨入21世纪,国家973计划、国家自然科学基金等均将中药复方研究列为重大或重点课题,给予持续支持。在国家科技计划的支持和引领下,中药复方的研究不断发展,中药复方药理学的研究也得以迅速发展,研究思路、研究技术与方法都有明显突破,研究水平不断提高。研究对象除汤剂等按照传统方法制备的制剂外,尚包括与有效部位、组分及成分配合使用。此外,与中药新药研发结合更加紧密。2008 年,按照《国家中长期科学和技术发展规划纲要(2006—2020 年)》的部署,我国启动了"重大新药创制"科技重大专项,这是中华人民共和国成立以来规模最大、投入最多的新药创制科技计划,指导思想是以人民健康为根本,以市场需求为导向,以自主创新为动力,以平台建设为支撑,以新药创制为目标,加速医药创新能力的全面提升。主要目标和任务是针对严重危害我国人民健康的重大疾病,自主创制新药,其中中药新药研究开发和创新能力建设是其重要任务之一。该专项的实施为中药药理学的发展和学科建设提出了新的需求,带来了新的发展机遇。在重大专项的支持和带动下,中药复方药理学研究进入了新的快速发展的新阶段,以"组学"技术为代表的系统生物学技术、生物芯片技术、活体成像技术、网络药理学技术等新技术广泛应用于中药复方作用机制、配伍原理等研究,从生物系统组成成分的角度,多层次、多环节、多角度研究中药复方与机体的相互作用规律。与此同时,中药活性物质分离、纯化、分析和规模化制备等技术不断发展和提高,与中药复方药理学研究的合作越来越紧密,促进了中药复方药理学的研究,使研究越来越深入、水平越来越高。

中药复方药理学研究的不断发展为中药复方新药研发提供了有力支撑,同时也为中药国际化发展做出了重要贡献。截至 2019 年 7 月,在"重大新药创制"科技重大专项支持下,共有 32 个中药品种获得新药证书,48 个品种获得临床批件,5 个品种获得加拿大传统药注册批件,17 个品种在国际注册审批中或开展国际临床试验,15 个中药材标准进入《美国药典》,8 个中药饮片标准进入《欧盟药典》。中药国际注册取得良好进展,继 2012 年中药地奥心血康胶囊成功获得欧盟(荷兰)上市许可以来,截至 2020 年 12 月,共有 11 个中药品种进入国际市场,包括丹参胶囊 2016 年获欧盟(荷兰)上市许可,板蓝根颗粒 2017 年获得英国上市许可,复方丹参滴丸、柴胡滴丸等获得加拿大传统药注册批件等。另有一批中药获美国FDA 批准正在进行国际多中心临床试验,包括复方丹参滴丸、康莱特注射剂、血脂康胶囊、连花清瘟胶囊、扶正化瘀片、桂枝茯苓胶囊等,其中复方丹参滴丸已完成Ⅲ期临床试验,血脂康胶囊[27]、扶正化瘀片[28]、康莱特注射液[29]等已完成Ⅱ期临床试验。

在国家的大力支持和中医药科技工作者的不懈努力和奋斗下,中药复方药理学研究不断发展,取得了显著成绩。但由于中药复方的高度复杂性,全面、准确地揭示中药复方的作用特点和作用机制依然是中医药科技人员所面临的严峻挑战。

第二节　中药复方药理学研究相关问题浅析

总体来看,目前我国中药复方药理学的研究主要有三个特点:一是立足整体,从中医的整体观及中药复方的整体综合作用出发,将中医理论与现代医学理论相结合;二是药理学研究与药效物质基础研究紧密结合;三是以系统生物学、"组学"、网络药理学等生命科学和生物信息学等新技术广泛应用,结合中药复方的有效物质(提取物、组分或成分),从分子水平研究复方多成分、多途径、多靶点的整合调节作用及配伍的科学内涵。

一、以中医理论与现代医学理论相结合的学术思想为指导

随着我国中药现代化战略的实施和持续推进,以及中药复方现代研究的广泛开展和不断深入,关于中药复方作用机制(或原理)研究的新理论和新思路层出不穷,呈现出在多种思路指导下进行研究的好局面,大大丰富了研究思路、研究方法及研究内容,同时对中药复方

药理学研究也发挥了有力的促进作用。现代药理学的发展是以解剖学、生理学、生物化学、免疫学、病理学、病理生理学等现代医学以及分子生物学等为基础的。对于中药药理学来讲，虽然目前中医药理论的科学内涵还无法完全用现代医学的语言进行阐释，但应用中医药理论指导中药复方现代药理学的研究是可行的。中药复方是在中医理论指导下，按照辨证施治的原则，由具有不同作用特点的单味中药按一定剂量配伍而成的。其治病的基本原则是从整体出发，认为人体是一个以脏腑经络为核心的有机整体，脏与腑既有其各自的生理功能，又彼此相互依存与调节，通过调整"阴阳""气血""虚实"的偏盛偏衰，使之恢复平衡，调整和恢复机体内环境和整体生理功能来防治疾病。中医的这一治疗理念对于认识和研究中药复方的药理作用特点和作用机制非常重要，说明中药复方的各个药味各司其职、相生相克、相互配合，发挥中药复方的整合或综合作用，通过调节和恢复机体功能平衡起到防治疾病的目的。因此，主张中药药理学研究应在中医理论指导下进行、中药药理学研究不能脱离中医理论的指导，极为重要，已成为广大中药药理学研究者的共识[30-33]。在中药的研究模式上强调整体性，不主张单纯采用从中药中发现单一活性成分，即还原论的研究模式，将整体分割为局部，通过对每个局部的认识来了解整体[34-35]。我国著名药理学家周金黄教授提出的中药研究"五结合"的学术思想[33]，即"中西医学理论的互补与结合、中药化学与药理学的密切结合、中药方剂药物化学与中药单味药药物化学的结合、中药临床药理学与基础药理学的结合、中药研究与开发的结合"，对于中药复方的研究具有重要指导意义。将传统中医药理论与现代医学理论相结合，用于指导中药药理学研究，是一条十分值得探索的研究途径，其目的就是要科学、客观、准确地揭示中药复方的药理学作用特点、作用机制及其配伍的原理，阐明中药复方防治疾病的科学内涵。中医的整体观是中医理论的基本观点之一，贯穿于中医生理、病理、诊断与治疗中。中医将人视为一个有机整体，认为人体各脏腑之间在结构与功能上密切联系，同时人也是自然界的一部分，与自然界的变化密切联系。因此，中药复方防治疾病的基本策略是整体调节、纠正或恢复机体阴阳气血等平衡，从而达到防治效果。如何将中医理论更好地用于指导中药复方药理学研究，并使之与现代医学理论相结合，是一种全新的研究战略、思路与方法，需要在实践中不断探寻、勇于实验，并且积极总结经验、分析思考、逐步完善。在六味地黄汤现代研究中，按照周金黄教授的研究思想，立足于整体观，以中西医结合的学术思想为指导，应用中医和现代医学的理论成果指导研究[36-37]。在六味地黄汤药理学研究方案设计时以整体观为基本指导思想，重视整体与局部的联系，考虑如何从整体观的角度分析和研究其药理作用。我们认为虽然六味地黄汤的药理作用广泛，对机体多系统功能异常都有改善作用，但如果能够揭示其复杂药效之间的内在联系，阐明其发挥复杂药理作用的药理学基础，则可望从现代医学的角度揭示其整体综合效应的科学本质。另一方面，从组方来看，六味地黄汤由"三补三泻"构成，以补肾为主，兼补肝脾，使三补三泻合为一体，具有滋补而不留邪、降泻而不伤正，以补为主，泻中寓补的特点，体现了通过调节机体整体生理功能的平衡而发挥治疗作用的科学指导思想。因此，从调节机体生理功能和内环境平衡入手是研究六味地黄汤药理作用和作用机制的重要指导思想。

由于中药复方所含化学成分复杂，因此阐明中药复方药效的物质基础是揭示其药理作用及作用机制的重要基础和关键环节，也是一个极大的难题。六味地黄汤药效物质基础研究的策略是与六味地黄汤的药理作用研究密切结合，以其主要药理作用为依据，重点寻找与其药效相关的主要活性物质。所采取的研究思路是运用化学与药理密切合作的研究方法，在活性评价的导向之下追踪分离六味地黄汤的活性物质，使物质分离和活性分离同步进行[38]。将六味地黄汤视为一个整体,活性物质的分离从汤剂开始,首先根据六味地黄汤中化学成分在不同溶剂中的溶解特性,将其分为水溶和醇溶两部分,然后运用溶剂分配和各种层析方法,进一步分离,逐步确定与药效相关的活性部位以及活性部位中的主要化学成分。在分离过程中,应用活性评价指标对每一步分离获得的组分进行活性评价,同时设立其直接来源母体为对照组,作为判断子体活性和分离方法可靠性的标准。选择能够保持其母体活性的部位继续追踪分离,直至分离获得活性组分或成分。在上述研究思路的指导下,尝试运用现代药理学与化学研究密切合作的方法对六味地黄汤药理作用、作用机制和药效物质基础进行研究。六味地黄汤现代药理作用的研究重点是围绕神经内分泌免疫调节(neuroendocrine immunomodulation,NIM)网络而进行的。汤剂与活性组分和成分的药理学研究相结合,从不同的层次和水平进行研究。活性评价体系的选择紧紧围绕 NIM 网络,分别从中枢神经、内分泌和免疫系统进行选择:中枢神经系统主要选择了脑的高级功能,即学习记忆功能[39];内分泌系统选择了下丘脑-垂体-肾上腺(HPA)和下丘脑-垂体-性腺(HPG)[40]两条轴的功能;免疫系统选择了细胞免疫和体液免疫功能。通过系统的药理学研究,充分肯定了六味地黄汤对神经、内分泌、免疫系统的作用。从对机体三大功能的总体作用性质来看,在功能低下时表现为改善作用,在平衡失调时表现为恢复平衡的作用,因此六味地黄汤对三大系统作用的共同特点是调节和恢复功能的平衡。从六味地黄汤调节平衡这一药理作用特点考虑,其对三大系统功能的调节作用最终会影响 NIM 网络的平衡,进而对 NIM 网络的功能平衡发挥调节作用。因此研究认为,调节 NIM 网络的平衡是六味地黄汤的基本和主要药理作用。在明确了六味地黄汤主要药理作用的基础上,采用多种现代药理学和生物学研究技术和方法,应用多种模型分别从整体、细胞和分子,包括基因和蛋白表达调控的不同水平和层次,并结合所获得的活性部位和成分,对六味地黄汤改善学习记忆功能、调节内分泌和免疫功能的作用机制进行了系统研究。六味地黄汤作用机制的研究,深刻反映了六味地黄汤调节 NIM 网络作用机制的复杂性。其复杂性除了 NIM 网络运行机制本身的高度复杂性之外,还在于六味地黄汤所含有的不同活性成分,通过不同途径所产生的多种药理作用在不同层次和水平反复综合和整合,原发和继发等不同时相所产生作用亦不断综合或整合,形成了复杂的相互作用和网络式联系。

二、综合运用多学科新技术与方法

我国在中药复方药理学研究中虽然取得了长足进步,但关键科学问题仍未得到彻底解决。中药复方是由两味及两味以上中药配伍组成,含有作用靶点不同、作用强弱不同、生物效应维持时间长短不同等多种活性成分,涉及多形式、多层次活性成分的相互作用,活性成分引发的初始作用与机体生理功能改变引发的继发作用相互交织,非常复杂,因此无论从所含化学成分看还是从药理作用看都是一个复杂体系。研究和阐明这样一个复杂体系的作用特点和作用机制,不仅需要科学有效的指导思想和研究思路,还需要能够有效解决科学问题的研究技术与方法。运用传统化学药物"一个药物,一个靶点,一种疾病"的研究模式难以解决中药复方的问题。不仅需要借鉴多学科的新技术,还需要发展和建立更有针对性新技术与方法。

随着对中药复方认识的不断深入和科学技术的进步,中药复方药理学研究的方法在"简单-复杂系统"的研究模式下不断探索和发展。很多学者看到了系统生物学的全面性及整体观念更能吻合中医药的整体性、复杂性[41],提出了基于现代系统论指导的系统生物学、系统药理学和网络药理学的现代中药研究体系[42-46]。这些研究方法主要是应用高通量组学数据、分子网络数据以及计算机模拟分析,通过整合系统中诸多相互作用的组分(包括基因、mRNA、蛋白质、代谢物等),从分子、网络、细胞,到组织、器官、整体等多个层面,揭示中药的的作用机制;预测和筛选出中药复方中的活性分子及其网络靶标;从不同层面阐释中药功效和中药复方作用机制的科学内涵,为中药复方优化和新药开发提供理论依据。针对中药复方现代研究,这种基于系统、网络层次的分析可以为其提供一个全新的视角,有助于更好地研究其药理作用及机制,发现药物靶标[47]。事实上,应用系统生物学研究中药复杂体系已取得了一些令人鼓舞的成果。陈竺院士、陈赛娟院士领导的课题组采用系统生物学的技术方法,从"整体-器官-细胞-分子-基因"水平全面地诠释了中药复方黄黛片"君、臣、佐、使"配伍规律,并部分阐释了其治疗急性早幼粒细胞白血病的多靶点共同作用的机制[48-49],该研究对于中药复方现代研究与发展具有重要意义。此外,多组学分析方法已逐渐被用于中药复方的新药研发、配伍和药理作用及机制研究以及药物疗效和不良反应比较[50-52]。中药复方的研究,多集中在经典名方,如左金丸[53]、黄连解毒汤[54]、镇肝熄风汤、四君子汤、补阳还五汤、血府逐瘀汤、桂枝汤、茵陈五苓散等;也有心可舒[55]、复方丹参片、补肾益肺方[56]、益气解毒颗粒等经验方。随着高通量测序技术的快速进展,各种组学研究越来越深入,通过高通量测序并对多组学数据进行整合,可以更加全面和系统地揭示中药复方的作用机制。如 Liang 等[56]研究补肾益肺方治疗慢性阻塞性肺疾病的药理作用及机制,发现补肾益肺方长期作用疗效显著,能够抑制慢性阻塞性肺病患者的炎症细胞因子高表达、胶原沉积和蛋白酶活性,纠正抗蛋白酶失衡等;结合蛋白质组学、代谢组学和转录组学研究的数据,进一步发现了许多基因、蛋白质、代谢物参与补肾益肺方调节的脂质代谢、炎症反应、氧化应激等信号通路。这些研究结果表明,中药复方与多组学技术的结合有望进一步深化中药复方药理作用及作用机制的研究。

随着组学技术和系统生物学的发展,科研人员积极探索中药复杂系统的研究方法,不断提出新概念,如中医药方证代谢组学(chinmedomics[57])、方剂组学(fangjiomics[58])、中药系统药理学(system pharmacology[59])等。王喜军团队提出了"中医方证代谢组学"策略,建立了系统的关联"证候诊断-方剂效应评价-体内直接作用物质分析"的方法学,整合中药血清药物化学和代谢组学,通过研究证候生物标记物,建立方剂药效评价体系,发现并确定中药的药效物质基础,进一步解决与药效物质基础相关的中药有效性及安全性等问题,以及基于临床疗效的中药新药研发问题[60]。另有学者应用此技术,开展了四君子汤[61]、黄连解毒汤[62]和茵陈蒿汤[63]等经典中药复方有效性和作用机制的研究,为解读中药复方药效的整体性和动态性,及配伍规律,阐释复方多靶点的作用机制提供了科学依据。

近年来,系统生物学、组学技术、大数据等前沿技术和中医药不断融合,显示出极大的活力。2012 年美国首先提出大数据是国家重要的战略资源之一,继而世界各国相继开展了大数据技术的研究。大数据时代的到来给生物医学的发展带来了新的机遇。大数据促进了生物医学发展,也为中医药研究提供了新技术。大数据技术在中医药领域的应用虽然较少,但已逐步展开。以中医药大数据为支撑,采用人工智能、数据挖掘、网络科学的方法和技术建立起的中药整合药理数据和计算平台,能够有力促进中医药现代研究、提升研究水平,应用前景较好。中国中医科学院中药研究所联合北京大学药学院、中国科学院等单位,围绕中药复方的传统知识、物质基础、体内代谢、活性预测与评价等多个重要环节,注重中医药作用特点,以中医药大数据(中药方剂数据库、中药材数据库、中药成分数据库、疾病症状靶标数据库)为支撑,应用人工智能、数据挖掘、网络药理学等技术,构建中药整合药理学计算平台,通过"中药方剂-化学成分-作用靶标-疾病靶标"多维度分析,完成中药(含复方)信息、成分信息、疾病/症状靶标信息等的管理、检索、分析、活性预测等,从数据的导入和转化、功能模块、计算结果3个层级,实现中药复方"化学成分-体内过程-网络靶标-药理作用-中医理论"多维度关联分析,能够有效揭示中药药效物质基础及其分子机制[64]。他们主要开展了元胡止痛方的研究,发表了一系列文章,并于2015年出版了《整合药理学——元胡止痛方的探索研究》一书。此外,在脑心通胶囊[65]和益心舒胶囊[66]的体外药理学评价研究中也应用了整合药理学技术,深入研究其分子机制。而且,对脑心通胶囊[67]、龙血竭肠溶片、冠心静胶囊[68]等中药大品种进行了二次开发,这些基于整合药理学技术的研究为中药大品种质量控制、作用机制研究、临床应用提供了科学依据。中医药的大量资料,如古籍文献、名老中医专家经验等大量数据是零散分布的,对这些资料的数据进行网络化和规范化,建立大数据平台,实现中医药数据的挖掘与共享,是中医药未来发展的重要方式。中医经典典籍中的方药种类众多,数据庞大,隐藏其中的知识亟需更好地挖掘,大数据技术提供了一个很好的解决方法。《伤寒论》作为"方书之祖",方-方、方-药、药-药间层次复杂,研究者很难直接从中发现其中蕴含的潜在的规律。刘超男等将数学方法中的形式概念分析理论与《伤寒论》研究相结合,应用基于形式概念分析数学理论的复杂概念网络生成方法,对《伤寒论》的方药知识进行了梳理分析。通过对12个类方相应的方剂配伍子群结构属性偏序结构图进行分析,使各类方相应方剂、药物和方剂-药物之间关系结构可视化。发现了各类方的必用药或基础药、药对或基础方,及隐含的仲景组方思想;从不同簇集角度,将各类方进行了二次分类,发现了类方的核心方配伍,找到了类方各方之间的共性和差异性规律,诠释了类方的配伍原则和加减变化规律。进一步说明此方法对于方药发掘的可行性和价值[69]。与传统方法相比,通过系统生物学、大数据、人工智能等多学科前沿技术与中药新药研发的深度交叉融合,建立传统知识与临床实践结合的中药新药发现与设计技术体系,以处方发现、成分辨识、组方优化等环节为核心,构建原创的中药新药研发模式,发现具有较好开发前景的复方、组分、成分,为新药创制提供源头创新。

然而,由于系统生物学及网络药理学等新兴学科尚处于发展阶段,数据库的准确性及完整性、模型及算法的合理性和有效性等还存在不足,对于研究结果的准确性和科学性判断有一定影响。因此,在中药复方研究中,系统生物学、网络药理学、大数据及人工智能等新技术、新方法应用,无论是在靶点发现、作用机制研究,还是在寻找活性成分等方面仍处于定性和推测阶段,需要通过大量体内或体外实验进行验证[70-73]。充分利用系统生物学技术与方法研究中药复方可能是打开中医药防病治病理论与作用机制"黑箱"的"金钥匙"[74],也是研究和认识中医与西医、中药与西药各自特点和优势的有效工具之一。但建立具有良好科学性、准确性且操作便捷性的技术体系有赖于高质量数据获取和分析方法的发展与进步,不断突破上述技术方面的局限性,可望推动中药复方药理学研究不断深入、取得突破。

三、与药效物质基础研究相结合

从化学的角度看,中药复方是一种复杂、特殊的化学体系,其中既含有药效成分,也含有非药效成分。中药复方药效物质基础和作用机制的研究与中药复方配伍规律、药代动力学,以及中医药的方/证/病本质联系等中医药领域重大基础问题的研究直接相关[75]。因此,中药复方药理学研究与药效物质基础研究相结合,对于深入研究和揭示中药复方的作用机制具有重要意义。虽然阐明中药复方的药效成分难度极大,但对中药复方药效物质基础的研究一直是中药复方现代研究的重点之一。长期以来,主要是采用植物化学"分离解析"的研究思路筛选单味中药和中药复方的药效物质,从整体-部位-成分的层次、整体动物-组织器官-细胞亚细胞-分子基因的药理水平进行筛选,最终确定药效物质[76]。采用这样的研究思路在单味中药及中药复方物质基础的研究中取得了一些进展,但也存在较多问题。特别是中药复方的研究如果仅以寻找单味药中有效成分为出发点去提取、分离单一有效成分,则失去了中药复方药物之间配伍及药效物质相互作用与协调的特色。我们在六味地黄汤药效物质基础的研究中,所采用的策略和方法是以中西医药理论相结合的学术思想为指导,运用化学与药理学研究密切合作的方法,在活性评价的导向之下追踪分离六味地黄汤的活性组分和成分,使物质分离和活性分离同步进行[77]。将六味地黄汤视为一个整体,活性物质的分离从汤剂出发,首先根据六味地黄汤中化学成分在不同溶剂中的溶解特性,将其分为水溶和醇溶两部分,然后应用溶剂分配和各种层析方法,进一步分离,逐步确定与药效相关的活性部位以及活性部位中的主要化学成分。在分离过程中,应用活性评价指标对每一步分离获得的组分进行活性评价,同时设立其直接来源母体的对照组,作为判断子体活性和分离方法可靠性的标准。选择能够保持其母体活性的部位继续追踪分离,直至分离获得活性组分或成分。采用这一方法是基于对六味地黄汤滋补肾阴作用现代药理学基础的研究和认识,对于六味地黄汤药效物质基础的研究是围绕调节 NIM 网络平衡而展开的,用于活性物质导向分离的活性评价指标则依据六味地黄汤的主要药效选择和确立[73]。

　　中药复方具有多成分、弱效应、协调整合作用的特点,其整体药效的发挥不是单一成分药效的简单加合,而是存在着成分间多层次、多环节、多维度的非线性作用。因此有研究者建立了一套中药药效物质基础的研究体系,即在中药复方整体的基础上,遵循原方成分含量比例,与药效相关联,评估“部分”对“整体”的贡献,从众多成分中寻找能基本代表原方疗效的“等效成分群”。有课题组建立了系列中药复杂成分群普适、快速的体内外表征方法,如质谱诊断离子匹配[78]、固有物质组/代谢组网络关联[79]、标准叠加定量[80]等,创建了生物捕集/质谱示踪等方法,可从中药众多成分中直接捕获靶标结合成分(群)作为候选等效成分群[81];进而,应用在线成分捕集制备系统,结合自动化阵列管理,捕获目标候选等效成分群及其剩余部分[82];此外,应用体内外多种药理模型及系统生物学方法评价去除的“候选成分群”对复方“整体”药效的贡献,同时评价剩余部分的活性,进行多轮验证与等效性评价,发现与原方整体药效相当的等效成分群[83]。张伯礼院士认为,中药复方是一个复杂体系,其作用的人体也是一个复杂系统。要认识双重复杂系统,须将复杂系统中非线性规律部分降解为线性规律去研究,综合多个线性规律有助于对复杂系统的认识,因此中药复方的研究应遵循“复杂—简单—复杂”的原则,在保持中药复方原方配伍特点的基础上,借鉴现代医药的分析方法,通过有效组分的配伍配比规律研究,最终构建药效组分基本明确、作用靶点及原理基本清楚、高效低毒的现代中药。基于此,该团队在复方丹参方的药效物质基础研究中,结合药理学对中药复方药效物质“降解”分析,对有效组分和有效成分进行化学筛选,对提取方法进行规范,对有效成分的指纹图谱识别和指标成分定量分析,在主要药效学导向下,制订药材和中药复方的质控标准[8]。

　　中药复方药效产生与药效物质血药浓度关系的研究也有其特点,有研究者认为,中药复方与单一成分或单味药的药代动力学特性不同,其药效产生虽基于体内血药浓度的积累,但不同成分其阈值会在协同、制约等影响下发生改变,起效时间和维持时间亦会发生改变。中药成分在体内的动态变化及中药药理效应研究是明确中药药效物质基础的一个关键步骤。中药的药代动力学(pharmacokinetics,PK)-药效动力学(pharmacodynamics,PD)相关性研究,能够同步研究中药成分在体内含量和药效量化指标两个动力学过程,明确其量效关系,较客观地阐明“时间-血药浓度-效应”之间的三维关系,对辨识中药活性成分、阐明中药及复方本质和规律,最终揭示中药药效物质基础和作用机制具有重要意义[84]。

中药药性理论是中药理论的核心,主要包括四气、五味和归经等。中药药性理论是在中药治疗作用的基础之上形成的,是研究中药的性质、性能及其运用规律的理论。但受限于研究思路和技术方法,目前对中药药性理论的研究尚难以系统揭示中药药性的物质基础与作用原理。刘昌孝院士团队[85]以活血化瘀药为研究对象,提出了基于"药物-五味-物质-效应-功用"五位一体、紧密关联并相互佐证的中药五味药性功效的化学及生物学基础研究思路,建立五味的客观表征及其生物效应系统表达的研究模式,同时建立相关的方法,从受体靶点、组织器官、整体动物等多个层次的生物效应表达研究并加以关联。选择多种药味的活血化瘀中药,如川芎(辛)、赤芍(苦)、当归(甘)、牛膝(酸)、血竭(咸)等和相关方药,在体外细胞和受体模型上,结合体内过程(组织分布),通过生物活性筛选和追踪,研究不同性味的活血化瘀药"五味"的物质基础化学物质组,并采用高效液相色谱-质谱(HPLC-MS)、系统化学分离等技术方法,确定"五味归经"的药效物质基础,探索药性对功效产生影响的机制;根据不同中药复方"君、臣、佐、使"配伍的药性差异,分析比较其成分-靶点网络的性质差异,挖掘药性对方剂整体综合效应的影响。以传统功效为主导和"病-证-方-效"结合的研究思路,建立寒凝血瘀证模型和热毒血瘀证模型和优化临床疗效评价体系,发现模型与患者群变化规律和表征特点,确定两者医学转化的可行性;以治疗血瘀证的经典名方血府逐瘀汤及其系列复方为研究对象,探索升降浮沉、归经和七情和合变化与药性关系的科学内涵。结合 PK/PD 研究寻找与功效相关的生物标志物,研究不同性味药物配伍的选择性以及与归经的相关性,结合"病-证-方-效"整体研究和药物主要成分 PK 与 PD 相关性,发现共性和差异性,探讨中药药性的本质[86]。

王广基院士[87]提出将药物代谢动力学与代谢组学进行整合,建立符合中药复方多组分、多靶点作用特征的 PK/PD 结合研究的技术方法,将二者在分析技术方法上的相通性及研究对象上的互补性进行融合,同步揭示中药复方的药效物质基础与整体药效作用,并通过分析有效成分 PK 与相关生物标记物群的整体量变关系,揭示各成分的药效作用特点及其对整体药效的贡献度。同时,他还提出了基于机制的中药复方药代配伍规律研究,即围绕可能发生药代配伍作用的环节,包括药物代谢酶、转运体、肠道菌群、蛋白结合等,建立合适的药物体内过程的吸收(absorption)、分布(distribution)、代谢(metabolism)及排泄(excretion),即ADME 筛选与评价体系,重点研究中药复方中佐使药对君药主要药效物质组的药代配伍作用,使复方复杂的药代及配伍规律研究从复杂到简单。根据这一研究策略,对生脉方的药代配伍规律开展了初步研究,首先通过系列体内外代谢研究,确定了 CYP3A 介导的羟化代谢途径为君药人参所含三醇型皂苷的共有、主要代谢途径[88],进而研究了佐使药五味子中主要组分木脂素对肠肝 CYP3A 的调控作用,发现短期给予木脂素类成分对肠道 CYP3A 具有显著抑制作用,能够明显提高人参三醇型皂苷的口服生物利用度,对佐使药五味子协同、提高君药人参药效作用的配伍机制有了更为深入的认识。该研究为深入研究中药复方的配伍原理提供了新的思路与方法,对于中药组分药物研发亦具有重要参考和借鉴价值。通过这一策略,掌握复方组分间的主要配伍规律,科学合理利用有益的药代配伍,尽量避免不利配伍,从而最大限度发挥组分间的协同、整合作用,对于现代组分中药研发具有重要意义。

王喜军等[89]探讨整合"血清药物化学-药代(效)动力学-系统生物学"三维整合体系研究中药复方,将"证候-血中移行成分-药效组分-生物标记物"四者研究有机结合,即确认中医证候和相关复方化学成分后,利用现代多维联用色谱技术,鉴定口服中药复方后吸收入血的物质,并研究不同配伍条件下进入体内多成分的动态变化规律,阐明其吸收、分布、代谢和排泄特点,明确中药复方体内代表性组分的量-时-效关系,并优选出复方的药效学潜在靶标成分;建立靶标成分不同时间点的血药浓度与各内源性生物标志物相互关系的药代-药效关联模型,构建药效组分或成分与生物标志物的关联网络,研究中药复方多组分协同作用机制及复方"合理配伍"的科学内涵。应用该方法对茵陈蒿汤[90]、六味地黄丸[91]、酸枣仁汤、温心方[92]等复方的作用机制进行了研究,取得了一系列新发现。针对中药复方 PK/PD 数据处理存在的问题,即数据假阳性、样本量小以及血药浓度和药理效应不同步等问题,林力等[93]建立了中药复方体内多成分-多药效指标关联的数学分析方法,主要包括基于整体分布的药动学、药效学原始数据稳健变换,基于初始数据的基线漂移处理,基于 Bootstrap 方法的虚拟测量构造,基于药动学、药效学累积效应的中药复方药效曲线处理,基于数据差值的 PK/PD 相关性分析。这些方法较好地解决了中药多成分、多药效指标相关性分析的难点。运用此方法[94],发现了双参通冠方治疗冠心病、心绞痛、气虚血瘀证的 12 个功效指征成分,即人参皂苷 Re、Rb$_1$、Rd、Rc、Rb$_{2,3}$、Rf,脱氢紫堇碱,四氢帕马丁,小檗碱,丹酚酸 B,紫草酸和迷迭香酸;发现了塞络通胶囊治疗血管性痴呆气虚血瘀证的 3 个入脑功效指征成分,即银杏内酯A、白果内酯和银杏内酯 B[94],为阐明中药复方有效成分研究提供了新的思路与方法。

该研究运用化学分析新技术与血清药理学、化学计量学等相关学科的理论和技术相结合的研究思路与方法,深入开展中药复方所含药味、药效组分或成分 PK-PD 相关性等研究,对于阐明中药复方的作用机制、药效物质基础及配伍原理等科学内涵具有重要意义。然而,上述研究的对象主要是中药复方吸收进入体内的物质,对中药复方中未入血物质如影响肠道菌群的活性物质等与机体的相互作用以及这些物质对中药复方药效的贡献等还有待进一步研究。

四、探索中药复方药理学研究的新模型

中医理论强调"辨证论治","证"是中医用药的重要依据。研制中医证候动物模型是中药药理学研究的重要组成部分,是在中医理论指导下,结合现代医学的理论和对疾病的认识,采用多种方法研制实验动物证候模型。20 世纪 60 年代邝安堃教授[95]建立了首例中医阳虚证动物模型,此后国内很多学者开始致力于证候动物模型的研究,推出了许多"证"的动物模型,建立了肾虚[96]、脾虚[97]、血瘀等证的动物模型。目前已建立了 100 余种证候动物模型[98],涵盖八纲、脏腑、气血津液、六经、卫气营血等辨证方法,一方面为中药复方药理学研究提供了新的动物模型,同时对中医"证"生物学基础的研究也发挥了一定推动作用。但由于中医"证"生物学基础不清楚,给证候动物模型研制带来了极大的困难,已有"证"的动物模型与患者"证"的实际情况还存在较大差异。另一方面在模型建立方法和评价技术等方面还存在很多不足之处,如造模方法不一致、评价指标不统一等,特别是中医证候复杂多变,涵盖面广泛,目前相关的证候基础研究难以多方面涉及[99]。此外,中医的"证"是对病因病性、邪正盛衰等疾病本质的集中概括,因此完全沿用西医动物模型和指标进行中药药理研究,将中医的证候等同于西医的疾病,忽视了"证"的评价,会脱离中医用药的临床实际,将很大程度降低研究结果的可信度和实际应用价值。会导致缺乏中医药特色,降低了中药的临床使用价值。许多研究者针对这些问题开展了有益的探索。王少贤等[100]提出"建立中医证候模型评价量表",刘志学等[101]研制了"人类疾病动物模型制备效果评价软件",丰富和深化了证候动物模型评价的思路及方法。方肇勤[102-103]、潘秋等[104]建立了大鼠、小鼠四诊表征采集与分析方法,进行大鼠、小鼠个体化辨证论治。对动物进行"望诊"、旷场行为分析、抓力测定、红外热成像、自然状态下心电图采集等以及对动物的舌、爪、尾进行显微拍摄,结果表明,

动物的爪、尾、舌显微拍摄图像的红色程度的定量分析,与临床"望诊"所获得的信息具有良好的相关性;动物旷场行为及头部、吻部及眼神观察可较好地反映临床"问诊"获得的信息;通过采集动物自然状态下心电图,可获得较准确的临床切诊信息。该研究建立了对大小鼠标准化、计量化的四诊与辨证的方法,实现了基于大小鼠的四诊辨证。研究提示,证候模型的四诊表现及实验室数据与人类有相似之处,能够模拟人类证候。此外,根据常见证候模型气虚、血虚、阴虚、阳热、痰瘀邪盛及糖尿病胃热程度,建立了计量化辨证方法并进行了评价,为证候动物模型量化评价提供了新的方法。

随着现代医学研究和实验动物制备等技术的发展,运用中医证候动物模型,开展证候病理生理学、治则治法以及中药复方药效等方面的研究已有许多报道。虽然证候动物模型还有很大局限性,还不能完全反映人类证候的实际情况,但经过多年的不断探索和发展,无论是单纯的证候动物模型,还是病证结合动物模型的研究都取得了明显进步。刘建勋课题组提出了病证结合动物模型拟临床研究的新方法[105],即首先依据疾病临床证候分型,开展大样本临床文献回顾性研究,筛选分析并提炼出能够反映中医证候的临床表现特征与客观评价指标;进而结合疾病的最新研究进展,进行前瞻性临床设计和研究,进一步明确证候的表现特征及其相应的客观观测指标;然后建立证候及病证结合动物模型,并与临床研究进行相关性分析,明确其与临床相关性。该方法强调了中医临床证候的循证研究,突出了临床病证结合的特点,克服了以往动物模型制备的缺陷,即只简单根据证候表象和疾病病理过程制备模型,能够更接近临床疾病的病理发展和证候病机演化过程,真实反映中医临床特征。他们将四诊信息进行客观化分级评分,包括主症、兼症、舌象、脉象等,建立了动物证候评价的新方法[106],如小型猪冠心病痰瘀互结证中医证候的评价方法,小型猪痰瘀互结证冠心病证候的主症,如胸闷胸痛、胸膈痞满、刺痛固定,用30点体表心电图分级评分评价,兼症,如痰多体胖、纳呆脘胀,以体质量指数和进食情况分级评分评价,舌象的舌质、舌苔用舌下血管分布及舌苔颜色分级评分评价(舌质、舌苔),脉象则以血流动力学6项指标(心率、心输出量、每搏输出量、心脏加速指数、左室做功、外周血管阻力)分级评分代表。该方法既能够客观、动态、量化检测和评价证候,又能够实时观测疾病证候的演变过程,具有良好的客观性和重现性[107]。先后建立了冠心病痰瘀互结证小型猪模型、脑梗死络脉瘀阻证大鼠模型,以及糖尿病气阴两虚、痰浊血瘀证大鼠模型等11种病证结合动物模型,出版了学术专著《病证结合动物模型拟临床研究思路与方法》。应用该方法开展了祛瘀化痰通脉颗粒、丹蒌片、维脑康胶囊、芪黄明目胶囊、贞糖康胶囊等20种中药复方功效的研究与评价[108-115],获得了新药证书或临床批件。另有研究者从疾病、证候、症状三个维度建立评价体系,研究临床患者、小型猪、大鼠冠心病心肌缺血气虚血瘀证。参照临床诊疗标准,以冠脉造影、心电图、心脏超声、血流动力学、心肌酶谱等反映疾病状态及药物疗效[116],分别以冠脉狭窄程度、心功能指数、血流动力学变化、心肌肌钙蛋白含量等作为中药复方药效评价指标[117-122]。并将临床患者、大鼠、小型猪的证候特异指标,采用归一化原则,将临床与动物之间药效评价指标的数据进行归一与等效转化。运用该方法,应用小型猪系统评价了芪参颗粒、芪参益气滴丸[123]等4种中药新药的药效,从疾病严重程度、证候积分、症状积分层面评价了中药的药效,体现了中药的药效特色。

生物标志物是人体组织、细胞或体液中能被客观测量并评价生理过程、病理过程或药物反应的指标[124]。生物标志物现已广泛地应用于药物研发相关基础研究、药物发现、临床前研究、临床研究和上市后疗效及安全性监测等领域[125]。在中药新药研究中,应用的动物模型多只针对某一疾病或特定病理环节,评价药物疗效的制备是一个或几个反映某一疾病特征的特异性药理指标或局部功能改变,这些动物模型和评价指标不能体现中药复方"辨证施治"的的整体功效[126]。近年来,随着现代"组学"技术的快速发展,生物标志物被引入中药复方药理学研究中,对于阐明中药复方的有效性、安全性、组方合理性及作用机制发挥了很大作用,对病证结合动物模型的建立也具有较大参考价值。王阶等[127]利用基因芯片、高通量测序等技术,研究冠心病血瘀证患者外周血相关基因。在中医"以药测证"的思路指导下,在临床试验和细胞实验中,观察中药干预对相关基因的影响,以验证生物标志物的科学性。我们也采用基因组、蛋白质组、代谢组等手段研究了肾阴虚模型小鼠中枢及外周多层次生物分子水平的变化及其与中药复方药理作用的关系。比如,构建了快速老化模型小鼠海马差异表达基因抑制消减 cDNA 文库,研究了六味地黄汤对海马差异表达基因的影响,提出了可能的药物反应基因;应用比较蛋白质组学和代谢组学技术研究了六味地黄汤对海马蛋白表达及血清代谢物的影响,发现了六味地黄汤的反应蛋白和代谢物,为揭示六味地黄汤的作用机制提供了新线索。

生物标志物的发现已列入美国和欧洲国家的发展战略中,随着越来越多的生物标志物被发现和提出,生物标志物的验证、认证体系随之被广泛接受和规范使用。2018 年,美国食品药品管理局(Food and Drug Administration,FDA)发布了 *Biomarker Qualification*：*Evidentiary Framework*(*Draft Guidance*)[128],用于指导药物研发及伴随诊断试剂研发企业研究生物标志物;FDA 的药物评价与研究中心(Center for Drug Evaluation and Research,CDER)也正式颁布了认证的指导原则并设立了生物标志物认证程序(biomarker qualification program,BQP)[129]。欧洲药品管理局(European Medicines Agency,EMA)和日本厚生劳动省也成立了相关联盟,并制定了相关指南和法规。2021 年 6 月,我国的国家药品监督管理局药品审评中心也发布了《生物标志物在抗肿瘤药物临床研发中应用的技术指导原则(征求意见稿)》[130]。目前,多家机构采用前瞻性组学方法在临床试验中进行中医证候的科学本质研究。广东省中医院发起的基于血清、痰液和唾液蛋白质组和代谢组学检测过敏性哮喘中医证候实质研究已经在中国临床试验注册中心注册(ChiCTR2200057557)。中国中医科学院望京医院通过归纳不同阶段糖尿病肾脏疾病患者中医证候特征及演变轨迹,与系统生物学相关信息进行整合,并进行差异比较及关联分析,探讨糖尿病肾脏疾病证候的时空变化规律及其科学内涵(ChiCTR2200056935)。徐州市中医院开展单中心、横断面的临床试验,应用代谢组学研究特发性肺纤维化中医证候分型(ChiCTR1800018757),通过代谢组学筛选生物标记物来标记特发性肺纤维化的不同中医证候,探索特发性肺纤维化中医证候学的生物学本质;了解特发性肺纤维化疾病发生和发展过程中产生的生物学变化,为特发性肺纤维化的治疗寻找潜在靶点。

因此,通过动物实验与临床试验密切合作,深入研究生物标志物与动物病理模型病理生理学变化、患者病理生理学变化及证候的相关性,以及对中药复方的反应性,对于建立或完善与临床病症相关性更好的动物模型以及药效评价和作用机制研发方法,均具有重要意义。

五、与临床研究相结合

中药药理研究将给临床研究和应用提供极有参考价值和指导意义的信息,也是中药新药研发过程中极为重要的环节。中药复方的药理学研究应注重与临床研究相结合,不仅对于临床更好地应用中药复方具有指导作用,对于揭示中药复方的作用机制亦具有重要意义。以陈可冀院士为代表的研究团队,在心血管领域中继承和实践中医药学家的学术思想和临床经验,积极采用现代医学理论和方法,对"血瘀证和活血化瘀治则"开展了广泛而深入的研究。20世纪60年代开始应用活血化瘀方药临床治疗冠心病,20世纪70年代发展了冠心Ⅱ号方,20世纪90年代开展冠脉再狭窄的防治和实验研究,21世纪开展活血化瘀方药有效组分组方的探索及瘀毒机制的研究,逐步整理出了若干有关血瘀证与活血化瘀研究在理论层次和临床实践不同阶段的发展新脉络,形成了若干规范化、标准化成果,得到了社会及同行的认可,并被推广到全国乃至东北亚和东南亚等地区。陈可冀院士的"血瘀证和活血化瘀研究"荣获2003年国家科学技术进步奖一等奖。在此基础上衍化而成的理气活血、益气活血、化痰活血等治则使活血化瘀方法不断拓展,临床疗效进一步提高[131]。张伯礼院士团队从中药组分配伍作用模式、中药组分配伍优化设计方法、组分配伍与饮片配伍的相关性、中药组分的体内变化过程及配伍对其影响等方面进行了研究,从多角度、多靶点探讨复方中药有效组分的最佳配伍、配比,揭示有效组分配伍的交互作用机制,在中药组分配伍优化设计方法学和组分-效应关系研究等方面取得了突破。"复方丹参方药效物质及作用机制研究"获2004年度国家科学技术进步奖二等奖。在上述研究基础上,建立了中药标准组分、组效关系辨识、组分配伍、优化设计等一系列关键技术,研制了一批组分中药,如芪参益气滴丸、脂肝清颗粒、加参片、三叶片等。

　　循证医学研究以多中心、大样本、随机双盲为特点,是目前医学界公认的临床疗效评价方法。应用临床循证评价方法,提高了中医药临床研究的质量,取得了明显进展,王辰院士领衔,我国4个省11家医院共同开展了前瞻性、非盲法、随机对照的银翘散加麻杏石甘汤治疗甲型H_1N_1流感临床试验。结果表明,麻杏石甘汤加银翘散无论是单用还是与奥司他韦联用,均能显著降低甲型H_1N_1流感毒感染患者的发热持续时间,其效果与达菲相仿或有更加优效趋势[132]。研究结果验证了传统中医药对于甲型H_1N_1流感的治疗效果,当达菲储量不足,或病毒对达菲耐药时,能够提供有效的治疗药物。张伯礼院士团队建立了"中医药循证评价模式和研究程序",既遵循国际临床研究通则,又兼顾中医药特点,应用此程序开展了芪参益气滴丸对心肌梗死的临床研究。结果表明芪参益气滴丸对于心肌梗死二级预防具有与肠溶阿司匹林相似的疗效[133],其药理作用主要在于抑制血小板,稳定动脉粥样硬化斑块及心肌保护作用。该研究被认为注重发挥中医药特色,是中医药循证医学研究的范例。我国一些中成药的临床研究也采用了循证医学的方法,如参松养心胶囊、连花清瘟胶囊、芪苈强心胶囊等。芪苈强心胶囊是临床治疗慢性充血性心力衰竭常用的中成药。2012年,开展了一项由23个中心参加的芪苈强心胶囊治疗慢性心力衰竭的随机、双盲、安慰剂对照的多中心临床研究,结果表明芪苈强心胶囊对于射血分数降低、使用西药治疗仍有症状的难治性心力衰竭,在标准治疗基础上加用芪苈强心胶囊后,可以降低血液中N端脑钠肽前体水平、增加6分钟步行运动距离,显著改善患者症状[134]。2019年芪苈强心胶囊在亚太地区约100家临床中心正式启动多中心、随机、双盲、安慰剂对照临床研究,预计纳入3 080例来自中国、韩国、新加坡等国家的亚裔心力衰竭患者,主要观测芪苈强心胶囊对慢性心力衰竭复合终点事件的改善作用,包括心血管死亡率及心力衰竭恶化放弃治疗、心搏骤停后复苏成功、恶性心律失常等。目前,芪苈强心胶囊已先后被《中国心力衰竭诊断和治疗指南2018》《慢性心力衰竭中西医结合诊疗专家共识》《中国扩张型心肌病诊断和治疗指南》列为推荐药物[135],《中西医结合内科学》(第10版)教材也将芪苈强心胶囊列为治疗慢性心力衰竭的常用中药制剂。

　　中药在新型冠状病毒感染的预防和治疗中取得了良好效果。国家中医药管理局推荐的"三药三方",即金花清感颗粒、连花清瘟胶囊、血必净注射液、清肺排毒汤、化湿排败毒方、宣肺排败毒颗粒方,是通过临床实践筛选出的有效方剂。其中,连花清瘟胶囊被列入了很多国家和地区的新型冠状病毒感染诊疗方案[136]。据报道,连花清瘟胶囊安全有效,可通过抗病毒及抑制炎症反应显著改善新型冠状病毒感染患者的临床症状和临床结局[137],可用于新型冠状病毒感染的常规治疗,国家药监局已批准连花清瘟颗粒/胶囊增加治疗治疗新型冠状病毒感染的适应证[138]。对新型冠状病毒感染的回顾性临床研究[139-140]显示连花清瘟(胶囊/颗粒)可明显缓解确诊和疑似患者发热、咳嗽、乏力、气促等临床症状,降低轻型向重型发展的比例。Hu 等[141]通过前瞻性、随机、对照、多中心临床试验证实连花清瘟(胶囊/颗粒)可明显改善普通型患者发热、乏力、咳嗽等临床症状,明显改善肺部影像学特征,缩短症状持续时间,提高临床治愈率。除此之外,连花清瘟胶囊与西药联合治疗新型冠状病毒感染也取得了良好疗效[142-144]。杨猛等[145]检索了 PubMed、Embase、Cochrane Central、CBM、CNKI、万方和 VIP 数据库,统计评价了连花清瘟方联合常规药物治疗新型冠状病毒感染的临床研究。结果显示,与常规药物相比,连花清瘟方联合常规药物可以更好地缓解患者的主要症状,安全性好,具有重要的临床应用价值。对连花清瘟方的作用靶点预测,发现其针对新型冠状病毒感染有 22 个核心靶点,主要涉及抗炎、抗病毒、调节免疫等多个作用环节[146]。

中药复方药理学研究应坚持以临床需求为导向的研究思路,在中医药理论指导下,与中医的理论和临床相结合。对于中药复方的药理学研究应了解临床应用情况,重视人用经验;药理实验设计应充分考虑与临床密切相关的药效指标,以便使药理学的研究结果能够为临床研究和应用提供更加准确、可靠的有效性和安全性信息。

六、基于网络药理学的思路与方法进行研究

中药复方通过多组分多靶点的综合或协同作用发挥防治疾病的作用。中药复方所含药效成分复杂,化学成分之间、药效成分与人体的相互作用非常复杂,给中药复方的作用机制研究带来了很大的困难。近年来,在系统生物学基础上,提出了网络生物学、网络医学、网络药理学等研究策略和方法,为多组分多靶点的中药复方药理作用及机制研究提供了新的研究思路与方法。

网络药理学是基于复杂网络的构建与分析技术,由系统生物学和多向药理学发展而来的一种药物研究的新理念、新方法,即通过系统生物学数据构建正常及疾病网络;通过计算模拟[147]及相关实验揭示药物如何阻止或延缓从正常网络转变到疾病网络(疾病预防),或揭示药物如何促进或加快从疾病网络恢复到正常网络(疾病治疗)。网络分析可以整合疾病与药物靶点之间的复杂关系,有可能系统揭示药物作用机制。通过研究药物干预前后疾病相关网络的动态变化,有助于理解中药复方及其关键药效组分、成分的药理作用及机制;研究中药众多有效成分的结构和功能相关性,构建药物有效成分与疾病多靶点相互作用网络,揭示中药复方的作用机制[148]。近年来网络药理学的思路与方法被广泛应用于中药复方作用机理的研究。经 PubMed 检索发现,截至 2022 年 4 月 13 日,以 Network pharmacology(网络药理学)为检索词检索文献题目(Title),共检索到 2012 篇文献,其中作者单位有 China(中国)的文献为 1 828 篇,占 90.9%;Title 中有 Network pharmacology,Abstract(摘要)中有 Chinese medicine(中药)的文献有 908 篇,占 Title 中有 Network pharmacology 文章(2012 篇)的 45.2%,作者单位中有 China 的文章有 901 篇,占此项的 99.2%;Title 中有 Network pharmacology、Abstract 中有 Traditional Chinese medicine(中药)的文献共有 828 篇,占 41.4%,其中作者单位中有 China 的有 822 篇,占 99.3%,即没有 China 的文献只有 6 篇,包括韩国 4 篇,日本 1 篇,印度 1 篇。在这些研究中,主要是运用数据库以及网络构建与分析等技术,发现已知化

学成分的潜在靶标及其信号转导通路,在此基础上对中药复方的作用机理进行分析和预测。网络药理学常用数据库 DrugBank(https://go.drugbank.com)的最新版本(版本 5.1.8,发布于2021-01-03)包含 14 578 种药物条目,包括 2 700 种经批准的小分子药物、1 496 种经批准的生物制剂(蛋白质、肽、疫苗和过敏原)、132 种营养制剂和 6 652 种实验(发现阶段)药物。此外,5 259 个非冗余蛋白质(即药物靶点/酶/转运体/载体)序列与这些药物条目相关联。每个条目包含 200 多个数据字段,其中一半的信息是药物/化学数据,另一半是药物靶点或蛋白质数据。常用分析工具 Cytoscape 可根据基本数据生成庞大的可视化网络结构,提供基础的功能布局和网络查询功能,研究者可分析预测药物的活性成分、潜在作用机制及其药物安全性。

　　利用网络药理学技术构建多层次网络模型,从整体角度对中药复方进行研究,建立了一系列研究方法,包括基于网络的疾病基因预测、中药成分的靶标谱和药理活性预测、药物-基因-疾病的共模块分析、中药复方多成分协同作用的大规模筛选、中药复方的配伍规律和网络调节机制分析等。这些方法已应用于清络饮、六味地黄丸等方剂的物质基础和作用机制等研究,阐释了这些传统方剂的作用机制和现代药理活性。研究结果表明,运用网络药理学的研究思路与方法,能够更为深入研究中药复方作用机理,并能加速中药新药发现的进程,同时改进当前的药物研究策略[149]。Fang 等[150]研究黄连解毒汤的抗类风湿机制,通过搜索HIT(herbal ingredients'targets database),DrugBank 数据库获得靶标信息,同时选择 FDA 批准的 32 种抗类风湿药,以及它们对应的相关靶标的信息作为黄连解毒汤的对照组。结果发现黄连解毒汤有 5 个靶蛋白与 3 类抗风湿药的靶蛋白一致,对该方的抗类风湿作用的途径或机制有了进一步认识。Yao 等[151]应用网络药理学方法,通过构建药物-靶点-疾病网络模型,从分子水平证实麻黄、桂枝、杏仁、甘草这 4 味中药在麻黄汤中所发挥的作用,为系统阐明君、臣、佐、使的科学内涵提供了证据。网络药理学的分析结果是由计算机模拟分析所获得的,其准确性往往会因所依赖的数据及算法的合理性和准确性难以确定而受到质疑,因此需结合体内外实验对计算结果进行验证,为结果的可靠性提供依据。Sheng 等[152]建立血栓疾病相关化学基因组学数据库,计算分析得出复方血栓通胶囊作用于凝血系统的相关靶点及机制,应用大鼠弥散性血管内凝血模型进行验证,结果表明血栓通能够显著改善凝血系统的激活,与计算结果高度一致。网络药理学分析发现的银丹心脑通保护血管内皮、调血脂、抗炎、抗氧化等作用也在大鼠动脉粥样硬化模型上得到了验证[153]。有研究者认为中药的化学成分可通过相互关联的信号通路影响多种疾病的相关靶点,通过构建药物-靶点-信号通路-疾病网络模型,能够推测出中药可能具有的新适应证[154-155]。例如,研究发现郁金方对心脑血管疾病有很好的疗效,还可能改善肿瘤及营养代谢性疾病[156];热毒宁注射液除了具有抗流感作用外,还可用于肺结核、糖尿病、肿瘤、心血管疾病及免疫系统疾病的临床治疗[155]。

　　新型冠状病毒感染暴发以来,伴随着"三药三方"的临床试验性应用及临床前药效学评价,运用网络药理学的研究技术和方法对其作用机制、靶点及活性成分等系统研究也迅速展开,取得了明显进展[157-158]。如 Sun Xiuli[159]等通过数据挖掘和网络药理学方法系统地分析了用于预防和治疗肺炎或"瘟疫"的 173 张中药处方,以了解所含中药材的频次及高频用药组,为新型冠状病毒感染治疗处方的开发提供依据。频率分析表明,10 个高频药材中有 7 个与连花清瘟胶囊重叠,且关联分析生成的高频药材组成中有一组是麻杏石甘汤;进而采用蛋白质-蛋白质相互作用网络和富集分析,发现所生成方剂的潜在治疗机制涉及抗炎、抗病毒和保护神经等作用。该研究为筛选具有治疗新型冠状病毒感染潜力的中药方剂提供了线索,然而,正像作者提出的那样,上述网络药理学分析的结果需进一步经体外和体内试验进行验证,才能为开发潜在抗新型冠状病毒的中药提供更有价值的信息。对于清肺排毒汤,采用网络药理学研究方法分析了其所含化学成分中某些化合物及其靶向的蛋白质,发现方中含有可能直接抑制严重急性呼吸综合征冠状病毒 2(severe acute respiratory syndrome coronavirus 2,SARS-CoV-2)及炎症反应的化合物,且其中有化合物靶向作用于与新型冠状病毒感染主要症状高度相关的蛋白质,作者推测清肺排毒汤的作用包括影响病毒/微生物感染、炎症/细胞因子反应和肺部疾病相关通路,从而认为其治疗新型冠状病毒感染的临床有效性,特别是缓解其主要症状,在化学和生物学方面是合理的[160]。网络药理学研究使对中药复方的作用机制的认识深入了一步,但也提出了值得深入研究的问题。随着网络药理学技术的不断发展和完善,中药复方的药效成分、作用靶点、组方规律等研究可望不断深入、得到进一步阐明。

第三节　关于中药复方药理学研究的思考

周金黄先生指出,中西医结合药理学的任务是在中医理论指导下,结合中医临床疗效,用现代药理学的知识和方法研究中药的药理作用或效应,可简称"中药药理学";不用现代药理学的知识和方法研究中药的功效,称作"本草学"或"中药学",古已有之,如《本草纲目》、中药学或中草药学等;用现代药理学知识研究中药而不以中医理论为基础,那就是把中药当作植物药或天然产品来研究,国外早已有这门学科,称作"植物药或天然药的药理学"。中药药理学与现代药理学的根本区别在于中医理论与西医(现代医学)理论之不同,它们是不同范畴的两种医学体系,对人体生理功能、疾病的发病机制以及诊断和治疗等方面的认识不同。因此,研究中药,必须了解中医理论,从而理解中医用药的道理,在中医药术语中称之为"理法方药"。积极倡导在中西医结合的思想指导下进行中药药理学研究,使之成为现代药理学的一个重要组成部分[161]。研究阐明中药复方防治疾病独特的作用机制,既需要正确的指导思想、研究策略,也需要先进、科学的技术与方法,二者缺一不可。我们认为,中药复方药理作用及作用机制的研究应以中西医理论相结合的学术思想为指导,充分借鉴和运用多学科的新技术与新方法,坚持药理学研究与药效物质基础研究相结合,实验药理学研究与临床研究相结合,在中药复方作用机理研究中,立足于病证结合,充分借鉴系统生物学、"组学"、生物网络分析等新技术,多维度、多层面开展研究,可望逐步深入,最终全面、客观地揭示中药复方的药理作用及其作用机制。

一、系统论研究与还原论研究相结合

宏观与微观研究相结合是揭示药物作用机制的基本方法,对于中药复方的研究亦是如此。中药复方与单一成分的化学药物的作用机制明显不同,化学药物多数具有明确的作用靶点,如受体、酶、离子通道、跨膜信号转导分子等,多数药物作用于单靶点;而中药复方所含化学成分复杂,其药理作用是复方中所含多种活性成分通过多途径、多环节和多靶点所表现出的综合或整合作用[162],是中药复方与机体两个复杂系统相互作用的结果。因此根据中药复方的特点,在中医药理论的指导下,一方面立足于整体对其综合效应进行系统研究,另一方面运用所确认的药效物质,从整体宏观水平进行研究,再逐步深入到细胞、分子水平,探索其在细胞、分子水平的作用,在此基础上进一步研究其与其他成分的相互作用及其综合效应,并不断与整体研究结果进行关联及对比等分析,使整方研究与活性成分研究紧密结合,

整体研究与局部研究、宏观研究与微观研究紧密结合。随着中药复方活性物质的不断发现,可使研究不断迭代和深入,虽然是一个复杂和艰巨的过程,但可望逐步揭示中药复方的作用机制。

中医药大家邓铁涛先生曾讲到,中医的阴阳学说有丰富的辩证法内涵,中医的五行学说与藏象学说是中医的系统论,认为人体是一个整体,五脏相关,人体与大自然相关的理论。邓先生认为中医辨证论治是控制论、黑箱论在中医学中的成熟运用,中医着重的是宏观方面,但尽管是宏观理论,却能指导临床实践,解决实际问题。邓先生指出中医系统理论指导中医药学发展达数千年,现在是新科技时代,若能沿着中医之理论采用最新之科技手段进行研究,扬长避短,中医药学的飞跃发展将指日可待。中药药理学研究不能脱离中医系统论的指导,药理与医理应紧密结合。中药药理学研究如能重视中医之理论,采用自然科学中多学科的最新成就,走自己的路,中药药理学必将首先飞跃发展[163]。周金黄先生曾撰文指出,机体的神经,内分泌和免疫三大功能调节系统相辅相成,其整合作用维持着机体内外统一的高度动态平衡。中医的阴阳、气血、藏象等学说是从人体与宇宙相应的哲学思想高度来描绘这个精微的整合体系的。时间横跨几千年,反映在思维与文字中的词汇各有时代的特征。国内许多研究结果提示:补益药,补气药如人参、党参、黄芪等的补益或调节气血的作用或补脾肾的作用,是通过神经、内分泌、免疫三者的整合协调而体现的。这表明中医理论与现代生理医学相结合,就可以使中药药理学出现宏观与微观一致的新局面[164]。

二、药理学研究与物质基础研究相结合

中药复方所含复杂的药效物质进入体内会通过不同的靶点或途径产生初始药理作用,引起机体多系统功能的变化,这些变化及相互作用会进一步引发机体多层次调节系统的变化,通过内源性活性物质如神经递质、神经肽、激素、细胞因子等作用,使机体生理功能或病理生理过程等发生进一步变化,这种作用也就是中药复方所含药效物质的继发作用,初始作用与一系列继发作用综合叠加在一起即是中药复方的"整合作用"或"综合作用"。影响中药复方整合作用的因素很多,最初的影响因素主要是中药复方所含药效物质的种类及其含量,药效物质种类的多少影响初始作用的多少,种类相同但量的差异则会影响初始作用的强弱,进而对继发作用产生影响。中药复方所含药效物质的种类及其含量又受到方中药材(饮片)的质量(质量又受药材产地、采收季节、储存条件、炮制方法和过程等因素影响)及制剂(如汤剂等)的制备方法与制备过程等影响。此外,不同种类药效物质及其含量的不同,也可能通过影响多种药效物质的相互作用和继发作用等方式,最终影响中药复方整合作用的强度甚至性质。如此复杂的影响因素给中药复方药理学研究带来了很大困难。因此,按照中药复方传统用药的制备方法制备中药复方制剂,并建立质量控制标准,以便尽可能保证其药效物质的稳定,是开展中药复方药理学研究的重要前提。但在中药复方药效物质尚不完全清楚的情况下,难以建立准确的中药复方制剂的质量控制标准。中药复方中药效物质的组成及其含量等变化影响了中药复方的药理作用,是当前中药复方药理学研究面临的主要困难之一。

因此,中药复方药理学研究应与化学研究密切结合,在研究中不断探讨化学成分与药效的关系,逐步确定药效物质的主要药理作用及其特点。只有将二者有机结合,密切合作开展研究,才有可能逐步探明中药复方的药理作用和作用机制。我们在六味地黄汤药效物质的研究中采用药理学与化学紧密配合的方法,将中药复方作为一个整体,在活性评价的导向下逐步追踪分离获得活性部位和活性成分,使物质分离与活性评价同步进行,逐步追踪分离活

性物质,并确定主要活性成分的结构。同时,对各主要活性部位和成分的药理作用进行系统研究,研究这些物质的主要药理作用和作用机制,为阐明六味地黄方的药效物质基础和药理作用及机制提供科学依据。

三、综合运用多种模型进行研究

中药复方对证治疗,讲求药证对应,因证识药,因证论效。在中药复方实验药理学研究中,由于目前尚不能从现代科学的角度认识证的生物学本质,难以制备可靠的证候动物模型,是当前中药复方药理学研究面临的一大难题。当前中药复方药理学研究中所采用的动物模型主要有两种,一是基于现代医学的疾病动物模型,二是基于中医的“证候”动物模型。虽然这些动物模型都有一定局限性,但根据具体研究内容,综合运用这些动物模型进行研究,对中药复方药理作用和作用机理的研究发挥了重要作用。从病证结合的角度出发研究中药复方的药理作用和作用机理,既考虑到了现代医学疾病的病变部位和病理变化的特点,又能体现中医学证候特征。病证结合动物模型可以融合中医证候动物模型和现代医学疾病动物模型两方面的特点,可更加全面、客观地反映中药复方的作用情况。因此加强病证结合模型的研究和制备,对于深入研究中药复方的药理作用和作用机理具有重要意义。

随着生物学研究的不断深入,为病证结合等新模型的研究和建立提供了新技术与方法。类器官(organoid)是将组织干细胞进行体外培养,保持原始干细胞功能并不断分裂分化形成在空间和结构与来源器官组织、基因、结构和功能相似的微组织[165-166]。类器官包含多种组织特异的细胞类型,可以部分模拟原生器官的结构和功能,在疾病研究、药物筛选、药物毒性毒理反应、基因和细胞治疗等生物医学转化研究领域具有巨大应用潜力,是近年来备受关注的体外模型[167]。器官芯片(organ-on-a-chip)或类器官芯片(organoid-on-a-chip)是将器官芯片中的二维细胞由三维细胞或类器官取代,其细胞更接近人体生理学状并且还具有一些二维细胞所没有的器官功能,因此器官芯片将在生物医学领域发挥更大的作用[168]。器官芯片为类器官体系共培养不同的细胞和组织类型提供了更为可控和有利的平台[169],能在体外近乎真实地模拟人体的生理和病理状态,在基础生命科学研究、临床疾病模拟和新药研发等领域具有广泛的应用前景。虽然国内外对该领域的研究刚开始不久,但显示出其将为生命科学和医学等多个学科研究提供一种整体性和系统性的解决方案,具有广阔的应用前景。尤其是“芯片上的人(human-on-a-chip)”[170]有望为药理学研究提供不同的病理状态的新方法和工具,也有可能用来解决中药复方药理学的复杂问题。基于现有条件,在中药复方实验药理学研究中,针对需要解决的科学问题,发挥各种模型的长处,综合、合理运用,并积极研究、建立新的模型,并在实践中不断完善,将推动研究不断深入。

四、充分借鉴和运用多学科技术与方法

解决复杂的科学问题有赖于针对性的技术与方法。中药复方的作用机制非常复杂,具有系统性、整体性、网络性的特点。近年来系统生物学、生物网络、网络药理学等新理论、新技术、新方法的不断推出、发展迅速,充分借鉴和应用这些方法对中药复方作用机制进行研究,可望进一步从宏观和微观不同层面深入研究中药复方的作用机制,获得新的研究发现。

大数据与人工智能的快速发展,为揭示中药复方复杂的药理学作用及其机制提供了新的研究思路和研究技术与方法。大数据泛指巨量的数据集,是通过高速捕捉、发现或分析,从大容量数据中获取价值的一种新的技术架构。大数据是剔除了个性化元素和背景信息的

标准化数据,其与"小数据"的区别在于容量大、类型多、处理速率快、价值密度低,因可从中挖掘出有价值的信息而受到重视。大数据技术的兴起,提供了一种新的看待世界的方法,不再完全依赖于随机采样,不再热衷于追求精确度和寻找因果关系。通过大数据,可分析挖掘出小数据无法提取的有价值信息,服务于经济社会发展,大数据技术被称为引领未来繁荣的三大技术变革之一[171-172]。大数据以及数据平台研究手段的应用,使得中药药理学的研究越来越整体化和综合化,很多研究内容是传统药理学研究方法不能实现的。1956年,达特茅斯会议正式提出人工智能,已有60余年的发展历史[173]。人工智能是研究、开发用于模拟、延伸和扩展人的智能的理论、方法、技术及应用系统的一门新的技术科学[174-175]。人工智能与大数据技术,系统生物学与网络药理学的结合为中药复方作用机制研究提供了新的思路与方法。系统生物学是21世纪生命科学领域出现的一门新兴的交叉学科。系统生物学的创始人之一美国科学家Leroy Hood认为,系统生物学的特点是研究一个生物系统中基因、mRNA、蛋白质等所有组成成分的构成以及在特定条件下这些组分间的相互关系[176]。因此,系统生物学的核心就是整合。要把生物系统内不同种类的分子组成成分整合在一起进行研究;特别是多细胞生物,系统生物学还要实现从基因到细胞、到组织、到个体的各个层次的整合[177]。系统生物学更加注重复杂生命系统中所有成分以及它们之间的动态关系,而不是将机体作为孤立的很多部分,这与中医药整体观念及整体与局部的紧密联系、证候的多样性及动态变化特点与机体病理生理变化的紧密联系,以及中药复方的多靶点整合效应等具有相似之处。Qiu认为,"中医药要取得突破性进展必须依靠系统生物学技术"[178]。但现有的系统生物学把生物体作为和基因、蛋白质、代谢物等相关的整个系统,把药物作为单一扰动因素,研究的是单一化合物对生物系统的应答,即"点-系统"的模式。而中药复方的作用则表现为中药与人体两个复杂系统间的相互作用,并形成一个更复杂的系统整体,即"系统-系统"。因此不能简单照搬现有系统生物学的体系,应用于中药复方这样一个复杂系统的研究。网络药理学是在整体条件下研究机体在药物干预下的网络系统整体反应,注重生物机体本身的平衡性。系统生物学和集成多维数据的网络建模不断增强了对生物学和药理学的理解[179]。目前网络药理学的研究方法已被广泛应用于中药复方药理学研究,主要方法是利用DrugBank数据库[180],HIT数据库(herbal ingredients' targets database)[181],药物-靶点库(drug-target network)[182],人类疾病库[183]等数据资源,结合临床研究数据及中药及中药复方在整体动物、离体组织和细胞等作用研究中所取得的实验数据,构建疾病-基因-生物靶标-中药活性分子相互作用网络,进而建立疾病-靶标-中药药效分子对应的网络,为揭示中药复方复杂的分子机制提供依据。

　　因此,充分借鉴不断发展和创新的科学技术方法,综合运用多学科的先进技术和方法如系统生物学和网络生物学[184]、大数据、云计算、各种组学技术等先进科学方法进行中药复方药理学研究,通过多学科广泛渗透、融合发展,高效获得多层次的信息,从中发掘中药复方的科学内涵,将对中药复方药理学研究具有重要的促进作用。此外,反映机体病理生理功能变化的多组学的参数也可能成为中药复方药理作用评价的新指标。有学者建议,利用网络生物学、大数据科学和系统生物学等方法,建立"整体动物实验-组学数据辨析-分子网络建模-关联实验-多源信息融合"的研究体系[185],深入研究和阐释中药复方药效成分的分子作用网络,研究众多药效成分之间的协同作用机制。相信随着多学科技术的快速发展与融合及其在中药复方药理学研究中的应用,必将推动中药复方作用机理研究不断深入,最终揭示其防治疾病独特的作用机制。

第四节　结语与展望

中药药理学对于我国来讲具有特殊的重要意义和地位,中药复方药理学是中药药理学研究的重点,也是难点。周金黄先生曾说过,中药药理研究,从历史背景看具有极为有利的条件,有现代科学的复杂性要求,又存在着比合成药物药理研究更多的困难。因此,我国药理工作者肩负着双重责任,要赶上国际现代药理学水平,同时也要努力提高中药药理水平,使我国药理学发展具有中国特色,形成一个大方向一致的中西医结合的药理学[186]。我们有责任把我国中医药学的优秀传统哲理与现代医药学的发展结合起来,在中西医结合的道路上形成具有中国特色的现代药理学,它将为21世纪国际药理学的发展做出我们中华民族的贡献[164]。前辈们的学术思想,对中药药理学研究具有重要指导意义。此外,周先生还提出,必须开创一条研究与开发现代中药的道路,总的指导思想是继承与发展传统中医药,植物化学、药理、剂型与临床相互配合,有计划地研究,最终不单是以各自写出论文为研究目的,而是以提高中药的科学技术与治疗水平、研发出现代中药、向国内外推广新型中药为目的[187]。

习近平总书记指出,当前,中医药振兴发展迎来天时、地利、人和的大好时机,希望广大中医药工作者增强民族自信,勇攀医学高峰,深入发掘中医药宝库中的精华,充分发挥中医药的独特优势,推进中医药现代化,推动中医药走向世界,切实把中医药这一祖先留给我们的宝贵财富继承好、发展好、利用好,在建设健康中国、实现中国梦的伟大征程中谱写新的篇章。

中药药理学工作者应切实把握好中医药发展的大好机遇,坚定信念、知难而进,继承和发扬中医药学理论;在中西医学理论相结合的学术思想指导下,充分借鉴和运用现代科学研究的理论成果和先进技术,积极探索中药复方药理学研究的新思路和新方法;持续深入研究,不断创新开拓,为揭示中药复方药理作用的优势特色及其作用机制,创制具有特殊临床价值的中药复方新药而努力奋斗。

(蒋宁,肖智勇,周文霞,张永祥　中国人民解放军军事科学院
军事医学研究院毒物药物研究所)

参 考 文 献

[1] 何端生.麻黄素百年史话[J].药学通报,1986(21):488-491.

[2] NAGAI N. Ephedrin[J]. Pharm Ztg,1887(32):700.

[3] 张大庆.早期药学家对中草药的研究[N].学习时报,2017-06-23(3).

[4] 周金黄,金荫昌.我国药理学研究的现状与将来[J].生理科学进展,1957,1(1):23-30.

[5] 高晓山.建国以来我国中药药理研究概况[J].中医杂志,1963,8:35-40.

[6] 罗后蔚,王文华,刘塑荣.抗肿瘤中药的动物筛选问题[J].南京药学院学报,1959(4):118-124.

[7] 梁佩燃.60年代以来我国对一些中草药成分的研究概况[J].中国医院药学杂志,1988(2):20-23.

[8] 李仪奎.中药药理世纪回眸[J].中成药,2000,22(1):59-70.

[9] 顾小痴,杜粹伯,张丽蓉,等.中药补中益气汤治疗子宫脱垂疗效及其药理学研究的初步报告[J].天津医药,1960(1):4-12.

[10] 武艺敬.中药复方杜仲合剂治疗原发性高血压24例初步观察[J].山西医学杂志,1958(1):74-77.

[11] 俞昌正,戴岐,陆永昌,等.中药复方酸枣仁汤、枣仁甘草合剂与酸枣仁粉治疗209例神经衰弱之疗效分析[J].山东医刊,1965(9):27-30.

[12] 昆明医学院河口、思茅钩虫病调查小组、十种中药方剂对钩虫病疗效观察初步报告[J].云南医学杂志,1959(1):80-82.

［13］盛国荣.中药复方治疗传染性肝炎54例的临床分析［J］.上海中医药杂志,1957(9):23-25.

［14］周超凡,屠国瑞.我国中药理论和中药复方的药理学研究进展与展望(1949—1979)［J］.陕西中医,1980(3):18-26.

［15］姜廷良.中药复方研究的现况和我们的设想［J］.中药药理与临床,1986(00):53-55.

［16］富抗育,周爱香,郭淑英,等.桂枝汤的药理学研究:五、加味、减味桂枝汤和桂枝汤的药理作用比较［J］.中药药理与临床,1989,5(6):1-5.

［17］佟丽,黄添友.古典清热方抗菌作用实验研究［J］.中成药研究,1986(12):39.

［18］赵雅灵,吴招娣.中医方剂的药理学研究:应用中医治则研究大承气汤的药理作用［J］.中药药理与临床,1988,4(3):1-8.

［19］罔博子他,李春元.小柴胡汤对肝硬化转变为肝癌的预防作用［J］.日本医学介绍,1989,10(12):574.

［20］张颖,杨钧,刘建平.数据挖掘在中医药研究中的应用［J］.辽宁中医药大学学报,2008,10(3):153-154.

［21］杜冠华.高通量药物筛选在新药研究中的应用［J］.基础医学与临床,2001,21(4):289-293.

［22］龙伟,刘培勋,高静.现代信息技术在中药复方研究中的应用［J］.中国中药杂志,2007,32(13):1260-1263.

［23］王哲清.组合化学知识问答［J］.中国医药工业杂志,1998,29(7):34-39.

［24］王建华.四君子汤对动物离体小肠运动的影响(一)［J］.新中医,1978,05:028.

［25］王汝俊,王建华,邵庭荫,等.补中益气汤"调理脾胃"药理作用研究:对胃肠运动及小肠吸收机能的影响［J］.中药药理与临床,1987(2):4-7,19.

［26］沈自尹.对中医基础理论研究的思路［J］.中国中西医结合杂志,1997,17(11):643-644.

［27］Efficacy and safety study of lipid-lowering effects of Xuezhikang(XZK) in patients with hyperlipidemia［EB/OL］.(2014-07-23)［2021-11-12］.https://www.clinicaltrials.gov/ct2/show/NCT01327014?cond=Efficacy+and+safety+study+of+lipid-lowering+effects+of+Xuezhikang&draw=2&rank=1

［28］Assess the antifibrotic activity of Fuzheng Huayu in chronic hepatitis C patients with hepatic fibrosis［EB/OL］.(2014-06-18)［2021-11-12］.https://www.clinicaltrials.gov/ct2/show/NCT00854087?cond=Assess+the+antifibrotic+activity+of+Fuzheng+Huayu+in+chronic+hepatitis+C+patients+with+hepatic+fibrosis&draw=2&rank=1.

［29］Safety and exploratory efficacy of Kanglaite injection in pancreatic cancer［EB/OL］.(2015-06-17)［2021-11-12］.https://www.clinicaltrials.gov/ct2/show/NCT00733850?cond=Safety+and+exploratory+efficacy+of+Kanglaite+injection+in+pancreatic+cancer&draw=2&rank=1.

［30］张永祥,周文霞.中药复方药理学研究有关问题的思考［M］//张永祥.中药药理学新论.北京:人民卫生出版社,2004:22-40.

［31］周金黄.从传统中医中药向现代中医中药前进的思路［J］.中国药学杂志,1994(11):641-642.

［32］姜廷良.试论中药方剂的研究与发展［M］.北京:军事医学科学出版社,1996.

［33］周金黄.展望21世纪中医药学发展前景［J］.中国中西医结合杂志,1998,18(5):259-261.

［34］李海燕,郭桢,张继稳,等.本草物质组概念下的中医药研究［J］.世界科学技术:中医药现代化,2010,12(2):160-164.

［35］梁鑫淼,钱旭红,惠永正.《本草物质组计划》的设想与建议［J］.世界科学技术:中医药现代化,2007,9(5):1-6.

［36］张永祥.六味地黄汤现代药理学及化学的初步研究［J］.基础医学与临床,2000,20(5):399-403.

［37］张永祥.六味地黄汤现代药理学与化学研究进展［M］//王建华,张永祥.中药药理与临床研究进展:第五册.北京:军事医学科学出版社,2002:103-123.

［38］乔善义,姚新生.六味地黄汤复方及其单味药的植化与药理作用研究进展［M］//王建华,张永祥.中药药理与临床研究进展:第五册.北京:军事医学科学出版社,2002:322-331.

［39］HUANG Y,ZHANG H,YANG S,et al.Liuwei Dihuang decoction facilitates the induction of long-term potentiation(LTP) in senescence accelerated mouse/prone 8(SAMP8) hippocampal slices by inhibiting voltage-dependent calcium channels(VDCCs) and promoting N-methyl-D-aspartate receptors(NMDA) [J]. J Ethnopharmacol,2012,140(2):384-390.

[40] ZHANG Y,MA Y,ZHOU W,et al. Effect of Liuwei Dihuang decoction on the function of hypothalamus-pituitary-ovary axis in senescence-accelerated mouse[J]. International Congress,2004,1260(3):421-426.

[41] TIAN P. Convergence:Where West meets East[J]. Nature,2011,480(7378):S84-S86.

[42] 杨凌,刘洪涛,马红,等. 系统生物学在中药ADME性质研究中的应用. 世界科学技术:中医药现代化,2007,9(1):98-104.

[43] 刘树民,卢芳. 基于系统生物学阐释中药药性理论科学内涵的研究思路与方法探讨[J]. 世界科学技术:中医药现代化,2008,10(2):12-16.

[44] 王永华,杨凌. 基于系统药理学的现代中药研究体系[J]. 世界中医药,2013,8(7):801-808.

[45] 张文娟,王永华. 系统药理学原理、方法及在中医药中的应用[J]. 世界中医药,2015,10(2):280-286.

[46] 宋阔魁,毕天,展晓日,等. 网络药理学指导下的中药有效成分发现策略[J]. 世界科学技术:中医药现代化,2014,16(1):27-31.

[47] 陈寅莹,王忠. 网络分析方法在疾病和药物研究中的应用[J]. 中国中药杂志,2013,38(5):773-776.

[48] WANG L,ZHOU G B,LIU P,et al. Dissection of mechanisms of Chinese medicinal formula Realgar-Indigo naturalis as an effective treatment for promyelocytic leukemia[J]. Proc Natl Acad Sci USA,2008,105 (12):4826-4831.

[49] ZHANG Q Y,MAO J H,LIU P,et al. A systems biology understanding of the synergistic effects of arsenic sulfide and Imatinib in BCR/ABL-associated leukemia[J]. Proc Natl Acad Sci USA,2009,106(9):3378-3383.

[50] ZHANG W,BAI Y,WANG Y,et al. Polypharmacology in drug discovery:a review from systems pharmacology perspective[J]. Curr Pharm Des,2016,22(21):3171-3181.

[51] LIANG X,LI H,LI S. A novel network pharmacology approach to analyse traditional herbal formulae:the Liu-Wei-Di-Huang pill as a case study[J]. Mol Biosyst,2014,10(5):1014-1022.

[52] VON EICHBORN J,MURGUEITIO M S,DUNKEL M,et al. PROMISCUOUS:a database for network-based drug-repositioning[J]. Nucleic Acids Res,2011,39(Database issue):D1060-D1066.

[53] WANG Q S,CUI Y L,DONG T J,et al. Ethanol extract from a Chinese herbal formula,"Zuojin Pill",inhibit the expression of inflammatory mediators in lipopolysaccharide-stimulated RAW 264.7 mouse macrophages[J]. J Ethnopharmacol,2012,141(1):377-385.

[54] ZHANG H,FU P,KE B,et al. Metabolomic analysis of biochemical changes in the plasma and urine of collagen-induced arthritis in rats after treatment with Huang-Lian-Jie-Du-Tang[J]. J Ethnopharmacol,2014,154(1):55-64.

[55] LIU Y T,PENG J B,JIA H M,et al. Urinary metabonomic evaluation of the therapeutic effect of traditional Chinese medicine Xin-Ke-Shu against atherosclerosis rabbits using UPLC-Q/TOF MS[J]. Chemometrics and Intelligent Laboratory Systems,2014,136(7):104-114.

[56] LI J,ZHAO P,YANG L,et al. System biology analysis of long-term effect and mechanism of Bufei Yishen on COPD revealed by system pharmacology and 3-omics profiling[J]. Sci Rep,2016,6:25492.

[57] WANG X J,ZHANG A H,SUN H. Future perspectives of Chinese medical formulae:chinmedomics as an effector[J]. OMICS,2012,16(7/8):414-421.

[58] WANG Z,LIU J,CHENG Y,et al. Fangjiomics:in search of effective and safe combination therapies[J]. Journal of Clinical Pharmacology,2011,51(8):1132-1151.

[59] CHAO H,CHUNLI Z,YAN L,et al. Systems pharmacology in drug discovery and therapeutic insight for herbal medicines[J]. Briefings in bioinformatics,2014,15(5):710-733.

［60］王喜军.中药药效物质基础研究的系统方法学：中医方证代谢组学［J］.中国中药杂志,2015,40（1）:13-17.

［61］GUAN Z,WU J,WANG C,et al. Investigation of the preventive effect of Sijunzi decoction on mitomycin C-induced immunotoxicity in rats by ^{1}H-NMR and MS-based untargeted metabolomic analysis［J］. J Ethnopharmacol,2018,210:179-191.

［62］ZHU B,CAO H,SUN L,et al. Metabolomics-based mechanisms exploration of Huang-Lian Jie-Du decoction on cerebral ischemia via UPLC-Q-TOF/MS analysis on rat serum［J］. J Ethnopharmacol,2018,216:147-156.

［63］SUN H,YANG L,LI M X,et al. UPLC-G2Si-HDMS untargeted metabolomics for identification of metabolic targets of Yin-Chen-Hao-Tang used as a therapeutic agent of dampness-heat jaundice syndrome［J］. J Chromatogr B Analyt Technol Biomed Life Sci,2018,1081-1082:41-50.

［64］许海玉,刘振明,付岩,等.中药整合药理学计算平台的开发与应用［J］.中国中药杂志,2017,42（18）:3633-3638.

［65］ZHANG F B,HUANG B,ZHAO Y,et al. BNC protects H9c2 cardiomyoblasts from H_2O_2-induced oxidative injury through ERK1/2 signaling pathway［J］. Evidence-Based complementary and alternative medicine,2013（18）:802784-802795.

［66］ZHANG J J,GENG Y,GUO F F,et al. Screening and identification of critical transcription factors involved in the protection of cardiomyocytes against hydrogen peroxide-induced damage by Yixin-shu［J］. Sci Rep,2017,7（1）:13867-13879.

［67］XU H,SHI Y,ZHANG Y,et al. Identification of key active constituents of Buchang Naoxintong capsules with therapeutic effects against ischemic stroke by using an integrative pharmacology-based approach［J］. Mol Biosyst,2016,12（1）:233-245.

［68］XU H,ZHANG Y,LEI Y,et al. A Systems biology-based approach to uncovering the molecular mechanisms underlying the effects of dragon's blood tablet in colitis, involving the integration of chemical analysis,ADME prediction,and network pharmacology［J］. PloS One,2014,9（7）:e101432.

［69］刘超男,邓烨,李赛美,等.大数据时代下中医方药知识发现新方法［J］.燕山大学学报,2014,38（5）:423-427.

［70］LIPEROTI R,VETRANO D L,BERNABEI R,et al. Herbal medications in cardiovascular medicine［J］. Journal of the American College of Cardiology,2017,69（9）:1188-1199.

［71］LUO T T,LU Y,YAN S K,et al. Network pharmacology in research of Chinese medicine formula:methodology,application and prospective［J］. Chinese journal of integrative medicine,2020,26（1）:74-82.

［72］SCHEID V. Convergent lines of descent:symptoms,patterns,constellations,and the emergent interface of systems biology and Chinese medicine［J］. East Asian Sci Technol Soc,2014,8（1）:107-139.

［73］ZHANG R Z,ZHU X,BAI H,et al. Network pharmacology databases for traditional Chinese medicine:review and assessment［J］. Fronti Pharmacol,2019,10:123.

［74］刘良.充分利用组学技术研究及发展中医药［J］.世界科学技术:中医药现代化,2009,11（2）:214-219.

［75］张宁,李铁男,任燕冬,等.基于方/证/病本质联系的方剂药效物质基础及作用机制研究构想［J］.时珍国医国药,2010,21（5）:1284-1285.

［76］颜苗,李焕德.“中药化学-药效学-药动学”三维立体系统筛选中药复方有效组分群的思路［J］.中华中医药杂志,2011,26（11）:2627-2631.

［77］乔善义,姚新生.六味地黄汤复方及其单味药的植化与药理作用研究进展［M］//周金黄,王建华.中药药理与临床研究进展:第四册.北京:军事医学科学出版社.1996:322-331.

［78］QI L W,WANG H Y,ZHANG H,et al. Diagnostic ion filtering to characterize ginseng saponins by rapid liquid chromatography with time-of-flight mass spectrometry［J］. J Chromatogr A,2012,1230:93-99.

［79］WAN J Y,LIU P,WANG H Y,et al. Biotransformation and metabolic profile of American ginseng saponins with human intestinal microflora by liquid chromatography quadrupole time-of-flight mass spectrometry [J]. J Chromatogr A,2013,1286:83-92.

[80] LIU Y,SHI X W,LIU E H,et al. More accurate matrix-matched quantification using standard superposition method for herbal medicines[J]. J Chromatogr A,2012,1254:43-50.

[81] SONG H P,CHEN J,HONG J Y,et al. A strategy for screening of high-quality enzyme inhibitors from herbal medicines based on ultrafiltration LC-MS and in silico molecular docking[J]. Chemical Communications,2015,51(8):1494-1497.

[82] LIU Y,ZHOU J L,LIU P,et al. Chemical markers' fishing and knockout for holistic activity and interaction evaluation of the components in herbal medicines[J]. J Chromatogr A,2010,1217(32):5239-5245.

[83] LIU P,YANG H,LONG F,et al. Bioactive equivalence of combinatorial components identified in screening of an herbal medicine[J]. Pharmaceutical Research,2014,31(7):1788-1800.

[84] 张忠亮,李强,杜思邈,等. PK-PD 结合模型的研究现状及其应用于中医药领域面临的挑战[J]. 中草药,2013,44(2):121-127.

[85] 张铁军,刘昌孝. 中药五味药性理论辨识及其化学生物学实质表征路径[J]. 中草药,2015,46(1):1-6.

[86] 刘昌孝,张铁军,何新,等. 活血化瘀中药五味药性功效的化学及生物学基础研究的思考[J]. 中草药,2015,46(5):615-624.

[87] 王广基,郝海平,阿基业,等. 代谢组学在中药方剂整体药效作用及机制研究中的应用与展望[J]. 中国天然药物,2009,7(2):82-89.

[88] LAI L,HAO H,LIU Y,et al. Characterization of pharmacokinetic profiles and metabolic pathways of 20 (S)-ginsenoside Rh$_1$ in vivo and in vitro[J]. Planta Med,2009,75(8):797-802.

[89] WANG X J,ZHANG A H,SUN H. Future Perspectives of Chinese Medical Formulae:Chinmedomics as an Effector[J]. Omics-a Journal of Integrative Biology,2012,16(7/8):414-21.

[90] WANG X J,SUN H,ZHANG A H,et al. Pharmacokinetics screening for multi-components absorbed in the rat plasma after oral administration traditional Chinese medicine formula Yin-Chen-Hao-Tang by ultra performance liquid chromatography-electrospray ionization/quadrupole-time-of-flight mass spectrometry combined with pattern recognition methods[J]. Analyst,2011,136(23):5068-5076.

[91] WANG P,SUN H,LV H,et al. Thyroxine and reserpine-induced changes in metabolic profiles of rat urine and the therapeutic effect of Liu Wei Di Huang Wan detected by UPLC-HDMS[J]. J Pharm Biomed Anal,2010,53(3):631-645.

[92] WANG X J,WANG Q Q,ZHANG A H,et al. Metabolomics study of intervention effects of Wen-Xin-Formula using ultra high-performance liquid chromatography/mass spectrometry coupled with pattern recognition approach[J]. Journal of Pharmaceutical and Biomedical Analysis,2013,74:22-30.

[93] 林力,刘建勋,张颖,等. 中药复方双参通冠方的 PK/PD 数据分析研究[J]. 世界科学技术:中医药现代化,2012,14(3):1583-1589.

[94] 张颖,林力,任常英,等. 中药复方塞络通中银杏内酯类成分的药代动力学及脑分布研究[J]. 世界科学技术:中医药现代化,2014,16(7):1458-1464.

[95] 邝安堃,吴裕炘,丁霆,等. 某些助阳药对于大剂量皮质素所致耗竭现象的影响[J]. 中华内科杂志,1963,11(2):113-116.

[96] 张伟荣. 肾阳虚证动物实验研究简述及展望[J]. 中医药学刊,2006,24(10):1809-1811.

[97] 王晔,王建伟,王纪元,等. 中医脾虚动物模型研究的探析[J]. 中医药学报,2005,33(3):67-68.

[98] 毕津莲,张秀芹,禹正扬,等. 中药药理动物模型的研究进展[J]. 中国药房,2015,26(34):4877-4879.

[99] 刘志刚,柴程芝,黄煌,等. 病证结合方证动物模型构建思路的探索[J]. 中华中医药杂志,2012,27(8):2123-2125.

[100] 王少贤,白明华,陈家旭,等. 关于建立中医证候模型评价量表的思考[J]. 中华中医药杂志,2011,

26(3):531-534.
[101] 刘志学,余琛琳,蔡丽萍,等.人类疾病动物模型制备效果评价软件应用评测[J].中国比较医学杂志,2010,20(10):28-32.
[102] 方肇勤,潘志强,卢文丽,等.大鼠和小鼠辨证论治标准的建立和用途[J].中西医结合学报,2009,7(10):907-912.
[103] 方肇勤,潘志强,卢文丽,等.大鼠、小鼠辨证的思路与方法[J].中国比较医学杂志,2009,19(10):53-59,后插7.
[104] 潘秋,方朝晖,王伟.浅谈糖尿病病证结合动物模型研究的思路[J].中医药临床杂志,2012,24(2):166-168.
[105] 刘建勋,李欣志,任建勋.中医证候模型拟临床研究概念的形成及应用[J].中国中药杂志,2008,33(14):1772-1776.
[106] 李欣志,马晓斌,李磊,等.小型猪冠心病模型痰瘀互结证候诊断与评分[J].中国中医基础医学杂志,2009,15(11):825-827.
[107] 刘建勋,任钧国.源于中医临床的中药复方功效的现代研究思路与方法[J].世界科学技术:中医药现代化,2015,17(7):1372-1379.
[108] 李磊,林成仁,任建勋,等.痰瘀同治方对痰瘀互结证冠心病小型猪心功能的改善作用[J].中国中药杂志,2014,39(3):483-487.
[109] 刘建勋.病证结合动物模型拟临床研究思路与方法[M].北京:人民卫生出版社,2014.
[110] 李欣志,刘建勋,任建勋,等.痰瘀互结证冠心病小型猪模型的建立[J].中国中西医结合杂志,2009,29(3):228-232.
[111] 林成仁,李磊,任建勋,等.痰瘀同治方对小型猪痰瘀互结证冠心病血液流变性及血脂的改善作用[J].中国中药杂志,2014,39(2):300-303.
[112] 任建勋,李磊,林成仁,等.痰瘀同治方对小型猪冠状动脉粥样硬化炎症反应的影响[J].中国中药杂志,2014,39(2):285-290.
[113] 林成仁,任建勋,李磊,等.痰瘀同治方对冠心病痰瘀互结证小型猪模型中医证候评分的影响[J].中国中药杂志,2013,38(24):4357-4361.
[114] 王建辉,李磊,柳芳,等.痰瘀同治方对大鼠颈总动脉粥样硬化易损斑块稳定性的影响[J].中国实验方剂学杂志,2011,17(20):136-140.
[115] 刘建勋,林成仁,任建勋,等.痰瘀同治方对痰瘀互结证冠心病小型猪心肌组织的保护作用[J].中国中药杂志,2014,39(4):726-731.
[116] 王勇,李春,啜文静,等.基于小型猪冠心病慢性心肌缺血模型气虚血瘀证的证候评价[J].中国中西医结合杂志,2011,31(2):233-237.
[117] 李春,王勇,欧阳雨林,等.益心解毒方改善心梗后心衰大鼠心功能的作用研究[J].中国实验方剂学杂志,2012,18(13):165-168.
[118] 林阳,仇琪,杨克旭,等.益心解毒方对Ameroid缩窄环致心功能不全小型猪血流动力学的影响[J].中华中医药杂志,2012,27(5):1280-1282.
[119] 林阳,仇琪,杨克旭,等.益心解毒方对Ameroid缩窄环致心功能不全小型猪血液流变学的影响[J].北京中医药大学学报,2012,35(2):112-116.
[120] 王勇,王思轩,李春,等.氧化应激损伤反应在冠心病心肌缺血血瘀证中的实验研究[J].中国中医基础医学杂志,2011,17(1):58-60.
[121] 李春,王勇,欧阳雨林,等.益心解毒方对心力衰竭气虚血瘀证大鼠血流动力学影响的实验研究[J].中西医结合学报,2012,10(5):577-583.
[122] 李春,欧阳雨林,王勇,等.益心解毒方对心梗后心衰大鼠心肌保护作用的实验研究[J].中华中医药杂志,2012,27(11):2966-2969.
[123] QIU Q,LIN Y,XIAO C,et al. Time-course of the effects of QSYQ in promoting heart function in ameroid constrictor-induced myocardial ischemia pigs[J]. Evid Based Complement Alternat Med, 2014,

2014:571076.

[124] Biomarkers Definitions Working Group. Biomarkers and surrogate endpoints:preferred definitions and conceptual framework[J]. Clinical pharmacology and therapeutics,2001,69(3):89-95.

[125] 朱思睿,周晓冰,黄芝瑛,等.生物标志物验证与认证现状和科学监管思考[J].中国新药杂志,2020,29(22):2570-2575.

[126] 谢媛媛,王义明,罗国安.生物标志物在药品生命周期中的应用与展望[J].药学学报,2021,56(2):456-464.

[127] 王阶,姚魁武,刘咏梅,等.冠心病血瘀证转录组学研究:病证结合生物标志物研究思路与方法[J].中国实验方剂学杂志,2017,23(19):1-5.

[128] Biomarker Qualification:Evidentiary Framework(Draft Guidance)[Z]. Food and Drug Administration,2018. Biomarker Qualification:Evidentiary Framework｜FDA[Z]. Food and Drug Administration,2018. https://www. fda. gov/regulatory-information/search-fda-guidance-documents/biomarker-qualification-evidentiary-framework.

[129] Biomarker qualification program[Z]. Center for Drug Evaluation and Research. Biomarker Qualification Program｜FDA[Z]. Food and Drug Administration,2021. https://www. fda. gov/drugs/drug-development-tool-ddt-qualification-programs/biomarker-qualification-program

[130] 国家药品监督管理局药品审评中心.关于公开征求《生物标志物在抗肿瘤药物临床研发中应用的技术指导原则(征求意见稿)》意见的通知[EB/OL]. (2021-06-02)[2021-11-12]. https://www.cde. org. cn/main/news/viewInfoCommon/4b1f65427f06cd6197faf0cb924f66ba.

[131] 张伯礼,陈传宏.中药现代化二十年:1996—2015[M].上海:上海科学技术出版社,2016.

[132] WANG C,CAO B,LIU Q Q,et al. Oseltamivir compared with the Chinese traditional therapy maxingshigan-yinqiaosan in the treatment of H1N1 influenza:a randomized trial[J]. Ann Intern Med,2011,155(4):217-225.

[133] SHANG H C,ZHANG J H,YAO C,et al. Qi-Shen-Yi-Qi dripping pills for the secondary prevention of myocardial infarction:a randomised clinical trial[J]. Evid Based Complement Alternat Med,2013,2013:738391.

[134] LI X,ZHANG J,HUANG J,et al. A multicenter,randomized,double-blind,parallel-group,placebo-controlled study of the effects of Qili Qiangxin capsules in patients with chronic heart failure[J]. Journal of the American College of Cardiology,2013,62(12):1065-1072.

[135] 中华医学会心血管病学分会心力衰竭学组,中国医师协会心力衰竭专业委员会,中华心血管病杂志编辑委员会.中国心力衰竭诊断和治疗指南 2018[J].中华心力衰竭和心肌病杂志,2018,2(4):196-225.

[136] 张伯礼.中医药在新冠肺炎疫情防治中发挥了哪些作用[N].学习时报,2020-03-18(6).

[137] LI R F,HOU Y L,HUANG J C,et al. Lianhuaqingwen exerts anti-viral and anti-inflammatory activity against novel coronavirus(SARS-CoV-2)[J]. Pharmacol Res,2020,156:104761.

[138] 国家药品监督管理局.2020 年度药品审评报告[Z/OL]. [2021-06-21]. https://www. nmpa. gov. cn/xxgk/fgwj/gzwj/gzwjyp/20210621142436183. html.

[139] 姚开涛,刘明瑜,李欣,等.中药连花清瘟治疗新型冠状病毒肺炎的回顾性临床分析[J].中国实验方剂学杂志,2020,26(11):8-12.

[140] 程德忠,李毅.连花清瘟颗粒治疗 54 例新型冠状病毒肺炎患者临床分析及典型病例报道[J].世界中医药,2020,15(2):150-154.

[141] HU K,GUAN W J,BI Y,et al. Efficacy and safety of Lianhuaqingwen capsules,a repurposed Chinese herb,in patients with coronavirus disease 2019:A multicenter,prospective,randomized controlled trial[J]. Phytomedicine,2021,85:153242.

[142] 张文斌,刘利男,王震,等.连花清瘟联合西医治疗新冠肺炎普通型患者疗效及安全性 meta 分析[J].海南医学院学报,2020,26(14):1045-1050.

[143] 柳丽丽,袁连方,冯毅,等.阿比多尔联合连花清瘟胶囊治疗新型冠状病毒肺炎的临床观察[J].广东医学,2020,41(12):1207-1210.

[144] 漆国栋,漆伟,江琼,等.连花清瘟结合西医方案对新冠肺炎普通型患者疗效的系统评价[J].中医药临床杂志,2020,32(7):1195-1199.

[145] 杨猛,杨少华,杨眉,等.中药连花清瘟治疗新型冠状病毒肺炎的系统评价[J].中国药物评价,2020,37(2):126-130.

[146] 王林,杨志华,张浩然,等.连花清瘟治疗新型冠状病毒(2019-nCoV)肺炎网络药理学研究与初证[J].中药材,2020,43(3):772-778.

[147] KITANO H. Computational systems biology[J]. Nature,2002,420(6912):206-210.

[148] 严诗楷,赵静,窦圣姗,等.基于系统生物学与网络生物学的现代中药复方研究体系[J].中国天然药物,2009,7(4):249-259.

[149] LI S,ZHANG B. Traditional Chinese medicine network pharmacology:theory,methodology and application[J]. Chin J Nat Med,2013,11(2):110-120.

[150] FANG H,WANG Y,YANG T,et al. Bioinformatics analysis for the antirheumatic effects of huang-lian-jie-du-tang from a network perspective[J]. Evid Based Complement Alternat Med,2013,2013:245357.

[151] YAO Y,ZHANG X D,WANG Z Z,et al. Deciphering the combination principles of traditional Chinese medicine from a systems pharmacology perspective based on Ma-huang decoction[J]. J Ethnopharmacol,2013,150(2):619-638.

[152] SHENG S J,WANG J X,WANG L R,et al. Network pharmacology analyses of the antithrombotic pharmacological mechanism of Fufang Xueshuantong Capsule with experimental support using disseminated intravascular coagulation rats[J]. J Ethnopharmacol,2014,154(3):735-744.

[153] CHENG L,PAN G F,ZHANG X D,et al. Yindanxinnaotong,a Chinese compound medicine,synergistically attenuates atherosclerosis progress[J]. Sci Rep,2015,5:12333.

[154] ZHANG X Z,GU J Y,CAO L,et al. Network pharmacology study on the mechanism of traditional Chinese medicine for upper respiratory tract infection[J]. Mol Biosyst,2014,10(10):2517-2525.

[155] LUO F G J,CHEN L,et al. Multiscale modeling of drug-induced effects of ReDuNing injection on human disease:from drug molecules to clinical symptoms of disease[J]. Sci Rep,2015,5:10064.

[156] TAO W,XU X,WANG X,et al. Network pharmacology-based prediction of the active ingredients and potential targets of Chinese herbal Radix Curcumae formula for application to cardiovascular disease[J]. J Ethnopharmacol,2013,145(1):1-10.

[157] NIU W T,WANG F,CUI H M,et al. Network pharmacology analysis to identify phytochemicals in traditional Chinese medicines that may regulate ACE2 for the treatment of COVID-19[J]. Evid Based Complement Alternat Med,2020,2020:7493281.

[158] NIU W T,WU F,CAO W Y,et al. Network pharmacology for the identification of phytochemicals in traditional Chinese medicine for COVID-19 that may regulate interleukin-6[J]. Biosci Rep, 2021, 41(1):BSR20202583.

[159] SUN X L,JIANG J H,WANG Y,et al. Exploring the potential therapeutic effect of traditional Chinese medicine on coronavirus disease 2019(COVID-19)through a combination of data mining and network pharmacology analysis[J]. European Journal of Integrative Medicine,2020,40(12):101242.

[160] ZHANG D H,ZHANG X,PENG B,et al. Network pharmacology suggests biochemical rationale for treating COVID-19 symptoms with a traditional Chinese medicine[J]. Commun Biol,2020,3(1):466.

[161] 周金黄.在中西医结合思想指导下中药药理研究的某些进展(一)[J].中国中西医结合杂志,1983,3(1):56-58.

[162] 周文霞,张永祥,程肖蕊,等.网络药理学对中药药理学及创新药物研究的启示[C]∥.合理用药及新药评价专题研讨会日程安排与论文摘要.2010:61.

[163] 邓铁涛.中医学系统理论与中药药理[M]∥周金黄,王建华.中药药理与临床研究进展:第三册.北

京：军事医学科学出版社,1995,8-11.

[164] 周金黄.在两种医学思想下探索我国药理学的道路[J].生理科学进展,1985,16(1):1-5.

[165] FATEHULLAH A,TAN S H,BARKER N. Organoids as an in vitro model of human development and disease[J]. Nature Cell Biology,2016,18(3):246-254.

[166] Lancaster M A,Knoblich J A. Organogenesis in a dish:modeling development and disease using organoid technologies[J]. Science,2014,345(6194):12471251.

[167] 俞东红,曹华,王心睿.类器官的研究进展及应用[J].生物工程学报,2021,37(11):3961-3974.

[168] 吴谦,潘宇祥,万浩,等.类器官芯片在生物医学中的研究进展[J].科学通报,2019,64(9):902-910.

[169] PARK S E,GEORGESCU A,HUH D. Organoids-on-a-chip[J]. Science,2019,364(6444):960-965.

[170] DE MELLO C P P,RUMSEY J,SLAUGHTER V,et al. A human-on-a-chip approach to tackling rare diseases[J]. Drug Discov Today,2019,24(11):2139-2151.

[171] HOWE D,COSTANZO M,FEY P,et al. Big data:the future of biocuration[J]. Nature,2008,455(7209):47-50.

[172] SINGH G,SCHULTHESS D,HUGHES N,et al. Real world big data for clinical research and drug development[J]. Drug Discovery Today,2018,23(3):652-660.

[173] MOOR J. The artmouth college artificial intelligence conference:the next fifty years[J]. Ai Magazine,2006,27(4):87-91.

[174] TRIPATHI M K,NATH A,SINGH T P,et al. Evolving scenario of big data and artificial intelligence(AI) in drug discovery[J]. Molecular diversity,2021,25(3):1439-1460.

[175] WANG S Y,PERSHING S,LEE A Y. Big data requirements for artificial intelligence[J]. Current Opinion in Ophthalmology,2020,31(5):318-323.

[176] HOOD L. A personal view of molecular technology and how it has changed biology[J]. J Proteome Res,2002,1(5):399-409.

[177] 吴家睿.建立在系统生物学基础上的精准医学[J].生命科学,2015,27(5):558-563.

[178] QIU J. Traditional medicine:a culture in the balance[J]. Nature,2007,448(7150):126-128.

[179] QU X A,RAJPAL D K. Applications of connectivity map in drug discovery and development[J]. Drug Discov Today,2012,17(23/24):1289-1298.

[180] WISHART D S,KNOX C,GUO A C,et al. DrugBank:a knowledgebase for drugs,drug actions and drug targets[J]. Nucleic Acids Res,2008,36(Database issue):D901-D906.

[181] YE H,YE L,KANG H,et al. HIT:linking herbal active ingredients to targets[J]. Nucleic Acids Res,2011,39(Database issue):D1055-D1059.

[182] YILDIRIM M A,GOH K I,CUSICK M E,et al. Drug-target network[J]. Nat Biotechnol,2007,25(10):1119-1126.

[183] GOH K I,CUSICK M E,VALLE D,et al. The human disease network[J]. Proc Natl Acad Sci USA,2007,104(21):8685-8690.

[184] BARABÁSI A L,GULBAHCE N,LOSCALZO J. Network medicine:a network-based approach to human disease[J]. Nat Rev Genet,2011,12(1):56-68.

[185] 范骁辉,程翼宇,张伯礼.网络方剂学:方剂现代研究的新策略[J].中国中药杂志,2015,40(1):1-6.

[186] 周金黄.我国药理学发展的趋向[J].药学学报,1985,20(2):81-83.

[187] 周金黄.从传统中医中药向现代中医中药前进的思路[J].中国药学杂志,1994,29(11):641-642.

第三章

新形势下中药创新药物的
发现与研发思路

中医药为中华民族数千年来与疾病斗争的智慧结晶,具有丰富的临床实践经验和完整的理论体系,是世界传统医药中最璀璨的一颗明珠。随着《中华人民共和国中医药法》的实施,以及中共中央和国务院有关推进中医药传承与创新发展的系列文件和规划的发布,中医药迎来了前所未有的发展机遇。在中医药理论指导下组方或以中药为资源发现和研发创新药物,一直是我国新药创制的重要途径。我国原创并得到国际认可的创新药物如青蒿素、三氧化二砷、石杉碱甲、丁苯酞等都来源于中药。我国自1985年实施《中华人民共和国药品管理法》至今已有三十多年,批准上市了一大批确有疗效、安全性高的中药新药,产生了一批中成药大品种,为临床用药和产业发展做出了巨大贡献。随着经济和科技的不断发展,我国对中医药发展的重视,以及人民健康需求的不断提升,我国对中药新药的注册分类、技术要求等也在发生着明显的变化。其一,中药新药的注册分类由原来的9类修改为4类,将所有创新药物合并为1类,并将原来的“有效部位”和“有效成分”新药合并为单味中药“提取物”(1.2类),新增了其他来源于古代经典名方的中药复方制剂(3.2类)。其二,国家药品监督管理局药品审评中心提出了“以临床价值为导向的药物创新”的理念和实施药物临床优效性评价[1],一方面将药物回归到治疗疾病的本质;另一方面,也给中药新药的研发提出了新的要求和挑战。其三,近二十年来生命科学的飞速发展,逐渐阐明很多疾病的发病机制和相关基因,为药物的发现提供了一批新的靶点和筛选模型。因此,中药创新药物的发现和研发也将发生重大的改变。在当前新的形势下,如何加快中药创新药物的发现与研发,是摆在中医药科技工作者面前的重要科学问题。本章根据长期从事中药新药发现和研发的经验,结合当前国内外创新药物发现的最新进展和中药注册分类的变化,提出新形势下中药创新药物发现和研发的思路[2],以供业内人士参考和批评指正。

一、新形势下中药创新药物发现的途径与思路

(一)中药创新药物发现途径

根据国家市场监督管理总局2020年1月22日颁布的《药品注册管理办法》(总局令第27号)和国家药监局发布的《中药注册分类及申报资料要求》(2020年第68号),结合国际上传统药物和天然药物的技术创新及其发展趋势,中药创新药发现的途径按照物质基础和中药复方的处方来源可以归纳为5个途径(见图3-1),即中药有效成分创新药物、单味中药提取物创新药物、基于经典名方的创新药物、基于临床有效方剂的创新药物、基于名优中成药的创新药物。

(二)中药创新药物发现思路

根据各类中药创新药物的来源、特点和发现过程,下面对各类中药创新药物的发现过程

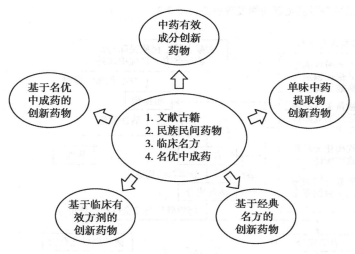

图 3-1　中药创新药物发现途径

及其研究思路进行详述。

　　1. 中药有效成分创新药物的发现　　中药有效成分创新药物系指对中药(包括文献古籍记载的单味中药及其复方、民族民间药物、临床名方和名优中成药)进行系统的活性成分研究,发现具有临床使用价值的活性化合物,再进行系统的药效学、药代动力学、安全性和临床评价,研发而成的单体化合物新药。该类新药按照 2020 年的《中药注册分类及申报资料要求》,属于单味中药提取物(1.2 类),但其发现过程和新药研发的技术要求与一般的提取物不同,这是中药新药创制的重要内容。

　　其研究过程,一般收集样品后,根据传统使用方法结合其所含化学成分的性质,选择合适的溶剂进行提取,得到提取物,采用整体动物模型或体外活性筛选进行药效或活性评价(以整体动物试验为主)。确证具有确切的药效作用或生物活性后,再在活性追踪下(以体外活性筛选为主),结合液质联用(LC-MS)和核磁共振(NMR)等高效化学成分分析,对活性成分进行追踪分离和结构鉴定,发现活性成分。采用整体动物实验,对活性成分进行药效确证和药代动力学、安全性初步评价,确定活性成分是否具有临床使用价值和开发前景。对于具有临床使用价值和开发前景的有效成分,按照中药有效成分新药的有关要求进行系统的药学、药理毒理和临床研究,将其研发成为有效成分创新药物。

　　中药活性成分研究发现的多数活性化合物尽管具有确切的药效作用,但由于药效作用不够强,或药代动力学、安全性等方面存在的问题,没有临床应用价值,不能直接开发成为新药,这类化合物被称为"活性先导化合物"。应对活性先导化合物进行结构改造和构效关系研究,根据构效关系研究结果,设计并合成出药效强、药代动力学行为好、安全性高的理想化合物,再将其研发成为新药。目前临床一线使用的小分子药物,近 30% 都是以天然活性化合物为先导结构,通过结构优化得到的药物,因此这一途径是原创药物发现的重要途径。另外,有些活性化合物,其本身药效不强,甚至没有药效作用,或药代动力学行为不理想,但其代谢产物可能药效作用很强或药代动力学行为很好,对这类化合物可以进行体内代谢研究,对代谢产物进行活性筛选,发现具有临床使用价值的代谢产物,再将其研发成为新药。这两类新药在法规上都属于"化学药",但他们本质上都是来源于中药的创新药物。

中药有效成分及其创新药物发现思路见图 3-2。

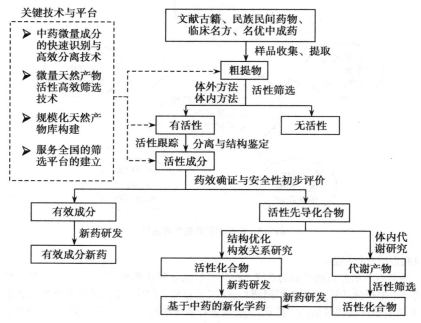

图 3-2　中药有效成分及其创新药物发现思路
注:图中虚线表示需要发展的关键技术,但是属于非必要技术。

由于中药所含成分非常复杂,每种药材所含成分都在数百种,甚至上千种,中药复方的成分就更加复杂;多数活性成分含量很低,数十千克甚至上百千克的原料药材最后分离得到的微量化合物往往只有几十毫克、几毫克,甚至微克级。因此,中药活性成分或有效成分的发现,当前急需解决两个方面主要关键技术,即中药微量成分的快速识别与高效分离技术、微量天然产物活性高效筛选技术。当前快速发展的 LC-MS 和 NMR 等分析技术,给中药微量成分的快速分析、识别和鉴定提供了有效的方法;快速发展的色谱技术和色谱填料,尤其是多维色谱技术,有效提升了中药微量成分的分离和制备效率。但是,如何高效去除常量成分,发现和分离微量成分,仍然制约着中药微量成分的快速识别和高效分离;同时,针对中药性质差别很大的各类成分的色谱填料仍然缺乏,如强极性和水溶性成分、生物碱类成分等,仍然缺乏高效的分离填料,即使中等极性的成分,当前色谱填料的分离效率仍需进一步提升。中药成分的活性筛选,当前主要采用细胞水平和靶酶水平的高通量筛选。由于中药活性成分的微量性,一方面不能进行广泛的活性筛选,另一方面发现体外具有活性的成分,无法进行体内活性确证。这些都导致大部分中药成分只能停留在体外简单的活性筛选水平,造成大量的资源浪费。因此,建立适合于微量天然产物的活性高效筛选技术,特别是能够代替整体动物试验的微量成分药效确证技术,是中药和天然产物活性成分发现的关键。当前快速发展的微流控芯片技术,具有化合物用量少、高通量、高内涵、速度快等特点,尤其是通过多种细胞的立体培养能够仿真动物各种器官,已显示出其筛选微量天然产物活性的优势,但这项技术目前仍然处于起步阶段,尚需进一步的提高与完善。

　　尽管中药有长期的临床实践基础,与天然产物相比,发现有效成分的概率显著提升,但对于中药有效成分的发现,仍然需要进行大规模的筛选。因此,规模化的中药成分和天然产物库构建,也是中药活性成分发现的关键。国际上一些大型制药企业有数量在数十万、上百万的化合物库,一旦有新模型、新靶点,就能够很快从库里筛选出活性成分;而我国的制药企业对建立化合物库的重视程度尚有待提高,各个研究单位的化合物库数量仍非常有限,严重制约了我国原创药物的发现。根据我国当前的实际情况,应该从国家层面建立化合物库,切实解决化合物的来源问题。

　　生物活性筛选是活性化合物或创新药物发现的眼睛,种类丰富的生物活性筛选体系和规范化筛选平台是原创药物发现的最重要技术体系。目前,我国制药企业极少有建立药物筛选体系的,一些科研单位或实验室尽管建立了生物活性筛选体系,但由于缺乏实力和人才队伍,其筛选模型很少,筛选工作有待进一步规范,筛选结果可靠性存在一定程度的欠缺。因此,根据我国目前的实际情况,国家应该发挥举国体制的优势,与前述的“国家化合物库”一起,统一建立“国家药物筛选中心”,为全国提供筛选服务,这样既节约筛选成本,又能提高筛选效率和筛选质量。近二十年来,我国的化学和生物学研究水平提升很快,如果能够集中全国的优势资源,建立“化合物库和筛选中心”,开展大规模筛选工作,相信我国的原创药物就会源源不断地产出。

　　2. 单味中药提取物创新药物　单味中药提取物创新药物是指从单一植物、动物、矿物等物质中提取得到的提取物及其制剂,相当于以前的有效部位新药,只是现在不提有效部位的概念。这类新药如丹参总酚酸、三七总皂苷、苁蓉总苷、龙血竭酚类提取物等。同时,在本部分还包括中药提取物的复方制剂(1.1类)和新药材及其制剂(1.3类)。这些都是以单味药提取物或提取物配伍组成的复方制剂,是今后中药研发的重要发展方向。

　　中药提取物仍然是某类或某几类成分的混合物(相当于原来的有效部位新药,但没有含量限制),具备中药特有的多成分、多靶点作用特点,只是除去了无效或低效成分,使中药疗效更强、作用更加专一,尤其是根据中医药理论组方的中药提取物复方制剂,既体现中药复方配伍的特点,又体现中药现代化和质量控制的优势,是中药创新药物发现的重要方向。中药提取物新药及其复方制剂发现思路见图3-3。

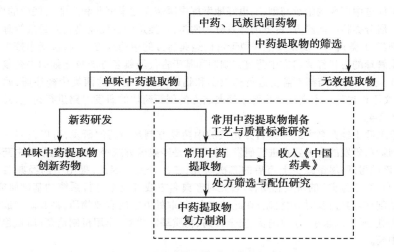

图 3-3　单味中药提取物创新药物发现思路

中药提取物的发现和研发,关键在于提取物的筛选和确认,也就是"立题的依据"。以往申报的很多有效部位新药,其有效部位的确认多数来源于文献,或该中药主要含什么成分,就分离什么成分,未进行系统的有效部位筛选,在"立题依据"中不能提供有效部位确认的研究资料,导致新药申报失败。现在尽管没有含量要求,但提取物的筛选还是需要的。因此,单味中药提取物创新药物,必须进行系统的有效提取物筛选和确认。最简单的办法是将有效提取物和认为的无效提取物进行药效比较,确认除去的无效成分确实没有药效或没有明显的药效。另外,以前有效部位的新药的审评对有效部位的含量是有要求的,在新药审评中,要求有效部位提取物中结构明确的成分含量达到50%以上,这也是导致一些有效部位新药申报失败的重要因素。但目前的单味药提取物新药对含量没有明确的要求,这将给单味中药新药的研发提供广阔的前景,也避免以前为了提高几个百分点的含量,而增加了多步复杂的纯化工艺,提高了生产成本和原料消耗。

提取物组成的复方制剂,要求处方中各单味药的提取物都必须进行制备工艺、质量标准、稳定性等药学研究,这样导致不同复方制剂处方中用到的同一单味药提取物,在每个复方制剂申报中都必须进行相关的药学研究,造成大量的重复工作和人力、物力的浪费。为此,建议有关部门和机构立项组织对常用中药的有效提取物进行研究,建立常用中药提取物的制备工艺和质量标准,并收入《中国药典》,这样就可以直接利用有效提取物进行组方。如果能够将200种常用中药有效提取物收入《中国药典》,采用这些有效成分含量高、化学成分基本明确、质量易于控制的提取物直接进行组方,这将大大提升我国中药新药的研发水平、制剂水平和质量控制水平。

3. 基于经典名方的创新药物的发现与研发　中医药具有数千年临床使用历史,我们的祖先在与疾病斗争的过程中,形成了数以万计的临床方剂,仅《普济方》就收载了六万余首方剂,为中药创新药物的研发提供了丰富的资源。从经方、古方中筛选有效方剂进行开发,长期以来一直是新药研发的重要方向。但由于时代的变迁,人类基本体质、生存环境和饮食结构的变化,以及疾病本身的变化,古代的方剂不一定完全适合于现代疾病的治疗。因此,利用经方、古方进行新药研发,应对处方进行筛选,选择针对中医药优势病种且目前临床仍大量使用的处方,必要时根据病证状况,对原方进行加减化裁。

为了促进中医药的继承与创新,更好地发挥中医药在健康事业和产业发展中的作用,新的中药注册分类将中药经方、古方的开发分为两类:一类是按古代经典名方目录管理的中药复方制剂(3.1类);另一类是其他来源于古代经典名方的中药复方制剂,包括未按古代经典名方目录管理的古代经典名方中药复方制剂和基于古代经典名方加减化裁的中药复方制剂(3.2类)。这两类中药都不需要进行药效学和临床试验。对于这两类中药注册,属于特殊情况,本文不作讨论。本文仅对来源于经典名方的创新药物的研发思路进行讨论,总体研究思路见图3-4。

对于来源于经典名方或经典名方化裁的中药复方制剂新药的研发,可以按照一般中药复方制剂新药研发的有关要求进行研发。但既然是经典名方或经典名方化裁的中药复方制剂,就应该做得好,尽量减少上市后的二次研究、二次开发。因此,提出中药经典名方研发"基于经典,高于经典"的研究思路,即首先对经典名方或其化裁进行系统的基础研究,阐明其物质基础、体内过程和作用机制;在此基础上,提取处方中的有效物质,将其研制成为工艺和剂型先进、服用剂量小、疗效确切、安全性高、物质基础明确、作用机制清楚、质量稳定可控的现代中药。

4. 基于临床有效方剂的创新药物的发现与研发　中药不同于化学药,很多中药的疗效

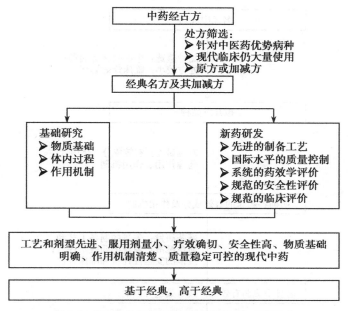

图 3-4　基于经典名方的创新药物的发现与研发思路

是在临床通过汤剂直接应用的过程中发现的。我国有大量的中医临床医院和诊所,在长期临床实践中积累了丰富的有效方剂,包括大量处方固定的医院制剂,为中药新药的研发提供一大批疗效确切的临床方剂。因此,基于临床有效方剂的创新药物研发一直是中药新药研发的主要方向之一,2020 年的《中药注册分类及申报资料要求》将其列入 1.1 类。清开灵注射液、复方丹参系列、莛疗系列制剂、脑心通胶囊、通心络胶囊等一大批名优中成药均来源于临床方剂。对于临床有效方剂的新药研发,按照中药复方制剂新药研发的一般要求进行规范化研发就可以,大家都非常熟悉,在此不再详述。但对于这类方剂的筛选和研发,应注意两点:其一,处方药味不能太多,主治病证应明确;其二,应该提供一定数量的规范化的临床试验数据,为立题依据提供有力的支撑。

5. 基于名优中成药的创新药物发现与研发　名优中成药是在临床长期使用的过程中,疗效确切、安全性高、已具有较大的知名度和市场份额的中成药。对名优中成药进行系统的药效物质、体内代谢、药理作用与作用机制研究,阐明其主要药效物质和作用机制,再采用现代提取纯化技术,提取其有效部位或有效组分,将其研制成为工艺和剂型先进、服用剂量小、疗效确切、安全性高、药效物质明确、作用机制清楚、质量稳定可控的现代中药。基于名优中成药的创新药物发现与研发,具有疗效确切、研发风险小、市场容易开拓等优势,是中药新药创制的一个新的方向,其发现与研发思路见图 3-5。

二、新形势下中药创新药物药学研究思路

新药药学研究内容主要包括生产工艺研究、化学成分研究、质量研究、质量标准研究和稳定性研究等[1]。新药的药学研究不同于其他研究,如药理毒理研究、临床研究,治疗相同疾病的不同新药,其研究(实验)方法、检测指标基本相同,容易对这些研究进行规范,制定规

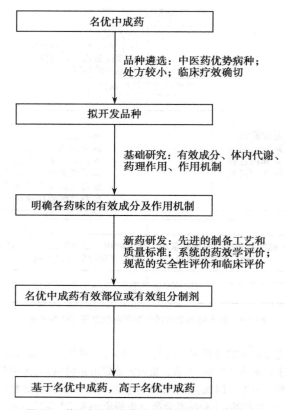

图 3-5　基于名优中成药的创新药物发现与研发思路

范的技术指导原则,而且新药批准上市后,这些研究内容不再有人去重复。而药学研究则完全不同,不仅每个新药的研究内容和检测指标不同,而且新药批准上市后,企业只要生产,生产工艺必须天天重复;质量标准也必须用于每批产品的检验,且新药销到什么地方,什么地方的药品检验机构也都要检验;稳定性研究是考察药品包装、贮藏条件和确定药品有效期的依据,其研究结果也会影响药品的研发、生产、流通等所有环节。因此,药学研究不能仅仅考虑新药是否能够获得批准,更要考虑新药上市后生产工艺的工业化、规模化和生产成本,质量标准的重现性和可控性,药品包装、贮藏条件和有效期制定的合理性。以前多数新药研究没有考虑这些问题,想着尽快完成研究资料、批准上市,造成很多新药批准后无法进行正常生产,质量标准也难以达到。大部分新药标准转正时,都提出修改工艺和质量标准,有些新药尽管没有提出,实际上生产工艺也发生了改变。随着国家药品监督管理局对药品生产GMP 检查越来越严格,今后这些药品将面临无法生产的艰难局面。因此,今后研发新药,必须认清形势、改变思路,在新药批准上市前完善生产工艺和质量标准,制定合理的有效期,实现注册的新药能够顺利生产及销售。

　　1. 中药新药生产工艺研究　　中药新药生产工艺包括原料前处理、提取、纯化、浓缩、干燥、制剂处方及制剂成型、包装等过程。生产工艺研究的目的是在保障目标提取物和制剂质量的前提下,建立一套工艺过程相对简单、生产成本相对较低、能够实现工业化生产的稳定的工艺。作为药品,建立的生产工艺应该满足三大要求:其一,工艺能够实现工业化大生产;其二,工艺能够实现终产品的质量一致性;其三,工艺的生产成本合理。因此,将新药的生产工艺研究分为三个阶段。

第一阶段:生产工艺的初步建立阶段。在实验室,对原料的前处理、提取、纯化、浓缩、干燥、制剂处方和制剂成型工艺进行研究,中药复方制剂以各单味药主要成分含量和指纹图谱为考察指标,中药有效部位制剂以有效部位中主要成分含量和指纹图谱为考察指标,有效成分新药以有效成分含量为考察指标,重点考察不同工艺条件下各成分的提取率、转移率和指纹图谱的变化状况,优化生产工艺参数,明确工艺过程中主要成分的转移和质量传递情况,明确主要影响因素和关键的质量控制点,初步建立生产工艺。

第二阶段:中试与生产工艺建立阶段。在初步建立实验室水平的生产工艺的基础上,进行多批次的中试生产,根据中试生产的设备和条件,以主要成分含量测定结合指纹图谱检测,对工艺参数进行调整,进一步明确生产过程中主要成分和质量传递情况以及主要影响因素,建立生产工艺。连续生产三批样品,供药效学、毒理学和质量标准研究。值得注意的是中试生产所用的设备和生产条件与实验室完全不同,其工艺参数必然会发生明显的变化,应该根据中试生产的实际情况调整工艺参数。

第三阶段:大生产与工艺完善阶段。在申报临床研究的过程中,或批准临床研究后,必须进行大生产,根据企业工业化生产设备和生产条件,进行多批生产试验,以主要成分含量测定结合指纹图谱检测,明确工业化生产过程中主要成分和质量传递情况以及主要影响因素,最终确定工业化生产工艺参数,明确质量控制关键环节和控制指标,建立工业化生产工艺。连续生产三批样品,供临床研究。

在生产工艺研究和工艺完善中需要注意以下问题:

(1) 目前工艺研究常采用正交试验或均衡设计等方法进行工艺过程中影响因素和水平的考察,这无疑是更加科学、全面的考察方法,但这些方法是告诉我们哪些因素发挥主要作用,各因素在水平上的变化趋势,而不是直接选取最大值,否则正交试验和均衡设计就失去意义。因此,还需要根据变化趋势设计多个水平进行进一步的验证,同时结合经济学评价,最终确定工艺参数。不能为了仅仅提高几个百分点的提取率或含量,而明显提高生产成本,或浪费大量溶剂、能源。

(2) 中药复方的传统工艺多数采用混合提取或共煎,主要原因是曾认为共煎与单煎提取出来的成分不同,且共煎可能会发生化学反应。二十多年的研究表明,共煎与单煎相比,确实对提取的成分有影响,但主要是互溶作用使有些成分增加了溶解度。只有少数酸性、碱性成分(如小檗碱与甘草酸),能够发生化学反应,但这些是简单的反应。药物口服后,相应成分在胃酸环境下,很容易游离出来。通过提取溶剂、提取方法的选择完全可以解决这些关于溶解度的问题。而对于工业化大生产,单独提取,不管从提取效益、后续的精制纯化和提取过程控制,都比混合提取或共煎更加容易控制。因此,建议中药复方的提取尽可能采取单独提取。

(3) 作为药品,制备工艺研究和工艺过程控制的目的是将质量不一致原料生产出质量一致的产品。为此,必须采取一些工艺措施,实现终产品的质量一致性。实现质量一致,首先必须对原料的质量进行控制,固定基源、固定产地、固定采收及加工方法,必要时对原料进行调配投料;然后对生产过程各项工艺参数进行严格的控制;最后采用提取物调配投料。因此,对于中药复方新药,其处方组成最好是提取物,而不是饮片。现在药品审评中心已明确表示可以采用提取物组方。

（4）长期以来,中药制剂研究和制剂水平一直较为落后,申报的大部分中药新药的制剂研究,基本上是只有成型研究,没有制剂学研究,导致很多中成药的疗效不能很好地发挥。因此,必须重视中药新药的制剂学研究,固体制剂研究过程中,应该考察溶出度,必要时考察生物利用度。目前分析技术的发展,已经为复杂体系的溶出度研究和生物利用度研究提供了有效的方法。

2. 中药新药的化学成分研究　长期以来,中药新药的化学成分研究一直未能引起重视,除有效成分新药和部分有效部位新药外,大部分新药都没有开展化学成分研究,而此项内容仅仅根据文献报道的单味药材中的化学成分进行综述,与新药终产品实际上含有的成分可能完全不同。因此,现有的化学成分研究资料可提供的参考价值非常有限。

在科学技术如此发达的今天,我们研制的新药仍然对其物质基础几乎所知有限。因此,建议新药研究过程中,应该对制剂成型前的提取物进行化学成分研究,阐明其主要化学成分,至少采用 LC-MS 方法对其进行化学成分分析,为后期质量标准的建立、药代动力学研究和作用机制研究奠定物质基础。

3. 中药新药的质量研究　中药质量研究包括单味药和复方制剂的质量相关的分析研究及其文献资料的综述。长期以来,此项内容基本上都是文献资料的综述,很少进行研究。随着中药质量控制水平和标准的提升,全面开展中药新药的质量分析研究,在此基础上,建立科学、合理、可控的质量标准是中药发展的必然趋势,因此中药新药的质量研究将会逐步得到重视。作为新形势下高水平的新药,应该开展系统的质量研究,包括处方药味中每味药的定性鉴别和主要成分的含量测定,指纹图谱检测,重金属及有害元素、农药残留、真菌毒素、有机溶剂残留(如果生产工艺中涉及有机溶剂)、原料本身含有的有毒有害成分等的检测,这些研究将为标准的制定提供科学依据。

4. 中药新药的质量标准研究　目前中成药质量标准内容包括性状、鉴别、检查、指纹图谱(仅注射剂要求)、含量测定等。对于复方中成药,其鉴别一般仅为处方药味的 1/3 以下,还有 2/3 以上的药味没有鉴别;含量测定也仅有针对 1~2 味药的少数指标,大部分药味的质量不能得到控制。这样的质量标准能够控制的水平很低,远远达不到有效控制药品质量的目标,也与现代科技发展不相适应。

为了有效控制药品质量,建议对处方药味中的每味药进行鉴别研究,条件成熟的尽可能收入标准,保障人民服用每味药的品质。对处方中主要药味进行含量测定研究,尽可能建立多成分含量测定。自 1998 年国家药监局提出中药注射剂建立指纹图谱检测标准,并于 2000年发布《中药注射剂指纹图谱研究技术指导原则(试行)》以来,已经有二十余年的时间,长期的研究和实践表明,指纹图谱对于中药质量控制确实非常有效,而且现代先进的色谱仪器,也使指纹图谱检测变得简单易行。因此,推广指纹图谱在中药新药质量标准中的应用,实现多成分含量测定加指纹图谱整体质量控制的目标,逐步实现人民"吃好药"的目标,同时也能通过标准有效地保护药品的知识产权。

与中药生产工艺研究相配合,中药新药质量标准研究可以分为二个阶段。第一阶段为标准的建立阶段,按照中成药质量标准的要求建立新药质量标准,包括性状、鉴别、检查、指纹图谱、含量测定等内容,申报临床研究。第二阶段为标准的完善阶段,临床期间,继续对标准的检测方法和检测指标进行补充和完善,同时根据多批大生产的成品数据,对标准中的各项指标进行进一步完善,包括检查和含量测定中的限幅度、指纹图谱的相似度等指标,使制订的标准既有效控制药品质量,也切实可行,避免出现新药上市后马上又提出修订标准的不良现象。

　　5. 中药新药的稳定性研究　　新药稳定性研究是考察药品包装、贮藏条件和制定有效期的一项工作,对药品的上市非常重要。由于我国地域广阔,气候条件相差很大,药品稳定性研究除了应按照技术指导原则进行外,应重点考察温度和湿度对药品稳定性的影响,并重点以多成分含量测定和指纹图谱为考察指标进行考察,深入了解温度和湿度对药品内在成分的影响,为药品包装、贮藏条件和有效期的制定提供科学依据。

(**屠鹏飞**　北京大学药学院)

参 考 文 献

[1] 赵巍,马秀璟,屠鹏飞. 中药新药药学研究的思考. 中草药,2019,50(23):5872-5975.

[2] 姜勇,李军,屠鹏飞. 再议新形势下中药创新药物的发现与研发思路. 世界科学技术:中医药现代化,2017,19(6):892-899.

第四章

中药多组分药代-药效关联
研究新思路与新方法

第一节 概　　述

　　长期的临床实践及基础和临床研究均证明中药在治疗慢性、多基因复杂性疾病中具有一定的优势。多成分、多靶点的作用模式被认为是中药区别于传统化学药物的特色和优势,但中药发挥整体疗效的药效物质基础和机制大多仍不清晰。从中药的角度分析:一方面是由于中药自身成分构成的复杂性,在结构、理化性质、相对含量等方面存在较大差异;另一方面是由于中药成分群在生物体内暴露水平和处置规律的多样性,给中药体内药效物质基础解析和机制研究带来了极大挑战。从机体的角度分析:一方面是由于生物体生理、病理进程的复杂性,其中的关键信号网络机制尚不明确;另一方面是由于中药成分对生物体多器官、多维度的综合调节作用,其核心作用节点有待阐明。充分汲取中医药的理论精髓及几千年的临床用药经验,形成具有中医药特色的研究思想和理论,整合运用现代科学技术手段,加强对多组分、多靶点中药的研究与开发是推动创新药物研发的重要途径。

　　中药药代动力学是中药活性组分及作用机制研究的重要基础,在中药现代化研究链上发挥着"桥梁学科"的作用,在体内中药药效物质基础,多组分、多靶点作用模式与机制,方剂组分配伍机制等关键科学问题研究中均起着重要作用。在国家"重大新药创制"科技重大专项和国家自然科学基金重点项目等资助下,中国药科大学郝海平团队课题组经过多年的中药复方药代动力学研究,建立了多项中药复杂组分及其代谢产物分析的普适性关键技术,包括中药复杂组分快速检出与结构鉴定技术、中药体内外物质组关联代谢网络分析技术、高灵敏度的体内外中药多组分同步定量分析技术、基于相对暴露法的中药多成分药代动力学研究技术、中药多成分整合药代动力学研究技术、基于代谢组学的中药整体药效评价技术等,为深入解析中药药代-药效关联提供普适性方法和技术平台。近10年来,在国家自然科学基金杰出青年科学基金项目、重点项目的支持下,继续围绕中药体内过程与药效机制的关联研究进行攻关,形成了"反向药代动力学""中药'体内三维药效物质基础'""中药'多向代谢'"等系列创新理念与方法,在解析人参[1-2]、三七[3-4]、水飞蓟[5]、银杏叶[6]、甘草[7-8]、白芍[9]等中药,及生脉方[10-12]、清肠化湿[13]等临床中药复方的作用机制方面取得了系列进展。本章围绕中药多组分药代-药效关联研究的关键科学问题,总结中国药科大学郝海平团队课题组在相关研究理论创新方面的思考与探索,并结合近年来的研究实践,探讨如何深入开展中药药理学创新研究。

第二节 研究思路与方法

一、研究思路

（一）体内过程导向的中药活性成分作用机制研究

现代社会慢性复杂性疾病发病率逐年上升，传统的基于单基因、单靶点的药物筛选和研发模式有着一定的局限性。中药天然产物有着悠久的临床应用基础，在防治慢性、复杂性疾病方面体现出显著优势，以中药活性成分为模板/来源的药物发现策略已成为新药研发的重要途径。然而，该领域也面临诸多挑战，其中的关键问题是体内物质基础及作用机制的阐明。当前药物研发决策体系中简单地将传统化学药物研发模式直接应用于基于中药活性成分的药物开发，尚未建立符合复杂组分中药自身特点的研究思路和体系。

目前较多活性良好中药活性成分的开发前景因为药动学性质不理想而受到质疑，造成这一现象的重要原因是当前药物研发决策体系中忽视了化学药物研发与基于中药活性成分的药物研发存在重要区别。化学药物的作用靶标已知，但是疗效及安全性有待临床验证；与此相反的是，很多中药的疗效/安全性在长期的临床应用实践中已被普遍认可，但是靶标及物质基础尚不明确。化学药物的开发过程是基于已知靶标评价候选药物 ADME 特性是否合适，其中涉及的单成分、单靶点的药代动力学、药效动力学评价技术体系显然不适用于多成分、多靶点药物评价。《中国中医药创新发展规划纲要（2006—2020 年）》中明确指出建立符合中药自身特点的研究、评价方法和标准规范体系是当前中药现代化研究的主要任务之一。

中药在体内的转运、分布、代谢的处置规律与其药效的产生密切相关。在前期中药体内过程的研究中，我们发现中药有效成分通常在生物体内发生广泛代谢，发挥药效作用的主要是其活性代谢产物，典型代表如人参皂苷 Rg_3，在肠道菌群作用下代谢生成人参皂苷 Rh_2 和 PPD 发挥系统效应；此外，还有许多中药有效成分如人参皂苷、小檗碱等，口服生物利用度低，血药浓度极低，大部分不能够在心、脑等病灶器官有效分布，但是可以调节器官病理网络中的关键分子通路或内源性信号分子传递，通过整体、间接调节作用从而对病灶部位产生远程、多途径调控的作用。

由此可见，中药有效成分的药代动力学特征有着其自身的特殊性，存在药代动力学与药效动力学的表观矛盾，提示其体内过程与药效机制之间存在着不同于传统化学药物的关联模式。事实上，传统化学药物的研发关注药物对作用靶标的直接作用，是从先导化合物开始的药代动力学、药效动力学不断优选和临床验证模式；而中药的疗效和安全性有着临床应用基础，其物质基础和作用确靶标/机制需要深入阐明，传统化学单体药物开发中对生物利用度等 PK 特性的要求并不适用于该类天然产物活性成分。基于以上背景和思考，我们提出了"反向药代动力学（reverse pharmacokinetics）"的研究理念[14]（图 4-1）。该研究思想的核心在于提出中药活性成分的药代动力学研究并非评价候选化合物分子的吸收、分布、代谢、排泄（ADME）特性是否理想，而是从确切的临床药效指标出发，在全面阐明活性成分体内过程特性的基础上，结合特定的疾病发病机制和生物学规律，深入探讨活性成分群可能作用的多部位与多环节，从而揭示中药等天然产物的物质基础和作用机制，推动临床转化和新药开发，为创新药物的研发提供新策略和新分子。

许多天然活性成分（如白藜芦醇、姜黄素、小檗碱）具有确切的药理活性，然而口服生物利用度低等药动学性质使得其作用机制不明，应用于新药开发的前景受到质疑。基于"反向

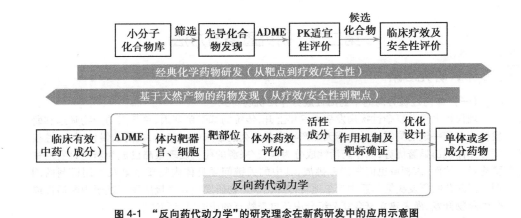

图 4-1 "反向药代动力学"的研究理念在新药研发中的应用示意图

药代动力学"理论,基于中药活性成分的药物研发核心是根据疗效,通过药物代谢和药代动力学(DMPK)特性的不同揭示潜在作用物质基础及靶部位/靶标/机制的过程,从而从新的视角认识天然化合物药效学作用和药动学性质之间的不对应现象。因此,生物利用度差等药动学特征不应成为限制该类天然化合物开发成新药的障碍,而应当以天然化合物的体内处置规律为导向,寻找其作用靶部位/组织/靶分子,进而优化体外药效模型,提高体内外研究的相关性,从而有效阐明其作用靶标,提高新药发现的成功率与准确率。在前期的中药药代动力学研究实践中已建立的中药体内外复杂组群定性定量与关联网络分析、多组分药代动力学研究等共性关键技术,为深入揭示中药主要组分群的体内外转运、代谢途径、处置规律、暴露特征提供了重要技术支撑,对于中药药动/药效/机制研究具有重要推动作用。"反向药代动力学"理论已成功应用于研究小檗碱、白芍总苷等活性成分的药效机制研究[15-18]。

(二)代谢信号分子调控与中药整体作用机制研究

代谢是生物体摄取能量、维持机体稳态的重要途径,对于生命化学活动的正常进行及适应内外环境的变化具有重要意义。根据所代谢的物质不同,代谢分为糖代谢、脂质代谢、氨基酸代谢、核苷酸代谢等类型。传统的观点主要认为代谢物是基因和蛋白功能的下游产物。近年来,研究者认识到代谢物谱的变化不仅反映基因、蛋白功能与生化过程,代谢过程中的中间产物或终产物还可通过与基因组和蛋白组的相互作用,参与众多信号传递过程的调控并影响细胞的功能及命运,在宏观层面调节器官对话及生理病理过程。目前,围绕代谢调控的生理病理机制研究已成为国内外研究的前沿热点,为揭示肿瘤、糖尿病、冠心病、抑郁症等多种疾病的药物新靶标及干预策略提供了新思路。

单一通路研究难以诠释中药多靶标作用特点和中药"整体调节"的治疗思想。代谢组学可以定量描述生物内源性代谢物质的整体及其对内因和外因变化应答规律,在药物作用机制研究方面具有广泛用途,有助于从多方面、多角度探索中药作用机制,对于推动中医药现代化意义重大。目前代谢组学技术已广泛应用于中药的作用机制研究,系列研究表明中药可通过调节疾病状态下失衡的代谢网络发挥整体疗效,并可针对疾病状态或药物干预后的代谢谱变化开展生物标志物研究。然而,大多数研究仍停留在组学数据聚类分析和描述的层面,研究结果缺乏特异性,某些共性、高丰度代谢产物的升高或降低与疾病发生发展及药效的关联性不强,因果关联性研究极少,难以得出确证性结论。基于以上现象,本课题组提出在阐明内源活性信号分子代谢调控规律与信号传递机制的基础上,开展基于代谢信号分子调控的中药活性成分药代-药效关联研究;同时,利用活性中药成分作为"探针",发现参与疾病发展及转归的关键代谢性信号分子。

基于代谢信号调控理论,研究表明人参皂苷口服吸收差,但可能通过调节外周炎症反应与色氨酸代谢产生远程抗抑郁效应[3,19]。基于前期人参皂苷通过调控外周犬尿氨酸代谢转运发挥"远程效应"的发现,阐明外周犬尿氨酸(kynurenine,Kyn)对炎症单核细胞的激活作用是影响小鼠抑郁行为的重要机制,发现 Kyn 在连接色氨酸代谢与抑郁症炎症免疫信号调节中的重要作用,并且提示调控 Kyn/AhR 信号轴在抑郁症治疗中的潜在作用,对于揭示皂苷类中药活性成分的脑保护机制及基于代谢调控的抗抑郁药物研发具有一定启示意义[20]。此外,通过对活性中药代谢调控机制的解析,发现系列信号代谢分子的新功能与新机制:发现 Kyn 的代谢产物犬尿喹啉酸(kynurenic acid,KA)对 NLRP3 炎症小体活化具有显著的调节作用,可诱导自噬依赖的 NLRP3 蛋白降解,参与到其抑制炎症小体活化的作用,揭示了 KA 作为内源性 NLRP3 炎症小体活化调节分子的新功能,并为精神应激加重肠炎提供了新发现[21];基于水飞蓟宾/甘草酸调控 NASH、生脉方/人参皂苷抗动脉粥样硬化的药效研究,发现胆汁酸及其受体 FXR 在调控炎症、细胞死亡中具有复杂的调控网络与机制;进一步基于炎症、感染模型揭示了胆汁酸是一类内源性 NLRP3 激活剂,并发现胆汁淤积加重感染性休克的分子机制[22]。

(三)中药"体内三维药效物质基础"理论与方法学研究

中药药效物质基础是指中药对某疾病产生治疗作用的全部药效成分的总和。传统的中药物质基础研究理论主要基于血清药物化学和血清药理学,认为中药有效成分必须以血液为载体输送到靶点从而产生药效作用,血清中含有的成分才是中药在体内直接发挥作用的物质,因而应用分离血清作用于体外模型进行药效评价及谱效关系研究[23]。以上理论及方法在中药药效物质基础研究方面取得了一定的成果,揭示了部分中药化学成分发挥药效的作用机制,但是药效的评价侧重于血液及特定病灶部位或某个药效指标,一定程度上脱离了中医整体观的理论,难以全面和准确阐明中药药效物质基础。

现代生物学中不断揭示的器官对话机制与中医学的整体观理念相辅相成,为阐明中药的作用机制带来了新的启示。在中药的药代动力学研究中,发现虽然某些成分由于生物利用度低、代谢消除迅速等原因难以在体内达到有效浓度,但可能通过调控内源性信号分子及器官相互作用而产生间接的、远程的调节效应,共同参与到中药的整体调节效应中。因此,中药发挥药效作用的物质基础不仅包括在生物体内具有适宜动力学特征的原型成分组及活性代谢物组,还包括吸收差但可在肠道部位发挥"远程调节"作用的活性成分。为了更好地阐明中药体内"多成分、多靶位、多环节"的协同整合作用,需要从中药体内过程特征出发,重视中药在体内多种器官中痕量/微量"非靶向"成分定性定量分析,关注弱吸收或难以吸收中药成分的协同作用,探索其可能经由肠道菌群、代谢、免疫调节系统,通过内源性活性小分子及分泌蛋白发挥临床功效。

基于以上思考和研究实践,课题组在"反向药代动力学"理论基础上提出中药"体内三维药效物质基础"的研究思想:中药在生物体内不同时间段、不同组织器官/细胞内具有不同成分组成,通过对不同组织器官的整合调节作用发挥药效,因而体内药效物质基础是多器官/细胞中直接作用与间接作用活性成分的综合。该理论强调以药代动力学为基础的药效学评价,在分析正常和模型状态下体内多组织成分动态组成基础上,从疾病的网络病理机制及中医药理论出发,通过多个细胞模型及整体动物验证实验,结合成分敲出/组合给药的形式,阐明药效物质基础及作用机制,对阐明中药体内"多成分、多靶位、多环节"的协同整合作用具有重要意义。该理论方法已应用在生脉方、银杏叶滴丸等中药制剂的物质基础研究中[10]。在揭示其体内过程的基础上,本课题组从肠道菌-肠道免疫系统互作、神经-免疫互动调控、肠-肝代谢调控等角度揭示其中活性物质组的药效作用新模式,以内源性活性物质代谢调控为切入点,全面揭示其保护心脑器官的药效物质组,对于研究中药复杂成分药效作用靶标和物质基础具有启示意义。

(四) 中药"多向代谢"及其药效桥接研究理论与方法学研究

中药通过原型成分及其代谢产物共同起效已成为共识,但目前对于中药代谢的认识还较局限,大多是沿用化学药物经典代谢理论和技术进行中药的代谢研究,对中药代谢产物的解析方法还限于经典的Ⅰ相和Ⅱ相代谢产物研究的经典方法,中药代谢与活性、特别是中药整体疗效的关联研究极少,诸多理论和技术难题亟待突破。中药成分群易在肠道菌群及各种代谢酶的作用下,生成复杂多样的代谢产物;活性代谢产物是中药发挥整体药效作用的重要体内物质基础。在前期大量中药成分代谢研究中发现,中药代谢除了经典的Ⅰ相和Ⅱ相代谢反应外,还有两个显著不同于化学药物的代谢特征:一是由于中药成分群同系化合物的特点,通过水解、降解等代谢途径,断键后成为另一中药原型成分,如人参皂苷 Rg_3 通过脱糖代谢后生成 Rh_2,中药这种代谢途径并不产生新的物质,但会导致中药成分构成比的显著变化,从而可能对药效产生显著影响[4];二是部分中药成分在肠道菌群的作用下,经过充分代谢后,可能生成内源性的代谢中间体,如单糖、短链脂肪酸、对羟基肉桂酸等,这些物质作为代谢中间体被生物体利用,从而可能导致生物体功能的改变,发挥药效作用[6]。

基于长期的研究实践,结合文献分析,本课题组提出中药"多向代谢"(polymetabolism)的新理论,指出中药复杂成分代谢具有不同于化学药物的代谢特点,包括质变代谢、量变代谢和内化代谢三种反应类型。①质变代谢:即经典Ⅰ/Ⅱ相代谢,经由经典的Ⅰ相、Ⅱ相代谢反应,产生新的物质,包括羟化、甲基化、葡糖醛酸化等产物;②量变代谢:中药同系成分群发生水解、降解等代谢反应,不产生新的物质,但改变了原中药同系成分群各成分的构成比;③内化代谢:经多步生物转化最终代谢成为人体内源性代谢中间体,整合到人体代谢过程中发挥药效作用。中药的这三类代谢反应,均可能通过不同的方式对其整体药效作用产生显著影响,包括产生新的活性代谢产物、改变有效成分构成比和整合调控生物体内源代谢网络三种方式。建立中药化学物质组及代谢产物组定性定量表征、复杂代谢产物分离制备、活性筛选与评价、多成分网络 PK-PD 等共性关键技术,从代谢物与机体神经-内分泌-免疫系统互作规律出发开展机制研究,深入阐明中药这三类代谢途径与整体药效作用的关系,有望突破中药体内药效物质基础研究的传统模式,丰富其多成分、多靶点作用特点的内涵与机制(图4-2)。

二、研究技术

由于生物体信号与代谢网络、中药成分组成与体内代谢转化、中药代谢与机体代谢交互影响、代谢网络与信号网络的交互调控等多重、多维复杂性,中药多成分-多靶点的调控机制研究仍存在诸多共性的关键技术难题。针对以上问题,中国药科大学郝海平团队课题组在中药体内外复杂组分分析技术及多组学联合平台方面进行了不断的探索与改进。

(一) 中药化学物质组及代谢产物组定性定量表征技术研究

中药成分构成复杂、代谢多样/广泛,内源代谢物干扰广泛等多个复杂因素的交互重叠,这使得中药"多向代谢"研究存在诸多关键技术难题,成为药效关联研究的瓶颈。在前期建立中药药代动力学研究技术体系基础上,发展与构建了中药"多向代谢"-药效桥接关键技术体系。

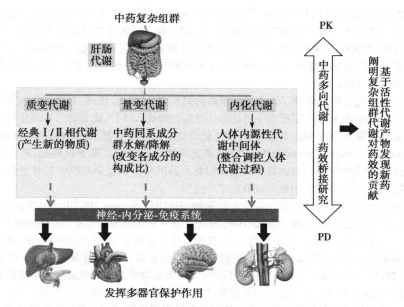

图 4-2　中药"多向代谢"理论在药效机制研究中的应用示意图

1. 中药经典代谢产物的定性定量表征技术

（1）特征诊断离子延伸结合 Stepped MS^{All} 策略：基于经典 Ⅰ 相、Ⅱ 相代谢物多具有与原药相同的母核结构因而在 MS/MS 谱图中产生对应于母核结构的"特征诊断离子"，针对不同组群的特征诊断离子，开发出一种非偏向性的数据采集模式——Stepped MS^{All} 技术[24]。该方法通过优化 MS/MS 条件的设置，最大限度地提高同系成分群特征诊断离子的检出率，有利于快速诊断代谢物的组群归属，有效解决中药复杂代谢物质组结构难断的问题。

（2）前体离子/中性丢失扫描触发检测（PIDAI/NLDAI）及鉴定策略：传统的中药化学物质组-代谢物质组的鉴定均通过信息依赖采集法（information dependent acquisition，IDA）提供的高质量 MS/MS 图谱完成，然而该方法存在对高丰度成分的偏向性，易于错失低丰度活性物质的信息采集。PIDAI/NLDAI 技术依赖于 QTRAP 仪器高灵敏度的前体离子/中性丢失扫描（precursor ion scanning/neutral loss scanning，PIS/NLS）检测模式，由同类成分的特征诊断离子的阳性响应触发 IDA 模式做全谱碎片离子扫描，通过整合 PIS/NLS 提供的特征诊断离子及 IDA 扫描所得的分子量和二级全谱碎片等多维信息，实现中药原药成分及其低丰度代谢物的检测及归属。

（3）基于肠黏膜成分谱的入血成分靶向解析策略：很多中药先经过胃肠道或肠道菌群发生代谢，其代谢产物在肠黏膜中的浓度要高于血液循环系统中，更容易被检测到。因此，采用通过对肠黏膜中的样品进行全面鉴定后，根据肠黏膜中的指示信息，利用灵敏度更高的多反应监测（multiple reaction monitoring，MRM）模式，对血浆样品进行检测，从而将非靶向性的代谢物发现转化为靶向性的鉴定的研究思路，应用于银杏叶提取物大鼠给药后体内微量成分的检测，提高了检测的灵敏度与准确度[6]。

2. 量变代谢产物解析技术　在前期表征出中药复杂化学物质组的基础上，通过对多个原药成分同时定量能完成对量变代谢产物的解析。对可获得标准品的原型成分及代谢物，基于 UPLC-Q-TOF 和 UPLC-QTRAP 等高分辨、高灵敏度仪器,建立同步、快速定量复杂中药体系中原型成分群、体内代谢物群的 MRM 方法,定量跟踪分析量变代谢物之间的体内转化及动态过程,为多组分整体药代动力学研究奠定分析基础。获得高纯度的原药标准品往往成为分析量变代谢物的瓶颈。因此,建立以下不依赖于标准品的关键技术,以期解决量变代谢物解析中的问题:

(1) 基于化合物结构-离子强度关系策略的同系化合物定量法:针对同系化合物中难以获得标准品的成分,依据同系组群中可获得标准品的物质,以同系成分的内在理化性质及溶剂组成为自变量,以离子强度为因变量,建立化合物结构-离子强度关系(quantitative structure and ionization intensity relationship, QSIIR)的多元线性回归模型。基于该模型,结合经典的 MRM 方法对中药中同系化合物群中无法获得标准品的物质在复杂基质中的含量进行绝对定量,该方法已在脉络宁注射液的成分鉴定中应用[25]。

(2) SMART 定量技术快速筛选量变代谢物:SMART(Stepped MS[All] Relied Transition)定量技术是利用四级杆-时间离子阱(Q-TOF)高质量分辨率和高速的优势,在 Stepped MS[All] 模式下使生物样品中的原型药成分逐级断裂,选择对应于原型成分的特征碎片离子,并确定相应最优碰撞能量,完成不依赖于标准品的 MRM 监测对象及参数的确定。基于优化后的 MRM 参数,在三重四级杆上分析给药后不同时间点的生物样本中原型成分的响应的变化比值,快速筛选含量发生显著变化的原型成分,即经生物转化后产生的量变代谢物[26]。

(3) 不依赖标准品的非同系类化合物的相对暴露定量法:基于 SMART 策略初步确定含量发生显著变化的量变代谢物后,以提取物作为标准品,通过"稀释比标准曲线法"对血药浓度进行校正,血药浓度用相当于提取物中的成分量来表征。进一步基于"相对暴露法",对中药中原型成分在复杂生物基质样本中的相对暴露程度等药代动力学参数进行计算。

3. 内化代谢物的解析技术 对于经肠道菌群代谢为内源性代谢中间体的"内化"代谢产物,可以利用代谢组学技术,以 LC-MS/MS 为手段,结合代谢组学数据库检索出中药给药后含量显著增加的差异化合物,作为内化代谢产物的候选化合物;再基于原型成分的母核结构对应的特征碎片离子,筛选出对应于不同原型成分(组群)的内化代谢产物。由于内化代谢产物既可能来自给药后机体自身的代谢调节响应,也可能由外源的中药成分内化代谢产生,因此对原型成分进行同位素标记,基于高分辨质谱分析含未标记及标记化合物给药的生物样本,比较候选化合物的精确分子量的偏移及对应的 MS/MS 图谱,快速筛选出与原型药相关的内化代谢物及其代谢中间体,明确其代谢途径。

(二)多组学联用技术平台与药物靶标发现技术体系

基因组学、蛋白质组学及代谢组学等系统生物学技术的发展和引入为多组分多靶点中药的整体药效评价与机制研究带来了重要动力。基于代谢组学与其他相关学科的交叉结合研究,将为解析中医药防治慢性、多基因复杂性疾病的作用特点与机制研究开拓新的视野。

为提高差异代谢物的检出率,郝海平研究团队分别建立与优化了针对内源活性小分子的靶向及非靶向代谢组分析技术。其中,针对色氨酸、胆汁酸、神经递质靶向代谢组学分析技术[27],可实现对小鼠模型及临床样本中内源活性物质组的高通量分析;针对某些含量及丰度较低的内源性活性物质组,例如脂质组,建立一种高灵敏度及高特异性的检测方法,对生物样本中单甘油酯进行快速准确的定性及定量检测,该方法成功应用于各类细胞裂解液中单甘油酯的快速准确定性分析[28]。针对现有代谢物组化合物库的局限性,利用同一特定类别的化合物通常结构上具有一定的关联性因而可以通过代谢反应追踪的特点,建立基于代谢通路延伸策略(metabolic pathway extension approach, MPEA)的内源性代谢物预测技术:

通过各代谢反应将各代谢物关联成网络,对网络中的各代谢物逐层进行鉴定,实现不依赖于标准品数据库的候选代谢物结构快速推导,解决了目前代谢组学研究中无法鉴定数据库未收录的代谢物的瓶颈问题,为全面发现与评价中药对内源代谢通路的调控机制提供新策略[29]。同时,优化非靶标物质组的检测与鉴定参数,提高代谢物分析灵敏度与准确度[30]。

在代谢组学平台建设基础上,同步建立蛋白质组学技术体系,用于药物活性成分及内源性活性分子的靶标发现研究。基于多组学整合研究,获得潜在的中药药效靶标,针对配体-靶标互作筛选研究中往往会产生较高的非特异性结合影响筛选的问题,所建立的原态-变性转换离子源质谱,可以用于检测及筛选基于非共价键形成的配体-蛋白复合物,鉴别与蛋白产生特异性结合的天然药物分子,同时获取其亲和力及解离常数等信息,明确各个配体与靶蛋白之间的结合亲和力及明确其作用是否具有特异性[31-32]。所开发的基于乙醛标记联合原态质谱 MRM 的配体-蛋白互作分析技术,为发现复杂细胞基质中的药物潜在互作分子提供新方法[33]。

(三) 中药代谢产物分离、制备与合成关键技术

1. "垂钓"与"敲除"方法分类收集活性代谢物　基于免疫亲和色谱技术的活性成分筛选,利用活性代谢物与目标蛋白或组织的特异性结合,有效"垂钓"活性代谢物,主要包括:①制备活性代谢物"捕获"色谱系统,如细胞膜色谱。②活性代谢物在线检测系统,结合二维色谱技术和高分辨质谱技术,确证目标物分子组成。③在线柱切换系统收集活性代谢物。活性代谢物"敲除":①制备液相系统收集指纹图谱中活性代谢物色谱峰。②重复富集敲除活性代谢物,色谱峰馏分进行分段浓缩纯化。③建立敲除活性代谢物色谱峰馏分分析方法,提高痕量成分检测灵敏度。

2. 中药代谢产物的分离纯化

(1) 中药代谢产物信息的采集与整合:联用 LC-MS 与 PDA 检测模式,分析所收集的给药后生物样本,完成对各代谢产物液相部分的保留时间、质谱信息和紫外全扫描吸收谱数据的关联整合分析,对应确定各代谢产物相对保留时间、质谱信息及紫外吸收特性。可根据同系化合物群选择对应最优吸收波长,并运用于制备液相的检测波长的确定。

(2) 制备液相分离纯化目标代谢产物:运用制备液相技术,根据不同代谢产物的紫外吸收特性,对不同时间段洗脱的或有较强响应的峰进行馏分收集。采用质谱对不同馏分进行初步判断,去除纯度较低、组分较杂的馏分,保留与药源性代谢产物质谱数据相对应的、较纯的馏分,并采用旋蒸浓缩、冻干和真空干燥等技术联用的方法获得制备样品粉末。

3. 代谢产物的生物合成制备技术

(1) Ⅰ/Ⅱ 相代谢体系:选取不同种属来源的肝微粒体,将其制备成肝微粒体温孵液,加入小型发酵容器中。将足量原型药物加入微粒体溶液中与之共孵育。收集反应产物,对目标代谢物进行分离提纯。取提纯后的目标代谢物进行质谱鉴定,将质谱结果作为质控和纯度鉴定指标。

(2) S9 代谢体系:制备大鼠肝脏及肠道 S9 于小型发酵罐中,投放足量的原药,启动反应。收集反应产物,对于目标代谢物进行分离提纯。对提纯后的目标代谢物进行质谱鉴定,将质谱结果作为质控和纯度鉴定指标。

(3) 肠道菌群代谢体系:取回盲瓣中内容物,接种到特定培养基中,在厌氧条件使其生长至临界浓度。根据发酵罐体积加入足量的原药材,启动反应。待代谢物量基本足够后,加入有机溶剂终止反应。通过一系列手段将目标代谢产物分离提纯。取少量提纯后的代谢产物,制备成可进样的溶液并加入 LC-MS/MS 中进行定性检测,作为代谢产物的鉴定和质控

指标。

（四）代谢产物活性评价及其与整体药效桥接研究技术

1. **活性代谢产物的筛选** 建立原代细胞系（神经元、心肌细胞、T细胞、巨噬细胞等）、细胞株（血管内皮细胞、肝细胞、肠细胞、单核巨噬细胞等）或三维器官（类器官、球体肿瘤模型等）体系。根据病理网络特征及中药作用理论，以体内组织、细胞分布特征为导向，在各类体外药效模型中评价各类型代谢产物的生物活性；建立谱效分析的多变量回归、神经网络模型等数据处理方法，构建代谢成分谱与药效的关联网络，通过"代谢谱-效"关系分析，预测主要代谢途径和相应产物的药效作用特点，为后续确证性研究提供参考依据。

2. **药效确证与关联研究技术** 根据前述"代谢谱-效"关系的研究结果，综合考虑疾病网络关键节点，优选对免疫调节、细胞保护、组织功能调节等重要环节具有潜在生物活性的代谢产物群，包括Ⅰ、Ⅱ相代谢产物，量变代谢产物，内化代谢产物，进行相应在体生物活性的确证性研究，探索代谢物的体内协同调节效应；通过基于机制的药动/药效桥接研究，在整体动物模型、体外细胞水平、分子水平确证药效作用机制和潜在药物作用靶标，探讨各类代谢产物的药效作用特点，最终揭示各类代谢产物变化对中药疗效的影响。

第三节　研究思路及方法应用实例

一、基于犬尿氨酸代谢调控的人参皂苷的脑保护远程作用机制研究

人参是传统中药的代表，临床广泛用于多种疾病的预防和治疗，如糖尿病、动脉粥样硬化、阿尔茨海默病、脑卒中、抑郁症。现代药理学研究发现，人参皂苷是人参的主要活性物质群，是人参对中枢神经系统、内分泌系统和免疫系统调节效应的物质基础。有关人参皂苷的药代动力学研究结果表明：人参皂苷类物质大多生物利用度较低，在脑内几乎没有分布。这种在靶器官低分布的药代动力学特征与人参皂苷的中枢神经保护药效之间形成了矛盾。这种药动学与药效学不相关的现象也提示，目前从脑内局部寻找人参皂苷的作用靶点或者解释人参皂苷作用机制的模式存在着一定的局限性。

人体是一个有机的整体，各器官和组织之间通过精密的相互作用共同维持机体内环境的稳态。近年来的研究指出：神经系统与免疫系统之间的相互作用参与到中枢神经系统的发育和功能等生理过程，而神经免疫系统互动的紊乱也是参与中枢神经系统疾病发生、发展的重要因素。这一生物学机制提示应当以一种整体的观点来研究中枢神经系统疾病的病理机制并寻找治疗策略。

基于人参皂苷的药代动力学-药效学矛盾现象和神经免疫互动的生物学机制，郝海平研究团队提出人参皂苷可能是通过一种间接机制发挥其中枢神经保护作用，而神经免疫互动的机制可能是人参皂苷的这一间接作用模式的生物学基础。在此假设的基础上，以人参皂苷 Rg_1 为代表性人参皂苷类物质，研究中枢炎症状态下人参皂苷 Rg_1 的药动学特征及其对神经免疫互动信号的干预方式，并在此基础上探讨人参皂苷 Rg_1 的作用机制以及初步论证中枢炎症疾病的治疗新策略。

（一）中枢炎症状态下人参皂苷 Rg_1 的药代动力学研究

基于前期建立的人参皂苷类成分 LC-MS/MS 定量方法（定量的下限达到 10ng/ml，且线性关系良好），对小鼠腹腔注射 Rg_1（20mg/kg）后生物样本中人参皂苷 Rg_1 及其代谢物 Rh_1 进行同步定量。结果表明，正常小鼠与脂多糖（lipopolysaccharides，LPS）模型小鼠血液中 Rg_1

的峰值约在 250nmol/L 左右,并随着时间逐渐降低。在 8 小时和 12 小时,血液中 Rg_1 浓度维持在 50nmol/L 左右,提示 LPS 诱导的中枢炎症并未明显影响 Rg_1 在血液中的经时变化过程。进一步考察正常组及模型组小鼠脑内 Rg_1 的动态分布,结果表明:Rg_1 在正常小鼠及模型组小鼠脑内的分布峰浓度仅在 1.5～3.5nmol/L 范围,且在给药 2.5 小时以后基本无法测得 Rg_1 在脑内的分布。与此相比,Rg_1 在肝脏的分布相对较高,并且中枢炎症模型小鼠中未观察到明显的肝脏分布的改变。Rg_1 在脾分布浓度较低,然而 LPS 诱导的炎症模型小鼠脾中的 Rg_1 浓度相对与正常小鼠中的浓度有所增加。以上的实验结果表明,中枢的炎症激活状态并未显著增加 Rg_1 在脑内的分布,并且 Rg_1 仍主要分布在机体外周,从而初步排除了 Rg_1 在脑内发挥直接的脑保护作用的可能性。此外,对血液及脑组织中的 Rh_1 浓度测定结果表明:腹腔注射 Rg_1 后其活性代谢产物 Rh_1 并没有在中枢和外周血液有效分布,因此排除了 Rg_1 的代谢物介导其中枢调节活性的可能性。

(二) 人参皂苷 Rg_1 干预神经炎症损伤作用研究

侧脑室注射 LPS 24 小时后,可以明显观察到小鼠体重的减轻(12.19%±0.78%),而假手术组却未见明显改变(1.98%±0.62%)。经典的行为学实验结果进一步表明,模型小鼠表现出明显的抑郁样行为,如对糖水偏好的显著缺失,强迫游泳和悬尾实验中不动时间的延长。Rg_1 给药小鼠体重减轻程度较模型组减少(9.89%±0.54%,$P<0.05$),糖水偏好及强迫游泳的不动时间指标均有显著改善($P<0.05$),悬尾实验中的不动时间有所减少,但未到达统计学的差异。以上实验结果初步确证了 Rg_1 对于原发于中枢的炎症所诱导的抑郁样行为具有明显的改善作用。苏木精-伊红染色(HE 染色)结果表明,单独给予 LPS 后可以明显观察到细胞核着色的减弱以及形态的异常,反映出神经元的皱缩与死亡。而给予 Rg_1 后,出现皱缩或死亡神经元明显减少,表明 Rg_1 对于 LPS 诱导的神经损伤有一定的保护作用。此外,Iba-1 免疫组化实验结果表明:LPS 刺激后可以显著诱导小胶质细胞的活化,小胶质细胞形态同时发生明显改变,反映其高度活化的状态;而 Rg_1 给药组的小鼠皮质中 Iba-1 阳性细胞数减少,同时细胞形态学上未观察到明显的肿胀,表明小胶质细胞活化程度的减弱。

(三) 基于色氨酸代谢调节的人参皂苷 Rg_1 脑保护机制研究

对 LPS 诱导的抑郁样行为小鼠脑部色氨酸-犬尿氨酸代谢紊乱情况进行考察,结果表明:中枢注射 LPS 后,可以引起色氨酸代谢通路的显著改变,表现为 5-羟色胺(5-hydroxytryptamine,5-HT)向 5-羟吲哚乙酸(5-hydroxyindoleaceticacid,5-HIAA)的代谢转化增加,同时犬尿喹啉酸(kynurenic acid,KA)与 3-羟基犬尿氨酸(3-hydroxykynurenine,3-HK)的比例减少,提示犬尿氨酸(kynurenine,Kyn)通路在中枢炎症作用下转向神经毒性物质的生成。在给予 Rg_1 的小鼠中可以明显观察到:5-HT 与 5-HIAA 的比例及 KA 与 3-HK 的比例均趋向正常水平,证明 Rg_1 可以有效干预中枢色氨酸-犬尿氨酸的代谢紊乱,促进其向神经保护方向转化。中枢给予 LPS 后,血浆中的犬尿氨酸代谢通路产生了明显的动态变化,表现为 Kyn、3-HK 及 KA 生成的增加,提示中枢炎症导致了外周吲哚胺-2,3-双加氧酶(indoleamine-2,3-dioxygenase,IDO)的活化并进一步激活了犬尿氨酸向下游的代谢。在给予 Rg_1 的小鼠血浆中,可以观察到中枢给予 LPS 组 KA 及 3-HK 的生成有所降低,且在 24 小时时显著降低($P<0.05$),而 Rg_1 可以提高 KA 的水平,说明 Rg_1 可以促进炎症状态下外周血液 Kyn 向 KA 的方向转化。

前期发现的 Rg_1 分布于外周却可以有效抑制中枢促炎介质表达以及小胶质细胞过度活化的现象,提示 Rg_1 对外周免疫细胞的中枢浸润情况可能会有调节作用。流式细胞术结果表明 Rg_1 可以选择性地抑制外周 $Ly6C^{hi}$ 单核细胞的中枢浸润,而对于中性粒细胞和 $CD4^+$ T

61

细胞的浸润没有明显影响。Rg₁ 对外周的选择性调节也提示 Ly6C^{hi} 单核细胞可能是介导 Rg₁ 抗神经炎症及脑保护作用的靶细胞。以此为切入点，进一步研究发现外周 Kyn 可通过激活芳香烃受体（aryl hydrocarbon receptor，AhR）信号而增强单核细胞的趋化能力与促炎作用，表现为 Ly6C^{hi} 单核细胞中枢浸润的增加与胶质细胞活化的增强。通过药物调节 AhR 信号或者耗竭外周单核细胞，可以阻断抑郁小鼠模型中 Kyn 的作用。以上研究结果共同提示，Kyn 是一种具有免疫调节作用的信号分子，通过在中枢-外周的传递而介导了神经免疫互动的信号环路；人参皂苷通过干预外周 Kyn 的代谢而发挥间接的神经免疫调节作用，为理解其脑保护的"药动-药效"关联机制提供新思路。

二、基于脂质代谢调控的水飞蓟宾保肝作用机制研究

水飞蓟来源于菊科药用植物大蓟 Silybum marianum（L.）Gaertn. 的果实和种子，用来治疗肝胆疾病已有两千多年的历史。水飞蓟宾是其主要活性成分，具有确切的保肝作用，对病毒性肝炎、脂肪肝、肝纤维化、初期肝硬化、肝中毒等肝脏疾病均具有显著的治疗作用。国内以水飞蓟宾为主要成分的成品药物有水飞蓟宾胶囊、水飞蓟宾片、水飞蓟宾葡甲胺片等。水飞蓟宾在国内外临床应用广泛，有研究显示水飞蓟宾是西方发达国家最受欢迎的 10 种天然产物之一。然而目前对水飞蓟宾保肝作用机制的研究尚处于起步阶段，对其保肝机制的认识仅局限于抗炎、抗氧化作用，具体的作用机制和分子靶标尚不明确。

（一）水飞蓟宾明显改善小鼠非酒精性脂肪肝炎

课题组前期对水飞蓟宾改善非酒精性脂肪性肝炎（non-alcoholic steatohepatitis，NASH）的机制和作用靶点进行探索。首先通过连续 8 周给予小鼠胆碱缺乏（methionine and choline deficient，MCD）饮食来复制 NASH 模型，同时在第 6 周起灌胃给予高低剂量的水飞蓟宾。造模结束后处死小鼠并收集血清和肝脏，通过多个指标来考察水飞蓟宾对 MCD 引起的 NASH 的保护作用。水飞蓟宾可显著降低 MCD 引起的肝指数升高及血清谷丙转氨酶（GPT）、谷草转氨酶（GOT）水平；肝脏切片病理分析结果显示，MCD 饮食引起肝小叶内大量的脂肪空泡、肝细胞气球样变、大量肝细胞变性坏死，且有大量的炎症细胞灶性浸润，肝脏纤维化蛋白 α-SMA 表达上调，TUNEL 阳染细胞增多，水飞蓟宾给药可显著减少脂肪空泡、缓解肝纤维化程度和凋亡程度，使肝小叶结构和肝细胞形态有不同程度的恢复。MCD 组小鼠肝脏中 IL-1β、IL-6 及 TNF-α 的 mRNA 水平均显著上调，水飞蓟宾可以剂量依赖性地降低上述炎症因子水平。以上结果表明，水飞蓟宾对 MCD 引起的小鼠 NASH 具有确切的保护作用。

（二）水飞蓟宾直接调控 NASH 小鼠肝脏脂质代谢与转运异常

药代动力学研究表明，水飞蓟宾长期灌胃后水飞蓟宾在血浆中的暴露量极低，仅第一个时间点（1 小时）的浓度高于定量下限（2ng/ml），其余时间点的血浆浓度监测不到。与此相比，肝脏中的暴露量相对较高，1 小时的浓度约为 300ng/g 和 200ng/g 肝组织，4 小时后浓度低于 50ng/g 肝组织。该结果支持水飞蓟宾可以直接作用于肝脏发挥调节作用。基于 NASH 的"二次打击"假说，研究从肝脏脂质代谢调控角度探讨水飞蓟宾的药效机制。代谢组学研究表明，水飞蓟宾对 MCD 饮食引起的各脂质和胆汁酸成分改变具有显著的纠正作用。参与脂质和胆汁酸代谢的相关基因表达分析结果显示，MCD 饮食引起的小鼠 NASH 状态，小鼠肝脏中负责脂肪酸摄取的 Fatp2、Fatp5 和 L-fabp 的表达显著下调，参与脂肪酸合成的 Fasn、Accα、Gpat、Dgat1 和 Dgat2 的 mRNA 水平均显著上调，参与脂肪水解的 Hsl 和 Atgl 的 mRNA 水平显著升高，参与 β 氧化的 Lcad、Mcad、Cpt1、Acat1、Hmgcl 和 Hmgcs 的表达没有显著变化，Ucp-2、Acox-1 及 Cyp4a14 的表达上调；参与胆固醇向胆汁酸代谢转化的限速酶 Cyp7a1 表达显

著上调,负责胆汁酸摄取的转运体 Ntcp 表达显著下调,胆管侧转运体 Bsep 和 Mrp2 表达显著下调,基底侧转运体 Mrp4 和 Ostβ 表达显著上调,Ost 没有显著变化,而水飞蓟宾对上述转运体表达异常均有显著的恢复作用。通过对上述脂质和胆汁酸代谢的调节,水飞蓟宾显著纠正 NASH 状态下的脂代谢紊乱,并最终治疗和缓解 NASH。以上研究证实,通过对肝脏脂质代谢和转运的综合作用,水飞蓟宾直接作用于肝脏部位改善 NASH 疗效。

三、基于肠道菌群代谢调控的银杏叶滴丸抗卒中及机制研究

在全球范围内,脑卒中是人类第三大疾病致死因素,同时也是引起患者身体长期残疾或认知障碍的重要原因。脑卒中可分为两种:一种是脑血管堵塞引起的称为"缺血性卒中";另一种是脑血管破裂引起的称为"出血性卒中"。其中前者占 80%,后者占 20%。以银杏提取物为原料制成的各种制剂,自 20 世纪 90 年代起,一直是治疗脑血管疾病的首选药。例如银杏内酯注射液,是一种由银杏二萜内酯提取物组成的标准制剂,临床上用于脑梗死再感染的神经保护治疗。本课题组在前期揭示银杏叶滴丸体内外复杂物质组及活性成分体内动力学特征的基础上,探索其抗缺血性脑卒中的药理作用机制。

(一) 银杏叶滴丸抗脑卒中药效活性验证

建立最常见的局灶性缺血模型——大脑中动脉闭塞模型(middle cerebral artery occlusion,MCAO),验证银杏叶滴丸对大鼠局灶性脑缺血再灌注损伤的保护作用,并对其神经以及肠黏膜形态和屏障功能的保护作用的可能机制进行探讨。脑缺血再灌注 24 小时后,假手术组(Sham)大鼠均没有异常行为,神经行为学评分为 0;模型组(MCAO)大鼠神经行为学评分显著升高,评分值为 3.12 分±0.29 分,出现较为严重的神经行为功能缺失,具体表现为向缺血侧倾倒或转圈;银杏叶滴丸预给药组神经行为学评分明显降低,且评分降低程度与剂量高低呈正相关(低剂量组评分值为 1.87 分±0.29 分,高剂量组评分值为 0.71 分±0.15 分),表明银杏叶滴丸能够明显改善大鼠脑缺血再灌注损伤神经损伤症状。2,3,5-氯化三苯基四氮唑(TTC)染色结果显示,Sham 组的脑组织经染色后呈均匀一致的红色,而 MCAO 组栓塞侧脑半球肿胀、苍白、无光泽,其梗死面积占 49.15%±6.67%;与 MCAO 组相比,银杏叶滴丸给药后可以显著缩小梗死范围(低剂量组梗死面积占 29.60%±5.56%,高剂量组梗死面积占 20.40%±2.07%),梗死主要区域缩小至皮质。此外,HE 染色后可见 Sham 组皮质细胞结构正常,形态呈锥体或圆形,神经细胞密集且分布均匀;MCAO 组缺血侧神经细胞周围间隙增宽,胞体肿胀,胞内有空泡,胞核呈现不规整形态;低剂量组梗死区神经细胞较 MCAO 组轻度水肿,正常与坏死细胞相间存在;高剂量组缺血坏死程度轻于低剂量组,细胞饱满,形态接近假手术组,表明高剂量组明显减轻缺血再灌注造成的脑损伤。

再灌注 24 小时后检测各组大鼠脑缺血侧的炎症细胞因子及趋化因子表达水平发现,与 Sham 组相比,MCAO 组大鼠脑损伤侧的炎症因子(除 IL-17 外)和趋化因子均显著增加。趋化因子 Cxcl2 和 Ccl2 增加的数量级最大,呈现出几百倍的变化量。与 MCAO 组相比,银杏叶滴丸高剂量给药组 TNF-α、IL-10、IL-17、Cxcl1、Cxcl2、Ccl3、Ccl5 明显降低,但较假手术组水平仍有升高。

(二) 银杏叶滴丸对大鼠肠屏障的作用研究

Sham 组回肠黏膜结构完整,排列整齐,细长紧密;MCAO 组部分绒毛融合、长度缩短,顶端部分破损或断裂,肠壁明显变薄,部分肠绒毛脱落和固有层分离;银杏叶低剂量组肠上皮细胞坏死较少,部分绒毛断裂,排列不连续;高剂量组较 MCAO 组情况明显得到改善,绒毛连续性好,提示银杏叶滴丸可明显缓解大鼠脑缺血导致的肠黏膜组织学及形态学损伤。MCAO

造模后血浆中肠道通透性指示剂 FITC-Dextran 的荧光信号有增加趋势,但不具有显著性差异,而银杏叶滴丸可使血浆中的 FITC-Dextran 恢复到正常水平。

D-乳酸(D-lactic acid,D-LA)和 LPS 均是反映肠道屏障功能的敏感评价指标。当肠黏膜受损时,肠道通透性升高,肠道细菌产生的 D-LA 和 LPS 释放入血,致使二者在血液中的含量上升。与 Sham 组相比,MCAO 组大鼠血浆中 D-LA 浓度升高了 151.3%,LPS 升高了 153.3%。经过剂量为 300mg/kg 的银杏叶滴丸预处理后,D-LA 浓度比 MCAO 组降低了 24.9%,LPS 下降了 17.0%。综上可见,脑卒中状态下伴有肠道屏障的破坏,具体表现为肠道绒毛融合、长度缩短,顶端部分破损或断裂,肠壁明显变薄,部分肠绒毛脱落和固有层分离,且肠道紧密连接蛋白表达水平显著降低,使肠腔中的各类物质更易经肝门静脉进入体循环;银杏叶滴丸经口服途径给药后可以显著改善肠道屏障的完整性,恢复紧密连接蛋白的表达,降低肠腔中 LPS 等物质经肝门静脉血进入体循环的含量。

(三) 银杏叶滴丸对肠道菌群短链脂肪酸水平的调控作用

肠道微生物群发酵膳食纤维的主要产物是短链脂肪酸(short-chain fatty acid,SCFA)。短链脂肪酸主要包括乙酸盐、丙酸盐和丁酸盐等,是具有神经活性的微生物代谢物。SCFA 主要是碳水化合物经肠道菌群发酵产生,而后被肠道吸收进入血液循环并随血流进入各组织。首先考察了各组大鼠肠道内容物(回盲瓣和结肠内容物)、血浆以及脑损伤侧 SCFA 的含量。回盲瓣内容物中,MCAO 组丙酸、丁酸、异丁酸、戊酸含量显著增加;银杏叶滴丸给药可减少增加幅度,恢复到 Sham 组水平。结肠内容物中,MCAO 组甲酸、乙酸、丙酸、异丁酸、丁酸、异戊酸、已酸、乳酸含量均显著增加;银杏叶滴丸给药可减少增加幅度,恢复到 Sham 组水平。体外 Caco-2 细胞实验表明,高剂量丙酸钠(50mmol/L)作用下,闭合蛋白(occludin)显著减少;丁酸钠在 5mmol/L 浓度下可显著减少密封蛋白-1(claudin-1)的表达,在高剂量 20mmol/L 下显著减少闭合蛋白表达。因此,在缺血性脑卒中的情况下,肠道中包括丙酸、丁酸等 SCFA 的浓度显著升高,高浓度丙酸、丁酸可以显著下调紧密连接蛋白的表达;而银杏叶滴丸可以显著降低肠道中多种 SCFA 的浓度,进而恢复紧密连接蛋白的表达,阻断炎症因子向脑区的聚集,保护脑组织。以上结果表明,调控 MCAO 后的肠道菌群 SCFA 代谢从而保护肠道屏障功能的完整性可能是银杏叶提取物改善脑卒中的重要原因。

第四节　结语与展望

中药物质基础和体内过程研究是阐明中药药效和作用机制重要基础,也是中药现代化进程的重要依据。然而中药组成成分的复杂性,特别是中药复方药效成分的多样性,使得其物质基础、药效机制及作用靶标研究难度较大,这是限制中药临床应用的重要因素之一。针对以上难题,郝海平研究团队经过长期探索,在建立系列中药体内外复杂物质组定性定量技术基础上,以中药活性成分的体内过程特征为指导开展代表性中药及中药复方制剂的作用机制与靶标发现研究。在丰富的研究实践基础上提出"反向药代动力学""体内三维药效物质基础""多向代谢"等药动-药效关联研究的创新理念与方法,形成了以中医药理论和临床疗效为基础,从解析中药复杂成分体内代谢处置规律出发,通过体内外模型结合多组学技术揭示中药活性成分群的潜在靶标组,最终再回到整体动物、细胞、分子水平进行药效靶标确证的研究路径。以上针对中药药效机制研究新模式有望应用到各类药效确切、物质基础不明确的天然创新药物的研发中,为推动创新药物的研发提供新思路。

"单靶点、高亲和力、高选择性"的药物研发理念受到了越来越多的质疑,药物研发模式的转变对现有的新药创制与评价体系提出了全新的要求。中医药在慢性、多基因复杂性疾病中具有独特的临床治疗优势,通过多成分、多靶点、多环节发挥作用,同步干预疾病发生发展的多个病理节点,逐步恢复机体内稳态,达到"治本"的作用。中药、天然产物中的效应成分生物利用度较低,但具有确切系统性活性是普遍现象。基于"反向药代动力学"理论,生物利用度差等药动学特性不佳的情况不应成为限制该类天然化合物开发成新药的障碍。通过加强中药成分的肠肝代谢处置研究,以天然化合物的 PK 特性为导向,寻找其作用靶部位/组织/靶分子,有助于提示体外药效研究模型的选择,从而有效阐明其治疗特定疾病的确切靶标。在慢性复杂性疾病防治中,中医注重"整体调节",提出"脑病外治""心脑同治""治肝先治肠"等干预观念。揭示中药对肠道菌群的调控特别是代谢调控研究,从中寻找中药防治系统性疾病的"远程靶标"及其信号传递机制,已成为中药药代-药效关联研究的重点内容,有助于为中医理论内涵提供新的科学解释。因此,以"反向药代动力学"理论为指导的天然药物研发理念紧密联系了天然产物的体内过程与药效作用模式,将有利于提高新药发现的成功率。

机体代谢紊乱是众多慢性、多基因复杂性疾病,包括心脑血管、神经精神系统、肿瘤、骨质疏松等共同病理基础,中医药在调整恢复机体代谢内稳态中具有突出优势。大量研究已揭示通过调节肠道胆汁酸、色氨酸等代谢信号分子可对肝脏、心血管以及脑部的病变产生间接干预作用,为中药多成分多靶点临床防治优势提供了科学依据。代谢信号分子与神经、免疫、内分泌系统的交互作用是其发挥系统调节作用的重要机制,使得代谢失衡成为众多疾病的共同病理基础和药物靶点。随着生命科学的发展,代谢调控研究的深入有望为深入理解中西医临床疗效的内涵提供新认识,推动中西医结合临床防治策略的创新。同时,以活性中药成分为探针,将有助于揭示疾病发生与转归中发挥关键作用的代谢信号分子。

中药成分进入体内后,经过肠道菌群和机体介导的复杂"多向"代谢,形成了活性代谢物或者生物体的代谢中间体,从而对机体产生多部位、多维度的影响。中药成分对生物体代谢网络的扰动作用可能是基于原型成分或代谢物对核受体-代谢酶系统的直接作用,也有可能针对其他病理环节、信号通路进行的间接调控,还可能通过调节肠道菌群影响机体的系统代谢网络。因此,未来的研究有必要从中药体内代谢处置和代谢组学研究基础上进一步构建中药成分-机体(肠肝系统)-菌群的复杂代谢互作网络,揭示其与疾病发生与转归的因果联系,从而在理论和技术层面为确认中医药防治慢性复杂性疾病的作用靶标、探讨作用机制以至研发创新药物开辟全新的研究领域,真正彰显中医药防病治病的必要性和优势。

(郝海平　中国药科大学)

参 考 文 献

[1] ZHANG J,CAO L J,HONG W,et al. Ginsenosides regulate PXR/NF-κB signaling and attenuate dextran sulfate sodium-induced colitis[J]. Drug Metab Dispos,2015,43(8):1181-1189.

[2] LI H F,Xiao J C,LI X N,et al. Low Cerebral exposure cannot hinder the neuroprotective effects of panax notoginsenosides[J]. Drug Metab Dispos,2018,46(1):53-65.

[3] ZHENG X,MA S J,KANG A,et al. Chemical dampening of Ly6C^{hi} monocytes in the periphery produces anti-depressant effects in mice[J]. Sci Rep,2016,6:19406.

[4] XIAO J C,CHEN H M,KANG D,et al. Qualitatively and quantitatively investigating the regulation of intestinal microbiota on the metabolism of panax notoginseng saponins[J]. J Ethnopharmacol,2016,194:324-336.

[5] CUI S,PAN X J,GE C L,et al. Silybin alleviates hepatic lipid accumulation in methionine-choline deficient

diet-induced nonalcoholic fatty liver disease in mice via peroxisome proliferator-activated receptor alpha[J]. Chin J Nat Med,2021,19(6):401-411.

[6] CAO G,WANG N,HE D,et al. Intestinal mucosal metabolites-guided detection of trace-level ginkgo biloba extract metabolome[J]. J Chromatogr A,2019,1608:460417.

[7] YAN T T,WANG H,CAO L J,et al. Glycyrrhizin alleviates nonalcoholic steatohepatitis via modulating bile acids and meta-inflammation[J]. Drug Metab Dispos,2018,46(9):1310-1319.

[8] YAN T T,WANG H,ZHAO M,et al. Glycyrrhizin protects against acetaminophen-induced acute liver injury via alleviating tumor necrosis factor alpha-mediated apoptosis[J]. Drug Metab Dispos,2016,44(5): 720-731.

[9] FAN Q,GUAN X,HOU Y,et al. Paeoniflorin modulates gut microbial production of indole-3-lactate and epithelial autophagy to alleviate colitis in mice[J]. Phytomedicine,2020,79:153345.

[10] WANG Y,WU J W,ZHU J Y,et al. Ginsenosides regulation of lysophosphatidylcholine profiles underlies the mechanism of Shengmai Yin in attenuating atherosclerosis[J]. J Ethnopharmacol,2021,277:114223.

[11] ZHONG C,JIANG C,NI S,et al. Identification of bioactive anti-angiogenic components targeting tumor endothelial cells in Shenmai injection using multidimensional pharmacokinetics[J]. Acta Pharm Sin B, 2020,10(9):1694-1708.

[12] CHENG L,LIU W,ZHONG C,et al. Remodeling the homeostasis of pro- and anti-angiogenic factors by Shenmai injection to normalize tumor vasculature for enhanced cancer chemotherapy[J]. J Ethnopharmacol,2021,270:113770.

[13] HU J,HUANG H,CHE Y,et al. Qingchang Huashi formula attenuates DSS-induced colitis in mice by restoring gut microbiota-metabolism homeostasis and goblet cell function[J]. J Ethnopharmacol,2021, 266:113394.

[14] HAO H P,ZHENG X,WANG G J. Insights into drug discovery from natural medicines using reverse pharmacokinetics[J]. Trends Pharmacol Sci,2014,35(4):168-177.

[15] SUN R B,KONG B,YANG N,et al. The Hypoglycemic effect of berberine and berberrubine involves modulation of intestinalFXR Signaling pathway and inhibition of hepatic gluconeogenesis[J]. Drug Metab Dispos,2021,49(3):279-286.

[16] RAFFAELLI A,SABA A,VIGNALI E,et al. Direct determination of the ratio of tetrahydrocortisol+allo-tetrahydrocortisol to tetrahydrocortisone in urine by LC-MS-MS[J]. J Chromatogr B Analyt Technol Biomed Life Sci,2006,830(2):278-285.

[17] FAN Q L,GUAN X J,HOU Y L,et al. Paeoniflorin modulates gut microbial production of indole-3-lactate and epithelial autophagy to alleviate colitis in mice[J]. Phytomedicine,2020,79:153345.

[18] FEI F,AA L X,QI Q,et al. Paeoniflorin inhibits Th1 and Th17 cells in gut-associated lymphoid tissues to produce anti-arthritis activities[J]. Inflammo pharmacology,2019,27(6):1193-1203.

[19] KANG A,HAO H P,ZHENG X,et al. Peripheral anti-inflammatory effects explain the ginsenosides paradox between poor brain distribution and anti-depression efficacy[J]. J Neuroinflammation,2011,8:100.

[20] ZANG X J,ZHENG X,HOU Y L,et al. Regulation of proinflammatory monocyte activation by the kynurenine-AhR axis underlies immunometabolic control of depressive behavior in mice[J]. FASEB J,2018,32 (4):1944-1956.

[21] ZHENG X,HU M M,ZANG X J,et al. Kynurenic acid/GPR$_{35}$ axis restricts NLRP$_3$ inflammasome activation and exacerbates colitis in mice with social stress[J]. Brain Behav Immun,2019,79:244-255.

[22] HAO H P,CAO L J,JIANG C T,et al. Farnesoid X receptor regulation of the NLRP$_3$ inflammasome underlies cholestasis-associated sepsis[J]. Cell Metab,2017,25(4):856-867,e5.

[23] 汪小莉,刘晓,韩燕全,等. 中药药效物质基础主要研究方法概述[J]. 中草药,2018,49(4):

941-947.

[24] YE H,WANG L,ZHU L,et al. Stepped collisional energy MS(All):an analytical approach for optimal MS/MS acquisition of complex mixture with diverse physicochemical properties[J]. J Mass Spectrom, 2016,51(5):328-341.

[25] WU L,WU Y Z,SHEN H Y,et al. Quantitative structure-ion intensity relationship strategy to the prediction of absolute levels without authentic standards[J]. Anal Chim Acta,2013,794:67-75.

[26] YE H,ZHU L,WANG L,et al. Stepped MS(All) Relied Transition(SMART):An approach to rapidly determine optimal multiple reaction monitoring mass spectrometry parameters for small molecules[J]. Anal Chim Acta,2016,907:60-68.

[27] ZHENG X,KANG A,DAI C,et al. Quantitative analysis of neurochemical panel in rat brain and plasma by liquid chromatography-tandem mass spectrometry[J]. Anal Chem,2012,84(22):10044-10051.

[28] ZHU M L,XU X W,HOU Y L,et al. Boronic derivatization of monoacylglycerol and monitoring in biofluids [J]. Anal Chem,2019,91(10):6724-6729.

[29] WANG L,YE H,SUN D,et al. Metabolic pathway extension approach for metabolomic biomarker identification[J]. Anal Chem,2017,89(2):1229-1237.

[30] HOU Y L,HE D D,YE L,et al. An improved detection and identification strategy for untargeted metabolomics based on UPLC-MS[J]. J Pharm Biomed Anal,2020,191:113531.

[31] ZHENG Q L,TIAN Y,RUAN X J,et al. Probing specific ligand-protein interactions by native-denatured exchange mass spectrometry[J]. Anal Chim Acta,2018,1036:58-65.

[32] ZHENG Q,RUAN X,TIAN Y,et al. Ligand-protein target screening from cell matrices using reactive desorption electrospray ionization-mass spectrometry via a native-denatured exchange approach[J]. Analyst, 2019,144(2):512-520.

[33] TIAN Y,BAO Q,WANG N,et al. Time-resolved acetaldehyde-based accessibility profiling maps ligand-target interactions[J]. J Am Soc Mass Spectrom,2021,32(2):519-530.

第五章

中药药性理论研究现状与进展

　　中药药性理论包括中药的四气、五味、归经、升降浮沉、有毒无毒、配伍规律、妊娠禁忌、十八反、十九畏等，功能、主治也是药性理论的重要组成部分。其中四气、五味及归经为中药药性理论纲领部分，功能主治是药性理论的核心部分。中药具有中药药性理论指导这一特点，是中药区别于植物药、天然药物的显著标志。中药药性理论是指导中医临床用药理论依据。中药药性理论是我国历代医药学家在长期医疗实践中，以阴阳、五行、脏腑、经络学说等中医理论为基础，根据中药的有关性质及临床应用后的反应，归纳总结并又不断修改而形成的一种理性认识，类似于现代药理学的范畴。

一、研究意义

　　中药药性理论是中医理论的重要组成部分，是指导中药合理应用的基本理论，是显示中药特色的基本特征。对其进行深入研究应该有明确的目的性和显著的实用性，研究意义可归纳为以下六个方面。

　　1. 提高中药疗效　　疗效是中药的生命，提高疗效是中药研究的根本目标。通过对中药药性理论的深入研究，用现代科学（医药学等）的语言阐述药性理论，发现新的药理作用、用药或治疗规律；或发现比化学药或天然药更深层次的作用靶点或环节；在原有辨证用药的基础上结合现代医学的理论进一步准确选药，或更准确地调整剂量，使用药的针对性和被机体利用的药效物质的量显著增加；不论是通过整体调整后产生作用或直接产生作用，作用可明显增强，故疗效必然提高。

　　2. 降低中药毒性　　中药的毒性类似于化学药的不良反应，降低毒性即减少不良反应。药性理论研究也包括中药的毒性研究，通过研究，可发现中药固有的毒性或配伍不当产生的毒性，阐述合理配伍降低毒性的机制，提高用药的正确性，可明显降低中药使用过程中产生毒性。

　　3. 促进中药新药研发　　在中药药性研究中，可发现或找出中药的某些功能部位或药性的药效物质，可能成为某个功能的主要有效部位。为研制在中药理论指导下应用的中药新药提供良好的基础，并能进一步开发出具有显著特色或优势的中药新药，从而提高中药的应用价值。

　　4. 规范和发展药性理论　　对中药药性理论的深入研究，可形成判断药性的现代研究方法或指标体系，对目前有争论或不太科学的某些中药药性的表述进行完善或规范，调整或充实中药药性理论的某些内容；对新发现的中药，可通过药性理论研究，系统描述其药性；并通过进一步的深入研究，将产生新的中药药性理论，即中药药性学或中药药性药理学。

　　5. 促进中医理论的发展　　中药药性理论的深入研究，可促进中医理论的深入研究，丰富和发展中医理论，如对平肝潜阳功能的深入研究与阐述，必将促进对肝阳上亢的深入研究与系统阐述。当然,中药药性理论本身也是中医理论的一部分。

6. 促进中药现代化　在中药现代化研究过程中,中药药性理论的研究是基础或先导。要实现中药现代化,实现中药药性理论的现代化首当其冲。若离开中药基本理论,单纯将中药进行有效成分的分离提取,只会使"中药现代化"成为"中药西药化",完全失去中药的特点和优势。因此,在明确研究目的、找准突破口的基础上,有步骤地开展中药药性理论的系统研究,有可能取得突破性进展,为民众健康做更大贡献,必将促进中药现代化。

二、研究现状

中药药性理论的内容,主要是依据中药治疗病证所产生的效应总结而成的,其认识后于功效,是对功效的一种高度概括;功效又是中医药理论对中药治疗作用的高度概括[1]。近几十年来多学科专家参与,多技术广泛应用,包括药理学、系统生物学、化学、物理学、数学等大量现代技术,对传统药性理论的四气、五味、归经等进行了较多的研究,与现代生理、生化、药理及活性成分等研究相结合,在物质基础和作用机制等方面取得了一些进展[2-4]。

(一)　四气研究

四气,又称四性,是指药物具有的寒热温凉四种属性。《黄帝内经》最早明确提出四气,《神农本草经》补充了平性。四气是针对疾病证候的"寒热"发挥作用的一种特殊性质,从药物作用于机体(包括病原体)后所产生的效应中获得[5]。因此,中药寒热研究无疑是药理学研究范畴。早在 20 世纪 60 年代报道寒证、热证患者的代谢功能有很大变化。李仪奎[6]认为寒、热、温、凉药性最本质的属性是对体内产热过程的影响。温热药和寒凉药通过作用于机体调节产热过程的不同环节(交感-肾上腺系统、促甲状腺激素释放激素-促甲状腺激素 TRH-TSH-甲状腺激素系统、肌肉活动等),或同时作用于几个环节,影响体内的热生成。

四气反映药物影响人体阴阳盛衰和寒热变化的作用特点,四气与功效的关联在病性[7]。从本质而言,四气只有寒热(或温凉)二性。"凉为寒之渐,寒为凉之极;温为热之渐,热为温之极"。凡寒凉性药物,具有清热泻火、凉血解毒、滋润养阴等作用;凡温热性药物,具有温通经脉、温里散寒、补火助阳、回阳救逆等作用。梁月华等[8]开展了不同药性的中药对机体神经系统(如神经递质的合成和释放)、内分泌系统功能影响与四气的相关性研究。还有学者研究发现清热药(寒性)大多能抑制中枢神经的兴奋性,减弱呼吸、循环、代谢和肌肉活动功能,减弱机体对病原性刺激的反应能力;温里药(热性)能兴奋神经中枢,促进呼吸、循环、代谢及内分泌系统功能,供给能量等[9]。因此,四气的药理作用主要体现在对机体中枢神经系统、交感神经系统、内分泌系统及能量代谢等方面的影响。寒凉药对中枢神经系统呈抑制性作用,表现为镇静催眠、解热镇痛等;温热药则呈现中枢兴奋作用,表现为增强呼吸、促进代谢等。寒热药性影响中枢递质的合成和释放,寒凉药可促进脑内 5-羟色胺合成;温热药能提高脑内去甲肾上腺素、多巴胺含量。寒凉药降低交感神经兴奋性、增强副交感神经兴奋性;温热药则使交感神经兴奋性增强,抑制副交感神经。

对四气的研究,不同学科的科研工作者应用化学、生物学、物理、数学等技术进行了较多现代研究。从药理学和物理学角度研究:邢小燕等[10]从动物行为学的角度,探讨寒热药性与动物对温度环境趋向行为变化的关系。张明发等[11]提出了"药效谱"概念来表达中药药性,药效谱可作为中药分类和确定某一中药性味归经的依据,相同性味归经的中药应有基本相同的药效谱。肖小河等[12]提出"寒热为纲,还原整合,模而不型,背景求同"的中药药性研究策略,形成"中医药热力学观",建立基于生物热力学表达的中药药性评价方法体系和技术平台。贺福元等[13]以燃烧焓表达的中药四气数学模型,该模型能正确反映不同药性中药引起机体的寒热温凉变化。王玥等[14]总结了近10年从热力学角度研究中药寒热药性的主要方法,提出中药寒热度的研究应当考虑点、面、体、时多个维度。

从系统生物学角度研究:王米渠等[15]通过基因组研究发现中医寒热证候异常表达基因与能量代谢、糖代谢、脂代谢、蛋白质代谢、核酸代谢、免疫和内分泌七类基因有关。温热性可激发基因组活性,增强基因组的演化功能;寒凉性则相反。中药有效成分可能是通过对人体的气(蛋白质组、激素等)的作用,调控基因发挥作用。刘树民等[16]应用代谢组学方法和主成分分析法探讨中药性味与药效的相关性。杨玉娇等[17]通过研究寒性中药和热性中药对机体产热关键节点解偶联蛋白-1(UCP1)的影响,寻找寒热药性的生物学规律。发现寒性中药黄连、黄芩、黄柏对其均有下调作用,而热性中药白芷、肉桂则对其有上调作用,推测寒性、热性中药可能通过调控UCP1产热节点而影响机体的能量代谢。从网络药理学角度:姜淼等[18]将中药药性理论研究与网络药理学方法有机结合,构建中药寒热属性的分类模型,基于系统与网络的思维来理解中药寒热属性。王茂林等[19]运用网络药理学方法,以《中华人民共和国药典》(2015年版)中的寒热药性为参考,基于MACCS指纹模型建立了中药寒热药性的分类模型,可依据中药的主要化合物对其寒热药性进行预测。

从药性物质基础角度研究:冯帅等[20]建立了中药NMR氢谱和碳谱的寒热药性判别函数方程和中药指纹图谱数据量化方法。齐方等[21]用物质成分与药性间统计模式识别模型确定中药寒热药性的特征标记,以及用蛋白质分子特征标记研究共有药性。又用斑点免疫印迹法研究中药药性,根据中药药性寒、热程度的距离图谱研究物质基础。李健等[22]探讨中药寒热药性与蛋白质含量的相关性,发现热性中药蛋白质含量明显高于寒性中药,从而认为蛋白质含量与中药寒热药性可能存在一定的相关性。周正礼等[23]发现热性中药的总糖含量均值几乎是寒性中药的两倍,因此认为中药的寒热属性与糖类成分的含量存在着明显的相关性。朱荣林等[24]进行了寒热中药微量元素的比较与分析。管竞环等[25]探讨药性阴阳消长、转化与稀土元素的关系。梁鑫淼等[26]通过物质组分与四气关系研究来探讨中药四气物质基础和作用机制。罗国安等[27]提出以整合化学物质组学的整体系统生物学为基础研究四气。薛长松[28]通过对历代本草古籍的考证,阐述了金银花药性形成的影响因素及过程,提出中药药性包括药物发挥疗效的物质基础和治疗过程中所体现出来的作用,且药效物质基础决定单味药性形成。

药性研究的假说:张冰等[29]提出"中药药性三要素假说",即应从药性与化学成分、机体状态及生物学效应三要素及其间的关系进行整体、系统探讨。欧阳兵等[30]提出"性-效-物质三元论",要以中药整体调理寒热病证和中药多成分共存的药性-药效-物质相关性为前提,认为构成中药四气理论的三个核心元素是药性、功效、物质,表征中药四气理论的基本要素是成分、功效、性状、经验四个要素;标识要素量、阈区的差异,以及标识要素间关联度的差异,以判定和认知中药寒凉、热温。肖小河[12]提出"中医药热力学观",建立基于生物热力学表达的中药寒热药性评价方法。应用热力学理论和方法,从整体和宏观角度刻画生命体系的系统状态及其变化规律,大致地评判机体的健康状态、疾病转归以及药物的药性药效。匡海学等[31]提出中药"一药X味Y性(Y-X)"假说,并提出中药性味可拆分性和可组合性的研究方法和思路,建立基于中药性味可拆分性和可组合性的中药性味理论研究的新模式,明确了"中药性味拆分组分""中药性味组分""中药性味物质基础""中药性味药理学评价体系"以及"中药性味组分组合"等新概念。张廷模等[32]提出"一药二气说",即使是同一味药物的寒性或热药性并非一成不变,在一定条件影响下发生变化,旨在理论上揭示中药寒热药性具有相对性。孙维洋等[33]提出"瞬时受体电位通道假说",发现瞬时受体电位通道的调控因子与中药药性理论一致；瞬时受体电位通道在信号转导中的作用与寒热药效生理反应相关；瞬时受体电位通道的刺激因子涵盖了中药四气。这些研究在一定程度上为四气研究提出了新的思路与方法。吕圭源等[34-35]，陈素红等[36]通过对药性内容的深入分析，认为四气、五味及归经为中药药性理论纲领部分，而且是一个整体，不宜划出某个因素分别单独进行研究，从而提出"性、味结合归经"层面研究中药药性，发现甘温归肝、肾经中药海马、杜仲、菟丝子等均能增强体力、升高体温、增强生殖能力、增加骨强度、促进造血功能、改善肝肾功能等，认为相同性味归经中药具有相同或相似的药性药效群；并发现了"温、凉"药性的药效差异，为中药药性理论研究指导临床用药和新药研发提供了范例。

（二）五味研究

《神农本草经》"药有酸、咸、甘、苦、辛五味"，《内经》则多出淡味，后世又增加涩味[37]。五味始源于口尝味觉，是药物真实滋味的具体表示。《素问·藏气法时论》最早概括滋味与功能的关系，即"辛散、酸收、甘缓、苦坚、咸软"。随着用药经验的逐渐积累，采用了以功能类推定味的方法，如补益多味甘、发表多味辛等。体现药物真实物质的味与反映功能的味在中药中普遍存在，故五味的记载和论述历来有些混乱。400种常用中药的药味统计分析显示：现代文献记载的药味与口尝药味不同的占 58.0%～64.3%；文献最早记载的药味与口尝不同占 68%；最早文献记载与现代文献记载的药味不同的占 44%[38]。

作为功能标志之一，五味是对药物功效在某种程度上的归纳或概括，基本所示效用：①味辛能散、能行，具有解表、化湿、祛风湿、理气、活血、开窍等功效，具有调节胃肠平滑肌、平喘、改善血液流变学、抗血栓、抗菌、抗病毒等药理作用。如川芎[39]活血行气（药理作用为促进血液流动、改善微循环、抗凝血、扩张外周血管等）。②味甘能补、能和、能缓，具有补益脏腑气血阴阳虚损，改善各种虚弱症状的功效，具有调节免疫、增强肾上腺皮质功能、促进造血、改善代谢等药理作用。如甘草[40]补中益气（药理作用为抗疲劳、增强免疫等）、蜂蜜[41]缓急（药理作用为镇痛）、天冬[42]滋阴润燥（药理作用为增加唾液分泌）。③味苦能泄、能燥，具有清热泻火、泻下通便、降泄气逆、燥湿等功效，具有通便、止咳平喘、抗菌、抗病毒等药理作用。如大黄[43]清热泻火（药理作用为通泻大便）。④味酸能收敛、固涩，功能止泻、止汗、止血、止滑精、止遗尿等，具有促进伤口愈合、抑制肠运动等药理作用。如五味子敛肺涩精（药理作用为松弛支气管平滑肌、兴奋肛提肌等），乌梅[44]涩肠（药理作用为抑制小肠运动等）。⑤味咸能软坚、润下，具有抗肿瘤、抗炎、通便、抗甲状腺肿、镇静、抗惊厥等药理作用。如芒硝[45]泻下软坚，具有通便等药理作用。

目前对味的研究，有从临床及药理的角度进行研究的，亦有从中药有效成分的角度进行研究的。初步认为，辛、甘、酸、苦、咸之药味与有效成分有关。苦味药多含有生物碱、苷类等；甘味药多含有糖类，最有代表性的是单糖和低聚糖；酸味药多含机酸类成分，常见中药中的有机酸有脂肪族的二元多脂羧酸、芳香族有机酸、萜类有机酸等；咸味药、辛味药主要含有挥发油、皂苷及生物碱等，尤以来源于唇形科、伞形科、菊科、芸香科、樟科、姜科等中药多见[46]。李巍然等[47]探讨了矿物药性味及其与溶出成分的关系；王健等[48]分析 201 味具专一药味的中药的五味与无机元素含量的关系显示，五味含 11 种元素的总量是咸味药>辛味药>甘味药>苦味药>酸味药；张维玲等[49]探讨了中药五味-化学成分-药物功能三者之间的联系。金锐等[50]通过气-味-效三维数据立方体模型，分析 365 味中药，寻找气-味-效三者之间的频繁模式和强关联规则。周福生等[51]创立一种基于药性位势模型与功效知识元网格的模型化表征方法，并借以探讨中药四气-五味-归经-功效之间的内在关联规律。刘松林等[52]利用药性对中药归类研究，发现植物类降血压中药以味辛、苦者为多；归肺经药以苦寒、甘温为主,辛平次之。陶瑾等[53]通过对"知母-黄柏"和"黄芪-葛根"药对中活性结构的靶点和通路预测,发现味苦、甘是治疗消渴病的常用药味;甘味药中的皂苷类成分可刺激胰岛素分泌,促进葡萄糖利用;苦味药中的黄酮和生物碱等成分参与调控炎症因子、调节糖脂代谢等。李盼等[54]阐述了辛味中药与消渴证治疗之间的内在联系,总结辛味中药对"消渴三消"的治疗意义。

(三)归经研究

归经是中药药性理论的重要组成部分,用来表示药物的作用部位。归经理论相关内容始于《内经》"五入五走"[55]。归经学说起于春秋秦汉,在金元时期基本确立,明清时期渐趋完善。"归"是指药物的归属,"经"是指经络及其所属脏腑。"归经"是指药物对机体某部位的选择性作用。归某经的药物主要对该经脏腑及其经络起作用,对其他脏腑经络作用较少或者没有作用。药物性味功能相同,归经不同,其所治病证也会不同。例如:黄连、黄芩均性寒味苦,均能清热燥湿、泻火解毒。其不同之处在于,黄连主归心经,治疗心经有热,心悸、烦躁、失眠或口舌生疮;黄芩主归肺经,治疗邪热壅肺,咳嗽吐黄稠痰、胸痛、咳血或喘促气急。从药物角度讲,它对作用部位有高度选择性;从机体角度讲,其病所或靶器官对药物有高度敏感性。归经强调药物选择性作用与受体学说有相似之处。中药归经根据作用复杂程度,可为归一经或多经。同为甘温药,有归一经(肝经),如月季花归肝经;归二经(肝、肾经,肝、脾经,肝、胃经,脾、胃经),如海马、杜仲、沙苑子同归肝、肾经;归三经(肝、脾、肾经,脾、肾、大肠经,肺、肾、胃经,肺、肾、大肠经),如菟丝子归肝、脾、肾经。

归经与药理药效、药物的临床疗效是归经理论的基础,临床效应的来源就是药物的药理作用。有报道将临床常用的429种中药按药理活性分组,并统计各组的归经频数,发现两者之间存在相关性,如具有抗惊厥作用的钩藤、天麻、羚羊角、地龙、牛黄、全蝎、蜈蚣等22种中药入肝经率为100%,高于无抗惊厥作用中药的入肝经率(42.9%)。这与中医理论"肝主筋""诸风掉眩,皆属于肝"相吻合等。中药的药理作用与中药的归经存在相关性:①入肾经与改善肾功能、调节性功能、增强免疫功能、提高学习记忆能力等药理作用有关。如海马、菟丝子[56]能调节性激素,改善性功能等;淫羊藿[57]能兴奋下丘脑-垂体-性腺轴,分泌促性腺激素,加速性成熟过程等。②入肝经与保肝、利胆、促进造血系统功能、改善血液流变学、降血脂、抗凝血等药理作用有关。如何首乌[58]能促进造血,升高血小板计数水平;龟甲、女贞子、垂盆草有保肝作用。③入脾经与调节胃肠平滑肌、促进消化液分泌、利胆、增强免疫功能等药理作用相关。如党参[59]有抗胃肠道溃疡作用;党参、白术等能调节消化道平滑肌运动;陈皮能促进胃液分泌等。④入心经主要与扩张冠状动脉、抗心律失常、抗心肌缺血、降血压、降血脂、抗血栓、改善微循环等药理作用有关。如丹参[60]、红花、延胡索能扩张冠状动脉,增加冠状动脉血流量;延胡索能抗心律失常;丹参能改善外周微循环等。⑤入肺经与祛痰、止咳、平喘等药理作用有关。如天南星、桔梗、枇杷叶具有祛痰作用等。

目前归经研究方法还有中药有效成分体内分布观测法、中药微量元素体内分布观测法、药效与归经关系研究法、环核苷酸变化研究法等[61-64],这为中药归经理论提供了新的研究思路。如以动物脏器组织中环腺苷酸(cAMP)、环鸟苷酸(cGMP)为指标,部分中药的归经与传统认识有较大的相似性[65]。微量元素的归经假说显示,中药通过微量元素的归经(选择性富集、络合物对疾病病变部位的特异亲合)而发挥效用,锌、锰是"归肾经"的物质基础,归肝经明目中药富含锌、锰、铜,其丰度与属肝经眼组织之间呈正相关[66-67]。李艳玲等[68]提出"病态模型-药物成分分布和生理生化指标检测-药效实验"三结合的中药归经研究思路。郭世民等[69]认为中药药性研究要标准化,而标准化研究应从中药归经理论开始,可从作用部位、微量元素、临床疗效等方面着手。姜希伟等[70]构建了药材-活性成分-作用蛋白受体-组织表达数据全集库,基于最大相似度算法获得补阳中药核心靶蛋白,通过训练集数据构建经验回归方程,构建了补阳中药归肾经判别的标准模型。滕杰等[71]基于系统生物学建立了吴茱萸的次生代谢成分-作用受体的复杂网络,获得了吴茱萸次生代谢物高度选择作用的34个受体,其分布和功能与吴茱萸"归脾、胃、肝、肾经"密切相关。王俊尧等[72]以网络药理学的方法发现归肝经中药与精神和行为障碍疾病、血液及造血器官疾病等有较强的相关性。

三、现状分析

中药药性的研究较多,但多采用分割式的研究模式,可能是研究思路存在一些缺陷,未能很好地从整体认识并阐释中药药性理论。目前研究的着眼点或拘于单因素(四气、五味或归经)研究,或为双因素(性-味、味-归经、归经-性)研究,较少为将四气、五味、归经看作一个整体而进行内涵研究的,而且中药的性味、归经等与功效之间的联系缺少研究,在此基础上得出的药性研究结论极易导致局限性的认识和难以应用的情况。

(一)单因素研究

1. 四气-效关系　四气与机体多系统、多器官、多层次作用有关,寒性以抑制为主、热性以兴奋为主。一般情况下"气无重叠",但存在着"一药二气"的现象,这给四气与功效的研究带来复杂性。

(1)一药一气(气无重叠):一般来说,一味中药显示为单一的气(性),或寒或热,或温或凉,或平,几乎无复性,寻找共同规律相对比较容易。对于同一类病证,寒性或热性药所示效用比较接近:如解表药,麻黄、桂枝性温,均能解表散寒,用于风寒表证;桑叶、牛蒡子性寒,均可疏散风热,用于风热表证。但若将解表药与止血药中的寒性与热性药或将花类与根茎类药中的寒性与热性药放在一起综合研究的话,想理出中药的分类作用规律是困难的[73]。如药用部位同为叶,解表药紫苏性温,功善发散风寒,主治风寒表证;止血药艾叶性温,善温经脉,主治虚寒性出血。紫苏、艾叶性相同,主治病证相差甚远。将数百种不同来源、不同类型、不同加工方法和不同化学组成的中药归纳为两种(类)作用及相应机制,或用药效及机制研究,对于现实的指导意义或应用价值有待商榷。

(2)一药二气:中药寒热药性具有相对性,同一味药物的寒性或热性并非一成不变,在一定条件影响下可以发生变化,即药物存在着寒热二气(即"一药二气")。王好古首次提出"一药二气",《重修政和经史证类备急本草》多见一药下注有二种气,如《神农本草经》记载雄黄、翘根"寒平",《本草经集注》记载的蔓荆子、《开宝本草》记载的胡桃为"温平"等,寒性或热性受各种因素(如药材的加工炮制与配伍应用、给药剂量、给药途径、一药多效等)的影响相互转化[36,74],这为中药四气与药效之间的对应研究增加了不确定性[32]。

2. 五味-效关系　五味是对药物功效在某种程度上的归纳。从效味关系分析,存在着"对应性差、专属性弱、随意性大"的缺点。

(1)味有相兼:同为解表药,味有一(或辛,或甘,或苦等),如薄荷味辛、蝉蜕味甘;味有二(或辛苦,或甘辛,或甘苦),如牛蒡子辛苦、葛根甘辛、桑叶甘苦;味有三(辛甘苦),如菊花辛甘苦、淡豆豉辛甘微苦。"味"若是"效"的归纳,那"解表"的效到底是哪个"味"在发挥?谁主谁次?似乎规律难寻。

(2)效有异同:五味没有属于自身而区别于它的显著特征,不仅一药多味,每味皆有数种作用,且每种作用又有多种含义。辛温解表药多苦味,也见甘味,如羌活味苦,苦燥通利关节;桂枝味兼甘,甘温助阳。辛凉解表药味兼甘或苦,如柴胡味苦善和解退热,升麻味兼甘善补虚。为何羌活和柴胡同为"辛兼苦",表现出的功效有"通利关节"或"和解退热"之区别呢?

(3) 味效质疑:功能类推定味法带有一定的主观随意性,如咸能软坚泻下,《中药学》(高学敏主编,中国中医药出版社,2002)教材中咸的药物共 44 种,其中具软坚散结的仅 9 种,具软坚泻下的仅 2 种[37]。大多数酸味药不具有收敛作用,酸、涩二味虽关系密切但不能混为一谈,因而认为中药酸味收涩理论是不完善或局限的[75]。五味所示效用为发散、行气、滋补、缓和、润燥、燥湿、泄降、收敛、固涩、软坚、润下等 10 余种,而药物多达数千种,味效之间的规律非常难寻。

3. 归经-效关系　归经是指中药作用的趋向,但也较复杂。

(1) 归经不一:所谓归经理论,是指药物选择性作用于一定的脏腑经络,针对疾病所在而发挥效用的理论概括,即根据这一理论可以认为中药的有效成分和对疾病所发挥效用之间是通过归经完成的。但纵观历代本草,不仅没有专著论述"归经",且各医家对大多数常用中药"归经"的论述都有不同的差异[55],这为归经与功效之间的关系研究增加了难度。

(2) 归经相兼:不同的归经显示出不同的功效,而中药常归多经。如同为甘温药,可归一经(月季花归肝经);归二经(海马归肝、肾经);归三经(菟丝子归肝、肾、脾经),从而表现出不完全相同的功效,使药性与功效之间的对应相关性的复杂程度增加了。即使是归相同的经,也因性味的不同而表现出不一样的功效,如归肝、肾经的中药,海马甘温,能温肾壮阳、散结消肿;而川牛膝平、甘,则能逐瘀通经、通利关节、利尿通淋,功效表现相差甚远。

(3) 探讨定位:中药的归经,即定位之意,是中医学的脏腑、经络、证候等多因素的定位,与现代医学解剖学的脏腑、组织、器官受体定位不尽相同[55],也不只是着眼于物质或成分,更多的是对症状、体征以及整个生命活动现象的表现而言[76]。严苏晴等[77]选取 12 条经络上的合穴和原穴作为经络电压的测量点,发现人服用铁皮石斛后可增加大肠经、胆经、心包经、三焦经、小肠经和膀胱经所属的六腑经络的电压,探讨铁皮石斛归经的内涵。有些实验研究如原子示踪、同位素扫描探讨中药归经的作用原理[78],在设计上可能与中医药的基本理论有所脱离。

(二) 双因素研究

1. 性-味关系　"性""味"作为中药药性的主要内容,分别从不同角度说明药物的作用,其中"性"偏于定性,"味"偏于定能。药性与功效呈现出复杂的离合关系:多数中药的性能与功效统一或在很大程度上相关,或者药性与功效部分相关(部分药物的药性只与其多功效中的某一些作用存在着直接或间接的对应关系),或者药性与功效不相关(临床上一些中药主要功效与其药性相悖或难以解释)。功效与药性的这种复杂的离合关系表现出"效性相同"、"效同性异"和"性同效异"等特点。中药药性的多维性和效-性的复杂关系使得几乎没有能在性能和功效上完全相同的两味中药[79]。中药药性常将"性""味"二者联系起来认识药物的性能,性味配合与疗效的关系有二。

(1) 性味相异,功能不同。①性同味异者:如同为性温,海马、淫羊藿味甘而补肾壮阳;麻黄、桂枝味辛而发散风寒;陈皮、沉香味辛苦而理气调中。性同味异者,所示功效常不同,但有时也会呈现相近功效,如同为性温,补骨脂味辛苦、肉苁蓉味甘咸,均能补肾壮阳。②味同性异者:如同为味甘,荔枝核、甘松性温而理气止痛;党参、甘草性平而补中益气;麦冬、石斛性微寒而益胃生津;桑椹性寒而滋阴补血。味同性异者,所示功效常不同,但有时也会呈现相近功效,如同为味苦,苦杏仁性微温、白果性平、葶苈子性大寒,均可止咳平喘。③味异性异者:一般情况下,功效不同,但有时也会表现出相近的功效,如仙茅辛热,锁阳甘温,均可补肾助阳。故仅从性味相合来探讨中药所示功效,可能还不全面。

(2)性味相同,功能相近。如咸寒药多为寒滋镇潜之品,用于热病伤阴之虚风内动,如龟甲、鳖甲;甘微寒之药多能养阴清肺,用于肺热燥咳、阴伤津亏之舌干口渴,如南沙参、北沙参。在一定程度上,性味相同,具有相近的功效,但并不绝对。如同为辛温,麻黄、桂枝发散风寒;苍术、厚朴芳香化湿;川芎、红花活血止痛。所以在考虑性味结合的同时,应考虑归经。麻黄、桂枝均辛温,归肺、膀胱经,故作用非常接近,均用于外感风寒表证;苍术、厚朴同为辛温,归脾、胃经,故用于湿阻中焦证,而非外感风寒表证。故将性-味-归经三者相结合,能更好阐释中药性能。

2. 味-归经关系　归经理论相关内容始于《内经》“五入五走”,即“五味入胃,各归所喜,故酸先入肝,苦先入心,甘先入脾,辛先入肺,咸先入肾”。归经理论的相关内容表明味与归经有着非常密切的关系。然而研究表明,并非如此。对《中华人民共和国药典》中记载的261种单味药性的五味与归经关系规律统计分析表明[80],辛不归心,归脾;甘不归心,归肺;酸不归心,归肝;苦不归心,归肝;咸不归脾和肺,归肝。仅苦-辛、甘-咸、辛-咸间归经规律较明显。相表里两经合并后,辛不归心和肾,归脾;甘不归心,归脾;酸不归心,归肺;苦不归心,归肺;咸不归肺,归肝。上述结论,仅甘味归脾在相表里两经合并项下符合传统理论,苦味被判为不归心经,其余皆与传统理论大相径庭。

3. 归经-性关系　具有不同归经的药物用于临床,会产生不同的疗效,这是药物归经的根本依据。药物归于何脏、何腑或何经,最终是由其在临床应用中所表现出的实际效用来确定的。如莲子心苦寒,功专清心火,可以治疗心火亢盛、烦躁口疮,或热陷心包、神昏谵语,故只归心经[81]。中药药性理论的个性在于其有主次之分,何者起主导作用,功效就会更突出地体现这方面的特性。有的中药寒热能在功效中得以体现,而有的药物寒热偏性较弱只能作为临床选方择药的参考因素。当归经作用大于四气作用时,则突出与归经直接相关的功效,寒热有可能在功效中并不能体现,如桔梗、牛膝有引药上行和下行及其他功效,而其寒热属性并不明显[69]。

以往研究四气,多数研究人员只是选少数几个代表性中药,进行寒热、温凉比较,很少的品种很难有很好的代表性,其结果的意义不言而喻。四气的研究,缺乏严格比较而较难说明问题。根据中医学基础理论而言,疾病无论多么复杂,最终均概括为寒、热二证。在治疗上,虽然方法众多,但大多遵循“寒者热之、热者寒之”的基本原则,即“疗寒以热药,疗热以寒药”。关于中药四气寒热的研究,寒性药大多能抑制中枢神经的兴奋性,减弱呼吸、循环、代谢和肌肉活动功能,减弱机体对病原性刺激的反应能力;热性药能兴奋神经中枢,促进呼吸、循环、代谢及内分泌系统功能,供给能量等。但这些缺乏严格的比较和认证的结果,较难说明问题;有关研究所用中药的药性与功能都是很典型的,它无法包括没有上述药理作用,不以温里、清热见长的温性和凉性的中药。因此,仍然不能得到较为合理的解释。

不同味的研究情况也基本类同,中药的味有滋味和功能味组成,且单一味的中药只有约50%,还有约50%是复味。选择几种某个味相同的中药进行药效等研究,发现某些相同的药效将其归纳为是其味产生的药效,或是某味的特色药效反映。但研究发现甜味、咸味均有性激素样作用;苦味、酸味均有抗菌作用等。这还只是少数代表药研究的结果,若研究中药的数量增加,其药效重叠、交叉的情况可能会更多;这还没有考虑复味的情况,一个中药有多个味,又如何来寻找其中某个味所表现的药效?因此,用目前的研究思路或方法,要归纳出某个味的特点就更困难了。

不同归经研究的情况也基本类同,单一归经的中药约占13%,绝大多数中药都归两个或两个以上的经,同样应用研究性或味的思路、方法研究归经,得到的结果与存在的问题均有类似性[82]。此外,归经研究,脱离中医理论而不成系统。有人用原子示踪、同位素扫描探讨中药归经的作用原理,此种方法则脱离了中医对脏腑的认识,单凭解剖学中的实体器官去评判中药的归经,是不可取的。中药的归经理论属于中医药理论体系,它不只是着眼于物质或成分,同时更多的是以症状、体征以及整个生命活动现象的表现而论的。

综上所述,由于上述诸多原因,中药药性理论研究虽投入大、研究人员多,但研究结果仍很难指导临床等应用,存在一系列问题。①单一因素研究:中药品种有千种以上,功效应用非常复杂,而"四气、五味或归经"等高度概括,分别进行单因素研究,寻找各自的现代科学内涵,不符合中药药性理论的整体性,更难找出有用的共性规律。②某一个方面研究:大多侧重于一个方面,如化学成分、药理效应、分子生物学变化等。③物理、化学等非医药学新技术的应用,又与中药药性的固有特点及本质内涵不太符合。④研究思路与中医药理论的医学特点和要求脱节:简单把中药看作植物药,把四气、五味等看成分别存在的独立因素,盲目标新立异、创造或充入现代科学语言。⑤研究缺乏实际意义:中药四气等研究成果对于指导具体中药临床应用、提高中药疗效或促进新药开发,很少有明确的指导作用。总之,把药性的各个主要方面分别进行单因素研究,把纯理论阐述作为研究目标(未考虑指导作用)是最主要的问题,结果很难具有应用价值,其实理论阐述也有很多问题。

四、研究思路

中药药性理论是以中医理论为基础,根据中药的特性和应用疗效表现及总结推理等形成的一种认识,且千种以上中药只有四气(实际二性),味和归经又较复杂;并将性、味、归经等药性内容分别开展研究,出现研究很难深入,研究结果又基本无法应用的情况。为使药性研究能充分展示中药特色优势,并能指导中医临床应用或新药研发等,进一步开展深入思考和分析。

(一)几点认识

1. 对中药药性理论的认识　与现代药理学比较,中药药性理论的主要内容如四气、五味、归经、升降浮沉、有毒无毒、配伍规律、妊娠禁忌、十八反、十九畏等,均属药理学范畴。因此,功能、主治这两个部分是指导临床用药最直接或最重要的内容,也是中药药性理论的最重要内容(有的中医药书籍未归入)。中药药性理论又是在当时条件下,通过对用药病人的直接观察(动物实验研究很少),密切结合中医理论,应用描述的方法而形成的理论。

2. 对中药药效物质的认识　中药不论单味还是复方,不论是汤剂还是片剂、注射剂,不论是提取物还是生粉制剂,其化学成分的来源包括药材原有的成分、提取等制备过程中产生的成分、储存过程中变化的成分等。同一药材,产地、采收季节、加工炮制方法、储存时间的差异等均会影响中药的成分。但是,不论成分如何变化,中药进入体内后,不是单一成分产生作用,而是以一组或多个化合物(组分群)的形式产生作用;可以将其看作为一个天然化学复方,但目前还基本不知道它的化学组成种类和比例,可能有多种情况,如一定种类和一定比例或不同种类和不同比例的化合物,均可产生相同或相似的作用。而且中药成分过于复杂,一味中药可能有上千种或更多成分(已知烟叶成分有 3 000 多种),中药复方进入体内后更复杂。如何确定药效物质或多少种药效物质,在治疗剂量下有多少种药效物质发挥作用,目前基本不清楚,而且在今后相当长的时间内也无法明确。

3. 对中药作用机制研究的认识　多年来一直把中药的物质和作用机制研究作为中药走向世界的关键问题,也作为中药现代化研究的关键问题。虽然已开展了大量研究,但进展仍很不理想。主要原因是这个观点是参照化学药研究的要求提出来的,化学药的最大特点是化学结构清楚,而且对某种疾病治疗的其中一个方面的药理作用机制较清楚;但对某种疾病整体治疗或治愈的完整作用机制大多也不清楚。究其原因主要是目前仍有相当多疾病的发病或病理机制不清楚,同时,也缺乏治愈这些疾病的可靠药物。中药化学成分基本上不完全清楚,有效成分更不完全清楚。目前大多选择中药的某个化学成分(基本上不是关键有效成分)开展作用机制研究,这些研究与该中药的临床应用基本没有关系,与新药研发也基本没有关系。是否继续深入开展这些研究,值得深入思考。

4. 中药药性与中药有效成分　中药药性理论是建立在中药饮片研究的基础上,最早可能是对中药原植物的描述。中药通过提取分离得到的有效成分或有效部位,或通过纯化后的某一提取物,是否具有原中药的药性,必须通过深入研究而定;可以认为,单一有效成分可能不会具有原中药的药性,有效部位或精制提取物可能具有该中药的部分药性,药性成分研究深入到药性相关的药效部位较为合理。

（二）几点思考

1. 研究思路片面化　可能是因为不太了解中药药性理论,没有把中药药性理论的主要作用认为是指导中药临床应用的基础或依据;可能将中药药性理论看作一种抽象的概念,或是为了研究方便而造成研究思路片面化,忽视了中药药性理论形成过程中的客观现状而带来不足,使其不足的方面不断放大,并欲进行更深入的研究,反而对具有较大现实意义的部分没有进行重点研究,甚至不去研究;对中药药性理论设计出各种崭新的研究方案,创造出较多的新理论,但还是无法较好地实际应用。

2. 研究目标多元化　由于药性研究是一种探索,在研究过程中设置了很多目标,如建立温热药性的生物学评价体系,苦味的药性物质评价标准;找出药性-药效与物质相关性;寻找药性相关生物标志物;建立药性研究新方法等。

3. 研究方法更新化　以往主要用药理学的方法研究药性,近几年,随着分子生物学技术的快速发展,系统生物学研究的开展,各种组学、化学、物理学、光学、电磁学及数据挖掘等大量新技术均用于中药药性理论研究。

4. 研究结果多样化　以往不少研究证明:寒热与机体功能有关,药味也与功能有关,归经与药物分布及作用部位有关,升降沉浮与作用方向有关,"十八反、十九畏"有合理之处也有不合理之处,性味的相关性等。这些研究均从不同的角度,期望用现代医药学的理论解释药性的科学内涵,丰富中药药性理论内容,但与实际应用很难相关。

从上述情况看,虽然进行了大量中药药性理论研究,产生了大量的新思路,应用了大量的新技术,开展了大量的新探索,形成了大量的新成果,但多数还是束之高阁,较难投入应用。

（三）明确研究目标

从以往研究来看,中医药理论的现代研究,主要是用现代医学语言阐述传统理论。把研究的重点放在用最先进方法或理论去研究药性的某一个内容,如研究寒的本质,目标是进行现代解释(或目标不明确);发展理论,希望证明其科学性,而少考虑其应用价值,最终得到的结果是部分语言的转变,基本与实际应用无关。为使中药药性理论研究能服务于健康,研究目标可从以下几方面考虑。

1. 应用目标　中药药性的基础研究与其他学科一样,必须要有其应用价值。如指导中医临床用药,或指导中药新药研发。完全的纯理论研究,对中医药事业发展意义不大。社会需求是通过研究解决实际问题(即治疗问题、保健康复问题等),而不是简单阐述更多的理论。这就需要选择研究有应用价值的理论。

2. 系统目标　中药药性理论四气、五味、归经、升降浮沉、有毒无毒等是一个整体，要综合考虑，深入分析。研究时必须进行系统思考，设计总体方案，并分步骤实施，最终形成系统理论。

3. 阶段目标　中药药性理论研究是一个很大的体系，需要长期研究才能完成。因此，必须确定阶段目标，选择突破口，在一定时间内完成。阶段目标的成果也可实际应用，并作为下一步继续研究的范例。

（四）选择研究内容

研究内容是决定研究结果的主要方面，根据研究目的选择相应的研究内容。

1. 单因素分析内容　为了阐述药性某个方面的现代科学内涵，选择药性的个别因素开展研究。如选择"寒、热、温、凉"四气，或选择"归经"，或选择有毒、无毒等。如研究"寒、热"本质，从寒性药、热性药中选择几味代表药，进行相应深入的研究，总结出一定的"寒、热"特点，但这些结果很难应用。由于药性是对药物某些特性的高度概括，若从"四气"层面来看，药性（也可认为是药物作用）即寒、热、温、凉；也可认为只有二性，即温凉与寒热，只是程度存在差异，另外再加平性。在这个层面研究，就把如此多的中药所存在的如此复杂的作用都看成了三个作用或最多五个作用，即把如此复杂的中药作用假设成"三或五个作用"，研究结果如何应用？不论应用何种高新技术或新理论进行研究，取得如何重大成果，假设与现实距离过大，都会影响研究结果的应用。

2. 多因素分析内容　通过对药性内容的综合分析，选择相关的内容，如性味归经结合，或性味归经结合毒性等，进行一定层面上的综合研究。找出一定的共性规律，用现代医学语言进行阐述，有可能取得新突破，形成的理论既能充分反映中药特点，又是现代医药学的语言，并能直接指导临床应用，或启示新药开发。

（五）选择研究方法

研究方法是保证研究内容完成和目标实现的关键，研究方法的选择要遵循科学性、先进性原则，更要考虑适应性原则。不能只追求新颖，越新越好，搞新方法新技术的堆砌。药性研究应选用最合适的方法（包括经典方法和最新方法）。

1. 化学方法　药性研究的样品是药性研究最重要的基础，是保证实验结果具有重复性并能不断深入的关键。在保证药材质量的基础上，应用化学提取及分离的技术，制备合适的样品，必要时制订质量检测指标。首先保证样品工艺的一致性，从而保证样品的稳定性。

2. 经典药理学方法　经典药理学是进行药效研究更可靠的方法，对药效指标明确的药效实验，经典药理学方法最能确证其药效，并可进一步检测其作用强度。因此，药性研究不能忽视经典药理学方法的应用。

3. 反映中医证候的方法　药性与中医证候关系极为密切，反映证候的研究方法有两个方面：一是制备中医证候模型，用适当的方法进行制备，已有一些成功的例子，如肾虚、脾虚、血虚等模型；另一方面，应用多个药理模型组合反映中医证候，如用血液流变、微循环功能等组合反映瘀血的状态；根据具体研究选择适当方法。

4. 分子生物学等新方法　分子生物学技术已应用到药物研究的各个方面，在药性研究中也必然需要选用；其他新技术方法如光学、物理、数学等，如观察面红、手心发热等可应用光学技术。

五、应用性药性研究的探索[36]

"性、味结合归经"层面阐述中药药性，2005 年版《中华人民共和国药典》所载 417 种性味、归经记载齐全的植物类中药中,具有降血压作用的有101种,主要以性寒者多,性热者少;具苦味者多,归肝、胆经者多,这与中医临床治疗高血压病的用药特点较一致,提示具有相同药理作用的植物类中药可能含有相同或相似的化学成分,而含相同或相似的化学成分又是产生相关中药药性的物质基础[83]。但这只是大概情况,现代药学研究不能以大概情况来说明规律。如从现有中药化学研究结果看,从101种中药找出相同或类似化学成分的可能性更是不大。药性来源于整体思路,其本身又是整体,对其研究需要性、味、归经综合考虑,并注意功能与成分相结合,定性与定量相结合,实验与临床相结合。故一味追求新技术、多学科,将药性整体分割成"寒、热、温、凉、平及味、归经等"再进一步深入研究,分别阐述其科学内涵,要形成有实际指导意义的中药药性新理论也是不太可能的。

应通过较为全面地阅读文献和仔细分析,深入了解现有研究成果和存在问题,按照国家当时对中药药性研究立项要求,根据中药药性的特点,提出从"性、味结合归经"层面研究中药药性。

1. 证明假设、提供示范 假设"药性相同的中药具有相同或相似的功能药效,其功能药效以一组功能群的形式体现,并深入到机体的不同层次;产生药性的药效物质有稳定的化学组分群,不同成分组成的稳定化学组分群可产生相同或相似的功能药效"。将性、味、归经综合考虑,在"性、味结合归经"层面,选择"甘温归肝、肾经,甘凉归肝、肾经"等代表药,进行系统研究,以确定"甘温归肝、肾经,甘凉归肝、肾经"药性的药效群,并进一步确定相应的化学组分群,进而探讨药性药动学及作用机制。研究结果既体现传统中药药性,又反映现代科技水平,并有直接指导作用,可作为药性研究的范例,将推动中药现代研究朝着提高中药疗效及安全性并显示特色优势的方向快速前进。在此基础上构建现代中药药性理论体系,切实提升中药疗效(解决问题的能力),成为指导中医临床用药和高效特色中药产品开发的基础理论,可进一步科学表述中药的药性和功效,促进现代特色中药研制和应用。

2. 提高疗效、促进开发 中药药性理论的研究是在传统中药药性的基础上,进行有针对性的研究,使每个具体药物的药性得到现代科学(医学为主)的阐述,使用时中药的传统药性理论仍可应用,且现代科学(医学为主)尽可能地发挥作用,中药疗效必然提高;中药药性理论研究结果显示了具体中药的药性药效群和药性组分群,可作为高效特色中药新药开发的基础,也将促进产品开发。

3. 提出标准、规范药性 "性、味、归经"是药性的主要部分,中药药性理论的研究结果是将"性、味、归经"的形式以药效群的形式显示。应用反证法,如某药具有确定的标准药效群,既可确定该药具有相应的性、味及归经,中药药性在性味归经层面将得到规范,并为新的中药提供确定性味归经的方法,使中药传统药性和现代科学同步发展。

(吕圭源,陈素红,苏洁 浙江中医药大学)

参 考 文 献

[1] 王建,张廷模,曾南,等.中药药性理论的研究与思考[J].辽宁中医杂志,2008,35(2):212-213.

[2] 丁玲.中药药性理论的现代研究[J].饮食保健,2018,5(26):290.

[3] 李扬,冯旭,宋舸,等.中药药性的研究方法进展[J].医学信息,2018,31(13):38-40.

[4] 丁安伟.中药研究的现状及展望[J].南京中医药大学学报,1997,13(4):4-6,64.

[5] 包·照日格图,郑进,海银梅.中药与蒙药药性理论比较研究[J].云南中医学院学报,2005,28(3):31-34.

[6] 李仪奎."四气"实质的本质属性问题探讨[J].时珍国药研究,1993,4(3):6-8.

[7] 吴孟旭,宋姚屏,李昆,等.中药药性-功效关联分析的展望[J].辽宁中医杂志,2006,33(10):

1269-1270.

[8] 梁月华.寒热本质研究进展[J].中医杂志,1996,37(12):747-750.

[9] 马泽洪.中药寒热温凉四气的初探[J].中国药学杂志,1984,19(10):59-60.

[10] 邢小燕,赵艳玲,孔维军,等.动物行为学在中药寒热药性研究中的思考与实践[J].中国中药杂志,2011,36(4):519-524.

[11] 张明发,沈雅琴,朱自平,等.辛温(热)合归脾胃经中药药性研究(Ⅱ)抗溃疡作用[J].中药药理与临床,1997,13(4):1-5.

[12] 肖小河.中药药性研究概论[J].中草药,2008,39(4):481-484.

[13] 贺福元,邓凯文,黄胜,等.中药四性数学模型的建立与实验研究[J].湖南中医药大学学报,2010,30(9):22-26,33.

[14] 王玥,郑丰杰,李宇航.从热力学角度研究中药寒热量化的回顾与思考[J].环球中医药,2019,12(11):1765-1769.

[15] 王米渠,冯韧,严石林,等.基因表达谱芯片与中医寒证的7类相关基因[J].中医杂志,2003,44(4):288-289.

[16] 刘树民,卢芳,董培良,等.基于代谢组学整体表征中药药性及性效关系[J].云南中医学院学报,2009,32(6):1-5.

[17] 杨玉娇,王朋倩,张淼,等.寒性与热性中药对小鼠棕色脂肪组织中产热调节蛋白UCP1基因和蛋白表达的影响[J].中华中医药杂志,2019,34(4):1679-1681.

[18] 姜淼,吕爱平.基于药物生物效应的中药寒热属性分类研究策略[J].中国中药杂志,2014,39(11):2149-2152.

[19] WANG M L,LI L,YU C Y,et al.Classification of mixtures of Chinese herbal medicines based on a self-organizing map(SOM)[J].Mol Inform,2016,35(3/4):109-115.

[20] 冯帅,刘杨,王晓燕,等.多糖水解成分GC-MS指纹图谱与寒热药性的多元统计分析[J].中国实验方剂学杂志,2013,19(9):143-146.

[21] 齐方,蓉蓉,薛付忠.中药药性特征标记的PLS统计模式识别模型[J].中国卫生统计,2011,28(6):628-631,637.

[22] 李健,李峰,王厚伟.中药药性与蛋白质含量相关性研究[J].山东中医药大学学报,2009,33(3):181-183.

[23] 周正礼,李峰,李佳.20种中药总糖含量与寒热药性关系探讨[J].山东中医药大学学报,2009,33(1):5-8.

[24] 朱荣林,杨秋秀.寒热中药微量元素的比较与分析[J].广东微量元素科学,1995,2(8):17-21.

[25] 管竞环,李恩宽,汤学军,等.药性阴阳消长、转化与稀土元素的关系[J].中草药,1995,26(6):321-325.

[26] 梁鑫淼,徐青,章飞芳.中药现代化研究的几点思考[J].中国科学院院刊,2004,19(3):218-220.

[27] 罗国安,梁琼麟,刘清飞,等.整合化学物质组学的整体系统生物学:中药复方配伍和作用机理研究的整体方法论[J].世界科学技术:中医药现代化,2007,9(1):10-15,24.

[28] 薛长松.金银花药性形成过程影响因素考证及中药单味药药性成因假说[J].中草药,2020,51(11):3090-3096.

[29] 张冰,金锐,黄建梅,等.基于"三要素"的中药药性认知模式构建与实践[J].中国中药杂志,2012,37(15):2344-2348.

[30] 欧阳兵,王振国,李峰,等.中药四性"性-效-物质三元论"假说及其论证[J].山东中医药大学学报,2008,32(3):182-183.

[31] 匡海学,王艳宏,王秋红,等.基于中药性味可拆分性和可组合性的中药性味理论研究新模式[J].世界科学技术:中医药现代化,2011,13(1):25-29.

[32] 张廷模,王建.浅析中药药性"一药二气"说[J].时珍国医国药,2005,16(11):1153-1154.

[33] 孙维洋,李峰,欧阳兵,等.瞬时受体电位通道与中药药性现代研究[J].中国中医药信息杂志, 2009,16(8):8-9.

[34] 吕圭源,苏洁,陈素红,等.甘凉与甘温归肝肾经中药对雌二醇致小鼠肾阳虚的影响[J].中药新药 与临床药理,2008,19(6):422-425.

[35] 吕圭源,陈素红.中药药性研究的思路与思考[J].中药药理与临床,2007,23(5):219-222.

[36] 陈素红,吕圭源."性、味结合归经"层面研究中药药性[J].中药药理与临床,2008,24(4):58-62.

[37] 刘继林.中药性味的研究与思考[J].成都中医药大学学报,1997,20(1):2-5.

[38] 周祯祥.中药五味实质探讨[J].湖北中医杂志,1999,21(5):232-233.

[39] 张晓琳,徐金娣,朱玲英,等.中药川芎研究新进展[J].中药材,2012,35(10):1706-1711.

[40] 张利.甘草的药理作用及现代研究进展[J].中医临床研究,2014,6(10):147-148.

[41] 顾雪竹,李先端,钟银燕,等.蜂蜜的现代研究及应用[J].中国实验方剂学杂志,2007,13(6):70- 72,封3.

[42] 韦树根,马小军,柯芳,等.中药天冬研究进展[J].湖北农业科学,2011,50(20):4121-4124.

[43] 金兰.大黄的药理作用及临床应用进展[J].中国医药指南,2013(11):487-488.

[44] 杨莹菲,胡汉昆,刘萍,等.乌梅化学成分、临床应用及现代药理研究进展[J].中国药师,2012,15 (3):415-418.

[45] 应帮智,张卫华,张振凌.中药芒硝药理作用的研究[J].现代中西医结合杂志,2003,12(20): 2155-2156.

[46] 于虹.论中药的法象药理[J].中华中医药杂志,2005,20(11):648-649.

[47] 李巍然,姜效典,李颖.矿物药性味及其与溶出成分的关系[J].矿物学报,1994,14(2):164-171.

[48] 王健,黎晓敏,贾仁勇,等.368味兽用中药材的性味、归经、毒性与11种元素含量关系的研究[J]. 畜牧兽医学报,1997,28(1):91-93,95-97.

[49] 张维玲,王会秋,黄书通.浅议中药五味-化学成分-药物功能三者之间的联系[J].河北医学,1998,4 (11):94.

[50] 金锐,林茜,张冰,等.基于Apriori算法的中药气-味-效三维数据关联规则挖掘研究[J].中西医结 合学报,2011,9(7):794-803.

[51] 周福生,赖小平,许仕杰,等.中药药性理论模型化表征方法研究思路[J].世界科学技术:中医药现 代化,2009,11(2):229-233.

[52] 刘松林,陈刚,刘萍,等.146种归肺经中药药性的统计分析[J].时珍国医国药,2011,22(10): 2528-2530.

[53] 陶瑾,姜民,陈露莹,等.基于中药性味理论和网络药理学方法的治疗消渴方药作用机制研究[J]. 药学学报,2017,52(2):236-244.

[54] 李盼,陈雨微,丁丽琴,等.辛味中药在治疗消渴证中的应用价值及中药五味理论现代研究的思考 [J].中草药,2019,50(22):5577-5583.

[55] 吉阳,宋秀珍."归经"理论渊源初探[J].吉林中医药,1999,19(1):2-3.

[56] 张伟,陈素红,吕圭源.菟丝子功效性味归经与现代药理学的相关性研究[J].时珍国医国药,2010, 21(4):808-811.

[57] 吴瑕,杨薇,张磊,等.下丘脑-垂体-性腺轴阻断对淫羊藿促性激素作用的影响[J].中国实验方剂学 杂志,2011,17(5):161-164.

[58] 杨红莉,葛珍珍,孙震晓.何首乌药理研究新进展[J].中药材,2013,36(10):1713-1717.

[59] 宋丹,王峥涛,李隆云,等.党参炔苷对胃溃疡模型大鼠胃黏膜损伤保护作用的研究[J].中国中医 急症,2008,17(7):963-964,986.

[60] 王冰瑶,吴晓燕,樊官伟.丹参素保护心血管系统的药理作用机制研究进展[J].中草药,2014,45

(17):2571-2575.

[61] 张益赫,赵琰,屈会化.中药归经理论演变脉络及发展梳理[J].环球中医药,2019,12(12):1915-1918.

[62] 张军,成荣新,杨玉龙.中药归经理论形成发展源流述要[J].陕西中医药大学学报,2019,42(2):15-19.

[63] 伍睿昕,熊安东,刘连连,等.中药归经理论现代研究概述[J].浙江中医杂志,2020,55(3):232-233.

[64] 陈勇,韩凤梅,哀倬斌.关于中药归经实验研究方法学的新思考[J].中医药学报,1997,25(4):27.

[65] 王树荣,孙冰,丁国明.中药归经的实验研究[J].中国中药杂志,1994,19(8):500-502,512.

[66] 林似兰,严永清.从中医药理论探讨中药微量元素的作用[J].中国中药杂志,1989,14(6):52-55,64.

[67] 徐经采,朱梅年.明目中药的归经与微量元素的关系[J].微量元素,1987(2):23-28.

[68] 李艳玲,张卫强,王淑敏,等.中药归经理论的实验研究设想[J].长春中医药大学学报,2007,23(5):35-36.

[69] 郭世民,马克坚.中药药性与中药方剂的标准化是中医药标准化发展的基础[J].云南中医中药杂志,2005,26(6):11-12.

[70] 姜希伟,邹家丽,项荣武,等.基于最大相似度算法的补阳中药归肾经的量化探讨[J].中国实验方剂学杂志,2019,25(18):174-181.

[71] 滕杰,梁怡红,李毅,等.应用系统生物学方法从次生代谢物作用蛋白受体角度探索吴茱萸的归经研究[J].中草药,2018,49(8):1841-1846.

[72] 王俊尧,陈建新,赵慧辉.基于网络药理学研究肝经中药与治疗疾病的关系[J].世界中医药,2019,14(3):581-584.

[73] 王振国,王鹏,欧阳兵.关于中药四性物质基础研究技术路线的讨论[J].浙江中医药大学学报,2006,30(2):143-146.

[74] 周祯祥,张廷模,闵志强,等.论《神农本草经》对中药学的贡献[J].中药与临床,2020,11(3):43-49.

[75] 刘福祥,李同信,魏绪纲.中药酸味收涩质疑[J].中医药学报,1991(6):30-31.

[76] 贲长恩,郭顺根.中药归经理论研究述评[J].北京中医药大学学报,1999,22(2):3-8.

[77] 严苏晴,郭静科,许明明,等.铁皮石斛的抗氧化性与其脏腑归经作用差异性的研究[J].中国中西医结合杂志,2021,41(1):41-45.

[78] 徐树楠.中药归经现代研究方法探讨[J].中国药理学通报,2004,20(5):598-600.

[79] 梁琦,谢鸣.从药性多维性的角度认识中药药性理论[J].上海中医药杂志,2007,41(12):45-46.

[80] 李信民,杨晓峰,王花娥.单味药性五味与归经关系分析[J].中国中药杂志,1995,20(11):694-695,705.

[81] 周海虹.论归经[J].湖南中医药大学学报,2000,20(4):44-46.

[82] 张华敏,杨健,刘思鸿,等.中药归经理论的研究方法及分子描述在中药归经中的研究探讨[J].中国医院用药评价与分析,2019,19(12):1518-1520,1524.

[83] 杨国营.对417种植物类药与其中101种降压中药药性的比率分析[J].河南中医学院学报,2005,20(3):22,27.

第六章

表型组学与中药药理学研究

第一节　概　　述

　　中药是传统中医药学宝库中最重要的组成部分。中药方剂则是中医进行临床治疗的主要治法体现,是根据整体观和辨证论治原则、临床实践经验和配伍原则,以若干药物配合组成的药物复方。对中药方剂的现代化科学研究目前仍然以探讨其有效成分对人体器官系统和分子靶标为主要的药理学研究思路和方法。虽然在某些药物的有效成分方面开发出了很多由中药方剂提纯出来的单体新药,并在临床上得以广泛应用,但是,这些以典型的植物药的药理学研究思路和方法筛选出来的有效成分和分子靶点,与传统中医药的理论和临床用药实践已经有所脱节,失去了传统中医药学的本质特性。本章介绍以新兴的表型组学(phenomics)[1]和药物表型组学(pharmacophenomics)[2]作为新的中药研究思路和方法,还原中药方剂在整体观和辨证论治的原则指导下的配伍原理和分子机制[3-4],从而使中药方剂的君臣佐使的组方原则以临床对证候治疗效果为标准的联合用药机制和辨证论治的药物表型组学特征和其临床价值得到现代化多组学系统整合性及涌向性科学评估,最终为理解中药方剂的网络化多靶点药理机制和临床应用原理及价值,开创新的思维路径与研究范式,并为全面深入的以病人证候(表型组)为动态中心的新精准医学的创立打下科学理论基础。

第二节　中药方剂的组成结构及临床应用

　　中药方剂是在临床辨证清楚、治法明确后,根据药物性味经过合理配伍,以增强治疗作用、消除或减弱毒副作用、提高整体疗效为目的,而选用适当的药物组成的复方[3]。所以,中药方剂的组成并非任意堆砌,而是由历代中医药学家对单味药治病的临床效果的长期实践经验进行总结比较,在辨证论治理论指导下,诊察疾病发生发展过程中某一阶段所展现的证候特点作为选药依据,进行合理组合而形成的。

　　中药复方一般以君、臣、佐、使来描述各个组成成分在联合用药时所担任的角色或药理作用[3-5]。君药是方剂中起主要治疗作用的药物,通常只用一至两味药,而且用量也较其他成分重,以集中"药力"在主证(主要靶点群)上,并保持整体疗效。臣药在方剂中有两方面的药理作用:一是辅助君药治疗主证,二是治疗某些兼证或夹杂证。佐药的药理作用则有三方面的意义,一是佐助药,以协助君臣二药治疗或改善主、兼证;二是佐制药,以减缓君药或臣药之烈性或毒副作用;三是反佐药,以发挥平衡作用,即根据复方的需要提供与君药性味相反但作用相成的药物。使药在方剂中的药理作用一般有二:一是作为引经药将方中药物引导入某一特定经络或靶点,二是对方剂中其他药物起调和作用。可见,中药方剂配伍组合具有严格的理论根据和临床实践基础,每一个方剂的药味组成多少,以及君、臣、佐、使是否齐全都是依据辨证和治法需要,选取具有与证候相对应的功效和药性的药物而定的,即"方证相应"或"方证同源"。

中药方剂在临床应用上也具有严格的治法治则。医师在临证选方后,还要视具体病人的病情和治疗需要对证增减药味或剂量,或更换剂型等,使方剂更能适合病人的病情、性别、年龄、体质和生活环境及习惯等,以"同病异治,异病同治"的辨证论治形式达到最为准确的最高整体疗效的目的。因此,对"证候"的正确认识和诊断,是中医方剂组方和临床应用实现个体化辨证施治或精准医疗的基础。与现代医学的根本区别在于,传统中医学对疾病本质的认识是通过辨病、辨症、辨证三个方面来进行定义和分类的[6];疾病(illness or sickness)是指所有偏离正常生理功能、失去健康的状态;病(disease)是对疾病发展全过程中出现的与其他疾病表现有所不同的特征以及病情发展的独特规律所作出的概括。症(symptom)是机体患病时所表现的各个背离正常生理范围的异常现象,包括症状与体征,如发热、恶寒、气短、心悸等。这是人体出现疾病的反映,是疾病的外在表现,所以称为症状。证候(zhenghou)[3-4]则是根据望闻问切四诊所获资料,对病因(如内伤、外感等)、病位(如表、里、脏、腑等)、病性(如寒、热等)、病机、病势(如邪正盛衰、疾病发展趋势等)、病人体质以及患病时季节气候与周围环境等本质的整体概括,是对病所处的阶段性症状和体征的本质类型的综合判断和辨识,所以叫辨证。临床上,"同病异治"是指在同一种病发展全过程中出现的不同证候的治则应该不同;其实质则是"异证异治",这是辨证论治规律中的普遍形式。"异病同治"则是对不同的病发展全过程中由于病变的机制相同,可有相同的"证(候)"出现,故需要采用同一治法治疗,其实质是"同证同治",这也是辨证论治规律中较为常见的形式。临床实践上,其实还存在"同证异治"这一种特殊形式的辨证论治形式,即指对于同一证候,因人、因时、因地不同,或由于病情进展程度、病机变化,以及用药过程中正邪消长等差异,治疗上应相应地采取不同治则。在古往今来的中医临床实践中,不同流派都有普遍应用"同证异治"的实例和范例,而且有较多相关文字记载描述。但是,由于历代的注释和理解角度的差异,而使得这种特殊的辨证论治形式的真相被湮没于"同病异治,异病同治"之中。

第三节　中药方剂的药理学研究现状概述

近半个多世纪以来,现代科学技术的迅猛发展及其在生物学和西医药学的广泛应用,极大地推动了中药方剂的药物作用机制、剂型研制及临床应用等的研究。在中药方剂的剂型研制方面,为重点解决传统剂型中存在的问题,如煎药费时费力、浪费药材、服用不便、质量不够稳定等,广泛应用了新技术、新工艺,如超滤技术、快崩技术、挥发成分稳定技术、冷冻浓缩技术、干法造粒技术、沸腾造粒技术、无菌灌封技术等,创制出了不少服用方便的中药片剂、滴丸剂、注射剂、海绵剂、栓剂、油剂、霜剂、气雾剂、泡袋剂、粉针剂等,极大地丰富了中药方剂的剂型。在方剂质量控制方面,薄层扫描、高效液相色谱、质谱、原子光谱、核磁共振等仪器设备和技术的应用,使复方逐步达到定性和定量的研究水平,制剂质量不断提高。在传统中药方剂的临床应用方面,则主要是在中西医结合理论指导下,针对现代西医学认识界定的属于消化系统、呼吸系统、心血管系统、泌尿生殖系统、运动系统、精神神经系统等疾病以及传染病、肿瘤、艾滋病等,套用中医辨证论治(比如脏腑辨证)的特点,在常见病和多发病的治疗上广泛使用中药方剂(成药或从方剂中纯化的有效单体)并取得较显著的疗效。但是,对于中药在治疗常见病多发病上的临床价值的评价还缺乏正确的途径和公认的行之有效的标准。在中药方剂药理作用机制的实验研究方面,主流是在中西医结合理论的指导下,以探讨方剂组分中的有效成分对人体器官系统和分子靶标关联的生理和病理生理机制的药理学研究思路和方法。虽然开发出了很多由中药方剂提纯出来的有效成分和单体新药并将其广泛应用于临床,已经取得了许多举世公认的成就,但是,这些以典型的植物药或天然药物的药理学研究思路和方法,来寻找对西医确认的疾病的有效成分和分子靶点,其药理学依据与传统的中医中药的君、臣、佐、使药理学理论和临床实践已经相去甚远,失去了传统中医药学的本质特性。最近几年发展起来的方剂组学[3-4]和药物表型组学[2,7],试图在传统中医药理论指导下,运用现代多组学研究手段,对方剂的理论及复方药理、药效等进行系统研究,以阐明复方的作用机制,剖析药物的配伍关系,提高对复方立法组方的理论认识,有可能发现古方的新用途和促进新方的创制。

第四节　表型组学与中医药学的辨证论治

众所周知,辨证论治是中医临床诊断和用药治疗体系的精髓。证候是中医学以无数活着的整体开放复杂巨系统的人及其与大自然的相互作用、健康与疾病的动态转化关系等作为研究对象,通过几千年的理论思维和临床实践,对人体进行长期系统的观察分析和整合而形成的对人类疾病的认识体系。因此,对证候的研究,是中医药理论研究中至为重要的一个环节。只有在辨证的标准前提下才能对中药临床应用进行指导,对其疗效进行合乎中医理论的全面评价。

虽然中医的"证候"和西医的"病"都是通过病人不同性状特征反映出来的临床表现,但是中医因时、因地、因人制宜加上反映病因、性状、部位、范围、动态等要素定义的证候要比西医基于人体解剖结构和生理系统的病理生理变化而定义的病的内容丰富得多。从表型组学的角度来看,西医是以临床表型(clinical phenotype)来定义一个疾病(例如高血压),而中医则是以临床表型组(clinical phenome)来定义一个患者所处的病的某个阶段由病因、病位、病性、病机、病势、病人体质以及季节气候与周围环境共同决定的所有临床症状和体征的本质综合类型(例如肝阳上亢证)。因此,传统中医药学通过四诊进行的辨证论治,实际上就是临床表型组学(clinical phenomics)的具体应用。换句话说,传统中医药学在几千年以前就已经开始"自觉"地将表型组学应用到临床实践当中。或者说,后基因组时代的"组学(omics)"概念,特别是表型组学,与中医药学的整体观、辨证论治、复方综合干预等理论有着千丝万缕的有机联系,是中医药学历史发展的必然产物。所以,表型组学是进行中医药学现代化研究的最合理和最实际的切入点,比较容易更直接的抓住中医药现代化关键性的要害问题并逐步解决,因而对中医药学的现代化和发展具有划时代的理论指导意义和引领作用!

一、表型组学的概念

表型组学(phenomics)是后基因组时代的新兴科学。表型组学的兴起是功能性基因组学和功能性蛋白质组学研究的必然结果。近年来蛋白质芯片系统(protein chip system)的诞生和计算机辅助的高通量表型组学方法的建立,更进一步促进了表型组学的快速发展。

(一) 表型组的概念

表型(phenotype)是指由一个种系(species)、生物体(organism)、器官(organ)、组织(tissue)或细胞所表现的生命运动或功能特征。表型组(phenome)则包括了由基因型和环境影响所决定的表型特征的整体总和。例如人的皮肤颜色、身高、行为或个性特征等。个体间的表型组差异可能由于基因(单核苷酸多态性 SNPS)型的差异或外部环境的影响或两者的综合影响导致的。

(二) 表型组学的概念

Steven A. Garan 在 1996 年于滑铁卢大学老年病研究所的一次讲演中首次提出"phenomics"一词,直到 2003 年他才在 *Experimental Gerontology*(《实验老年人病学》)杂志发表的摘要上对 phenomics 一词加以定义。表型组学(phonomics)研究表型组的本质特性和其形成的机制,尤其是表型组与整个基因组、蛋白质组、代谢组或相互作用组织间的关系。

(三) 表型组学研究方法和途径

中医药表型组学研究方法和途径见图 6-1。表型组学采用正向遗传学(forward genetics)的研究方法,由表型组→整合生物学(integrative biology)→代谢组学(metabolomics)→相互作用组学(interactomics)→蛋白质组学(proteomics)→转录物组学(transcriptomics,是细胞表型的主要决定簇)→表观基因组学(epigenomics)→基因组学(genomics)进行研究,即是用"顶部向下(top down)"的研究方法,来阐明表型组(phenome)与相应的基因组(genome)的变化。在进行基因组学、表观基因组学、蛋白质组学、代谢组学等研究的基础上,表型组学也可进行"底部向上(bottom up)"的研究,这也就是反向遗传学(reverse genetics)的研究方法,使用基因突变(mutation)、敲除(knockout)或敲倒(knockdown)等技术改变特定基因组及其蛋白质组的表达,然后观察其相应的表型组的变化,即从基因序列→基因组序列→转录物组→蛋白质组→相互作用组→代谢物组→整合生物学→表型组进行"从底部向上"的研究,可以进一步确认表型组与代谢组、蛋白质组和基因组之间的关系。

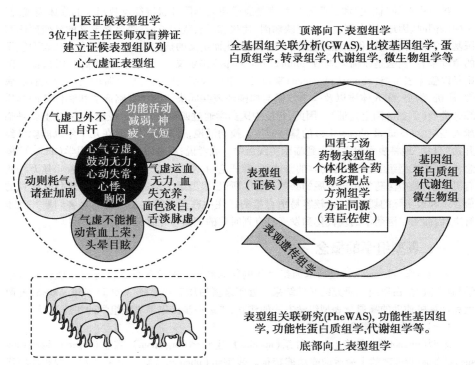

图 6-1　中医药表型组学研究方法和途径

（四）为什么要进行表型组学研究？

虽然功能性基因组学的研究可以精确到该基因表达的水平上的变化，但基因组学并不能提供有关蛋白质的具体表达水平、蛋白质之间的相互作用、翻译后的蛋白质修饰等信息。单独用基因组学或蛋白质组学方法都不能在对生理、病理和疾病进行全面的、整体的研究和理解。表型组学的优势为可通过对表型组和基因组、蛋白质组（和其他"组"，包括代谢组和相互作用组）的关系和机制的研究，分析各个"组"在不同的环境因素（时间、地点、健康与疾病等状态）下的功能，从而揭示与表型组密切相关的未知基因和蛋白质成分和形成表型组（或功能）的机制，或通过基因敲除等反向遗传学方法揭示表型组的不同机制。表型组学能更有目的性地集中研究与表型组（行为、生理、病理、临床表型等）有关的蛋白质组、代谢组、宏基因组、表观遗传组等的变化。

二、表型组学在研究中医证候中的应用

通过临床表型组学的研究，可对中医定义的证候（表型组）发生的分子机制（代谢组、相互作用组、表观基因组、蛋白质组等的具体变化）有更完整的和动态的认识，从而为证候的诊断、预防和治疗提供更准确和适用的标准，为研究与证候相对应的方剂（方证同源）的药理作用机制和发展新药提供药物作用靶点。表型组学的研究也为建立人类疾病的动物模型提供以具体发病机制为指导的新标准和途径，使动物疾病模型更接近于人类疾病的临床表型而提高其使用价值。由于表型组学是以基因组学、蛋白质组学、代谢组学、相互作用组学、整合生物学、生物信息学等为技术平台的，其应用范围将更广。在生理学和病理生理学中，表型组学可研究在生理或病理生理条件下人（动物）的行为和其他生命特征的表型组，从而能整体性地全面探讨和了解表型形成机制，更完整和详细地动态描述基因组和蛋白质组等的功能。在疾病诊断学的应用方面，表型组学可通过分析疾病发生的不同阶段基因组、蛋白质组、代谢组、相互作用组等的变化，发现一些疾病不同时期的蛋白或基因标志物，不仅可形成未来诊断学基础理论，还对药物发现和临床治疗学具有指导意义。

第五节　药物表型组学在中药方剂药理学研究中的应用

中药进入人体内发挥作用的基本环节是药物分子与生物分子之间的直接或间接的相互作用。中药发挥作用必然会引起从遗传信息（基因组）到整体功能中的分子、细胞、器官及整体多个层面的结构与功能状态（药物表型组，pharmacophenome）的改变，而决定这些层面的结构与功能的基础是基因组，其直接的决定因素主要是蛋白质组。因此，中药方剂作为多种化合物的组合，其疗效是通过作用于人体的生物分子及其结构的各级系统综合实现的。高通量测序等新兴生物技术的发展使得全基因组关联分析（genome-wide association study, GWAS）[8]以及表观遗传组学、蛋白质组学、转录组学等多组学的研究得到更广泛的应用。由于中药组成成分和中药作用的复杂性，表型组学的研究途径正好与中药方剂的多组分、多作用靶点、多代谢途径的特点相契合，是最适合的中药方剂研究的方法。药物表型组学通过药物蛋白质组学（pharmacoproteomics）、药物代谢组学（pharmacometabolomics）、药物基因组学（pharmacogenomics）、网络药理学及生物信息学等技术，能够对参与药理作用的所有生物分子在表达谱以及翻译后修饰加工上对其进行平行分析。这样，通过比较模型组、多种配伍治疗组、多种对照组之间的差异，就可以了解中药方剂中君、臣、佐、使各成分的作用靶点（群）

和作用机制,进而确定与不同配伍组相对应的基因靶点,并对基因转录与表达在不同器官、组织上质与量的差异与复方的君臣佐使、归经理论及用药剂量的相关性进行研究,阐明复方的组成及作用原理(图6-2)。

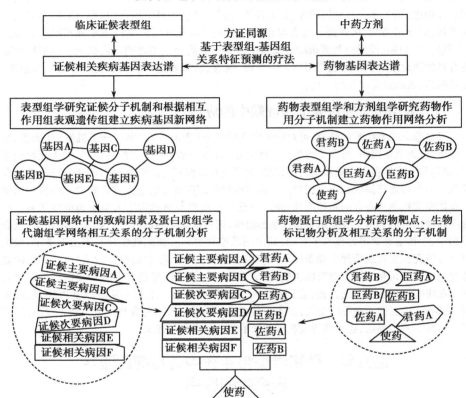

图 6-2　药物表型组学研究中药方剂的策略

　　利用临床表型组研究途径分析证候分子机制,并根据相互作用组、表观遗传组建立疾病基因新网络,确定证候相关基因网络中的致病因素及蛋白质组学、代谢组学、网络相互关系的分子机制,为研究方剂中各个药物成分(君、臣、佐、使)分子靶点提供筛选依据,为药物表型组学和方剂组学研究分析药物作用分子机制建立药物作用网络,并进一步并求证中医"方证同源"和深刻解释其药理学作用原理。

一、研究发现中药方剂的药物作用新靶点

　　如前所述,中药方剂是以"君、臣、佐、使"的结构组方,以通过特异地作用于体内的相互关联的多个靶蛋白质而重新调整患者的生理状态来达到治疗目的。所以,确定药物的靶蛋白质在药理学研究中具有重要作用。药物靶标的发现对创新药物的研究也具有决定性的意义。近年来蛋白质组学的研究已经提供了非常有利的证据,认为每一个生理功能都是功能

性蛋白组(或亚蛋白质组)内多蛋白质复合体共同协调作用的结果。所以,以单一蛋白质为靶点的"纯"分子药物往往达不到预期的"纯"疗效而出现多种副作用。使用表型组学的方法寻找药物作用靶标时,通过检测疾病和药物处理前后蛋白质组表达谱和蛋白质-蛋白质相互作用组的变化,可发现和确认药物作用的新靶标"群"。可以预期,通过药物表型组学发现和确认药物靶标群并用于新药研究,可指导中药方剂复方用药,提高命中率,减少盲目性,从而大大降低中药方剂研究和创新的成本。

二、研究中药方剂的药物作用机制

对中药作用机制的研究就是要揭示中药方剂各个组成成分的整合治疗作用机制和机体对方剂内组合药物成分的整合处理过程。很显然,这是一个涉及多成分、多靶点、多途径的过程。就中药来说,其所含的化学成分非常复杂,虽然并不是所有的化学成分都是有效成分,但各个成分之间可能存在着协同或抑制的作用。而有效成分进入人体后,必然会引起从遗传信息到整体功能多个层面的结构与功能状态的改变,调节和整合这些层面的结构与功能变化的本质是基因组功能的体现,而其直接的作用则主要是蛋白质组和代谢组的相应变化。因此,有关蛋白质组和代谢组的研究对于中药药理来说非常重要,有助于从分子水平阐述中药药理。目前,对中药方剂内许多药用的活性化合物在体内的作用机制并不清楚。中药治疗的重点在于调整机体功能状态,发挥机体抗病能力。这是一个涉及细胞、器官、整体多个层面的调节过程,对多个层面的系统关联性研究正是表型组学的主要任务。同时,依据多基因致病的关联特性,通过表型组学对蛋白质表达谱和表达产物的差异性分析,可以提示疾病发生和发展的分子水平调控规律,进而可能揭示中药成分的作用靶点、作用环节和作用过程。也就是说能够发现复方中药中的有效成分及各成分间的相互关系,从而可能会更清晰地阐述中药方剂君、臣、佐、使组方的分子机制,实现中药方剂由天然药物组方向化学成分组方的转化。

三、方剂中药物不良反应和毒副作用的研究

采用药物表型组学来研究药物的不良反应(表型组),通常是比较正常组织细胞和经待研究药物处理过的组织细胞的蛋白质组、代谢组、相互作用组等,找出与药物不良反应有关的差异,进而认识其规律和机制。蛋白质是机体对异质物反应最直接的表现形式,生理功能的实现有赖于功能性蛋白组(或亚蛋白组)内多蛋白质复合体相互作用的共同协调。很多制药公司已开始采用蛋白质组学技术开展毒性预测,如在搜寻毒性(安全性)标志时,临床前开发小组往往希望不仅仅得到某一化合物特异性的毒性标志物,更希望获得普遍风险的组织毒性生物标志,从而可用于未来研究中的毒性预测。

四、方剂的临床价值评价

中药方剂和中成药品种众多,方剂成分复杂,具有多靶点调节的作用,其药理机制目前多不清楚,如何评估其临床价值是一个巨大的挑战。通过临床经验对中成药价值的判断必然存在较大的主观性和差异性。通过高质量临床研究虽能够得到较为准确、客观的评价,但需要投入极大的人力、物力、财力,因而几乎不可能对众多方剂或其类方进行大规模的临床观察。另外,方剂通常具有对证治疗的特点,而如何在临床试验中客观地评价其证候疗效也是通过临床试验评估中成药临床价值要突破的障碍。通过系统评价及网络 meta 分析的方法进行药品价值的评估也需要大量临床试验数据作为支撑。因此,亟须开辟新的途径来进

行方剂临床价值的评估。针对不同证候的表型组学特性来对方剂的药物表型组学的临床疗效和临床价值进行评估,对类方进行临床价值的比较,从而明确该方剂的临床定位,决定在临床中应如何选择合理用药。

五、中药药物筛选及先导化合物的鉴定和优化

当前药物筛选的主流是高速、低成本的高通量筛选,并逐渐向超高通量方向发展。提高药物筛选的通量有两条途径:一是微型化,一是自动化。而生物芯片正好可以满足超高通量筛选微型化和自动化的需要。作为表型组学的重要技术之一的蛋白质芯片技术就是生物芯片的一种。它包括分析芯片(analytical microarray)和功能性蛋白芯片(functional protein microarray)。前者是把一系列顺序排列的蛋白质特异性配体,主要是抗体,点样到特殊性材料表面,监测蛋白质的差异表达,进行蛋白质的表达谱分析。后者是把蛋白质或蛋白质结构域点样到特殊性材料表面,着重于解读复杂的细胞调控过程。其筛选原理如下:在活性化合物作用下,通过蛋白质芯片能够发现数千种蛋白质中表达异常的蛋白质,从而进一步推断这种化合物的目标靶蛋白质,即可以将这些目标靶蛋白质作为药物筛选的作用靶点。对于中药这种多成分多靶点作用方式的药物,采用蛋白质芯片或未来的表型组芯片技术进行分析则显得尤为合适。先导化合物的筛选和优化是药物研发过程中的重要步骤。表型组学能够促进药物靶标(包括动态的多靶位)的发现,在此基础上,有助于先导化合物筛选模型的建立。如高通量药物筛选,将组合化学、基因组学和蛋白质组学、生物信息学和自动化仪器等先进的技术进行有机的组合,形成一种发现药物的新程序,为新药研发、特别是复方药的开发开辟了新途径。

六、表型组学用于中药质量标准化

从中药材到成品,我国有 GAP、GPP(Good Pharmacy Practice)、GLP、GCP、GMP、GSP 等政策法规或行业规范,力求做到数据客观化、质量标准化及过程规范化,以推进中药现代化进程。应用表型组学对辨证的标准化、对药物靶位的确认、对临床疗效的评估的规范化,都将对中药的质量的检测标准提供重要资料。中药炮制理论是中医药理论的一个重要组成部分,但时至今日,《中华人民共和国药典》上还有很多药材没有统一的炮制方法。是否达到炮制要求,仅能用经验鉴别,无法实现中药饮片质量的标准化。而中药饮片对疗效的影响有时是关键性的,特别对于有毒中药材来说,因为它直接关系到人民用药安全、生命健康等问题,建立中药饮片的客观化质量指标,包括炮制辅料的质量标准,是中药饮片质量标准化的一项急迫的任务。中药炮制操作的规范化,应当包括炮制操作过程中的温度、时间等要素。对中药炮制后的具体成分及其对表型组(证候)的作用和疗效进行的评估,也将有助于中药炮制的规范化。

七、其他

表型组学技术也可应用于解决濒危中药材物种的保存和生产,揭示中药材或制剂的有效部位或有效成分的作用靶点的研究。中药指纹图谱的内容应包含生物指纹图谱(基因组学指纹图谱、蛋白质组学指纹图谱、DNA 指纹图谱)等。

第六节　结语与展望

中医药学是中国人民数千年来与疾病斗争的实践经验的总结,是中国科学的代表形式之一,也是宝贵的中国传统文化的重要组成部分。但是,近现代中医药学的发展速度依然有

上升空间,主要原因之一是中医药学没有像西医药学那样用现代生命科学理论来诠释和发展中医药的整体观、辨证论治、复方综合干预等医学思想和临床实践。在经济和科技高速发展的当今社会,进一步发展中医药的科学理论和临床应用已成为共识,但对于传统中医药应该怎样进行现代化发展,站在不同角度,在认识和指导思想上有着不同的观点。我们认为,在中医药学科发展过程中,首要问题应该是如何在符合传统中医药理论的前提下,借助于精准医学时代的科学技术,使中医药学中一些本已存在,但还未能实现数据客观化、过程规范化、质量标准化的理论和临床实践,特别是证候和辨证论治等,赋予充实的现代科学的内涵和新的生命力,使传统中医药的优势得到更进一步的丰富和完善,在巩固的基础上不断发展,使中医药学与现代生命科学与西医药学及主要替代医学(alternative medicine)融会贯通,以适应现代社会和科学发展的需求。即所谓在继承传统的前提下实现中医药的科学发展和现代化,从而最终创立中西医学融合一体的精准医学新科学。

表型组学方法作为基因组学和蛋白质组学分析的有效对应方法,在近几年逐渐成为新世纪生命科学研究的前沿领域而得到飞速发展。基因组学、蛋白质组学和表型组学的整合应用,对于中医辨证论治理论和临床实践、方剂药理机制及新药研究开发的意义,不仅仅在于它是否能将中医临床循证以全新的整合组学概念来科学地总结和定义,更重要的是可以为解决精准医学时代西医学所面临的如何对疾病进行重新定义提供指导思想,而使目前西医以人体器官甚至细胞或分子为基础的疾病定义和分类,提高到一个新的整体水平,以表型组而不是表型来对疾病进行定义和分类,创立新的精准医学。药物表型组学的应用和发展,不仅仅在于是否能够直接导致新药或复方的生产,更重要的是可以减少新药和复方寻找中的主观性和盲目性,加快靶点(群)的探测速度,增加新药的临床试验通过率。可以预见,随着人们系统性地将表型组学与基因组学和蛋白质组学等研究的有机结合的不断深入,必将出现更令人振奋的成果,这些成果将很快应用于人类健康、疾病预防、临床诊断和治疗各个方面。药物表型组学在药物效应及诊疗靶点的研究上的应用,将促进现代药理学新分支(如药理蛋白质组学、药理代谢组学等)的诞生和发展,从而加速药物研究的发展。通过药理蛋白质组学和药物表型组学的研究,更能反映药物作用的整体性和个性的差异,从而为"量身定做"的个性化治疗(personalized therapy)和精准治疗提供依据和标准,促进个性化医学和精准医学的发展。表型组学在生物制药方面的应用,将促使一批高科技含量、高附加值的新药(特别是针对同一表型组内的多靶位的复方药)的问世。

（**段大跃**,叶玲玉,杨思进,李志,刘宗超,刘鹏,孙琴　西南医科大学中西医结合学院）

参 考 文 献

[1] DUAN D D. Phenomics of cardiac chloride channels[J]. Compr Physiol,2013,3(2):667-692.

[2] DUAN D D. HAN Y S,LI L,et al. Pharmacophenomics:a new paradigm for pharmacology,toxicology,and personalized medicine[J]. Chin J Pharmacol Toxicol,2014,28(1):1-9.

[3] DUAN D D,WANG Z,ZHANG B L,et al. Fangjiomics:revealing adaptive omics pharmacological mechanisms of the myriad combination therapies to achieve personalized medicine[J]. Acta Pharmacol Sin,2015,36(6):651-653.

[4] WANG Z,DUAN D D,WANG Y Y. Combination therapy of vascular diseases and fangjiomics:when west meets east in the era of phenomics[J]. Curr Vasc Pharmaco,2015,13(4):420-422.

[5] LIU Z C,WANG Z L,HUANG C Y,et al. Duhuo Jisheng Decoction inhibits SDF-1-induced inflammation and matrix degradation in human degenerative nucleus pulposus cells in vitro through the CXCR4/NF-κB pathway. Acta Pharmacol Sin. 2018,39(6):912-922.

［6］朱文锋,王永炎,唐由之,等. 中医临床诊疗术语. 北京:中国标准出版社,1997.

［7］HAN Y S,LI L,ZHANG Y P,et al. Phenomics of vascular disease:the systematic approach to the combination therapy[J]. Curr Vasc Pharmaco,2015,13(4):433-440.

［8］VISSCHER P M,WRAY N R,ZHANG Q,et al. 10 years of GWAS discovery:biology,function,and translation[J]. Am J Hum Genet,2017,101(1):5-22.

第七章

中药注册新分类及相关要求浅析

第一节　中药注册分类改革的背景

近年来,我国中医药产业快速发展,呈现出良好的发展态势。为进一步引导中药新药创新、研发和发展,不断提高研发水平,出台新的中药注册分类势在必行。

2017 年 7 月 1 日正式施行的《中华人民共和国中医药法》,是中医药领域的第一部法律,确立了中医药的战略地位,在法律层面明确了国家对中医药事业的发展方针,指出"国家大力发展中医药事业,实行中西医并重的方针""坚持继承和创新相结合,保持和发挥中医药特色和优势""鼓励和支持中药新药的研制和生产""支持以中药制剂为基础研制中药新药",充分体现了党和国家对中医药事业发展和工作的高度重视。

2017 年 10 月 8 日,中共中央办公厅、国务院办公厅印发《关于深化审评审批制度改革鼓励药品医疗器械创新的意见》[1](简称"42 号文")第十三条明确提出:"建立完善符合中药特点的注册管理制度和技术评价体系,处理好保持中药传统优势与现代药品研发要求的关系。"明确了中药注册分类改革的大方向,即"中药创新药、中药改良型新药、经典名方类中药和天然药物"。根据这些原则和要求,国家药品监管机构积极行动,着力构建、完善符合中药特点的审评审批机制。

2019 年 8 月 26 日,《中华人民共和国药品管理法》[2]经第十三届全国人民代表大会常务委员会第十二次会议审议通过,国家药品监督管理局进一步加快了对原有药品注册管理体系的调整。

2019 年 10 月出台了《中共中央国务院关于促进中医药传承创新发展的意见》(简称"《促创意见》"),这是中医药传承创新发展的纲领性文件,其中明确要求改革完善中药注册管理:及时完善中药注册分类;加快构建中医药理论、人用经验和临床试验相结合(简称"三结合")的中药注册审评证据体系[3]。

2020 年 3 月 30 日,国家市场监督管理总局正式颁布了新的《药品注册管理办法》(国家市场监督管理总局令第 27 号),以下简称"新办法"[4],并于同年 7 月 1 日起开始实施。新办法第四条指出"中药注册按照中药创新药、中药改良型新药、古代经典名方中药复方制剂、同名同方药等进行分类",但新办法同时也指出中药等药品的细化分类和相应的申报资料要求另行制定。

在充分考虑中药注册药品的产品特性、创新程度和审评管理需要的基础上,2020 年 9 月 28 日,国家药品监督管理局发布了《中药注册分类及申报资料要求》[5],明确中药创新药、中药改良型新药和古代经典名方中药复方制剂均属于中药新药,细化了各分类,并根据不同类别提出了注册申报资料的技术要求。

第二节　新注册分类内容的主要变化

42号文要求突出以临床价值为导向,新办法在其总体要求中明确指出"坚持以临床价值为导向",摆正和契合了药品创新的目的与方向。因此,中药注册分类的改革始终围绕临床价值进行,并充分体现了中药新药的研发规律,突出了中药特色,强调传承与创新并重。从框架上,中药注册分类除古代经典名方中药复方制剂外,其他与化学药、生物制品大致相同,见表7-1。

表 7-1　中药、化学药和生物制品注册分类的比较

中药注册分类	化学药注册分类	生物制品注册分类
中药创新药	化学药创新药	生物制品创新药
中药改良型新药	化学药改良型新药	生物制品改良型新药
古代经典名方中药复方制剂	—	
同名同方药	3、4类仿制药	已上市生物制品(含生物类似药)
其他情形	进口药	—

一、新的中药注册分类

1. 中药创新药　中药是指在我国中医药理论指导下使用的药用物质及其制剂。中药创新药指处方未在国家药品标准、药品注册标准及国家中医药主管部门发布的《古代经典名方目录》中收载,具有临床价值,且未在境外上市的中药新处方制剂。这个定义是全球新的概念,以新疗效为特色,重视临床价值评估,注重满足尚未满足的临床需求。此外,拓宽了处方药味的概念,饮片、提取物都可以作为处方药味。

具体分3种情形:

1.1　中药复方制剂,系指由多味饮片、提取物等在中医药理论指导下组方而成的制剂。

1.2　从单一植物、动物、矿物等物质中提取得到的提取物及其制剂。

1.3　新药材及其制剂,即未被国家药品标准、药品注册标准以及省、自治区、直辖市药材标准收载的药材及其制剂,以及具有上述标准药材的原动、植物新的药用部位及其制剂。

1.1类相当于原6.1.2类和6.1.3类,对功能主治的表述方式未直接明确主治为证候或病证结合。

1.2类相当于原1类和5类,仍强调了是从"单一"植物、动物、矿物中提取得到的提取物。不再强调"有效成分"和"有效部位"的概念,不再强调90%或50%含量的要求。新分类不再对含量进行限制,将大大改变行业的研发理念,将创新药的研发回归至疗效的确定,引导研发人员着重挖掘中药新药的临床价值。

1.3类相当于原2类和4类,即新药材和新的药用部位。取消了中药材的人工代用品的分类。

2. 中药改良型新药　中药改良型新药指改变已上市中药的给药途径、剂型,且具有临床应用优势和特点,或增加功能主治、变更生产工艺等的制剂。包含以下情形:

2.1　改变已上市中药给药途径的制剂,即不同给药途径或不同吸收部位之间相互改变的制剂。

2.2 改变已上市中药剂型的制剂,即在给药途径不变的情况下改变剂型的制剂。

2.3 中药增加功能主治。

2.4 已上市中药生产工艺或辅料等改变引起药用物质基础或药物吸收、利用明显改变的。

中药改良型新药内容的扩充是中药新注册分类方面的较大变化,将增加功能主治和引起药用物质基础或吸收、利用明显改变的重大工艺变更从原注册的"补充申请"的申报路径调整为新药申报范畴。需要说明的是该分类下的增加功能主治不应简单地理解为仅是已上市中药功能主治文字的规范性增加,而应当是基于临床需要的新的适应证/功能主治的开发。工艺的重大变更旨在鼓励药品上市许可持有人对已上市中药进行深入研究,如提高已上市品种的有效性、降低安全性风险、提升已上市品种质量而进行的优化生产工艺等。

3. 古代经典名方中药复方制剂 古代经典名方是指符合《中华人民共和国中医药法》规定的,至今仍广泛应用、疗效确切、具有明显特色与优势的古代中医典籍所记载的方剂。古代经典名方中药复方制剂是指来源于古代经典名方的中药复方制剂。包含以下情形:

3.1 按古代经典名方目录管理的中药复方制剂(简称3.1类)。

3.2 其他来源于古代经典名方的中药复方制剂(简称3.2类)。包括未按古代经典名方目录管理的古代经典名方中药复方制剂和基于古代经典名方加减化裁的中药复方制剂。

古代经典名方中药复方制剂这一概念最早见于2007年版《药品注册管理办法》[6],称为来源于古代经典名方的中药复方制剂。2008年出台的《中药注册管理补充规定》[7]第七条明确了其含义和简化注册管理的要求。从经典名方制剂的注册监管政策法规历程来看,2008年至2017年期间始终强调简化审评审批和制定古代经典名方目录。本次,为了落实中医药法,体现中药新药的研发规律,新增3.2类其他来源于古代经典名方的中药复方制剂,拓宽了经典名方的申报路径。

在注册管理方面,为更好地体现传承精华,古代经典名方中药复方制剂的两类情形要求均应采用传统工艺制备,采用传统给药途径,功能主治应以中医术语表述,对适用范围不做限定,采取组织专家进行技术审评的审评程序。3.1类目录由国家发布,目前已发布第一批100首的目录,为加快其上市,国家药品监督管理局对其审评审批程序进行了调整,申请人在研制工作完成后一次性直接提出上市许可申请,国家药品监督管理局不再审核发布"经典名方物质基准"统一标准。但是,这不等于说3.1类研制者就不需要开展对物质基准的研究了,因为3.1类无须开展临床试验,其关键工艺参数的制定只有以物质基准为依据,才能为药物有效、安全和质量可控提供保障。因此,将物质基准作为内控标准是3.1类研制的必然要求[8]。

4. 同名同方药 同名同方药指通用名称、处方、剂型、功能主治、用法及日用饮片量与已上市中药相同,且在安全性、有效性、质量可控性方面不低于该已上市中药的制剂。

需要关注的是同名同方药不能简单理解为原中药仿制药的概念,原因是从中药成分复杂且无严格的质量标准角度,且多数中药的原研厂家无从考证,难以实现"仿制药与被仿制药完全一致"。中药同名同方药能否符合上市要求,关键是看其与所申请药物同名同方的已上市中药(简称"同名同方已上市中药")的比较研究结果如何,而不是比较两者质量标准之间的一致性。

5. 其他 天然药物是指在现代医药理论指导下使用的天然药用物质及其制剂。天然药物参照中药注册分类。该要求本次无变化。

境外已上市境内未上市的中药、天然药物制剂,归为其他情形中,为境外已上市中药或天然药物制剂的进口保留了注册申报路径,其申报资料要求按创新药要求。

2020 年版《中药注册分类及申报资料要求》中的中药注册分类与 2007 年版《药品注册管理办法》中的中药注册分类的具体变化情况见表 7-2。

表 7-2　2020 年版与 2007 年版中药注册分类的比较

2020 年版中药注册分类		2007 年版中药注册分类
1. 中药创新药	1.1　中药复方制剂	6.1.2　主治为证候的中药复方制剂 6.1.3　主治为病证结合的中药复方制剂
	1.2　从单一植物、动物、矿物等物质中提取得到的提取物及其制剂	1. 未在国内上市销售的从植物、动物、矿物等物质中提取的有效成分及其制剂 5. 未在国内上市销售的从植物、动物、矿物等物质中提取的有效部位及其制剂
	1.3　新药材及其制剂(含新药用部位及其制剂)	2. 新发现的药材及其制剂 4. 药材新的药用部位及其制剂
2. 中药改良型新药	2.1　改变已上市中药给药途径的制剂	7. 改变国内已上市销售中药给药途径的制剂
	2.2　改变已上市中药剂型的制剂	8. 改变国内已上市销售中药剂型的制剂
	2.3　中药增加功能主治	补充申请事项 3　增加中药的功能主治
	2.4　已上市中药生产工艺或辅料等改变引起药用物质基础或药物吸收、利用明显改变的	补充申请事项 6　变更药品处方中已有药用要求的辅料 补充申请事项 7　改变影响药品质量的生产工艺
3. 古代经典名方中药复方制剂	3.1　按古代经典名方目录管理的中药复方制剂	6.1.1　来源于古代经典名方的中药复方制剂
	3.2　其他来源于古代经典名方的中药复方制剂	无
4. 同名同方药	—	9. 仿制药
5. 其他情形	境外已上市境内未上市的中药、天然药物制剂	进口药

二、中药新注册分类的特点

一是基于研发路径特点,不再以物质基础划分注册类别。为鼓励并体现源于临床的中药复方制剂的新药研发,将原 6 类中药复方制剂调整为中药创新药 1.1 类。并且不再突出强调有效部位和有效成分 50% 和 90% 的概念。

二是明确中药改良型新药的范畴,鼓励已上市中药的二次开发。对于已上市中药,上市后变更和改良型新药的概念得以明确区分,有利于鼓励对其临床价值的挖掘。需强调的是,无论是改剂型、改给药途径、改工艺还是增加功能主治,这些改良必须体现临床应用优势和特点,这是改良型新药的核心。

三是细化古代经典名方中药复方制剂的分类。为加强对古典医籍精华的梳理和挖掘,改革完善中药审评审批制度,促进中药新药研发和产业发展,本次注册分类中丰富了古代经典名方中药复方制剂的范围,明确按古代经典名方目录管理的中药复方制剂和其他来源于古代经典名方的中药复方制剂的注册申报路径,促进古代经典名方转化为中药新药。

四是提出了"同名同方药"的新概念,明确了"同名同方药"的基本要求。对中药而言,"仿制药"的称谓已成为历史。申请注册的同名同方药在通用名称、处方、剂型、功能主治、用法及日用饮片量与同名同方已上市中药相同的前提下,其安全性、有效性、质量可控性应当不低于同名同方已上市中药,而同名同方已上市中药应当具有充分的安全性、有效性证据。

第三节　申报资料要求

为了落实《促创意见》[3]中加快构建"三结合"的中药注册审评证据体系,优化基于古代经典名方、名老中医方、医疗机构制剂等具有人用经验的中药新药审评技术要求,加快中药新药审批的相关要求,《中药注册分类及申报资料要求》既遵循中药研发特点和规律,又注重借鉴运用药品注册管理国际经验。高度重视人用经验,突出中药研发逻辑和特点,根据不同注册分类、不同申报阶段,规定了申报所需提交的申报资料,在具体内容或名称上充分体现中药特点,以期更好地引导申请人开展中药研发工作,并按照所述格式和要求整理、提交研究资料。同时,为提高中药注册申报和审评效率,为后续中药注册电子化申报奠定基础,整体借鉴了国际人用药品注册技术要求协调会通用技术文件模块四(ICH M4)的基本内容,将中药研发所需的各项研究资料模块化。申报资料的撰写还应参考相关法规、技术要求及指导原则的相关规定。

一、与2007年版《药品注册管理办法》申报资料要求比较的整体变化情况

与2007年版《药品注册管理办法》中附件1要求相比,该版申报资料要求的每一项资料均有详细的项目编号撰写要求,列出了每一个项目编号的撰写内容,要求更详细具体,更利于申报资料的规范化管理。另外,新的申报资料要求中指出,若无相关信息或研究资料,项目编号和名称也应保留,可在项下注明"无相关研究内容"或"不适用"。

申报资料要求主要分为五大模块,分别是行政文件和药品信息、概要、药学研究资料、药理毒理研究资料、临床研究资料。整体变化情况如下:

1. 模块1"行政文件和药品信息"　该模块为新增的申报资料要求,共计12项,包括"1.0说明函""1.1目录""1.2申请表""1.3产品信息相关材料""1.4申请状态(如适用)""1.5加快上市注册程序申请(如适用)""1.6沟通交流会议(如适用)""1.7临床试验过程管理信息(如适用)""1.8药物警戒与风险管理(如适用)""1.9上市后研究(如适用)""1.10申请人/生产企业证明性文件""1.11小微企业证明文件(如适用)"。相当于原申请表及2007年版《药品注册管理办法》附件1的"1号药品名称""2号证明性文件""5号药品说明书样稿、起草说明及最新参考文献"以及"6号包装、标签设计样稿",及其他项资料中的资质等内容,其余为新增内容。

其中,申请状态包括既往批准情况、历次申请、调整方案、暂停、恢复临床试验、撤回申请、不涉及技术审评内容的变更等;临床试验过程管理信息包括临床试验期间增加功能主治、可能增加受试者安全性风险的变更、要求申请人调整方案、暂停临床试验等;药物警戒与

风险管理包括安全性更新报告(DSUR)、可疑且非预期严重不良反应(SUSAR)和风险管理计划。

2. 模块2"概要" 该模块为模块3、4、5的概述内容,包括"2.1品种概况""2.2药学研究资料总结报告""2.3药理毒理研究资料总结报告""2.4临床研究资料总结报告""2.5综合分析与评价"。相当于原注册申报需要提供的综述资料,主要对应2007年版《药品注册管理办法》附件1的3、4、7、19、29号资料,新增各专业研究的综合分析与评价、处方药味及药材资源评估总结、人用经验和临床价值评估总结等要求,并要求根据研究结果,结合立题依据,对安全性、有效性、质量可控性及研究工作的科学性、规范性和完整性进行综合分析与评价。

3. 模块3"药学研究资料" 该模块包括处方药味及药材资源评估、饮片炮制、制备工艺、质量研究和稳定性等内容。主要对应2007年版《药品注册管理办法》附件1的8~18号资料。与上一版相比,进行了大幅精简和整合,新版申报资料要求新设立了"3.1处方药味和药材资源评估"和"3.3.6试验用样品制备情况"板块,并将饮片炮制作为单独的板块,引导申请人关注药材资源的可持续利用,药材/饮片质量和可追溯性和试验用样品的代表性。

4. 模块4"药理毒理研究资料" 该模块包括药理学研究资料、药代动力学研究资料和毒理学研究资料。主要对应2007年版《药品注册管理办法》中附件1的20~28号资料,并将原来的21~27号资料整合为"4.3毒理学研究资料"一项资料。该模块内容遵循中药研发规律和特点,结合处方来源及组成、临床应用经验、制备工艺等,基于已有资料的可参考性、安全性风险的大小,确定所需要开展的药理毒理研究。

5. 模块5"临床研究资料" 该模块根据不同注册分类情况和不同注册申请阶段分别要求,临床研究资料包括中医药理论、人用经验和临床试验。按照不同的注册分类明确撰写要求,临床试验方面的申报资料基本对应2007年版《药品注册管理办法》附件1中临床相关的申报资料要求。突出强调人用经验在临床研究中的重要作用,比原注册申报资料要求更有针对性、实效性和灵活性。要求申请人基于临床价值评估,结合中医药理论、人用经验和临床试验,对拟定功能主治的支持情况进行评估。增加了临床试验期间的变更要求,明确了资料要求,并强调申请人需对已有人用经验和临床试验数据进行分析整理,为变更提供依据。

二、申报资料要求的策略

新的中药注册分类和申报资料要求充分体现了中医药理论和人用经验在注册申报时的价值,以安全性方面的申报资料为例,中药类别不同以及既往临床应用情况不同,安全性相关技术要求亦不同,见表7-3[9]。

表7-3 中药新药的安全性技术要求比较

中药新药的类别	药学方面	非临床方面	临床方面
古代经典名方中药复方制剂	1. 采用传统工艺制备 2. 按古代经典名方目录管理的中药复方制剂尽可能选择道地药材和/或主产区药材	一般应开展单次给药毒性试验、重复给药毒性试验	1. 梳理古籍和现代研究发现的安全性风险,拟定说明书相关项。 2. 收集整理与评估人用经验中的安全性风险

续表

中药新药的类别	药学方面	非临床方面	临床方面
其他中药复方制剂	1. 关注采用非传统工艺和/或工艺变更带来的安全性风险 2. 对有安全性风险的药材建立质量控制方法和标准	1. 对于采用非传统工艺,但具有可参考的临床应用资料的,一般应开展安全药理学、单次给药毒性试验、重复给药毒性试验。 2. 对于采用非传统工艺,且无人用经验的,一般应进行全面的毒理学试验。 3. 临床试验中发现非预期不良反应,或毒理学试验中发现非预期毒性时,应考虑进行追加试验。 4. 对于研究目的包括提高安全性的中药改良型新药,应进行毒理学对比研究	1. 进行处方安全性分析。 2. 在收集整理人用经验的过程中,关注中药的暴露程度和与不良事件的相关性。 3. 在临床试验中应重点对通过处方分析、临床实践总结发现以及非临床安全性评价发现的安全性风险等进行观察、研究和评价。 4. 已上市品种应收集、整理并分析临床试验阶段安全信息以及上市后通过多种渠道收集的安全性信息,包括国家不良反应中心监测数据、企业自发监测数据等
中药提取物	关注提取过程中和提取物可能出现的新的安全性风险,进行全面的药学研究	1. 如提取物立题来自试验研究,缺乏对其安全性的认知,应进行全面的毒理学试验。 2. 如提取物立题来自传统应用,生产工艺与传统应用基本一致,一般应进行安全药理学试验、单次给药毒性试验、重复给药毒性试验,以及必要时其他可能需要进行的试验	1. 如有临床应用实践,应收集相关安全性信息。 2. 在临床试验中应重点对非临床安全性研究等发现的安全性风险等进行观察、研究和评价,开展临床安全性研究。 3. 已上市品种应收集、整理并分析临床试验阶段安全信息以及上市后通过多种渠道收集的安全性信息,包括国家不良反应中心监测数据、企业自发监测数据等
新药材/新药用部位	进行全面的药学研究	应进行全面的毒理学研究,包括安全药理学试验、单次给药毒性试验、重复给药毒性试验、遗传毒性试验、生殖毒性试验等,根据给药途径、制剂情况可能需要进行相应的制剂安全性试验,其余试验根据品种具体情况确定	在临床试验中应重点对非临床安全性研究等发现的安全性风险等进行观察、研究和评价,开展全面的临床安全性研究

三、临床方面申报资料要求

在模块 2 中的临床研究资料总结报告部分,按照"三结合"的框架提出报告的格式要求,包括 5 个部分,分别为中医药理论或研究背景、人用经验、临床试验资料综述、临床价值评估和参考文献。

在模块 5 临床研究资料部分,不同注册分类的申报资料要求不同,但临床试验申报资料的要求相同。

1. 中药创新药　按照是否有中医药理论和人用经验支持进行区分。

(1) 处方组成符合中医药理论、具有人用经验的创新药:突出了中医药理论、人用经验对于此类传统中药研发与注册申请的指导作用,设置了四个部分。

一是中医药理论。包括处方组成,功能、主治病证,中医药理论对主治病证的基本认识,拟定处方的中医药理论,处方合理性评价(处方功能主治确定的理论依据),处方安全性分析,和已有国家标准或药品注册标准的同类品种的比较。仅列举了资料标题,没有提出具体的撰写要求。具体参见《中药新药复方制剂中医理论申报资料撰写指导原则(试行)》。

二是人用经验。包括证明性文件,既往临床应用情况概述,文献综述,既往临床应用总结报告,拟定主治概要,现有治疗手段,未解决的临床需求,人用经验对拟定功能主治的支持情况评价。仅列举了资料标题,没有提出具体的撰写要求。

三是临床试验。根据研究性新药简称"IND"的临床试验申请和上市许可申请(即新药申请,简称"NDA")的差别提出不同的资料要求,至少提交临床试验计划和方案、知情同意书样稿、研究者手册、统计分析计划和参考文献。NDA 尚需提交临床试验总结报告及其附件:临床试验报告、病例报告表样稿、患者日志等,与临床试验主要有效性、安全性数据相关的关键标准操作规程,临床试验方案变更情况说明,伦理委员会批准件,统计分析计划,临床试验数据库电子文件。需要注意的是根据国家药监局《关于发布药物临床试验必备文件保存指导原则的通告》及《ICH E3:临床研究报告的结构与内容》的要求,临床试验总结报告及其附件部分不再要求提交数据管理计划、数据管理报告、统计分析报告,不再要求提交分中心小结表,研究报告首页;应提供药品注册申请人(盖章),主要或协调研究者(签字)、负责或协调研究单位、统计学负责人(签字)和统计单位及其他信息。

四是临床价值评估。按照《药品注册管理办法》第十九条的要求"中药注册申请,申请人应当进行临床价值和资源评估,突出以临床价值为导向……",提出了原则性要求,基于风险获益评估,结合中医药理论、人用经验和临床试验,评估本品的临床价值及申报资料对于拟定功能主治的支持情况。

此外,申请人可基于中医药理论和人用经验,在提交临床试验申请前,就临床试验要求与国家药品监督管理局药品审评中心(简称"药审中心")进行沟通交流。这意味着鼓励申请人在研发期间与药审中心进行沟通交流,以提前规避可能存在的研发和申报风险。

上述人用经验收集与整理以及临床价值评估的具体撰写要求将出台相应的技术指导原则。

(2) 其他来源的创新药:根据其不同于传统中药的研发模式,提出临床试验资料的相关要求,设置了三个部分。

一是研究背景。相当于临床方面的立题依据,但因其缺乏中医药理论或人用经验的支持,仅需重点论述"拟定功能主治及临床定位"和"疾病概要、现有治疗手段、未解决的临床需求"两部分内容。

二是临床试验。申报资料要求同"1.1 处方组成符合中医理论、具有人用经验的创新药"的临床试验部分。

三是临床价值评估。强调"结合研究背景和临床试验进行评估"。

2. 中药改良型新药　中药改良型新药的研发思路应基于已上市中药存在的问题进行改良,因此申报资料要求设置了三个部分:一是研究背景,要求说明改变的目的和依据。如有人用经验,应提交人用经验。二是临床试验,申报资料要求同"1.1处方组成符合中医药理论、具有人用经验的创新药"的临床试验部分。三是临床价值评估,强调结合改变的目的和临床试验进行评估。

3. 古代经典名方中药复方制剂 3.1类和3.2类的要求不同。考虑到3.1类由专家认定后国家统一发布目录,即已经认可了其中医药理论和人用经验,因此只需要提交药品说明书起草说明及依据,3.2类因国家尚未发布目录或加减化裁后处方与基于的经典名方发生了变化,因此需要提供中医药理论、人用经验、临床价值评估和说明书起草说明及依据。其中,中医药理论方面,需要提交古代经典名方的处方来源及历史沿革、处方组成、功能主治、用法用量、中医药理论论述。对于古代经典名方加减方,还需要提交加减化裁的理由及依据、处方合理性评价、处方安全性分析。人用经验方面,与中药复方制剂的区别为无须提交拟定主治概要、现有治疗手段、未解决的临床需求。

古代经典名方中药复方制剂的注册申请、审评审批、上市监管等实施细则和技术要求另行制定。

4. 同名同方药 设置了两个部分:一是研究背景,要求提供对照同名同方药选择的合理性依据;二是临床试验,申报资料要求同"1.1处方组成符合中医理论、具有人用经验的创新药"的临床试验部分。

5. 关于临床试验期间的变更 根据不同的风险,提出不同的申报资料和技术要求。临床试验期间,若拟增加适应证/功能主治,以及增加与其他药物联合用药的,需要提交新的IND申请。增加适用人群范围或变更用法用量,如增加儿童人群、增加剂量或延长疗程等,应根据变更事项提供相应的立题目的和依据、临床试验计划与方案及其附件。药物临床试验期间,发生药物临床试验方案变更,非临床或者药学的变化或者有新发现的,可能增加受试者安全性风险的,也需按照补充申请申报,临床方面应提供方案变更的详细对比与说明,以及变更的理由和依据。

同时,需要对已有人用经验和临床试验数据进行分析整理,为变更提供依据,重点应关注变更对受试者有效性及安全性风险的影响。

第四节 结语与展望

总的来说,当前实行的中药审评审批改革,是按照党中央、国务院的要求,在深刻总结以往注册管理的实践经验和存在问题,充分考虑我国中药新药的研发能力及中药制药产业发展状况和趋势,尊重中医药自身规律的基础上,加以推进。中药注册新分类和申报资料要求将安全、有效、质量可控的基本要求与中医药传承、创新、发展的独特理论体系和实践特点有机结合,其实施有利于推动中药遵循中医药自身的规律持续、快速、良性发展。

此外,为了深入落实《促创意见》的决策部署,2020年12月25日发布了《国家药监局关于促进中药传承创新发展的实施意见》,要求促进中药守正创新,包括坚持以临床价值为导向,推动古代经典名方中药复方制剂研制,促进中药创新发展,鼓励二次开发和加强中药安全性研究。

国家对加快中药研发相关工作高度重视。2021年1月22日,国务院办公厅印发了《关于加快中医药特色发展的若干政策措施》,在完善中药分类注册管理方面,进一步完善相关要求,提出"优化具有人用经验的中药新药审评审批,对符合条件的中药创新药、中药改良型新药、古代经典名方、同名同方药等,研究依法依规实施豁免非临床安全性研究及部分临床试验的管理机制。充分利用数据科学等现代技术手段,建立中医药理论、人用经验、临床试验"三结合"的中药注册审评证据体系,积极探索建立中药真实世界研究证据体系。优化古代经典名方中药复方制剂注册审批。"2021年5月10日,国务院办公厅又发布了《国务院办公厅关于全面加强药品监管能力建设的实施意见》,重点任务包括完善法律法规体系和优化中药审评机制等。在完善法律法规体系方面,要求"及时清理完善规范性文件,有序推进技术指南制修订"等;在优化中药审评机制方面,提出要"遵循中药研制规律,建立中医药理论、人用经验、临床试验相结合的中药特色审评证据体系,重视循证医学应用,探索开展药品真实世界证据研究""完善技术指导原则体系,加强全过程质量控制"等内容。

中医药审评审批制度改革是影响人民群众对中药监管改革获得感和解决中医临床对中药新药防病治病需求问题的重要措施。在此进程中,学术界、产业界和监管部门应抓住机遇、密切合作、深入研究、积极尝试,才能让政策更好地与研发实践相匹配,为中药研发和产业发展发挥切实有效的引导和促进作用。

（**安娜,韩玲** 国家药品监督管理局药品审评中心中药民族药临床部）

参 考 文 献

[1] 中共中央办公厅 国务院办公厅印发《关于深化审评审批制度改革鼓励药品医疗器械创新的意见》[EB/OL].(2017-10-08)[2021-09-16].http://www.gov.cn/zhengce/2017/10/08/content_5230105.htm.

[2] 中华人民共和国药品管理法[EB/OL].(2019-08-27)[2021-09-16].http//www.nmpa.gov.cn/WS04/CL2076/35/7712.html.

[3] 中共中央 国务院关于促进中医药传承创新发展的意见[EB/OL].(2019-10-26)[2021-09-16].http://www.gov.cn/zhengce/2019/10/26/content_5445336.htm.

[4] 国家市场监督管理总局.《药品注册管理办法》(国家市场监督管理总局第27号)[EB/OL].(2020-09-28)[2021-09-16].http://www.gov.cn/zhengce/zhengceku/2020-04/01/content_5498012.htm.

[5] 国家药品监督管理局.国家药监局关于发布《中药注册分类及申报资料要求》的通告(2020年第68号)[EB/OL].(2020-09-28)[2021-10-30].http://www.nmpa.gov.cn/xxgk/ggtg/qtggtg/20200928164311143.html.

[6] 国家食品药品监督管理局.《药品注册管理办法》(局令28号)[EB/OL].(2007-07-10)[2021-10-30].https://www.nmpa.gov.cn/directory/web/nmpa/xxgk/fgwj/bmgzh/20070710010101571.html.

[7] 国家食品药品监督管理总局.关于印发中药注册管理补充规定的通知[EB/OL].(2018-01-07)[2021-09-16].http://samr.cfda.gov.cn/WS01/CL0844/27432.Html.

[8] 王海南.中药审评审批改革与中药注册分类:2020第四届中国创新药论坛发言[J].中国新药杂志,2021,30(3):193-196.

[9] 安娜,吕佳康,韩玲.中药安全性认识和中药新药研发的风险管理策略[J].中国药理学与毒理学杂志,2021,35(2):90-95.

第二篇

中药药理学研究的新技术与新方法

第八章

中药复方功效的拟临床研究与评价

中药复方是中医临床药物治疗的主要方法与手段,是中医学的重要组成部分。中药复方功效是在中医药理论指导下,对多味中药治疗作用的概括与总结。历代医家对中药复方功效进行了关注与研究,但多停留在中医理论水平层面[1-2],尽管采用现代科学技术开展中药复方的药理作用、物质基础等研究日益增多,但有关中药复方功效的现代研究仍未得到大家的重视。因此,如何通过中药复方的现代研究,科学、有机地阐释复方功效的科学内涵,是中医药理论研究的难点,也是中医药理论研究的关键科学问题。本章结合中药复方功效的研究工作,从中药复方功效评价的思路、动物模型、药理作用及机制、物质基础等方面进行探讨,为中药复方功效的研究与评价提供参考,以促进中药复方现代研究的发展。

一、中药复方功效拟临床的研究与评价思路

有关中药复方功效的研究思路主要有两种:传统的中药复方功效研究和现代的中药复方功效研究[3]。毋庸置疑,采用君臣佐使、七情等中药配伍理论开展中药复方功效的研究,在中药复方功效研究中不可或缺;但采用现代科学技术研究中药复方功效仍是目前研究的主流,也是中药复方研究的难点。

中药复方功效现代研究存在的关键问题主要是混淆了药效与功效之间的关系,难以体现中医辨证论治的用药特点。为此,根据中医临床辨证论治、病证结合、方证相应的用药特点,经过探索和研究,提出了中药复方功效现代研究与评价的新思路[4](图8-1):在中医药理论指导下,根据中药复方的功效与主治,从中医临床出发,将疾病中医证候的诊断标准、疗效评价技术与方法用于中药复方功效研究;制备符合中医临床病证特征的动物模型,建立动物模型的中医证候评价技术与方法;开展中药复方整体、细胞、分子等多层次的药效学评价;结合中药化学、中药药代动力学(简称"中药药动学")、生物信息学等现代科学技术与方法,开展中药复方功效的物质基础研究;阐释中药复方发挥功效的机制及物质基础。

该思路主要是针对中药复方功效的特点,通过病证结合两方面的研究与评价,全面反映中药复方的作用特征;通过多学科的融合,从药效与物质基础两方面阐释中药复方功效的科学内涵。

二、与功效相关的动物模型的拟临床研究

病证结合动物模型融合了中医证候模型和现代医学病理学模型两方面共同的因素和特点,使模型动物同时具有西医疾病和中医证候特征,是中药复方功效研究与评价的理想载体。但是长期以来,中医病证结合动物模型研究都处在一个非常尴尬的境地。中医关于证候本质的研究尚未取得突破性进展,导致中医病证结合动物模型长期停留在简单造模探索阶段,难以深入到证候病理机制研究和实际应用。

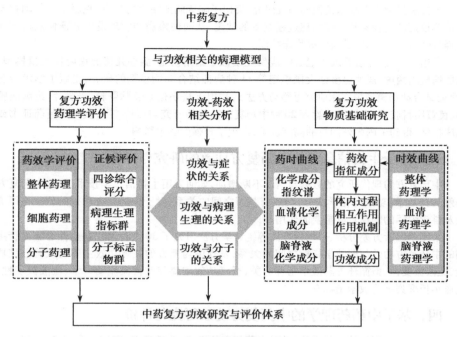

图 8-1 中药复方功效拟临床研究与评价思路

因此,提出病证结合动物模型拟临床研究的新方法[5](图 8-2):①依据疾病临床证候分型,开展大样本临床文献回顾性研究,筛选分析、提炼反映中医证候的表现特征与客观指标;②在文献研究的基础上,结合疾病的最新研究进展,进行前瞻性临床设计和研究,进一步明确证候的表现特征及其相应的客观指标;③选择合适的动物与制备方法,创建证候及病证结合动物模型,并与临床研究进行相关性分析,使其与临床相关性最大,尽可能地复制临床证候表现特征及其相应的客观指标。

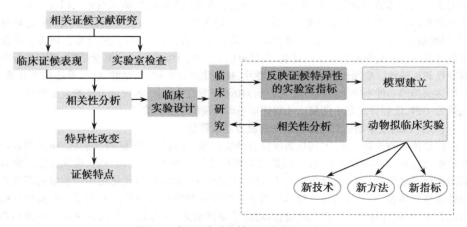

图 8-2 病证结合动物模型拟临床研究方法

该方法强调中医临床证候的循证研究,突出了临床病证结合的特点,克服了以往动物模型简单根据证候表象和疾病病理过程制备的缺陷,从而使疾病的病理发展和证候病机演化过程与临床接近,真实反映中医临床特征。

采用该方法,先后开展了冠心病痰瘀互结证小型猪模型、脑梗死络脉瘀阻证大鼠模型、糖尿病气阴两虚、痰浊血瘀证大鼠模型等 11 种病证结合动物模型的研究,出版了学术专著《病证结合动物模型拟临床研究思路与方法》,并用于祛瘀化痰通脉颗粒、丹蒌片、维脑康胶囊、芪黄明目胶囊、贞糖康胶囊等 20 种中药复方功效的研究与评价[6-13],获得了新药证书或临床批件,得到了国内外同行的高度认可,产生了较强的学术影响。

三、基于生物信息学的中药复方功效的研究与评价

中药复方的现代研究的数据与信息不断增加,如何采用生物信息学技术,研究中药复方功效与药效学、功效与化学成分、功效与基因之间的关系,对于中药复方功效的研究与评价以及科学内涵的阐释具有重要的作用。

采用单因素方差分析、平均秩算法等统计学方法研究了 30 余种治疗缺血性心脑血管疾病的中药复方功效与药效学指标之间的关系,发现中药复方的益气功效主要与改善心脏功能、血液流变性、微循环等药效学指标有关,行气功效主要与改善血流动力学、血液流变性、抗血小板聚集等药效学指标有关[14]。

四、基于中药药理学的中药复方功效研究与评价

采用现代药理学技术与方法,针对中药复方的组成、功效特点,密切结合临床,在建立证候模型、病证结合模型的基础上,从证候、整体、器官、分子、基因等多水平开展中药功效评价与研究。

(一)以证候为表征的中药复方功效研究与评价

证候是中药复方功效的靶标,是中药功效形成的理论基础,离开证候评价,则功效成为无本之木、无源之水。将包括主症、兼症、舌象、脉象在内的四诊信息进行客观化分级评分,建立了动物证候评价的新方法[15]。如小型猪冠心病痰瘀互结证中医证候的评价方法是:以30 点体表心电图分级评分代表小型猪痰瘀互结证冠心病证候的主症(胸闷胸痛、胸膈痞满、刺痛固定),以体重指数和进食情况分级评分代表兼症(痰多体胖、纳呆脘胀),以舌下血管分布及舌苔颜色分级评分代表舌象(舌质、舌苔),以无创血流动力学 6 项指标(心率、心输出量、每搏输出量、心脏加速指数、左室做功、外周血管阻力)分级评分代表脉象。该方法不仅可以客观、动态、量化检测和评价证候,而且可以实时观测疾病证候的演变过程,具有良好的客观性和重现性。应用该方法开展了丹蒌片、祛瘀化痰通脉颗粒、生脉饮、瓜蒌薤白半夏汤、血府逐瘀汤等功能不同、治疗疾病(冠心病)相同方剂的药效评价,发现方证相应是中药产生药效的关键,证候评价是中药复方功效评价不可忽视的重要内容[13]。

(二)以药效学指标群为表征的中药复方功效评价

以整体动物模型为主,尤其是病证结合动物模型,通过研究证候病因病机、证候要素与病理生理指标之间的相关性,将不同的实验指标进行综合考察,全面分析,确立证候要素与病理指标群之间的关系,整合分析与功效相关的药效指标群,筛选优化出中药功效的药效评价技术指标体系,开展以药效学指标群为表征的中药复方功效评价。采用冠心病痰瘀互结证动物模型,研究评价了祛瘀化痰通脉颗粒(痰瘀同治方)治疗冠心病的祛瘀化痰通脉的功效,建立了从痰、毒、瘀三方面评价功效的药效指标群[16-23]。

（三）以分子标志物群为表征的中药复方功效研究

在经典药理学的基础上，综合运用系统生物学的技术与手段，如基因组学、蛋白质组学、代谢组学，分析确证功效相关的分子标志物群，是深入进行中药复方功效研究的另一重要方法。应用蛋白质组学、代谢物组学等研究技术，发现与小型猪冠心病痰瘀互结证相关的主要是与脂质代谢反应相关的载脂蛋白 E（ApoE）、A1（ApoA1）、A4（ApoA4）、vimentin（波形蛋白）、脂肪酸类、胆酸类等分子，与血管功能、斑块形成、心肌损伤相关的 transgelin（胶凝转化蛋白）、Coactosin-like protein（Coactosin 样蛋白）、结蛋白（desmin）、OXLDLR-1（氧化低密度脂蛋白受体-1）、HSC70（热休克蛋白 70）等分子，以及与免疫炎症反应相关的 C4BP（C4 结合蛋白）、TLR-9（Toll 样受体-9）、E-selectin（E-选择素）、IFNAR1（干扰素 α 受体-1）、TNFRSF5（肿瘤坏死因子受体超家族-5）、vinculi（黏着斑蛋白）、溶血磷脂类等分子。进而发现了祛瘀化痰通脉颗粒主要是影响与炎症反应相关的溶血磷脂类分子和与脂肪代谢相关的脂肪酸类分子[24-25]。

五、基于药动学/药效学的中药复方功效物质基础研究

中药复方功效的发挥依赖于方中药物化学成分的综合作用。因此，单从中药药理学的角度研究中药复方功效，尚不能全面阐释其科学内涵与规律，必须从药理作用、药效成分等多角度开展研究。目前中药复方功效物质基础的研究比较少[26]，主要影响因素有如下几方面：①中药复方化学成分过于复杂，进入体内发挥功效的药效成分的分析、确定比较困难；②中药功效的多向性，临床应用比较多；③中药化学-中药药动学-中药药理学等多学科的整合交叉不够；④中药复方多成分-多药效之间相关性的分析有困难。中药复方功效的物质基础与其具体的应用环境、作用对象密切相关，中药复方特定的功效具有特定的物质基础，凡是能治疗中医的"证"或西医的"病"的化学成分就是中药复方功效的物质基础[27]。因此，提出并开展了基于药动学/药效学（pharmacokinetic/pharmacodynamic，PK/PD）的中药复方功效物质基础研究。

（一）中药复方功效"指征药效物质基础"研究思路

特定功效是由特定药效成分产生的，特定药效成分产生特定的功效。基于此思考，以"指征药效物质基础"表征产生特定功效的特定药效成分，进而将中药化学-中药药动学-中药药理学等多学科进行整合，提出了中药复方功效"指征药效物质基础"的研究思路[28]：在中医药理论的指导下，根据中药复方的功效，采用能够反映中医临床证候、疾病的模型动物，选择与功效相关的药效指标与方法，建立中药复方多成分的血液、脑脊液等生物体内的定性、定量分析方法，动态观察中药复方指征成分与药效指标的经时变化，通过多成分、多指标的 PK/PD 相关性分析方法，确定中药复方功效指征成分，在此基础上对药效指征成分的体内过程、配伍关系及交互影响、药理作用及作用机制进行研究，科学阐释中药复方发挥功效的物质基础及其作用机制。

该思路省略了中药复方有效成分非常困难的体内外筛选，提高了研究效率，为中药复方的深入研究提供了更多的信息。

（二）基于药动学/药效学的中药复方功效物质基础研究

PK/PD 模型是现代药理学的重要研究内容，主要用于研究药物按时间、浓度和效应三相同步进行的动力学行为，不仅可以了解药物在体内过程的处置特性，还可推论出产生效应的受体或作用部位的药物浓度，并可定量反映其与效应的关系，为其临床应用提供更好参考。鉴于许多中药复方作用的物质基础尚未明确，目前中药复方 PK/PD 的研究，在中药复方作用的物质基础与其配伍规律研究方面发挥着重要的作用[29-31]。

1. 中药复方多成分的体内动态分析　中药复方化学成分种类多、含量低的特点,为复方血液或组织浓度的分析方法提出了很高的要求。通过双参通冠方、通脉颗粒、塞络通胶囊等多个复方的研究,建立了以 LC-MS 联用为核心的中药复方体内多成分的分析方法体系,主要包括体外成分增强型产物离子扫描(EPI)-体内空白/药后体液成分 EPI 结合的多成分定性分析方法,固-液在线萃取、液-液萃取沉淀和蛋白沉淀结合的样品提取方法,以及低酸度流动相和快速梯度、质谱多反应监测(MRM)检测方式的中药复方多成分快速、准确、精密的液质联用定量分析方法。运用该方法已对双参通冠方的 16 种吸收入血成分,通脉颗粒的 15 种入血成分、塞络通胶囊的 18 种入血成分和 12 种入脑成分进行了定性、定量动态分析[32-34]。

2. 与中药复方功效相关的药效指标的动态分析　与中药复方功效相关药效指标的筛选与检测是研究复方功效物质基础的关键。根据中药复方多成分体内分析的要求,结合病证结合动物模型拟临床研究的方法,建立了治疗心脑血管疾病中药复方功效相关的药效指标动态分析方法。如针对治疗冠心病的中药复方双参通冠方与通脉颗粒,应用血管造影、血管内超声、彩色超声心动、无创血流动力学、30 点体表心电图、生化仪等微创、无创、可视化检测仪器,建立了血压、心率、左室内压、外周阻力、冠脉血流量、心肌耗氧量、心肌缺血程度等 24 个药效指标及观测方法。针对治疗血管性痴呆的中药复方塞络通胶囊,采用微透析技术,动态采集脑细胞间液,建立了脑细胞间液单胺类神经递质和兴奋性氨基酸 HPLC-ECD 的分析方法。

3. 中药复方多成分与多药效指标关联的数据分析　中药复方多成分、多途径、多靶点综合作用的特点,有效成分与药效指标之间的关系非常复杂。目前市场上用于 PK-PD 分析的软件,如 WinNonlin 和 NONMEN 等,多用于单一已知成分的西药分析,不太适合中药复方的数据处理。根据中药复方 PK/PD 数据处理时的难点:①数据假阳性问题。②样本量小问题。③血药浓度和药理效应不同步问题。创新性地建立体内中药复方多成分-多药效指标关联的数学分析方法[32]:基于整体分布的药动学、药效学原始数据稳健变换,基于初始数据的基线漂移处理,基于 Bootstrap 方法的虚拟测量构造,基于药动学、药效学累积效应的中药复方药效曲线处理,基于数据差值的 PK/PD 相关性分析。该方法较好地解决了中药多成分、多药效指标相关性分析的关键科学问题,已制作成了基于中药复方的多成分 PK-多指标PD 分析软件,并获得了专利。采用 PK/PD 关联的方法,发现了双参通冠方治疗冠心病心绞痛气虚血瘀证的 12 个功效指征成分:人参皂苷 Re、Rb$_1$、Rd、Rc、Rb$_{2/3}$、Rf,脱氢紫堇碱,四氢巴马汀,小檗碱,丹酚酸 B,紫草酸和迷迭香酸;发现了塞络通胶囊治疗血管性痴呆气虚血瘀证的 3 个入脑功效指征成分:西红花苷、银杏内酯 A 和白果内酯[34]。

4. 中药复方功效指征药效物质基础的验证　由于中药复方 PK/PD 关联分析方法的假阳性、灵敏度等问题,通过 PK/PD 获得的中药复方功效指征成分尚有待进行药效学验证,以确定该成分与功效相关。为此,在中药复方功效药理学评价体系建立的基础上,采用与中药复方功效相关的代表性药效学模型与指标,对中药复方的单一成分及其配伍进行药效学评价:一方面验证基于 PK/PD 进行功效物质基础研究方法的可靠性,另一方面确证中药复方功效的物质基础。如采用乳鼠心肌细胞缺氧复氧损伤模型、大鼠心肌细胞模型等药理模型,确证了双参通冠方 15 种药效指征成分[35-37]:丹酚酸 A、丹酚酸 B、迷迭香酸、紫草酸、延胡索乙素、脱氢紫堇碱、小檗碱、四氢巴马汀、人参皂苷 Rb$_1$、人参皂苷 Rb$_2$、人参皂苷 Rb$_3$、人参皂苷 Rc、人参皂苷 Rg$_1$、人参皂苷 Rd、Rb$_{2/3}$ 的药理学作用。

5. 中药复方功效指征药效物质基础的药动学研究　目前,中药复方药动学研究多数只限于一种化学成分,而非药效成分的药动学特征来代表全方的药动学特征,不能全面反映中药复方药效成分的体内过程与相互作用。在确证中药复方功效指征药效物质基础之后,采用中药药动学的研究方法,开展中药复方双参通冠方7种指征性成分[32](脱氢紫堇碱、延胡索乙素、丹酚酸B、人参皂苷Rg$_1$、人参皂苷Re、人参皂苷Rb$_1$和人参皂苷Rd)、塞络通胶囊15种指征性成分[33-34]的体内过程(吸收、分布、代谢、排泄)及相互作用的研究,发现了中药复方药动学的许多特征,如药效成分之间存在明显的相互作用,进而影响不同药效成分的药动学特征,使得不同药效成分具有不同的药动学参数,从而为中药复方的作用机制与临床用药提供了参考。

六、结语与展望

中药复方功效的现代研究是一个复杂的系统工程,在研究过程中,一方面要注意多学科的交叉融合,体现中医与西医的结合、临床与基础的结合、局部与整体的结合、宏观与微观的结合、疾病与证候的结合;另一方面,需要了解中药复方功效的特点,即特定的药味组成、特定的药效成分组成、特定的药理作用等。本章中提出的中药复方功效拟临床的研究思路与方法,虽然对中药复方的发展提供了有益的借鉴,但也需要不断改进与完善。相信随着中药复方功效研究的不断发展,许多新的思路、理论、方法、技术等将不断出现,必将促进中药复方的发展与繁荣。

(刘建勋,任钧国　中国中医科学院西苑医院基础医学研究所)

参 考 文 献

[1] 丁舸,谢文光.试论方剂功效[J].江西中医药,2000(4):43-44.
[2] 雍小嘉,蒋永光,陈颖,等.试论方剂功效表达的历史沿革及现代研究意义[J].时珍国医国药,2005,16(4):293-294.
[3] 陈冠林,周福生,许仕杰,等.中药复方功效的研究思路及探讨方法[J].辽宁中医杂志,2011,38(5):957-959.
[4] 任钧国,刘建勋.中药功效评价研究的思路与方法[J].中药药理与临床,2012,28(5):237-240.
[5] 刘建勋,李欣志,任建勋.中医证候模型拟临床研究概念的形成及应用[J].中国中药杂志,2008,33(14):1772-1776.
[6] 李欣志,刘建勋,任建勋,等.痰瘀互结证冠心病小型猪模型的建立[J].中国中西医结合杂志,2009,29(3):228-232.
[7] 刘建勋,林成仁,任建勋,等.痰瘀同治方对痰瘀互结证冠心病小型猪心肌组织的保护作用[J].中国中药杂志,2014,39(4):726-731.
[8] 李磊,林成仁,任建勋,等.痰瘀同治方对痰瘀互结证冠心病小型猪心功能的改善作用[J].中国中药杂志,2014,39(3):483-487.
[9] 林成仁,李磊,任建勋,等.痰瘀同治方对小型猪痰瘀互结证冠心病血液流变性及血脂的改善作用[J].中国中药杂志,2014,39(2):300-303.
[10] 任建勋,李磊,林成仁,等.痰瘀同治方对小型猪冠状动脉粥样硬化炎症反应的影响[J].中国中药杂志,2014,39(2):285-290.
[11] 林成仁,任建勋,李磊,等.痰瘀同治方对冠心病痰瘀互结证小型猪模型中医证候评价的影响[J].中国中药杂志,2013,38(24):4357-4361.
[12] 王建辉,李磊,柳芳,等.痰瘀同治方对大鼠颈总动脉粥样硬化易损斑块稳定性的影响[J].中国实验方剂学杂志,2011,17(20):136-140.
[13] 刘建勋.病证结合动物模型拟临床研究思路与方法[M].北京:人民卫生出版社,2014:18-286.
[14] 李罡.中药复方功效与药效学指标的相关分析[D].北京:中国中医科学院,2003.
[15] 李欣志,马晓斌,李磊,等.小型猪冠心病模型痰瘀互结证候诊断与评分[J].中国中医基础医学杂

志,2009,15(11):825-827.

[16] 马悦颖,刘建勋,李澎,等.痰瘀同治方含药血清对ox-LDL损伤人脐静脉内皮细胞NF-κB和ICAM-1表达的影响[J].中国实验方剂学杂志,2012,18(5):140-144.

[17] 马悦颖,刘建勋,李澎,等.痰瘀同治方含药血清对ox-LDL损伤的人脐静脉内皮细胞产生NO,caveolin-1和eNOS的影响研究[J].中国中药杂志,2012,37(7):974-978.

[18] 朱盛,刘建勋.痰瘀同治方对鸡胚绒毛尿囊膜血管新生的影响[J].中华中医药杂志,2012,27(5):1292-1294.

[19] 朱盛,刘建勋.痰瘀同治方药物血清对人脐静脉内皮细胞增殖和迁移的影响[J].中国中医药信息杂志,2015,22(1):50-52.

[20] 张卫萍,任建勋,袁祖贻,等.痰瘀同治法对动脉粥样硬化家兔凝血/纤溶活性平衡的影响[J].中医杂志,2008,49(4):349-352.

[21] 朱盛,杨斌,刘建勋.祛痰化瘀通脉颗粒对急性心肌缺血大鼠血管新生的影响及机制研究[J].中华中医药杂志,2013,28(8):2290-2293.

[22] 李磊,刘建勋,李欣志,等.痰瘀同治方对兔动脉粥样硬化对氧磷酶活性及炎症因子的影响[J].中国实验方剂学杂志,2009,15(8):53-56.

[23] 刘建勋.病证结合动物模型拟临床研究思路与方法[M].北京:人民卫生出版社,2014:238-259.

[24] 苗兰,刘建勋,曹进,等.中国小型猪痰瘀互结证冠心病模型的冠状动脉组织蛋白质组学研究[J].中药药理与临床,2011,27(1):97-101.

[25] 刘建勋,苗兰,李欣志,等.中国小型猪痰瘀互结证冠心病模型的血清蛋白质组学研究[J].中药药理与临床,2010,26(1):73-76.

[26] 段金廒,刘培,宿树兰,等.基于方剂功效物质组学的四物汤类方用于妇科血瘀证原发性痛经的方-证-病关联规律分析[J].世界科学技术:中医药现代化,2013,15(2):167-176.

[27] 刘建勋,任钧国.中药复方作用物质基础研究探讨[J].中药研究与信息,2004,6(12):8-11.

[28] 刘建勋,林力,张颖,等.中药复方指征药代动力学的深入思考[J].世界科学技术:中医药现代化,2012,14(3):1562-1566.

[29] 赵星,赵云丽,于治国.中药复方脑得生指标成分组合药动学的研究方法[J].沈阳药科大学学报,2012,29(3):227-233.

[30] 林力,刘建勋,张颖,等.复方丹参制剂不同配伍对丹酚酸B在大鼠血浆中药代动力学参数的影响[J].中国中药杂志,2008,33(22):2683-2687.

[31] 林力,刘建勋,张颖,等.从药代参数AUC值探讨中药复方双参通冠的配伍[J].药学学报,2009,44(9):1029-1033.

[32] 林力,刘建勋,张颖,等.中药复方双参通冠方的PK/PD数据分析研究[J].世界科学技术:中医药现代化,2012,14(3):1583-1589.

[33] 张颖,林力,刘光宇,等.塞络通灌胃后人参皂苷在大鼠体内的药代动力学及脑分布研究[J].中国中药杂志,2014,39(2):316-321.

[34] 张颖,林力,任常英,等.中药复方塞络通中银杏内酯类成分的药代动力学及脑分布研究[J].世界科学技术:中医药现代化,2014,16(7):1458-1464.

[35] 李澎,任钧国,段昌令,等.4种延胡索成分对乳鼠心肌细胞缺氧和过氧化损伤的影响[J].中国中药杂志,2010,35(1):84-88.

[36] 李澎,任钧国,段昌令,等.三种丹参成分对乳鼠心肌细胞缺氧复氧及过氧化损伤的影响[J].中药药理与临床,2009,25(5):29-31.

[37] 李雪丽,刘建勋,李澎,等.迷迭香酸对心肌细胞缺氧复氧损伤的保护作用研究[J].中国中药杂志,2014,39(10):1897-1901.

第九章

方剂组学视野下的药理机制分析

第一节 概 述

多组学技术的高速发展,全面深化了人们对复杂疾病认识,促进了新药开发模式的转变,原来的"单基因、单靶点、单药物、单疾病"思路已经难以解决复杂疾病的治疗和突破新药开发的困境。药物联合治疗已经被证明可以有效治疗复杂疾病,同时多靶点药物开发也成为一种新兴的药物开发模式。而如何优选不同的药物组合,揭示药物联合的复杂药理作用机制,已成为这一药理学研究领域的巨大挑战。应运、应时、应势而生的方剂组学,作为一个新兴的科学研究领域,涉及分子生物学、分子药理学、网络药理学、生物信息学、化学生物学、系统生物学、多组学、中医学及中药学等多学科研究领域,具有广泛的学科交叉特点,可针对复杂疾病的多靶点与药物配伍的多组合开展系统研究。这种系统整合的组学思路与方法表征着临床治疗和药品开发领域未来前沿研究方向,同时为个体化精确定位医疗提供了技术指导。

一、方剂组学出现背景

方剂是中医的重要组成部分,对中华民族的健康事业起到了巨大作用。21 世纪初,王永炎院士承担了 973 计划(方剂关键科学问题的基础研究),针对方剂配伍提出了整体和谐效应假说:"方剂的潜能蕴藏于整合之中,不同饮片、不同组分、不同化合物的不同配伍其有不同的效应。诠释多组分与多靶点的相关性,针对全息病证,融合对抗、补充、调节于一体,发挥增效减毒与减毒增效的和谐效应。"

为研究方剂关键问题,秉承着传承创新的思路,在王永炎院士的指导下,王忠研究员于 2011 年在 *Journal of Clinical Pharmacology* 期刊上首先提出了"方剂组学"(Fangjiomics)的概念,探索用现代医学理论和技术方法阐释与发展传统中医理论。同年即被 *Nature* 专刊引用。方剂组学的成功提出,在国际上引起热烈反响。随着深入研究,在 2014 年、2015 年及 2018 年,SCI 期刊 *Current Vascular Phamacology* 和 *Acta Pharmacologica Sinica* 先后组织了 3 次专刊介绍方剂组学,系统总结了方剂组学指导下的血管疾病的联合治疗现状,梳理了方剂组学在中药复方药理机制研究方面的最新进展,提出了进一步研究的方向,如方剂组学可通过整合药物干预疾病后的多组学研究数据,优化联合药物作用靶标和通路,甚至重塑药物靶点作用网络,平衡中靶和脱靶效应间关系,筛选疗效好而副作用少的药物组合。

二、方剂组学的介绍

(一) 方剂组学的相关概念

方剂组学作为一门新兴学科,可系统研究一系列作用于多靶点的可配伍药物组合,即

"方剂组",主要用于设计和评估不同的联合治疗。方剂是有规律的中药复方配伍组合,方剂组是由无数方剂组成的。在方剂组学中,通过多种多样的组学技术和相关的分析工具来揭示方剂组在不同组学水平的复杂关系[1]。方剂组学以系统论结合还原论为指导思想,从整体出发,结合多源临床实践结果,系统整合多维度、多层次生物组学网络,研究无数可配伍的有效药物组合,提高临床疗效,减少药物毒副作用[2]。其重视分析方剂配伍中药物联合应用的有效性和安全性机制,强调设计有效的化合物配伍组合,并阐明其作用模式,实现联合更少而有效的化合物,达到比单一组分疗效更高、毒副作用更少的目的。其系统地比较研究各种可配伍组合下多靶点的不同靶点作用模式,实现"中靶"和"脱靶"间的平衡;通过优化靶点、通路和药物成分谱,开发可控的、队列设计的药物治疗组合。

（二）方剂组学的特征及优势[1]

方剂组学主要研究联合治疗所涉及的各方面研究内容,如联合治疗模式、联合药物间相互作用、联合治疗药理作用机制等。无论从理论依据、药理学假设、研究对象、研究主体还是药理学模式方面,方剂组学都明显不同于传统的药理学研究。传统的单靶点药理学研究是在还原论指导下进行的,而方剂组学建立的理论依据源于临床实践,是系统论指导下的还原分析;不同于传统研究的单基因、单靶点药物产生单结局效应的药理学假设,方剂组学认为药物是通过多基因、多通路或多靶点的作用产生多结局效应;传统模式关注研究对象往往是单成分化合物,而方剂组学的研究对象是多成分的,具有不同药理活性的药物组合;传统研究的主体是疾病,而方剂组学的研究主体是人;传统药理学研究模式是基于构效关系,即化合物的结构决定药效,而方剂组学的药理学研究模式是源于临床的"谱效关系",认为药物组成或剂量的变化决定药效。方剂组学也不同于传统的组学技术仅关注于某一特定细胞、组织或器官水平,方剂组学是在整体观的指导下,通过整合多维的组学数据,如基因组、蛋白组和代谢组间的相互作用分析,设计、生成和评估合理的药物组合。一言以蔽之,方剂组学融合多种组学技术和定量评价方法来研究无数方剂结构及配伍机制,其源于中医方剂理论,整合了系统论和还原论的分析方法,源于谱效关系的药物发现学科;它寻求通过使用较少药物的组合,产生更好的疗效、更少的副作用,促进复杂疾病个体化治疗的临床药理学的发展。

第二节　方剂组学的研究方法和设计思路

中药复方中的药物组合干预疾病,具有多途径、多靶点,整合调节机制,可以通过多种作用模式来平衡脱靶和中靶效应,以"君、臣、佐、使"的配伍原则,而达到"生、克、制、化"的调控目标。而方剂组学是应时、应运而生的一个新兴学科,它秉承了中医的整体观和辨证论治原则,从层次性、整体性、系统性的角度探索临床常用方剂的药理机制。多组学、多学科技术的发展和引入,为多组分多靶点的复杂作用研究注入了新生力量。

一、基于多组学方法

生命科学研究已经进入后基因组时代,国内外多个研究机构积累了大量的基于不同技术的组学数据,如美国国立生物信息中心（National Center for Biotechnology Information,NCBI）数据库中的基因组数据库、基因表达组数据库、基因型和表型数据库等。这些海量共享数据为研究者们提供了极大的便利。随着测序技术如全基因组测序、全外显子组测序以及转录组测序的发展,极大地加速了疾病发病机制的研究。多个研究表明疾病的发生与发展涉及基因组、转录组、表观组、蛋白组及代谢组等多个不同层次的病理过程。方剂组学引入了基因组学、转录组学、蛋白质组学及代谢组学等多组学技术,如采用基因组学的研究方法对清开灵的组方机制进行解析,揭示了其多途径、多靶点的作用模式[3-4]。此外,通过对多层次疾病组学数据的综合分析,多组学数据的整合分析研究方法,将有助于对疾病更系统、更全面的认识,如研究者通过糖尿病肾阴不足证患者的蛋白质组学和代谢组学分析,首次检测到与此病证相关的潜在生物标志物[5]。

二、基于多学科分析技术

网络药理学、系统生物学、生物信息学、化学生物学、多向药理学和计算生物学等多学科技术,促进了药物作用机制和复杂疾病的研究发展。面对机体生物系统及方剂化学体系的复杂性所产生的海量数据,网络分析作为一种新的工具,可以整合药物、靶点和疾病之间的复杂关系。如研究者采用网络分析方法,阐明了消渴安治疗 2 型糖尿病的复杂机制,包括改善碳水化合物、脂质的代谢,改善胰岛素抵抗,减轻糖尿病血管并发症和抗炎作用。目前常用的公用系统生物学分析软件,如 GeneGo MetaCore 和 Ingenuity Pathway Analysis(IPA),多是建立在网络基础上,用来分析、整合基因表达、microRNA、SNP 微阵列、代谢物组学和蛋白质组学等实验数据的生物信息分析应用平台。这些软件通过不断地整合、分析全世界数百种知名期刊的文献,总结公认的基因或蛋白质相互作用的数据资料;并对内容进行分析与注释,帮助研究人员更好地理解基因组学和蛋白质组学中的调控网络和通路,快速地找出基因与生物反应通路或疾病的关系;为阐明基因或蛋白表达数据的生物学意义,解释生物活动机制,预测潜在毒性等提供了便利途径。

三、基于多靶点的阵列设计与分析思路

多种组学技术和相关分析工具的结合可在不同的组学水平上揭示方剂组间与方剂组内的复杂关系。通过优化靶标、信号通路和药物成分谱,方剂组学研究平衡"中靶效应"和"脱靶效应",可发现可控阵列设计的治疗组合[2]。阵列设计是指使用多种药物成分,根据调节多种靶点、信号通路或网络的特定顺序从而针对某些生理或病理生理状态起独特的调节作用。每个阵列由具有多药理学谱效应的多种配伍成分组成,不同贡献的药物在联合治疗中发挥着不同的药理学作用。基于方剂组学的联合治疗可以在生物组织的不同规模上,筛选有效、合理的药物组合来治疗复杂疾病。以下简要介绍方剂组学中联合治疗的几种常见阵列设计模式[7]。

1. "魔法枪"阵列设计思路　"魔法枪"阵列旨在通过对已知化学物质的筛选,找到可以广泛破坏整个疾病过程的少数特殊分子。"魔法枪"阵列中的药物组合将选择性地击中多个靶标,以有效治疗疟疾[8]、精神分裂症[9]、癌症[10]和癫痫[11]等多种疾病。

2. 垂直阵列设计思路　垂直阵列中的药物组合是指同时或顺序作用于相同信号通路的不同位点或阶段,从而产生协同或加和作用。如经 IPA 软件分析差异基因后,发现黄芩苷、栀子苷二者单用和联合击中了亨廷顿病信号通路的不同位置,从而发现二者联用的加和效应机制[3]。

3. 水平阵列设计思路　水平阵列联合治疗是指将击中相关通路或平行通路中不同靶标联合起来,以改善功效和减少副作用。例如阿普立定和阿糖胞苷的组合,就是通过击中凋亡相关通路的不同靶标,在调节同一过程而产生协同作用[12]。在针对去分化脂肪肉瘤的一项研究中,通过药物协同筛选和网络模型确定了细胞周期蛋白依赖性激酶 4(Cyclin-dependent kinases 4,CDK4)和胰岛素样生长因子 1 受体(insulin-like growth factor 1 receptor,IGF1R)可

作为协同药物靶标,其机制研究表明联合 CDK4 和 IGF1R 抑制剂的协同效应,是通过抑制两种平行、非重叠的信号通路[IGF1R 的蛋白激酶 B(protein kinase B,AKT)/哺乳动物雷帕霉素靶蛋白(mammalian target of rapamycin,mTOR)通路和 CDK4 的视网膜母细胞瘤(Retinoblastoma,RB)通路]控制细胞活力[13]。

4. 聚焦阵列中击中网络核心设计思路　聚焦阵列中的联合治疗(也称为"中心命中"策略),旨在以选择性方式击中网络核心节点(hub)从而破坏网络完整性。使用此策略时在各种网络里识别出网络的核心节点或边是最基本的步骤。例如,代谢网络中的必需酶通常被认为是传染病和癌症的药物靶点[14-15]。而在有向网络中,聚焦阵列使用时则需要攻击位于网络顶层的节点。

5. 围攻阵列中关键节点设计思路　"围攻阵列"旨在将功能障碍网络转变为正常状态,也被称为"网络影响"方法[16]。为此,需要理解在健康和患病状态下的网络动力学特征,还需了解对特定疾病现有药物靶标的研究情况。网络影响策略的优选靶标,被认为是位于疾病相关网络脆弱点的连接节点,例如在模块间、桥接位置等[17-19]。

6. 动态阵列时间和空间变化设计思路　越来越多的证据表明动态性质是生物网络的关键属性。对于符合这种性质的疾病网络,在动态阵列中设计药物组合应考虑动态地改变组合中各个成分的施用来逆转复杂的疾病网络。两种常见的方法是布尔动力学和普通微分方程的动态模型。在一项通过演化性模型解析非小细胞肺癌耐药性的研究中,结合基于细胞的研究提示使用细胞毒性剂与厄洛替尼或吉非替尼的顺序疗法比单一疗法更有效[20]。

第三节　清开灵组分配伍的方剂组学示范研究

方剂组学的提出和应用,有助于揭示复方配伍规律的机制。在方剂组学指导下,开展清开灵的组方药理机制研究。清开灵全方所构成的化学物质组非常复杂,既包括有机小分子化合物群,又包括无机离子和生物大分子等。该研究早期采用"谱效关系"研究方法辨识清开灵主要的药效组分和关键的药效成分,确定清开灵的有效化学物质组为 4 类:胆酸类(牛胆酸、猪胆酸和异去氧胆酸等,CA)、黄芩苷类(以黄芩苷为主,还有脱氧黄芩苷、汉黄芩苷等,BA)、栀子环烯醚萜类(以栀子苷为主,包括京尼平龙胆二糖苷、去羟栀子苷和栀子酸等,JA)、珍珠母提取物(包含结合态钙和游离态钙及若干种氨基酸,CM)。前期针对清开灵主要成分的复方配伍机制进行研究,内容涉及多组分配伍的加和作用与协同作用的机制,包括加和与协同作用中的对抗性、补充性及调节性药理机制,并形成了一套复杂效应药理学原理分析技术,包括多通路依赖的比较分析、全局相似性系数以及基于网络节点变化的加和指数法等。

一、药效学分析

课题组前期应用氯化三苯基四氮唑法(triphenyl tetrazolium chloride method,TTCM)染色、神经功能检查法、病理超微组织观察、磁共振成像(magnetic resonance imaging,MRI)等多种方法综合评价清开灵各个组分治疗脑缺血模型的功效作用,发现除珍珠母外,黄芩苷、栀子苷、胆酸均能有效减少脑缺血模型海马缺血梗死面积[21-24]。且黄芩苷与栀子苷及栀子苷和胆酸联合应用功效优于单一组分治疗组和尼莫地平治疗组[25-26]。通过采用中效原理研究药物联合应用的药效,发现在减少脑梗死体积方面,黄芩苷和栀子苷二者联合存在加和效应[3],而栀子苷和胆酸联合存在协同效应[4]。

二、药物联合应用的机制研究

在药效研究的基础上,从差异表达基因谱、信号通路、网络等层面进行各组分联合应用作用机制的研究。

(一)加和与协同效应中的对抗性药理机制分析[25]

对抗性配伍效应,即针对病理环节药物配伍组产生了不同于单一组分所出现的调节效应,其作用具有明显的逆转性,在调节方向上明显异于病理状态。如病理情况下上调的基因,在对抗配伍效应时,在药物配伍组中表达为下调,且这些基因在药物干预前后的表达变化并未在单一组分中出现;反之亦然。此效应可反映在多个组学层面的数据上,以及一个组学数据的多个维度上。

1. 基因层面　通过分析与脑缺血相关的 374 个基因的 cDNA 芯片和 16 463 个小鼠 Oligo 片段全基因芯片检测基因表达谱变化,发现其不同效应存在明显的差异性。如栀子苷和胆酸联合分别出现了 10 个栀子苷对抗基因和 1 个胆酸对抗基因(图 9-1A)。与黄芩苷和栀子苷组合组(加和效应组)相比,无论从重叠基因数量,还是从各组中独特的基因数量上,栀子苷和胆酸组合组(协同效应组)基因数量均明显减少(图 9-1B、图 9-1C)。

2. 信号通路层面　通过将差异表达基因经 Pathway Studio、KEGG(Kyoto Encyclopedia of Genes and Genomes)、IPA、GeneGO 等多个数据库进行信号通路富集分析后,发现与模型组相比,单一组分干预组和药物联合加和效应组及协同效应组的信号通路呈现出多样化的特点,如利用产生协同效应的基因表达谱数据分析发现栀子苷和胆酸联合出现了 4 条栀子苷对抗通路(图 9-1E)。

3. 网络层面　通过融合 BIOGRID、INTACT、MINT、NIA Mouse Protein-Protein Interaction

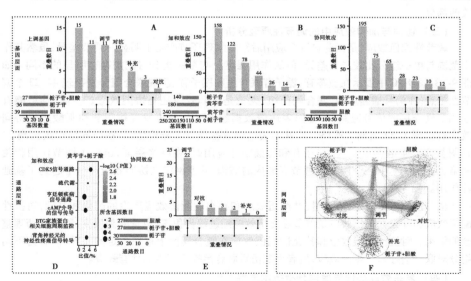

A. B. C. 从基因层面上展示不同组分联合产生加和效应与协同效应时差异基因的分布情况。D. E. 展示加和效应与协同效应产生时信号通路的分布情况。F. 从网络层面展示药物联合应用所产生的不同作用机制。各组差异基因数量是通过与小鼠脑缺血模型组相比较得出的结果。

图 9-1　清开灵组分不同配伍产生加和与协同效应的多层面分析[3,25]

Database 等蛋白质相互作用数据库中的数据,构建一个全局的蛋白质相互作用网络。将实验得到的基因表达数据处理后映射到多源蛋白质相互作用网络上,最终得到各组所对应的蛋白质相互作用网络,针对模型组网络,无论是各组分单独使用组还是联合用药组,其网络结构中均存在产生对抗作用的亚网络结构(图 9-1F)。

(二) 协同与加和效应中的补充性原理分析[25]

补充性配伍效应,是指药物联合应用后针对病理环节产生了异于所有单一药物所出现的不同效应,其作用靶点具有明显的新颖性,即出现了新的靶点、通路或网络,且在作用强度上与单一药物组亦存在明显差异。

1. 基因层面 通过基因芯片的差异基因表达谱分析,研究发现在药物联合应用出现的加和效应组和协同效应组中均出现了多个新的靶点,与单一组分的靶点谱存在明显差异,如在加和效应组和协同效应组分别出现 121 个、56 个新颖性靶点(图 9-1B、图 9-1C);此外,从产生协同效应的基因表达谱数据的上调基因角度分析,发现协同效应组出现了 5 个补充基因(图 9-1A)。

2. 信号通路层面 各组差异表达基因经 KEGG、IPA、GeneGO 等多个数据库进行信号通路富集分析后,在加和效应组和协同效应组中均出现了异于单一组分干预的新颖性信号通路,如经 KEGG 分析发现协同效应组出现了 1 条补充通路(图 9-1E);经 IPA 分析发现加和效应组出现了 5 条补充通路(图 9-1D)[3]。

3. 网络层面 针对脑缺血模型,将清开灵各组分单用及联合应用经动物实验得到的差异基因映射到多源蛋白质相互作用网络后,获得各组蛋白质相互作用网络。与模型组比较,协同效应组产生了有别于栀子苷、胆酸单独使用时的不同效应,出现具有明显新颖性的作用靶点网络,如图 9-1F 中栀子苷和胆酸联合治疗组独有的基因组成的网络结构为补充作用相关的部分。

(三) 协同与加和效应中的调节性原理分析[25]

调节性配伍效应,是指药物联合应用后针对病理环节产生了明显的调节差异,虽然其作用范围与单一组分比较未见差异,但从作用强度上与单一组分对比则存在明显的不同。如图 9-1B、图 9-1C 中展示在黄芩苷、栀子苷联合组和栀子苷、胆酸联合组分别出现 44、23 个调节性靶点;在信号通路层面,联合用药组,无论是加和效应还是协同效应产生时,均可能有起调节性作用的信号通路,如基因表达谱数据经 KEGG 分析发现栀子苷和胆酸产生协同效应时出现了 22 条调节通路。而基因表达谱数据经 IPA 分析显示,在协同效应组出现 21 条调节信号通路[26]。此外,栀子苷和胆酸联合应用时,在网络层面,出现了调节作用相关网络,见图 9-1F 中三个网络重叠节点形成的结构,此亚网络在协同效应产生中起到了基础性作用。

调节性配伍效应可作为对抗性配伍效应和补充性配伍效应产生的前提和基础,对抗性配伍效应和补充性配伍效应是调节性配伍效应经过逐步积累,由量变到质变,阶段性药理整合的结果。对抗性配伍效应和补充性配伍效应在整合程度上存在一定的差异,前者为不同组分对联合治疗组产生的效应,后者为配伍后联合治疗组产生的独有效应。

(四) 复杂效应药理学原理分析技术进展[25]

网络药理学观念与技术的发展改变了传统的药理学研究思路,对于药理效应的原理性分析不应只局限于已知的几个靶点上,而应着眼于全局和整体分析靶点谱、信号通路及网络的变化[27],因而相应技术的发展具有十分重要的价值和意义。

1. 多通路依赖的比较分析[4] 药物干预后,其药理效应的产生来源于多条信号通路之间复杂的变换,其中既存在通路之间水平的融合,又包括通路之间垂直的互作。我们在前期研究中应用多通路依赖的比较分析(multiple-pathway-dependent comparison analysis, MPD-CA),发现药物联合应用产生协同效应的原理在于单一组分药理通路之间的水平融合,其显著富集的9条药理通路中有1条药理通路来源于胆酸组,4条来源于栀子苷组,还发现在栀子苷、胆酸单用和二者联合组中存在4条重叠通路,栀子苷对协同效应的贡献为80%(4/5通路)。而加和机制的产生并非各组药物相关信号通路简单的叠加,如黄芩苷和栀子苷联合组的通路集合了黄芩苷组和栀子苷组信号通路的水平和垂直的加和,形成了广泛的通路间串话(cross-talk)[3],通过抗炎、抗钙超载,抑制细胞凋亡起到脑保护的作用。MP-DCA的优势是可以实现信号通路变换的定性分析,但却忽略了信号通路的变化程度或幅度上的差异。

2. 全局相似性系数[28]　为定量分析多信号通路的变化特点,应用全局相似性系数(global similarity index, GSI)技术分析了黄芩苷联合栀子苷和栀子苷联合胆酸产生加和效应、协同效应的GSI值差异,发现加和效应时黄芩苷、栀子苷联合组和栀子苷与黄芩苷的GSI值分别是0.81,0.79,而协同效应产生时栀子苷、胆酸联合组和栀子苷与胆酸的GSI值分别是0.57,0.68,提示药物联合应用产生协同效应所出现的整体变异大于加和效应。GSI技术的优势是考虑了差异基因表达量的差异性,但却未能评估不同节点的拓扑结构区别对网络或信号通路变化的影响。

3. 基于网络节点变化的加和指数法[3]　应用加和指数(additive index, AI)方法分析了黄芩苷和栀子苷联合产生加和效应时及二者单独使用的信号通路变化情况,发现硫代谢途径(sulfur metabolism pathway)的AI值为1,提示该通路是在药物联合后全新出现的,完全不同于黄芩苷组和栀子苷组的信号通路,而背角神经元的神经病理性疼痛信号通路(neuro-pathic pain signaling in dorsal horn neurons)的AI值为0.09,即其相关节点与黄芩苷组和栀子苷组的信号通路基本相似,提示该通路的加和度较低。需要说明的是,虽然采用该方法分析了药物联合应用产生加和效应时信号通路的变化,但该方法在其他药理效应的信号通路或网络的变化研究中也同样适用。

(五)方剂组学探索中药复方的网络药理机制

不同于差异基因和通路分析,从网络层面的分析,能够整合多种数据来源,用网络形象地表示药物、靶点和疾病之间的复杂关系,其中节点表示基因、蛋白、小分子、药物、疾病等实体,边则表示节点之间的相互作用关系。中药复方作用于多个靶点,而这些靶点都存在于一个复杂网络中,因此复方干预的效果,无论是治疗作用还是副作用,都是干扰这个复杂的靶点网络的结果。

1. 利用公用系统生物学分析软件解释中药组分配伍规律的网络药理机制　由于传统通路的局限性,有研究者提出了基于网络的通路分析方法,该方法用数学算法直接从网络拓扑结构上定义通路,如基本模式和极端通路,基于网络的通路与传统通路的区别在于前者能够很好地描述整个网络的功能[29-30]。然而,仅从网络拓扑结构的分析是无法揭示其生物学意义的,只有联系网络的生物学功能才能解释相关机制。如采用IPA网络分析对识别出来的网络都赋予了生物学功能,能够比较全面地反映网络全局的功能属性[31]。

与模型组比较,栀子苷组、胆酸组、协同效应组(栀子苷+胆酸)的差异基因通过IPA网络分析,均富集出多个亚网络,三组中,每组得分最高(即排名第一)的网络如图9-2所示[32-33]。通过比较药物单用组与其药物联合组干预脑缺血后差异网络的生物功能,结果显示三组药物共有的主要生物学功能(细胞损伤、小分子生化功能以及脂质代谢)都与脑缺血相关,而协同效应组(栀子苷+胆酸)特有的生物学功能,包括细胞周期,药物代谢,内分泌系统发育和功能,器官形态,结缔组织功能紊乱和分子转运,可能是胆酸与栀子苷配伍干预脑缺血产生协同作用机制之一[32]。

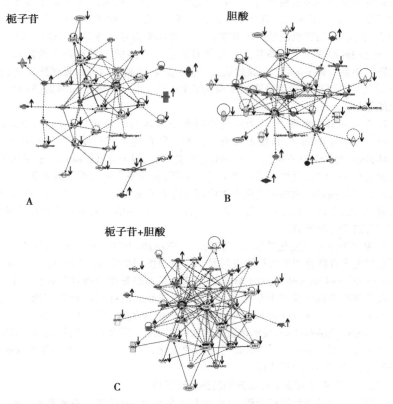

A.栀子苷组亚网络;B.胆酸组亚网络;C.栀子苷与胆酸联合组亚网络。颜色变深的节点表示在这些网络中识别出来的差异表达基因,"↑"表示上调的基因,"↓"表示下调的基因。

图 9-2　栀子苷、胆酸以及两者联合治疗组干预小鼠脑缺血再灌注损伤后与模型组比较得分最高的亚网络

2. 基于自身实验数据构建网络分析药物网络药理作用机制　通过融合多个蛋白质相互作用数据库,构建出一个全局的基因和蛋白质相互作用背景网络,并将差异表达基因映射到该多源蛋白质相互作用网络上,最终得到模型组、清开灵各有效组分单独和联合应用干预小鼠脑缺血再灌注损伤所对应的蛋白质相互作用网络(图 9-3A ~ 图 9-3F)[34],应用 Cytoscape软件对构建出的网络进行可视化处理,并对这些网络的典型拓扑属性(包括节点、边、密度、聚类系数、网络直径、网络半径)进行计算比较,分析结果如表9-1所示,可以看出 6 个网络除了在网络大小上略有差异外,在主要的拓扑参数上均没有显著的差异。因此,通过整体网络拓扑结构比较不能看出药物干预疾病后的药理机制差异,需要对药理网络赋予相应的生物功能机制,如基于基因本体论(gene ontology,GO)注释对全局网络及其中的点进行注释和命名,并对整体网络进行降维处理(如功能模块划分等),才能识别复方药物干预疾病的差异,即从模块水平分析药物的作用机制。

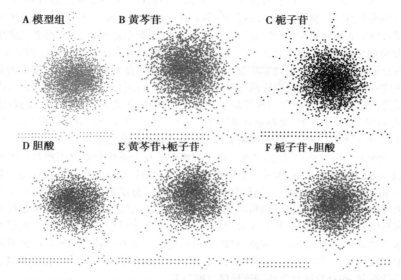

网络中节点表示基因或蛋白质,节点之间的连线(即边)表示蛋白质之间的相互作用。

图9-3　模型组、清开灵各有效组分单独和联合应用干预小鼠脑缺血再灌注损伤对应的蛋白质相互作用网络(A~F)

表9-1　各组干预小鼠脑缺血再灌注损伤对应的蛋白质相互作用网络主要拓扑属性特征

分组	拓扑属性					
	节点数/个	边数/条	密度	网络直径	网络半径	聚类系数
模型组	2 183	6 656	0.003	12	1	0.109
黄芩苷组	2 229	6 738	0.003	11	1	0.102
栀子苷组	2 032	5 980	0.003	12	1	0.109
胆酸组	1 981	5 780	0.003	13	1	0.106
黄芩苷+栀子苷组	1 899	5415	0.003	11	1	0.103
栀子苷+胆酸组	2 028	6 108	0.003	11	1	0.106

(六)基于模块水平为药理机制的解析提供了思路

鉴于疾病病理机制的复杂性和药物作用多靶点、多通路的特点,从具有整体性和全局性的复杂网络层面进行解析,确是一个很好的思路和方法。但是在多组学的大数据背景下,在以网络全面性作为优点的同时,其复杂性无疑也给研究带来了困扰,故合理的对网络进行降维和解构是研究的关键问题。

1. 模块药理学的提出　模块药理学的提出[35-37],是对传统单一靶点理论的突破,是靶点实体本体论到关系本体论的转变,其以药物作用的复杂生物网络(基因、蛋白质、代谢、调控网络等)为背景,不同于单一靶点和通路上的研究,在模块水平上可动态刻画复杂生物网络生理、病理和药理特征,度量与整合药物-疾病复杂关系,使靶点之间的关系明确而不孤立,使复杂网络降维,又不失信息整合,可有效地揭示多靶点之间的复杂药理机制,并根据模块之间的关系来指导药物研发的一门新兴学科。这使得模块药理学针对复杂疾病的治疗采用药物联合应用的模块化设计干预疾病多个靶点,减少脱靶信息的表达,从而增效减毒。

2. 复杂网络模块化识别方法分类 生物系统的网络具有模块组织结构已被证实,即网络中一些分子共同执行某种生物学功能,这一结构的识别可使复杂网络降维,被认为是理解生物系统的一个关键因素。在生物网络里,模块的识别是理解细胞结构、功能和动力学的第一步。目前,研究者已经提出了多种模块识别方法,可归为6类:网络聚类、启发式/精确计算、网络拓扑结构、种子扩展、矩阵分解和其他方法等[38-39]。各类方法对网络解构的角度、方法各不相同,各存利弊,研究者可根据需要和网络特点选择更为适宜的方法。

3. 复杂网络的层次化、模块化解构 逐一解构对于复杂系统分析已不再是一种好的方法,研究显示复杂系统的形成、操控和演化都反映出层次的特征。层次结构被认为是复杂网络的中心组织原则,能够提供条件洞察到更多网络现象。分层解构行为可以将一个大型网络划分为若干相互依存的组件。结构和功能的融合,成组的组件或所谓的超级组件被认为能够提高系统的稳定性和可控性。在分层的过程中,这些超级组件在相同和不同层次分别显示了水平和垂直的连接关系。因此,层次结构和网络分层方法将有助于更好地理解复杂系统。根据现存研究对网络层次分类建议的合理内涵,并作出了一定的改进,将网络层次分为多级递阶控制、拓扑空间尺度和特征排序三种类别[40]。

4. 复杂网络的模块验证 研究者基于各种原理和算法提出了大量的模块划分和识别方法,而对于模块的验证和判别方法却相对有限。针对中药"多组分、多靶点"的特点,如何在模块划分的基础上对模块进行验证和评价,如何判别中药多组分的靶点模块及其特征性模块,从模块水平揭示中药多组分治疗疾病的作用机制值得进行深入的研究。

基于现有模块验证与判别方法的对比分析,课题组提取出现有方法的适用条件、优势、不足等,提出定量的生物网络模块验证与判别指标,利用数据模拟研究方法确定指标的判断界值,并基于公共的基因表达数据评价方法的可行性。研究提示生物网络模块的判别应该整合多个拓扑结构指标,融合拓扑结构、统计、功能评价方法,结合内部验证和外部验证来综合地衡量,从而得到更高质量的模块判别结果。如融合图熵[$e(G)$]与Z值($Z_{summary}$)得到的模块测试(module test,MT)值和模块评估(module evaluate,ME)值方法能够实现拓扑与统计方法的融合、内部与外部验证的结合,能够综合、定量地对模块进行验证和判别,也为生物网络模块的验证和判别提供有效的方法;且融合$e(G)$和$Z_{summary}$能够实现二者的优势互补,一方面增加内部验证对模块自身质量进行评价,另一方面能够校正模块大小差异对$Z_{summary}$判别结果产生的影响[41]。

第四节 结语与展望

方剂作为联结中医与中药的桥梁,体现了中医药治疗疾病的特色,方剂配伍原则、方法及思想体系一直指导着中医临床医疗并具有理论和实践价值,方剂是历经了数千年的临床实践而凝练出来的具有中国文化特色的个体化治疗手段。在多组学时代和大数据的背景下,多学科研究技术的进步为方剂的现代解析和创新发展提供了新的机遇,新思路和新理念的转变将极大地促进方剂配伍和谐效应的解析和方剂组学[1]的跨越发展。

一、从靶点实体到靶点关系的转变[25]

药物与靶点的构效关系已经成为药理机制分析和药物研发的主流思路,或许只有在结构的蓝图和框架中才能寻找到通向成功的路径。近年来,"脏药"(Dirty drug,特指"能够覆盖多靶点的药物")和多靶点药物的出现,极大地撼动了研究中一直采用的经典构效关系原理的主要地位,研究思路也将从一药一靶逐渐转移到药物多个靶点之间的关系上,如多个研究已将药物研发的重点着眼到信号通路及蛋白质相互作用关系上。

二、从单一通路到多通路之间关系的转变[25]

无论是在疾病模型网络,还是在药物干预的网络中,所涉及的多条信号通路之间必然存在多态性的关系,这种多态性形成了网络的鲁棒性,进而维持着生物的稳态,建构了生物延续的基础。基于这一理论,针对复杂的病理状态,若想达到治疗疾病的目的,药物干预时需对这种多样性进行多途径扰动的整体性重构,来充分发挥对抗、补充和调节的多种作用,针对不同状态的网络结构,进行纠正或调节至新的平衡。

三、从网络的拓扑结构到网络的动态演变的转变[25]

复杂疾病的靶标网络呈现出动态的、多重结局的复杂系统,因此网络的静态分析虽具有理论探索的意义,却存在较大局限性。故解构药理机制变化的门径应为对网络之间变化的内在性与必然性分析。研究的关注点亦应是网络之间动态演变的途径和方式,其演变轨迹是把握方剂内部生克制化的必由之路。

在东西方文明交流、融合的新历史时期,方剂配伍的系统研究和现代发展将是开启中华文明中维护生命智慧的密码,在"大一"与"小一"的交替与轮回中,遵循整体论指导,在多组学大数据的还原分析下,充分展示中华生成哲学对生命认识的智慧。多学科交叉、多技术融合有助于中医文明得以继承发展,承载了学者们对方剂组方新方法探索的希望,融通意象思维与逻辑思维,让学者们在网络动态时空转换中领悟到方剂配伍的和谐效应所蕴含的玄妙。

（刘骏、张莹莹、王忠、王永炎 中国中医科学院中医临床基础医学研究所）

参 考 文 献

[1] WANG Z, LIU J, CHENG Y Y, et al. Fangjiomics: in search of effective and safe combination therapies[J]. J Clin Pharmacol, 2011, 51(8): 1132-1151.

[2] DUAN D D, WANG Z, ZHANG B L, et al. Fangjiomics: revealing adaptive omics pharmacological mechanisms of the myriad combination therapies to achieve personalized medicine[J]. Acta Pharmacologica Sinica, 2015, 36(6): 651-653.

[3] ZHANG Y Y, LI H X, CHEN Y Y, et al. Convergent and divergent pathways decoding hierarchical additive mechanisms in treating cerebral ischemia-reperfusion injury[J]. CNS Neurosci Ther, 2014, 20(3): 253-263.

[4] WANG Z, JING Z W, ZHOU C X, et al. Fusion of core pathways reveals a horizontal synergistic mechanism underlying combination therapy[J]. Eur J Pharmacol, 2011, 667(1-3): 278-286.

[5] JIANG N, LIU H F, LI S D, et al. An integrated metabonomic and proteomic study on kidney-yin deficiency Syndrome patients with diabetes mellitus in China[J]. Acta Pharmacologica Sinica, 2015, 36(6): 689-698.

[6] YANG Z Z, LIU W, ZHANG F, et al. Deciphering the therapeutic mechanisms of Xiao-Ke-An in treatment of type 2 diabetes in mice by a fangjiomics approach[J]. Acta Pharmacologica Sinica, 2015, 36(6): 699-707.

［7］ LIU J,WANG Z. Diverse array-designed modes of combination therapies in Fangjiomics［J］. Acta Pharmaco-logica Sinica,2015,36(6):680-688.

［8］ SULLIVAN D J. Plasmodium drug targets outside the genetic control of the parasite［J］. Curr Pharm Des,2013,19(2):282-289.

［9］ ROTH B L,SHEFFLER D J,KROEZE W K. Magic shotguns versus magic bullets:Selectively non-selective drugs for mood disorders and schizophrenia［J］. Nat Rev Drug Discov,2004,3(4):353-359.

［10］ DAR A C,DAS T K,SHOKAT K M,et al. Chemical genetic discovery of targets and anti-targets for cancer polypharmacology［J］. Nature,2012,486(7401):80-84.

［11］ MARGINEANU D G. Systems biology impact on antiepileptic drug discovery［J］. Epilepsy Res,2012,98(2-3):104-115.

［12］ GAJATE C,MOLLINEDO F. Cytoskeleton-mediated death receptor and ligand concentration in lipid rafts forms apoptosis-promoting clusters in cancer chemotherapy［J］. J Biol Chem, 2005, 280 (12): 11641-11647.

［13］ MILLER M L,MOLINELLI E J,NAIR J S,et al. Drug synergy screen and network modeling in dedifferen-tiated liposarcoma identifies CDK_4 and IGF_1R as synergistic drug targets［J］. Sci Signal, 2013, 6 (294):ra85.

［14］ FATUMO S,PLAIMAS K,MALLM J P,et al. Estimating novel potential drug targets of Plasmodium falci-parum by analysing the metabolic network of knock-out strains in silico［J］. Infect Genet Evol,2009,9(3):351-358.

［15］ FATUMO S,PLAIMAS K,ADEBIYI E,et al. Comparing metabolic network models based on genomic and automatically inferred enzyme information from Plasmodium and its human host to define drug targets in sil-ico［J］. Infect Genet Evol,2011,11(4):708-715.

［16］ CSERMELY P,KORCSMÁROS T,KISS H J,et al. Structure and dynamics of molecular networks:a novel paradigm of drug discovery:a comprehensive review［J］. Pharmacol Ther,2013,138(3):333-408.

［17］ ANTAL M A,BODE C,CSERMELY P. Perturbation waves in proteins and protein networks:applications of percolation and game theories in signaling and drug design［J］. Curr Protein Pept Sci,2009,10(2):161-172.

［18］ ZANZONI A,SOLER-LÓPEZ M,ALOY P. A network medicine approach to human disease［J］. FEBS Lett,2009,583(11):1759-1765.

［19］ FARKAS I J,KORCSMÁROS T,KOVÁCS I A,et al. Network-based tools for the identification of novel drug targets［J］. Sci Signal,2011,4(173):pt3.

［20］ MUMENTHALER S M,FOO J,LEDER K,et al. Evolutionary modeling of combination treatment strategies to overcome resistance to tyrosine kinase inhibitors in non-small cell lung cancer［J］. Mol Pharm,2011,8(6):2069-2079.

［21］ CHEN Y,ZHOU C,YU Y,et al. Variations in target gene expression and pathway profiles in the mouse hippocampus following treatment with different effective compounds for ischemia-reperfusion injury［J］. Naunyn Schmiedebergs Arch Pharmacol,2012,385(8):797-806.

［22］ 周才秀,王忠,张占军,等. 清开灵有效组分调节小鼠海马缺血相关基因的共性与多样性分析［J］. 中国中药杂志,2010,35(18):2475-2479.

［23］ ZHANG Z J,LI P,WANG Z,et al. A comparative study on the individual and combined effects of baicalin and jasminoidin on focal cerebral ischemia-reperfusion injury［J］. Brain research, 2006, 1123 (1): 188-195.

［24］ 张占军,王忠,李澎涛,等. 清开灵组分配伍干预局灶性脑缺血大鼠再灌注损伤的实验研究［J］. 中国药理学通报,2006,22(8):964-967.

[25] 王永炎,王忠.整体观视角对中医方剂配伍的研究[J].中国中药杂志,2016,41(15):2749-2752.

[26] WANG P Q,LI B,LIU J,et al. Phenotype-dependent alteration of pathways and networks reveals a pure synergistic mechanism for compounds treating mouse cerebral ischemia[J]. Acta Pharmacologica Sinica, 2015,36(6):734-747.

[27] NATOLI G. From the beauty of genomic landscapes to the strength of transcriptional mechanisms[J]. Cell, 2016,165(1):18-19.

[28] LIU J,ZHANG Z J,ZHOU C X,et al. Outcome-dependent global similarity analysis of imbalanced core signaling pathways in ischemic mouse hippocampus[J]. CNS Neurol Disord Drug Targets,2012,11(8): 1070-1082.

[29] PAPIN J A,PRICE N D,WIBACK S J,et al. Metabolic pathways in the post-genome era[J]. Trends Biochem Sci,2003,28(5):250-258.

[30] PAPIN J A,STELLING J,PRICE N D,et al. Comparison of network-based pathway analysis methods[J]. Trends Biotechnol,2004,22(8):400-405.

[31] CHEN Y Y,MENG F Y,FANG H,et al. Hierarchical profiles of signaling pathways and networks reveal two complementary pharmacological mechanisms[J]. CNS Neurol Disord Drug Targets,2013,12(6):882-893.

[32] GUO S S,GUO L,YU Y,et al. A partial pathway-and network-based transformation reveals the synergistic mechanism of JA and UA against cerebral ischemia-reperfusion injury[J]. Protein Cell,2014,5(11):873-877.

[33] 陈寅萤.多维度多组分干预脑缺血药理机制的比较研究[D].北京:中国中医科学院,2013.

[34] YU Y,ZHANG X X,LI B,et al. Entropy-based divergent and convergent modular pattern reveals additive and synergistic anticerebral ischemia mechanisms[J]. Exp Biol Med(Maywood),2016,241(18): 2063-2074.

[35] WANG Z,LIU J,YU Y,et al. Modular pharmacology:the next paradigm in drug discovery[J]. Expert Opin Drug Discov,2012,7(8):667-677.

[36] WANG Z,WANG Y Y. Navigating personalized medicine dependent on modular flexibility[J]. Trends Mol Med,2013,19(7):393-395.

[37] WANG Z,WANG Y Y. Modular pharmacology:deciphering the interacting structural organization of the targeted networks[J]. Drug Discov Today,2013,18(11-12):560-566.

[38] CHEN Y Y,WANG Z,WANG Y Y. Spatiotemporal positioning of multipotent modules in diverse biological networks[J]. Cell Mol Life Sci,2014,71(14):2605-2624.

[39] 张莹莹,陈寅萤,王忠,等.药物-疾病复杂网络的模块化解构[J].中国药理学通报,2013,29(11): 1499-1502.

[40] ZHANG Y Y,WANG Z,WANG Y Y. Multi-hierarchical profiling:An emerging and quantitative approach to characterizing diverse biological networks[J]. Brief Bioinform,2017,18(1):57-68.

[41] LI B,LIU J,YU Y,et al. Network-wide screen identifies variation of novel precise on-module targets using conformational modudaoism[J]. CPT Pharmacometrics Syst Pharmacol,2018,7(1):16-25.

第十章

组学技术在中药药理
研究中的应用

第一节 概　　述

　　中药药理学(pharmacology of traditional Chinese medicine, PTCM)是在中医药理论指导下,运用现代科学技术,研究中药与机体(包括病原体)相互作用及其作用规律的学科,是中药现代研究及中药新药研发极为重要的领域。中药,尤其是中药复方,是在中医理论指导下按照"辨证施治"原则、根据中药的药性配伍组成,具有明显的治疗特色。中药治疗疾病不是单纯以药物直接对抗致病因子,而是调整机体的功能状态,增强机体的抗病能力。中药对机体功能状态的调整与其对基因表达的调节及对表达产物的修饰有关。中药复方药理研究强调中药复方组合后整体化学成分产生效应,涉及多层次、多靶点、多效性,验证或揭示与其功能相关的药理作用,同时重视对毒性的研究。如何在中西医学理论的指导下,充分考虑中药的作用特点和特色,借鉴现代科学技术和方法,建立能够揭示、反映中药作用特点的药理学研究思路与方法,一直是我国中药药理学科研人员努力的方向。

　　近年来,随着各种测序项目和技术手段的不断发展与完善,对于不同层次和类型的生物组学数据的获取及分析方法也日趋成熟与完善。基于单组学数据的疾病研究已经发现了诸多新的疾病相关因子,而整合多组学数据研究疾病的工作方兴未艾。基因组学是20世纪以来不断涌现的大量新概念之一,现如今基因组学相关技术正在从实验室研究快速向疾病研究、临床诊断等实用领域转移。除此之外,蛋白质组学、代谢组学等分别从不同角度帮助科学家研究和理解疾病的发生发展。将多个组学结合起来,通过对多种层次和来源的高通量组学数据的整合分析,为系统地研究中药治疗疾病的药理作用提供新的思路。

第二节　组学研究技术

一、基因组学技术

(一)基因组学概念

　　生命科学在20世纪得到了空前的发展,大量的新概念不断涌现,基因组学就是其中之一。基因组的概念于1924年被提出,用来描述生物的全部基因和染色体组成,而1986年提出了基因组学的概念。基因组学是研究生物体的整个基因组结构、功能及进化的一门学科,内容包括基因组作图、核酸序列分析、基因定位、基因功能分析、基因组的进化分析等。基因组学紧跟时代发展前沿,在人类基因组计划实施后发生了翻天覆地的变化,成为生命科学的前沿和热点领域。

（二）基因组学研究的技术手段

目前基因组学研究的技术手段主要包括基因芯片技术和高通量测序技术等。

1. 基因芯片技术　随着人类基因组计划进入后基因组时代，其研究的重点将由发现基因转向对基因功能的探索，基因功能到蛋白和生命现象的奥秘需要逐步阐明。人类基因功能、基因相互作用和调控关系的研究，亟须一种新方法完成大量基因表达状况的研究，而RNA印迹（又称"Northern印迹"）杂交或点杂交、以电泳为基础的基因表达、序列测定、突变和多态性分析等传统方法已无法满足这一研究的要求。20世纪90年代，基因芯片在这种环境下应运而生，且涉及计算机科学、统计学、生命信息学、生物物理学和化学等众多研究领域和学科。

基因芯片通过原位合成或直接点样，在硅片或者玻璃等介质上将特定的DNA或寡核苷酸片段作为探针规律地排列成微矩阵，将需要检验的样品进行荧光标记后与微矩阵按照碱基配对原理进行杂交，通过激光共聚焦荧光检测系统扫描芯片后，计算分析得到样品中大量的基因序列及表达信息，从而快速、高效、高通量地分析生物信息[1]。

基因芯片具有高通量、快速、造价低、样品用量少等优点，应用非常广泛且在医学研究中具有重要意义。基因芯片可用于基因功能的研究，确定基因之间的相互关系，从而揭示疾病发生、发展的分子机制；基因芯片可用于检测突变基因，对于阐明肿瘤及遗传病的分子机制、疾病的早期诊断具有重要意义；基因芯片还可用于感染病毒的检测、药物筛选、基因药物开发与合成等领域。

2. 高通量测序技术　不仅为遗传信息的揭示和基因表达调控等基础生物学研究提供重要数据，同时在基因诊断和基因治疗等应用研究中也发挥着重要的作用。第一代测序技术基于Sanger双脱氧核苷酸末端终止法和Alan Maxam与Water Gilber发明的化学降解法，可靠性非常高。但是第一代测序技术依赖于电泳分离技术，无法提升分析速度与并行化程度，耗时长，无法满足后基因组时代科研人员对基因测序的需求。因此，第二代测序技术即高通量测序技术问世。

高通量测序技术的核心思想是边合成边测序，互补链在DNA聚合酶的作用下合成时，加入的不同颜色荧光标记的不同脱氧核苷三磷酸（dNTP）在合成或连接生成互补链时发出荧光信号，计算机对捕获的荧光信号进行计算处理得到待测DNA的序列信息。高通量测序具有单碱基测序成本低和数据产出量高等优点，无须进行电泳，具有较高的可靠性和准确性。相对于传统的Sanger测序技术，高通量测序在操作细节、技术扩展和原理等方面都有了大量改进[2]。

迅猛发展的高通量测序技术将基因组学水平的研究带入了新纪元，为基因组学研究带来了更多的新的思路和方法。目前，高通量测序技术已经被广泛应用于动植物全基因组测序、基因组重测序、转录组测序、基因表达调控、Small RNA测序等领域。

二、蛋白质组学技术

（一）蛋白质组学概念

蛋白质组是一种基因组所表达的全套蛋白质，包括一种细胞或一种生物所表达的全部蛋白质。蛋白质组的英文名（proteome）源于蛋白质（protein）与基因组（genome）两个实词的重新组合，其本质是大规模、高通量研究蛋白质的特征，包括蛋白质的表达水平、翻译后的修饰、蛋白质与蛋白质之间的相互作用等。借助这种研究，就可以探析生命活动的生理基础及其内在规律，了解疾病发生、发展与细胞代谢过程，在蛋白质水平上获得整体而全面的认识[3]。蛋白质组学(proteomics)最早是由 Marc Wilkins 在 1995 年提出的[4]。蛋白质组学通过定量测定基因表达的蛋白质水平,对基因调节进行动态描述来解释基因表达的调控机制或鉴定药物对病理的作用靶点[5]。蛋白质组学研究的重点目标和发展方向,主要是为了促进分子医学的发展,如寻找药物靶分子,消除致病基因,修复正常生理基因,以利于攻克疾病,促进机体恢复健康。蛋白质组学研究,是蛋白质(多肽)谱研究以及基因产物图谱研究的进一步延伸[6]。

(二) 蛋白质组学研究的技术手段

蛋白质组学研究的技术手段包括支撑技术平台及生物信息学分析,相关技术还涉及同位素标记、蛋白质芯片、多维色谱等。

1. 支撑技术平台　包括新型蛋白质结构、功能预测的方法及程序;高通量系统及蛋白质组分析自动操作系统;蛋白质分析鉴定中新型质谱技术的发展及应用;大规模蛋白质相互作用分析技术。二维电泳与质谱技术的巧妙结合,形成蛋白质组学研究中的理念结合与技术佳配,为科学工作者研究蛋白质的表达规律提供了理想的可行的技术支持[7]。

2. 生物信息学分析　包括蛋白质组成员的序列、结构、功能及定位分类;建立研究对象的蛋白质组数据库,基于数据库信息深入挖掘内在规律;基于生化途径、遗传网络等,构建蛋白质组功能系统即蛋白连锁图;基因翻译产物的结构、功能预测;高等生物基因组中蛋白质编码基因的识别及算法研究。

三、代谢组学技术

(一) 代谢组学概念

"代谢组学(metabolomics)"的概念最早是 Nicholson 教授[8]提出,Fiehn 等[9]于 2000 年也提出了代谢组学的概念。代谢组学是通过观察生物体系受生理病理刺激或基因修饰后,对所有动态变化及相对分子质量在 1 000 以下的小分子代谢产物进行定性、定量分析,从而定量揭示生物内源性代谢物质的整体以及对内因、外因变化应答规律的一门新学科。代谢组学是继基因组学和蛋白质组学之后发展起来的一个新的科学研究热点,是生物体一系列生命活动的最终结果,在研究复杂生物体系中提出一种"由上而下"的整体观念,是基因组学和蛋白质组学的延伸和终端,因而被认为是"组学"研究的最终方向[10]。

(二) 代谢组学研究的技术手段

代谢组学的研究手段主要为分析化学中的各种谱学技术。分析手段主要包括[11-12]:质谱法(mass spectrometry,MS)、核磁共振技术(nuclear magnetic resonance,NMR)、液相色谱法(liquid chromatography,LC)、毛细管电泳法(capillary electrophoresis,CE)、气相色谱法(gas-chromatography,GC)、电量分析(coulometric analysis,又称"库伦分析")、紫外吸收光谱(ultra-violet absorption spectrum,UV)、红外光谱(infra-red spectrum,IR)、荧光散射(fluorescent scattering)、放射性检测(radioassay)、表面增强拉曼散射(surface-enhanced raman scattering,SERS)等,以及以上各种技术的联用技术,尤其是 LC/MS-Q-TOF、LC/MS-IT-TOF、MALDI-TOF-MS,以其高灵敏度、高分辨率的特点为复杂代谢组分析开启了新的篇章[11]。

代谢组学研究所获得的海量数据具有多元性和复杂性的特点,很难直接分析,需要采用模式识别(PR)的方法进行聚类分析。主要应用的数据分析技术包括非监督分类方法和监督分类方法,非监督分类方法主要有主成分分析(principal component analysis,PCA)、层次聚类分析(hierarchical cluster analysis,HCA)、非线性映射(nonlinear mapping,NLM)等;监督分类方法主要有偏最小二乘法-判别分析(partial least squares discriminant analysis,PLS-DA)、自组织投影(self organizing projection,SOM)、聚类分析(cluster analysis,CA)、判别分析(discriminant analysis,DA)、人工神经网络(artificial neural network,ANN)、k 最近邻域法(k-nearest neighbor method,简称"KNN 法")等[11-12]。

与常规方法相比,代谢组学技术具有以下优点[13]:①基因和蛋白表达的细微差异会在代谢物水平得到放大;②研究代谢组学不需要大量表达序列标签的数据库或全基因组测序;③代谢物的种类及数量远少于基因和蛋白的数目;④生物体系内各种体液的代谢物可在一定程度上反映机体系统所处的生理和病理状态;⑤代谢物谱在不同生物体系样本中基本一致,且代谢组学检测技术具有多样性、先进性,因此代谢组学的研究更具有优势。代谢组能够反映生物体系整体功能状态及其终点放大的优势,为"多组分、多靶点协同整合效应"的中药现代化研究提供了契机[14]。

四、生物信息技术与网络药理学

生物信息学(bioinformatics)是应用计算机技术和数学模型等方法对海量生命科学相关的信息进行储存、提取和分析计算的前沿交叉学科,是系统生物学的关键技术组成。目前,生物信息技术已经深入到多个生命科学与医学领域,与基因组学、蛋白质组学及代谢组学共同推动了功能基因组系统学相关学科的兴起,成为科学研究的前沿与热点。从系统生物学的角度看,机体的功能是复杂的分子相互作用网络运行的结果。疾病是一种生物分子网络的异常状态。鉴于疾病分子网络的超稳健性和复杂性,通过干预单一靶点难以达到最佳的治疗效果,只有通过多靶点组合治疗才可能将机体扭转到健康状态[15],特别是针对一些复杂疾病。

随着对生物网络、药物作用靶点-生物网络关系研究的不断深入,对药物微观作用机制有了更为深入的认识,发现许多单一化学成分或具有明确靶点的化学药物从生物调控网络的角度看却是多靶点的,由此提出了网络药理学(network pharmacology)[16]。Muhammed 等人[17]建立了一个经 FDA 认证的药物与药物靶标蛋白的关联图,并在 *Nature Biotechnology* 上发表了"药物-靶标网络",对 FDA 所批准的 1 178 个药物与药物靶点数据库中 394 个靶点蛋白建立了双向关联图。我国学者李梢等[18]于 2007 年在国际上提出基于生物网络的中药方剂研究框架并首先报道了中医寒热证生物分子网络和寒热方剂的网络调节效应[19]。近年来,网络药理学与中医药研究取得的快速发展也吸引了许多学者的关注。

比较方法是生物学的重要研究手段,研究对象的变化必须有新的比较方法的支撑。以分子网络而不是简单的靶标组合为对象研究中药方剂的作用机制,首先必须建立科学的网络比较方法,以定量地、全面地反映各种有效成分、单味药和复方作用网络的差异,以及分子网络从疾病状态到正常状态的变化。现有网络比较方法存在比较多的问题,对生物医学研究的指导意义不大。其中一类方法偏重于纯粹的拓扑比较,如基于图的最大结构匹配原则,缺乏功能意义上的度量,无法区分结构相似但功能不同的网络[20];另一类方法则将网络简化为基因集合,忽略了分子之间的相互作用,仅仅基于 GO 提供的结构化知识表示系统建立网络的相似性度量,无法区分分子功能类似但结构不同的网络[21]。军事医学研究院微生物流行病研究所分子诊断与治疗重点实验室针对网络比较问题,建立了一系列关键技术,将网络的拓扑度量和网络节点的功能注释结合起来,建立一种既能考虑网络结构又能考虑节点分子功能的网络相似性度量方法——网络印记方法。该方法将构建的正常网络、各种病证网络和药物干预网络与 KEGG 中的标准通路比较,构成有序的相似度集合,即网络印记,从而将各种网络之间的比较转换为印记(本质上是数值向量)之间的比较,能够全面反映网络状态的变化。

第三节　组学技术在中药药理研究中的应用

一、基因组学在中药药理研究中的应用

中药材及中药复方中所含化学成分、有效成分的鉴定存在很多困难,且其作用一般认为是多靶点和多种机制协调共同作用的结果,如何从分子水平上弄清中药作用机制及其代谢过程是目前我国中药研究面临的一个重要问题。药物基因组学和基因芯片为人们从基因网络的层次上分析整个生物体系提供了一个重要的平台。目前基因组学在中药药理研究领域中的应用主要包括:在中药复方作用机制研究中的应用,在单味中药作用机制研究中的应用。

(一)基因组学在中药复方作用机制研究中的应用

目前很多学者认为中医药可通过多组分、多靶点及多途径的整合调节作用来治疗疾病,其机制可能与基因表达及表达产物的调控和修饰密切相关。基因芯片技术可以测定治疗前后的基因表达谱及蛋白质谱,从而揭示中医药可能的作用靶点。

孙伟等[22]使用益肾抗纤复方干预转化生长因子 β_1(TGF-β_1)所致 HK-2 细胞的转分化过程,分别设中药组(益肾抗纤复方)、阳性药组(贝那普利)、空白对照组和模型组。通过基因芯片研究益肾抗纤复方和贝那普利对 HK-2 细胞基因表达谱的影响,结果发现:与模型组比较,中药组共 97 个差异表达基因,其中 69 个基因表达上调,28 个基因表达下调;阳性药组共 227 个差异表达基因,其中 118 个基因表达上调,109 个基因表达下调。由此分析,二者均可抑制 HK-2 细胞的转分化过程,并进一步推测益肾抗纤复方可能与转分化的早期阶段密切相关。

范雪梅等[23]采用冠脉结扎致心肌梗死模型,利用基因芯片技术寻找双龙方干预治疗心肌梗死模型大鼠的差异表达基因,以期从分子水平上研究双龙方的作用机制。研究发现双龙方干预组与模型组大鼠的差异基因主要涉及 MAPK 通路和碱基切除修复,提示双龙方可能是通过调节 MAPK 信号通路和碱基切除修复过程减轻心肌损伤,发挥心脏保护功能的作用。另外,该研究通过比较基因组学研究平台探讨了双龙方、麝香保心丸及丹红注射液等复方治疗心肌缺血的原理,发现 *Cfb*、*Nfil3*、*Arntl* 和 *Nppa* 等可能是中药治疗心肌梗死的共同靶基因。

鲍依稀等[24]收集了 27 例鼻咽癌患者,设立了中药组和安慰剂组,通过基因芯片技术检测鼻咽癌患者服用中药云芝丹参后,免疫功能指标的变化,并与安慰剂组比较分析,发现与安慰剂组比较,中药治疗组患者在服用云芝丹参胶囊第 7 天,外周血单核细胞中 *TNFR2* 基因表达水平明显下调,提示中药组服药后 *TNFR2* 基因水平下调,可以避免免疫细胞的凋亡,防止免疫细胞数量减少以增强机体免疫功能。

Dai Wen 等[25]在对甲型流感病毒的报道基础上,通过网络药理学的方法收集了麻杏石甘-银翘散中的 16 种活性成分,并预测了这些活性成分潜在的 29 个作用靶点,以及活性成分和靶点相互作用的关系,为麻杏石甘-银翘散抗流感作用机制的研究提供了一个新的出发点。

(二)基因组学在单味中药作用机制研究中的应用

建立某种疾病模型的基因芯片并检测药物作用后基因的表达差异,进而对单味药可能的作用靶点进行筛选,从分子水平上揭示中药的作用机制。

Seo 等[26]基于基因组学技术,采用 56 种人类肿瘤细胞系(源自美国国家癌症研究所 NCI 发展治疗项目)研究东莨菪内酯抗肿瘤的作用机制。研究显示,癌基因(RAS)的突变和细胞增殖缓慢均与东莨菪内酯的耐药性存在明显的关联性。进一步研究表明,其机制可能与 NF-κB 的激活有关。提示 NF-κB 或许是东莨菪内酯的耐药因子,而东莨菪内酯是一种有前景的抗癌化合物。

明海霞等[27]采用 D-半乳糖致亚急性衰老小鼠模型和 Agilent 小鼠 4×44K 全基因组表达谱芯片分析黄芪对雌性昆明小鼠脑组织基因表达的影响。发现与正常小鼠比较,模型组小鼠有 15 个明显差异表达的基因,其中 5 个基因表达显著上调,10 个基因表达显著下调;而与模型组小鼠比较,这 15 个基因在黄芪组中有 4 个表达水平与模型组一致,11 个表达水平有显著差异;还筛选出 13 个基因仅在黄芪组中表达有显著差异。这些研究结果提示黄芪可能是通过干预衰老相关基因表达延缓衰老。

崔宁等[28]采用高脂低蛋白饮食和负重游泳诱导建立脾虚水湿不化大鼠模型,造模后给予黄芪干预 2 周,通过基因芯片检测黄芪对脾虚水湿不化大鼠脂质代谢调节通路的影响,发现与正常对照组相比,脾虚水湿不化大鼠肝脏组织中 PPARα 信号通路中 fabp4、olr1、cpt1b 基因表达下调,me1、cyp7a1 和 aqp7 基因表达上调;与脾虚水湿不化大鼠相比,黄芪水煎液组 cyp7a1 基因表达下调,olr1 和 fabp4 基因表达上调,亚油酸代谢通路中 pla2g4a、pla2g2d、cyp2c12、loc687842 基因表达上调。提示黄芪可能影响了脾虚水湿不化大鼠肝脏脂质代谢 PPARα 信号通路和亚油酸代谢通路。

上述结果表明,基因组学的出现为中药药理学研究提供了全新的思路和工具,中药尤其中药复方的整体性思维在系统基因组学的研究方法下可能会得到充分的展示和挖掘,提示基因组学在中医药的现代化研究中具有潜在的应用前景。

近年来,针对方剂配伍规律及方证对应的科学问题及内涵,学者基于网络比较策略开展了中药复方银翘散抗流感作用机制的研究。通过比较正常及不同证型疾病分子网络以构建疾病相关关键分子网络,即"证候网络";通过比较不同功能的方剂、配伍及其对不同疾病"证型网络"的调控规律,揭示复方配伍及方证对应关系的分子机制,并进一步诠释其科学内涵。建立了 Balb/c 小鼠流感病毒感染模型,制备了银翘散表达谱网络构建所需样品并进行了初步数据分析:实验设正常组、奥司他韦组、病毒组、银翘散组,分别于造模后第 1、3、5、7、9、11、13 天 7 个时间点各取 3 只小鼠,取血和肺组织。分离外周血中白细胞后分别提取肺组织和白细胞中的总 RNA,用 Hiseq2500 系统进行高通量测序获得表达谱,构建流感病毒感染小鼠第 1~7 天肺组织的网络印记即"证候网络"并获得银翘散和奥司他韦治疗后第 1~13 天的网络印记数据。网络指纹分析表明,流感病毒显著地抑制了 IFN-λ 激活的 JAK-STAT 信号通路,从而逃脱了宿主天然免疫反应。流感感染相关的 JAK 通路,抗原加工与提呈等通路在感染组被抑制,肠道免疫增强;在感染的后期,细胞凋亡通路活化。相对于对照组,病毒感染组的 JAK-STAT 信号通路均处于降低的水平。病毒感染组,抗原加工与提呈,肠道免疫等均受到抑制。此外,肾上腺素能通路、唾液分泌、胃酸分泌在病毒组都有活化。奥司他韦能使 JAK-STAT 和抗原加工与提呈通路活化水平恢复,银翘散作用弱于奥司他韦;奥司他韦能降低凋亡通路活性程度而接近正常值,银翘散作用强于奥司他韦;银翘散对于其他通路作用类似于奥司他韦但作用强度普遍弱于奥司他韦;这与银翘散在临床上相对温和的药理作用和少见的毒性作用相一致。此项研究结果为深入研究中药复方的作用机制奠定了基础,提供了新的研究方法和思路。

二、蛋白质组学在中药药理研究中的应用

有学者认为,蛋白质组学技术忽略了组织器官的解剖定位,从一个机体或一个组织、一个细胞等不同层次"整体"的蛋白质活动的角度来揭示机体活动的基本规律,这种研究思路与中医整体观和中药多靶点整合调节的特点不谋而合[29],有利于在蛋白质分子表达水平对中药复方进行多靶点研究,充分体现中药复方多组分、多靶点、多途径的作用特点。近年来,我国学者应用蛋白质组学技术在中医药领域进行了有益的尝试,并取得了一定成果。以下主要就蛋白质组学在中药药理研究领域中的应用与意义等进行阐述。

(一) 蛋白质组学在中药复方作用机制研究中的应用

战丽彬等[30]通过双向凝胶电泳比较脾阴虚大鼠海马蛋白质组表达图谱的不同,由MALDI-TOF-MS鉴定表达差异的蛋白。从蛋白质组水平探索脾阴虚痴呆的本质以及滋补脾阴的方药(ZBPYR)作用靶点。结果显示脾阴虚痴呆大鼠海马的病变是一个多种蛋白质参与的复杂过程,Tubulin beta chain 15、Annexin Ⅲ等蛋白质是造成脾阴虚痴呆大鼠的海马病变的重要分子;ZBPYR可能通过对海马的差异表达蛋白的调控而达到治疗目的。

叶仲昊等[31]基于蛋白质组学探讨消癌解毒方中君药(半枝莲和白花蛇舌草)的抗肿瘤作用机制。结果发现:与模型组相比,药物组共有597个蛋白出现异常表达,其中319个蛋白上调,278个蛋白下调。经生物信息富集发现,这些异常蛋白可能与炎症、代谢、免疫等生物过程相关,以此初步阐释该方中君药的作用机制。

周凌燕等[32-34]采用双向凝胶电泳和质谱技术分别针对偏头痛、甲亢以及高血压肝阳上亢证模型,分析经典方剂天麻钩藤饮治疗前后三种肝阳上亢证大鼠下丘脑的蛋白质表达的差异,从蛋白质组探讨天麻钩藤饮对治疗肝阳上亢证的机制。结果显示,天麻钩藤饮在偏头痛肝阳上亢证大鼠模型中分析出5个可能与天麻钩藤饮的治疗作用有关的重要蛋白质。在治疗高血压肝阳上亢证大鼠模型中主要影响了血清NO水平。在治疗甲亢肝阳上亢证大鼠模型过程中分析出6个与其调节密切相关的蛋白质。

欧阳秋芳等[35]收集健康对照组、心肾综合征(CRS)阳虚水泛证患者真武汤治疗前后的血清,用表面增强激光解析离子化飞行时间质谱(SELDI-TOF-MS)获得各组血清蛋白质指纹图谱。比较真武汤治疗前后CRS阳虚水泛证患者血清蛋白质指纹图谱变化,分析与温阳利水方真武汤疗效相关的CRS阳虚水泛证蛋白质指纹图谱,以期应用蛋白质组学方法,从方证对应的角度寻找CRS阳虚水泛证的证效关系蛋白质,并探讨心肾综合征阳虚水泛证的本质内涵。研究结果显示CRS阳虚水泛证患者真武汤治疗后临床证候评估、体力状况、心功能均明显改善。CRS阳虚水泛证患者与健康对照组共找出57个蛋白峰;37个峰差异有统计学意义,其中32个蛋白峰在CRS阳虚水泛证组呈高表达,5个蛋白峰呈低表达。CRS阳虚水泛证患者经真武汤治疗后,有27个蛋白峰的相对强度下降,11个蛋白峰值表达相对增强。这些差异蛋白可能为CRS阳虚水泛证的血清蛋白标志物,通过调节上述蛋白峰,可能是真武汤治疗CRS阳虚水泛证的分子基础。

(二) 蛋白质组学在中药单味药及活性成分作用机制研究中的应用

人参:陈银芳等[36]应用Nano LC-LTQ-Orbitrap技术的蛋白质组学法探索人参干预"气虚"大鼠的生物学基础。通过对差异蛋白的生物学功能分析结果显示:人参对机体"气虚"证候发挥补气作用的生物学功能主要与炎症相关蛋白、糖代谢相关蛋白、能量代谢相关蛋白、细胞骨架相关蛋白以及电解质平衡及物质转运相关蛋白等密切相关。

丹参:Feng等[37]、Ma等[38]和Hung等[39]分别运用蛋白质组学技术考察了丹酚酸B保

护大鼠 H9C2 细胞、离体血小板和多柔比星所致心肌细胞毒性的分子机制。Liu 等[40] 采用蛋白质组学技术考察了丹参酮 II_A 保护多柔比星造成的小鼠肾损伤的分子机制。

三七：杨玉芳等[41]建立慢性马兜铃酸肾损害的大鼠模型，用三七总皂苷（PNS）干预，采用表面增强激光解析电离飞行时间质谱（SELDI-TOF-MS）结合 CM10 芯片技术，分别筛选马兜铃酸模型组和空白对照组、PNS 治疗组、泼尼松对照组之间大鼠肾组织的差异表达蛋白质。从蛋白质组学初步探讨 PNS 对马兜铃酸肾损害保护作用的分子机制。结果发现马兜铃酸组血清肌酐（Scr）、血尿素氮（BUN）和尿 N-乙酰-β-葡萄糖苷酶（NAG）显著高于空白对照组，PNS 可使其显著降低。马兜铃酸组与空白对照组之间的肾组织差异表达蛋白质 12 个，马兜铃酸组分别与 PNS 组、泼尼松组之间的差异表达蛋白质分别有 9 个、31 个。在这 3 组差异表达蛋白质中存在 7 个共同的差异表达蛋白质，它们在马兜铃酸组较空白对照组中呈现上调或下调趋势，PNS 和/或泼尼松可使其回调，甚至回调到接近空白对照组的水平。该研究提出这些差异表达蛋白质尤其是共同的差异表达蛋白质可能与马兜铃酸肾毒性以及 PNS 的保护作用有关，并且进一步对其进行质谱鉴定和功能研究，将有助于探讨马兜铃酸肾损害以及 PNS 保护作用的分子机制。

南蛇藤：朱耀东等[42]采用了蛋白质组双向电泳图谱分析法筛查南蛇藤提取物 COE 作用于人胃癌细胞株 SGC-7901 前后的差异表达蛋白，探讨其治疗胃癌的潜在靶点。通过蛋白质组学及蛋白免疫印迹法验证研究发现涉及肿瘤发生、发展、能量代谢和细胞骨架功能的 4 种蛋白质（HSP27，prohibitin，cofilin-1，annexin A5）的表达量均在 COE 组中明显下调。该研究通过深入研究 COE 的抗肿瘤作用及其分子机制，为早日开发生物利用度高的中药抗肿瘤新药奠定基础。

刺五加：张帅男等[43]运用基于同位素标记相对和绝对定量技术（iTRAQ）的蛋白质组学分析探讨刺五加干预高表达野生型 α-突触核蛋白（α-synuclein）的人类神经母细胞瘤细胞系（SH-SY5Y）细胞的作用。该研究通过 iTRAQ 分析，鉴别出了 3425 种蛋白质，其中有 107 种在高表达野生型 α-synuclein 的 SH-SY5Y 细胞组中发生差异表达并被认为是潜在的生物标志物。刺五加干预后，WT-a-Syn+AS 组表现出了纠正 9 种蛋白质异常表达的趋势，它们与路易斯小体、线粒体能量代谢、蛋白质的合成及凋亡等通路相关。此研究提示 iTRAQ 技术结合多维液相色谱和串联质谱分析为定量蛋白质组学中有力的方法学之一。通过 iTRAQ 技术分析可知，刺五加对这两种模型的作用存在着一定的异同点。

上述研究结果表明，利用蛋白质组学研究技术探索中医学整体观念的基本内涵，证候本质及中药或复方的作用机制，为中药药理学研究提供了全新的思路和方法，中药的整体性思维在系统蛋白质组学的研究方法中得到充分的展示和挖掘。

（三）蛋白质组学在中药毒性研究中的应用

运用中医的思维方式，结合蛋白质组学技术，揭示中药产生毒性作用的机制，找出其关键环节和作用靶点，予以干预，可达到减轻其毒性作用的目的。此外，利用蛋白质组学技术能够发现大量与药物毒理研究有关的标志物及疾病诊断的标志物，并且能够利用所鉴定的标志物预测药物毒性[44]。

用于治疗类风湿关节炎的雷公藤具有显著的器官毒性（肝、肾），其主要的活性成分为雷公藤甲素（TP）。Li 等[45]采用 iTRAQ 蛋白质组学检测 TP 诱导肝肾毒性的差异蛋白质，并对其所参与的生物学过程进行预测。结果发现，与脂肪酸代谢相关的蛋白质之间存在明显的差异，认为 TP 的毒性作用机制可能是涉及过氧化物酶体脂肪酸 β-氧化和细胞脂解活性等途径。

郭京艳[46]采用二维凝胶电泳分离肝脏蛋白样品,以飞行时间质谱、生物信息学分析等方法鉴定相思豆毒素中毒小鼠肝脏差异表达蛋白。结果显示,小鼠相思豆毒素中毒后共鉴定出 11 个明显变化的肝脏差异表达蛋白。小鼠相思豆毒素中毒后,发生变化的肝脏蛋白多数为具有凋亡诱导、能量代谢、增殖和分化等作用的功能性蛋白,其分子毒理涉及复杂的网络信号传导机制。

蛋白质组学技术在中药毒性研究中的应用,仍处于初步的认识和探索阶段,尤其是近几年频频报道有关中药注射液在临床应用时的不良反应[47]。因此,利用蛋白质组学技术对中药药物毒性的研究还有更多系统化的工作需要进行。

三、代谢组学在中药药理研究中的应用

代谢组学的研究思路具有集整体、动态、综合、分析于一体的特点,与中药作用的突出整体效应、多靶点等特点不谋而合。代谢组学对于揭示复杂性疾病的机制和中药的代谢模式具有独特的优势。代谢组学从整体观出发,基于药物治疗对机体状态的改变,最终体现在代谢组层面的认识,通过反映代谢网络中多生化途径的整体代谢物谱的差异认识其变化规律,发现药物作用靶点和受体,从而诠释方剂整体性作用机制[48]。近几年,973 计划(国家重点基础研究发展计划)、国家自然科学基金、省部级等课题资助了多个利用代谢组学技术在中药作用机制、配伍规律、中药毒性等方面应用的研究课题,取得了突出成果,充分展示了代谢组学技术在中医药领域的广阔应用前景[49]。

(一)代谢组学在中药复方作用机制研究中的应用

逍遥散:Liang 等[50]采用 GC-MS 对逍遥散治疗肝损伤模型小鼠血清进行了代谢组学研究,表明逍遥散干预肝损伤的机制是清除自由基,抑制脂质过氧化,恢复氨基酸代谢、尿素代谢通路。Lv 等[51]采用核磁共振氢谱(^{1}H-NMR)代谢组学技术从盲肠代谢产物的角度揭示逍遥散的抗抑郁机制,结果显示逍遥散还可以调节抑郁大鼠的丙氨酸、脯氨酸、乳酸和缬氨酸的异常水平。

黄连解毒汤:Yue 等[52]采用 LC-Q-TOF-MS 技术对黄连解毒汤干预关节炎模型大鼠血浆进行了代谢组学研究,结果表明黄连解毒汤对 18 个潜在生物标记物有调节作用,涉及甘油磷脂、脂肪酸、色氨酸等 8 个代谢途径。Zhang 等[53]采用 LC-Q-TOF-MS 技术对黄连解毒汤干预关节炎模型大鼠血浆、尿液进行了代谢组学研究,发现的生物标志物有肌酐、左旋肉碱、马尿酸、尿苷等,涉及脂肪酸代谢、氨基酸代谢、三羧酸循环等代谢途径。Qu 等[54]探讨了黄连解毒汤的抗抑郁活性,并评估了其活性成分和潜在的抑郁症相关靶点。结果表明黄连解毒汤具有抗抑郁作用,并发现 GRIN2B、DRD、PRKCA、HTR、MAOA、SLC6A4、GRIN2A 和 CAC-NA1A 通过调节色氨酸代谢、5-羟色胺能和多巴胺能突触活动、cAMP 信号通路和钙信号通路参与抑制抑郁症状。色氨酸代谢中的 SLC6A4 和 MAOA 受小檗碱、黄芩素、四氢小檗碱、坎地辛的调节,可能是黄连解毒汤的主要抗抑郁靶点。

小金丸:Cao 等[55]利用 Q-TOF-LC/MS 对小金丸抗肺癌机制进行探讨,结果发现 7 种代谢产物的不同表达与 7 种代谢途径有关,包括花生四烯酸代谢、柠檬酸循环、色氨酸代谢、乙醛酸和二羧酸代谢、精氨酸和脯氨酸代谢、初级胆汁酸生物合成以及烟酸和烟酰胺代谢;共有 19 种活性成分(熊果酸、α-苏木酮、天竺葵素、琥珀酸、Boswell 酸、麝香酮、大豆苷元、黄曲霉醇、异丁香酚、油酸、β-石竹烯、香草醛、β-谷甾醇、羽扇豆醇、棕榈酸、丁香酚、甲基丁烯醇、β-榄香烯和槲皮素)直接作用于 9 个靶点(*CAT*、*PTGS2*、*PTGS1*、*CTH*、*ABTA*、*ALT1*、*ME2*、*AGXT*、*AGXT2*),并调节 7 种代谢物中的 3-羟基邻氨基苯甲酸、丙酮酸和前列腺素 G_2。通过

代谢组学和网络药理学分析,表明小金丸治疗肺癌的主要代谢产物受多靶点和多组分相互作用网络的调控。

补肾解毒方:曹惠敏等[56]运用代谢组学初步探究补肾解毒方对辐射损伤大鼠的防护作用机制,与辐射模型组相比,补肾解毒方可改善辐射大鼠血清代谢轮廓,明显回调辐射大鼠血清中瓜氨酸、谷氨酸、组氨酸、赖氨酸、脯氨酸、苏氨酸、十四碳烯酰肉碱含量,改善精氨酸生物合成、精氨酸和脯氨酸代谢、组氨酸代谢、D-谷氨酰胺和 D-谷氨酸代谢等途径。可见补肾解毒方可以显著回调辐射大鼠血清中部分氨基酸和酰基肉碱的含量,干预精氨酸、谷氨酸等代谢途径,改善辐射大鼠血清代谢轮廓,发挥辐射防护作用。

中药定喘汤:欧阳瑒等[57]基于液相色谱-质谱联用技术研究了大鼠感染呼吸道合胞病毒(RSV)后的代谢异常,考察了中药定喘汤对 RSV 感染大鼠代谢异常的调控作用。结果表明 RSV 感染可造成大鼠胆汁酸、氨基酸、酰基肉碱、脂类等多种代谢物发生紊乱。定喘汤能修正 RSV 引起的胆汁酸、氨基酸、有机酸水平异常,肠道菌群和免疫系统紊乱等,对于脂类代谢物的异常也有一定的改善效果。

四君子汤:闫清华[58]利用 Label free 蛋白质组学和 LC-Q-TOF-MS 代谢组学对四君子汤干预脾虚证的机制进行研究,识别了四君子汤的主要代谢通路和涉及机体内的主要营养物质的代谢过程,发现了四君子汤治疗脾虚证的靶标蛋白和潜在生物标志物,并建立了生物分子代谢通路和相互作用网络。

葛根芩连汤:基于肠-肺轴理论,Ding[59]利用系统药理学探索葛根芩连汤治疗急性肺损伤的作用和机制,通过转录组学和代谢组学分别分析小鼠的肺组织和血清样本,小鼠血清样本中的差异代谢物表明,葛根芩连汤可以通过逆转能量代谢的失衡来抑制急性肺损伤的炎症过程。

上述研究结果表明,将代谢组学技术与基因组学、蛋白质组学、网络药理学相结合,从整体上探索中药复方防治疾病的作用机制,评价机体功能状态及其变化,揭示中药复方干预疾病的代谢通路,探索中药复方复杂代谢作用过程及多靶点协同作用的药理作用机制,为中药药理学研究提供了新的技术手段和方法。

（二）代谢组学在单味中药作用机制研究中的应用

柴胡:王东琴等[60]采用 GC-MS 技术对狭叶柴胡解热作用进行了代谢组学研究,发现柴胡解热作用的机制可能是神经递质、糖脂代谢、氨基酸及能量代谢等多层面协同发挥作用。

白芍:李添等[61]利用 ^{1}H-NMR 分析白芍对慢性不可预知温和应激(CUMS)大鼠肝脏内源性代谢物的调控作用,发现 CUMS 组影响 24 种代谢物和 10 条代谢通路发生变化,白芍能显著回调全部的差异代谢物并且通过影响全部的代谢通路发挥抗抑郁作用,包括:D-谷氨酰胺和 D-谷氨酸代谢、谷胱甘肽代谢、甘氨酸代谢等。

人参、西洋参:Li 等[62]利用液相色谱-质谱的非靶向代谢组学研究人参、西洋参对大鼠尿液中内源性代谢产物变化的影响,共筛选出 19 个潜在的生物标记物,其中 17 个、7 个分别与温、凉性质相关,5 个与温和凉性质均相关。代谢途径与脂肪酸、脂质、糖酵解和能量代谢有关,红参的温热补益作用强于人参。Zhou 等[63]从肠道微生物组-代谢组学角度,分析西洋参多糖和人参皂苷改善环磷酰胺引起的肠道免疫紊乱和肠道屏障功能障碍的协同作用,发现西洋参多糖和人参皂苷组改变了多种粪便代谢物,如尿酸、黄嘌呤酸、酰基卡尼汀、9,10-DHOME、13-HDoHE、LysoPE 15∶0、LysoPC 16∶0、LysoPI 18∶0等,这些代谢物与免疫代谢或肠道屏障保护作用有关。

上述研究结果表明,利用代谢组学技术从整体上探索单味中药防治疾病的作用机制,评价机体功能状态及其变化,揭示单味中药干预疾病的代谢通路,探索单味中药代谢作用过程及多靶点协同作用的药理作用机制,为研究中药复方配伍理论及探讨复方防治疾病的复杂作用机制奠定了基础。

(三) 代谢组学在中药复方配伍规律研究中的应用

逍遥散:Liu[64-65]采用"功效成分"研究策略和粪便代谢组学方法,探讨逍遥散抗抑郁作用的配伍规律。研究将逍遥散按功效拆为舒肝、健脾两组,通过构建^{1}H-NMR代谢组学,从三个方面确定并比较了逍遥散及其功效组的抗抑郁作用。代谢谱PCA分析显示,逍遥散比舒肝和健脾两个功效组表现效果差;OPLS-DA分析显示,10种代谢物被鉴定为CUMS诱发抑郁症的潜在生物标志物,8个潜在生物标记物被逍遥散显著逆转,5个和4个生物标记物分别被舒肝组和健脾组逆转;逍遥散调节与CUMS诱导的抑郁症相关的所有7条代谢途径,而舒肝组和健脾组分别调节6条和3条途径。舒肝组和健脾组的联合作用组成了逍遥散的综合抗抑郁作用。逍遥散及其舒肝、健脾组血清代谢组学显示,三组均可显著调节6种代谢产物路径:合成和降解酮体、丁酸代谢、牛磺酸和低月桂酸代谢、甘油脂质代谢、精氨酸代谢生物合成和丙酮酸代谢。逍遥散的调节作用主要涉及能量代谢和脂质代谢。逍遥散和两个药效组可调节不同数量和类型的差异代谢物,三组对相同的代谢物的调节强度不同。逍遥散的总体效应是舒肝组和健脾组的联合效应和协同效应的结果。可见,基于^{1}H-NMR分析的代谢组学策略可为解释逍遥散对CUMS诱导的抑郁症的配伍性以及探索中药处方的配伍规律提供进一步的理解。

清燥救肺汤:Wang等[66]利用UHPLC-ESI-Q-TOF-MS对大鼠血浆进行代谢组学分析,研究清燥救肺汤治疗急性肺损伤的作用机制。根据体外和体内鉴定的化合物,筛选出33个被吸收的原型化合物,构建了与清燥救肺汤抗急性肺损伤相关的"20个组分-47个靶点-113个通路"的三元网络,最后,通过血浆浓度在不同时间点的替代性和相关性识别出9个有代表性的Q-markers,这些主要有效化合物分别为君(绿原酸)、臣(methylophiopogonanone A, methylophiopogonanone B)、佐(芝麻素、熊果酸、苦杏仁苷)、使(甘草苷和异甘草苷)。

柴胡-白芍药对配伍:阴奇材[67]采用UPLC-QE-Orbitrap-MS技术对柴胡、白芍配伍前后入血成分差异及含量变化进行全面分析,共鉴定出16个原型成分、39个相关代谢产物,明确了柴胡-白芍药对的体内物质基础。柴胡与白芍相互配伍后可显著减少柴胡中原型成分在血清中含量,增加皂苷类代谢产物在血清中的含量;显著增加白芍中主要原型成分在血清中的含量。研究成果从化学成分层面阐明了柴胡、白芍二者配伍对体内成分及代谢产物的整体影响,明确了柴胡、白芍二者配伍协同增效的物质基础。莫子晴等[68]应用^{1}H-NMR代谢组学技术探究CUMS诱导的抑郁大鼠粪便代谢组学的变化,与四逆散组比较,柴胡和白芍醋炙后组方的四逆散组干预的抑郁大鼠粪便中乳酸、α-葡萄糖、β-葡萄糖、甲酸、乙酸、苏氨酸6种代谢物的水平发生变化,同时对丙酮酸代谢、糖酵解与糖质新生代谢、甲烷代谢、乙醛酸和二羧酸代谢、甘氨酸-丝氨酸-苏氨酸代谢、氨酰合成代谢共6条代谢通路产生影响。Zhang等[69]采用代谢组学探索柴胡和白芍抗抑郁作用的潜在机制,结果发现二者可以显著改善CUMS诱发的抑郁症。其抗抑郁作用的潜在机制涉及调节脑源性神经营养因子的表达,抑制神经毒性,调节HPA轴。Zhou[70]利用^{1}H-NMR、超高效液相色谱-串联质谱(UPLC-MS/MS)技术对柴胡-白芍抗抑郁机制进行代谢组学研究,发现二者抗抑郁作用是通过调节氨基酸代谢以及大鼠的能量代谢和脂质代谢发挥作用的。

采用表面增强拉曼光谱(SERS)对感染流感病毒后不同时间点各组小鼠血清及不同配伍银翘散治疗后的小鼠血清进行了代谢组学研究,发现从感染流感病毒后第3~5天,流感病毒模型组小鼠血清 SERS 各特征峰信号明显增强,这些信号增强的特征峰主要为酰胺 I、色氨酸、酪氨酸、苯丙氨酸、磷脂、乙酰基葡萄糖、β-胡萝卜素、D-甘露糖、酪氨酸等[71],而银翘散及拆方组可不同程度地回调以上各指标水平;这些发生变化的 SERS 特征峰所对应的成分与流感病毒对机体的影响有着密切的联系,推测银翘散可能通过调节以上各指标发挥抗流感病毒作用。

综上,以上研究主要是利用代谢组学技术从药对、拆方的角度研究机体内代谢物的变化,找出君臣佐使药物的标志性成分,分析各自影响到的代谢通路及靶点,构建组分-靶点-通路网络,进一步阐释中药复方配伍规律及其科学内涵。

(四) 代谢组学在中药毒性作用机制研究中的应用

甘遂:杨永霞等[72]采用 ^{1}H-NMR 技术及正交校正-偏最小二乘-辨别分析方法对甘遂毒性进行了代谢组学研究,发现甘遂可引起机体能量代谢、氨基酸代谢和脂代谢紊乱。

大黄:Li 等[73]采用 UPLC-Q-TOF/MS 技术对大黄代谢组学进行了分析,得到了了与大黄诱导的肝毒性有关的代谢生物标志物,大黄引起肝毒性可能与其通过 cAMP 信号通路、胆碱能突触和炎症介质调节 TRP 通道作用于多巴胺 D_1 受体、多巴胺 D_2 受体、磷酸二酯酶 4B、香草醛受体,以及瞬时受体电位阳离子通道亚家族 M_8、前列腺素 EP_2 受体、乙酰胆碱酯酶、毒蕈碱乙酰胆碱受体 M_3 相关。

草乌:Sui 等[74]也采用 UPLC-Q-TOF 技术分析大鼠血、尿代谢学方法对草乌毒性及炮制品减毒作用进行了综合研究,表征了 19 个生物标记物,并且确定了相关的代谢途径。Yan 等[75]采用 UPLC-Q-TOF-HDMS 技术对草乌治疗后的大鼠尿液进行了研究,尿液代谢组学分析发现了 13 种显著的生物标志物,其中 5 种生物标志物通常属于乌头类药物。代谢组学途径分析显示这些生物标志物与戊糖和葡糖醛酸的相互转化、色氨酸代谢、氨基糖和核苷酸糖代谢、牛磺酸和次牛磺酸代谢、维生素 C 和醛酸代谢、果糖和甘露糖代谢以及淀粉和蔗糖代谢有关,且甘草、白芍、人参可有效调节草乌毒性生物标志物的表达恢复至正常水平。

以上研究主要是利用代谢组学技术通过研究单味毒性中药毒性代谢及减毒机制,首先明确毒性标志物及影响的代谢通路或靶点,然后通过机体内毒性标志物的表达变化阐明炮制减毒或复方配伍减毒的机制。代谢组学技术为研究毒性中药作用机制提供了科学手段。

综上所述,代谢组学对机体生理、病理变化的分析基本符合中医整体观念。代谢组学在继承和发扬中医药优势和特色的基础上,运用整体、综合、动态分析为一体的集成技术,通过测定中药治疗后机体中血浆、体液和组织中代谢物的变化,确定机体潜在的疾病机制及机体代谢生物标志物,研究现代复杂性疾病发生、发展和转归的规律,阐明中药及复方的活性成分(或生物标志物)及作用机制、配伍规律及减毒机制等,为中医药整体疗效评价提供了新的方法和途径[76]。

第四节　结语与展望

中医药不仅是我国传统医学的瑰宝,也是全人类的财富,以其完整的理论体系和独特的疗效伫立于世界医学领域。如何保持其特色,发挥其优势,在继承中创新,是中药药理学研究领域需要认真思考的问题。同时,中药药理学研究是中药现代研究的重要任务,其研究思路、技术与方法的突破对于揭示中药复方的科学内涵和提升中药新药的研发水平具有至关重要的作用。当今科学技术尤其是生命科学的飞速发展及其与多学科的交叉与融合,为深入开展中药药理学研究、取得新突破带来了新机遇。

药物靶标是药物治疗疾病的桥梁,是创新药物发现的源头。中药成分复杂,单味药或中药复方均是多成分共同作用于多靶点、多途径产生药效,其作用机制难以精确阐述。近年来,多成分多靶点、组合靶点、组分中药等思想和研究方法的提出,从不同侧面描述了中药作用的特点,但仍不能反映中药的整体作用。由此,有研究提出"药靶组学(targetomics)"创新策略[77],即通过多组学融合等各种手段鉴定药物可作用于人体并改善健康的所有效应分子的集合。在"药靶组学"策略的指导下,根据多药物作用于多模型动物不同时间点的多组织多组学数据,构建考虑结构和功能的药物作用动态分子网络,应用深度学习、人工智能、多组学数据融合等生物信息学技术识别中药作用的功能分子群及其相关通路和网络的变化规律,并对潜在"药物靶标"进行验证。从而形成一个具有靶标多样性并经过验证的药物"药靶组",为中药作用分子机制研究提供新途径。同时将这些药物多组学数据与疾病组学数据相融合并进行有效对接,也能够为疾病治疗提供重要靶点、用药指导等信息,为药物的快速研发提供方向,进而促进中药药理学的现代化研究。

(王晓龙,张会敏,曲新艳,周喆,王升启 中国人民解放军军事科学院军事
医学研究院微生物流行病研究所)

参 考 文 献

[1] 李瑶. 基因芯片技术及其应用[J]. 微创医学,2002,9(3):534-537.

[2] 李庆岗,陶立. 高通量测序技术及其在生命科学中的应用[J]. 畜牧与饲料科学,2012,33(2):25-28.

[3] WILKINA M R,PASQUALI C,APPEL R S,et al. From proteins to proteomes:large scale protein identification by two-dimensional electrophoresis and amino acid analysis[J]. Biotechnology(N Y),1996,14(1):61-65.

[4] 叶磊,欧阳学农,余宗阳. 蛋白质组学技术研究进展及其在中医药领域的应用[J]. 中国肿瘤,2009,18(3):213-217.

[5] DUARTE T T,SPENCER C T. Personalized proteomics:the future of precision medicine[J]. Proteomes,2016,4(4):29.

[6] 王兴华,王光耀,TE KIAN KEONG,等. 蛋白质组学研究的原理、技术与应用[J]. 智慧健康,2016,2(4):7-12.

[7] LIU J L,LI Y Z,GAO J Y,et al. The progress of the proteomic technology[J]. Space Medicine & Medical Engineering,2009,22(2):151-156.

[8] NICHOLSON J K,LINDON J C,HOLMES E. ' Metabonomics':understanding the metabolic response of living systems to pathophysiological stimuli via multivariate statistical analysis of biological NMR spectroscopic data[J]. Xenobiotica,1999,29(11):1181-1189.

[9] FIEHN O,KOPKA J,DÖRMANN P,et al. Metabolite profiling for plant functional genomics[J]. Nat Biotechnol,2000,18(11):1157-1161.

[10] NICHOLSON J K,LINDON J C. Systems biology:metabonomics[J]. Nature,2008,455(7216):1054-1056.

[11] 吴昱铮,王广基,郝海平. 中药代谢组学研究进展[J]. 中国药科大学学报,2014,45(2):129-135.

[12] 闻红燕,王坚,黄绳武. 基于药物研究的代谢组学技术新进展[J]. 中华中医药杂志,2013,28(1):168-171.

[13] TAYLOR J,KING R D,ALTMANN T,et al. Application of metabolomics to plant genotype discrimination using statistics and machine learning[J]. Bioinformatics,2002,18(Suppl 2):S241-S248.

[14] 陈海彬,周红光,俞晓忆,等. 代谢组学在中药现代化研究中的应用[J]. 中国中西医结合杂志,2012,32(6):831-835.

［15］ QIU J. Traditional medicine：a culture in the balance［J］. Nature，2007，448（7150）：126-128.

［16］ HOPKINS A L. Network pharmacology：the next paradigm in drug discovery［J］. Nat Chem Biol，2008，4（11）：682-690.

［17］ MUHAMMED A Y，GOH K I，CUSICK M E，et al. Drug-target network［J］. Nat Biotechnol，2007，25（10）：1119-1126.

［18］ LI S. Farmework and practice of network-based studies for Chinese herbal formula［J］. J Chin Integr Med，2007，5（5）：489-493.

［19］ LI S，ZHANG Z Q，WU L J，et al. Understanding ZHENG in traditional Chinese medicine in the context of neuro-endocrine-immune network［J］. IET Syst Biol，2007，1（1）：51-60.

［20］ SHARAN R，IDEKER T. Modeling cellular machinery through biological network comparison［J］. Nat Biotechnol，2006，24（4）：427-433.

［21］ PESQUITA C，FARIA D，FALCÃO AO，et al. Semantic similarity in biomedical ontologies［J］. PLoS Comput Biol，2009，5（7）：e1000443.

［22］ 孙世竹，孙伟，秦雪梅，等. 益肾抗纤复方对HK-2细胞转分化过程作用的基因组学研究［J］. 中国中西医结合杂志，2013，33（8）：1129-1134.

［23］ 胡晶晶，范雪梅，孟宪生，等. 应用基因表达谱芯片研究中药复方对心肌梗死的药效机制［J］. 辽宁中医药大学学报，2014，16（7）：79-82.

［24］ 鲍依稀，黄振国，李进，等. 应用基因芯片技术观察云芝丹参对鼻咽癌患者的免疫调节作用［J］. 免疫学杂志，2006，22（5）：523-526.

［25］ DAI W，CHEN J X，LU P，et al. Pathway pattern-based prediction of active d-rug components and gene targets from H1N1 influenza's treatment with maxingshigan-yinqiaosan formula［J］. Mol Biosyst，2013，9（3）：375-385.

［26］ SEO E J，SAEED M，LAW B Y，et al. Pharmacogenomics of scopoletin in tumor cells［J］. Molecules，2016，21（4）：496.

［27］ 明海霞，贺志有，王香梅，等. 采用基因芯片技术研究黄芪对衰老小鼠脑组织基因表达的影响［J］. 中国老年学杂志，2013，33（23）：5942-5945.

［28］ 崔宁，赵文晓，季旭明，等. 基于肝基因表达谱分析的黄芪及其拆分组分对脾虚水湿不化大鼠脂质代谢影响的机制研究［J］. 世界中医药，2015（12）：1819-1823.

［29］ 方福德. 人类基因组图谱研究能给我们带来什么［J］. 医学与哲学，2000，21（11）：16-20.

［30］ 战丽彬，刘莉，路小光，等. 滋补脾阴方药对脾阴虚痴呆大鼠海马蛋白质组影响的研究［J］. 世界科学技术：中医药现代化，2011，13（3）：480-487.

［31］ 叶仲昊，许宏钦，赵胜男，等. 消癌解毒方君药组分干预肝癌大鼠肝脏组织蛋白差异性表达的蛋白质组学研究［J］. 时珍国医国药，2021，32（3）：532-536.

［32］ 周凌燕，陈泽奇，李炜，等. 天麻钩藤饮对甲亢肝阳上亢证大鼠下丘脑蛋白质表达的影响［J］. 湖南中医药大学学报，2007，27（2）：28-31.

［33］ 李智，李炜，陈泽奇，等. 天麻钩藤饮对偏头痛肝阳上亢证大鼠下丘脑蛋白质的影响［J］. 中国临床康复，2006，10（47）：45-48，封三.

［34］ 李臻琰，李炜，颜永平. 天麻钩藤饮对高血压肝阳上亢证大鼠下丘脑差异蛋白质表达的影响［J］. 中国临床康复，2006，10（47）：58-61.

［35］ 欧阳秋芳，郭鹊晖，连艳平，等. 基于真武汤药物反证的心肾综合征阳虚水泛证血清蛋白组学研究［J］. 时珍国医国药，2016，27（10）：2555-2557.

［36］ 陈银芳，傅应军，刘超，等. 基于Nano LC-LTQ-Orbitrap技术的蛋白质组学法探索人参干预"气虚"大鼠的生物学基础［J］. 中国中药杂志，2016，41（19）：3649-3654.

［37］ FENG L X，JING C J，TANG K L，et al. Clarifying the signal network of salvi-anolic acid B using proteomic assay and bioinformatic analysis[J]. Proteomics,2011,11(8):1473-1485.

[38] MA C,YAO Y,YUE Q X,et al. Differential proteomic analysis of platelets suggested possible signal cascades network in plateletstreated with salvianolic acid B[J]. PLoS One,2011,6(2):e14692.

[39] HUNG Y C,WANG P W,LIN T Y,et al. Functional redox proteomics reveal that salvia miltiorrhiza aqueous extract alleviates adriamycin-induced cardiomyopathy via inhibiting ROS-dependent apoptosis[J]. Oxidative medicine and cellular longevity,2020,2020:5136934.

[40] LIU X,WANG Y,MA C,et al. Proteomic assessment of tanshinone ⅡA sodium sulfonate on doxorubicin induced nephropathy[J]. Am J Chin Med,2011,39(2):395-409.

[41] 杨玉芳,苏丽娜,刘华钢,等. 马兜铃酸肾损害和三七总皂苷保护作用分子机制的蛋白组学研究[J]. 时珍国医国药,2015,26(1):21-24.

[42] 朱耀东,刘延庆,李平. 南蛇藤提取物对人胃癌 SGC-7901 细胞蛋白组学的影响[J]. 中国实验方剂学杂志,2017,23(2):86-90.

[43] 张帅男,李煦照,卢芳,等. 刺五加干预高表达野生型 α-突触核蛋白的 SH-SY5Y 细胞的蛋白质组学研究[J]. 中华中医药杂志,2016,37(7):2538-2542.

[44] SUMAN S,MISHRA S,SHUKLA Y. Toxicoproteomics in human health and disease:an update[J]. Expert review of proteomics,2016,13(12):1073-1089.

[45] LI M L,HU T,TIE C,et al. Quantitative proteomics and targeted fatty acids analysis reveal the damage of triptolide in liver and kidney[J]. Proteomics,2017,17(22):1-25.

[46] 郭京艳. 相思豆毒素中毒小鼠分子毒理的肝脏蛋白质组学研究[J]. 药物研究,2007,16(15):8-10.

[47] YI Y,LI C Y,ZHAO Y,et al. Research progress on adverse reactions and pseudo-allergic reactions of traditional Chinese medicine injections[J]. Zhongguo Zhong Yao Za Zhi,2021,46(7):1711-1716.

[48] 黄晓晨,宿树兰,郭建明,等. 代谢组学在中医药若干科学问题研究中的应用与思考[J]. 中草药,2014,45(2):147.

[49] 秦昆明,王彬,陈林伟,等. 代谢组学在中药现代研究的应用与展望[J]. 中国中药杂志,2014,39(16):3010-3017.

[50] LIANG X,CHEN X,LIANG Q,et al. Metabonomic study of Chinese medicine Shuanglong formula as an effective treatment for myocardial infarction in rats[J]. J Proteome Res,2011,10(2):790-799.

[51] LV M,WANG Y,QU P,et al. A combination of cecum microbiome and metabolome in CUMS depressed rats reveals the antidepressant mechanism of traditional Chinese medicines:a case study of Xiaoyaosan[J]. J Ethnopharmacol,2021,276:114167.

[52] YUE R C,ZHAO L,HU Y H,et al. Metabolomic study of collagen-induced arthritis in rats and the interventional effects of huang-lian-jie-du-tang,a traditional chinese medicine[J]. Evid Based Complement Alternat Med,2013,2013:439690.

[53] ZHANG H W,FU P,KE B L,et al. Metabolomic analysis of biochemical changes in the plasma and urine of collagen-induced arthritis in rats after treatment with Huang-Lian-Jie-Du-Tang[J]. J Ethnopharmacol,2014,154(1):55-64.

[54] QU S Y,LI X Y,HENG X,et al. Analysis of antidepressant activity of Huang-Lian Jie-Du decoction through network pharmacology and metabolomics[J]. Front Pharmacol,2021,12:619288.

[55] CAO B,LIN J Z,WU Z F,et al. Mechanisms exploration of Xiao jin pills on lung cancer based on metabolomics and network pharmacology[J]. J Pharm Pharmacol,2021,73(8):1071-1079.

[56] 曹惠敏,刘冬书,雷宁,等. 基于代谢组学研究补肾解毒方对辐射损伤大鼠的防护作用机制[J]. 湖南中医药大学学报,2021,41(6):852-858.

[57] 欧阳焬,迟磊,徐超,等. 基于液相色谱-质谱代谢组学方法研究中药定喘汤对呼吸道合胞病毒感染的疗效[J]. 色谱,2021,39(3):281-290.

［58］ 闫清华.基于 Label free 蛋白质组学和 LC-Q-TOF-MS 代谢组学的四君子汤干预脾虚证机制研究［D］.兰州:甘肃农业大学,2017:40-159.

［59］ DING Z H,ZHONG R X,YANG Y N,et al. Systems pharmacology reveals the mechanism of activity of Ge-Gen-Qin-Lian decoction against LPS-induced acute lung injury:a novel strategy for exploring active components and effective mechanism of TCM formulae［J］. Pharmacol Res,2020,156:104759.

［60］ 王东琴,李晓伟,张福生,等.基于 GC-MS 代谢组学技术的狭叶柴胡解热作用研究［J］.中草药,2013,44(5):574-580.

［61］ 李添,李肖,田俊生,等.基于 ^{1}H-NMR 肝脏代谢组学的白芍抗抑郁作用研究［J］.中医药学报,2021,49(8):17-26.

［62］ LI M,HUA S,HUANG X,et al. Non-targeted metabonomics to investigate the differences in the properties of ginseng and American ginseng based on rapid resolution liquid chromatography coupled with quadrupole-time-of-flight mass spectrometry［J］. J Sep Sci,2021,44(18):3497-3505.

［63］ ZHOU R R,HE D,XIE J,et al. The synergistic effects of Polysaccharides and Ginsenosides from American Ginseng(*Panax quinquefolius* L.)ameliorating cyclophosphamide-induced intestinal immune disorders and gut barrier dysfunctions based on microbiome-metabolomics analysis［J］. Front Immunol,2021,12:665901.

［64］ LIU XJ,LV M,WANG Y Z,et al. Deciphering the compatibility rules of traditional Chinese medicine prescriptions based on NMR metabolomics:a case study of Xiaoyaosan［J］. J Ethnopharmacol,2020,254:112726.

［65］ LIU X J,WANG Y Z,WEI F X,et al. The synergistic anti-depression effects of different efficacy groups of Xiaoyaosan as demonstrated by the integration of network pharmacology and serum metabolomics［J］. J Pharm Biomed Anal,2021,197:113949.

［66］ WANG T Y,LIN S,LI H,et al. A stepwise integrated multi-system to screen quality markers of Chinese classic prescription Qingzao Jiufei decoction on the treatment of acute lung injury by combining ' network pharmacology-metabolomics-PK/PD modeling'［J］. Phytomedicine,2020,78:153313.

［67］ 阴奇材.整合质谱背景扣除法和代谢组学技术研究柴胡、白芍配伍前后体内成分的整体差异［D］.太原:山西大学,2020.

［68］ 莫子晴,蔡皓,段煜,等.柴胡和白芍醋炙前后组方四逆散对抑郁大鼠粪便代谢组学的比较［J］.南京中医药大学学报,2021,37(2):216-224.

［69］ ZHANG H C,ZHANG S X,HU M X,et al. An integrative metabolomics and network pharmacology method for exploring the effect and mechanism of Radix Bupleuri and Radix Paeoniae Alba on anti-depression［J］. J Pharm Biomed Anal,2020,189:113435.

［70］ ZHOU Y Z,LI T,ZHU S W,et al. Study on antidepressant mechanism of Radix Bupleuri-Radix Paeoniae Alba herb pair by metabonomics combined with ^{1}H nuclear magnetic resonance and ultra-high-performance liquid chromatography-tandem mass spectrometry detection technology［J］. J Pharm Pharmacol,2021,73(9):1262-1273.

［71］ 张会敏,曲新艳,周喆,等.基于表面增强拉曼光谱的小鼠流感血清检测技术［J］.实用医学杂志,2018,34(5):712-716.

［72］ 杨永霞,唐冰雯,丁佳佳,等.甘遂毒性的血浆代谢组学研究［J］.第三军医大学学报,2014,36(1):38-41.

［73］ LI S Z,WANG Y M,LI C Y,et al. Study on hepatotoxicity of rhubarb based on metabolomics and network pharmacology［J］. Drug Des Devel Ther,2021,15:1883-1902.

［74］ SUI Z Y,LI Q,ZHU L,et al. An integrative investigation of the toxicity of Aconiti kusnezoffii radix and the attenuation effect of its processed drug using a UHPLC-Q-TOF based rat serum and urine metabolomics strategy[J]. J Pharm Biomed Anal,2017,145:240-247.

[75] YAN Y,ZHANG A H,DONG H,et al. Toxicity and detoxification effects of herbal caowu via ultra perform-ance liquid chromatography/mass spectrometry metabolomics analyzed using pattern recognition method [J]. Pharmacogn Mag,2017,13(52):683-692.

[76] 黄晓晨,宿树兰,郭建明,等.代谢组学在中医药若干科学问题研究中的应用与思考[J].中草药, 2014,45(2):147-153.

[77] 王升启.中药作用分子机制研究新策略[J].中国药理学与毒理学杂志,2019,33(9):647.

第十一章

人工智能技术在药物研发及
中医药研究中的应用

第一节 概 述

人工智能(artificial intelligence,AI)是一门综合计算机科学、心理学、仿生学、控制论以及哲学与认知等多学科交叉合作的前沿学科,用以模拟人类思考判断并扩展人类智能。作为21世纪世界三大尖端技术之一,人工智能技术被认为是21世纪经济和社会发展的基石,其在各个领域的应用越来越广泛,已成为当下最热门的科学技术之一。2017年国务院发布了《新一代人工智能发展规划》,十九大报告中也指出"推动互联网、大数据、人工智能和实体经济深度融合",体现了人工智能在推动科技及经济社会发展中的重要作用。新药研发是人工智能技术应用的重要场景之一。人工智能技术可用于药物筛选、先导物优化、ADMET预测和构建临床试验等各个阶段,在加速药物研发的进程,降低药物研究的临床失败风险等方面作出了重要贡献。随着以深度学习为代表的先进机器学习理论的发展和以多组学数据等为代表的药理学数据的积累,人工智能技术在药物研究的各个领域都得到了广泛应用,如虚拟筛选、定量构效关系(QSAR)分析、全新药物设计等,也取得了巨大成功。在我国,人工智能技术在中医药领域的应用也非常广泛,如以中药处方为研究对象,融合发展中药处方,以及以个体数据为研究对象识别证候及个人体质、研究中药有效成分及中药作用机制等方面均取得了长足进步。但受限于中医药研究中基础数据,人工智能方法在以中药生物反应为中心的研究中应用和作用仍然有限。完善中医药基础数据建设,借鉴现有药物研究中的人工智能方法对于促使中医药研究的进步将具有重要意义。

第二节 人工智能技术的概念、发展历史和现状

人工智能的概念形成于1956年,由Mc Carthy、Minsky、Rochester和Shannon四位美国科学家共同发起的达特茅斯人工智能夏季研究计划,开启了人工智能领域的研究。人工智能是研究、开发用于模拟、延伸和扩展人的智能的理论、方法、技术及应用系统的一门新的技术科学。

早期的人工智能关注启发式算法和形式逻辑推理,如1956年,Newell和Simon编写了逻辑理论机,利用搜索树对一个定理进行证明,这也是第一个启发式的程序,也可以认为是第一个AI程序[1]。1957年Simon、Shaw和Newell三人基于逻辑机的研究创建了一般问题解决器(general problem solver,GPS)项目[2]。1957年康奈尔大学的Rosenblatt提出了感知器(perceptron)的概念,成为后来得到充分发展人工神经网络的重要起源[3]。而经历十多年发展

141

后,Minsky 和 Papert 所著 *Perceptrons—An Introduction to Computational Geometry*[4]一书中指出了单一感知器无法实现异或运算,指出了人工神经网络构建和训练的困难,并导致了人工神经网络发展的停滞。

直到 Ackley、Hinton 和 Sejnowski 于 1985 年提出玻尔兹曼机,可以让很多感知器共同组成一个人工神经网络[5],以及在随后的 1986 年 Rumelhart、Hinton 和 Williams 发表论文描述了用于训练多层网络的误差反向传播(back propagation,BP)方法[6],人工神经网络再次受到关注并迅速发展。在此后的研究中人工神经网络迅速获得广泛应用并且直到现在仍然是多种数据处理中的标准算法[7-9]。

自从多层感知器构成的人工神经网络与 BP 算法相结合的理念被提出后[6],人工神经网络模型与其他经典算法一起成为机器学习领域的重要实现工具[10-11]。早期的计算机性能限制了人工神经网络的规模,也限制了人工神经网络的应用。而 CUN 等[7]在图像处理任务中通过引入卷积操作提取图像特征,建立了卷积神经网络用于手写体数字识别,促进了人工神经网络的应用。2012 年由 5 个卷积层和 3 个全连接层构成的 8 层深度卷积神经网络 Alex Net 在 Image Net 竞赛中以压倒性优势取得冠军,确立了人工神经网络在机器学习领域的重要地位[8]。Alex Net 的人工神经网络的规模和层数远远超过了传统的神经网络规模,使用 GPU 对网络训练进行加速,标志着人工神经网络进入新的发展时期。随后基于深度神经网络的人工智能下棋程序 Alpha Go 和 Alpha Zero 在围棋上取得超越人类棋手的成就,获得了社会的广泛关注[12-13],并促进了人工智能在各个行业的应用[14-15]。

第三节 人工智能技术在药物研发中的应用

随着人工智能技术的逐步成熟以及药物研究领域的大规模数据积累,人工智能技术已经实现在药物研究全领域的应用覆盖,如定量构效关系(QSAR)分析、药物虚拟筛选和全新药物设计等。人工智能的应用加速了药物研发速度,降低了药物研发风险[16-17]。尤其是深度学习方法应用于药物研究中后,人工智能在药物研发中更是取得了大量进展并起到了关键作用。随着人工智能在药物研发各环节的深入应用,未来的药物研发将趋于智能化和自动化[17]。

一、人工智能技术在药物靶标研究中的应用

蛋白质-蛋白质相互作用(protein-protein interaction,PPI)在细胞生命过程中扮演着重要的角色,主要参与调控细胞的增殖和凋亡、信号的转导和转录等生物学过程[18]。相互作用失调与功能障碍有关,从而导致许多疾病,包括癌症、糖尿病和神经退行性疾病。确定不同生理环境下蛋白质之间相互作用是生命科学研究的主要任务。

人工智能预测模型可根据使用预测信息的不同分为以下五种:基于网络结构的模型、基于序列的模型、基于结构的模型、基于基因组的模型和基于基因本体论的模型。其中,第一种模型利用给定的蛋白质相互作用网络,从网络结构中挖掘不同的信息,设计不同的拓扑相似度度量方法,根据已知的相互作用预测未知的相互作用。后四种模型利用蛋白质中的各种生物学信息,如蛋白质序列、结构、基因组、基因本体论等提取能为相互作用预测提供帮助的数据,为蛋白质对构建特征向量,再结合分类器完成预测任务。除此以外,结合发展迅速的深度学习技术以及 Map Reduce 技术等,计算学模型还发展出了另外两个分支:基于深度学习的模型和大规模预测模型[19]。

在监督学习方面,Yamanishi 等[20]提出了一种基于核回归的方法,通过整合化合物的化学结构信息、靶蛋白的序列信息和已知的药物靶点相互作用网络的拓扑结构来推断药物靶点相互作用,以研究人类的四类药物靶点相互作用。Yamanishi 等[21]开发了一种两部分局部模型(bipartite local model,BLM)的监督学习方法,通过将边缘预测问题转化为二元分类问题预测未知的药物-靶点相互作用。进一步,Yamanishi 等[21]认为相比于化学结构相似性,药理作用相似性与药物-靶点相互作用更为相关,所以进一步提出了基于相关性的模型,根据化学结构信息、基因组序列信息和大规模药理作用信息推断未知药物-靶点之间的关系。

在半监督学习方面,Xia 等[22]开发了一种半监督学习方法 Net Lap RLS,它将化学空间、基因组空间以及已知的药物-蛋白质相互作用网络信息结合到一个异质的生物空间中,以预测潜在的药物-靶点相互作用。

在深度学习方面,Wang 和 Zeng[23]提出了一种基于受限玻尔兹曼机(restricted Boltzmann machine,RBM)的方法,该方法基于多维药物-靶点网络的 RBM 框架,不仅预测药物与靶点之间的二元相互作用,还预测不同类型药物之间的相互作用(即药物如何相互作用)。Korotcov 等[24]整合了数百万个数据点,代表了 200 多个独特目标的 DTI 的正面和负面例子。他们使用"多任务"框架,其中每个目标的预测被认为是需要其自己的(线性)分类器的单独任务,基于深度学习的方法实现了最大交叉验证的 AUROC(Area Under the ROC Curve,接受者操作特征曲线下面积)为 0.87,并证明了他们的方法的多任务方面与同等的单任务分析相比,始终提供了轻微的改进(AUROC 大约增加 0.01)具有相同数量的数据。Wen[25]等提出基于深度学习的药物靶点预测算法框架 Deep DTIs,此方法首先使用无监督的预训练从原始输入描述符中提取特征,然后应用已知的药物靶点关系标签来构建分类模型。与其他方法相比,Deep DTIs 达到了更优的性能,并且可以进一步用于预测一个新的药物靶点是否关联其他现有靶点,或者一个新靶点是否与某些现有药物相互作用。除了提高深度学习模型的预测性能,解析预测药物活性的机器学习模型学习到的关键化学特征,对于理解模型的表现、筛选泛化能力更好的模型和进一步解析蛋白-化合物结合模式等也有重要意义,Ding 等提出了一种基于神经网络隐层函数和回溯梯度解析 QSAR 模型所学到的化学特征的方法,并开发了交互式工具,识别了 GPCR 家族蛋白靶点与化合物结合的分子特征,可以通过共晶体结构解析得到验证。

二、人工智能技术在药物筛选中的应用

1. 药物重定位　新药研发是一项漫长而又高风险的过程,全新结构药物的发现往往需要 10~17 年的周期,耗资 10 亿美元以上,且临床失败率高达 90%[26]。药物重定位是一种基于多药理学理论发展而来的药物开发策略[27],目的是为已批准或正在研究的药物开发新的临床用途,常用于寻找罕用药(又称"孤儿药")或罕见疾病治疗药物[28]。与针对特定适应证开发一种全新的药物相比,药物重定位具备各种优势[29]:首先,由于重定位药物几乎已完成早期临床试验,因此从安全性或毒性的角度而言,其失败的风险更低。其次,由于大多数临床前试验及安全性评价已完成,因此药物开发时间大大缩短,平均节省了 5~7 年[30]。最后,重定位药物可节省临床前试验和 Ⅰ 期、Ⅱ 期临床试验的成本,致使药物开发成本大大降低[31]。尽管这一策略并不新颖,但在过去的 20 年中已获得的成果不小。其中最具代表性的案例是西地那非,其最初用于治疗肺动脉高压,后被进一步开发用于治疗勃起功能障碍。对已上市药物进行重定位的失败率低,开发周期短,且需要的投入更少。并且已上市药物往往具有较为充足的数据基础,因此人工智能技术非常适用于药物重定位研究。

由美国布罗德研究所推进的 CMap(Connectivity Map)项目[32]以及后续的 LINCS(The Library of Integrated Network-based Cellular Signatures)项目[33]推动了综合性的、大规模的以药物研究为重要目的的大型转录组数据库的建设。其中采集并收录的大量的药物及靶标扰动数据,已被用来确定疾病、药物、基因和通路之间的联系、相似性或差异性,为计算药物基因组学和药物设计提供了巨大的机会。与经典药理学每次只关注一个靶点不同,CMap 和 LINCS 提供的转录组学数据为系统生物学方法在通路和网络级别打开了大门[34]。LINCS 项目强调通过推断全基因组的相似或差异使基因转录分析成为连接化学、生物学和临床通用语言的潜力[35]。近年来,已有大量研究通过各种机器学习方法分析 CMap 数据以及 LINCS 扰动数据进行靶标发现、药物重定位等。比如 Xie 等[36]利用 LINCS 药物扰动下转录组水平的数据,基于适用于多分类问题的机器学习算法 Softmax,系统发掘并预测了 480 种已上市药物重定位于其他治疗属性的潜力。Young 等[37]用 LINCS 里基因沉默扰动数据,采用了线性回归模型并结合了先验概率和后验概率,来推断基因间的调控关系,并且从转录因子数据库(Transcription Factor Database,TRANSFAC)和 JASPAR 里识别的关系得到验证。Lee 等[38]利用 LINCS 的数据,在四种癌症类型中评价了基于几种扰动印迹预测新型重定位药物的能力。Sawada 等[39]提出了一种新的预测药物候选化合物抑制和激活靶点的计算方法。通过整合化学诱导和基因干扰人类细胞系后的基因表达谱避免过度依赖于化合物或蛋白质的化学结构。接着在化学处理后基因表达谱整体模式的转录组变化,以及蛋白质的敲除和过表达后的转录组变化的基础上,联合学习算法构建单个靶标蛋白的预测模型。该方法能区分抑制靶点和激活靶点,并能准确鉴别治疗效果。Liu 等利用加权基因共表达网络分析(weighted gene co-expression network analysis,WGCNA)来剖析 CMap 转录谱并揭示其隐藏因子。同时鉴定了与蛋白质结合,细胞外基质组织和翻译相关的七个常见模块。最后通过模块表达对药物进行聚类,然后根据其共同活性谱来推断作用机制(mechanism of action,MoA)。Sirota 等[40]人系统地比较了来自 CMap 的 164 种小分子化合物的基因表达特征与针对 100 种不同疾病的 GEO 数据衍生的一组表达特征谱,基于此模型产生了超过 1 000 种药物与疾病的关联关系,为药物再利用提供了线索。

2. 虚拟筛选　上市药物靶点未研究透彻,与不同的靶点结合会导致广泛的副作用,然而生物实验筛选分子所有潜在的靶点成本较高,因此利用虚拟大规模分子对接生成"分子对接谱"有助于研究药物-靶点关系,并为开发药物新的临床适应证起到提示作用。Luo 等[41]利用分子对接以及逻辑斯谛回归(logistic regression)构建了基于小分子结构的实时预测服务器 DPDR-CPI。当用户提交一个分子时,服务器将它与 611 个人类蛋白质进行对接,生成一个可用于预测的 CPI(chemical-protein interactome)特征谱。它可以显示输入分子与大约 1 000 种人类疾病的相关性大小,并给出最高的预测结果。Chen 等[42]提出了一种新的基于配体的 pipeline:给定一组实验数据,首先利用主成分分析(PCA)和遗传算法(GA)建立一个带有 Signature 的片段描述符的 SVM 模型,然后该 pipeline 以 SVM 预测模型的形式开发 QSAR,并将该模型应用于虚拟筛选化合物数据库(Virtually Screen Compound Databases)。

Chavali 等[43]使用代谢模型生成了 15 个基因和 8 个双基因组合的列表,预测这些基因是被忽视的热带病(主要是利什曼病)的相关靶点。通过将这些基因与基于药物-靶标相互作用的 254 种 FDA 批准的化合物联系起来后,发现 14%(71 种中的 10 种)这些化合物的验证与针对利什曼病的高内涵筛选数据相重叠。此外,Chen 等[44]将诸多信息,例如药物-靶标相互作用,疾病-基因关联和蛋白质-蛋白质相互作用网络整合到异构网络(DrugNet、连接药物、目标和疾病)中。通过 ProphNet 网络传播算法,定义输入查询节点,药物或疾病,对其他类型的剩余节点进行排名,即疾病查询的药物,反之亦然。

三、人工智能技术在药物性质预测中的应用

由于筛选出的化合物可能无法满足应用于临床的药物要求,如化合物对靶标的选择性,物理化学性质,以及吸收、分布、代谢、排泄和毒性(absorption,distribution,metabolism,excretion and toxicity;ADMET)特性等。因此,化合物的优化是一个非常重要的问题,面临多方面的挑战。在这一方面,一些机器学习技术如支持向量机、随机森林或贝叶斯网络等均获得了应用[45-49]。

1. 药物作用表型和 ADMET 性质预测 药物表型分析是针对药物作用后对生物体表型改变进行分析的一种方法,通过对疾病状态下的细胞和动物模型的分析鉴定药物的作用。虽然基于药物靶标的药物发现一度占据主导,但是根据基因组学和系统生物学方法确定的许多新的疾病的靶标是不可用药的类别[50]。而且,这些新的靶标的功能也不是非常清楚。这些问题促使研究人员也重新关注药物表型的发现,可以作为基于靶标的药物发现的补充[51]。药物的表型包括药物的适应证、副作用等体现在个体水平的特征。药物表型可以归因于许多分子间的相互作用,包括靶上或靶外结合、药物与药物相互作用,剂量依赖的药代动力学,代谢活动,下游通路干扰,聚集效应,不可逆靶标结合。虽然某些药物表型如副作用被认为是药物干预的意外结果,但它们可以帮助深刻理解药物引起的生理变化。基于表型的药物新用途发现方法受到越来越多的科研人员的重视。

PubChem 的 Bioassay 功能内含来自生物化学和表型筛选的超过 7.4 亿个数据点,覆盖超过 100 万个生物活性小分子,许多化合物具有数百甚至数千个分析的结果[52]。ChEMBL[53]包含超过 1 200 万个数据点的生物测定数据。NPCPD29 包含近 35 个临床批准的化合物的药物-表型矩阵,涵盖心血管疾病,糖尿病以及癌症。此外,美国国立卫生研究院化学基因组学中心还编制了大约 2 500 种已批准化合物的数据集,这些化合物在约 200 种表型和基于靶标的检测中筛选,重点关注各种癌症、疟疾的核受体和信号通路[54]。癌症治疗反应门户(Cancer Therapeutic Response Portal)测量了 242 种遗传特征的癌细胞系对 354 种小分子探针和药物的敏感性[55]。癌症药物敏感性基因组数据库(Genomics of Drug Sensitivity in Cancer)测量了 700 种细胞系中的 138 种抗癌药物[56]。癌症细胞系百科全书(Cancer Cell Line Encyclopedia)提供了 1 000 种癌细胞系的详细遗传表征,该数据库可用于评估细胞系相似性和预测其他细胞系中药物扰动的生长速率[57]。SIDER(Side Effect Resource)是一个公共副作用数据库,其中包含来自 FDA 包装说明书的汇编信息,将 888 种药物与 1 450 种副作用术语联系起来[58]。其次,OFFSIDES 数据库通过分析 FDA 官方药物标签上未列出的400 000 多种不良反应,并确定每种药物平均 329 个标签外药品不良事件(adverse drug event,ADE)。最后,FDA 不良事件报告系统(FDA Adverse Event Reporting System,FAERS)是制造商、医疗保健专业人员和公众向 FDA 提交的不良事件和药物错误报告的信息数据库[59]。药物和表型之间的关系可以用来识别化学上不同的药物之间的共享靶标蛋白,以及利用其表型的相似性来推断新的适应证[60]。这一理论和相关方法背后的一个基本原理:共享大量相似表型的药物可能与疾病治疗联系起来的共同作用机制相关,可以作为特定疾病的表型生物标志物[61]。目前已有大量的通过人工智能方法利用药物表型进行新适应证、新靶标等的发现。比如 Dimitri 等[62]开发了 DrugClust,是用于药物副作用预测的机器学习算法。根据贝叶斯分数,第一批药物根据其特征进行聚类,然后进行副作用的预测。所得到的聚类的生物验证可以通过富集分析完成。通过所获得的簇的验证,以及某些副作用和非靶向途径之间

的新的可能相互作用实现药物发现的过程。Luo 等[63]构建了基于 SIDER2(Side Effect Resource 2)数据库的药物副作用网络,并在网络中引入了链路预测方法来开发和评估药物副作用预测框架。Ferrero 等[64]通过挖掘 GWAS(Genome-Wide Association Studies)数据的公共储存库和药物转录组谱,并在疾病遗传学的基础上产生药物重新定位假说。Yin 等[65]使用药物适应证资源(medication indication resource,MEDI)中的药物适应证作为金标准来评估从 GWAS 和 PheWA(Phenome-Wide Association Studies)发现的药物适应证是否具有临床适应证。Yang 等[61]提取了 3 175 种疾病与副作用(Side-Effects,SEs)之间的关系。然后利用 SEs 特征建立朴素贝叶斯模型来预测 145 种疾病的适应证。除此之外,还利用 SE 的 QSAR 模型对 4 200 个临床分子的适应证进行了预测。Ye 等[66]基于其临床副作用之间的相似性构建了药物-药物网络。一个药物的适应证可以通过富集其在网络中相邻的 FDA 批准药物的功能推断。在用于糖尿病、肥胖症、腹泻和抗分枝杆菌的药物预测中具有很高的准确性。大量预测结果得到 FDA 批准或临床前/临床研究的支持。以往的研究表明,化学结构、靶蛋白、副作用等可为药物相似度评价和进一步的疾病相似度评价提供丰富的信息。然而每个单独的数据源都以其自身的方式发挥着重要作用,数据集成有望更准确地重新定位药物。Wang 等[67]通过整合分子结构、分子活性和表型数据建立了一种新的药物重新定位方法 PreDR(predict drug repositioning)。通过分析药物的化学结构、靶蛋白和副作用数据描述药物的特性,并定义了药物与疾病相关的核心功能。然后,通过训练一个 SVM 计算预测新的药物-疾病相互作用,相比其他方法在准确性和覆盖率方面都具有优势。

Scheiber 等[68]使用已知的药物-ADE 关联,使用 NaïveBayes 建模的扩展将药物的特定化学特征与 4 210 个 ADE 术语联系起来。Liu 等[69]使用基于贝叶斯网络结构学习的因果关系分析,将药物的化学和生物学特征与 ADE 联系起来,其方式可以解释为因果关系。Vilar 等[70]在大型保险索赔数据库中估计四种不同 ADE 的药物相关性:急性肾衰竭、急性肝衰竭、急性心肌梗死和上消化道溃疡。

2. 定量结构-活性关系　定量结构-活性关系(quantitative structure-activity relationship,QSAR)简称"定量构效关系",QSAR 分析是另一种常用的基于结构数据的研究方法,是将化合物的结构参数和其生物活性数据通过相应的算法相联系的定量关系,其依赖的基本思想是相似的分子通常结合相似的蛋白,具体来说,就是通过比较新的配体和已知的蛋白质配体预测相互作用[71-72]。QSAR 模型的预测能力在很大程度上取决于训练集和测试集分子之间的结构相似性[73]。Zhang 等[74]使用 3 133 个化合物的数据集来建立 QSAR 模型,模型的建立采用了 Dragon 描述符(Dragon descriptors)(0D、1D 和 2D)、ISIDA-2D 片段描述符和支持向量机(support vector machine,SVM)方法。在 QSAR 建模和验证过程中,将数据集随机分为建模和外部评价集,并在训练集和测试集中使用球面排除算法(sphere exclusion algorithm)对建模集进行多次划分。然后,采用一致(consensus approach)的方法,将 QSAR 模型应用于 ChemBridge 数据库的 VS(virtual screening)。模型预测的 42 种非活性化合物均得到了实验验证[74]。Melo-Filho 等[75]为靶向 smTGR 的噁二唑-2-氧化物(oxadiazoles-2-oxides)类抑制剂数据集开发了连续 combi-QSAR 模型,并在体外对排名前 10 位的化合物在血吸虫和成虫上进行了进一步的评价,并发现了两种包含新的化学支架的化合物在低微摩尔浓度时对寄生虫的各个生命阶段具有很高的活性。Gomes 等[76]结合 QSAR 开发基于查耳酮的抗结核化合物的 SAR 规则和二元 QSAR 模型,然后利用这些模型对 33 种化合物进行了合成和生物评价,发现了对共生菌的活性较低、对结核分枝杆菌的选择性较好、对 Vero 细胞的细胞毒性很低的候选药物。

第四节　人工智能技术在中医药研究中的应用

中医药是中国传统医学留给世界的宝贵财富,由于中医药研究中的处方涉及物质基础复杂,处方使用后对机体的多组学水平影响等基础数据相对缺乏,因此人工智能技术在与现代药物相对应的以药物特征及药物生物反应数据为中心的研究中应用十分有限,人工智能技术在中医药研究中的应用更多以个体数据和文本数据为中心。

长期以来,中医讲究辨证施治,针对不同个体采取不同的治疗手段,相比于现代医学较为明确的药物疾病对应关系,中医药中的药物疾病对应关系更加复杂,中医理论中因人而异(如辨证论治)的治疗思想应用于人工智能模型构建时更加依赖个体信息的储备和解析,因此与人工智能技术在现代药物研究中的应用场景不同,人工智能技术在基于患者来源数据进行证候及体质识别方面具有良好的应用前景。此外由于中医古籍众多,如何解决其中可能出现的矛盾和冲突,促进中医药理论的融合创新也是人工智能可能帮助解决的另一大中医药研究难题。目前运用人工智能技术学习中医处方、舌象等诊断和个体体质鉴定等方面已经取得了一定的研究进展。

一、人工智能技术在中医药处方学习和专家系统搭建中的应用

中医药在漫长的发展历程中不断将理论与实践相结合,形成了众多有特色的中医药处方和药物组合,而如何总结其中的规律,利用和发展现有处方仍然是中医药研究中的重要难题。人工智能技术在处理海量数据方面的优势决定了其可能有助于这一难题的解决。目前人工智能技术已经在中医药处方整合分析、规律发现及处方创新等方面取得了广泛应用。唐仕欢等[77]基于人工智能技术分析,提出发现中药新药处方的新方法与新思路,包括建立病证方剂数据库、筛选出中药核心组合并进行专家判断等。李鑫颉[78]应用无监督数据挖掘技术,发掘出中风常见证型的新处方。汤尔群等[79]对《伤寒论》方证进行智能分析,实现了对112首方剂处方规律的知识挖掘。金燕萍[80]基于人工智能技术对清热类中成药处方进行数据发掘,分析组方规律,并发现潜在药物组合。夏中尚等[81]用人工智能分析了十年间(1995—2015年)发表的文献,发现了中药临床治疗糖尿病的高频次处方。任延革等[82]归纳出中医方剂治法模型构建的关键技术的实际要点,以搭建智能技术平台。朱彦等[83]以人工智能等技术为支撑,分析中医方剂数据,设计了方剂分析系统框架,可望在辅助知识提取与知识库建设、方剂库建立和完善、用药经验整理和发掘,以及助力新药开发等方面发挥作用。同时,将人工智能领域有关专家系统引入中医药领域在中医药传承和发展中也有着重大意义。陆志平等[84]介绍了中医专家系统搭建的步骤,建立中医辨证论治的规则库,建立数学模型模拟中医专家系统辨证论治的过程,通过计算机语言实现数学模型,再用大量病例验证。但是,总的来说,对于信息量大、数据复杂的中医药领域,专家系统的构建和应用仍存在很多困难,构建能够充分反映中医内在联系,体现专家学术思想和临床经验,具备更准确诊断率、更高治疗效果的中医专家系统,仍是今后相当长时间的努力方向。

二、人工智能技术在脉诊、舌诊、面色诊及个体体质鉴定方面的应用

中医的四诊信息"望、闻、问、切"的客观化与规范化,有利于将中医自然语言描述定量表达。目前趋势是以脉诊、舌诊、面色诊为主要研究内容。从宏观层面,现已有"脉象采集仪""舌象仪""面诊仪"等仪器,通过临床采集相应人群的舌脉象信息构建数据集;再采用人工智能、机器学习等方法如贝叶斯网络,蒙特卡洛树搜索算法,时间序列、隐马尔可夫模型

等[85],准确识别人体舌面脉信息所反应的生理病理信息[86-87]。赵翠敏[88]建立了脉诊、舌诊辅助诊疗系统 NX-Ⅱ数据库;奚唐敏[89]设计了完整的压力可控的三通道中医脉象信号采集系统,再利用加权滑动平均滤波算法等算法处理分析了脉象信号,并对四种不同类型的脉象信号进行模式识别。Cui 等[90]对三种脉象的参数进行分析,制定了脉图判别标准。Hu 等[91]研究老年人不同血压级别的脉搏冲波的周期特征,以用于中医脉诊的心血管风险评估。Luo 等[92]通过人工智能方式,对高血压患者的脉搏冲波进行分类预测,为临床应用提供客观参考。张海芳等[93]通过 YM-Ⅲ脉诊仪的脉图参数为冠心病的中医辨证分型提供依据。Qi 等[94]通过人工智能方法探索出具有临床指导意义的舌色分类方法。Zhang 等[95]通过提取标准舌象图像的特征参数,为糖尿病诊断提供了思路。为深入研究动态舌体特征及舌脉特征,沈兰荪等[96-97]提出 Snakes、C 均值聚类等算法。运用贝叶斯网络分析方法,龚燕冰等[98]发现不同中医证候与 2 型糖尿病主要理化指标有相应关系,如阴虚内热证者空腹血糖及糖化血红蛋白多数存在异常,阴虚证、血瘀证者多见舒张压异常等,这些研究结果较好地反映了中医理论和临床实际,对中医临床有一定的指导意义。

三、人工智能技术在中药方证理论发展中的应用

方证理论源于张仲景撰写的《伤寒论》,该理论的核心是处方要与患者的个体症状相对应。在中医理论中,方证关系的含义是同一处方可以用于同一证候的不同疾病,而同一疾病不同证候应采用不同的方药治疗。因此,方剂证候关联知识可以为其他中医医师临床治疗同一证候提供实际参考。人工智能在挖掘方剂证候关联方面取得了一定的进展。Liu 等[99]通过使用聚类及频率分析方法发现由黄芪、女贞子、灵芝、怀山药、夏枯草和白花蛇舌草组成的方剂对应着气和阴的缺乏,而气和阴的缺乏是导致人体恶性肿瘤的重要证候。Wang 等[100]建立了异质因子图模型(heterogeneous factor graph model, HFGM)用于识别方证关系,并且优于 SVM 模型。Shao 等[101]人基于复杂网络模型探索了中药与证候的关系,并发现两个广泛使用的中药乌梅和树胶与呕吐、进食后烦躁不安和偶尔腹痛的症状之间的关系。人工智能对方证理论的研究依赖于能够用于客观准确诊断及量化治疗效果的相关基础数据的积累,目前发挥的作用仍然有限。而随着相关中医药记录数据的进一步增长及人工智能技术的应用,中医的方证理论将得到进一步的发展,并助力中药新疗法的发现。

四、人工智能技术在中药有效成分发现与优化中的应用

中药有效组分的发现与优化关乎中药现代化的进程和发展,其中有效成分的发现可以促进中药新品种的研发和为中药进行增效减毒提供依据,而成分优化可以促进中药配伍理论研究以及中药方剂优化。相关研究依赖中药药理学实验产出的大量数据,是人工智能技术促进中药现代化研究的重要应用。随着数据的进一步积累以及人工智能技术的深入应用,这一领域的研究将对促进中药发展起到重要作用。

目前基于成分药理活性、通路指纹等中药特征数据,采用人工智能算法发现中药有效成分的研究已经取得了一定的进展,这对于揭示中药药理作用,挖掘有效成分进而有效开发利用中药起到了关键作用。Guo 等[102]利用非监督机器学习方法探索中药成分与上市药物对细胞功能的影响相似性,并以小儿扶脾颗粒为例,对其成分进行聚类分析和建立聚类与细胞生物过程间的联系,从而发现其中的潜在有效成分,并通过实验证实了香草酸对平滑肌收缩的抑制作用。Chen 等[103]通过对不同的川芎提取挥发油的气象色谱数据及其舒张血管的活性数据进行人工智能建模,发现具有舒张血管活性的化学成分。邵峰等[104]通过对山楂不同提取物进行质谱数据采集,并研究了山楂不同提取物具有的减少甘油三酯的活性存在差别,

通过对两种数据之间的相关性分析建立有效成分预测模型,并发现了7种黄酮类化合物具有潜在的减少甘油三酯的活性。

人工智能方法在中药有效成分优化方面也取得了一定的进展。中药作用于实验模型产生的活性数据和组学数据等是建立有效成分优化的重要基础数据,基于这些数据建立的人工智能模型可以帮助优化有效成分的配比以及阐释中药复方的配伍规律。Li 等[105]针对抗脑缺血增效药物进行了组方优化和配伍研究,使用益气解毒方中的人参总皂苷、黄连素、栀子苷对局灶性脑缺血大鼠模型进行给药,以大鼠脑线粒体功能评价数据为建模数据,发现人参总皂苷、黄连素、栀子苷抗脑缺血的药效及最佳配比。吴宏伟等[106]研究了丹参抗氧化活性成分的配伍关系,基于丹参素钠、原儿茶醛、咖啡酸在清除 DPPH(1,1-二苯基-2-三硝基苯肼)自由基方面的活性数据进行了多元回归分析,并准确预测了配伍组合的活性,通过实验验证。Wang 等[107]分析了茵陈蒿汤的成分在治疗肝损伤综合征的配伍原理,针对其中的6,7-二甲基七叶皂苷、栀子苷和大黄酸三个有效成分,采用免疫组织化学、生物化学、代谢组学和蛋白质组学手段分析了有效成分的治疗效果,发现了三者通过协同调控分子网络实现联用增效作用。

与现代药物研究相比,中药研究依赖的活性成分的药理学实验结果或通路分析结果等数据基础仍然有限,而这些通过运用人工智能算法建立有效成分发现和配伍模型,为中药有效成分的发现、配伍的优化和配伍机制的阐释等提供了新的技术手段和研究方法。

第五节 结语与展望

传统中药在我国悠长的历史中发挥了非常重要的作用,具有巨大的开发价值。以青蒿素为代表的来源于中药的药物是传统中药留给世界的礼物。目前人工智能在中药处方整合挖掘以及基于个体数据进行证候体质识别等方面取得了较多的进展。因此,如何利用日新月异的新技术新方法进一步开发中药价值,发挥中药优势,创新中药应用,是中药药理学研究中的重要问题。以深度学习为代表的人工智能技术正在以前所未有的速度与多个学科相融合,推动了现代药物研究的发展,也为中医药研究带来了全新的技术手段和发展机遇。

虽然目前中医药研究中仍然存在中药成分复杂,以多糖为代表的活性成分结构鉴定困难及基础研究数据相对薄弱,缺乏系统性等挑战,但随着中医药研究领域中越来越多的数据积累以及人工智能技术方法的进一步发展,将人工智能应用于中医药研究领域的条件正逐步变得成熟,并可能为中医药理论研究和创新引用提供帮助。与现代医学中的小分子药物不同,传统中药往往由多成分、多部位组成。因此,解析和进一步利用传统中药需要更加深入细致的研究。一方面可以借鉴现代医学小分子药物的研究方法,将中药分离提纯后,进行活性成分的筛选和鉴定,从中开发出活性成分。在这里可以利用人工智能进行 QSAR 分析,小分子 ADMET 预测以及作用靶点分析等。另一方面可以通过生物反应数据进行中药整方或部位的作用机制及新用途探究,这种以生物反应数据为基础的研究策略可以有效解决中药成分众多的难题,并可应用于对中药配伍原理解析和优化中药配方等复杂中药研究问题之中。以表达谱数据为代表的多种组学数据测量技术已经趋于成熟,并大量用于药物研究之中,这些技术的发展为系统性获得中药生物反应数据提供了可能。通过系统性获得中药作用于细胞乃至个体的生物反应数据,并结合人工智能方法进行中药机制解析和创新应用研究将大大提高中药现代研究的效率,并促进中药药理学的进一步发展。

（**韩露**,周文霞　中国人民解放军军事科学院军事医学研究院毒物药物研究所）

参 考 文 献

[1] NEWELL A,HA S. The logic theory machine：a complex information processing system[J]. Information Theory IRE Transactions on,1956,2(3)：61-79.

[2] NEWELL A,SHAW J C,SIMON H A. Empirical explorations of the logic theory machine,a case study in heuristic[M]//Feigenbaum E A, Feldman J. Computers and Thought. Cambridge：MIT Press, 1995：109-133.

[3] ROSENBLATT F. The perceptron：a perceiving and recognizing automaton[J]. Cornell Aeronautical Laboratory Report,1957：85.

[4] MINSKY M L,PAPERT S A. Perceptrons：an introduction to computational geometry[M]. Cambridge：MIT Press,1987.

[5] ACKLEY D,HINTON G,SEJNOWSKI T A. Learning algorithm for Boltzmann machines[J]. Cognitive Science,1985,9：147-169.

[6] RUMELHART D E,HINTON G E,WILLIAMS R J. Learning representations by back-propagating errors [J]. Nature,1986,323(6088)：533-536.

[7] CUN Y L,BOSER B,DENKER J,et al. Handwritten digit recognition with a backpropogation network[J]. Advances in Neural Information Processing Systems,1990.

[8] KRIZHEVSKY A,SUTSKEVER I,HINTON G E. Imagenet classification with deep convolutional neural networks[J]. Advances in neural information processing systems,2012,25(2)：1097-1105.

[9] LECUN Y,BENGIO Y,HINTON G. Deep learning[J]. Nature,2015,521(7553)：436-444.

[10] PLATT J. Sequential minimal optimization：a fast algorithm for training support vector machines[J]. Advances in Kernel Methods-Support Vector Learning,1998：208.

[11] FRIEDMAN J,HASTIE T,TIBSHIRANI R. Additive logistic regression：a statistical view of boosting[J]. The Annals of Statistics,2000,28：337-407.

[12] SILVER D,SCHRITTWIESER J,SIMONYAN K,et al. Mastering the game of Go without human knowledge [J]. Nature,2017,550(7676)：354-359.

[13] SILVER D,HUANG A,MADDISON C J,et al. Mastering the game of Go with deep neural networks and tree search[J]. Nature,2016,529(7587)：484-489.

[14] BUTLER K T,DAVIES D W,CARTWRIGHT H,et al. Machine learning for molecular and materials science[J]. Nature,2018,559(7715)：547-555.

[15] FLEMING N. How artificial intelligence is changing drug discovery[J]. Nature, 2018, 557 (7707)：S55-S57.

[16] ZHONG F,XING J,LI X,et al. Artificial intelligence in drug design[J]. Science China Life Sciences, 2018,61(10)：1191-1204.

[17] HESSLER G, BARINGHAUS K-H. Artificial intelligence in drug design [J]. Molecules, 2018, 23 (10)：2520.

[18] WU K J,LEI P M,LIU H,et al. Mimicking strategy for protein-protein interaction inhibitor discovery by virtual screening[J]. Molecules,2019,24(24)：4428.

[19] HU L,WANG X,HUANG Y A,et al. A survey on computational models for predicting protein-protein interactions[J]. Briefings in Bioinformatics,2021,22(5)：bbab036.

[20] YAMANISHI Y,KOTERA M,MORIYA Y,et al. DINIES：drug-target interaction network inference engine based on supervised analysis[J]. Nucleic Acids Res,2014,42(Web Server issue)：W39-W45.

[21] BLEAKLEY K,YAMANISHI Y. Supervised prediction of drug-target interactions using bipartite local models[J]. Bioinformatics 2009,25(18)：2397-2403.

[22] XIA Z,WU L Y,ZHOU X B,et al. Semi-supervised drug-protein interaction prediction from heterogeneous biological spaces[J]. BMC Syst Biol,2010,4(Suppl 2)：S6.

［23］ WANG Y,ZENG J. Predicting drug-target interactions using restricted Boltzmann machines［J］. Bioinformatics,2013,29(13):i126-i134.

［24］ KOROTCOV A,TKACHENKO V,RUSSO D P,et al. Comparison of deep learning with multiple machine learning methods and metrics using diverse drug discovery data sets［J］. Molecular Pharmaceutics,2017, 14(12):4462-4475.

［25］ WEN M,ZHANG Z M,NIU S Y,et al. Deep-learning-based drug-target interaction prediction［J］. Journal of Proteome Research,2017,16(4):1401-1409.

［26］ DIMASI J A,GRABOWSKI H G,HANSEN R W. Innovation in the pharmaceutical industry:new estimates of R&D costs［J］. Journal of Health Economics,2016,47:20-33.

［27］ JUÁREZ-LÓPEZ D,SCHCOLNIK-CABRERA A. Drug repurposing:considerations to surpass while re-directing old compounds for new treatments［J］. Archives of Medical Research,2021,52(3):243-251.

［28］ KHALID Z,SEZERMAN O U. Computational drug repurposing to predict approved and novel drug-disease associations［J］. Journal of Molecular Graphics and Modelling,2018,85:91-96.

［29］ PUSHPAKOM S,IORIO F,EYERS P A,et al. Drug repurposing:progress, challenges and recommendations［J］. Nature Reviews Drug Discovery,2019,18(1):41-58.

［30］ CHA Y,EREZ T,REYNOLDS I J,et al. Drug repurposing from the perspective of pharmaceutical companies:drug repurposing in pharmaceutical companies［J］. British Journal of Pharmacology,2018,175(2): 168-180.

［31］ TALEVI A,BELLERA C L. Challenges and opportunities with drug repurposing:finding strategies to find alternative uses of therapeutics［J］. Expert opinion on drug discovery,2020,15(4):397-401.

［32］ LAMB J,CRAWFORD E D,PECK D,et al. The connectivity map:using gene-expression signatures to connect small molecules,genes,and disease［J］. Science,2006,313(5795):1929-1935.

［33］ KEENAN A B,JENKINS S L,JAGODNIK K M,et al. The library of integrated network-based cellular signatures NIH program:system-level cataloging of human cells response to perturbations［J］. Cell Systems, 2018,6(1):13-24.

［34］ MUSA A,GHORAIE L S,ZHANG S D,et al. A review of connectivity map and computational approaches in pharmacogenomics［J］. Briefings in Bioinformatics,2017,18(5):903.

［35］ IORIO F,RITTMAN T,GE H,et al. Transcriptional data:a new gateway to drug repositioning? ［J］. Drug Discovery Today,2013,18(7/8):350-357.

［36］ XIE L W,HE S,WEN Y Q,et al. Discovery of novel therapeutic properties of drugs from transcriptional responses based on multi-label classification［J］. Scientific Reports,2017,7(1):7136.

［37］ YOUNG W C,RAFTERY A E,YEUNG K Y. A posterior probability approach for gene regulatory network inference in genetic perturbation data［J］. Math Biosci Eng,2016,13(6):1241-1251.

［38］ LEE H,KANG S,KIM W. Drug repositioning for cancer therapy based on large-scale drug-induced transcriptional signatures［J］. PLOS ONE,2016,11(3):e0150460.

［39］ SAWADA R,IWATA M,TABEI Y,et al. Predicting inhibitory and activatory drug targets by chemically and genetically perturbed transcriptome signatures［J］. Scientific Reports,2018,8(1):156.

［40］ SIROTA M,DUDLEY J T,KIM J,et al. Discovery and preclinical validation of drug indications using compendia of public gene expression data［J］. Science Translational Medicine,2011,3(96):96ra77.

［41］ LUO H,ZHANG P,CAO X H,et al. DPDR-CPI,a server that predicts drug positioning and drug repositioning via chemical-protein interactome［J］. Scientific Reports,2016,6(1):35996.

［42］ CHEN J J F,VISCO JR D P. Developing an in silico pipeline for faster drug candidate discovery:virtual high throughput screening with the signature molecular descriptor using support vector machine models ［J］. Chemical Engineering Science,2017,159:31-42.

［43］ CHAVALI A K,BLAZIER A S,TLAXCA J L,et al. Metabolic network analysis predicts efficacy of FDA-approved drugs targeting the causative agent of a neglected tropical disease［J］. BMC Systems Biology,

2012,6:27.

[44] CHEN X,LIU M X,YAN G Y. Drug-target interaction prediction by random walk on the heterogeneous network[J]. Molecular Biosystems,2012,8(7):1970-1978.

[45] SVETNIK V,LIAW A,TONG C,et al. Random forest:a classification and regression tool for compound classification and QSAR modeling[J]. Journal of Chemical Information and Computer Sciences,2003,43 (6):1947-1958.

[46] GREENE D,CUNNINGHAM P,MAYER R. Unsupervised Learning and Clustering. Lecture Notes in Applied and Computational Mechanics 2008:51-90.

[47] ROGERS D,BROWN R D,HAHN M. Using extended-connectivity fingerprints with laplacian-modified bayesian analysis in high-throughput screening follow-up[J]. Journal of Biomolecular Screening,2005,10 (7):682-686.

[48] CORTES C,VAPNIK V. Support-vector networks[J]. Machine Learning,1995,20(3):273-297.

[49] BREIMAN L. Random Forests[J]. Machine Learning,2001,45(1):5-32.

[50] PAMMOLLI F,MAGAZZINI L,RICCABONI M. The productivity crisis in pharmaceutical R & D[J]. Nature Reviews Drug Discovery,2011,10(6):428-438.

[51] SWINNEY D C,ANTHONY J. How were new medicines discovered? [J]. Nature Reviews Drug Discovery, 2011,10(7):507-519.

[52] LI Q,CHENG T,WANG Y,et al. PubChem as a public resource for drug discovery[J]. Drug Discovery Today,2010,15(23/24):1052-1057.

[53] GAULTON A,BELLIS L J,BENTO A P,et al. ChEMBL:a large-scale bioactivity database for drug discovery[J]. Nucleic Acids Res,2012,40(Database issue):D1100-D1107.

[54] WISHART D S,FEUNANG Y D,GUO A C,et al. DrugBank 5.0:a major update to the drugbank database for 2018[J]. Nucleic Acids Research,2018,46(D1):D1074-D1082.

[55] REES M G,SEASHORE-LUDLOW B,CHEAH J H,et al. Correlating chemical sensitivity and basal gene expression reveals mechanism of action[J]. Nature Chemical Biology,2016,12(2):109-116.

[56] YANG W J,SOARES J,GRENINGER P,et al. Genomics of drug sensitivity in cancer(GDSC):a resource for therapeutic biomarker discovery in cancer cells[J]. Nucleic Acids Research,2013,41(Database issue):D955-D961.

[57] GHANDI M,HUANG F W,JANÉ-VALBUENA J,et al. Next-generation characterization of the cancer cell line encyclopedia[J]. Nature,2019,569(7757):503-508.

[58] KUHN M,LETUNIC I,JENSEN L J,et al. The SIDER database of drugs and side effects[J]. Nucleic Acids Research,2016,44(D1):D1075-D1079.

[59] SAKAEDA T,TAMON A,KADOYAMA K,et al. Data mining of the public version of the FDA adverse event reporting system. [J]. International Journal of Medical Sciences,2013,10(7):796-803.

[60] CAMPILLOS M,KUHN M,GAVIN A C,et al. Drug target identification using side-effect similarity[J]. Science,2008,321(5886):263-266.

[61] YANG L,AGARWAL P. Systematic drug repositioning based on clinical side-effects[J]. PLoS One,2011, 6(12):e28025.

[62] DIMITRI G M,LIÓ P. Drug Clust:a machine learning approach for drugs side effects prediction[J]. Computational Biology and Chemistry,2017,68:204-210.

[63] LUO Y,LIU Q,WU W,et al. Predicting drug side effects based on link prediction in bipartite network[C/OL]//2014 7th International Conference on Biomedical Engineering and Informatics. Dalian:IEEE,2014: 729-733[2021-11-12]. http://ieeexplore. ieee. org/document/7002869/.

[64] FERRERO E,AGARWAL P. Connecting genetics and gene expression data for target prioritisation and drug repositioning[J]. Bio Data Min,2018,11(1):7.

[65] YIN W,GAO C,XU Y,et al. Learning Opportunities for Drug Repositioning via GWAS and Phe WAS

Findings[J]. AMIA Jt Summits Transl Sci Proc,2018,2017:237-246

[66] YE H,LIU Q,WEI J. Construction of drug network based on side effects and its application for drug repositioning[J]. PLoS ONE,2014,9(2):e87864.

[67] WANG Y,CHEN S,DENG N,et al. Drug repositioning by kernel-based integration of molecular structure, molecular activity,and phenotype data[J]. PLoS One,2013,8(11):e78518.

[68] SCHEIBER J,CHEN B,MILIK M,et al. Gaining insight into off-target mediated effects of drug candidates with a comprehensive systems chemical biology analysis[J]. Journal of Chemical Information and Modeling,2009,49(2):308-317.

[69] LIU J,PATLEWICZ G,WILLIAMS A J,et al. Predicting organ toxicity using in vitro bioactivity data and chemical structure[J]. Chemical Research in Toxicology,2017,30(11):2046-2059.

[70] VILAR S,HARPAZ R,URIARTE E,et al. Drug-drug interaction through molecular structure similarity analysis[J]. Journal of the American Medical Informatics Association,2012,19(6):1066-1074.

[71] WILLETT P. The calculation of molecular structural similarity:principles and practice[J]. Molecular Informatics,2014,33(6/7):403-413.

[72] NEVES B J,BRAGA R C,MELO-FILHO C C,et al. QSAR-based virtual screening:advances and applications in drug discovery[J]. Frontiers in Pharmacology,2018,9:1275.

[73] CHEN R,LIU X,JIN S,et al. Machine learning for drug-target interaction prediction[J]. Molecules,2018, 23(9):2208.

[74] ZHANG L,FOURCHES D,SEDYKH A,et al. Discovery of novel antimalarial compounds enabled by QSAR-Based virtual screening[J]. Journal of Chemical Information and Modeling,2013,53(2):475-492.

[75] MELO-FILHO C C,DANTAS R F,BRAGA R C,et al. QSAR-driven discovery of novel chemical scaffolds active against schistosoma mansoni[J]. Journal of chemical information and modeling,2016,56(7):1357-1372.

[76] GOMES M N,BRAGA R C,GRZELAK E M,et al. QSAR-driven design,synthesis and discovery of potent chalcone derivatives with antitubercular activity[J]. European Journal of Medicinal Chemistry,2017,137:126-138.

[77] 唐仕欢,陈建新,杨洪军,等.基于复杂系统熵聚类方法的中药新药处方发现研究思路[J].世界科学技术:中医药现代化,2009,11(2):225-228.

[78] 李鑫颉.基于无监督数据挖掘技术的中风病用药规律及处方发现研究[D].石家庄:河北医科大学,2012.

[79] 汤尔群,任廷革,陈明,等.基于数据挖掘方法的《伤寒论》方证知识挖掘研究[J].中国中医药信息杂志,2012,19(4):31-34.

[80] 金燕萍.基于数据挖掘和网络药理学的清热类中成药组方规律研究[D].北京:北京中医药大学,2016.

[81] 夏中尚,杜正彩,邓家刚,等.基于大数据分析的中医治疗糖尿病用药规律研究[J].世界中医药,2016,11(11):2223-2226,2230.

[82] 任廷革,张帆,刘晓峰,等.基于智能计算的中医方剂治法模型研究的构思与流程设计[J].北京中医药大学学报,2012,35(8):524-528.

[83] 朱彦,高博,崔蒙.中医方剂分析系统框架设计及实现[J].中华中医药杂志,2014,29(5):1543-1546.

[84] 陆志平,李媛媛,魏方方,等.人工智能、专家系统与中医专家系统[J].医学信息,2004,17(8):458-459.

[85] 林树元,刘畅,李煜,等.中医在人工智能时代的挑战与经方智能化研究思路[J].中华中医药杂志,2019,34(2):448-451.

[86] 石玉琳,胡晓娟,许家佗.中医病证智能化诊断与分类研究进展[J].中国中西医结合杂志,2019,39(6):763-768.

［87］尚一凡.中医舌脉象信息提取与分析及辅助诊断系统的设计［D］.郑州:郑州大学,2020.

［88］赵翠敏.脉诊、舌诊辅助诊疗系统数据库的建立［D］.北京:北京中医药大学,2008.

［89］奚唐敏.数字化脉象信息获取和识别技术研究［D］.杭州:中国计量学院,2013.

［90］CUI J,TU L P,ZHANG J F,et al. Analysis of pulse signals based on array pulse volume［J］. Chinese Journal of Integrative Medicine,2019,25(2):103-107.

［91］HU X J,ZHANG L,XU J T,et al. Pulse wave cycle features analysis of different blood pressure grades in the elderly［J］. Evidence-Based Complementary and Alternative Medicine,2018,2018:1976041.

［92］LUO Z Y,CUI J,HU X J,et al. A study of machine-learning classifiers for hypertension based on radial pulse wave［J］. Biomed Research International,2018,2018:2964816.

［93］张海芳,陆小左,于志峰,等.289例冠心病患者脉象变化规律探讨［J］.西部中医药,2017,30(6):1-3.

［94］QI Z,TU L P,CHEN J B,et al. The classification of tongue colors with standardized acquisition and ICC profile correction in traditional chinese medicine［J］. Biomed Research International,2016,2016:3510807.

［95］ZHANG J,XU J,HU X,et al. Diagnostic method of diabetes based on support vector machine and tongue images.［J］. Biomed Research International,2017,2017:7961494.

［96］沈兰荪,王爱民,卫保国,等.图像分析技术在舌诊客观化中的应用［J］.电子学报,2001,29(21):1762-1765.

［97］沈兰荪,蔡轶珩,卫保国,等.中医舌象分析技术的研究［J］.世界科学技术:中药现代化,2003,5(1):15-19,81.

［98］龚燕冰,倪青,高思华,等.2型糖尿病主要理化指标与中医证候相关性的贝叶斯网络分析［J］.中华中医药杂志,2010,25(1):31-33.

［99］LIU Z,CHEN S,CAI J,et al. Traditional Chinese medicine syndrome-related herbal prescriptions in treatment of malignant tumors［J］. J Tradit Chin Med,2013,33(1):19-26.

［100］WANG D,ZHANG D,LU G. A robust signal preprocessing framework for wrist pulse analysis［J］. Biomedical Signal Processing & Control,2016,23:62-75.

［101］SHAO F J,SUI Y,ZHOU Y H,et al. Complex network model of the treatise on cold damage disorders［J］. Physica A,2016,460:152-161.

［102］GUO F,TANG X,ZHANG W,et al. Exploration of the mechanism of traditional Chinese medicine by AI approach using unsupervised machine learning for cellular functional similarity of compounds in heterogeneous networks,XiaoErFuPi granules as an example［J］. Pharmacological Research,2020,160:105077.

［103］CHEN C,CHEN J,WU H,et al. Identification of key constituents in volatile oil of ligusticum chuanxiong based on data mining approaches［J］. Pharmaceutical Biology,2011,49(5):445-455.

［104］邵峰,谷丽菲,钟丹丹,等.山楂体外降三酰甘油主要活性组分谱效关系研究［J］.中草药,2017,48(2):339-344.

［105］LI S,WU C,CHEN J,et al. An effective solution to discover synergistic drugs for anti-cerebral ischemia from traditional Chinese medicinal formulae［J］. PloS One,2013,8(11):e78902.

［106］吴宏伟,陈建新,杨洪军,等.丹参成分组合与抗氧化活性相关性分析［J］.中国实验方剂学杂志,2009,15(8):68-71.

［107］WANG X,ZHANG A,WANG P,et al. Metabolomics coupled with proteomics advancing drug discovery toward more agile development of targeted combination therapies［J］. Molecular & Cellular Proteomics,2013,12(5):1226-1238.

第十二章

数据挖掘技术在中药药理学研究中的应用

第一节 概 述

数据挖掘一般是指从大量的数据中通过算法搜索隐藏于其中信息的过程。数据挖掘通常与计算机科学有关,并通过统计、机器学习、专家系统(依靠过去的经验法则)和模式识别等诸多方法实现上述目标。机器学习是数据挖掘的核心,其通过学习大量数据的特征和优化计算机的性能,获得判断和推理某个问题的能力。机器学习的方法分为三类:①有监督学习,是指用已知某种或某些特性的样本作为训练集,以建立一个数学模型,再用已建立的模型来预测未知样本。有监督学习既给予计算机学习对象的特征,又给予对象的标签,计算机通过程序学习具有怎样特征的对象对应怎样的标签。常见的有监督学习方法包括朴素贝叶斯、支持向量机、多相交叉树和逻辑回归等方法,其中朴素贝叶斯适用于特征的分类意义比较明确的问题,支持向量机适合特征意义不明确以及特征非常多的问题,不同的类型的方法应用的场景和问题各有不同。②无监督学习,根据类别未知(没有被标记)的训练样本解决模式识别中的各种问题,称之为无监督学习。无监督学习方法包括两大类:一类为基于概率密度函数估计的直接方法,另一类为基于样本间相似性度量的间接聚类方法。③半监督学习,是指给予计算机对象的特征及部分对象的标签,计算机通过学习这些数据建立分类模型。

数据挖掘的过程包括数据准备、计算建模、测试验证及模型应用。第一步,数据准备,包括三个步骤:数据选取、数据预处理及数据变换;第二步,数据挖掘阶段确定任务和算法;第三步,对挖掘的结果进行解释和评价。

中药作为中国的特色资源,一方面几千年的悠久历史为其累积了丰富的数据,另一方面新技术在传统中药领域的应用也源源不断地产出数据。利用数据挖掘技术,解读这些经典和现代的数据资源,使其从现代科学的角度得到充分的阐释,正成为目前的研究热点。

第二节 数据挖掘技术应用于中药药理学的进展

一、中药"组效关系"研究

中药"组效关系"(combination-activity relationship,CAR)是指在不同层次上的中药物质组合与药效活性之间的关联性[1]。中药"组效关系"研究就是在饮片、提取物、化学成分三个层面,采用数据挖掘的方法对物质组合与药效活性间的关联规律进行研究。其中,数据挖掘方法涉及多种数学分析方法,常用的主要为有监督学习和无监督学习,有监督学习解决的主要问题是自变量与因变量之间的关系,常用的有决策树、神经网络、支持向量机和朴素贝叶斯等;无监督学习解决的主要问题是发现隐藏在自变量数据中的模式,常用的有聚类分析、主成分分析、熵聚类方法、自组织神经网络映射法等[2-3]。

（一）基于"组效关系"的有效成分辨识

基于"组效关系"的有效成分辨识是指基于中药化学与药效学信息,采用数据挖掘手段从中辨别出真正的起效成分或者与药效关系紧密的成分。

与化学药不同,中药的作用特点是多种成分综合起效,因此要阐释清楚中药药理机制,首要解决的科学问题就是中药有效成分辨识的问题。近年来随着分析科学、生命科学等学科的迅速发展,对中药化学复杂体系研究的技术、手段、方法日益丰富,研究所获取的各类信息数量也与日俱增。例如:色谱、光谱、质谱、核磁共振及色谱-质谱联用技术已经被广泛采用,指纹图谱技术已成为国际公认的表征天然药物复杂化学体系的有效手段,在研究方法上基于血清药物化学、ADMET、肠吸收液、Coca-2细胞模型等有效成分筛选方法也广泛应用[4-7]。

中药复杂的成分加之新的分析技术,不可避免地获得大量的化学信息。与此同时,在中药药理及药效研究方面,越来越多的高新技术也被采用,同样面临着大量的实验数据。因此,对海量的信息进行有效提取分析,从中筛选、识别出有效成分,剔除无效成分,必然需要采用数据挖掘的技术方法[8]。

例如:在川芎挥发油舒张血管有效成分辨识研究中,选取不同产地的川芎提取挥发油,运用气相色谱质谱联用仪(gas chromatograph and mass spectrometer,GC-MS)进行化学成分表征,同时检测舒张血管活性。结果运用最小角回归(least angle regression,LARS)算法和LASSO回归算法(least absolute shrinkage and selection operator)进行数据挖掘,构建了川芎挥发油化学成分与血管活性之间的数学模型,在此基础上辨识出13个与血管活性相关的化学成分[9]。在元胡止痛片的有效成分辨识研究中,首先采用肠吸收模型对有效成分进行初步筛选,在此基础上采用液质联用技术对肠吸收液的34个化学成分进行了色谱表征,并对不同厂家、不同批次的元胡止痛片肠吸收液的舒张血管活性进行了测定,基于以上化学-药效学信息,采用灰色关联分析(grey relational analysis)的数据挖掘方法,识别出7个化学成分与舒张血管活性关系最为紧密,其结果为进一步的组方优化、质量控制奠定基础[10]。此外,在山楂降脂的有效成分辨识研究中,首先采用液质联用技术对山楂不同提取物的化学成分进行了表征,并对不同提取物降低甘油三酯(TG)的作用进行实验测定,结果采用偏最小二乘相关分析进行数据挖掘,最终辨识出7种黄酮类化合物与降低TG的作用最为紧密[11]。而在益心舒胶囊的有效成分辨识研究中,通过"药物-靶标-生物学功能"网络,对62个益心舒胶囊中的肠吸收成分进行干预心肌功能障碍潜在能力的排序,并通过实验验证其中的高排序的五味子甲素和乙素的心肌保护作用[12]。在小儿扶脾颗粒有效成分辨识的研究中,利用指纹层面研究中药成分与干预功能性消化不良上市西药作用通路的相似性,对小儿扶脾颗粒的成分进行聚类分析形成功能相似的化合物模块,建立化合物模块与细胞过程之间建立联系,确定了小儿扶脾颗粒的主要药理作用,并发现32个小儿扶脾颗粒的成分具有治疗功能性消化不良的潜力(其中12个已有文献支持),最终实验验证香草酸能抑制平滑肌收缩,其可能是活性化合物之一[13]。

（二）基于"组效关系"的组方优化研究

基于"组效关系"的组方优化研究是指对中药复方(饮片、提取物、有效成分)的组合、配比进行研究,阐释其组方机制,以便获得最佳的药理效应。由于中药复方的"多成分、多靶点"综合作用,为此药理试验数据往往具有"非线性、离散性"的特点,理论上无法对每一种组合进行逐一试验研究。因此,在组方优化研究中,首先应进行一定的试验设计,在此基础上采用回归分析、系统建模等数据挖掘方法进行"组效关系"研究,阐释其配伍规律,对最佳配比进行预测和验证。

目前试验设计最常用的方法是正交试验设计和均匀设计。正交试验设计作为一种多因素、多水平的常用设计方法,是根据正交性从全面试验中挑选出部分有代表性的点进行试验,这些有代表性的点具备了"均匀分散,齐整可比"的特点。但是,正交试验设计不能实现多目标优化,不具备良好的非线性拟合能力,仅限于研究药味组成较为简单、因素水平较少的组方配伍机制研究[14]。均匀设计同样适用于多因素、多水平的实验研究,该方法舍弃了正交试验设计的整齐可比特点,而让试验点在试验范围内充分均匀分布,所以需安排的试验次数仅与水平数相等,与正交试验设计相比大大减少了试验次数。另外,均匀设计试验的结果可进行多元统计处理,经回归分析确定各因素对试验结果的影响,从而可以定量预测、优化条件[15]。除以上2种方法外,还有析因设计法、基线等比增减设计、正交与均匀联合设计、因果关系发现设计等[16]。其中,析因设计法最大的优势是可在中医理论指导下进行分组,按君、臣、佐、使的配伍关系进行拆方分析,结合统计学方法进行试验,大大地减少了工作量,但对于多水平的试验,试验组数仍然过于庞大[17]。

基于以上试验设计所得到试验数据,采用适合的数据挖掘方法进行分析,较常见的有聚类分析、因子分析、主成分分析、相关分析、回归分析、方差分析等方法,其目的是确定各因素与药效指标的相关性、贡献度,进而预计各因素的最佳配比。

例如:在丹参有效成分组合与抗氧化活性的配伍优化研究中,采用最小夹角回归方法,按照"均匀设计-药效试验-数学建模(模型验证)"的程序,得到丹参素钠、原儿茶醛、咖啡酸3种成分的组合与抗氧化活性间的定量关系,成功预测其最佳配比[18]。在川芎有效成分配比优化研究中,基于LARS算法,按照"均匀设计-药效试验-数学建模(模型验证)"的程序,得到阿魏酸、丁基苯酞、藁本内酯3种成分不同组合与血管活性的关系,实现了成分组合的活性优化[19]。在益气解毒方的组方优化研究中,选取了人参、黄连、栀子的主要药效成分,人参总皂苷、黄连素、栀子苷进行组方优化及配伍机制的研究。以均匀设计方法对大鼠进行分组给药,局灶性脑缺血大鼠脑部离体线粒体功能评价为数学建模指标,结果采用最小角回归(least angle regression)和偏最小二乘回归(partial least squares regression)的方法进行数据挖掘分析,成功发现并验证了上述3种成分抗脑缺血的最佳配比及各组方成分的药效贡献度[20]。此外,在复方脑脉通有效部位组分配伍优化研究中,采用均匀设计法将脑脉通中的5个有效组分(大黄总蒽醌、人参总皂苷、葛根总黄酮、川芎总酚酸、川芎总挥发油)的10个不同水平的配比组合进行抗脑缺血药效考察,以脑梗死面积和坏死区体密度作为药效指标,试验结果采用人工神经网络的数据挖掘方法建立药效预测模型,成功发现并验证了5种有效组分的最佳配比[21]。

二、中药作用机制研究

中药方剂是一个复杂化学体系,生物机体也是一个复杂生命系统,这使得中药方剂的化学物质实体与机体生命活动的交互规律研究,必然需要借助数据挖掘技术,解析中药作用机制。近些年,国内外的学者已将数据挖掘技术应用于阐释中药药理机制。

（一）网络药理学与中药作用机制研究

网络药理学是通过网络方法分析药物、靶点和疾病之间的相互关系[22-23]，近年来已逐步取代了以往单一"基因-疾病-药物"的传统新药研发思想。目前网络药理学已经成为新药研发理论方法的一个研究热点[24-26]，并且受到中医药学者的高度关注，并积极探索网络药理学的技术和方法并将其应用于中药机制研究。

1. 网络药理学在中药作用机制研究中的策略　网络药理学的研究策略分为三步，有效成分的辨识、潜在靶标的预测及靶标网络的分析。

（1）基于计算预测的有效成分辨识：成分辨识包括两部分，基于文献挖掘的中药成分辨识及基于 ADMET 的活性成分的筛选。整合现有的文献挖掘方法和文本语料资源，可以从文献中挖掘有价值的化合物和生物实体，包括一些化合物、基因、药物、药物靶点等。例如赖鸿昌等人[27]开发了面向专利和文献的化合物和生物实体识别系统。此外，基于 ADMET 的活性成分筛选从药物的吸收、分配、代谢、排泄和毒性等方面对化合物进行评价并筛选具有成药价值的活性成分。这些工作都为中药有效组成化合物的识别提供了便利的工具。

（2）基于结构的药物潜在靶标预测：随着结构生物学、计算机科学及生物信息学的发展，且伴随着大量化合物结构、靶标及药物组学数据的产出，整合虚拟药物筛选、分子模拟和计算机辅助药物设计等药物研发方法，可用于发现中药组成化合物的潜在靶标。基于数据库收录的已知药物和靶标作用关系，以相似性为特征，利用机器学习的方法挖掘药物和潜在靶标的关系。基于大数据的药物靶标关系挖掘之后，可以通过进一步的蛋白建模、分子对接等虚拟计算的手段，寻找可信度更高活性更好的潜在药物分子及药物靶标。

（3）基于靶标生物学网络的药理机制研究：越来越多的科学观察表明，生命活动是生物体内大量相互作用的产物，大多数生物学特征本质上是由细胞内蛋白质、DNA、RNA、小分子之间复杂相互作用的生物网络（转录调控网络、蛋白质相互作用网络、代谢网络等）的外在表现。在这样大背景下，国际上的研究学者们相继提出网络生物学、系统医学、网络医学及网络药理学等基于网络的概念。网络药理学即通过对药物-靶标关系进行网络分析，阐释药物作用的分子机制，挖掘药物作用的核心靶点。这种采用网络与系统的思想可用于解决中药物质基础与机体复杂生物系统的相互作用，为中药的药理研究提出了创新的思路和方法。它将特定疾病网络与药物作用网络整合，分析药物在网络中的节点或网络模块的关系，由寻找单一靶点转向综合网络分析，并总结药物成分-药物靶标-疾病三者之间的关系，筛选关键药物靶标。

（4）面向通路的药物机制探究及新药发现：近年来，现代表型药物筛选可涉及更多、更复杂的生理和病理过程，研究内容深入到细胞水平，通过研究细胞水平的表型变化发现新型药物。有研究表明大部分全球首创(first-in-class)药物(28 个中的 17 个)在发现过程中都采用了现代药物表型筛选，由此引发近些年表型药物筛选的范式复兴。相较于传统基于靶点的研发策略，表型驱动的药物研发虽然耗时更多、成本更高，但是具有更高的成功率可实现临床转化。目前已有多项研究基于通路层面开展药物发现和药物重定位的相关工作[28-29]。中药的研发一直都是基于中医表型(症状、证候)驱动的药物研发策略。郭非非等人[13]的研究发现中药复方当中的化合物在"通路-表型"层次的相似性要远远大于结构和靶标层次，由此说明了结构和靶标不相似的中药的成分可能在通路层面存在协同的作用，也提出了基于"通路-表型"挖掘中药潜在作用机制的可能。

2. 网络药理学在中药作用机制研究中的应用　网络药理学相关方法的提出为中药药理机制的探究提供了新思路，其中李梢等[30]提出 drugCIPHER 等方法实现生物分子网络系统、疾病系统、药物系统的关联,由此预测药物靶点,阐释中药的作用机制。例如通过建立中医寒热证的生物分子网络,李梢等人发现热性方剂主要作用于寒证分子网络的关键节点,而寒性方剂主要作用于热证分子网络的关键节点。此外,范骁辉等人[31]提出"网络复衡指数"来评价中药对于疾病网络的回复作用,并研发了冠心病网络药理学分析平台 CHD@ ZJU。于国华等人[32]运用网络药理学的分析策略,通过从药物成分靶标预测、PPI 网络构建和分析以及分子对接验证这三个方面的研究,初步地阐释了银黄清肺胶囊治疗慢性支气管炎的分子机制。张铁军等人[33]基于网络药理学的思想基本明确疏风解毒胶囊的药效物质基础,初步阐释了疏风解毒胶囊的作用机制,揭示了其多成分、多靶点、多途径的网络作用特点,对于诠释中医治肺理论有一定的借鉴意义。

上述工作多以中药为起点,通过靶标预测和网络分析探究中药药理机制;然而从功能到成分的反向探索也可以用于挖掘中药中的活性成分。张昱昱等人[12]则利用网络药理学的思想从功能到靶标反向筛选益心舒胶囊治疗心肌肥大的关键活性分子。

目前已有网络药理学平台可用于中药作用机制的探究,例如 Ru Jinlong 等人[34]开发的 TCMSP、刘中扬等人[35]开发的 BATMAN-TCM,华中师范大学开发的用于中药分子机制分析的中医药整合数据库 TCMID[36],浙江大学药学院采用文本挖掘等技术从文献中提取疾病相关基因和蛋白信息,并整合 KEGG、HPRD 和 DrugBank 等数据库的相关注释及数据,构建了疾病-靶点网络模型,进而开发 NP-KB 网络药理学平台,许海玉等人[37]开发的中医药百科全书 ETCM,以及吴杨等人[38]关注证候关联的中医药整合数据库 SymMap。这些数据库均为中药机制研究提供了宝贵的数据和资源,同时又各具特点。其中 TCMSP、TCMID 以及 ETCM 关注于中医药本地数据的建立,而 SymMap 关注于以症状证候为核心的中医药实体之间的关联。用户需根据自己的需求,选择适合的数据平台。

(二)　系统生物学与中药作用机制研究

1. 数据挖掘在系统生物学中的应用策略　该策略是基于一些规模化、系统化的实验研究结果,即所谓"系统生物学"(systems biology)的研究结果,再进行深入数据挖掘,从而对其作用机制进行科学的阐述。系统生物学最早是由 Zieglgänsberger 等[39]在 1993 年提出的,其定义可概括为采用系统论方法研究生物学问题。它是一个研究生物系统中所有组成成分(基因、mRNA、蛋白质、代谢产物等)的构成,以及在特定条件下这些组分间相互关系的学科。不同于以往的实验生物学——仅关心个别的基因和蛋白质,系统生物学研究所有的基因(即基因组)、所有的蛋白质(即蛋白质组)和组分间所有的相互关系,重点研究生物系统内复杂的相互作用网络或细胞信号网络,采用全面的方法(整体而不是传统的还原论)开展生物学研究,是以整体性研究为主要特征的一种大科学[40]。

基于系统生物学实验结果的数据挖掘策略旨在通过整合生物系统中的诸多相互作用的组分研究复杂生物过程的机制,其研究过程大体包括:收集大量来自多组学的实验数据,提出可以描述这些数据重要特征的数学模型,进行数据挖掘、精确计算以得到数值预测,通过比较数值模拟结果与实验数据进行模型评估,并初步描绘生物系统内复杂的相互作用网络或细胞信号网络特征。由此可见,该策略研究需要多学科的交叉,不仅要求大量的数据/信息/知识,还要求提出各种互作类型的简化网络概念并建立模型,用于指导实验和理解生物学过程,最终实现系统理解基因型到表型的过程机制[41]。

随着新技术的发展和不断应用,基于系统论的观点从整体上研究生命活动本质已经成为共识,系统生物学和数据挖掘等现代技术策略也逐步发展成为现代生命科学研究的支撑技术。然而,现有的系统生物学和生物信息学研究仍然存在一定的困难和局限,主要表现在当前对生命过程的研究往往局限在对于某些生物活动系统变化的整体模糊刻画,而对于这种变化过程的具体生物学动态过程则缺乏具体表征,尤其是还不能从分子网络的动态变化水平上深入研究生物活动系统变化的具体机制。所以,现有的研究策略与方法还要继续源于现有先进技术对生物活动系统变化研究方法进行创新和提升,还需要引入更科学、更先进的数据挖掘策略方法,为系统生物学的现代化研究提供更合理、更完善的整体化方案。

2. 系统生物学在中药作用机制研究中的应用　近年来,随着系统生物学相关学科研究的发展,以及多种数据挖掘策略的综合应用,各种"组学"技术如基因组学、蛋白质组学和代谢组学等在中药复方研究中迅速得以推广应用,并取得了令人瞩目的成绩,其中最为典型的就是陈竺院士领导的课题组采用系统生物学的研究手段[42],在一定程度上揭示了复方黄黛片治疗急性早幼粒细胞白血病多靶点、协同作用的机制。罗国安教授进一步拓展了"系统"的概念,认为中药复方作用于人体即是一个"系统-系统"相互作用的整合系统生物学过程,在此基础上提出了中药复方的"化学物质组学"的研究思想[43]。随着研究的深入,人们越来越认识到大多数疾病是复杂的、多因素多环节相互关联的系统性疾病,中药复方对人体的作用更是一个复杂的生物网络调节的过程,而通过中药系统生物学结合数据挖掘的研究,可以从整体上深入了解中药及其复方的药理作用特点,初步揭示中药作用的本质,特别是药效成分之间的协同作用机制和药物靶点与相关的代谢通路。

目前基于实验数据挖掘策略在中药作用机制研究中的应用主要包括如下一些方面。

(1) 利用基因组学技术策略,结合数据挖掘方法,对中药复方作用相关的所有基因进行基因组作图(包括遗传图、物理图谱、转录图谱)、核苷酸序列分析、基因定位和基因功能分析,利用系统聚类法、动态聚类法、自组织映射网络和主成分分析等数据挖掘手段,可以提供数目可观的新药靶标[44-48],并针对中药的多成分、多途径、多系统、多靶点的作用特点而进行系统深入的研究,以探索中药作用的靶点与作用机制。

(2) 利用蛋白质组学技术和策略,比较分析中医证候及经单味药或复方药处理过的组织、细胞或体液表达的蛋白质组,比较治疗前后蛋白质组的表达差异、蛋白质功能结构及相互作用的变化,利用加权整合分类分析方法、基于定量信息的蛋白质相互作用组学聚类分析、过滤式非参数检验、基于种群的随机式遗传算法、微粒群算法、支持向量机等数据挖掘策略方法,系统地对证候本质和中药的多环节、多靶点调整作用机制进行数据挖掘分析,最终揭示证候的物质基础和中药单方及复方的作用机制和配伍规律[49-53]。

(3) 对于代谢组学实验研究得到的大量、多维的小分子化学信息,应用一系列的数据挖掘分析方法,开展中药有效作用的物质基础和作用机制、作用靶标、安全性、组方依据和配伍规律,以及中药种植资源等研究。在代谢组学研究中,大多数是从检测到的代谢产物信息中进行两类(如基因突变前后的响应)或多类(如不同表型间代谢产物)的判别分类,以及从中挖掘出具有价值的生物标志物。数据分析过程中应用的主要手段为模式识别技术,包括非监督学习方法(如主成分分析、分级聚类分析、自组织特征映射网络等)和有监督学习方法(如偏最小二乘判别分析、人工神经元网络、支持向量机等)。通过利用反应整体思想的代谢组学研究中药,对于以现代科学方法和标准认识中药,确保合理、安全、有效应用均有理论意义和实用价值[54-57]。

(4) 在中药安全性研究方面,利用蛋白质组及代谢组学技术策略,可以研究外源性物质对机体所产生的整体性效应以及药物对机体所形成的生化物质的总体应答及代谢调控作用,而且鉴于蛋白质组及代谢组学的实验样品多为外周性生物样品(如血液),便于连续多次获取,样品处理简单,适用于 HPLC、LC-MS 和 NMR 分析,可以针对蛋白质组或代谢物组谱图的变化,利用主成分分析、分级聚类分析等生物信息工具,进行数据挖掘分析,早期发现毒性的化学或生物标志物,以此作为体内药物安全性评价的方法,可以更快、更准确地发现毒性物质和毒性规律[58-60]。

3. 基于数据挖掘的中药作用特定靶标群研究　近年来,目标组学如目标蛋白质组学等的研究越来越受到人们关注,而对中药多系统、多靶点作用机制进行系统研究的一个重要内容即是针对一些特定的目标蛋白或代谢物,开展更为深入的数据挖掘及研究工作,以发现新的目标药物靶标。其中转录因子便是一类很重要的特定药物作用靶标。转录因子(transcription factor,TF)是一类重要的细胞信号转导分子,因其存在的广泛性和调控靶基因的多样性,与细胞的生长、增殖、凋亡,肿瘤细胞浸润转移及血管生成等各个重要环节密切相关。同时,转录因子也是一类重要的药物作用靶标,许多药物分子通过与其发生相互作用,进而使其结合基因上游的特异核苷酸序列,活化后从胞质转位至胞核,通过识别和结合基因启动子区的顺式作用元件,启动和调控基因的表达。因此,对药物作用靶标转录因子的研究一直以来都是药物研发关注的重点与热点。而且研究表明,有1 000余种中药的作用靶标都具有潜在的转录因子活性。对中药作用靶标转录因子的整合分析研究,可以进一步详尽阐明中药作用的具体环节与机制,还可以进一步发现未知的药物作用靶标,拓展对该药物作用机制的认识,开发新的药物功能。但在对转录因子进行综合分析时,由于其往往是一些低丰度的蛋白质,还需要结合一些富集的分析手段。为了富集分析特异的转录因子,人们利用转录因子可以特异性地与一些DNA序列结合的特性,发展了一些在蛋白质组水平上利用DNA序列富集分析转录因子的方法[61]。通过人工合成一个长度为2.8kb、含100个转录因子结合位点的DNA序列,成功实现了11个细胞系中878个转录因子的深度覆盖分析。而且采用该蛋白质组学研究策略,还对一些药物作用的靶点进行了系统阐述,为研究中药作用机制提供了一种新的策略。

针对转录因子此类特定的中药作用靶标,可以结合数据挖掘工具,进一步发展其整合分析技术策略,从理论计算数据挖掘和实验验证两个层次对中药作用的靶标转录因子进行系统分析。在理论计算数据挖掘层次上:①针对感兴趣的中药复方/单味药,通过网络药理学分析,预测其可能作用的转录因子及转录因子的功能;②针对感兴趣的转录因子列表,构建转录因子-靶标相互作用网络,得到关键的转录因子及被其转录调控的基因,从而以转录因子为媒介,建立中药与重要分子之间的关联;③针对感兴趣的靶基因列表,挖掘其上游可能发挥调控功能的转录因子以及在上游激活转录因子的信号转导通路,逆向建立分子-转录因子-信号/药物的关联。在实验验证层次上:①针对感兴趣的中药复方/单味药,结合其药效特点,利用高通量的转录因子富集分析与质谱鉴定技术,通量化分析与其药理作用相关的转录因子;②基于通量化分析得到的转录因子列表,构建转录因子-疾病靶标-药物化学成分作用网络,筛选关键的转录因子及被其转录调控的基因,建立以转录因子为媒介的中药作用与重要分子间的关联;③针对感兴趣的靶标转录因子,开展进一步的功能验证实验,证实转录因子的转录活性及对下游基因的调控作用。

利用如上所述转录因子规模化富集分析技术方法,结合网络药理学等数据挖掘技术策略,对丹红注射液的作用及其机制特别是靶标转录因子开展了系统的研究工作。缺血性脑卒中是一项严重的多发性疾病,对缺血性脑卒中复杂病理级联反应及其重要相关分子的系统研究有助于进一步发现和阐释脑卒中新的治疗靶标[62]。虽然已有一些文献报道某些转录因子参与了脑卒中的病理级联反应,有可能成为脑卒中新的治疗靶标,但对其在缺血性脑损伤中作用的系统调查研究尚未有文献报道。此外,一些多靶点药物已在临床上显示出对缺血性脑卒中的有效保护,但其机制特别是作用靶标转录因子仍不清楚。丹红注射液是以丹参、红花为原料制成的,具有活血化瘀、通脉舒络的功效,临床广泛应用于瘀血闭阻所致的脑卒中、冠心病的治疗[63],且质量稳定可控,成分基本明确,但其作用机制特别是靶标转录因子仍有待于进一步研究,且对其靶标转录因子的系统研究也有助于进一步发现和阐释新的治疗靶标。

首先利用最新的转录因子规模化富集分析技术方法,对缺血性脑损伤过程中转录因子的变化进行了系统的调查研究,发现了一批发生显著变化的转录因子,并利用网络药理学数据挖掘分析策略,对其中的一些重要转录因子进行了分析验证,发现前 B 细胞白血病转录因子 1(pre-B-cell leukemia transcription factor 1)和 cAMP 依赖的转录因子 1(cyclic AMP-dependent transcription factor 1)为丹红注射液作用的重要靶标转录因子,同时还发现了一些新的与丹红注射液作用相关的重要脑卒中治疗靶标,为该药物作用机制的科学阐释提供了重要参考[64]。该技术方法还用于黄连以及三七干预脑缺血的关键转录因子的发现[65]。

第三节 结语与展望

当前的中药药理学基本沿用了现代药理学的研究方法和思路,对研究对象中药方剂的物质基础与机体生命活动的交互规律的层次性重视不够,也没有充分重视中药组效关系,未能形成独立的研究体系,学科特点不明确。研究中药方剂的化学物质实体与机体生命活动的交互规律,必须以多学科交叉、融合为基础,构建新的研究体系,尤其重视数据挖掘技术的应用。

一、计算吸收、分布、代谢及排泄复合模型与计算生物学/网络药理学整合研究

当前吸收、分布、代谢及排泄(ADME)预测模块是基于单体化合物构建的,往往没有考虑药物-药物相互作用(成分-成分之间相互作用),没有考虑成分是存在于复杂的中药方剂中的,所以为了符合中药方剂特点,需要对现有 ADME 预测模块进行改良。同时,现有的单一化 ADME 预测模块,应该发展"药物溶出-肠内菌代谢-肠吸收-肝脏代谢-组织分布"等 ADME 预测整合模型。

目前,中药网络药理学研究,往往是通过中药数据库、文献中选用中药方剂中的原型成分,忽略了中药在体内的 ADME 过程,不符合中药方剂在体内与机体之间的相互作用实际情况。所以,整合药理学研究需要加强对中药方剂的 ADME 过程计算与计算生物学/网络药理学整合研究,尤其是进行 ADME 预测模块与计算生物学/网络药理学整合研究,研究思路见图 12-1。

二、体外吸收、分布、代谢及排泄复合模型与体外活性评价整合研究

体外试验能排除体内复杂环境的干扰,往往具有操作简便、敏感特异、条件易控等优点。在体外试验研究时,需要将体外 ADME 模型与体外活性评价相结合开展中药方剂研究,其研究思路见图 12-2。一是加强体外 ADME 模型整合研究,建立"药物溶出-肠内菌代谢-肠吸收-肝脏代谢-组织分布"复合代谢模型,以体外代谢角度较好地模拟中药方剂在体内的药物代谢过程;二是体外 ADME 过程与体外活性评价相结合研究,即对中药方剂在体外的代谢物(中药方剂体外代谢指纹)在细胞、组织和器官等水平上进行活性评价,并通过数据挖掘建立成分与活性之间关联,即中药方剂的"组效关系",从而以体外试验揭示中药方剂的药效物质基础及其作用机制。

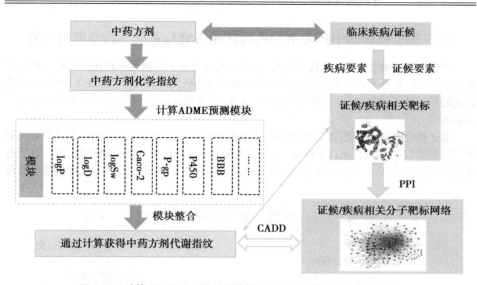

图 12-1　计算 ADME 预测模块与计算生物学/网络药理学的整合研究

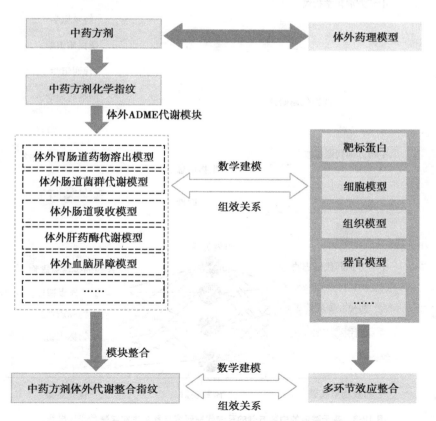

图 12-2　中药方剂体外 ADME 复合模型与体外活性评价整合研究思路

三、基于整体的中药方剂的药物代谢研究与系统生物学整合研究

中药方剂是通过中药方剂代谢指纹与证候/疾病的分子生物网络相互作用而发挥治疗作用的,所以,在整体动物水平,通过对中药方剂进行药物代谢动力学和系统生物学研究,尤其是随着新技术应用,提高了中药方剂的研究水平,更能系统地、全面地揭示中药方剂的作用原理。

基于整合药理学研究,更加强调多组学数据融合,以及药代动力学与药效学关联性研究[66],见图12-3,主要包括以下内容:①对中药复方进行较为系统的药物代谢研究,包括血清药物化学、组织药物化学以及多成分的药代动力学研究等,获得中药方剂代谢指纹及其代

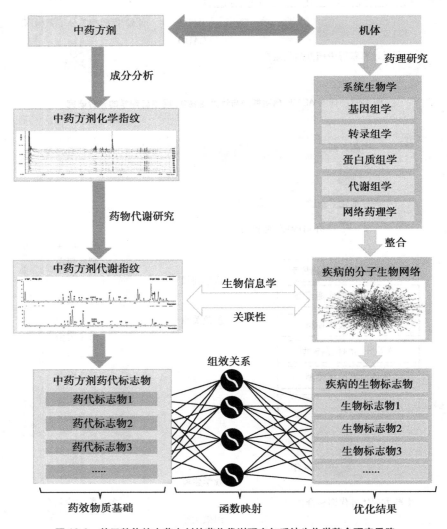

图12-3　基于整体的中药方剂的药物代谢研究与系统生物学整合研究思路

谢轨迹；②通过系统生物学技术，包括基因组学、转录组学、蛋白质组学、代谢组学和网络药理学等，对中药复方进行系统性研究，并加强多组学数据融合，获得中药方剂调节疾病失衡的分子生物网络；③建立中药方剂代谢指纹与疾病的分子生物网络之间的关联，从"点-线-面"建立多维度的中药方剂与机体之间的相互作用关系；④通过数据挖掘建立药代标志物与生物标志物之间关联，即"组效关系"，以及构建多成分的"PK-PD"模型。

（杨洪军，卫军营，郭非非，吴宏伟，许海玉　中国中医科学院）

参 考 文 献

［1］　杨洪军，雷燕，唐仕欢，等.发现·辨识·优化：中药新药设计的核心与关键［J］.世界科学技术：中医药现代化，2011，13（1）：154-158.

［2］　程翼宇，瞿海斌.信息技术在中药现代化研究中的应用及发展［J］.世界科学技术：中药现代化，2002，4（3）：37-41.

［3］　韩胜男，张晓杭，周培培，等.化学计量学在中药组效关系研究中的应用进展［J］.中国中药杂志，2014，39（14）：2595-2602.

［4］　闫广利，孙晖，张爱华，等.中药血清药物化学研究概况及其理论和方法拓展［J］.中国中药杂志，2015，40（17）：3406-3412.

［5］　许海玉，黄璐琦，卢鹏，等.基于体内 ADME 过程和网络药理学的中药现代研究思路［J］.中国中药杂志，2012，37（2）：142-145.

［6］　陈晓萌，张迎春，林朔，等.外翻肠囊法发现元胡止痛片吸收成分群的研究［J］.中国中药杂志，2012，37（13）：2005-2011.

［7］　杨秀伟，杨晓达，王莹，等.中药化学成分肠吸收研究中 Caco-2 细胞模型和标准操作规程的建立［J］.中西医结合学报，2007，5（6）：634-641.

［8］　王旋，郝海平，王广基.化学计量学在中药复方整体研究中的应用研究进展［J］.中国天然药物，2009，7（3）：234-240.

［9］　CHEN C，CHEN J X，WU H W，et al. Identification of key constituents in volatile oil of ligusticum chuanxiong based on data mining approaches［J］. Pharmaceutical Biology，2011，49（5）：445-455.

［10］　XU H Y，LI K，CHEN Y J，et al. Study on the absorbed fingerprint-efficacy of yuanhu zhitong tablet based on chemical analysis，vasorelaxation evaluation and data mining［J］. PLoS One，2013，8（12）：e81135.

［11］　邵峰，谷丽菲，钟丹丹，等.山楂体外降三酰甘油主要活性组分谱效关系研究［J］.中草药，2017，48（2）：339-344.

［12］　ZHANG M，WU H，GUO F，et al. Identification of active components in Yixinshu capsule with protective effects against myocardial dysfunction on human induced pluripotent stem cell-derived cardiomyocytes by an integrative approach［J］. Mol BioSyst，2017，13（8）：1469-1480.

［13］　GUO F F，TANG X，ZHANG W，et al. Exploration of the mechanism of traditional Chinese medicine by AI approach using unsupervised machine learning for cellular functional similarity of compounds in heterogeneous networks，XiaoErFuPi granules as an example［J］. Pharmacol Res，2020，160：105077.

［14］　麦蓝尹，李怡萱，陈勇，等.基于数理统计方法学的中药复方配伍研究进展［J］.中国中药杂志，2014，39（10）：1749-1756.

［15］　宋小莉，高艳青，牛欣.复方配伍实验设计方法评述［J］.中西医结合学报，2003，1（3）：177-179.

［16］　杨金果，李珂，李运伦.中药有效组分配伍的研究进展［J］.上海中医药杂志，2012，46（3）：89-92.

［17］　吴素芬，余日跃，周俊，等.析因设计与中医补气生血方剂最佳药效配伍的研究［J］.中国实验方剂学杂志，2011，17（8）：153-156.

［18］　吴宏伟，陈建新，杨洪军，等.丹参成分分组合与抗氧化活性相关性分析［J］.中国实验方剂学杂志，2009，15（8）：68-71.

［19］李振坤,陈建新,杨洪军,等.基于 LARS 算法的川芎成分组合与血管活性关系分析［J］.中国实验方剂学杂志,2009,15(3):24-27.

［20］LI S J,WU C H,CHEN J X,et al. An effective solution to discover synergistic drugs for anti-cerebral ischemia from traditional Chinese medicinal formulae［J］.PLoS One,2013,8(11):e78902.

［21］吴纯伟,郭嘉雯,陈超,等.基于人工神经网络优化脑脉通治疗缺血性脑中风组分配伍研究［J］.中国药学杂志,2016,51(6):454-458.

［22］LI S,ZHANG Z Q,WU L J,et al. Understanding ZHENG in traditional Chinese medicine in the context of neuro-endocrine-immune network［J］.IET Syst Biol,2007,1(1):51-60.

［23］PRADO-PRADO F J,URIARTE E,BORGES F,et al. Multi-target spectral moments for QSAR and complex networks study of antibacterial drugs［J］.Eur J Med Chem,2009,44(11):4516-4521.

［24］WISHART D S. Discovering drug targets through the web［J］.Comp Biochem Physiol Part D Genomics Proteomics,2007,2(1):9-17.

［25］YAO X,HAO H,LI Y D,et al. Modularity-based credible prediction of disease genes and detection of disease subtypes on the phenotype-gene heterogeneous network［J］.BMC Syst Biol,2011,5:79.

［26］ZHAO J,JIANG P,ZHANG W D. Molecular networks for the study of TCM pharmacology［J］.Brief Bioinform,2010,11(4):417-430.

［27］赖鸿昌,朱礼军,徐硕.面向专利的化合物和生物实体识别系统［J］.情报工程,2015,1(4):95-103.

［28］YE H,TANG K L,YANG L L,et al. Study of drug function based on similarity of pathway fingerprint［J］.Protein Cell,2012,3(2):132-139.

［29］IWATA M,HIROSE L,KOHARA H,et al. Pathway-based drug repositioning for cancers:computational prediction and experimental validation［J］.Journal of Medicinal Chemistry,2018,61(21):9583-9595.

［30］ZHAO S,LI S. Network-based relating pharmacological and genomic spaces for drug target identification［J］.PloS one,2010,5(7):e11764.

［31］WU L H,LI X,YANG J H,et al. CHD@ ZJU:a knowledge base providing network-based research platform on coronary heart disease［J］.Database(Oxford),2013:bat047.

［32］YU G H,ZHANG Y Q,REN W Q,et al. Network pharmacology-based identification of key pharmacological pathways of Yin-huang-Qing-Fei capsule acting on chronic bronchitis［J］.International Journal of Chronic Obstructive Pulmonary Disease,2017,12:85-94.

［33］TAO Z G,MENG X,HAN Y Q,et al. Therapeutic Mechanistic Studies of ShuFengJieDu Capsule in an Acute Lung Injury Animal Model Using Quantitative Proteomics Technology［J］.Journal of Proteome Research,2017,16(11):4009-4019.

［34］RU J L,LI P,WANG J N,et al. TCMSP:a database of systems pharmacology for drug discovery from herbal medicines［J］.Journal of Cheminformatics,2014,6(1):13.

［35］LIU Z Y,GUO F F,WANG Y,et al. BATMAN-TCM:a bioinformatics analysis tool for molecular mechanism of traditional Chinese medicine［J］.Scientific Reports,2016,6:21146.

［36］HUANG L,XIE D,YU Y,et al. TCMID 2.0:a comprehensive resource for TCM［J］.Nucleic Acids Res,2018,46(D1):D1117-D1120.

［37］XU H Y,ZHANG Y Q,LIU Z M,et al. ETCM:an encyclopaedia of traditional Chinese medicine［J］.Nucleic Acids Res,2019,47(D1):D976-D982.

［38］WU Y,ZHANG F L,YANG K,et al. SymMap:an integrative database of traditional Chinese medicine enhanced by symptom mapping［J］.Nucleic Acids Res,2019,47(D1):D1110-D1117.

［39］ZIEGLGÄNSBERGER W,TÖLLE T R. The pharmacology of pain signalling［J］.Curr Opin Neurobiol,1993,3(4):611-618.

［40］刘昌孝.系统生物学与中药现代研究(一)［J］.天津中医药大学学报,2006,25(3):115-118.

［41］ 陈铭.系统生物学(Systems Biology)的几大重要问题［J］.生物信息学,2007,5(3):129-136.

［42］ WANG L,ZHOU G B,LIU P,et al. Dissection of mechanisms of Chinese medicinal formula Realgar-Indigo naturalis as an effective treatment for promyelocytic leukemia［J］. Proc Natl Acad Sci USA,2008,105 (12):4826-4831.

［43］ 罗国安,梁琼麟,刘清飞,等.整合化学物质组学的整体系统生物学:中药复方配伍和作用机理研究的整体方法论［J］.世界科学技术:中医药现代化,2007,9(1):10-15,24.

［44］ ZHOU X,CHEN L L,XIE R F,et al. Chemosynthesis pathway and bioactivities comparison of saponins in radix and flower of *Panax notoginseng*(Burk.)F. H. Chen［J］. J Ethnopharmacol,2017,201:56-72.

［45］ YANG Q,WANG P,CUI J,et al. Panax notoginseng saponins attenuate lung cancer growth in part through modulating the level of Met/miR-222 axis［J］. J Ethnopharmacol,2016,193:255-265.

［46］ CHAN H Y,STANTON L W. A pharmacogenomic profile of human neural progenitors undergoing differentiation in the presence of the traditional Chinese medicine NeuroAiD［J］. Pharmacogenomics J,2016,16 (5):461-471.

［47］ LIU Z Y,HUANG J,LIU N N,et al. Molecular mechanisms of increased heart rate in shenxianshengmai-treated bradycardia rabbits［J］. Chin Med J(Engl),2017,130(2):179-186.

［48］ MAO D,LEI S,MA J,et al. Effect of jianpi-jiedu formula on tumor angiogenesis-relevant genes expression in colorectal cancer［J］. Zhong Nan Da Xue Xue Bao Yi Xue Ban,2016,41(12):1297-1304.

［49］ 乐亮,姜保平,徐江,等.中药蛋白质组学研究策略［J］.中国中药杂志,2016,41(22):4096-4102.

［50］ WANG X,ZHANG A,WANG P,et al. Metabolomics coupled with proteomics advancing drug discovery toward more agile development of targeted combination therapies［J］. Mol Cell Proteomics,2013,12(5): 1226-1238.

［51］ PAN T L,WANG P W,HUANG C H,et al. Herbal formula,scutellariae radix and Rhei Rhizoma attenuate dimethylnitrosamine-induced liver fibrosis in a rat model［J］. Sci Rep,2015,5:11734.

［52］ LI J,ZHAO P,YANG L,et al. System biology analysis of long-term effect and mechanism of Bufei Yishen on COPD revealed by system pharmacology and 3-omics profiling［J］. Sci Rep,2016,6:25492.

［53］ CUI Y R,LIU X,LI X Y,et al. In-depth proteomic analysis of the hippocampus in a rat model after cerebral ischaemic injury and repair by Danhong injection(DHI)［J］. Int J Mol Sci,2017,18(7):1355.

［54］ 牟菲,段佳林,文爱东,等.代谢组学在中药治疗冠心病的药效物质及作用机制研究中的应用［J］.中国新药杂志,2015,24(19):2197-2202.

［55］ LIU M,LIU X,WANG H,et al. Metabolomics study on the effects of Buchang Naoxintong capsules for treating cerebral ischemia in rats using UPLC-Q/TOF-MS［J］. J Ethnopharmacol,2016,180:1-11.

［56］ 吴昱铮,王广基,郝海平.中药代谢组学研究进展［J］.中国药科大学学报,2014,45(2):129-135.

［57］ WANG M,CHEN L,LIU D,et al. Metabolomics highlights pharmacological bioactivity and biochemical mechanism of traditional Chinese medicine［J］. Chem Biol Interact,2017,273:133-141.

［58］ 李晓宇,黄娜娜,孙蓉.蛋白组学技术在中药肝毒性中的应用［J］.中国药物警戒,2015(5):282-285,289.

［59］ WEI J,ZHANG F,ZHANG Y,et al. Proteomic investigation of signatures for geniposide-induced hepatotoxicity［J］. J Proteome Res,2014,13(12):5724-5733.

［60］ 耿娅,邓中平.蛋白质组学技术在药物性肝损伤生物标志物研究中的应用［J］.中国药理学与毒理学杂志,2016,30(4):381-388.

［61］ DING C,CHAN D W,LIU W,et al. Proteome-wide profiling of activated transcription factors with a concatenated tandem array of transcription factor response elements［J］. Proc Natl Acad Sci USA,2013,110 (17):6771-6776.

［62］ CUARTERO M I,BALLESTEROS I,DE LA PARRA J,et al. L-kynurenine/aryl hydrocarbon receptor pathway mediates brain damage after experimental stroke[J]. Circulation,2014,130(23):2040-2051.

[63] GUO H,LI M J,LIU Q Q,et al. Danhong injection attenuates ischemia/reperfusion-induced brain damage which is associating with Nrf2 levels in vivo and in vitro[J]. Neurochem Res,2014,39(9):1817-1824.

[64] WEI J,ZHANG Y,JIA Q,et al. Systematic investigation of transcription factors critical in the protection against cerebral ischemia by Danhong injection[J]. Sci Rep,2016,6:29823.

[65] ZHANG J,GUO F,ZHOU R,et al. Proteomics and transcriptome reveal the key transcription factors mediating the protection of Panax notoginseng saponins(PNS)against cerebral ischemia/reperfusion injury[J]. Phytomedicine,2021,92:153613.

[66] 许海玉,杨洪军. 整合药理学:中药现代研究新模式[J]. 中国中药杂志,2014,39(3):357-362.

第十三章

基于高通量筛选的中药新药研究

第一节 概　述

高通量筛选(high throughput screening,HTS)兴起于20世纪80年代中期,是一种为寻找先导物而对大量样品进行药理活性评价分析的技术手段,经过几十年的实践和发展,已成为新药研究和开发的重要技术方法,在新药研发中发挥了重要作用。

HTS实现了药物筛选的快速、高效、微量化、自动化和规模化,加速了药物的发现。该技术体系综合应用了多种生物医药技术,包括药理学技术、分子生物学技术、细胞生物学技术、计算机技术、管理技术以及自动化控制技术等。随着这些生物技术不断发展,高通量药物筛选理论体系也发生了巨大变化,从早期的单纯基于药物靶点的活性化合物筛选,发展到高内涵筛选、网络关系筛选、信号转导通路筛选、多成分综合筛选等,一些新的以药物发现为目标的高通量药物筛选策略在实践中形成,并得到实践的应用。

经过几十年的发展,高通量药物筛选得到全面发展,主要体现在以下方面:

第一,高通量理念在科学研究中广泛传播,已经成为现代研究的重要研究策略和技术体系。在药物筛选和药物研究中,高通量筛选的理念精准而高效,成为信息整合研究的表现形式,在药物研究领域得到广泛应用。特别是在中药这一复杂体系的研究中,发挥越来越重要的作用。

第二,基于高通量筛选的药物发现策略有了新的发展和提高,单纯的单靶点药物的发现和全随机筛选药物发现模式已不再是主导模式,药物发现理论和策略有了明显的变化,出现了更有效的药物发现的新模式和新策略。尤其是在中药新药研究中,结合中医药理论进行新药发现的探索,具有重要的科学意义。

第三,高通量药物筛选的技术、方法发展迅速,特别是用于高通量药物筛选的模型研究,取得显著进步,能够较好反映药物作用和病理过程的高通量药物筛选模型大量涌现,实现了从分子水平、细胞水平发现药物的筛选基础,不仅推动了新药筛选,而且在药物研究中发挥积极作用,特别是在中药多成分的研究中,有效提高了研究工作的效率。

第四,自动化操作和分析检测设备快速发展,新的仪器设备不断出现,自动化操作的精度和速度显著提高,检测技术方法不断创新,检测灵敏度和精确度大幅提高,仪器设备实现了多样化,使高通量药物筛选水平全面提高。

第五,数据处理和信息分析技术全面提高,围绕高通量药物筛选结果进行数据处理的软硬件环境得到提高,特别是结合生物信息学技术、多种组学和网络药理学技术方法,形成了更利于药物发现的数据处理和分析技术体系,在中药复杂体系的研究中,展示出了强大的优势。

高通量药物筛选技术和其他多种现代药物筛选技术的引入为中药新药发现和研发提供

了新的技术手段,对中药新药研究产生了积极推动作用。

第二节　高通量药物筛选技术及其进展

一、高通量药物筛选技术

HTS 的突出特征之一是活性评价的反应体系微量化。HTS 以分子水平和细胞水平的实验方法为基础,以微板形式作为载体,以自动化操作系统执行实验过程,以灵敏快速的检测仪器采集实验结果数据,以计算机对实验获得的数据进行分析处理,在同一时间内对数以万计的样品进行生物活性检测,并以相应的信息管理软件支持整个技术体系的正常运转[1]。

(一) 高通量药物筛选技术体系的构成

HTS 技术经过几十年的发展,技术不断成熟,已经成为现代药物发现和研发过程中的常用技术。仪器设备的自动化程度越来越高,功能越来越强大,有效提了了 HTS 的技术水平,但 HTS 的主要组成依然包括以下几个方面。

1. 样品库和样品多样性　HTS 利用已有的样品进行体外随机筛选,发现先导物的有效性取决于化合物样品库中化合物的数量及其质量。化合物样品的数量是指含有的结构不同的样品数量,化合物样品的质量主要是指化合物样品的纯度,而化合物库的质量通常是指化合物结构的多样性和成药性特征。

化合物样品的主要来源包括从天然产物中分离纯化和人工合成。从天然产物中分离出来的化合物,母核结构和活性基团是长期自然选择形成的,这些化合物可大大增加样品库的结构多样性,表现出独特的生物活性,在药物发现中具有人工合成化合物不可比拟的优势。人工合成又可分为常规化学合成、组合化学合成、生物合成等。因此,发现天然化合物及其衍生物是提高样品库中样品质量的一个重要途径。

2. 自动化的操作系统　HTS 的自动化操作系统由计算机及其操作软件、自动化加样设备、反应体系控制处理设备、样品存放转运及结果检测等多个功能组成。目前 HTS 的操作设备不断更新,功能不断增加,形成组件复杂、功能强大、自动化程度高的新型设备,不仅可以提高筛选速度,也可以提高筛选的准确性和效率。

3. 高灵敏度的检测系统　随着 HTS 技术的发展,检测仪器灵敏度的不断提高,仪器的检测能力和灵敏度显著提高。HTS 中使用的检测方法很多,常用的方法主要有分光光度检测法、荧光检测法、化学发光检测法、放射性同位素检测法、表面等离子体共振检测法、核磁共振检测法、形态学检测法等[2]。

(1) 分光光度检测法:该方法是最经典的检测方法之一,通过检测反应底物或产物在紫外或可见光下最大吸收值的变化,间接地反映体系中酶的活性。该检测的关键是筛选反映体系中含有特定吸收波长、可用于检测的化学物质。优点是操作简便,技术成熟,缺点是灵敏度相对较低。目前,常用的是具备计算机接口并能对多孔板进行同时检测的全波长酶标仪,可以在 190~850nm 进行扫描以确定其特征吸收光谱,检测数据以不同文件格式输出,可用随机软件或通用数据处理软件进行处理,方便、快速、准确、自动化程度高,是高通量药物筛选的重要检测方法。

(2) 荧光检测法:与分光光度检测法比较,荧光检测法具有灵敏度高、使用方便的特点,需要的样品量较小。荧光检测法的技术关键在于荧光物质的获得和荧光物质的标记。目前常用的荧光检测法主要包括荧光强度法(fluorescence intensity,FI)、荧光偏振法(fluorescence

polarization,FP)、均质时间分辨荧光法(homogeneous times resolved fluorescence,HTRF)、荧光共振能量转移法(fluorescence resonance energy transfer,FRET)、荧光时间寿命法(fluorescence lifetime,FLT)等。

(3) 化学发光检测法:化学发光指生色物质在酶促作用下,化学能以光子的形式释放出来。发光检测所需要的仪器是发光计数仪,该方法的特点是灵敏度高、特异性强、操作简便。化学发光又分辉光型化学发光和闪光型化学发光。辉光型化学发光反应是以 AMPPD、CDPS、ECL、Diagoxigein 等为基础的发光反应,其发光时间较长且稳定;而以发光蛋白、ATP、荧光素酶等为底物的发光反应则是闪光型化学发光反应,其发光时间较短,检测灵敏度更高。

(4) 放射性同位素检测法:该法是酶活性检测的常用方法之一,用放射性同位素标记底物,测定放射性产物的生成情况。该方法最大的优点是灵敏度高、干扰少、假阳性少。缺点是可产生环境污染,成本相对较高,有时底物与产物要进行分离才能检测。放射性同位素广泛用于受体结合测定、细胞毒性检测、细胞增殖实验、药物代谢示踪以及基因分析。

(5) 表面等离子体共振检测法:表面等离子体共振(surface plasmon resonance,SPR)技术是用于检测特定离子的技术,是测定化合物分子与靶点分子相互作用的检测方法,为药物筛选提供新的更敏感的检测方法。该方法不需要荧光或放射性标记物,广泛用于微量蛋白的快速筛选或检测,也适合分子量小于 100Da 的分子以及完整的细胞功能研究。SPR 技术为研究蛋白质-蛋白质以及小分子化合物与蛋白质的相互作用提供了一项崭新而有力的技术手段,从而有助于发现和确认药物作用的新靶点,并帮助人们深入认识药物的作用机制[3]。

(6) 核磁共振检测法:应用核磁共振技术(NMR)研究小分子化合物与生物大分子的相互作用具有明显的优势,可以提供比其他生物活性检测方法更多的信息。电子喷雾离子质谱(electrospray ionization mass spectrometry)和核磁共振光谱(NMR spectrometry)可以用作化合物的筛选。在化合物质谱中可以观察到化合物与一个靶点分子(如受体或酶)紧密结合组成的非共价复合体。通过改变碰撞能,测定复合体解离时的能量,就能测得配体的亲和力。

4. 数据库管理系统　数据库管理系统承担 4 个方面的功能,包括样品库的样品管理功能、样品生物活性信息的管理功能、高通量药物筛选的服务功能、药物设计与药物发现功能。

(1) 样品库的样品管理功能:样品库管理需要对化合物样品的各种理化性质进行存储管理,对每一个新入库的化合物进行新颖性分析,排除结构雷同的化合物,避免不必要的筛选。由于高度反应性基团增加了假阳性出现的概率,对新入库的化合物进行反应并进行基因检测以去除这类化合物。

(2) 样品生物活性信息的管理功能:生物活性库存贮每个化合物经过不同模型检测后的结果,并根据多个模型的检测结果对化合物的生物活性进行综合评价。

(3) 高通量药物筛选的服务功能:充分应用化合物样品库的物质信息和管理信息,可有效提升 HTS 筛选效率,调节 HTS 过程,使 HTS 的各个环节程序化、标准化。

(4) 药物设计与药物发现功能:HTS 产生大量化合物和生物活性信息,数据库管理系统通过对同一模型不同的活性化合物结构进行分析,找出其构效关系,从而为药物设计提供参考。

5. 活性化合物早期成药性评价　传统的安全性评价方法是应用一系列毒性动物实验开展组织病理学、生物功能检测等,这种评价方法无法满足对大量化合物实体库进行 HTS 的需求。随着计算机技术、信息学技术与药物发现领域的融合,可以应用计算机方法进行化合物早期药代动力学和毒性评价。药代动力学性质包括吸收(adsorption)、分布(distribution)、代谢(metabolism)和排泄(excretion)过程,简称"ADME",与毒性(toxicity)合称为"ADMET"性质,是化合物早期成药性评价的重要参考指标,利用计算方法预测化合物的ADMET性质引起了广泛关注。目前,针对人体小肠吸收、血脑屏障透过、人体表观分布容积、清除率、致癌性、急性毒性、发育毒性、肝毒性、生殖毒性等ADMET相关的性质,使用机器学习方法分别建立预测模型,构建覆盖化合物ADMET性质预测平台,用于化合物ADMET预测,在药物研发早期对候选化合物继续进行成药性评价和风险评估,有助于提高药物研发的成功率、节省研发时间和减少经费投入。

(二) 高通量药物筛选应用

经过几十年的发展,高通量药物筛选的整体流程总体没有明显的变化,但随着新技术的应用,筛选程序也在实际筛选中不断调整。靶向作用、体内过程、安全性评价等都会在筛选过程中根据需要进行[4]。

1. 虚拟筛选　虚拟筛选是计算机辅助药物设计方法应用的延伸与发展,可以从大容量的化合物库中快速寻找有苗头的化合物,为药物筛选与发现提供重要信息,以减少药物筛选的盲目性,降低筛选成本,提高新药发现的成功率。

2. 单靶点高通量筛选　在分子、细胞水平筛选样品,检测某一样品对某一靶点是否具有药理活性(或亲和力)。通过相关模型的筛选,初步判断发现的活性化合物对靶点的选择性。

3. 高内涵筛选(high content screening, HCS)与多靶点组合筛选　20世纪药物研发模式遵循"单靶点-单疾病"的研发思路,发现了一些对单一靶点具有选择性的药物,然而对于治疗复杂疾病方面药物的研究存在一定的局限性。中药复方、单味药中都存在多种化学成分,作用靶点广泛,多靶点组合筛选对于发现治疗复杂疾病的药物具有重要意义。高内涵筛选在保持细胞结构和功能完整性的前提下,同时检测被筛样品对细胞形态、生长、分化、迁移、凋亡、代谢途径及信号转导各个环节的影响,在单一实验中获取大量相关信息,确定其生物活性和潜在毒性。

4. 成药性早期评价　成药性早期评价需要采用与初筛不同但密切相关的分子和细胞模型,评价活性化合物对相关靶点的选择性,采用细胞模型和相关模型进行细胞毒性评价,初步评价其安全性;采用细胞和相关模型,初步评价其ADME特性,从多方面评价活性化合物的药用价值。根据获得的实验资料,结合活性化合物的理化性质特点,也可以结合组织、器官或整体动物模型,证明其药理作用,进行综合分析,确定在结构和作用方面具备新颖性和开发价值的样品,作为先导化合物(lead compound)。先导化合物的确定可能需要更多研究资料的支撑,对化合物成药性的初步评价在药物发现中具有重要意义。

(三) 高通量药物筛选模型的基本要求

高通量药物筛选模型主要是在细胞和分子水平上建立的筛选模型,观察药物对细胞和生物特定分子的相互作用。由于药物作用过程是在微量条件下进行的,因此模型的设计应符合以下基本要求:

1. 特异性　高通量药物筛选模型的特异性包括药物作用的特异性和疾病相关的特异性。筛选结果可以说明药物的作用原理,证明药物与靶点是否发生了特异性的相互作用。疾病相关的特异性则是指该模型能够反映某种疾病的病理过程。

2. 灵敏性　高通量药物筛选模型的灵敏度包括两方面的含义:一是能够灵敏地反映样品在该模型上的作用,二是阳性对照与空白对照之间的范围或信噪比能够足以反映样品作用的层次。影响灵敏度的因素很多,如样品浓度、药物靶点浓度等。

3. 稳定性　高通量药物筛选模型在运行中要具有可靠的稳定性,根据模型研究过程建立的标准操作程序(SOP),能够在重复实验中获得一致的结果。由于高通量药物筛选的规模巨大,实验方法的稳定性要比其他实验方法要求更为严格。

4. 可操作性　建立的高通量药物筛选模型在微量、体外可控条件下稳定地反映筛选结果,可进行大规模实验。筛选模型的操作步骤越少、操作过程越简单,实现高通量自动化筛选就越容易。因此,在建立高通量药物筛选模型时,应尽可能地减少操作步骤,简化操作程序。

(四) 常用高通量药物筛选模型

建立高通量筛选模型是高通量筛选体系的核心,随着越来越多新颖靶点的发现,可筛选范围不断扩大。常用高通量药物筛选模型主要集中在分子水平和细胞水平,观察药物与分子靶点的相互作用,能够直接认识药物的基本作用机制。

1. 分子水平高通量药物筛选模型　分子水平筛选模型是高通量药物筛选中使用最多的模型,其最大特点是药物作用靶点明确,应用这种方法筛选可以直接得到药物作用机制的信息。根据生物分子的类型,主要分为酶、受体、离子通道、基因和其他类型的模型。

(1) 以酶为药物靶点:一般来说,可作为药物靶点的酶在疾病进程中参与病理性代谢、信号转导、蛋白加工或免疫反应等过程。以酶为药物靶点的 HTS 模型用于发现对酶活性有影响的化合物,主要检测指标是观察化合物对酶活性的影响,可直接得到化合物与靶点酶分子的作用信息。酶反应的特点,酶的反应底物、产物的含量及含量变化都可以作为检测指标,根据检测指标评价化合物对酶活性的影响。

(2) 以受体为药物靶点:受体与许多重要疾病的发生发展密切相关,占所有药物作用靶点的 60% 以上。以受体为药物靶点的 HTS 模型基于受体与放射性配体结合,包括检测功能反应、第二信使生成和标记配体与受体相互作用等不同类型。检测功能反应的优点是易于区分激动剂和拮抗剂。检测第二信使或下游机制如磷酸化,传统方法比较麻烦,不适于高通量检测,但将这些机制与报告基因相偶联则能克服。

(3) 以离子通道为药物靶点:离子通道是一类通过调节细胞内离子水平而发挥信息作用的大分子膜蛋白,其结构和功能正常是细胞进行生命活动的基础。离子通道与很多疾病有一定的关系,如钙通道阻滞剂可阻止钙内流,解除平滑肌持续紧张状态,有望治疗高血压;钠通道与心律失常相关,钠通道作为许多药物设计的重要靶点,其复合物蛋白结构为学术界和制药界所共同关注;钾通道是离子通道中种类最多、存在最广泛且最复杂的一大类离子通道。Kv1.3 钾离子通道在 T 细胞活化中有着关键性作用,与多发性硬化、风湿性关节炎、系统性红斑狼疮、抗肾小球基膜型肾小球肾炎、哮喘发病机制密切相关。离子通道对小分子化合物很敏感,而且有明确的功能表型,一旦激活就能在细胞内外检测到跨细胞膜的电流。因此,离子通道筛选很适合用于高通量的药物筛选,建立以离子通道为药物靶点的 HTS 模型来进行药物研发,有助于寻找出治疗这些疾病的高效药物。

(4) 以基因为药物靶点:随着人类基因组工作的进展和生物技术的不断提高,以 RNA 为靶点的筛选工作越来越受到关注,rRNA、mRNA、病毒 RNA 和核酸等都可以作为药物筛选的靶点,目前研究较多的是 16S rRNA。Hamasaki 等[5]建立了以 16S rRNA 编码区结构和 HIV-RRE RNA 结构为靶点的抑制剂的高通量筛选方法。寻找类似氨基糖苷类抗生素而亲和力更高或作用于相同核酸的其他位点的新化合物,以及不易被代谢失活的新化合物。

(5) 其他药物靶点:随着生命科学的进步,新发现的可以通过药物调控而达到治疗疾病目的的潜在药物靶点越来越多,为新药筛选提供了新的资源。这些新的靶点不仅包括传统酶类、受体、基因、离子通道,还有很多涉及调控通路、信号转导、活性分子等更为复杂的系统,这些复杂系统的认识,可能为治疗疾病和药物发现开辟新的领域。

2. 细胞水平高通量药物筛选模型　药物对细胞的作用可以有多种表现,如基因转录、离子通道开关、细胞毒性、细胞分泌、蛋白表达、酶活性变化等。利用细胞水平的筛选模型观察被筛选样品对细胞的作用,反映药物对细胞生长过程、作用途径的综合作用。与分子水平筛选模型相比,细胞水平筛选模型的优点:细胞模型为靶点分子提供一个类似于机体的环境和生理条件,可以检测化合物分子是否能够进入细胞并到达靶点分子所在部位,阳性化合物出现概率较低,可筛选得到前体药物。通过细胞水平筛选得到的活性物质,在动物水平有效的可能性相对较高。但细胞水平筛选模型灵敏度稍差,操作较为复杂,筛选成本相对较高。

基于细胞水平的高通量筛选模型主要包括以下几种:筛选抗肿瘤药的细胞毒性模型;细胞损伤保护剂筛选模型;内皮细胞激活诱导炎症模型;特定基因表达细胞模型;作用于G蛋白偶联受体(GPCR)的药物筛选模型。高通量药物筛选的细胞模型可以分为两类:一是正常的细胞(细胞系),主要用于观察化合物对细胞增殖、功能和形态的影响,以评价化合物的作用;二是模型细胞,是根据不同的病理过程模拟疾病某一环节制备细胞模型,观察化合物模型变化的干预作用,如对细胞损伤的修复作用等。

(五) 高通量药物筛选模型的评价

正确评价高通量筛选系统可以判断整个药物筛选实验的质量,以及由此所获得的结果的可靠性。评价一个筛选模型的优劣有很多指标,如模型的可行性、稳定性、灵敏性、特异性等。除此之外,为了使模型能够达到筛选要求,需要对筛选模型进行定量评价,评价药物筛选模型常用的定量技术参数主要包括信号本底比(signal to background, S/B)和Z'因子(Z' factor)。①信号本底比:反映筛选模型获得的数据与本底数据之间的差距。一般来讲,S/B越大,信号与本底的距离越大,筛选模型对被测样品的区分度越大。②Z'因子:是评价高通量药物筛选模型的方法中被广泛接受的方法。它将评价模型质量的主要参数信号窗和信号变异相结合,达到了良好的评价效果。

二、高内涵筛选技术

在进行药物筛选时,筛选的规模越大(化合物数量越多),检测的指标越多,发现新药的机会就会越多。与传统的药理学实验相比,HTS具有快速、高特异性、高灵敏度的特点,在筛选通量方面极大提高,取得了药物筛选纵向的突破。但HTS技术建立在单个靶点基础上,无法全面反映样品的生物活性特征。而且,针对单一靶点的研究方法已经难以适应一些多基因疾病和病毒感染等相关治疗药物的研究。

基于细胞水平的高内涵筛选技术实现了对化合物多靶点多参数的同时检测,实现了从疾病相关基因调控通路和网络水平上研究药物的作用机制、代谢途径和潜在毒性等,也使在细胞水平全面评价活性化合物的成药性成为可能,在新药研发中发挥越来越重要的作用[6]。

(一) 高内涵筛选技术发展概况

高内涵筛选以细胞为单位,在保持细胞结构和功能完整性的前提下,同时检测样品对细胞形态、生长、分化、迁移、凋亡、代谢途径及信号转导等各个环节的影响。应用高分辨的荧光数码影像系统,获得被筛样品对细胞产生的多维立体、实时快速的生物信息,在细胞水平上检测多个指标的功能性筛选技术平台。在单一实验中获取多参数信息,同时确定其生物活性和潜在毒性。HCS一般应用于高通量的样品荧光成像,提供定量分析结果,例如细胞、单个细胞中靶点的空间分布以及细胞器形态。此外,HCS能够结合单个细胞的多重检测结果,同时分析单次实验中的多个细胞亚群,获得被筛样品对细胞产生的多维立体、实时快速的生物效应信息,在细胞水平上检测多个指标的多元化、功能性筛选技术平台。

（二）高内涵筛选组成和流程

高内涵筛选实际上是样品制备、自动化分析设备、数据处理软件、配套检测试剂、信息学等多方面技术整合的结果,特别是电子荧光显微镜和荧光试剂对高内涵筛选方法的建立起到重要作用。HCS 系统主要组成部分:荧光显微系统、自动化荧光图像获取系统、检测仪器、图像处理分析软件、结果分析和数据管理系统等。

1. 荧光显微系统　细胞结合荧光标记物,高分辨荧光显微镜检测细胞形态、细胞器形态和分子分布方面微弱的变化,获得细胞变化的丰富图像信息。

2. 自动化荧光图像获取系统　快速准确地移动细胞培养板或载玻片,自由转换各种波长的激光及散射滤光片以满足研究需要。

3. 检测仪器　观察并获取图像只是 HCS 的第一步,为了有效完成分析工作,必须利用检测仪器从图像中提取有价值的信息。

4. 图像处理分析软件　将图像数据转化为生物学信息,能够处理多种来源的图像和数据,包括来自荧光检测、激光共聚焦、扫描流式细胞仪等的图像与数据。

5. 结果分析和数据管理系统　应用软件可用于分析单个和群体细胞水平的多种特征,追踪分析多种细胞变化过程。数据管理系统用来储存和管理已获取的图像和定量分析结果。

（三）高内涵筛选的特点

高内涵筛选使用微孔细胞培养板培养待测细胞,细胞经试验处理后,根据实验目的和检测指标,选择不同荧光染色,可检测的染色光波长有 5 个:386nm(蓝色)、485nm(绿色)、549nm(橙色)、572nm(得克萨斯红)以及 650nm(红色)可进行高内涵筛选系统,细胞处理结束后高内涵仪器扫描拍照,数据处理,获得实验结果。HCS 是在分子、细胞和组织层面,预测毒性和生物活性方面的强大工具,可提供细胞多参数结果[7]。与传统药物筛选比较,针对单个靶点的高通量筛选在筛选量方面极大提高,取得了纵向上的突破。与高通量筛选比较,高内涵筛选实现了对多个靶点的同时筛选,拓展了检测范围,取得了纵向和横向上的双重突破。

（四）高内涵筛选的应用——现代表型药物筛选

目前高内涵筛选主要应用于影响细胞功能方面,例如细胞毒性、G 蛋白偶联受体调节剂、转录因子的活化、活性物质释放等。传统表型药物筛选是基于整体动物模型上筛选能够改变表型的化合物,再深入探索化合物发挥药理作用的靶点及作用机制。但是,传统表型药物筛选不适合大规模高通量筛选,高内涵筛选技术应用于现代表型药物筛选,通过研究细胞水平的表型变化发现新型药物,可涉及更多、更复杂的生理和病理过程。

1. 3D 细胞培养及筛选模型构建　2D 细胞培养单层系统允许细胞在聚酯或玻璃平坦表面上生长,用于在体外研究不同的细胞类型,进行药物筛选和测试。然而,2D 细胞模型不能准确描绘和模拟在体内观察到的丰富的环境和复杂的过程。3D 仿生细胞培养通过使用微结构和复杂的环境参数促进细胞分化,细胞支架的结构和组成不仅影响基因表达,还可以增强细胞间通信,可以更精确地代表细胞在体内繁殖的实际微环境。3D 仿生细胞培养也赋予两种不同细胞群同时生长的可能性,这种细胞群能够准确再现组织内可观察到的细胞功能,这种培养不同于基于 2D 细胞的共培养。3D 细胞培养更容易控制和监测生长细胞微环境参数(温度、化学梯度、氧气速率、pH 等),在一定程度上保持尽可能接近体内微环境[8]。

与 2D 单层细胞培养不同,3D 细胞培养模拟体内细胞行为和组织(形态学和生理学)是更令人满意的模型,提供的药物反应更接近体内发生的情况。与传统的基于动物模型进行表型药物筛选比较,3D 细胞培养是一种节约成本/节省时间的培养技术,在缩短药物试验时间的同时,使药物试验更精确或有针对性。但也存在一定问题有待解决:一些支架基质的掺入可能干扰细胞培养,干扰样品的作用;一些细胞黏附的基质的清除,给药物筛选带来一定的困难;开发自动化和可重复的 3D 细胞培养及应用仍然是一个昂贵和精细的过程[9]。

2. 高通量现代表型筛选平台 高内涵筛选成像系统与 3D 细胞培养完美结合促进了高通量现代表型药物筛选的产生和发展。3D 高内涵筛选平台是高通量兼容的 3D 细胞培养筛选平台,可识别与疾病相关的分子靶点及相关信号通路,使用多参数分析来综合分析化合物的活性和潜在毒性。与在细胞培养板上生长 2D 细胞培养比较,细胞在 3D 微环境中生长时可以形成组织的三维结构,使细胞表型变化更加直观呈现。

第三节 高通量筛选在中药新药研究中的应用

高通量药物筛选技术在中药现代研究中的应用表现在两个主要方面:一是直接应用高通量药物筛选技术对中药相关成分进行活性筛选,这种方法在操作和技术方面与化合物的筛选没有区别;二是采用高通量药物筛选的模型和评价方法,对中药成分进行评价,开展中药成分活性的研究。

中药有效成分发现是采用高通量药物筛选技术对中药中分离纯化获得的化学成分进行筛选,发现具有显著药理作用的化合物而开发出新药,是中药现代研究的重要模式之一,并取得显著成果,如麻黄碱、青蒿素、葛根素等,都已经开发成为现代药物。中国医学科学院药物研究所国家药物筛选中心作为国内最早建立的现代药物筛选技术平台,率先将现代药物筛选技术应用于中药现代研究中,对中药来源的化学成分进行了筛选,发现了从中药中获得的化合物的生物活性和药理作用,不仅很好地诠释了中药治疗疾病基础,而且积累应用高通量筛选技术研究中药的经验,带动了中药有效成分的发现和研究。

目前,应用高通量药物筛选技术方法进行中药有效成分的筛选评价已经在国内普遍开展,发现了一批具有不同活性的化合物,也积累了大量中药成分的药理活性数据,奠定了中药有效成分药物的开发基础,推动了中药有效成分新药的研究和开发。

一、中药成分和天然产物的高通量筛选

我国拥有非常丰富的天然产物化合物资源,更有独特的中药材资源。仅仅依靠传统的药理实验方法进行研究,是不充分的。应用新技术方法进行研究具有重要的意义。

(一) 中药有效成分发现途径

传统中药有效成分的发现是一个复杂的过程,需要应用多种技术方法,通过深入细致的研究,才有可能得到可以药用的有效成分。获得中药有效成分可以采取不同的技术。

1. 从中药成分中筛选发现有效成分 从中药成分中发现有效成分的研究中,首先对中药(包括单味药和复方)药材进行系统分离和处理,对得到提取物、化合物分别进行多靶点药物筛选,以提高筛选的效率,获得中药有效组分、有效化学成分,奠定中药研究和新药开发的物质基础。

2. 基于中药药效信息发现中药有效成分 把中药复方作为一个整体,根据该复方中主要的化学成分类型和君、臣、佐、使的配伍,有目的地将该复方划分为若干个部位,将所得的各个部位和该复方进行相应的药效学研究,确定其有效的部位,再将有效部位进行分离,得

到有效部位中的各个化学成分,确定该复方的药效物质基础。

　　3. 基于已获得单体化合物的药理活性筛选发现中药有效成分　基于来源于中药的化合物的药理活性筛选,发现中药有效成分是一种现代高效的研究模式,这种研究模式依赖于中药成分化合物样品库的建立及药物筛选模型的建立,是高通量药物筛选模式在中药有效成分发现中的应用。我国学者虽然已对中药进行了长期的研究,在发现和分离化学成分的研究中取得显著成绩,但在来源于中药的化学成分的积累方面却非常薄弱,化合物样品库的建立难度很大。近 20 年来,学者们逐渐认识到样品库的重要性,投入大量资金和人力开始建设中药成分化合物样品库,这对于发现有效成分具有重要意义。

　　4. 基于中药天然活性化合物的化学修饰或结构改造发现中药有效成分　从中药来源的化合物中,筛选追踪到活性化合物只是创新药物研究的前期阶段,因为有些天然活性化合物存在某些缺陷而难以直接开发利用。因此,先导化合物经过一系列的化学修饰或结构改造,对得到的衍生物进行定量构-效关系的比较研究,发现理想的活性化合物,是开发新药的一条重要途径。如目前临床上应用的青蒿素类抗疟药,是以青蒿素结构为基础,经过化学修饰或结构改造得到的青蒿素衍生物。

　　5. 基于代谢途径成分发现中药有效成分　中药由于来源的多样性、化学物质结构的多样性、炮制方法的多样性、代谢途径的多样性及生物活性的多样性,构成了一个庞大的复杂体系,蕴含着许多科学问题。伴随中药代谢的研究进展和代谢组学的出现,形成了基于体内过程的中药有效成分的发现策略。基于代谢途径可以确定药物在体内的代谢物质,根据代谢途径的一般规律,推断出该成分的前体药物或次生代谢产物,以此迅速判断或合成中药药效的物质基础,这种策略目前已经被用于多种中药的活性成分筛选。

　　经过 20 年的努力,中药有效成分新药的研究取得长足进展和一批重要成果,但是对于从中药中发现基于单一化学成分并能够独立成为临床应用有效的新药依然存在许多需要解决的科学问题和技术问题。

　　(二) 建立适合高通量筛选的中药成分样品库

　　用于高通量药物筛选的样品库是药物筛选的物质基础,样品库来源是否具有化学多样性是决定高通量筛选技术能否成功的关键因素之一。在中药研究中,样品库建设呈现多样化,除常规 HTS 的单体化合物库外,还包括中药提取物库、中药组分库。

　　1. 单体成分化合物　化合物样品来源主要有天然产物中分离提取、常规化学合成及组合化学合成几个途径。从天然产物中分离出来的中药单体成分化合物,由于其母核结构和活性基团是长期的自然选择形成的,它们具有人工合成化合物所不能比拟的优势,可以大大提高样品库的质量。

　　2. 中药提取物　中药提取物是采用先进的工艺技术对中药材或中药复方进行提取分离加工而得到的中药产品,具有相对明确药效的物质基础和严格的质量标准。按照提取物的性质可以分为单味中药提取物和复方中药提取物。中药标准提取物的化学成分通常是多种药理活性物质按一定比例组成的有效成分群,它具有中药多成分的特点,较好地体现了原中药材及复方特定的中医药功效,但在质量控制方面具有相当的优势。标准化中药提取物是指按规范化的生产工艺制得的符合一定质量标准的提取物,它包括原药材和提取物生产过程的规范化及原药材和提取物质量的标准化。

　　3. 中药组分　中药组分就是从传统中药中提取出有效的成分群,并能根据不同病证重新配伍方成制成不同剂型,并且可在细胞、分子药理水平相对清楚地揭示中药的药效物质基础及作用机制。天津中医药大学张伯礼院士带领的中医药领域国家重点实验室拥有目前世界最大的中药组分库,为现代中药研究提供重要资源平台。中药组分库赋予传统中药现代科技内涵,有助于加快我国中医药现代化的进程,对开发新药、改造老药、提高中药制剂水平,以及为我国自主创制疗效明确、质量可控、服用量小的"精致型"现代中药提供了重要的资源平台。

（三）中药成分的高通量筛选

对中药天然产物的活性成分进行高通量筛选,其原理和方法与人工合成化合物的高通量筛选基本一致,区别主要在于筛选前需从中药材中将化合物提取出来并进行适当的分离和化学多样性的评价。中药化学成分十分复杂,单味中药可能含有多种有效成分,通过提取得到的提取物往往是大量单体组成的混合物,所以筛选前需要对中药材的提取物加以分离、纯化,得到有效单体是中药研究领域中的一项重要内容。近年来,在中药有效成分提取分离方面出现了许多新技术、新方法,提高了中药天然活性化合物的获得效率,加快了先导物的发现和创新中药的发展。

通过广泛调研或初步活性筛选选定需要开发的中药天然活性化合物。对于选定的研究对象,从药材采集开始,需要按照生物样品的规范化收集方法和样品信息的分类规范化管理系统要求进行,包括采集时间、地点、海拔、部位、学名、药用价值、标本库等,以便在后期开发阶段能够顺利重现。

中药有效成分分离纯化的难点在于:多数情况下,中药有效成分含量低,难于富集;体系复杂,大分子和小分子共存,特别是存在结构相近的异构体,分离纯化难度大;许多天然产物具有热敏、易水解等性质。中药有效成分的获得和评价依然是新药研发的制约因素,有效分离这些有效成分,准确评价这些化学成分的有效性仍然是中药新药研发的瓶颈。

二、高通量筛选技术在中药研究中的应用

中药资源是一个巨大的天然活性成分宝库,高通量筛选技术是中药研究的主要手段之一。近年来随着 HTS 的仪器设备及检测技术的不断发展,可以对中药成分进行大规模的生物活性筛选,可以对中药成分进行更广泛的研究和认识,充分挖掘和利用宝贵中药资源开发新型药物,对中药的发展起到促进作用[10]。

中药作用特点表现为多效性、量效关系的复杂性、作用的相对不稳定性,及作用方式上具有多成分、多环节、多靶点的特性,因此中药现代化研究的关键问题之一是研究如何将分子细胞水平的筛选模型与中药理论和药物作用结合起来对中药作用原理进行深入研究。可采取不同水平筛选模型相结合的方法,探索不同水平的筛选模型之间的相互关系,逐步建立适合于中药作用特点的筛选模型,深入认识中药的作用机制,丰富中药药理学内容[11-12]。

基于 HTS 发现中药有效成分是一种现代高效的研究模式,这种研究模式依赖于中药成分化合物样品库的建立和药理筛选模型的建立,是高通量药物筛选模式在中药有效成分发现中的应用。尽管对中药成分化合物进行药理作用筛选已取得了一定的成绩,但仍然存在多种制约因素和困难,特别是有效成分的成药性评价,依然阻碍着中药有效成分新药的研发进程。

第四节　高通量药物筛选技术与中药复方研究

中药复方是经过长期临床应用证明有效的治疗药物,是传统医药学治疗疾病的有效手段,在人类防病治病的历史过程中发挥了极其重要的作用。认识中药复方发挥防治疾病作

用的物质基础和作用机制,不仅成为药学科学研究的重要课题,也是促进中药现代化研究和中药科学发展的必然需求。尽管学者们已经对中药作用的物质基础和作用机制进行了大量的探讨,积累了比较丰富的经验和资料,但面对中药和人体这两个相互作用的复杂体系,各种研究仍然缺乏有效的技术手段和理论基础。

一、高通量筛选对中药复方多成分组合比较以获得最佳组合模式

中药复方具有成分多、靶点多、作用复杂的特点,根据复方的物理、化学、配伍、功效、药理、病理等特征,建立不同于化合物 HTS 的中药活性物质筛选与评价模式,可用于中药复方多成分、多组分及多味药配伍的活性筛选。HTS 应用于中药复方的活性筛选应解决如下问题:体外模型的筛选结果与整体药理作用的关系;HTS 筛选模型的评价标准;筛选模型的新颖性和实用性的统一;以及新药物作用靶点的研究和发现等问题[13]。

二、中药复方有效组分与组分中药筛选和评价

从传统方剂中发现有效组分/成分开发现代中药,是中药新药发现的一条重要途径。我国古代典籍中的经方、验方和近万种有功效用途记载的中草药是数千年来经验的积累,给研究者发掘中药新药提供了一个宝库。传统中医药理论强调配伍,现代研究也表明中药具有多成分、多靶点协同的作用特点。因此,以有效组分配伍研发中药复方新药,不仅能体现传统复方配伍增效的特色,也符合现代医学对复杂性疾病的认识。应用现代研究技术如何诠释中药复方的科学内涵,如何对复方进行优化和提升是目前科研工作者应解决的重要问题[14]。

(一)　中药复方有效成分组概念

中药在临床上的应用以方剂(复方)为主,通过多种药材的合理配伍,达到防病治病的效果。中药复方是一个复杂的体系,其最大优势是使用了多种物质的组合,通过在体内与多个靶点多种途径的作用发挥了综合效应,达到治疗的效果。因此,中药复方的作用机制是药效成分复杂体系和疾病生物体复杂体系相互作用的结果。

中药复方研究的核心问题是中药复方作用的物质基础即有效成分的研究。中药复方有效成分研究存在着很大的难度。每味中药的成分本身就很复杂,再把很多单味药组成复方,其成分的复杂程度就可想而知了。全面认识这些成分之间的相互关系,必然是一个困难的课题。这一现实问题在于对中药复方的研究提出了更高的技术要求和理论要求。

中药复方发挥治疗疾病作用的物质基础是多种有效成分合理的、有机的组合,其作用机制是这些有机组合的多种成分作用于机体内与疾病相关的多靶点多途径,对机体发挥整体调节作用,达到防治疾病的目的。中药复方有效成分组是基于对中药作用物质基础和疾病的发病规律提出的一种治疗模式,包含两方面内容:一是中药成分的有机组合;二是疾病靶点的整合。对于特定的疾病状态而言,中药复方有效成分组在理论上就是治疗该疾病的中药的最佳组合。

中药复方有效成分组是指中药复方中含有的所有与该复方临床应用目的相关的药理活性成分的有机组合[15]。在中药复方研究中引入有效成分组的概念,有利于全面认识中药理论和中药复方多成分、多靶点作用的治疗模式,摆脱目前简单化的中药复方研究方式,使中药复方的研究更符合中药组方的理论。同时,也可应用现代医学的理论解释复方的作用及其机制,以促进传统中药理论的发展。

（二）应用高通量筛选研究中药复方的主要研究内容

1. 样品的分离和制备　由于中药方剂当中所含成分的复杂性,判定中药方剂的有效成分、相关成分以及无效成分是一个复杂而困难的过程。有效成分是指方剂中能够对相应适应证发挥药理作用的成分,这些成分作用于机体可达到治疗疾病的效果[16]。对中药复方有效成分组而言,它指的是在方剂当中所含有的,与功能主治相关的各种成分的有机组合。包括有效成分、活性成分,以及在其他成分发挥治疗疾病作用的过程当中发挥调节作用的一些成分,这些成分的组合是中药方剂发挥作用的物质基础,而这些成分的组合并不是简单的混合和加合,而是一种有机的组合,这种有机的组合是根据中药组方的理论,即根据疾病变化的状态进行的物质组合。

2. 基于疾病的发展过程建立多靶点整合筛选模型　有效成分组研究的另一主要内容是对疾病靶点的整合。目前,对于疾病的研究仍然具有极大的困难:一方面是人类对于自身疾病的认识还很不够,另一方面是传统医学对疾病的认识与现代医学对疾病的认识存在着差异。对于疾病过程中靶点的认识,也是目前生物医学研究中的缺陷和不足,由于现代医学研究通常是以分子水平为认识基础,对于整合性、整体性的研究还刚刚起步,系统生物学概念的提出是对生命活动整体状态的新尝试。因此,借助有效成分组的概念加强疾病相关靶点相互关系的研究,是具有重要科学意义的工作。

对不同疾病而言,各种靶点的变化是不同的,而对于同一种疾病,主要发挥作用的药物作用靶点基本是一致的。这些靶点的有机组合代表疾病发生发展状态,针对这些靶点的综合作用才能够产生良好的防治疾病的效果,而有效成分组的有机组合,恰恰是根据这样一种疾病变化的状态形成的对于主要靶点有综合作用的成分组合。因此有效成分组代表了中药方剂治疗疾病的科学内涵和基本规律[17]。

近年来,系统生物学的出现和不断发展为药物发现提供了一种全新的思路,即多靶点药物治疗。同时,对疾病网络系统的进一步研究和认识也揭示了单独对某一靶点进行调节,在复杂疾病治疗中有局限性。多靶点药物治疗,简而言之,可以同时作用于疾病网络中的多个靶点,对各靶点的作用可以产生协同效应,使总效应大于各单效应之和,达到最佳的治疗效果[18]。

研究中药复方有效成分组的作用机制就是研究与疾病状态相一致的综合病理变化。这种综合病理变化实际上也是多种药物作用靶点的变化:这种变化既有药物靶点种类的变化,即参与的靶点种类多少;也有靶点变化程度的影响,即由于疾病程度的不同,各个靶点的变化程度也各不一样,形成了疾病综合性复杂病理靶点体系。随着现代研究手段的不断发展和科学研究的不断进步,对疾病的认识也不断深入,可以更深入地认识中药复方有效成分组的作用机制,不断提高中药复方有效成分组的治疗效果[19]。

3. 应用举例(小续命汤抗脑缺血有效成分组研究)　中药复方小续命汤首载于《备急千金要方》(唐·孙思邈著),后收入《医方集解》和《汤头歌诀》,被广泛应用。此方具有"温经通阳,扶正祛风"的功能,主治"正气虚弱,风寒初中经络所致半身不遂,口眼㖞斜,语音失利,筋脉拘急,头痛颈强等",是中医常用治疗中风及中风后遗症的有效方剂。近代研究还表明,该方具有降血脂等作用。但是,对于该复方的作用机制以及作用的物质基础研究非常有限,而且尚未开发为中成药使用,限制了该复方的应用。

应用高通量药物筛选技术研究中药复方,可以克服复方研究中的主要技术障碍,使中药复方研究进入自动化和规模化。中国医学科学院药物研究所将高通量药物筛选技术用于中药复方研究,以中药复方有效成分组作为理论指导,对中药传统复方小续命汤进行了比较全面的研究,并应用动物模型对研究结果进行验证,证明高通量药物筛选技术在中药复方活性研究中具有显著的优势,是一种新型的中药复方活性成分和作用机制研究模式,为中药现代化研究提供新思路和新技术。

(1) 成分活性评价:小续命汤由 12 味中药组成:麻黄、桂枝、川芎、人(红)参、甘草、附子、芍药、杏仁、生姜、黄芩、防己、防风。为了获得复方中的全部成分进行研究,在样品制备过程中采用了分步提取的方法,分别获得石油醚提取物、乙醇提取物和水提取物。经分析和初步测定证明,水提取物中主要为多糖、淀粉等物质,未发现有明显的活性成分。因此研究的目标主要集中在石油醚和乙醇提取的部分。采用现代植物化学分离技术,制订规范的操作程序,将石油醚和乙醇提取的部分采用柱层析的方法进行分离,将复方中的全部成分分离成为 240 个连续收集的样品,供高通量筛选使用。

(2) 脑缺血相关多靶点高通量筛选模型建立:根据小续命汤的临床适应证和传统用药的记载,小续命汤主要用于治疗中风及中风后遗症。脑缺血引起的脑损伤是导致中枢神经系统功能受损的重要原因,脑缺血的病理过程是一个复杂过程,是一个多环节、多因素、多途径损伤的级联反应。中药复方针对多种病理过程和药物靶点发挥调节作用,从而干预脑缺血损伤病理过程多途径发挥治疗作用。基于脑缺血病理机制,建立与脑缺血发病机制相关的筛选模型:神经细胞 NOS 活性抑制筛选模型、神经细胞内钙离子抑制筛选模型、超氧阴离子清除筛选模型、羟自由基清除筛选模型、脑组织匀浆自氧化抑制筛选模型、脑组织匀浆脂质过氧化抑制筛选模型、脑线粒体脂质过氧化抑制筛选模型、神经细胞缺氧损伤筛选模型、神经细胞 H_2O_2 损伤筛选模型、神经细胞 L-谷氨酸损伤筛选模型、皮质神经元生长筛选模型,用以评价复方治疗脑缺血性疾病的有效成分。

(3) 活性成分多靶点高通量筛选:在小续命汤分离组分活性评价中,注重整方多层次、多环节、多途径的研究,结合物质基础和配伍理论探讨及新药创制的研究,以及新方法的探索应用是该研究最主要的特色。根据复方适应证——脑缺血的发病机制建立了相关体外筛选模型,对小续命汤 240 个连续组分分别进行筛选[20]。

(4) 有效成分组的确立:将多个 HTS 筛选模型中表现出活性的复方成分进行比较和综合分析,确定小续命汤抗脑缺血损伤的有效成分组,随后对组合后的有效成分组进行体外评价[21]。研究发现,小续命汤中含有大量化合物,其中包括发挥治疗作用的有效成分。中药复方中的有效成分的作用并不相同,多种成分可以通过同一种途径发挥作用,也有的成分发挥各自不同的作用。这些活性成分在作用方面有交叉,也有不同。同一成分可能发挥多方面的作用,也有些成分只发挥一方面的作用。更重要的是通过筛选可以发现,在中药复方中不仅具有可以治疗疾病的有效成分,还有一部分成分不仅没有治疗作用,而且表现出相反的作用,甚至是细胞毒性作用。可以认为这些表现细胞毒性作用的成分可能是产生药物不良反应的原因之一。另外,也发现有些成分在多种模型中都没有表现生物活性,这些成分应该属于非有效成分,或称为"无关成分"。这些结果也证明了在复方中发挥作用的成分是有机结合的一组化学物质,它们互相配合,从不同的途径发挥共同的治疗作用,这些有机结合的发挥治疗作用的化合物组成了中药复方的有效成分组。

(5) 有效成分组的药效学评价:通过化学分析和活性分析相结合的方法,优化前期寻找的小续命汤有效成分组,确定含量稳定且适合工业化生产的有效成分组,建立有效成分组的制备工艺路线,开发出一个疗效稳定可靠、工艺稳定可行的符合现代化生产要求的中药复方新制剂。将小续命汤有效成分组在脑缺血相关动物模型上进行药效评价。研究表明,其对急性局灶性脑缺血和慢性脑组织低灌注损伤均有显著的改善作用,且疗效优于原方[22-24]。

（6）有效成分组的应用：应用中药复方有效成分组理论研究中药复方，是对中药现代化研究的一种新探索，为中药复方的研究提供了一条新思路。此方法将中药复方视为一个整体，采用现代分离技术方法对全方化学成分进行系统提取、分离，然后结合现代药理学方法及高通量筛选技术进行研究，寻找中药复方的有效成分组。此研究方法开拓了中药研究的新思路，为中药现代化理论提供了坚实的基础，将极大地推动中药现代化事业的发展。

第五节　网络药理学与中药筛选

中药作为一种多成分的天然药物，具有通过多靶点协同作用的特点，将网络药理学与中药复杂体系相结合，有助于从分子网络水平阐释中药的作用机制和药效物质基础，也有助于发现和开发作用于多靶点的中药新药。

2008 年 Hopkins[25]首次提出"网络药理学是创新药物研发的下一个范式"。近年来，随着网络药理学逐渐兴起，特别是"网络靶点"概念的提出，引发了中医药新的研究热潮。其所强调的整体性与系统性和中医药理论不谋而合，能够很好地解释中医药的深刻内涵，包括中药作用机制的解释，药效物质的寻找，君、臣、佐、使配伍机制的阐释等，更加适合中医药的学术特点和实际。而如何高效快速地识别大量的药物与靶点蛋白间的相互作用则成为中药网络药理学研究中的一个关键问题。基于网络药理学的中药新药研发模式必将对中药现代化产生重大影响[26]。

一、计算机辅助网络作用中药筛选

人们对疾病的复杂发病机制的认识逐步加深，使得作用于多靶点的药物开发成为一种必然趋势。从整体水平上阐明中药的有效物质基础及作用机制，是当前中药研究与开发的关键，而原有研发模式已不能满足深入系统地挖掘中医中药精髓的需求。

随着系统生物学的快速发展，各种系统生物学技术广泛应用于中药研发领域，与此同时，计算机辅助药物设计技术在中药活性成分筛选、靶点发现、毒性预测、处方作用机制研究等方面也表现出独特优势。系统生物学及计算机辅助药物设计技术的广泛应用，将为从整体水平阐明中药作用机制提供新的思路与方法。计算机辅助药物设计是连接传统中药理论和现代科学的桥梁，该技术为中药及其复方的研究提供了新的思路和技术支持[27]。

通过生物学实验手段确定小分子与蛋白相互作用不仅耗时，且价格昂贵。借助计算机技术虚拟预测的小分子与蛋白相互作用有助于药物靶点的确证及新药发现。应用计算机的计算功能，结合生物信息学技术方法，通过分子对接、药效团及机器学习建模等多种技术，以药物作用的网络靶点要求，建立与疾病相关的药物作用靶点网络，作为药物发现的基础。在建立靶点网络的基础上，从已认识的中药的化学成分入手，筛选能够作用于不同靶点的化合物，并确定化合物的来源。采用这样的方法，可以针对具体的中药方剂，根据其中含有的化学成分，分析其作用的网络特点，可以较好地解释中药的作用机制。利用这种方法，不仅可从中草药中寻找到指定靶点的潜在先导化合物，还可以用于确证特定中药单体化合物的潜在靶向蛋白。

近年来，已有多个研究团队采用计算机辅助技术，研究了中药治疗复杂疾病的网络药理学机制。如在治疗阿尔茨海默病（Alzheimer's disease, AD）的中药有效成分的网络药理学研究中，首先收集了 AD 相关的 25 个作用靶点以及 13 种治疗 AD 中药方剂，根据单味药的出现频率，从中选取了 7 种代表性的中草药进行后续研究。利用已建立的机器学习分类模型对中草药的化学成分进行作用靶点预测,并构建了化合物-靶点网络、靶点-靶点网络及靶点-疾病网络来解释了中药方剂中多种有效成分的协同作用机制。此外,经过血脑屏障透过性分析及对预测靶点的验证,得到了 7 个具有代表性结构的多靶点的先导化合物,奠定了后续研究的基础。采用网络药理学方法研究抗 AD 的传统中草药有效成分的网络作用机制,为抗 AD 的中药临床应用及多靶点药物设计提供了重要信息[28-29]。

二、中药作用多靶点的筛选

神经精神疾病中有很大一部分是多因素相关的复杂性疾病,例如 AD 和精神分裂症等。AD 的病因不清,发病机制复杂,包括 β 淀粉样蛋白(Aβ)级联反应、τ 蛋白(tau protein, τ protein)过度磷酸化、氧化应激、神经炎症、线粒体功能缺陷、神经营养因子减少以及由此导致的突触丢失和神经元死亡等。AD 的危险因素包括老化、脑血流低灌注和脑外伤等。近年来,国际上研发的一些 AD 治疗药物在临床试验中均未能获得理想结果,其重要原因之一是这些药物仅针对 AD 的单靶点或单致病途径。因此,目前许多学者提出,应当转换思路,应用多靶点、多途径的治疗策略来研发治疗 AD 的药物,在这方面中医药具有明显优势。

传统的中医药多以复方配伍治病,其精髓在于辨证施治,特点在于多靶点治疗。为了验证中药复方或提取物作用于多靶点和多途径,可应用多种 AD 动物模型进行研究,包括淀粉样前体蛋白/早老蛋白-1 双转基因小鼠、P301L 突变 τ 转基因小鼠、淀粉样前体蛋白/早老蛋白-1/τ 蛋白三转基因小鼠、胆碱能损伤致痴呆大鼠、线粒体缺陷致痴呆大鼠、SAMP8 快速老化小鼠和慢性脑低灌注致痴呆大鼠等病理模型。

我国自主研制的治疗 AD 的中药复方新药参乌胶囊[30],以及单味中药提取物新药新二苯乙烯苷(TSG,泰思胶囊)、山茱萸环烯醚萜苷(CIG,思吉胶囊),发现它们能够改善多种拟 AD 动物模型的学习记忆功能,作用在 AD 复杂发病机制的多靶点和多途径。参乌胶囊和 TSG 的作用机制主要是增强胆碱能神经功能;抑制 BACE1 和 PS1 表达,减低 Aβ 含量和淀粉样斑数量;抑制 α 突触核蛋白(α-synuclein)过表达和聚集;增强 PP2A 表达,抑制 τ 蛋白过度磷酸化;抑制神经炎症,抗氧化应激;增强线粒体功能;保护神经突触,增强突触可塑性和长时程增强(long-term potentiation, LTP);增多神经营养因子及其受体;减少神经元死亡。CIG 的作用机制主要是通过增高 PP2A 活性和减低 GSK3β 活性而抑制 τ 蛋白过度磷酸化;抗神经炎症;增多神经营养因子及其受体,减少轴突生长抑制因子表达,改善神经再生微环境;促进神经发生和血管新生。此外,还发现淫羊藿酮和淫羊藿苷能够改善拟 AD 模型小鼠的学习记忆障碍,其作用机制主要是抑制 β 分泌酶活性;减少 Aβ 含量和淀粉样斑块;抑制 α 突触核蛋白过表达和聚集;抗神经炎症,抑制髓鞘脱失;增高神经营养因子含量,促进神经干细胞增殖和分化。

张永祥和周文霞教授团队主要以 AD 多系统、多环节、多因素的复杂病理机制为基础,从神经内分泌免疫调节网络失衡的角度探讨 AD 发病机制,提出了基于"组合靶标"的抗 AD 药物靶点发现和新药研究新思路,并以传统中药复方六味地黄汤、八味地黄汤、黄连解毒汤、当归芍药散和调心方为工具和探针筛选和发现药物"反应分子",进而发现一系列组合分子靶点 VGLUT1,AMFR,STUB1 和 CaMK2 等。近年来,进一步将网络药理学的思想引入 AD 发病机制及其治疗药物发现的研究,并探索建立了基于"生物网络"及"组合靶标"的 AD 生物标志物及药物发现及验证体系,取得了一定进展。其中,在 AD 的生物标志物研究方面,筛选获得了一些随 AD 病理进程发生显著变化、与 AD 相关的生物标志物。在抗 AD 的药物研究方面,建立并发展了基于 β 分泌酶及乙酰胆碱酯酶抑制、Aβ 聚集、小胶质细胞激活、离子通道调节、整体和脑片 LTP 记录、行为药理学等在内的从分子、细胞到组织、器官和整体水平的系统筛选和评价模型和体系,综合运用分子生物学和实验药理学技术,对多种化合物进行高通量/高内涵的筛选和评价,目前已获得了一批具有重要开发潜力的化学药及中药活性部位,其中 VIa、JD-30 和 LW-AFC 正在开展临床前研究[30]。

中国医学科学院药物研究所杜冠华教授团队在建立国内第一个高通量药物筛选技术体系的基础上,系统研究了神经退行性疾病如 AD、帕金森病(Parkinson disease,PD)和抑郁症等多种疾病的靶点网络、神经血管单元和多靶点相互作用的机制,建立了新的药物发现策略和筛选技术方法。该团队制定了多靶点药物发现新策略,从计算机虚拟筛选、药物分子设计和结构优化,组合的筛选模型和多功能评价方法到药物成药性评价,建立完善了神经药理学研究的技术和方法。基于 PD 复杂的病理机制,通过建立 6-羟多巴胺等因素所致的神经细胞损伤的药物筛选模型、类神经生长因子等促神经细胞增殖分化的筛选模型、多巴胺代谢酶抑制剂筛选模型、神经递质代谢的筛选模型等,形成了针对 PD 的药物筛选靶点网络,经过对大量样品的筛选,获得了具有较好活性的化合物百可利(黄芩素 β 晶型),其是应用多靶点网络筛选模型理论而发现的具有显著抗 PD 活性的黄酮类化合物[31-32],动物模型实验验证其能明显改善小鼠的震颤行为,作用机制可能与调节脑内神经递质有关[33],目前此药物已进入临床试验研究。

中药治疗神经精神疾病的多靶点策略为创新药物的研发提供了新的思路,可望获得较好疗效。创新药物的来源可以包括:①中药复方,符合中医理论,有临床经验,并结合现代药理学研究结果;②组分配伍新复方,作用在不同靶点的数个中药有效部位或成分进行组合;③能够作用在多个靶点的单味中药的有效部位或成分;④以中药单体为先导化合物,可化学合成、结构改造,使之能够作用在多靶点。在药效学验证方面应采用作用机制不同的多种动物模型[33]。

三、网络药理学研究技术

药物-靶点相互预测技术作为一种高效且高通量的手段,能够减少成本,快速预测成分靶点,为中药网络药理学的应用奠定基础。事实上,针对庞大的化合物和靶点数据库,开发出不同的预测方法和技术,并用于预测药物和靶点的关系,且已经有许多虚拟筛选技术成功应用于中药的网络药理学中。根据预测原理的不同,药物-靶点相互预测技术和策略大致可以分为 4 类,即基于配体的预测方法、基于靶点的预测方法、机器学习方法和组合应用的预测方法[26]。

基于药物-靶点预测技术进行网络药理学研究具有高通量、快速、高灵敏度、高准确性等特点。但不同的药物-靶点相互作用技术都存在本身的局限性,如化学相似性搜索和药效团模型精确度不高,且无法定量预测,分子对接难以大规模应用等,因此在对各技术进行改进的基础上,该方法近些年主要强调多技术联合,从而提高预测的准确率。另外,对预测的大量靶点如何进行实验验证也是网络药理学研究的关键问题。近些年来,除各种组学外,还发展了高通量/高内涵技术、双高通量基因表达检测技术、分子相互作用技术等[34]。这些技术与药物-靶点预测技术的结合将进一步推动中药网络药理学的发展。

网络构建技术是网络药理学研究中的基础技术,也是核心技术。通过整合来源于实验、数据库和计算预测等的包含药物、疾病及生物分子等在内的用于网络构建的相关数据,采用复杂网络构建技术进行药物作用相关、疾病相关和生物分子相关的网络模型构建,尤其对于以阿尔茨海默病为代表的复杂疾病分子网络的构建,为进一步阐释重要靶点的辨识、发病机制和药物作用机制,指导药物开发,以及药物重定位等打下基础[35]。

四、网络药理学研究的可视化分析

网络药理学作为一门新兴的交叉学科被迅速应用于药学领域的研究中。有研究[36]基于文献计量学的研究方法,对网络药理学十几年来的研究文献进行了可视化分析,确定了网络药理学知识体系的 5 个知识群组,分析出各知识群组的组成和发展演变过程。通过关键词共现分析,识别出网络药理学的研究热点,通过突现词检测分析网络药理学的前沿趋势。

复杂网络技术的不断发展,为网络药理学模型的建立提供了新的方法与思路,加强学科间的融合与交流有利于网络药理学的快速发展。利用复杂网络的特性对中药及中药复方的物质基础与作用机制进行定性、定量的分析,对中药现代化研究具有重要的意义[37]。

中药是复杂体系,研究中药新药或认识中药作用机制,需要借助多种技术方法,采用多种理论指导。网络药理学是研究中药的重要理论基础之一,开展中药网络药理学研究的关键是对复杂物质基础和作用基础认识的积累。在进行网络药理学研究中,高通量药物筛选技术展示出了极大优势,既可以用于验证其他技术方法获得的研究结果,如计算机辅助研究结果的验证,也可以通过筛选发现对特定网络或疾病有效的药物。

第六节　中药成分的高通量筛选策略

中药成分具有复杂性、多效性、双向调节性等特点,在作用方式上具有多环节、多途径、多靶点的特点。高通量筛选技术用于研究中药单体,可根据获得的结果直接评价化合物的生物活性;用于研究中药提取物,可根据筛选结果跟踪提取分离,确定活性组分或活性化合物,减少化合物分离提纯的复杂操作;用于研究中药复方,可根据筛选结果对复方的配伍、比例、活性部位等进行筛选,确定最佳复方组成及组方原理,提高中药复方的疗效。高通量筛选技术可充分发挥中药多成分同时检测的优势,显著降低筛选成本、样品需要量、工作强度,提高中药样品的利用度[38]。

高通量筛选技术已经成为发现新药物的重要途径之一,已大量应用于筛选药物活性成分的领域中,但是其中大部分为从化合物库中筛选活性成分,应用于中药活性成分的筛选文献并不多,而中国传统中草药却是探索和发现新药物的丰富来源。有文献通过综述研究国内外 2008 年到 2017 年的相关文献,阐述了高通量筛选技术在中草药活性成分的筛选及其应用进展[38]。

据记载,直到 2010 年为止,我国大约有 12 807 种天然来源的物质在不同的文献中出现,其中 11 146 种来源于植物,1 581 种是从动物中提取的,还有 80 种矿物[39]。这些天然物质含有大量的化合物,为高通量药物筛选提供了样品资源。具有微量、高效、大批量筛选等优点的高通量筛选技术,已经越来越多地应用于中草药活性成分的筛选领域[40-41]。尽管高通量筛选技术已经成功应用于中草药活性成分的筛选,但是由于中草药基质的复杂性,活性成分的分离、净化等烦琐的样品前处理过程,筛选中草药中的活性成分仍然是一项挑战性工作。

一、高通量药物筛选与中药新药研究

中药复方有效成分组是中药复方发挥临床治疗作用的物质基础,是保证中药复方制剂临床疗效的基本条件,也是中药复方制剂(中成药)质量控制的基本对象。有效成分组不同于有效部位、有效组分或有效成分，也不同于中药复方中的生物活性成分，而是指中药复方中发挥治疗作用的全部有效物质。该部分内容在本章第四节已讨论，不再赘述。

作为与临床治疗目的密切相关的所有药理活性成分，有效成分组不仅是保证临床疗效的物质基础，也是中药复方制剂质量检测的重要对象，对中药的质量检测和现代化进程有重要意义。近年来，随着科学技术尤其是药物分析和高通量筛选等技术的发展，中药复方有效成分组的研究得到了长足的进步[42]。

中药复方有效成分组学认为中药复方的药效作用是通过中药中多个有效成分形成的有效成分组与疾病相关多个靶点的相互作用、相互调节的结果。其有效成分组包括主要有效成分、次要有效成分以及协同有效成分，多种具有不同药效作用的有效成分的相互作用，形成有效成分-有效成分关联网络的有机组合，协同调节疾病相关主要靶点、次要靶点和协同靶点形成的疾病网络，使病理条件下机体的多个非平衡状态调节到新的平衡状态，最终达到治愈疾病的目的。可见，中药有效成分组学是对中医药理论的继承和发展，对中药的现代化研究有一定促进作用[43]。

二、高通量药物筛选与中药特点整合

中药治疗疾病是多成分、多层次、多靶点的综合调节作用，而单一化合物的研究，不仅筛选命中率低、研究成本高，而且得到的化合物由于作用靶点相对单一，失去了中药双向及整体调节的特点和优势，治疗效果受到限制。

中国人民解放军第 302 医院全军中药研究所肖小河教授团队采用优先考虑灵敏、易量化、高通量的体外活性测定方法，并需经过体内试验验证；如体外测定方法建立确有困难或关联性不大时，也可考虑与待测样品主要药效相关，且背景资料清楚、影响因素少、检测指标灵敏和成本低廉的体内试验系统。实验动物的使用应遵循"优化、减少、替代"的原则，指出专属、灵敏、快捷和能反映综合因素的方法及其整合体系将是生物测定方法发展的方向[44]。

三、高通量药物筛选与中药活性信息综合分析

从中药样品的活性筛选结果，只能判断样品的药理活性的强弱，但对于其药用价值和进一步研究意义的判断，必须结合多种信息，进行全面分析。这些资料包括样品来源信息综合分析、样品结构信息综合分析、活性信息综合分析及多信息综合分析等。在综合分析活性结果时，除结合上述多种类型的资料外，与药物有关的其他相关资料也是不可忽视的内容，如药物经济学资料、市场信息学资料、政策法规、疾病流行病学资料等。只有全面掌握了有关的信息，才能做出正确的判断。

基于中药复方 PK/PD 数据处理时的难点有数据假阳性问题、样本量小问题、血药浓度和药理效应不同步问题等，中国中医科学院西苑医院基础医学研究所刘建勋教授[45]团队创新性地建立了体内中药复方多成分——多药效指标关联的数学分析方法：基于整体分布的药动学、药效学原始数据稳健变换，基于初始数据的基线漂移处理，基于 Bootstrap 方法的虚拟测量构造，基于药动学、药效学累积效应的中药复方药效曲线处理，基于数据差值的 PK/PD 相关性分析。该方法较好地解决了中药多成分、多药效指标相关性分析的关键科学问题[46]。

高通量药物筛选的活性结果分析在中药筛选过程中占有重要的地位，不断探讨新的更有效的分析方法和计算方法，不仅可以提高筛选速度，减少筛选过程的工作强度，更重要的是有利于提高筛选效率，准确发现具有开发前景的创新药物。

四、中药新药的适应证选择与高通量筛选

中药新药的临床定位是中药新药研发的前提。目前中药新药临床适应证定位不当的情况主要表现在几个方面:适应证定位范围过宽;适应证定位不符合中医药理论;首次申请上市的新药临床定位为某些疾病的预防性用药;临床定位不符合中医药临床实际;适应证范围和概念存在学术争议;按化学药的思路定位中药临床适应证;适应证与药效学结果不一致;适应证与药物的毒性试验结果相互矛盾[47]。

针对以上的情况,新药研究是一个需要药物化学、药理学、毒理学和临床医学等多学科合作的系统工程,而确定药物的临床适应证是新药研发的前提。因此,从药物的选题立项开始,临床专业人员应该参与研究,首先确定药物的临床适应证定位的基本方向,再开展其他的相关研究,而不是临床前研究工作完成后再请临床专业人员确定适应证,或再请临床研究人员撰写临床研究目的和依据以及临床研究方案[47]。

在新药研究的选题立项初期,临床专业人员根据临床经验、研究目的参与处方的筛选和适应证的确定,并根据确定的适应证,指导药物的药学和药理研究,特别是药效学研究,或者根据临床前药效学的研究结果所提示的药物作用特点以及临床经验,确定合理的适应证,制订合理可行的临床研究方案,才能符合中药新药临床研究与开发的科学规律,降低中药新药开发的风险。

五、中药成分高通量筛选应用举例

1. 高通量筛选应用于古代中药方剂的挖掘　传统医学是药物发现的宝贵资源,然而古代医学疗法及其治疗经验在当前中药成分开发治疗学的方法中很少使用。因此,传统中药化合物的筛选程序仍然是复杂、难度大的过程。《伤寒杂病论》是一部包含200多个方剂的古老中医著作,有报道将新型冠状病毒感染的作用机制与基于荧光素酶的HTS相结合,能够有效地从复杂的中药中识别抗病毒药物先导物,对其进行知识挖掘。建立了一种称为基于古代医学治疗方法的高通量筛选的新策略,这条新的发现策略可以加快新药发现过程,对于从传统医学中发现新的治疗药物具有重要价值[48]。

2. 高通量筛选应用于中药的生物活性和毒性成分的筛选　尽管中医药已有数千年应用历史,但人们对中医药的有效性、合法性和安全性的研究还有待不断提高。色谱研究检测到某些中药制剂中存在重金属和植物毒素,但是色谱法无法识别所有中药成分,尤其是那些包装上没有明确标签的成分。建立高通量筛选中药的生物活性和毒性成分的有效方法,并通过实时聚合酶链反应(PCR)快速检测和验证毒性物质,为监控中药制剂的安全性和合法性提供了一种快速的检测方法[49]。

第七节　结语与展望

随着药学、生物学、数学、物理学、计算机科学等技术的发展,中药新药开发技术也发生了日新月异的变化。从1800年前的随机筛选到20世纪80年代初期的组合化学、高通量筛选,20世纪90年代后期的计算机虚拟筛选,再到当今的合理药物设计思想,新药筛选的思想理念和技术手段发生了重大的变化[50]。

一、基于高通量筛选的中药新药研究仍在继续发展

伴随着人类基因组计划的完成,系统生物学理论及技术应运而生,人们对疾病发生机制

及机体的认识也随之不断地深入。目前主流的基于"单靶点-单成分"的新药筛选受到挑战，而由于疾病的复杂性，基于系统生物学理论的新药筛选受到越来越多的关注。新药的筛选技术手段也由原来的基于靶酶、受体、细胞、动物的筛选，逐步向高通量药物筛选、计算机辅助虚拟筛选、生物色谱以及系统生物学技术如生物芯片技术、蛋白组学技术、代谢组学技术、网络药理学技术等发展[51]。

随着人们对中药研究的不断深入，对化学成分和作用靶点认识的不断提高，这些研究已经脱离了中药治疗疾病的基本特点和规律。中药方剂是一个复杂的体系，其最大优势是使用了多种物质的组合，通过多靶点作用发挥了综合效应。同时，其作用对象，即人体，也是一个复杂体系。因此，中药的作用机制是药效成分的复杂体系和疾病生物体复杂体系的综合作用。由于这种复杂体系的存在，我们对中药作用机制的认识成为艰巨的科学任务。

二、促进规模化、快速化、信息化发展

中药的有效物质基础和作用机制研究一直是中药研究的一个重要课题，也是中药现代化亟待解决的问题。中药及其复方具有多成分、多途径、多靶点协同作用的特点，使得中药药效物质基础不明确，作用机制不清楚，缺乏科学、合理、有效的药效和安全性评价体系，在很大程度上限制了我国中医药的现代化和国际化的进程。目前，越来越多的西方药物研究技术手段，尤其是与中药整体观相符合的系统生物学技术被应用于中药及其复方活性成分和作用靶点研究中，试图阐明中药有效成分及作用机制，开发具有国际认可度的中药新药[50]。

网络药理学是系统生物学、系统药理学的发展，与中药的有效成分组/群，及多层次、多机制、多靶点等概念契合度较高，对中药的发展具有指导意义。以网络药理学为指导，研究疾病发生发展的基因组和蛋白质组，揭示疾病的病理机制，并以此为指导，提高开发中药创新药物的科学性和准确性。

三、合理应用，正确评价结果

中药临床合理用药主要指的是在对患者实施中药治疗时，有效保证临床用药的合理性及科学性，有效确保用药的安全性、高效性及适当性。因为在临床上选择中药对患者进行治疗的过程中，会表现出轻微的不良反应，进而较易出现忽视患者不良反应的现象。对此，针对临床用药安全性进行系统评价具有重要的意义[52]。患者在选择中药治疗的过程中，需要对药物安全性的影响因素认真分析，降低出现药物不良反应的概率，针对患者进行必要的用药安全教育工作，最终将患者的自我保健意识显著提高，将临床用药的安全性显著提高[53]。

中药复方研究是复杂的问题，也是中医药理论的核心内容。随着化学分离提取技术的进步与发展，中药复方现代研究从临床有效方剂切入，基于相对清楚的药效物质基础与作用机制，减毒增效优化配比[54]，降低药物不良反应，得到药效稳定、机制明确和质量可控的有效复方组分，用于治疗临床适应证[55]。因此，中药物质有效成分基础研究通过成分研究、组合成分研究、复方成分研究，评价药物药效和不良反应的关系，明确发生不良反应的物质基础[56]。

中药是典型的复杂物质体系，这样的复杂体系是一把双刃剑。中药成分的多样使得其更系统地治疗疾病，其成分的复杂也使得对中药作用机制的研究非常困难。因此，迫切需要应用现代科学发展的新技术和新手段来研究中药复杂体系的作用机制，探索适合中药研究的新方法、新模式，才有可能真正揭示中药的物质基础与作用机制，使中药研究真正迈向现

代化[57]。

中医药本身具有非常丰富的科学内涵,但是在现代化进程中仍面临一些困难,如中医辨证论治、中药药性理论和中药复方配伍缺乏现代科学依据,中药复方有效成分物质基础和作用机制尚未阐明等。网络药理学已成为当前中医药现代化研究的新的技术手段,其系统性和整体性思维模式与中医药理论不谋而合。虽然,基于网络药理学研究中药复方物质基础和作用机制等得出的信息数据有待于分子生物学的进一步验证和临床检验,但是其对中药复方的研发、生产及临床应用带来的价值是巨大的[58]。

在许多中草药活性成分的筛选技术中,高通量筛选技术具有快速、简便等优势,并与目前先进的检测技术、计算机筛选技术、微流控芯片技术等的有效结合,加速了中草药活性成分的筛选进程。但是,近年来"精准医学"概念的提出,筛选并研发靶点明确、疗效突出、安全高效、稳定可控的多靶点多组分天然药物已逐渐成为棘手问题。然而,高通量筛选技术应用于筛选基质比较复杂的中草药有效成分,需要一系列复杂的样品前处理过程,这将导致天然药物研发周期较长。并且,对于细胞水平的高通量筛选技术,其作用靶点仍不明确,靶点与有效成分作用比例也不明确。因此,在天然产物新药研发中筛选技术需要创新性突破,并在简便快速、精准有效等方面需要进一步得到发展和完善。

(王月华,方莲花,杜冠华　中国医学科学院药物研究所)

参 考 文 献

[1] 杜冠华,胡娟娟,夏丽娟,等.药物筛选的发展与现状[J].药学学报,1998,33(11):876-879.

[2] 杜冠华.高通量药物筛选[M].北京:化学工业出版社,2002.

[3] ZHANG F C,SUN Z Y,LIAO L P,et al. Discovery of novel CBP bromodomain inhibitors through TR-FRET-based high-throughput screening[J]. Acta Pharmacol Sin,2020,41(2):286-292.

[4] 杜冠华.创新药物研究与高通量筛选[J].中国新药杂志,2001,10(8):561-565.

[5] HAMASAKI K,RANDO R R. A high-throughput fluorescence screen to monitor the specific binding of antagonists to RNA targets[J]. Anal Biochem,1998,261(2):183-190.

[6] MATTIAZZI-USAJ M,STYLES E B,VERSTER A J,et al. High-content screening for quantitative cell biology[J]. Trends Cell Biol,2016,26(8):598-611.

[7] DONATO M T,GÓMEZ-LECHÓN M J,TOLOSA L. Using high-content screening technology for studying drug-induced hepatotoxicity in preclinical studies[J]. Expert Opin Drug Discov,2017,12(2):201-211.

[8] KRANIAK J M,CHALASANI A,WALLACE M R,et al. Development of 3D culture models of plexiform neurofibroma and initial application for phenotypic characterization and drug screening[J]. Exp Neurol,2018,299(Pt B):289-298.

[9] COOPER D J,ZUNINO G,BIXBY J L,et al. Phenotypic screening with primary neurons to identify drug targets for regeneration and degeneration[J]. Mol Cell Neurosci,2017,80:161-169.

[10] 王晓明,夏爽,李文芳,等.高通量活性筛选技术在中药研究中的应用[J].山东医药,2016,56(22):105-107.

[11] 杜冠华.药物筛选技术的中药现代化研究[J].世界科学技术:中医药现代化,2000,2(4):47-52.

[12] 韩博,陈文,杨春梅.高通量筛选技术在中药研究的应用[J].江西中医学院学报,2005,17(5):36-38.

[13] 王忠,刘建勋,肖诗鹰,等.中药复方活性筛选形式与技术研究进展[J].世界科学技术:中医药现代化,2004,6(5):51-55.

[14] 张伯礼,陈传宏.中药现代化二十年:1996—2015[M].上海:上海科学技术出版社,2016:262.

[15] 杜冠华.中药复方有效成分组学研究[J].中成药,2002,24(11):878-880.

［16］杜冠华,王月华,张冉,等.多成分多靶点是对中药作用机制的表面认识[J].世界科学技术:中医药现代化,2009,11(4):480-484.

［17］于友华.方剂配伍理论的系统科学思想[J].中国中医基础医学杂志,2004,10(8):63-64.

［18］徐炎,李学军.多靶点药物治疗及药物发现[J].药学学报,2009,44(3):226-230.

［19］张礼和.我对中药复方有效成分研究的一些看法[J].化学进展,1999,19(2):186-187.

［20］王月华,张海霞,李奇,等.小续命汤有效成分组的高通量筛选研究[J].中西医结合学报,2006,4(1):64-67.

［21］王月华,贺晓丽,李晓秀,等.小续命汤有效成分组对慢性脑缺血大鼠脑线粒体的保护作用[J].中西医结合学报,2012,10(5):569-576.

［22］WANG Y L,DING C G,DU K H,et al.Identification of active compounds and their metabolites by high-performance liquidchromatography/electrospray ionization Fourier transform ion cyclotron resonance mass spectrometryfrom Xiao-xu-ming decoction(XXMD)[J].Rapid Commun Mass Spectrom,2009,23(17):2724-2732.

［23］王月华,贺晓丽,杨海光,等.小续命汤有效成分对慢性脑缺血大鼠学习记忆能力及病理损伤的影响[J].中西医结合学报,2012,10(1):91-99.

［24］王月华,贺晓丽,杨海光,等.小续命汤有效成分组对局灶性脑缺血大鼠的作用[J].中国药学杂志,2012,47(3):194-198.

［25］HOPKINS A L.Network pharmacology:the next paradigm in drug discovery[J].Nat Chem Biol,2008,4(11):682-690.

［26］吴纯伟,路丽,梁生旺,等.药物靶标预测技术在中药网络药理学中的应用[J].中国中药杂志,2016,41(3):377-382.

［27］孙冬梅,陈玉兴,曾晓会,等.基于系统生物学的计算机辅助药物设计中药研发新模式[J].中国实验方剂学杂志,2014,20(17):223-227.

［28］FANG J S,LI Y J,LIU R,et al.Discovery of multi-target-directed ligands against Alzheimer's disease through systematic prediction of chemical-protein interactions[J].J Chem Inf Model,2015,55(1):149-164.

［29］庞晓丛,王喆,方坚松,等.治疗阿尔茨海默病的中药有效成分的网络药理学研究[J].药学学报,2016,51(5):725-731.

［30］李林.中国阿尔茨海默病研究进展[J].中国药理学与毒理学杂志,2015,29(5):765-783.

［31］张雪,张雯,杜立达,等.抗帕金森病药物及其作用靶点研究进展[J].国际药学研究杂志,2016,43(1):87-96.

［32］杨玉林,张雪,张雯,等.百可利对氧化震颤素致小鼠震颤的抑制作用及其机制研究[J].中国新药杂志,2018,27(8):914-920.

［33］蒋宁,张永祥,杜冠华.新思路·新方法:中药药理学研究与中药新药研发[J].中国药理学与毒理学杂志,2016,30(9):893-909.

［34］程肖蕊,周文霞,张永祥.网络药理学实验研究相关技术[J].中国药理学与毒理学杂志,2012,26(2):131-137.

［35］周文霞,王同兴,程肖蕊,等.网络药理学研究中的网络构建技术[J].国际药学研究杂志,2016,43(5):797-812.

［36］赵芳卿,翟菲,项荣武,等.网络药理学研究态势的可视化分析[J].中华中医药杂志,2018,33(7):3099-3103.

［37］王晓明,夏爽,李文芳,等.高通量活性筛选技术在中药研究中的应用[J].山东医药,2016,56(22):105-107.

［38］权宁海,康英锦,李东浩,等.中草药活性成分的高通量筛选技术研究进展[J].分析科学学报,

2017,33(5):741-746.

[39] WANG M W,HAO X J,CHEN K X. Biological screening of natural products and drug innovation in China [J]. Philos Trans R Soc Lond B Biol Sci,2007,362(1482):1093-1105.

[40] ZHU Y,ZHANG Z,ZHANG M,et al. High-throughput screening for bioactive components from traditional Chinese medicine[J]. Comb Chem High Throughput Screen,2010,13(10):837-848.

[41] SHEN Y,HU Y M,CHEN B,et al. Screening of enzyme inhibitors from traditional Chinese medicine[J]. Comb Chem High Throughput Screen,2010,13(10):885-899.

[42] 宋芳娇,曾克武,王学美. 中药复方有效成分组相关研究方法的研究进展[J]. 环球中医药,2012,5(12):951-955.

[43] 刘艾林,杜冠华. 网络药理学:药物发现的新思想[J]. 药学学报,2010,45(12):1472-1477.

[44] 鄢丹,肖小河. 基于道地药材和生物测定的中药质量控制模式与方法研究:黄连质量生物测定[J]. 药学学报,2011,46(5):568-572.

[45] 林力,刘建勋,张颖,等. 中药复方双参通冠方的 PK/PD 数据分析研究[J]. 世界科学技术:中医药现代化,2012,14(3):1583-1589.

[46] 刘建勋,任钧国. 源于中医临床的中药复方功效的现代研究思路与方法[J]. 中国中药杂志,2015,17(7):1372-1379.

[47] 刘炳林. 从临床角度看中药新药适应症的定位[J]. 中药新药与临床药理,2011,22(2):226-227.

[48] YU Y R,LI Z H,GUO R,et al. Ononin,sec-O-β-d-glucosylhamaudol and astragaloside Ⅰ:antiviral lead compounds identified via high throughput screening and biological validation from traditional Chinese medicine Zhongjing formulary[J]. Pharmacol Res,2019,145:104248.

[49] LI Q,SUN Y,GUO H J,et al. Quality control of the traditional Chinese medicine Ruyi jinhuang powder based on high-throughput sequencing and real-time PCR[J]. Sci Rep,2018,8(1):8261.

[50] 涂瑶生,孙冬梅,陈玉兴,等. 中药新药筛选新技术及实践[J]. 世界科学技术:中医药现代化,2014,16(8):1696-1702.

[51] HOOD L. Systems biology:integrating technology,biology,and computation[J]. Mech Ageing Dev,2003,124(1):9-16.

[52] 黎卫红. 分析口服中药的安全性及预防中药所致不良反应的方法[J]. 当代医药论丛,2015,6(6):30-31.

[53] 张文金,陈兰媚,欧阳海梅. 中药在临床中合理应用的安全性与应对措施探讨[J]. 中医临床研究,2016,8(21):5-7.

[54] 张伯礼,王永炎,商洪才. 组分配伍研制现代中药的理论和方法[J]. 继续医学教育,2006,20(19):89-91.

[55] 于友华,王永炎. 论方剂"整体综合调节"的作用方式[J]. 中国中药杂志,2003,28(4):289-291,368.

[56] 闫蓉,张雪,何国荣,等. 中药"毒"与"效"的科学内涵及物质基础探索[J]. 世界科学技术:中医药现代化,2016,18(5):735-739.

[57] 乐亮,姜保平,徐江,等. 中药蛋白质组学研究策略[J]. 中国中药杂志,2016,41(22):4096-4102.

[58] 胡亚洁,赵晓锦,宋咏梅,等. 基于网络药理学的中药复方研究探讨[J]. 时珍国医国药,2018,29(6):1400-1402.

第十四章

中药系统药理学理论、技术及应用

第一节 概 述

中药是具有数千年临床经验的传统药物,在人类疾病的预防和治疗过程中发挥了极其重要的作用。中药在临床上的应用通常是以复方为主,通过多个药材的合理配伍,从而发挥协调作用,达到预防和治疗疾病的效果。中药药理学是中药现代研究及中药新药研发极为重要的领域。中药,尤其是中药复方,是在中医理论指导下按照"辨证施治"原则,根据中药的药性配伍组成,具有明显的特色。中药作为一个复杂体系,其中的基本单元也就是中药中的活性成分对中药整体是起作用的,因此对于中药整体来说,其中的活性成分组成很重要,但是更重要的是这些活性分子是如何集成、组装起来,最终形成一个整体来发挥治疗作用的。在对中药的研究中,古代先贤大多直接以人体为对象,所谓"神农尝百草,一日而遇七十毒"。在研究中,人体是一个未知的"黑盒子",研究者只能观察到用药后人体的表现,例如止咳、清热、止血等。然而,将人体作为实验对象无疑面临巨大的风险,目前常用的中药都是古代医学家以身试药所换得的成果。

中医药的核心内容包括辨证论治、复方用药和中药的配伍。其中,中药复方是中医辨证论治理论精髓的具体表现形式,而配伍是中药方剂发挥药效的关键环节,而中医的辨证论治正是通过复方的配伍来实现的[1]。但是,传统的中医药研究更多依赖于经验,缺乏类似西药的系统研究方法。因此,中药研究中往往面临很多问题,诸如:①中药注重临床有效性和安全性,但是,其药效作用机制和毒理学机制缺乏深入研究;②药材的道地性对中药复方的药效影响较大,药材质量差异较大,难以从源头上控制中药质量;③中药复方的配伍对中药的药效成分的吸收、分布、代谢、排泄及毒性等性质具有明显影响;④中药的有效活性成分不清、作用机制不明,这些障碍限制了中医药的继承和发展,严重阻碍了中药的现代化进程。

综上所述,中医药理论的整体观念和辨证论治往往体现在其系统的哲学方法上,该理论来源于长期的经验积累和推论,尚缺乏可靠的科学依据。中药因其成分复杂、系统庞大,从混合物体系上开展中药对机体的研究难度较大,研究常常陷入方法学上的困境。因此,目前迫切需要一套全新的系统性和整体性的研究方法来探究疾病治疗机制。系统药理学的发展为中药现代化发展提供了新的契机和方法学指导。

第二节 系统药理学概念、原理及方法

一、系统药理学概念、原理

探究中药复方的作用机制是中药现代化发展的必然要求,应用现代科学理论和技术

方法探索中药的作用机制,是促进中药国际化应用的基础。整体观念和辨证论治是中医药理论的精髓,由于中医药研究的复杂性,其科学本质研究十分困难。鉴于此,研究者根据中药针对人体不同层次上的动态干预过程,从整体性角度提出了"中药系统药理学"研究体系(图14-1)。所谓"系统药理学"是从系统水平研究药物与机体相互作用及其规律和作用机制的一门新兴学科。即从药物对于机体的作用从微观(分子、生化网络水平)到宏观(组织、器官、整体水平)的各个水平间相互关联,研究药物治疗疾病时引起机体功能变化机制,从而为精确调控细胞内复杂网络,改变疾病病理生理学,提高药物疗效和降低不良反应提供新的策略和工具[2-3]。系统药理学应用理论计算结合实验的方法和技术发现药物小分子,确认新的药物靶标、预测药物不良反应、研究疾病发病和治疗机制,从而为精确调控细胞内复杂网络,改变疾病病理生理学,提高药物疗效和降低不良反应提供新的策略和工具[4]。建立了跨越微观(分子、生化网络)到宏观(组织、器官、整体)多尺度模拟算法和技术,并成功应用于复方作用机制和新药开发研究,为中药复方解析和中医证候的整体观研究提供新思路。

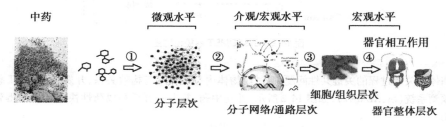

图 14-1　系统药理学方法示意图

二、系统药理学的研究方法

1. 中药的活性成分筛选方法　　ADMET 是指机体对外源化学物质的吸收(absorption,A)、分布(distribution,D)、代谢(metabolism,M)、排泄(excretion,E)以及化合物对机体的毒性(toxicity,T)[5]。ADMET 反应药物在动物或者人体内的动态变化规律,是确定中药成分(群)能否发挥药效和毒性的关键因素之一,中药中具有良好的 ADMET 性质的分子并不多,如何从这些众多的化合物分子中筛选出潜在的活性成分对中药作用机制的研究具有重要的意义。此外,药物的 ADMET 也能够为新药开发、先导化合物的设计和筛选提供指导。

中药复方主要以口服和外用为主,一次用药通常有成百上千个化合物成分同时进入人体,进而参与 ADMET 等一系列复杂生理过程。传统的实验方法评估中药复杂体系 ADMET 需要投入极大的人力、物力。西药研发中,每年在临床试验中有近 90% 的先导化合物被淘汰,其中约有 50% 是药物的 ADMET 性质不佳造成的[6]。大量研究表明,先导化合物的 AD-MET 性质优化比活性优化难度更大,良好的 ADMET 性质甚至可能成为决定药物能否成功上市的关键因素[7]。药物的溶解性、渗透性、蛋白结合、口服利用度、类药性、血脑屏障、小肠吸收、半衰期等性质都与药物的 ADMET 过程相关。如何创建适合中药复杂体系特点的 AD-MET 分析评价技术是当前的热点和难点。前期研究借助系统论方法和计算机技术,针对药

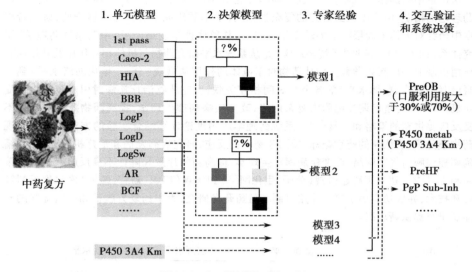

图 14-2　SysADMET 系统示意图

物在体内关键过程的关键共性问题,探讨药物体内过程机制与构效关系,开发了 ADMET 整合预测系统(SysADMET),如图 14-2 所示,并在中药、复方的解析和成药性快速评价中得到应用。

　　该 SysADMET 系统首先从药物的化合物结构出发,借助人工智能、系统论等技术,开发了 P-糖蛋白(Pgp)底物抑制剂识别、小肠吸收、血脑屏障(blood brain barrier,BBB)、血浆蛋白结合预测等 20 多个数学模型,涵盖了 ADME 关键过程[8-10]。借助现代统计学、化学信息学等技术,建立了一系列的毒性(毒理学)预测分析模型[11],并得到实验验证[12-13]。此外,通过整合了化学、毒物基因组学和系统生物学技术,建立了大规模涵盖 33 800 对毒物-靶标互作关系的精确毒靶识别技术 SysTox[14],为从分子水平揭示毒物靶标提供新技术。针对中药多成分、多靶标、协同作用特点,整合 Pgp 转运和 P450 酶代谢进入数学模型,实现口服药物生物利用度(OB)的精确预测(PreOB)[15],并成功应用于多个中药方的药效物质分析中[16-17]。针对中药注射液系统,提出了贯穿"血浆蛋白结合-跨膜吸收-主动转运-血脑屏障-药物代谢-体内半衰期"系统决策模型,实现混合成分的体内半衰期预测(PreHL),并成功用于解析"热毒宁注射液"的有效成分/群[18]。

　　2. 药物靶标识别方法　　在药物开发过程中,明确中药作用靶点是中药研究的基础问题之一,也是揭示中药整体性作用的关键[19]。由于靶点三维结构数据难以获得,因此传统的分子对接、分子动力学模拟等方法很难在中药研究上得到广泛应用,亟须开发新方法。为此,学者开发了一个系统性的药物靶点识别技术(SysDT),该技术整合人工智能计算方法,以及系统生物学、化学基因组学和结构基因组学等方法,建立了近 100 万对分子-靶标作用关系,采用随机森林和支持向量机两种算法进行处理,建立一个高维药物-蛋白组互作空间,最后将待测化合物映射到这一空间上实现靶点精准预测[20](图 14-3)。通过已知的药物-靶标关系对预测模型进行验证,结果表明,这些模型表现出很好的预测性能,其一致性为82.83%,灵敏度为 81.33%,精确度为 93.62%。该技术实现了中药分子对人体蛋白的全扫

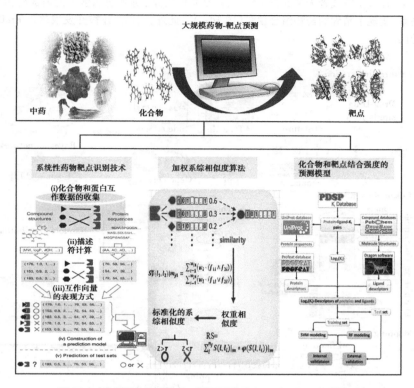

图 14-3　药物靶点识别的 SysDT、WES 和 Pred-binding 数学模型

描,为最大限度地确认药物的完整靶标群提供了可靠的分析工具。

为进一步完善药物靶标预测系统和评价药物-靶点的结合强度,郑春丽和 Shar Piar Ali 等分别于 2015 年和 2016 年先后开发了:加权系综相似度算法(WES)和 Pre-binding 数学模型(图 14-3)。其中,WES 方法是基于"配体群系综特征能精确反映其受体结合模式"的学术思想,通过贝叶斯网络整合特定配体群的系综特征,大大缩减了靶点预测的运算成本。WES 方法可以用来区分药物-靶标之间的直接结合关系和非直接结合关系,表现出优良的预测能力:其中 ROC 曲线的 AUC 为 0.85,内部、外部和实验验证的准确率分别为 78%、70% 和 71%,表明 WES 模型在内外数据验证中均表现良好[21]。此外,针对药物和靶点结合强度问题,研究通过构建分子与蛋白质结合的关键物理、化学和药理学参数,开发了 Pre-binding 模型,实现了化合物和靶点的结合强度的精确预测[22]。通过对靶点群的分析,可以从反向药理学推导出一个复方的整体药效分子。

综上,以上三种药物靶点评价模型为中药的靶点确定提供了新的方法,目前已在国内外成功应用于近百个中药或复方靶点、有效成分的研究中[23-26]。

3. 复杂生物网络结构和动力学分析新方法　复方中含有成百上千个药效分子,那么这些分子是如何相互作用构成一个有机整体来发挥治疗疾病的作用呢? 为解决这个问题,王课题组提出了概率系综算法(probability ensemble approach,PEA)[27],通过整合药物化学、药理学、基因组学等数据,借助贝叶斯网络进一步整合和评价,提取一个复方中所有能够产生协同、拮抗或者无关的分子集合,最终实现从分子水平分析复方的内部药物-药物互作关系,实现了精确的药物组合预测(图 14-4)。此外,该算法还被开发成软件 PreDC 供在线访问。

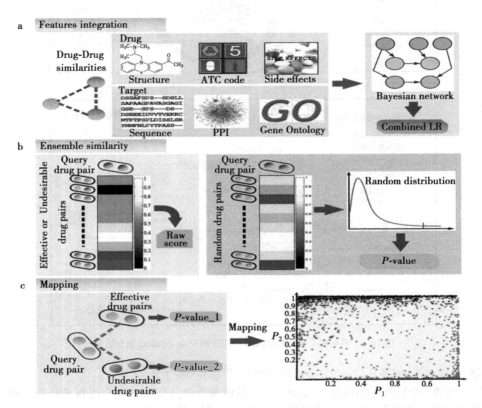

Features integration:特征整合;Drug-Drug similarities:药物-药物相似度;structure:结构;ATC code:ATC 编码;Sequence:序列;PPI:蛋白-蛋白互作;Gene Ontology:基因本体;Bayesian network:贝叶斯网络。Combined LR:整合的配体-受体;Ensemble similarity:组合相似度;Query drug pair:搜索药物组合;Effective or Undesirable drug pairs:有效的或者不理想的药物组合;Raw score:原始得分;Random drug pairs:随机药物组合;Random distribution:随机分布;Mapping:映射。

图 14-4 药物组合 PEA 算法设计路线图

中药是多成分多靶点的复杂体系,研究表明,多靶标药物作用于与它相关的靶标时,是通过弱结合作用来调控整个生物网络的配位平衡[4]。为了探索药理学新领域并合理设计弱结合药物,王课题组开发出一种用于寻找弱结合药物的系统方法,该模型结合通路及网络分析、蛋白组学预测药物-靶标相互作用以及药代动力学模型,并预测细胞信号网络对多个节点弱扰动的响应。并提出了"从靶点网络动力学到复方结构动力学"的研究思路(图 14-5),开发了一个全新的网络基元动力学模块分析技术(NetSyner)[28]。首先构建人体生化网络中基本的协同/拮抗单元(基元结构),对 33 个基元模块进行动力学模拟,研究在多靶药物作用下的网络结构和药动学参数;并将基元模块应用到经典的 MAPK 通路寻找最优靶标组合;进而再将复方的全部靶点映射到这些基元模块上,最后通过动力学方法计算药效分子在所有模块上的相互作用模式(协同、拮抗或无关等)和作用程度(协同指数)。综上,NetSyner进一步实现了复方中药物分子之间互作模式的定量评价。该技术被应用于大规模筛选中药与抗炎靶点网络弱结合的化合物的研究中,获得了成功验证[28]。

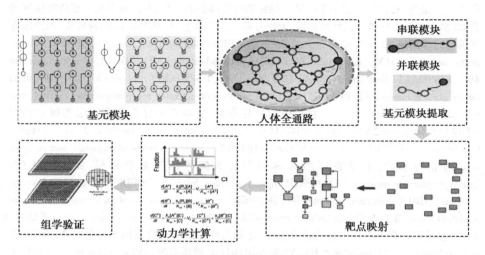

图 14-5 基元动力学模块分析技术(NetSyner)流程图

第三节 系统药理学在中药药理学研究中的应用

一、构建中药系统药理学软件和数据库

目前,现行版《中华人民共和国药典》中收集的大多数植物类中药的化合物成分已经被阐明。前期研究中,王课题组从10万余篇中外文献中人工搜集中药成分,借助高性能计算机平台,采用密度泛函等理论,开展了数年的大规模量子化学计算,建立了中药化学分子精确结构分子库,并开发了一个系统的中药数据库 TCMSP 及软件[29],该数据库构建了3.6万多个化学分子,形成较完善的中药专属化学成分库;提供12种 ADME 关键性质和成药性分析;提供4 000多个靶标和1 000种疾病信息,并建立"药-靶-病"网络药理学分析工具,为发现特定靶标、特定疾病的中药活性分子/群提供新技术。在此基础上,还构建了目前最大的天然产物抗癌系统药理学数据库 CancerHSP[30],共收录了2 439种抗癌植物类中药、3 575个抗癌活性化合物,并提供了每种化合物的分子结构和基于492种不同细胞系的抗癌活性数据。该数据库所提供的抗癌天然产物及其 ADME 性质、抗癌活性和靶标信息,不仅能为抗癌药物机制研究奠定基础,而且能为抗癌药物的研发提供基础数据支持。

二、解析中药中的活性成分的协同组合效应

(一) 中药的多靶标协同作用

基于网络药理学方法,发现中药的多靶标协同作用。例如,Violeta 等[31]基于高斯整合筛选方法(GES)构建了计算机多相药理学指纹图谱(CPF),这是第一个可用来编码药物多

个对应靶标相关信息的靶标指纹图库。因此,该方法成功地揭示了药物能够与多个靶标相互作用,为临床前化合物和临床候选药物的新靶标发现提供了一种新的研究方法。事实上,如果药物靶标有很多个,那么药物分子就可以与多个靶标互作从而发挥更好的治疗效果[32-33]。最近,黄超等[4]研究了中药多靶标治疗抑郁症的机制,发现很多抗抑郁药物能够结合 20 多个靶标。刘惠等以甘草为例,发现甘草中的甘草素、甘草查耳酮 B、柚皮素、山柰酚等能够同时作用于 22 个与哮喘有关的靶标,如 ADRB1(adrenoceptor beta 1)、ADRB2(adrenoceptor beta 2)、CALM1(calmodulin 1)、PDE4B(phosphdiesterase 4B)、PDE4D(phosphodiesterase 4D)、HSP90AA1(heat shock protein HSP 90-alpha)、HSP90AB1(heat shock protein 90 alpha family class B member 1)、PPARG(peroxisome proliferator-activated receptor gamma)、THRB(thyroid hormone receptor beta)等。甘草中的异甘草素、甘草素和甘草苷等黄酮类通过调控 HTR2A(5-serotonin 2A receptor)、PTGS2(prostaglandin-endoperoxide synthase 2)、F2(coagulation factor Ⅱ)、CHEK1(checkpoint kinase 1)和 PTPN1(protein tyrosine phosphatase non-receptor type 1)治疗血栓;甘草查耳酮 A 和甘草异黄酮作用于多个靶标,如 HTR1A(5-hydroxytryptamine receptor 1A)、OPRD1(opioid receptor delta 1)、GSK3B(glycogen synthase kinase 3β)、HRH1(histamine receptor H1)、MAPK10(mitogen-activated protein kinase 10)、F2(coagulation factor Ⅱ)、ADRA2A(adrenoceptor α2A)、ACHE(acetylcholinesterase)治疗心肌缺血。此外,发现了甘草中有许多新的治疗靶标,比如与糖尿病相关的靶标 5-羟色胺 2A 受体(5-hydroxytryptamine 2A receptor,5-HT2A)和 AKR1B1(醛糖还原酶,aldose reductase),还发现了甘草中与神经系统相关的靶标单胺氧化酶 B(monoamine oxidase type B,MAO-B),多巴胺受体 D_2、D_3(dopaminergic receptors)和丝裂原激活的蛋白激酶(mitogen-activated protein kinase 10,MAPK10)[17]。甘草次酸的结构和肾上腺皮质激素类似,能够减少毒物吸收,增强机体对毒物的耐受性。甘草能够作用于 PPARG(peroxisome proliferator-activated receptor gamma)、DPP4(dipeptidyl peptidase-4)、GSK3(glycogen synthase kinase 3)等激活免疫系统,从而发挥抗炎、调节免疫功能等作用。该研究从系统水平详细阐明单味中药如何治疗呼吸系统疾病、心血管系统疾病、神经系统疾病,也阐明了甘草为什么被尊称为"国老",如何"除百毒调和诸药"[17]。

(二) 中药的多通路协同互作

为了进一步更加全面地考察中药治疗疾病与所参与的生物学进程之间的相互关系,可以通过构建药物-靶标-通路网络,该网络有助于阐明生物系统中互作的靶标对及与其相关联的化合物的作用机制[34]。在所有通路网络中,细胞信号通路是最重要的,它们通常交织在一起,不同的刺激信号激活相同的下游靶标,进而发挥相同的细胞功能。例如,多伦多大学的 Gong 等[35]基于实验数据发现了替代通路,并且发现它们是在通路水平发挥调节细胞功能的。靶标-通路网络中,同时出现在多个通路中的靶标,通常被视为治疗复杂疾病的潜在关键靶标。此外,科学家通过 24 种胰腺癌的综合基因分析,发现有 67% ~ 100% 的肿瘤细胞,参与 12 种细胞信号通路和癌变过程[36]。厉秀秀等[16]运用系统药理学方法研究发现,复方丹参方的多个化合物作用于多个信号通路,其中有 58 个化合物作用于糖皮质激素和炎症信号通路,56 个化合物作用于 L-精氨酸/NO 信号通路,35 个化合物能扰乱肾素-血管紧张素-醛固酮通路,31 个化合物作用于血小板聚集信号通路。由于这些信号通路与炎症、凝血功能等紧密相关,因此复方丹参方可能通过这些信号通路的协同作用治疗心血管疾病。因此,不仅仅是针对单个基因而是靶向于多个替代通路或者生物学进程中多个靶标的药物发现是很有前景的策略。

（三）中药成分是在多个器官上发挥联合作用的组合

整体医学是针对整个人体而非身体某部分的系统性医疗保健[37]。中医学一直是将人作为一个整体用来认识和指导疾病治疗的，中药体现了整体医学的概念，但是阐明中药整体医学机制的科学证据仍然十分匮乏，其中存在诸多关键问题需要解决：①如图 14-6A 所示，一个复方可以认为是一个整体，一个人也是一个整体，这两个整体是如何相互作用的？②在整体、系统框架下，体内分子、组织和器官是如何响应一个复方中的不同分子及其分子群的作用的？

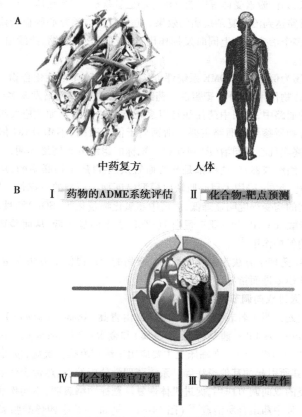

A. 中药整体和人体互作；B. 系统药理学研究中药治疗复杂疾病的思路。

图 14-6　中药复方作用于人体多个器官

为了解决这些问题，前期研究借助系统药理学方法，系统揭示了心-脑，心-胃等器官之间相互关联的分子基础，初步阐明了心脑欣丸和三合汤等复方对人体多器官作用的分子机制。剖析中医"心脑同治"和"心胃同治"的科学内涵，同时该方法也将为复杂疾病的治疗和机制研究提供新的借鉴。该系统药理学模型包含四个模块（图 14-6B）：①开展 ADME 评价，包括口服生物利用度预测、类药性评估、人体肠道吸收、半衰期和血脑屏障渗透性预测；②开展网络打靶：化合物靶点预测，并预测药物的作用模式；③开展化合物-通路作用分析；④建立药物-器官富集、互作模型[38]。

心脑欣丸的研究结果表明:①中药在复杂疾病的预防和治疗中具有多成分、协同作用多个靶点的特性。特别地,心脑欣丸中的一些成分具有良好的血脑屏障通透性,并作用于相关治疗靶点,表明其具有在心脑血管系统中有利的药理学功能。②对于复杂疾病,治疗靶点能够作用于多个器官并参与到多个生物学进程中。基于网络分析,发现了心脑欣丸治疗心脑血管疾病的作用方式包括:具有血脑屏障穿透性的分子直接激活或抑制位于大脑中的靶点,并通过抑制并发症进一步促进功能恢复,如阿尔茨海默病和中风后疼痛;而化合物作用于其他非脑定位的靶点,如性激素受体等则能够治疗心血管疾病(如高血压、冠心病等)。③中药能够通过调节多通路达到治疗复杂疾病的效果。心脑欣复方治疗心脑血管疾病包括了对多种通路的调节,在多个治疗模块上同时发挥作用,如炎症、心肌收缩、持续血管新生等模块,最终达到心脑同治。

此外,以三合汤为例,通过 ADME 系统评价,筛选出了 59 个活性化合物。通过系统打靶方法,预测这些化合物作用于 70 个靶蛋白。药物的化合物-通路网络发现多个药物分子同时参与到多个不同的通路中,表明中药往往是以多靶标的协同或累加效应发挥作用的。通路富集分析表明化合物所参与的通路主要包括钙离子信号通路、cGMP-PKG 信号通路和血管平滑肌收缩等,最终实现心胃同治(图 14-7A)。靶标的组织分布网络表明,三合汤作用的靶标同时作用于多个组织或器官,这些都是与心血管疾病-胃病密切联系的,从而共同发挥治疗效果(图 14-7B)。此外,采用大鼠心肌缺血模型验证理论模型的可靠性。结果表明,服用三合汤后心肌细胞的病变程度明显降低,血清中超氧化物歧化酶(SOD)活性显著提高,肌酸激酶(CK)、环腺苷酸(cAMP)和 c 肌钙蛋白 I(cTnI)水平明显降低,从而验证了三合汤对心肌缺血具有一定的保护作用[39]。

综上所述,系统药理学方法为探索人类复杂疾病的治疗提供了方法学指导,并且能够帮助设计新的药理学模型进而指导新药开发。

(四) 中药是通过双向调节作用治疗疾病的

热毒宁注射液处方源于名老中医经验方,该方由青蒿(*Artemisia annua* L.,菊科,蒿属)、栀子(*Gardenia jasminoides* Ellis,茜草科,栀子花属)和金银花(*Lonicera japonica* Thunb.,忍冬科,金银花属)三味中药组成[5]。在临床上主要应用于治疗流感类疾病,包括病毒性感染、发热、呼吸道炎症或其所引起的其他炎症等。系统药理学分析发现,热毒宁注射液主要通过抑制病毒复制和抗炎的双向调节作用,促进机体恢复。靶标网络表明,不同疾病可能具有相同的病变并可被同一种中药组合所治愈[40](图 14-8)。例如,5-花生四烯酯氧合酶(arachidonate 5-lipoxygenase,ALOX5)是花生四烯酸形成促炎花生酸的关键酶类之一[41],必须经过脂肪酸转化成白三烯,而白三烯 B4 则是白细胞趋化反应的有效激活剂。ALOX5 能与多种化合物如 M30(槲皮黄酮)和 M34(木樨草素)等互作。另外,热毒宁注射液也可以直接作用于病毒分子,并抑制其 DNA 拓扑异构酶 2A(DNA topoisomerase II-alpha,DNA TOP2A)的复制来限制病毒感染[42]。细胞实验也发现,热毒宁注射液中的中药成分一方面通过对炎症细胞因子和促炎介质(如 IL-6、IL-8、TNF-α 和 COX2)的调控作用减轻炎症反应;另一方面,通过抑制病毒表达,对病毒起到直接杀灭作用。综上所述,该研究揭示了热毒宁注射液通过抑制病毒复制和抗炎双向调节作用来治疗流感,为科学家研究流感和其他疾病的治疗提供了新的思路。

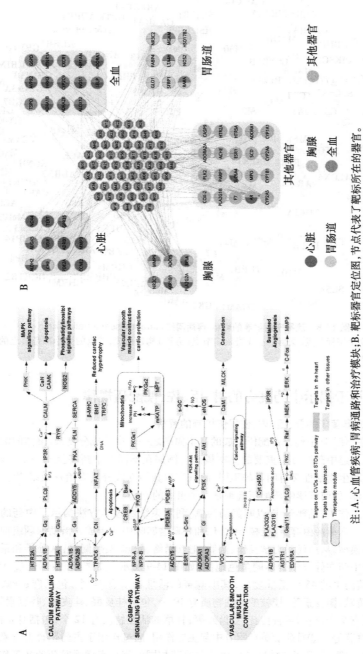

注：A. 心血管疾病-胃病通路和治疗模块；B. 靶标器官定位图，节点代表了靶标所在的器官。

图 14-7　三合汤心胃同治的机制分析

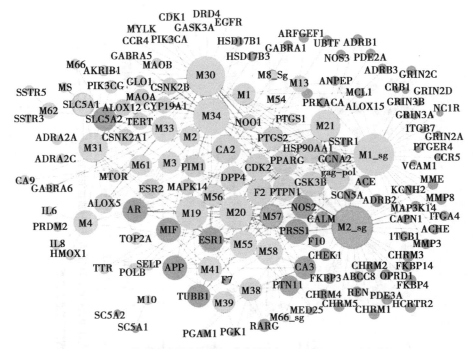

图 14-8　热毒宁注射液的靶标-疾病网络（target-disease network）

注：其由 49 个靶标节点（圆形）与 11 类疾病节点（方形）构建而成，节点的大小即是节点的度数（degree）。

三、应用于揭示中药复方的君、臣、佐、使配伍规律

（一）复方麻黄汤的君、臣、佐、使配伍机制的解析

"君、臣、佐、使"是中药方剂配伍组成的基本原则之一。中药成分复杂，整体的治疗策略和协同机制是构建中药配方中重要的基本概念。例如在不同的中药甚至同一个中药中，每个成分的结构和生物活性又有明显的不同，而只有少数活性成分具有治疗效果[43]。如此众多的成分混合体，如何解读中药配伍规则是一个很大的难题。

在之前的工作中，姚瑶等[44]以麻黄汤为例，利用系统药理学方法揭示了中药的配伍原则的科学内涵。麻黄汤由麻黄、桂枝、苦杏仁和甘草这四味中药组成。借助课题组前期开发的系统药理学模型，从药代动力学互作、药物-靶点网络、靶点-疾病网络，从分子和系统水平证实了这四味中药在处方中的不同角色地位，如图 14-9 所示。主要发现：①通过 ADME 筛选，共筛出麻黄汤中的 45 个活性物质，其中麻黄的活性物质有 14 个，包括麻黄碱、伪麻黄碱、N-甲基麻黄碱、槲皮素等；桂枝的活性物质有 10 个，包括桂皮醛、桂皮酸、香豆素等；苦杏仁的活性物质有 9 个，包括苦杏仁苷、豆甾醇等；甘草的活性物质有 12 个，包括甘草酸、18β-甘草次酸、甘草苷等。②君药麻黄在配方中起主导作用，通过作用于主药靶肾上腺素受体来刺激机体发热平喘；③臣药桂枝通过作用于与君药相同的靶点来增强君药的药理作用。例如，臣药桂枝通过与君药麻黄共同作用于 β_1 受体和 β_2 受体，减少君药所需剂量。④佐、使

药苦杏仁和甘草可提高君、臣药的生物利用度,协调它们各成分的活性。四味中药通过增加生物利用度或促进不同药物的协同作用等来治疗疾病。

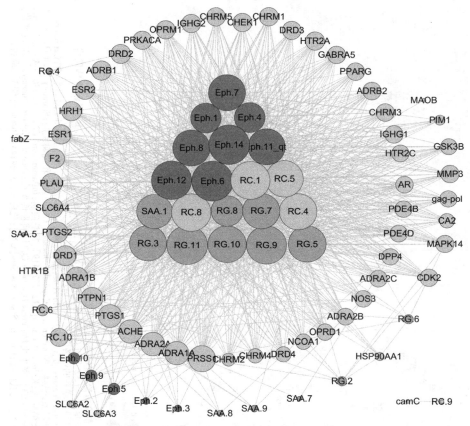

Eph. 君药麻黄;RC. 臣药桂枝;SAA. 佐药苦杏仁;RG. 使药甘草,起调和作用。

图 14-9　麻黄汤中的君、臣、佐、使配伍原则示意图

(二) 郁金方的君、臣、佐、使配伍原则的解析

　　Li 等[45]分析治疗心脑血管疾病的名方郁金方,来阐述中医药"君、臣、佐、使"配伍机制,从郁金方中共收集了 454 个化合物,通过 ADME 筛选获得 58 个潜在活性分子。郁金方的分子靶标网络得出君药郁金在活性成分和作用靶点上所占比例最大,并通过作用于心脑血管疾病主要靶点治疗疾病;臣药栀子所含活性成分和作用靶标都少于郁金,与君药郁金拥有最多的共同靶标(15 个),能够增强郁金的药理作用;佐、使药则通过减少郁金和栀子的毒性和引导药物到达靶器官实现其辅助作用。研究具体发现内容如下。

　　1. 君药郁金　通过系统药理学分析,发现郁金中的活性成分最多(45/74),并且具有良好的 ADME 性质。比如姜黄醇(curcumenol,OB = 91.1%)和二氢姜黄素(dihydrocurcumin,OB = 65.5%)等。在郁金方的化合物-靶标网络中,如图 14-10A 所示,9 个高连接度的潜在分子中有 7 个来自郁金。此外,郁金作用于 8 个靶标,靶标数目最多,表明郁金方在治疗心脑血管疾病时君药郁金的作用最为关键。

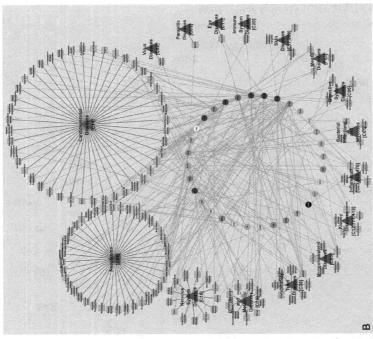

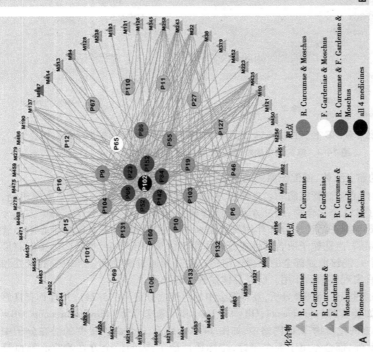

图 14-10 郁金方治疗心血管疾病的活性成分-靶标网络及靶标-疾病网络

A. 潜在分子-潜在靶点网络图：由 58 个潜在活性成分（三角形）与 32 个潜在靶标（圆形）所构建的网络图。B. 靶点-疾病网络：由 32 个潜在靶标（中间一圈一圈各种颜色的圆圈表示）与 147 种疾病及靶点疾病（三角型）相联系的网络图。图中的 147 种疾病被划分为 16 个类别。R. Curcumae：郁金；R. Curcumae &F. Gardeniae：郁金与栀子；Moschus：麝香；Bomeolum：冰片。Neoplasms[C04]：肿瘤；Cardiovascular Diseases[C14]：心血管疾病；Nervous Systems Diseases[C10]：神经系统疾病；Nutrition and Metabolic Diseases[C18]：营养和代谢疾病；Spiratory Tract Diseases[C08]：呼吸道疾病；Musculoskeletal Diseases[C05]：肌肉骨骼疾病；Kidney Diseases[C12. 777. 419]：肾脏疾病；Inflammation[C23. 550. 470]：炎症；Bacterial infections and Mycoses[C01]：细菌感染和真菌病；Parasitic Diseases[C03]：寄生虫病；Virus Diseases[C02]：病毒性疾病；Digestive System Diseases[C06]：消化系统疾病；Mental Disorders[F03]：精神疾病；Skin Diseases[C17. 809]：皮肤疾病；Immune System Diseases[C20]：免疫系统疾病；Eye Diseases[C11]：眼病。

204

2. 臣药栀子　栀子中共有 17 个潜在活性成分,表现出良好的药理学性质,其 OB 分布为 16.5% ~ 100%,DL 分布为 0.10 ~ 0.88。虽然个别分子 OB 较低,但是其代谢产物却表现出良好的药理学特性,如 caryptoside_DG(caryptoside 的去糖基化产物)和 gardenoside_DG(gardenoside 的去糖基化产物)的 OB 高达 100%。图 14-10A 显示栀子中活性成分作用的靶标为 5 个,这个结果与君药郁金(8 个)有所差别。总体来看,臣药在活性成分和作用靶标上都比君药少,在疗效方面也对郁金起到了辅助作用。

3. 佐药麝香和使药冰片　麝香和冰片中一共有 15 个潜在活性成分,其中麝香 12 个,冰片中 3 个。冰片中包括冰片(borneol,OB = 81.9%)、异冰片(isoborneol,OB = 87.4%)和莰酮(camphor,68.8%),异冰片和莰酮也是郁金的成分。然而,麝香和冰片的作用靶标也相对较少,表明这两味药可能不是直接治疗心脑血管疾病的,而具有减少郁金和栀子的毒性和引导药物到达靶器官作用。结果表明,复方中的四味药有共同的靶标,君药郁金与臣药栀子共同作用了最多的靶标(15 个),然而与佐药麝香和使药冰片作用的靶标比较少,分别为 8 个和 1 个表明中药以协同作用的方式控制复杂的疾病。

4. 构建靶标-疾病网络　通过构建靶标,与其相关的 147 种疾病的靶标-疾病网络(图 14-10B),研究发现大多数除了属于心血管病以外(44/147),其他的都分布在肿瘤(40/147)、神经系统疾病(13/147)和营养代谢疾病(9/147)。这说明郁金方可能不只是在治疗心血管疾病方面有作用[46],可能还在治疗肿瘤[47]、神经系统疾病[48]、营养代谢疾病和其他一些疾病方面有一定的作用。

综上,研究已从系统水平和分子水平阐明了"君、臣、佐、使"丰富的科学内涵,对中药复方配伍机制的系统深入研究具有重要意义。

(三) 中药复方驱白巴布期治疗白癜风的作用机制

白癜风是一种易诊断难治疗的皮肤疾病,临床上已经有多种中药方剂在治疗白癜风方面取得了显著的疗效。研究经典的治疗白癜风的复方驱白巴布期,基于中药系统药理学技术框架,揭示其治疗白癜风的潜在多种作用机制[49]。结果发现:复方驱白巴布期中有 56 个活性成分,其中紫铆素、补骨脂素、山柰酚等在治疗白癜风中发挥着重要作用。这些活性化合物以协同的方式作用于 83 个靶标,例如通过作用于 ADCY1、SCD 和 BCHE 等重要靶标达到增强机体免疫反应、促进黑色素合成和平衡神经系统这三种生物学过程发挥治疗作用。此外,靶标-通路网络与整合的白癜风通路综合分析结果表明,复方驱白巴布期可能同时作用于多种不同的通路,对白癜风发挥协同治疗效果,并且这些通路主要分为以下三个模块:免疫相关的模块,神经系统相关的模块,黑色素合成相关的模块。该研究从分子水平、网络水平、通路水平系统地分析中药复方治疗白癜风的潜在分子机制,并且加深了我们对白癜风发病机制的理解,推动了传统中药在现代医学领域的广泛应用。

四、解析中药的辨证论治和气血理论

中药治疗疾病是一种历史悠久的医学实践,整合了机体与自然环境的整体相关性[50]。证,(即证候)是中医理论中的一个重要概念,是疾病发展过程中某阶段的病理本质,是一类以细胞因子网络紊乱为基本特征的基本病理过程。

以中医药理论为指导,借助系统和网络关联方法,建立了心血管疾病"药物-基因-靶标-疾病亚型"的网络,此研究阐明了心血管药物、靶标、基因和疾病之间的多层次交互作用,发现了疾病基因-心血管疾病亚型之间的复杂关系[51]。为揭示中医治疗脑血管疾病(cerebrovascular disease, CVD）证候的生物学基础，以 CVD 的"气滞血瘀""气虚血虚"等证候为研究对象，结合相关中药、精方，建立了"证候-基因-靶标-药物"关联网络，阐明了气滞、血瘀冠心病的分子网络和通路，揭示中药治疗的分子基础[52]（图 14-11A）。

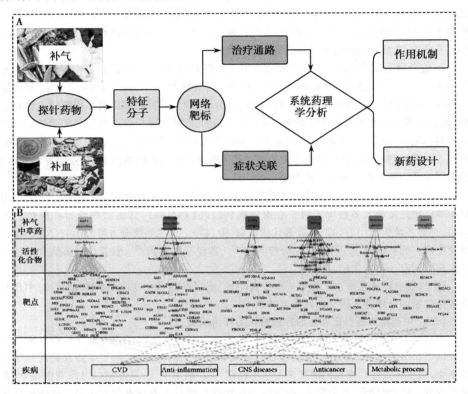

A. 心血管疾病不同亚型之间的分子层次的关系和靶点在通路上的分布；B. 气血物质基础研究。

图 14-11　疾病和证候分子机制及气血理论研究

针对气虚和血虚证，发现补气中药在增强免疫、促进能量代谢、促进血液循环等方面的化学、生物学基础，补血中药在改善和促进造血干细胞功能方面的活性分子群（图 14-11B）。系统总结了补气补血分子的分子特征，进而提出了计算公式，其预测准确率超过 80%。为研究中药"气血"的物质基础和新药发现研究提供了工具[25]。

第四节　结语与展望

中药是一个多成分多靶点的复杂体系，如何确定中药的活性成分群、解析其作用机制，从而建立最佳的药物配伍是中药研究的核心。本章所提出了中药研究的系统药理学体系：①建立了从整体角度发现和辨识中药活性成分/群的新方法和新技术。开发了 PreOB、Pre-HF 等 10 多个数学模型，克服了中药微量成分的难以获得而给药代动力学、药效学实验带来的困难，为药效物质发现提供了便利。②建立大规模中药靶标预测系统，包括 SysDT、WES 和 Pre-Binding 三种方法，为药物靶标发现提供新工具。③整合药物化学、药理学、基因组学等数据,借助现代统计技术提出了 PEA 算法,为大规模中药配伍研究提供工具,可供快速解析中药复方作用机制及预测新的适应证。此外,研究开发了一个全新的网络基元动力学模块分析技术,为大规模筛选中药中与疾病相关的弱结合化合物提供新的研究思路。

借助上述系统药理学方法,构建了中药的系统药理学数据库,并应用该数据库解析中药活性成分的组合效应,系统解析了中药的多靶标、多通路、多器官的协同效应及其双向调控作用。此外,中药系统药理学能够从整体水平和分子水平解析中药复方配伍,为中医辨证论治提供方法学指导,并用于解读中药的气血基础。总之,系统药理学体系为复杂疾病作用机制研究、多靶标或者组合药物的设计以及中药的系统研究提供了新的思路,对中药现代化及现代医学的发展均具有重要意义。

虽然我们在系统药理学方法及应用上取得了一些研究成果,但是在理论和方法上仍需要进一步的完善,比如:①增加中药的药物剂量的研究,同一味中药,当其用量不同时,其药效表现出显著的差异性,因此在应用系统药理学研究的同时,需要将药物剂量整合到模型中,为临床应用提供指导。进一步验证系统药理学模型。②相关研究所构建的系统药理学模型主要基于计算机方法,这些模型的可靠性和有效性还有待于更多的实验验证和临床效果验证。在今后的工作中,应进一步完善系统药理学体系,为中药的现代化发展及新药开发提供更多的指导。

(张文娟,王永华 西北工业大学;西北大学)

参 考 文 献

[1] 第 2 章中药系统药理学[M]//王永华,李燕. 系统药理学:原理、方法及应用. 大连:大连理工大学出版社,2016:9-11.

[2] 王永华,杨凌. 基于系统药理学的现代中药研究体系[J]. 世界中医药,2013,8(7):801-808.

[3] 张文娟,王永华. 系统药理学原理、方法及在中医药中的应用[J]. 世界中医药,2015(2):280-286.

[4] HUANG C,ZHENG C,LI Y,et al. Systems pharmacology in drug discovery and therapeutic insight for herbal medicines[J]. Brief Bioinform,2014,15(5):710-733.

[5] SU X,KONG L,LEI X,et al. Biological fingerprinting analysis of traditional Chinese medicines with targeting ADME/Tox property for screening of bioactive compounds by chromatographic and MS methods[J]. Mini Reviews in Medicinal Chemistry,2007,7(1):87-98.

[6] KASSEL D B. Applications of high-throughput ADME in drug discovery[J]. Current Opinion in Chemical Biology,2004,8(3):339-345.

[7] MACCOSS M, BAILLIE TA. Organic chemistry in drug discovery[J]. Science, 2004, 303(5665):1810-1813.

[8] AI C,LI Y,WANG Y,et al. Insight into the effects of chiral isomers quinidine and quinine on CYP2D6 inhibition[J]. Bioorganic & medicinal chemistry letters,2009,19(3):803-806.

[9] AI C,LI Y,WANG Y,et al. Investigation of binding features:effects on the interaction between CYP2A6 and inhibitors[J]. Journal of computational chemistry,2010,31(9):1822-1831.

[10] WANG G,LI Y,LIU X,et al. Understanding the aquatic toxicity of pesticide:structure-activity relationship and molecular descriptors to distinguish the ratings of toxicity[J]. QSAR & Combinatorial Science,2009,28(11/12):1418-1431.

[11] HAO M,LI Y,WANG Y,et al. A classification study of human β_3-adrenergic receptor agonists using BCUT descriptors[J]. Molecular diversity,2011,15(4):877-887.

[12] XU X,LI Y,WANG Y,et al. Assessment of toxic interactions of heavy metals in multi-component mixtures using sea urchin embryo-larval bioassay[J]. Toxicology in Vitro,2011,25(1):294-300.

[13] XU X,FU J,WANG H,et al. Influence of P-glycoprotein on embryotoxicity of the antifouling biocides to sea urchin(strongylocentrotus intermedius)[J]. Ecotoxicology,2011,20(2):419-428.

[14] ZHOU W,HUANG C,LI Y,et al. A systematic identification of multiple toxin-target interactions based on chemical,genomic and toxicological data[J]. Toxicology,2013,304:173-184.

[15] XU X,ZHANG W,HUANG C,et al. A novel chemometric method for the prediction of human oral bio-availability[J]. International Journal of Molecular Sciences,2012,13(6):6964-6982.

[16] LI X X,XUE X,WANG J N,et al. A system-level investigation into the mechanisms of Chinese traditional medicine: compound Danshen formula for cardiovascular disease treatment [J]. PloS One, 2012, 7 (9):e43918.

[17] LIU H,WANG J,ZHOU W,et al. Systems approaches and polypharmacology for drug discovery from herbal medicines:an example using licorice[J]. Journal of Ethnopharmacology,2013,146(3):773-793.

[18] YANG H X,ZHANG W J,HUANG C,et al. A novel systems pharmacology model for herbal medicine injection:a case using reduning injection [J]. BMC Complementary And Alternative Medicine, 2014, 14:430.

[19] CAO D S,LIU S,XU Q S,et al. Large-scale prediction of drug-target interactions using protein sequences and drug topological structures[J]. Analytica Chimica Acta,2012,752:1-10.

[20] YU H,CHEN J,XU X,et al. A systematic prediction of multiple drug-target interactions from chemical,genomic,and pharmacological data[J]. PloS One,2012,7(5):e37608.

[21] ZHENG C L,GUO Z H,HUANG C,et al. Large-scale direct targeting for drug repositioning and discovery [J]. Scientific Reports,2015,5:11970.

[22] SHAR P A,TAO W Y,GAO S,et al. Pred-binding:large-scale protein-ligand binding affinity prediction [J]. Journal of Enzyme Inhibition & Medicinal Chemistry,2016,31(6):1443-1450.

[23] LI P,CHEN J,WANG J,et al. Systems pharmacology strategies for drug discovery and combination with applications to cardiovascular diseases[J]. J Ethnopharmacol,2014,151(1):93-107.

[24] LIU J L,MU J X,ZHENG C L,et al. Systems-pharmacology dissection of traditional Chinese medicine compound saffron formula reveals multi-scale treatment strategy for cardiovascular diseases[J]. Scientific Reports,2016,6:19809.

[25] LIU J L,PEI T L,MU J X,et al. Systems Pharmacology uncovers the multiple mechanisms of Xijiao Dihuang Decoction for the treatment of viral hemorrhagic fever[J]. Evid Based Complement Alternat Med, 2016,2016:9025036.

[26] Li J S,Zhao P,Li Y,et al. Systems pharmacology-based dissection of mechanisms of Chinese medicinal formula Bufei Yishen as an effective treatment for chronic obstructive pulmonary disease[J]. Scientific Reports,2015,5:15290.

[27] LI P,HUANG C,FU Y X,et al. Large-scale exploration and analysis of drug combinations[J]. Bioinformatics,2015,31(12):2007-2016.

[28] WANG J,GUO Z H,FU Y X,et al. Weak-binding molecules are not drugs? -toward a systematic strategy for finding effective weak-binding drugs[J]. Briefings in Bioinformatics,2017,18(2):321-332.

[29] RU J L,LI P,WANG J,et al. TCMSP:a database of systems pharmacology for drug discovery from herbal medicines[J]. Journal of Cheminformatics,2014,6(1):13.

[30] TAO W,LI B,GAO S,et al. CancerHSP:anticancer herbs database of systems pharmacology[J]. Scientific Reports,2014,5:11481.

[31] PÉREZ-NUENO V I,KARABOGA A S,SOUCHET M,et al. GES polypharmacology fingerprints:a novel approach for drug repositioning[J]. J Chem Inf Model,2014,54(3):720-734.

[32] HOPKINS A L. Network pharmacology[J]. Nature biotechnology,2007,25(10):1110-1111.

［33］HOPKINS A L. Network pharmacology：the next paradigm in drug discovery［J］. Nat Chem Biol，2008，4
（11）：682-690.

［34］CHEN B，WILD D，GUHA R. PubChem as a source of polypharmacology［J］. Journal of chemical informa-
tion and modeling，2009，49（9）：2044-2055.

［35］GONG Y，ZHANG Z. Alternative signaling pathways：when，where and why？［J］. FEBS letters，2005，579
（24）：5265-5274.

［36］JONES S，ZHANG X，PARSONS D W，et al. Core signaling pathways in human pancreatic cancers revealed
by global genomic analyses［J］. Science，2008，321（5897）：1801-1806.

［37］VENTEGODT S，ANDERSEN N J，MERRICK J. Holistic medicine：scientific challenges［J］. Scientific
World Journal，2003，3：1108-1116.

［38］WANG Y H，ZHENG C L，HUANG C，et al. Systems pharmacology dissecting holistic medicine for treat-
ment of complex diseases：an example using cardiocerebrovascular diseases treated by TCM［J］. Evid Based
Complement Alternat Med，2015，2015：980190.

［39］ZHANG W，TAO Q，GUO Z，et al. Systems pharmacology dissection of the integrated treatment for cardio-
vascular and gastrointestinal disorders by traditional Chinese medicine［J］. Scientific Reports，2016，
6：32400.

［40］LIN Q. The present state and prospect of the study of syndrome［J］. Chinese Journal of Integrative Medi-
cine，1998，4（4）：242-246.

［41］ALBERT D，ZÜNDORF I，DINGERMANN T，et al. Hyperforin is a dual inhibitor of cyclooxygenase-1 and
5-lipoxygenase［J］. Biochemical Pharmacology，2003，64（12）：1767-1775.

［42］WANG X，XU X，TAO W Y，et al. A systems biology approach to uncovering pharmacological synergy in
herbal medicines with applications to cardiovascular disease［J］. Evid Based Complement Alternat Med，
2012，2012：519031.

［43］ZHAO J，JIANG P，ZHANG W. Molecular networks for the study of TCM pharmacology［J］. Brief Bioin-
form，2010，11（4）：417-430.

［44］YAO Y，ZHANG X，WANG Z，et al. Deciphering the combination principles of traditional Chinese medi-
cine from a systems pharmacology perspective based on Ma-huang Decoction［J］. Journal of Ethnopharma-
cology，2013，150（2）：619.

［45］LI B，XU X，WANG X，et al. A systems biology approach to understanding the mechanisms of action of chi-
nese herbs for treatment of cardiovascular disease［J］. Int J Mol Sci，2012，13（10）：13501-13520.

［46］杨映娟，蔡新隆，庄义先，等. 醒脑静用于慢性肺源性心脏病急性发作期的疗效观察［J］. 中国综合
临床，2006，22（3）：202-204.

［47］欧阳海春，吴沃栋，钟冬梅，等. 醒脑静抑制重组人肿瘤坏死因子介导的人脐静脉内皮细胞增殖
［J］. 中国组织工程研究，2012，16（2）：239-242.

［48］陈寿权，王万铁，王明山，等. 醒脑静对家兔脑缺血再灌流时 TNF、IL-1β、IL-6 水平及脑超微结构影
响的实验研究［J］. 中国急救医学，2000，20（11）：637-639.

［49］PEI T L，ZHENG C L，HUANG C，et al. Systematic understanding the mechanisms of vitiligo pathogenesis
and its treatment by Qubaibabuqi formula［J］. Journal of Ethnopharmacology，2016，190：272-287.

［50］邓铁涛. 辨证论治是中医学的精髓［J］. 中医药通报，2005，4（1）：1-4.

［51］LI P，FU Y X，RU J L，et al. Insights from systems pharmacology into cardiovascular drug discovery and
therapy［J］. BMC Systems Biology，2014，8：141.

［52］ZHOU W，WANG Y. A network-based analysis of the types of coronary artery disease from traditional Chi-
nese medicine perspective：potential for therapeutics and drug discovery［J］. Journal of Ethnopharmacolo-
gy，2014，151（1）：66-77.

第十五章

中药质量生物评价与控制

第一节 概　述

中药质量是中医药临床疗效的根本保证,而中药质量评价方法和标准难以关联临床疗效及安全性,是中药质量问题长期得不到解决的根本症结所在。近年来,在建立符合中医药特点且关联临床疗效和安全性的中药质量评价体系方面,已有相关学者开展了系统深入研究,通过对比分析化学药、生物药和中药三者在物质基础、质控策略和质控力的根本差异,提出中药应"接轨"生物制品的质量监控模式,而不应"吻合"化学合成药的质量控制模式(图15-1),建立以生物效价为核心的中药质量生物评价方法体系。中药质量生物评价可以较好地反映或关联中药的药效作用或毒性,弥补化学指标性成分检测的不足。生物效应检测与化学成分检测具有互补性,二者联用可提高中药可控性。

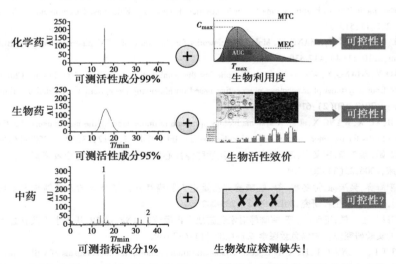

C_{max} 为峰浓度;AUC 为药时曲线下面积;MTC 为最小中毒浓度;MEC 为最小有效浓度。

图 15-1　中药与生物药、化学药生产质量控制模式的对比

药品的生物检定(bioassay)或生物评价(biological assay)是以药物的生物效应为基础,利用整体动物、离体组织、器官、微生物和细胞以及相关生物因子等为试验系,评价药物有效性或毒性等生物活性,从而达到控制或评价药物质量的目的[1-2]。生物评价关联功效,对于结构复杂、理化方法不能测定其含量,或者理化测定不能反映其临床效应或生物活性的中药,该法尤其适合。中药质量生物评价须具备定量药理学与药检分析的双重属性和要求。按测定方法和指标大致可分为生物效应(活性)表达谱、效应成分指数、生物效(毒)价测定、生物活性测定和生物标志物等[3]。如今,中药质量生物评价具有药效相关、整体可控、符合中医药特点等优势而被广泛认可。《中华人民共和国药典》连续收录"中药生物活性测定指导原则",《中药品质评价方法指南》的发布以及专著《中药质量生物评价》的出版等,说明该方法已成为中药质量标准化的重要发展方向之一。

第二节　中药质量生物评价的发展

中药和天然药物的质量生物评价方法并不是近现代才出现的,实际上相关理念和方法自古有之。早在东汉时期,《神农本草经》记载"神农尝百草,一日而遇七十毒",某种程度上就是古代的临床毒理评价;宋代《本草图经》记载人参品质的评价方法,即口含人参走三五里,若气息自如则说明人参为真。这好比通过临床药理试验评价中药质量和真伪;明代《本草纲目》记载生猪血测试苎麻活血化瘀功效,也是古代的体外药理学评价方法。从这些原始和朴素的方法可以看出古人已有"生物效应鉴品质"的理念。

20世纪50年代,我国生药学的泰斗楼之岑教授采用小鼠腹泻效价评价大黄质量。但此后近50年该方面的研究几乎为空白。进入21世纪,随着人们对中药质量化学评价局限性的认识越来越清楚以及生物技术方法的迅猛发展,一批药学工作者展开了新一轮的中药质量生物评价研究,如唐元泰主要开展了中药注射剂中内毒素测定。王志斌主要针对活血化瘀中药开展效价检测技术研究。肖小河教授团队从理论、方法、技术和标准等方面对中药质量生物评价开展系统的探索与创新研究,成功创建以生物评价为核心的中药质量评价方法体系,较为系统地建立了符合中药特点的生物评价理论、方法和系列关键技术。自2010年开始,历版《中华人民共和国药典》正式收录"中药生物活性测定指导原则",指出中药质量控制由单一指标成分测定,向活性成分及生物测定的综合检测过渡;2015年美国FDA发布了《植物药研发指导原则(草案)》,明确将生物评价作为植物药在美国新药注册评审中的重要内容,用于植物药开发评价的全过程。2016年,国家食品药品监督管理总局将"基于生物活性评价的中药质量一致性与安全性评价研究"建议为"十三五"国家科技重大专项立项,中华中医药学会团体标准立项研究制定以生物评价为核心的《中药品质评价方法指南》;2020年,国家药品监督管理局药品审评中心组织制定了《中药生物效应检测研究技术指导原则(试行)》并发布施行(图15-2)。这些重要事件和法规,标志着中药质量生物评价的理

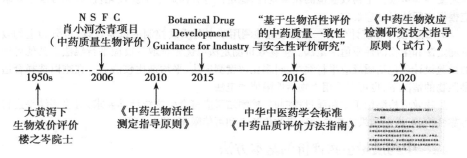

图15-2　中药及植物药质量生物评价发展历程

211

念、模式和方法,已成为国内外中药和植物药质量评控发展的共识性方向,当前正进入中药质量生物评价时代,具有极为重要的时代意义。

第三节 中药质量生物评价的技术
要求及基本方法

一、中药质量生物评价的技术要求

中药质量生物评价应符合药理学实验的主要基本原则,药品质量检验、药物分析学,以及医学伦理、动物伦理、生物安全等基本要求。具体要求可参考《中华人民共和国药典》(2020年版)四部有关生物检定的条目[4]。针对中药特点,相关技术要求还需做如下考量[5]。

1. 与药效或毒性的关联 优先选取已知或预期作用机制的评价方法和指标。作用机制尚不清楚时,也可考虑采用替代的生物效应检测方法和指标。中医病证及中药功效往往难以用单一指标表达,应尽可能考虑采用多种方法和指标进行研究。

2. 生物试验系的选择 可选择的试验系包括整体动物、离体组织、(类)器官、细胞、微生物、受体、离子通道和酶等。在能够保证评价结果与临床疗效及安全性的关联性的前提下,应优先选择相对简便、可操作性强、经济性好的试验系。

3. 参照物的选择及标定 理想的参照物选择应与供试品在化学组成和/或生物效应方面具有同质性。中药成分复杂,化学同质性好的参照物往往难以获得。可根据以下条件选择适宜的参照物:①在选定的生物试验系上,与供试品具有相同或相近的生物效应;②生物活性(效价)可标定,稳定性好;③质量均一,可溯源。参照物可采用单一成分、对照药材、对照药材提取物等。

中药参照物的标定方法一般选择与该供试品质量控制相同或相近的方法,可分为生物效应测定和理化测定。

4. 供试品的预处理 供试品的预处理应综合考虑中药整体发挥疗效和临床用药特点,选择与临床用药方式或生产工艺相近的提取溶媒和方法。对于采用细胞、酶、受体等体外试验系时,应充分考虑鞣质等物质对测定结果的干扰。必要时,可采用人工胃液、人工肠液等仿生提取,或采用含药血清、肝微粒体酶系共孵育产物等作为供试品。

5. 测定方法学的要求 根据不同生物效应检测方法的特点及应用目的,有针对性地开展专属性、线性范围、精密度、重复性、准确性、稳定性、检测限、可信限、可靠性验证、适用性与耐受性等考察。生物效应检测在重复性、稳定性等方面通常不及理化检测,其方法学要求应根据实际情况合理设定。

6. 试验设计和统计分析 生物效应检测用于中药质量控制的试验设计,可分为生物效价测定法和生物活性限值测定法。生物效价测定法可优先选取量反应平行线法。其他可选的试验设计还包括质反应平行线法、斜率比浓度测定法、平均剂比较法等。在难以选择合适参照物的情况下,也可以采用生物活性限值测定法。

生物效应检测用于中药质量控制时,检测结果应符合生物统计学要求,对检测结果进行可靠性检验,根据结果的变异性确定效价范围和可信限率(FL%)等。

二、中药质量生物评价的基本方法

用于中药质量生物评价的技术方法较多,可分为定性检测、定量检测以及定性兼定量检测,亦可分为特异性检测、非特异性检测,还可分为安全性相关的检测、有效性相关的检测和质量一致性相关的检测。针对中药多组分、复杂性的特点,结合现代生物技术的发展,亦可建立和采用一些新技术和新方法。根据评价的目的和需求,可选择多种生物效应检测方法进行综合评价[6-9]。相关评价方法包括但不限于以下内容。

1. 生物效价/生物毒价　在特定的试验条件下,通过对比供试品与参照物对试验系的特定生物效应,按生物检定统计法计算出的供应品相当于参照物的生物效应强度单位(效价)。生物毒价检测是以评价毒性为目的的。实验的设计多采用量反应平行线测定法,根据生物反应的性质也包括质反应平行线法、斜率比浓度测定法、平均剂比较法等。

2. 生物活性限值(直接活性测定)　在难以选择合适参照物的情况下,也可以采用生物活性限值测定法,即通过测定药物引起生物活性反应的剂量,并以此为指标(为依据)判定药物是否符合规定的一种质量控制方法。该方法多被认为是定性或半定量的方法。

3. 生物效应表达谱　在特定的试验条件下,供试品作用于试验系所表达出的一组或多组特征生物效应信息,包括基因表达谱、蛋白质表达谱、代谢物表达谱、生物热动力学表达谱、生物自显影薄层色谱等。

4. 效应成分指数　指基于效应加权的多成分含量综合量化评价的方法,即根据药效或毒性成分的生物活性强度作为成分含量的权重,计算全部药效或毒性成分的效应总和。当仅用于安全性评价时,亦可称毒性成分指数。

5. 生物标志物　在特定的试验条件下,能够反映供试品有效性、安全性和质量一致性相关信息的生物物质或指标,通常应具有一定的特异性,包括与作用机制相关的基因、蛋白质、代谢物等内源性物质。

第四节　生物评价在中药质量标准化研究中的应用

在以中药质量生物评价为核心的质量标准化与合理用药方面,已有研究进行了探索及应用,建立了一系列反映中药功效与毒性的评价方法,包括泻下、抑菌、强心、止血、抗病毒、抗炎、解热、抗凝血、最小致死量毒价、肝细胞毒价等[10]。此外,学者近年还建立了基于凝血酶时间测定的白及止血效价[11],基于活化部分凝血活酶时间测定的三棱抗凝血效价[12],基于离体心肌模型心率测定的附子抗休克生物效价,基于红细胞数测定的当归补血效价等评价方法[10]。本节重点介绍中药质量生物评价相关方法及其运用。

一、药效物质不确切的中药的质量生物评价

以板蓝根为代表,先后建立了基于流感病毒神经氨酸酶[13-14]和血红细胞凝集试验的板蓝根抗病毒活性检测方法[15],以及基于管碟法[16]和基于生物热动力学法[17]的板蓝根抗菌活性检测方法,其中基于血红细胞凝集试验的板蓝根抗病毒活性检测方法已通过中国食品药品检定研究院技术复核。

二、"有毒"中药的质量生物评价与安全性控制

以附子为代表,建立了基于最小致死量检测的乌头类中药的毒价测定法[18]。研究表明,毒价测定法比现行化学含量测定方法更加准确可靠地反映了乌头类中药整体毒性[19-20]。本毒价测定法可对药材生产、加工、炮制等环节进行序贯质量控制,在临床上也可根据毒价

调整剂量,有效保证用药安全。还有研究建立了基于肝细胞毒价检测的何首乌、雷公藤等临床常见肝损害中药的质量评控方法[3],该方法从药材质量控制角度,为提高和保障中药临床使用的安全性提供了技术支撑。

三、中药材道地性与商品规格等级的生物评价

道地药材及其商品规格等级,是历代中医评价药材质量优劣的"金标准"。采用生物评价技术,建立道地药材、规格等级的评价方法和标准,具有重要的历史和现实意义[21]。研究发现,产自传统道地产区的大黄泻下效价显著高于非道地产区。不同规格等级大黄药材的泻下效价相差 3 倍以上,但相同商品规格的大黄泻下效价与商品等级高低无明显相关性[22]。三七止血生物效价也与商品等级的划分无关[23]。因此提出效价等级的概念,使药材质量标准直接与临床疗效相关,为临床合理用药提供参考。

四、名贵中药和角甲类中药的质量生物评价

以牛黄、冬虫夏草、麝香为代表,建立了基于生物热力学的牛黄、冬虫夏草质量生物评价方法以及基于抗炎活性的麝香质量生物评价方法[24-26],为解决珍稀名贵中药有效的质量评价方法提供了新的技术手段。角甲类动物药成分相似(角蛋白)、质量评价难度大、濒危品种的替代等问题十分棘手,因此相关研究建立了角甲类动物药解热、抗凝血、抗炎等生物效价检测方法[27-28]。实现了对成分雷同、功用迥异的角甲类动物药质量的有效甄别;进一步发现部分濒危品种的潜在替代品,如山羊角是羚羊角的解热活性潜在替代品、龟甲是穿山甲的免疫调节活性潜在替代品。

五、中药注射剂质量生物评价与临床合理用药

1. 中药注射剂质量一致性与稳定性的生物监测 以双黄连注射液、注射用益气复脉(冻干)、清开灵注射液为代表,建立了基于化学指纹图谱与生物热活性指纹图谱关联检测的中药注射剂质量波动监测方法,突破了单一化学指纹图谱技术的局限性,为全面反映不同批次或不同厂家产品的质量差异提供了技术支持,为构建中药注射剂不良反应早期预警机制提供了新的科学依据[29]。

2. 基于生物热动力学表征的中药注射剂无菌快速检测 现行的注射剂无菌检测方法灵敏度低、检测周期长且易存在假阳性,已成为药品监管部门、药品生产企业等的棘手问题。基于生物热活性谱表征建立的注射剂无菌快速灵敏检查方法[30],实现了无菌检查从 14～17 天(《中华人民共和国药典》方法)的检测周期缩短至 24 小时,检出浓度小于 1CFU,且可依据微生物生长代谢中能量变化特征指纹谱,初步判断微生物类型(溯源性),有助于实现对污染源的快速锁定与发现,提高解决实际问题的能力。

3. 基于化学热动力学表征的中西药注射剂配伍联用相容性检测 临床上中西药注射剂临床配伍联用时有发生,但配伍联合的科学依据并不充分,如何客观评判亟待明确。分子间发生的化学反应常伴随吸热或放热变化,基于化学热动力学表征建立的中西药注射剂临床配伍相容性快速灵敏检查新方法[10],为中西药注射剂临床配伍用药提供新的科学依据和技术支持。

此外,近年来国内外相关学者还建立了蛇类动物药[31]、灵芝[32]、益母草[33]、连翘[34]等生物检测方法,对推动生物评价模式与方法在中药质量标准化中的应用发挥了重要作用。

六、效应成分指数的构建及应用

效应成分指数是指以药效或活性成分的生物活性强度作为化学含量的权重,计算全部

药效或活性成分的效应总和,以综合评价中药的整体质量的指标。由于考虑了不同成分对整体药效的贡献度差异,效应成分指数使不同成分所关联的药效得到有效表征,使临床安全性和有效性得到更加紧密的关联。在对药效指标进行权重分配时,应采取多种评价方法联合应用进行效应指标权重分配,降低评价结果的主观性,实现综合全面评价的有效性[6]。基于上述思想,大黄、黄连等中药质量评价的效应成分指数的构建已完成[35-36]。

第五节　生物评价在中药研发
相关环节中的应用

　　生物评价不仅可用于指导中药质量控制标准的制订,同时还可用于中药研发中的处方筛选、工艺优选、药理毒理评价、临床试验以及上市后再评价等环节,支持和指导中药新药全生命周期的有效性、安全性和质量一致性评价。类似的在 2015 年美国 FDA 发布的《植物药研发指导原则(草案)》将生物评价作为植物药新药注册评审全过程中的重要内容,包括质量评价与控制以及临床前药理学评价和上市后疗效再评价[7]。

一、中药临床处方的评价和优选

　　中药新药研发周期长、投入大、风险高,早期采用关联功效、适应证或作用机制的生物效应检测方法,对处方的有效性、安全性进行初步评价和组方优选,有助于明确其临床定位、突出治疗特色、阐释作用机制等,更好地保证疗效与安全性。此外,借助生物效应检测方法,与处方相近的上市中药进行效应相似性评价,有助于从处方源头避免中药新药研发的低水平重复。

　　针对经典名方的处方遴选,也可采用适宜的生物效应检测方法和指标进行初筛。处方有效性、安全性的初步评价,可优先选择与作用机制关联性高的生物效应检测方法和指标。处方相似性评价,可优先选择综合性评价方法和指标,如效应成分指数、生物效应表达谱等。

二、中药制剂工艺的筛选与优化

　　中药提取、精制、浓缩、干燥、成型等制剂工艺对中药新药临床疗效、安全性和质量一致性有重要的影响。目前,以指标性成分及转移率为指标来评价制剂工艺存在一定的局限性。可考虑采用与中药新药已知或预期作用和机制相关的生物效应检测方法,对中药新药的制剂工艺及条件和参数进行筛选和优化,提高中药新药生产工艺的研究水平。

三、中药药效学和毒理学评价

　　中药新药药效学和毒理学评价,可采用关联供试品已知或可预期的作用机制和靶标的生物效应检测方法及指标,支持和指导选择更适宜的评价模型和指标,优化给药剂量设置,探索作用机制等。鼓励采用生物效应检测方法,开展中药新药药效动力学和毒性动力学研究。

　　在中医证候模型的建立和评价中,鼓励采用关联临床证候的生物标志物(群)等生物效应检测方法,支持和指导基于证候动物模型的中药药效学及毒理学评价。

四、中药新药临床试验

　　中药新药临床试验可采用生物效应检测方法对供试品和安慰剂进行评价,以保证临床试验用不同批次供试品之间的质量一致性,同时排除安慰剂本身的生物效应对供试品临床疗效评价可能产生的干扰。

基于临床试验者的生物样本(如含药血清),鼓励采用生物效应检测的方法,开展药效动力学和生物利用度研究,辅助评价供试品的临床疗效及剂量-时间-效应关系,筛选发现药效成分及可能的作用机制。

五、中药上市后再评价和变更

中药新药上市后,采用生物效应检测方法,支持和指导中药安全性和有效性的再评价,以及相关变更的评估。

安全性再评价方面,可采用生物毒价、生物效应表达谱、生物标志物等生物效应检测方法,对新发现的中药安全风险信号进行辅助识别与评价。

有效性再评价方面,可采用生物效价、生物效应表达谱、生物标志物等生物效应检测方法,对适应证和适用人群精准定位并进行辅助评价。

变更的评估方面,针对原材料的产地、品种、采收季节、种植方式和加工炮制方法,提取、精制、干燥、成型等生产工艺以及设备、辅料、包装、有效期及贮藏条件等变更,可采用生物效应检测方法评价其变更的程度和性质。

生物效应检测还可辅助用于评价用法用量调整、改变剂型或给药途径、增加功能主治、同名同方药一致性等。

第六节　中药质量生物评价中存在的认识误区和问题

理论上,中药质量生物评价对于中药产品具有独到的作用和优势,因中药产品结构复杂,理化方法不能表征其含量,理化测定不能反映其生物活性和临床疗效。而从实际应用的角度来看,一些认识上的误区以及许多现实问题尚待解决[10]。

一、忽视中药质量生物评价方法与化学和常规检验方法的结合

现有的化学和常规检验在中药真伪鉴别和质量一致性评价方面具有优势,而生物评价在关联临床有效性和安全性方面优势明显。因此,生物评价与现有质量控制体系不是取代与被取代的关系,更多的是相辅相成、互为补充的关系。

二、中药质量生物评价不等于药理学研究

中药的药理学研究主药是筛选和发现中药药理作用、探讨作用机制,更多关注指标变化的程度。中药质量生物评价的目的是评控中药产品质量,可以是关乎终端的评价指标,也可是关乎机制过程的评价指标,甚至是针对病因的指标,要求具备准确性、精密度等药物分析属性。

三、以理化分析的方法学苛求中药生物评价方法

生物评价的方法学质量评价指标如专属性、准确性、精密度、线性范围、检测限度、耐用性等是不及理化检定的。那么,如何看待中药质量生物评价的方法学质量评价指标呢?

1. 生物评价方法的专属性　中药质量生物评价主要目的在于评价优劣,应关注方法的

特异性,不宜过分强调方法的专属性。反过来说,化学评价方法也不是都具有专属性,如黄连是含有小檗碱的,含有小檗碱的却不一定就是黄连,但不含有小檗碱一定不是黄连。类似地,黄连具有止痢作用,具有止痢作用的不一定就是黄连,但不具有止痢作用的一定不是黄连,因此用止痢活性(效价)评价黄连质量优劣是可行和恰当的。

2. 生物评价指标的代表性 生物评价指标越多,与功能主治关联程度越高就越具有代表性。但指标过多反而难以体现指标的特异性和代表性,同时增加检测成本甚至造成浪费。中药成分复杂,不可能也没有必要检测所有成分,而是重点控制少数重要或有代表性的成分,同时结合化学指纹图谱控制整体质量,从而取得指标控制力和经济性之间的平衡。类似地,中药质量生物评价也应针对关键的1~2个功效,建立相关性强、可操作的中药质量生物评价方法。

3. 生物评价方法的精准性 生物评价的方法学质量评价指标如选择性、准确性、精密度、线性范围、检测限度、耐用性等是不及理化检定的,如一般理化检定结果相对误差范围为±5%,生物评价的相对误差范围(称可信限率)为±15%。理化检定结果误差虽小,但与安全性有效性不一定有关联;而生物评价测定结果虽然误差较大,但可以反映其安全性有效性的相关信息。生物评价由于采用了药效药理学实验设计方法,仍然具有较好的重现性和稳定性。

4. 关于生物评价方法的可及性 由于生物体系固有的特点,生物评价方法的成本相对较高、操作相对复杂,对检测实验室条件的要求也相对较高,在一定程度上限制了中药质量生物评价方法的普及推广。然而,当前生物技术发展日新月异,生物技术人才也不断涌现,中药质量生物评价的可实施性已不可同日而语,相信在不远的将来,生物评价模式和方法将成为中药质量评控的关键和重要内容。

此外,生物评价在中药质量评价与控制中也存在一些亟待解决或需要完善的问题:①加强建立体现药效作用的体外检测方法。中药质量生物评价重在应用,为使应用更加便捷,体现作用特点的体外方法宜优先考虑。②加强生物评价方法在中药质量全过程控制的研究和应用。针对中药产品从药材到饮片、提取物、制剂的产品链过程,加强中药生物活性(效价)传递规律研究,有利于提高中药质-效-量一体化评控,提升中药产品整体质量。

第七节 结语与展望

从一定程度上讲,中药质量生物评价与控制的发展是涉及面广泛的系统工程。包括以下几个方面:一是加强宣传,澄清业内人士对中药质量生物评价的诸多认识误区;二是加大研发力度,研制开发符合中医药特点且多快好省的药物质量生物评价技术和方法;三是鼓励企业开展中药质量生物评价,并将生物效价标准纳入国家药品"优质优价"等相关技术经济政策制度;四是做好药品质量监督检验机构对中药质量生物检测的职能划分。我们有理由相信,随着生物评价在中药质量标准化建设中作用的日益凸显,中药生物活性测定指导原则与典型实例的出现,中药质量生物评价与控制将拥有光明的发展前景。

而中医药历来强调辨证用药、辨病用药,既是个体化医学,可以说是现代精准医学的先驱。中医药精准医学的发展,体现在中药质量评控方面即精准质控和精准用药,核心是要以服务临床疗效和安全性为根本目标,架设质量和用量用法之间的沟通桥梁。以临床需求为导向,研究创建的以生物检测为核心的中药质量综合评价体系——标准评控力金字塔(图15-3)[5,37],金字塔等级越高,评控力越强,与药材的临床疗效相关性越强,越能反映中药内在的质量。根据特定中药品质评价的实际需求,可选择一种或多种评价方法进行单独或综合评价。该体系的构建为中药精准质控和精准用药提供了科技支撑。

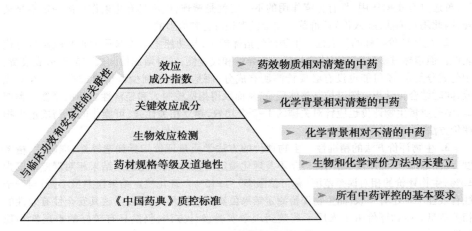

图 15-3　中药质量评控力金字塔

总体来看,中药质量标准对临床用药的指导作用还有待加强,从物质基础的角度来看,不同品质和规格的中药,其所含药效物质的种类和含量不同,因此临床疗效和安全性也应该是不同的;从疾病角度来看,不同疾病的机制和靶点是不相同的,因此同一中药治疗不同病证的物质基础、起效浓度和用量显然也应该是不同的。以服务临床精准用药为目标,构建基于质(质量)-效(功效)-用(用法用量)关联调控为核心的辨质用药体系,打通中药质量、功效、用法用量之间的换算关系,以期在复杂的中药质量影响因素中寻求一条以临床辨质用药和个性化用药为导向的新型精准用药之路,使中药质量评控向服务临床疗效和安全性的根本目标发展[25]。

(李寒冰,柏兆方,王伽伯,肖小河　中国人民解放军总医院第五医学中心)

参 考 文 献

[1]　中华中医药学会.中药品质评价方法指南[S].北京:中国中医药出版社,2017.

[2]　周海钧.药品生物检定[M].北京:人民卫生出版社,2005.

[3]　肖小河.中药质量生物评价[M].北京:人民卫生出版社,2016.

[4]　国家药典委员会.中华人民共和国药典[M].2020年版.北京:中国医药科技出版社,2020.

[5]　国家药品监督管理局药品审评中心.关于发布《中药生物效应检测研究技术指导原则(试行)》的通告(2020年第50号)[EB/OL].(2020-12-17)[2021-11-13].http://www.cde.org.cn/news.do? method=largeInfo&id=5f40f0e491c63db0.

[6]　熊吟,肖小河,鄢丹,等.综合量化集成的中药品质评控策略:中药效应成分指数[J].中草药,2014,45(1):1-7.

[7]　U. S. Food and Drug Administration,CDER. Botanical Drug Development Guidance for Industry[EB/OL]. Rockville:FDA,2016.[2021-11-13].https://www.fda.gov/media/93113/download.

[8]　LI J X,YAN D,MA L N,et al. A quality evaluation strategy for Rhizoma coptidis from a variety of different sources using chromatographic fingerprinting combined with biological fingerprinting[J]. Chin Sci Bull, 2013,58(33):4092-4100.

[9] TILTON R,PAIVA A A,GUAN J Q,et al. A comprehensive platform for quality control of botanical drugs (PhytomicsQC):a case study of Huangqin Tang(HQT) and PHY906[J]. Chinese Medicine,2010,5:30.

[10] 肖小河,王伽伯,鄢丹.生物评价在中药质量标准化中的研究与应用[J].世界科学技术-中医药现代化,2014,16(3):514-518.

[11] 陈广云,吴启南,王新胜,等.生物效价测定法用于活血化瘀中药三棱品质评价的研究[J].中国中药杂志,2012,37(19):2913-2916.

[12] 刘星星,董莉,张晓红,等.止血生物效价用于白及品质评价的研究[J].中国中药杂志,2014,39(19):3764-3767.

[13] 李寒冰,鄢丹,王伽伯,等.基于神经氨酸酶活性检测的板蓝根品质的生物评价[J].药学学报,2009,44(2):162-166.

[14] 李寒冰,鄢丹,金城,等.基于化学荧光测定的板蓝根抗病毒效价检测方法的建立[J].光谱学与光谱分析,2009,29(4):908-912.

[15] 唐慧英,鄢丹,张少锋.基于凝集活性检测的板蓝根颗粒质量生物测定方法研究[J].药学学报,2010,45(4):479-483.

[16] WEI LI,JIN CHENG,LI YUAN,et al. Methodological research on the quality evaluation of Radix Isatidis based on antibacterial potency[J]. Mode Tradit Chin Med Mater Med,2008,10(2):33-36.

[17] 赵艳玲,曲芬,肖小河,等.板蓝根不同提取部位抑菌活性的生物热动力学研究[J].中国中西医结合杂志,2006,26(7):628.

[18] QIN Y,WANG J B,ZHAO Y L,et al. Establishment of a bioassay for the toxicity evaluation and quality control of Aconitum herbs[J]. Journal of hazardous materials,2012,199/200:350-357.

[19] ZHANG D K,LI R S,HAN X,et al. Toxic constituents index:a toxicity-calibrated quantitative evaluation approach for the precise toxicity prediction of the hypertoxic phytomedicine-aconite[J]. Frontiers in Pharmacology,2016,7:164.

[20] ZHANG D K,HAN X,LI R Y,et al. Investigation of the chemical markers for experiential quality evaluation of crude aconite by UHPLC-Q-TOF-MS[J]. Journal of Separation Science,2016,39(22):4281-4289.

[21] 肖小河,黄璐琦.中药材商品规格标准化研究[M].北京:人民卫生出版社,2016.

[22] 王伽伯,金城,李会芳,等.泻下类中药质量的生物控制方法及基本问题探讨[J].药学学报,2009,44(5):500-505.

[23] 山丽梅,赵艳玲,洪玮,等.三七止血活性与商品规格划分的相关分析[J].中草药,2011,42(9):1779-1782.

[24] KONG W J,WANG J B,ZANG Q C,et al. A novel "target constituent knock-out" strategy coupled with TLC,UPLC-ELSD and microcalorimetry for preliminary screening of antibacterial constituents in Calculus bovis[J]. J Chromatogr B Analyt Technol Biomed Life Sci,2011,879(30):3565-3573.

[25] 周丹蕾,鄢丹,李宝才,等.微量量热法研究天然虫草和人工虫草对大肠杆菌生长代谢的影响[J].药学学报,2009,44(6):640-644.

[26] 罗云,金城,周健,等.基于环氧合酶抑制作用的人工麝香质量评价方法研究[J].药学学报,2011,46(4):438-442.

[27] LUO J YAN D,SONG J Y,et al. A strategy for trade monitoring and substitution of the organs of threatened animals[J]. Scientific Reports,2013,3:3108.

[28] YAN D,LUO J Y,HAN Y M,et al. Forensic DNA barcoding and bio-response studies of animal horn products used in traditional medicine[J]. PLoS One,2013,8(2):e55854.

[29] REN YS,ZHANG P,YAN D,et al. A strategy for the detection of quality fluctuation of a Chinese herbal injection based on chemical fingerprinting combined with biological fingerprinting[J]. J Pharm Biomed

Anal,2011,56:436-442.

[30] TAN M R,REN Y S,YAN D,et al. Detection of microorganisms in different growth states based on micro-calorimetry[J]. Journal of Thermal Analysis and Calorimetry,2012,109(2):1069-1075.

[31] 唐晓晶,冯成强,黄璐琦,等.高特异性 PCR 方法鉴别乌梢蛇及其混淆品[J].中国药学杂志,2007,42(5):333-336.

[32] CHEN S L,XU J,LIU C,et al. Genome sequence of the model medicinal mushroom Ganoderma lucidum[J]. Nat Commun,2012,3:913.

[33] 杨明华,杨苏蓓,金祖汉,等.益母草药材生物检定方法的研究(Ⅱ):缩宫素、益母草量效关系和检定适用效应模式的建立[J].中药材,2002,25(6):409-411.

[34] 张恩户,赵子剑,张英,等.连翘及其制剂抗菌效价的生物检定法[J].中国中医基础医学杂志,2005,11(10):782-784.

[35] 谭鹏,王伽伯,张定堃,等.效应成分指数在中药大黄质量评价中的应用研究[J].药学学报,2019,54(12):2141-2148.

[36] XIONG Y,HU Y,LI F,et al. Promotion of quality standard of Chinese herbal medicine by the integrated and efficacy-oriented quality marker of effect-constituent index[J]. Phytomedicine,2018,45:26-35.

[37] 肖小河,张定堃,王伽伯,等.中药品质综合量化评控体系:标准评控力金字塔[J].中国中药杂志,2015,40(1):7-12.

第三篇

中药复方药理学研究

第十六章

丹知青娥方雌激素样作用的研究

第一节　概　述

17β-雌二醇(estradiol,E$_2$)是许多靶组织生长、分化以及行使生物学功能的关键调节因子。近年来研究发现雌激素与绝经综合征、骨质疏松、乳腺癌等疾病密切相关,同时也成为绝经后女性心脑血管等慢性疾病发生和发展的诱因之一,因此绝经期妇女的疾病防治成为重要的公共卫生问题。现代医学多采用雌激素或雌激素孕激素联合使用的激素替代疗法(hormone therapy,HT)治疗相关疾病。但研究结果显示激素替代疗法有增加患乳腺癌、子宫内膜癌等风险,限制了其临床的使用,转而谋求植物雌激素作为激素替代治疗。中药是一个含有植物性雌激素的庞大候选库,为此在遵循中医药理论原则基础上结合现代研究,从中医药古方中寻找具有自主知识产权的植物雌激素作用中药复方,用于防治绝经综合征,对于减轻女性痛苦,提高绝经后女性生活质量具有重要意义。

围绝经期和绝经期诸症,在传统古籍中无系统描述,散在崩漏、经断复来、不寐、健忘、脏躁等病的论述之中,20世纪60年代出版的中医教材,首次提出经断前后诸症,多数学者认为肝肾阴虚是围绝经期潮热盗汗的主要病机,因此治疗多以滋补肾阴为主,常用六味地黄丸、二至丸、当归补血汤等,但以滋阴补血药物为主的中药复方采用随机对照试验(RCT)的方法进行临床试验,未得到满意结果[1-5]。潮热汗出作为更年期的一个特殊症状,不少患者主要是由于阳气虚衰或阳气不固导致体表卫气不足所致腠理开合失常。结合传统中医理论的记载,发展和创新中医药治疗围绝经期和绝经期诸症的治则,提出了补肾助阳法也是治疗更年期综合征的法则之一[6]。

丹知青娥方化裁于宋·《太平惠民和剂局方》的青娥丸,由杜仲(盐炒)、补骨脂(盐炒)、丹参、知母四味药组成,具有补肾助阳、凉血散瘀除烦之功。该方在临床实践和基础研究中体现出雌激素样作用,同时具有镇静安神和降脂的作用。此方水煎颗粒剂能明显改善围绝经期和绝经期女性的潮热、汗出等症状[7]。结合现代医学对围绝经期综合征的研究进展,开展了基于临床-基础-临床的丹知青娥方雌激素样作用的研究。

第二节　研究方法与结果

一、采用随机对照试验明确丹知青娥方的临床治疗效果

丹知青娥方的临床研究共纳入绝经期受试者389例,其中围绝经期197例,绝经早期192例,完成8周治疗期的受试者343例,完成治疗后4周随访期的受试者297例。在绝经期生存质量评分、血脂水平、激素水平等评价指标方面,不同用药组有效性各有优势,综合结果如下。

围绝经期及绝经早期受试者合并分析表明,丹知青娥配方颗粒治疗12周在绝经期生存质

量量表(the menopause-specific quality of life questionnaire,MENQOL)总积分(表 16-1)、社会心理维度、生理维度三个方面与安慰剂比较差异有统计学意义,而对于血管舒缩症状的改善,丹知青娥配方颗粒在 4 周、8 周、12 周三个时间点与安慰剂比较均有统计学意义(图 16-1)。

表 16-1　绝经期 MENQOL 总积分(数据集=FAS)

时间	丹知青娥方组(N=92)		二至方组(N=97)		合方组(N=97)		安慰剂组(N=96)	
	$\bar{x}\pm s$	$R/\%$	$\bar{x}\pm s$	$R/\%$	$\bar{x}\pm s$	$R/\%$	$\bar{x}\pm s$	$R/\%$
0 周	71.5±30.2	100	68.6±32.4	100	65.8±33.3	100	66.6±30.5	100
4 周	58.4±29.6	86.7±46.7[a]	53.9±30.4	82.8±43.1[a]	55.2±32.1	97.3±88.4	55.2±26.7	92.0±41.0
8 周	50.6±29.0	72.3±28.5[b]	48.9±29.0	77.2±47.2[a]	47.3±29.1	80.1±54.8[ab]	50.0±28.3	84.0±43.4[ab]
12 周	46.3±26.8	65.8±26.1[abc]*	46.5±27.7	74.5±44.9[ab]	43.6±25.4	74.3±49.3[abc]	49.9±27.4	83.5±42.9[ab]

注:R=某时间点评分/0 周评分。N 为受试者例数。FAS 即全分析集(full analysis set)。
组内比较:[a]与 0 周比较 $P<0.05$;[b]与 4 周比较 $P<0.05$;[c]与 8 周比较 $P<0.05$。
组间比较:*与安慰剂比较 $P<0.05$。

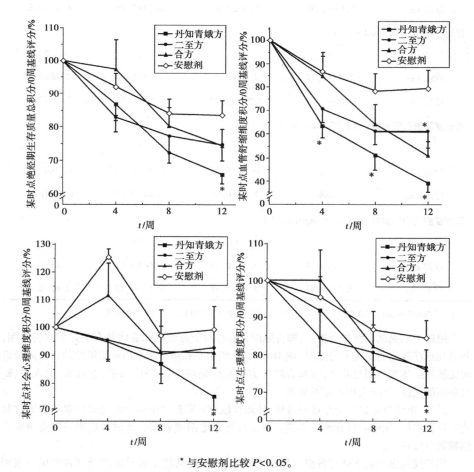

* 与安慰剂比较 $P<0.05$。

图 16-1　绝经期 MENQOL 积分各时间点下降率随时间变化趋势图

围绝经期受试者结果分析:丹知青娥配方颗粒对于 MENQOL 总积分及各维度改善作用在 12 周时与安慰剂比较差异有统计学意义;丹知青娥配方颗粒对于除社会心理维度以外的其他方面均有调节作用,也是在 12 周时与安慰剂比较有明显差异。对于围绝经期甘油三酯异常的受试者,丹知青娥配方颗粒有调节作用,与治疗前相比差异有统计学意义(表 16-2)。同时能够降低卵泡刺激素(follicle stimulating hormone,FSH)水平,升高 E_2 的水平及 E_2 与睾酮的比值,组间比较无明显差异。

表 16-2 围绝经期疗前血脂异常者治疗前后比较表(数据集=PP 集)

血脂水平	丹知青娥方组	二至方组	合方组	安慰剂组
总胆固醇(TC)/(mmol·L^{-1})				
N	3	9	15	7
疗前 $\bar{x}\pm s$	6.61±0.89	6.62±1.42	6.54±0.56	6.46±0.61
疗后 $\bar{x}\pm s$	5.94±1.30	6.50±0.94	6.24±0.75	6.20±0.83
甘油三酯(TG)/(mmol·L^{-1})				
N	4	8	4	7
疗前 $\bar{x}\pm s$	2.89±0.72	3.46±2.00	2.33±0.36	2.78±1.36
疗后 $\bar{x}\pm s$	1.67±1.13*	2.21±1.71*	1.93±0.61	2.16±1.89
高密度脂蛋白胆固醇(HDL-C)/(mmol·L^{-1})				
N	1	3	3	2
疗前 $\bar{x}\pm s$	0.75	0.87±0.12	0.86±0.10	0.98±0.02
疗后 $\bar{x}\pm s$	0.88	1.07±0.59	0.87±0.29	1.25±0.01*
低密度脂蛋白胆固醇(LDL-C)/(mmol·L^{-1})				
N	7	11	14	18
疗前 $\bar{x}\pm s$	3.57±0.49	3.75±0.39	3.67±0.51	3.85±0.42
疗后 $\bar{x}\pm s$	3.49±0.81	3.73±0.58	3.57±0.72	3.65±0.45

注:*与治疗前比较 $P<0.05$。PP(Per-Protocol),即符合研究方案分析。N 为受试者例数。

绝经早期受试者结果分析:丹知青娥配方颗粒对于血管舒缩症状具有良好的改善作用,各时间点疗效均明显优于安慰剂(图 16-2)。血脂水平和激素水平用药组治疗前后组内及组间比较均未体现出明显差异,丹知青娥配方颗粒组能够下调 FSH 水平,上调 E_2 的水平、E_2 与睾酮的比值,组间比较差异不显著。

另外,单纯分析血管舒缩这一指标,丹知青娥配方颗粒对于整个绝经期的血管舒缩症状均有改善作用,优势阶段在绝经早期。对于有畏寒等阳虚表现的受试者应用丹知青娥配方颗粒效果较好[8]。

用药期间出现的不适感各组间比较无明显差异,肝功能出现异常的受试者考虑与服用补骨脂及其他合并用药有关,停药或对症治疗均恢复正常。

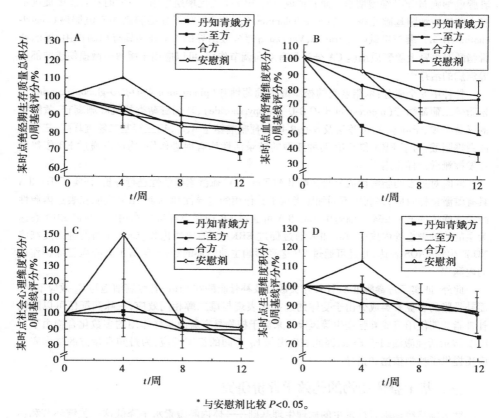

* 与安慰剂比较 $P<0.05$。

图 16-2　绝经早期 MENQOL 积分各时间点下降率随时间变化趋势图

综上,绝经综合征应根据患者的绝经情况分期治疗,对于围绝经期应用补肾助阳治法有确切疗效,对于围绝经期、绝经期血管舒缩症状的改善均有略显优势,特别是绝经早期效果更好[9]。

二、丹知青娥方雌激素样作用的物质基础研究

在临床研究的基础上,开展了相关物质基础研究,采用化学分离、分析、结构鉴定及荧光素酶报告基因、逆转录聚合酶链反应(RT-PCR)、雌激素受体结合实验等方法对丹知青娥方的作用机制进行了探讨,发现补骨脂两个香豆素类成分包括补骨脂素(psoralen)和异补骨脂素(isopsoralen),选择性激活 α 雌激素受体(estrogen receptor α,ERα)转录活性,对 β 雌激素受体(estrogen receptor β,ERβ)的转录活性无影响;而四个黄酮类成分包括异补骨脂查耳酮(isobavachalcone)、补骨脂二氢黄酮(bavachin)、corylifol A 和新补骨脂异黄酮(neobavaisofla-vone),及单萜酚类成分补骨脂酚(bakuchiol)均可剂量依赖性地激活 ERα 和 ERβ 转录活性,并且对于 ERα 的选择性强于 ERβ,ERα/ERβ 的比值达 1 以上;ER 拮抗剂 ICI 182,780 能够显著抑制七个化合物 ER 转录活性。香豆素类成分补骨脂素和异补骨脂素能够促进 ERα+

乳腺癌细胞 MCF-7 细胞增殖。而其他成分对 MCF-7 无促增殖作用[10];同时补骨脂酚促进牛肾上腺髓质细胞基础儿茶酚胺(catecholamine,CA)分泌,对促分泌刺激剂乙酰胆碱(acetylcholine,ACh)、藜芦定碱(veratridine,Ver)和高钾溶液诱导的 CA 分泌具有抑制作用,提示补骨脂酚对牛肾上腺髓质细胞 CA 分泌具有双向调节作用,可以应用于缓解应激损伤或抑郁症等疾病的治疗[11]。

杜仲中 8 个成分:木脂素类的松脂醇单葡萄糖苷(pinoresinol 4'-O-β-D-glucopyranoside)、松脂醇二葡萄糖苷(pinoresinol di-O-β-D-glucopyranoside),环烯醚萜类的桃叶珊瑚苷,黄酮类的汉黄芩素、千叶素 A、黄芩素及 α-O-β-D-葡萄吡喃糖基-4,2',4'-三羟基二氢查耳酮,三萜类的白桦脂酸,对于 ERα 和 ERβ 两种亚型的转录活性均有促进作用,均可以通过 ER 依赖途径发挥雌激素样作用[12]。

同时对丹参的脂溶性成分丹参酮ⅡA(TanⅡA)雌激素样活性进行评价,证实了 TanⅡA 具有雌激素样效应,并利用不同细胞考察了其作用的差异性和机制,结果表明在表达内源性雌激素受体的 Raw 264.7 细胞中 TanⅡA 可通过 ER 途径发挥抗炎作用[13];在以 ERβ 表达为主的心脏微血管内皮中,TanⅡA 通过促进 ERK1/2 的磷酸化和[Ca^{2+}]i 而促进内皮细胞 NO 产生和 eNOS 表达,并且可通过 ER 途径影响主动脉环的舒张,丰富了其心血管保护作用的内涵[14]。

此外,证实了丹参酮ⅡA、杜仲相关成分及补骨脂酚在 ERα+乳腺癌细胞与 E₂ 效应不同,而补骨脂的香豆素类成分由于受体的选择性表现与雌二醇相同效应,三味药配伍可以降低补骨脂长期使用造成乳腺增生等风险。来源于植物具有雌激素样作用的多数化合物由于对 ERβ 转录活性激活强于 ERα,因此表现出与 E₂ 不同的组织效应,为丹知青娥方的临床安全应用提供了科学依据和指导。

三、基于整体动物的药效学评价研究

针对围绝经期综合征发生的病理生理基础——体内雌激素水平降低这一关键环节和临床治疗特点,以提高体内雌激素水平为防治围绝经期综合征的核心问题。因此,药效学研究将主要利用整体动物模型(去势模型、围绝经期动物模型等)开展研究,考察受试药物是否能够增加靶器官(子宫)湿重、调节血清激素水平、改善相关症状;是否具有预防骨质疏松等作用,以期从多方面、多角度综合评价药物作用特点和模式。

药效学实验模型选择:①去势大鼠模型。6 月龄经产型 SD 大鼠,采用摘除两侧卵巢方法造成大鼠去势模型,给药 8 周,观察丹知青娥方给药 8 周对去势大鼠的治疗作用。②围绝经期小鼠模型。采用化合物 4-乙烯基环己烯二环氧化物(4-vinylcyclohexene diepoxide,4-VCD)腹腔注射 160mg/kg,20g 小鼠给药 0.1ml(浓度为 32mg/ml),即 0.005ml/g,每日 1 次,连续 20 天,制备围绝经期小鼠模型,观察丹知青娥方对 4-VCD 损伤卵巢小鼠行为学的影响及治疗作用。③镇静安神实验:采用戊巴比妥协同睡眠及小鼠自主活动,观察丹知青娥方给药 7 天对镇静安神的影响。主要药效学试验总结及结果如下。

(一) 雌激素样作用

1. 去势大鼠模型(绝经期模型)实验 选 6 周龄经产 SD 雌性大鼠 150 只,切除双侧卵巢,复制绝经期实验动物模型,用丹知青娥方(提取物)不同剂量(相当于生药 6.0g/kg、3.0g/kg、1.5g/kg)灌胃治疗,每日 1 次,连续 8 周,同时设正常对照、假手术对照、模型对照和阳性药(更年安、雌二醇)对照。观察大鼠雌激素水平;称量子宫重量,计算脏体系数。结果显示:大鼠去势后血清雌二醇水平显著降低,子宫明显萎缩,子宫重量及子宫系数均明显减小,用丹知青娥方三个剂量治疗 8 周,均能显著升高大鼠血清雌二醇(E_2)和睾酮(T)水平(图 16-3),同时能增加子宫重量及子宫系数(图 16-4),病理观察显示:子宫重量的增加主要是子宫内膜上皮、内膜层及肌层增厚所致,病理组织形态表现为内膜上皮由扁平变为立方或高柱状,胞质分泌增多;内膜层间质细胞由梭形变为卵圆形,胞质分泌增加;内膜腺体数量增加不明显,但胞体增大,腺细胞变为立方状,核淡染,胞质分泌增多(图 16-5~图 16-7)。子宫内膜分布大量的雌激素受体,是雌激素作用最为敏感的靶组织,子宫组织的形态学变化进一步印证了丹知青娥方的雌激素样作用。

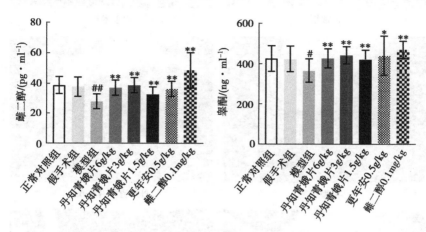

与假手术组比较[#]$P<0.05$,[##]$P<0.01$;与模型组比较 * $P<0.05$, ** $P<0.01$。

图 16-3　丹知青娥片对去势大鼠血清中雌二醇、睾酮水平的影响

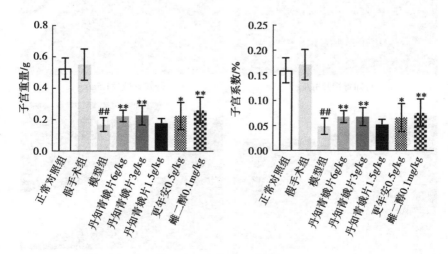

与假手术组比较[##]$P<0.01$;与模型组比较 * $P<0.05$, ** $P<0.01$。

图 16-4　丹知青娥片对去势大鼠子宫重量和子宫系数的影响

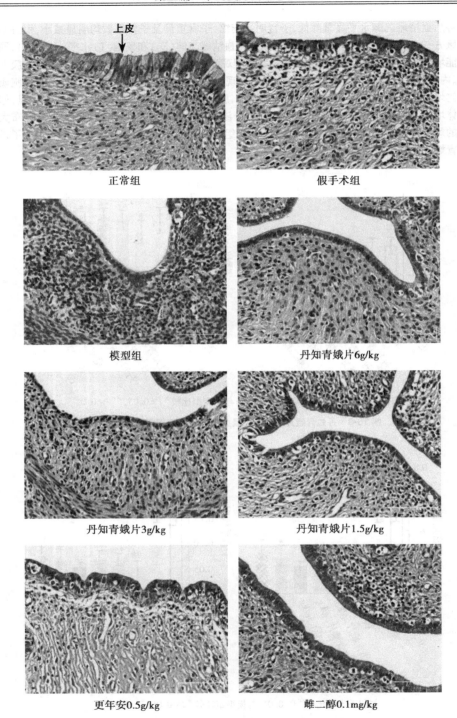

图 16-5　丹知青娥片对去势大鼠子宫内膜上皮的影响（HE×400）

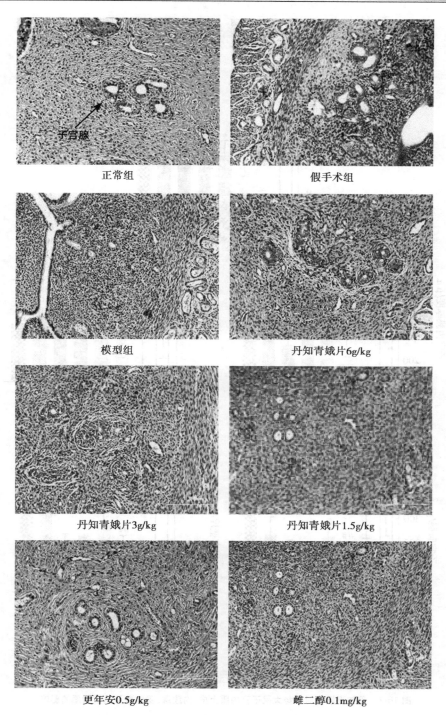

图 16-6 丹知青娥片对去势大鼠子宫腺的影响(HE×200)

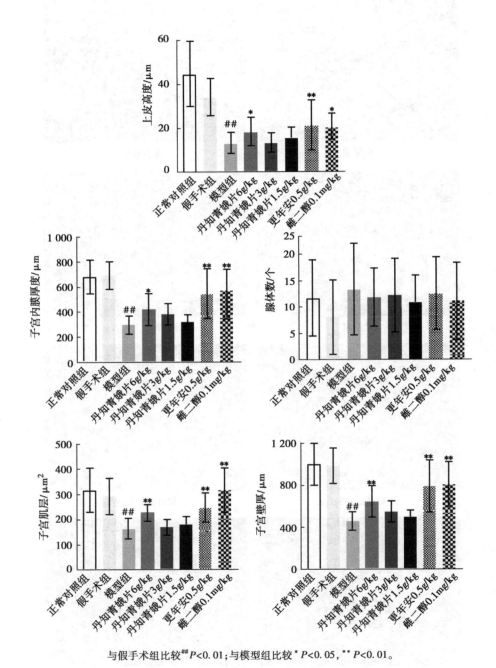

与假手术组比较^{##}$P<0.01$；与模型组比较 * $P<0.05$，** $P<0.01$。

图 16-7　丹知青娥片对去势大鼠子宫内膜上皮、内膜层、腺体数及肌层增厚的影响

2. 围绝经期小鼠模型实验　选 21 天龄 C57BL/6 雌性小鼠 105 只,采用化合物 4-VCD 腹腔注射,复制围绝经期实验动物模型,用丹知青娥方不同剂量(相当于生药 2. 15g/kg、4. 3g/kg、8. 6g/kg)灌胃治疗,每日 1 次,连续 8 周,同时设正常对照、模型对照和阳性药对照。观察大鼠雌激素水平;称量子宫和卵巢重量,计算脏体系数。结果显示:4-VCD 损伤小鼠卵巢后血清雌二醇水平显著降低,子宫和卵巢重量及脏体系数均明显减小,用丹知青娥方三个剂量治疗 8 周,均能显著升高小鼠血清雌二醇(E$_2$)的水平(图 16-8),同时使子宫和卵巢重量及脏体系数增加(图 16-9),显现出了丹知青娥方的雌激素样作用。

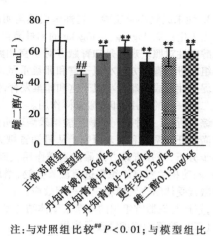

注:与对照组比较 ## $P < 0.01$;与模型组比较 ** $P < 0.01$。

图 16-8　丹知青娥方对 4-VCD 损伤小鼠血清中雌二醇水平的影响

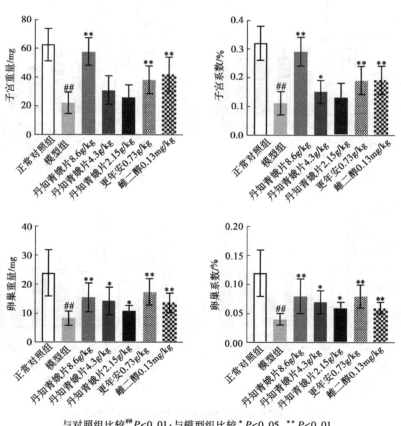

与对照组比较 ## $P < 0.01$;与模型组比较 * $P < 0.05$, ** $P < 0.01$。

图 16-9　丹知青娥片对 4-VCD 损伤小鼠子宫、卵巢重量及系数的影响

3. 性未成熟小鼠实验　选性未成熟昆明雌性小鼠 200 只,体重 12g 左右。丹知青娥方以相当于生药 2.73g/kg、5.46g/kg 的剂量灌胃给药,每日 1 次,连续 6 日,同时设正常对照和雌二醇阳性对照。观察丹知青娥方对子宫和卵巢重量及其脏体系数的影响。结果显示:雌二醇组和丹知青娥方组小鼠子宫和卵巢重量均明显高于正常对照组小鼠,表明丹知青娥方能够促进性未成熟雌性小鼠子宫和卵巢发育,使子宫和卵巢重量及其脏体系数增加,起到了和雌二醇一样的作用,即雌激素样作用。

综上所述,三种不同动物实验结果均表明丹知青娥方具有雌激素样作用,但其作用机制目前尚未开展系统和深入研究。从丹知青娥方的药物组成、功能主治以及前期药效研究结果初步分析,丹知青娥方的雌激素样作用机制可能在于:一方面通过补肝益肾、平调阴阳等作用,调动相关器官组织促进雌激素分泌,增加机体的雌激素水平,从而与不同靶器官组织的雌激素受体结合发挥相应的药理效应;另一方面是由于丹知青娥方的活性成分被吸收入血后,直接与靶器官组织的雌激素受体结合发挥药理效应。

(二)改善精神神经症状作用

1. 行为学评价　在考察丹知青娥方治疗 4-VCD 诱发的围绝经期模型小鼠 8 周后,采用

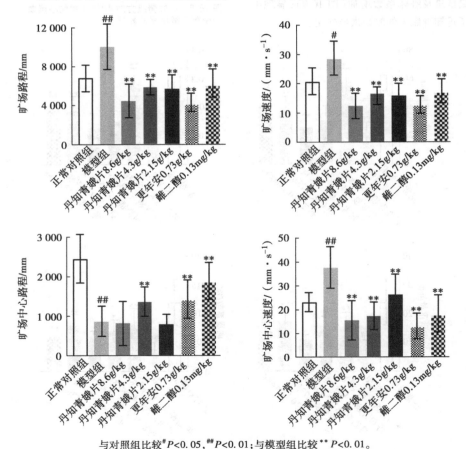

与对照组比较 #$P<0.05$, ##$P<0.01$;与模型组比较 ** $P<0.01$。

图 16-10　丹知青娥片对 4-VCD 损伤小鼠旷场行为的影响

旷场、游泳和悬尾实验进行了行为学的评价。

结果显示:围绝经期模型小鼠在旷场活动的速度及路程均增加;在旷场中心活动的活动速度增加,路程减少,小鼠表现出明显的焦虑和狂躁行为。用丹知青娥方治疗 8 周后的小鼠,在旷场活动的速度及路程均减少;在旷场中心活动的速度降低,路程增加(图 16-10);表明丹知青娥方能够抑制小鼠的焦虑和狂躁行为。

在游泳实验中围绝经期模型小鼠的游泳持续不动时间延长,呈现乏力和呆滞状态,用丹知青娥方治疗 8 周后的小鼠,游泳持续不动时间均缩短,表明丹知青娥方能够缓解小鼠乏力和呆滞状态。而悬尾实验结果显示围绝经期模型小鼠的悬尾持续不动时间延长,呈现紧张、恐惧状态,用丹知青娥方治疗 8 周后的小鼠悬尾持续不动时间缩短,表明丹知青娥方能够改善小鼠的紧张、恐惧状态(图 16-11)。

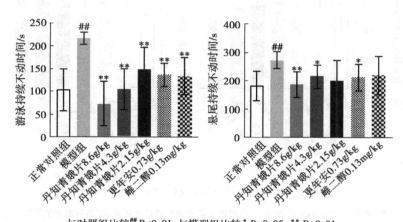

与对照组比较## $P<0.01$;与模型组比较 * $P<0.05$, ** $P<0.01$。

图 16-11　丹知青娥片对 4-VCD 损伤小鼠强迫游泳与悬尾行为的影响

2. 镇静安神作用　使用成年健康小鼠,用丹知青娥方不同剂量连续灌胃治疗 7 天,在末次给药后 40 分钟,将小鼠置于实验环境中适应一段时间后记录小鼠自发活动情况。结果显示:丹知青娥方高、中剂量组小鼠总运动路程显著降低(图 16-12),表明丹知青娥方具有一定的镇静安神作用。

通过观察丹知青娥方对围绝经期模型小鼠在旷场、游泳和悬尾实验中的行为学变化以及对小鼠自发活动的影响,表明丹知青娥方具有镇静安神,缓解焦虑、狂躁、紧张和恐惧等精神神经症状的作用。

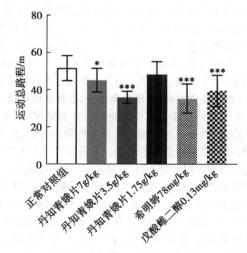

与对照组比较 * $P<0.05$, *** $P<0.001$。

图 16-12　丹知青娥片对小鼠总运动路程的影响

（三）对性激素的调节作用

1. 围绝经期小鼠模型 4-VCD 损伤卵巢后，使卵巢分泌 E_2 减少，不能维持卵泡的正常生长发育，通过生理性反馈，引起下丘脑腺垂体分泌 LH、FSH 增加，使 LH、FSH 和 PG 的血清水平升高。用丹知青娥方不同剂量连续灌胃治疗 8 周，结果显示：相当于生药 4.3g/kg 和 8.6g/kg 的剂量治疗组小鼠子宫和卵巢重量均增加（图 16-9），卵巢分泌 E_2 及卵泡发育得到恢复（见图 16-8），通过生理性反馈调节作用又可使下丘脑腺垂体分泌 LH、FSH 减少（见图 16-13）。结果表明丹知青娥方具有调节围绝经期小鼠性激素的作用。

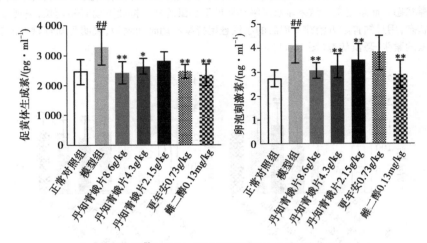

与对照组比较 ## P<0.01；与模型组比较 * P<0.05，** P<0.01。

图 16-13 丹知青娥片对 4-VCD 损伤小鼠血清促黄体生成素、卵泡刺激素的影响

2. 去势大鼠模型（绝经期模型） 摘除卵巢后，小鼠失去了卵巢分泌雌激素、雄激素及其卵泡生长发育的功能，通过生理性反馈调节作用，引起下丘脑腺垂体在短期内分泌 LH、FSH 增加（4 周）（图 16-14）；随时间延长，又逐渐降低（8 周）（图 16-15）。用丹知青娥方不同剂量（相当于生药 6.0g/kg、3.0g/kg、1.5g/kg）灌胃治疗 8 周，三个治疗组大鼠血清 E_2 水平升高（4~8 周）（图 16-16），子宫功能得到维持，下丘脑腺垂体分泌 LH、FSH 的能力增加，血清 LH、FSH 水平升高。结果表明丹知青娥方具有调节去势大鼠性激素的作用。

（四）促进骨代谢、增加骨密度、改善骨质结构

在围绝经期小鼠模型试验和去势大鼠模型（绝经期模型）试验中，模型动物的雌激素水平降低，均可引起动物的胫骨松质骨的骨密度、骨小梁数目、骨小梁厚度和骨体积分数减少，导致模型动物骨质疏松。用丹知青娥方不同剂量（相当于生药 6g/kg、3g/kg、1.5g/kg）对去势模型大鼠治疗 8 周，结果显示：丹知青娥方三个剂量组大鼠的胫骨骨密度和骨体积分数均明显增加；3g/kg 剂量组大鼠骨小梁数目增加，相当于生药 6g/kg 和 1.5g/kg 的剂量组大鼠骨小梁厚度增加（图 16-17）；用丹知青娥方不同剂量（相当于生药 2.15g/kg、4.3g/kg、8.6g/kg）对围绝经期模型小鼠治疗 8 周，结果显示：4.3g/kg 和 8.6g/kg 剂量组小鼠的胫骨骨密度明显增加，骨小梁数目、骨小梁厚度和骨体积分数均有增加趋势（图 16-18）。上述两种不同动物模型试验结果均表明丹知青娥方具有促进骨代谢、增加骨密度、改善骨质结构的作用。

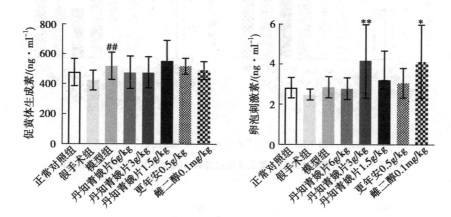

与对照组比较##P<0.01；与模型组比较*P<0.05，**P<0.01。

图 16-14　丹知青娥片给药 4 周对去势大鼠血清中促黄体生成素、卵泡刺激素水平的影响

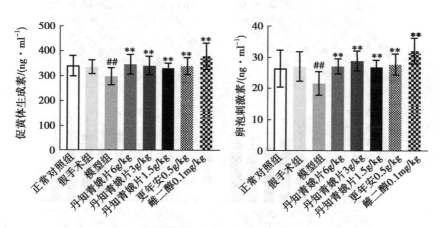

与对照组比较##P<0.01；与模型组比较**P<0.01。

图 16-15　丹知青娥片给药 8 周对去势大鼠血清中促黄体生成素、卵泡刺激素水平的影响

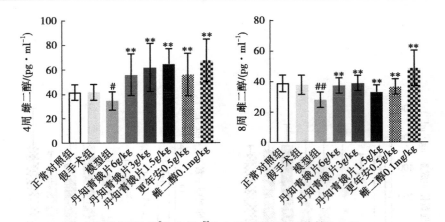

与假手术组比较#$P<0.05$，##$P<0.01$；与模型组比较**$P<0.01$。

图 16-16 丹知青娥片给药 4 周及 8 周对去势大鼠血清中雌二醇水平的影响

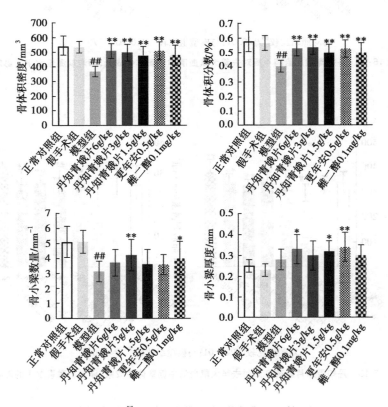

与假手术组比较##$P<0.01$；与模型组比较*$P<0.05$，**$P<0.01$。

图 16-17 丹知青娥片对去势大鼠骨密度相关指标的影响

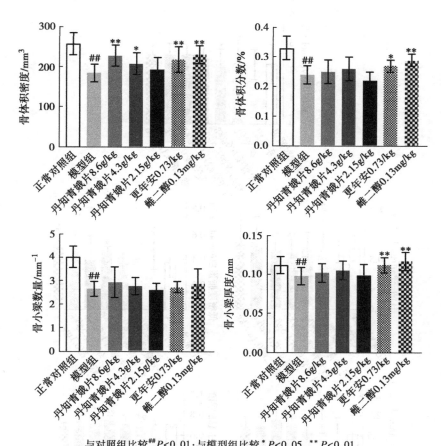

与对照组比较## P<0.01；与模型组比较 * P<0.05，** P<0.01。

图16-18　丹知青娥片对4-VCD损伤小鼠骨密度相关指标的影响

（五）降血脂作用

在去势大鼠动物模型实验中，模型组大鼠血清总胆固醇（total cholesterol，TC）、甘油三酯（triglyceride，TG）、高密度脂蛋白（high density lipoprotein，HDL）水平均有不同程度的升高，HDL/TC比值降低，丹知青娥方不同剂量（相当于生药6g/kg、3g/kg、1.5g/kg）治疗8周，能够降低大鼠血清TC、TG、LDL水平，提高HDL与TC比值（图16-19），表明丹知青娥方具有降血脂的作用。

以上内容综述了丹知青娥方药理研究的主要药理作用，包括雌激素样作用、调节性激素作用、改善精神神经症状作用、降血脂作用和促进骨代谢作用、增加骨密度作用、改善骨质结构作用等。其中雌激素样作用是最重要的关键作用环节，其他药理作用均与雌激素样作用密切相关。药理实验研究结果基本涵盖了丹知青娥方的主要药理作用，其能够确证丹知青娥方拟用于临床治疗适应证的有效性。

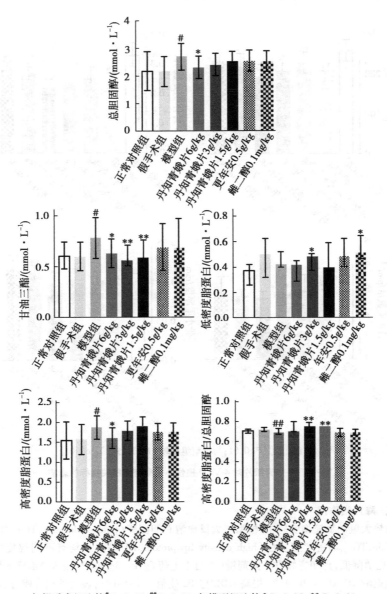

与假手术组比较 #P<0.05，##P<0.01；与模型组比较 * P<0.05，** P<0.01。

图 16-19　丹知青娥片对去势大鼠血脂的影响

第三节　结语与展望

中药复方是中药防治疾病的主要形式，是在中医辨证施治的理论指导下，根据病机和药性理论等，按照君、臣、佐、使等原则配伍组成的具有特定主治功效的方剂。中药复方蕴含了深刻而复杂的科学内涵,对其的科学阐释是当今生命科学研究领域最为复杂、最具有挑战性的研究之一。

近二十年来,中药复方药理学研究取得了显著的进步和成就,创新提出了许多新的研究思路、技术和方法,为阐述中药复方的物质基础、作用机制和指导临床应用等方面提供了科技支撑。但同时也需要注意:由于中药复方的复杂性和特殊性,急需新的理论、学说和方法作为指导,需要有创新性的科研思维,要多学科融合和借鉴;加强与临床治疗的相关性研究,采用循证评价的方法,开展中药复方的临床研究,使基础研究与中医药理论、临床经验及应用有效互动;要与物质基础研究相结合开展中药复方药理学研究,中药有效成分,特别是中药复方有效成分的研究,是我国目前颇受重视的研究课题;要与现代科学技术紧密结合,运用现代科技手段阐明发现中药复方的科学内涵;同时要开展多学科的协作攻关。

总之,中药复方的现代药理学研究,需要遵循传承与创新并重原则,传承与创新必须坚持面向需求,在解决当前生命科学重大难题中彰显优势,并通过科学研究,用严谨的数据将中医药的特点和规律表达出来,这样的传承才有生命力。

(高秀梅,樊官伟 天津中医药大学)

参 考 文 献

[1] DAVIS S R,BRIGANTI E M,CHEN R Q,et al. The effects of Chinese medicinal herbs on postmenopausal vasomotor symptoms of Australian women. A randomised controlled trial[J]. Med J Aust,2001,174(2):68-71.

[2] VAN DER SLUIJS C P,BENSOUSSAN A,CHANG S,et al. A randomized placebo-controlled trial on the effectiveness of an herbal formula to alleviate menopausal vasomotor symptoms[J]. Menopause,2009,16(2):336-344.

[3] HAINES C J,LAM P M,CHUNG T K,et al. A randomized,double-blind,placebo-controlled study of the effect of a Chinese herbal medicine preparation(Dang Gui Buxue Tang)on menopausal symptoms in Hong Kong Chinese women[J]. Climacteric,2008,11(3):244-251.

[4] HIRATA J D,SWIERSZ L M,ZELL B,et al. Does dong quai have estrogenic effects in postmenopausal women? A double-blind,placebo-controlled trial[J]. Fertil Steril,1997,68(6):981-986.

[5] KOMESAROFF P A,BLACK C V,CABLE V,et al. Effects of wild yam extract on menopausal symptoms,lipids and sex hormones in healthy menopausal women[J]. Climacteric,2001,4(2):144-150.

[6] 夏叶,高秀梅,付姝菲,等. 更年期潮热从阳论治探微[J]. 上海中医药杂志,2011,45(5):13-16.

[7] XIA Y,ZHAO Y,REN M,et al. A randomized double-blind placebo-controlled trial of a Chinese herbal medicine preparation(Jiawei Qing'e Fang)for hot flashes and quality of life in perimenopausal women[J]. Menopause,2012,19(2):234-244.

[8] FU S F,ZHAO Y Q,REN M,et al. A randomized,double-blind,placebo-controlled trial of Chinese herbal medicine granules for the treatment of menopausal symptoms by stages[J]. Menopause,2016,23(3):311-323.

[9] 付姝菲. 补阳、滋阴方药治疗不同期绝经综合征的临床研究[D]. 天津:天津中医药大学,2013.

[10] XIN D,WANG H,YANG J,et al. Phytoestrogens from Psoralea corylifolia reveal estrogen receptor-subtype selectivity[J]. Phytomedicine,2010,17(2):126-131.

[11] MAO H,WANG H,MA S,et al. Bidirectional regulation of bakuchiol,an estrogenic-like compound,on catecholamine secretion[J]. Toxicol Appl Pharmacol,2014,274(1):180-189.

[12] WANG H,LI M C,YANG J,et al. Estrogenic properties of six compounds derived from Eucommia ulmoides Oliv. and their differing biological activity through estrogen receptors α and β[J]. Food Chem,2011,129

（2）:408-416.

[13] FAN G W,GAO X M,WANG H,et al. The anti-inflammatory activities of Tanshinone Ⅱ A,an active component of TCM,are mediated by estrogen receptor activation and inhibition of iNOS[J]. J Steroid Biochem Mol Biol,2009,113(3/4/5):275-280.

[14] FAN G,ZHU Y,GUO H,et al. Direct vasorelaxation by a novel phytoestrogen tanshinone IIA is mediated by nongenomic action of estrogen receptor through endothelial nitric oxide synthase activation and calcium mobilization[J]. J Cardiovasc Pharmacol,2011,57(3):340-347.

第十七章

小柴胡汤抗抑郁作用的物质
基础与作用机制研究

第一节　概　　述

　　抑郁症是由各种原因引起的以抑郁为主要特征的心境或情感性精神障碍,该病以持久性情绪低落、思维迟缓、躯体不适、意志活动减退、认知障碍为基本特征,主要表现为情绪消极、缺乏主动性、兴趣缺失、睡眠障碍和言语动作减少等,临床特征为长时间的心境低落,轻度患者会出现躯体功能失调、体重下降、睡眠障碍、疲乏无力等,严重患者可出现自杀行为[1]。根据世界卫生组织对全球疾病负担项目的统计,全球抑郁症患病率约为3.1%,发达国家接近6.0%,预计到2030年抑郁症将成为仅次于心血管系统疾病的第二大疾患,并可能成为世界范围内造成残疾的第二大诱因。抑郁症具有患病率高、复发率高、致残率高等特点。随生活节奏的加快,社会竞争的日益加剧,各种应激因素诱发的压力激增,使抑郁症发病率呈逐年上升趋势,已成为威胁人类健康的主要疾病。抑郁症严重困扰着人们正常的学习、工作和生活,不仅给家庭带来沉重的负担,同时也直接关系着社会的安定[2]。因此,阐明抑郁症的病理生理学基础和研发安全有效的抗抑郁药物已成为近年各国专家研究的焦点之一。

　　从人类发现第一个抗抑郁药至今,抗抑郁药研发已经走过半个多世纪的历程,各种类型的抗抑郁药物显著改善了抑郁症患者的生活质量。20世纪50年代初,临床研究偶然发现单胺氧化酶抑制剂(monoamine oxidase inhibitor,MAOI)能改善抑郁症患者的抑郁症状,如苯乙肼、异卡波肼等。该类药物主要机制为抑制单胺氧化酶(monoamine oxidase,MAO)的活性,进而抑制突触间隙5-羟色胺(5-hydroxytryptamine,5-HT)、多巴胺(dopamine,DA)、去甲肾上腺素(norepinephrine,NE)的降解,增加突触中单胺递质的含量。但此类药物有严重的副作用,且服药过程中需注意含酪胺类食物的摄取,故很快被三环类抗抑郁药(tricyclic antidepressant,TCA)所代替。以丙米嗪为代表的TCA,可抑制突触前膜5-HT和NE再摄取,具有良好的抗抑郁作用,但具有明显的抗胆碱作用,且对心血管系统不良反应明显,严重限制了TCA应用。20世纪80年代选择性5-羟色胺再摄取抑制药(selective serotonin reuptake inhibitor,SSRI)的面世,是抗抑郁药研发里程碑式的新发展。SSRI以氟西汀、帕罗西汀、舍曲林等为代表,主要机制为抑制突触前膜5-HT的再摄取,增加突触中5-HT的含量。另外,还有5-HT和NE重摄取抑制剂(serotonin and noradrenaline reuptake inhibitor,SNRI),以文拉法辛为代表,其机制主要为同时抑制突触前膜5-HT和NE再摄取,增加突触中5-HT和NE的含量,发挥抗抑郁作用。SSRI 和 SNRI 类药物耐受性好,副作用较轻,因而得以广泛应用于临床。此外,还有很多其他类型的抗抑郁药,如褪黑激素受体激动剂和 5-HT$_{2C}$ 受体拮抗剂阿戈美拉汀、5-HT$_{1A}$ 受体激动剂丁螺环酮等。目前,尽管抗抑郁药在临床上取得了显著的疗效,但仍存在靶点单一、副作用多、复发率高等诸多问题而难以取得令人满意疗效,因此寻找并研发安全、高效的抗抑郁药成为各国研究的热点。

近年来中药及中药复方的成分多、作用环节多、靶点多的特点,令很多现代研究者试图从中寻找具有良好药效与较低不良反应的抗抑郁药。目前已有很多中药复方治疗抑郁症的报道,如柴胡疏肝散、逍遥散、开心散和四逆散等[3-5]。小柴胡汤最早载于东汉张仲景的《伤寒论》,是和解少阳的经典方剂,由柴胡、黄芩、人参、半夏、炙甘草、生姜、大枣 7 味药组成。方中"柴胡-黄芩"药对和解少阳,"半夏-生姜"药对和胃止呕,"人参-甘草-大枣"药对益气扶正,诸药合用,共奏和解少阳,扶正祛邪,和胃降逆之功效。小柴胡汤主治往来寒热、胸胁苦满、默默不欲饮食、心烦喜呕等。小柴胡汤主治之证与现代医学精神病学中关于抑郁症临床表现的描述"反复或持续出现各种躯体不适感,特别是自主神经系统症状,如头痛、头晕、心悸、胸闷、气短等"极为相似。在中医临床实践中也有运用小柴胡汤及其加减类方剂治疗抑郁症的临床报道。例如脑卒中后抑郁患者经小柴胡汤加减方结合西医治疗能显著提高临床疗效[6],另有临床观察抑郁症患者 90 例,服小柴胡汤痊愈 64 例,好转 7 例[7],初步表明了小柴胡汤的抗抑郁作用。

20 世纪 80 年代,我们开展的对小柴胡汤的研究首次报道了小柴胡汤对 MAO-B 的抑制作用及小柴胡汤对大鼠脑内单胺类递质含量的影响,提示小柴胡汤可能具有抗抑郁作用。近些年,从中药复方整体观出发,整合现代药理学、代谢组学、化学计量学和生物信息学的理论和技术,采用多种研究手段,通过药物相互作用模型、慢性不可预知性应激模型、孤养应激模型、皮质酮诱导模型,对小柴胡汤的全方、拆方抗抑郁活性与机制进行研究,挖掘与整体效应相关的化学成分,从而揭示其抗抑郁作用的物质基础和作用机制。本章将对上述研究结果进行逐一阐述。

第二节　研究方法与结果

一、小柴胡汤抗抑郁作用初步确认

小柴胡汤(xiaochaihutang,XCHT)由柴胡(12g)、黄芩(9g)、人参(9g)、半夏(9g)、炙甘草(6g)、生姜(6g)、大枣(4 枚)组成。小柴胡汤水煎煮三次,合并煎煮滤液,置冷冻干燥机内制备成冻干粉,精确称量所得冻干粉的重量,计算冻干粉得率为 25.2% ,将冻干粉放于干燥器内储存备用。根据古方中的小柴胡汤每日服用剂量及参考人与小鼠体表面积折算的等效剂量比值,选取 7g/kg 为小柴胡汤的中剂量,上下各取两个三倍的剂量,即 0.8g/kg、2.3g/kg、7g/kg、21g/kg 和 63g/kg 以灌胃给药的方式进行小柴胡汤抗抑郁药效筛选实验。

(一)行为绝望模型对有效剂量进行筛选

行为绝望模型是一种常用于对具有抗抑郁潜能的药物进行药效初步筛选,以确定药效剂量和作用时间的经典动物模型,具有简单、快速、敏感的特点[8]。这类动物模型包括悬尾实验和强迫游泳实验,其评价指标为缩短行为绝望的时间,即不动时间减少[9-10]。采用此法对小柴胡汤抗抑郁有效剂量进行筛选,结果发现[11]:在悬尾实验中给予小柴胡汤 13 天后,7g/kg、21g/kg 和 63g/kg 剂量组均显著缩短悬尾的不动时间;在强迫游泳实验中给予小柴胡汤 14 天后,0.8g/kg、2.3g/kg 和 7g/kg 剂量组显著缩短强迫游泳的不动时间。上述实验提示小柴胡汤具有显著的抗抑郁作用,且将选择 0.8g/kg、2.3g/kg、7g/kg 和 21g/kg 这四个剂量组(大鼠换算剂量为 0.6g/kg、1.7g/kg、5g/kg 和 15g/kg)进行后续的研究。

(二) 药物相互作用模型对抗抑郁作用进行确认

药物相互作用模型是另一类对抗抑郁药效进行初步筛选的模型,其特点不仅可以在行为学上快速评价药效,还可以根据选用模型的不同推断出药物抗抑郁作用的可能机制,包括利血平拮抗实验、5-羟基色氨酸(5-hydroxytryptophan,5-HTP)诱导的甩头行为、高剂量阿扑吗啡的拮抗等。利血平是一种单胺递质耗竭剂,它可以耗竭突触小泡内的单胺类神经递质以及代谢物。使用利血平后,会表现出眼睑下垂、体温降低和木僵状态的特征,大量报道称该作用可被 SSRI 和 SNRI 类抗抑郁药物所拮抗[12]。因此利血平诱导的眼睑下垂和体温降低模型也被作为评价抗抑郁药药效的单胺机制相关的模型。5-HTP 是 5-HT 的前体,高剂量 5-HTP 可以增加 5-HT 的传递功能,诱导小鼠甩头行为,并且增强 5-HT 浓度的抗抑郁药可以加重这种症状。所以 5-HTP 诱导小鼠甩头行为也被作为一个评价药物是否通过 5-HT 机制而产生抗抑郁作用的模型。采用上述两种方法对小柴胡汤抗抑郁作用进行确认,结果发现[11]:给予小柴胡汤 2 周后,2.3g/kg 和 7g/kg 剂量组显著减少利血平诱导的小鼠体温降低的幅度,7g/kg 剂量组可显著抑制利血平引起的眼睑下垂程度;7g/kg 剂量组显著增加 5-HTP 诱导的小鼠甩头的次数。本部分实验再次确认了小柴胡汤具有良好的抗抑郁作用,且提示其抗抑郁作用可能与调节脑内单胺类神经递质的作用有着密切的联系。

二、小柴胡汤抗抑郁作用的系统评价

进行药物的抗抑郁作用评价及机制研究时,选择合适的抑郁模型是非常重要的。但现阶段的每种抑郁模型均只能模拟抑郁患者的部分特征,且存在着机制不明确、假阳性反应高、重现率差等诸多问题,严重地限制了抑郁模型的应用。近年来,联合应用多种动物模型验证抗抑郁药的药效的方法得到众多学者的认同。通过多种动物模型对药物进行评价,不仅全方位对抗抑郁药筛选进行确认,也能从多个角度对药物的药效机制进行探究,进一步阐释抑郁症的可能病理生理学机制。因此,本部分建立小柴胡汤抗抑郁作用系统评价模式:应用慢性不可预知性应激模型、孤养应激模型、皮质酮诱导模型,多角度、全方位对小柴胡汤的抗抑郁作用进行评价。

(一) 慢性不可预知性应激模型

在应激抑郁动物模型中,慢性不可预知性应激模型被认为是与临床抑郁最接近的模型[13],如模型糖水偏爱的降低模拟了临床患者的兴趣缺失,模型摄食量下降模拟了临床食欲缺乏,模型自主活动的下降模拟了临床运动障碍和迟缓。Katz 等[14]早在 1968 年首先提出大鼠在冷水游泳、禁食、禁水、疼痛刺激、电击、声光刺激、振荡摇晃等长期的强烈应激后会出现一系列抑郁样状态,但由于刺激过于强烈往往导致动物在模型建立成功前死亡。1987 年 Willner 等[13]在此基础上进行了改进,建立了慢性不可预知性应激(chronic unpredictable mild stress,CUMS)模型,减缓应激刺激强度,更现实地模拟人类日常生活中所经历的慢性、低强度的应激事件。因此,构建大鼠 CUMS 模型,通过旷场实验、糖水偏爱和摄食量等指标的检测,全面评价了小柴胡汤的抗抑郁作用。

结果发现[15]:CUMS造模2周后,模型组大鼠在旷场实验中水平运动得分显著降低,糖水偏爱率显著降低,提示CUMS模型造模成功;给予小柴胡汤4周后,1.7g/kg剂量组显著逆转慢性应激引起的水平运动得分的降低,提示小柴胡汤可能对抑郁症的运动迟缓行为具有改善作用;1.7g/kg和5g/kg剂量组显著逆转了慢性应激引起糖水偏爱率的下降和摄食量的降低,提示小柴胡汤可能对抑郁症的快感缺失和厌食症状行为有缓解作用,上述结果表明小柴胡汤对CUMS诱导大鼠的抑郁样行为具有良好的改善作用。

(二) 孤养应激模型

临床研究表明,早期社会应激是导致青少年或成年抑郁症易感性增加的高危因素之一[16]。研究学者认为,成年时期的多种精神障碍多源于儿童青少年时期,其中以焦虑、抑郁最为常见[17],青少年抑郁症已成为全球范围内严重的公共卫生问题。青少年时期是生命发展的关键时期,该时期的社会环境对个体的行为、心理的塑造具有重要的影响,超过30%的精神疾病与早期应激直接相关[18-19]。大量研究表明,早期的社会应激,包括母子分离以及同种属的社会隔离应激,严重影响群居个体的大脑发育以及成年后行为活动,而这些早期的孤养应激可能会导致类似人类幼年遭遇相同应激因素的抑郁症的产生[20]。因此,许多学者模拟青少年时期由社会应激因素导致抑郁/焦虑产生的现象,构建了早期应激导致抑郁症产生的动物模型,主要包括母子分离和社会隔离应激模型。这些类似人类抑郁症的症状主要表现为新奇环境中的自主活动的增加[21],负面情绪的出现,如兴趣缺失、精神运动迟缓以及攻击行为的增加。因此,研究采用同步构建断乳后孤养和成年孤养抑郁模型,并考察小柴胡汤对孤养应激所致抑郁样行为的改善作用。

结果发现[22]:断乳后孤养小鼠抑郁模型中,6周断乳后孤养导致小鼠在旷场实验中自主活动显著升高,表现为在旷场内运动距离的增加,同时在中央区停留时间明显缩短,给予小柴胡汤6周后,0.8g/kg和7.0g/kg剂量组显著降低自主活动的升高;在悬尾和强迫游泳实验中,断乳后孤养增加小鼠悬尾和强迫游泳的不动时间,小柴胡汤2.3g/kg和7.0g/kg剂量组的悬尾和强迫游泳不动时间显著降低;在高架十字迷宫实验中,断乳后孤养减少小鼠在开臂的停留时间,而增加在闭臂的停留时间,小柴胡汤2.3g/kg剂量组能显著延长在开臂的停留时间。

成年孤养抑郁模型中[23],4周成年孤养显著降低大鼠的糖水偏爱率,给予小柴胡汤5周后,1.7g/kg和5.0g/kg剂量组能显著改善大鼠的糖水偏爱率的降低;在强迫游泳实验中,成年孤养造成大鼠在强迫游泳实验中不动时间显著延长,小柴胡汤1.7g/kg和5.0g/kg剂量组显著逆转强迫游泳不动时间的延长。

断乳后孤养和成年孤养抑郁模型的行为学共同表明,孤养应激导致小鼠/大鼠产生抑郁和焦虑的行为特征,小柴胡汤能够显著改善孤养应激所致焦虑和抑郁样行为表现,具有良好的抗抑郁作用。

(三) 皮质酮诱导模型

越来越多的证据表明应激反应的终产物肾上腺皮质激素与抑郁症发生有着密不可分关系,进而越来越受人们关注[24]。临床研究表明:抑郁症患者的HPA轴极度活跃[25];患者唾液、血液、尿液中的皮质醇水平显著增高,且垂体和肾上腺增生性变大。针对上述临床现象,研究人员利用长期外源性给予动物皮质酮,模拟动物因慢性应激而产生高水平糖皮质激素的状态。David 等[26]发现动物在高水平皮质酮的条件下,出现明显的抑郁样状态,如体重减轻,糖水偏爱率降低,强迫游泳不动时间延长和海马神经发生减弱等;Yi 等[27]发现长期外源性给予皮质酮,动物脑中脑源性神经营养因子及其受体水平明显降低等。因此,本部分建立皮质酮诱导抑郁模型,结合多种行为学指标全面评价小柴胡汤的抗抑郁作用。

结果发现[28]:皮质酮显著减慢小鼠体重增长,给予小柴胡汤后,21g/kg 剂量组的体重增长显著恢复;皮质酮显著增加小鼠外貌评分值,小柴胡汤 2.3g/kg、7g/kg 和 21g/kg 剂量组的外貌评分值显著降低;在悬尾和强迫游泳实验中,皮质酮显著增加悬尾和强迫游泳不动时间,小柴胡汤 7g/kg 和 21g/kg 剂量组的悬尾不动时间显著降低,2.3g/kg 和 7g/kg 剂量组的游泳不动时间显著降低。综上所述,高水平皮质酮可以诱导动物出现多种焦虑和抑郁样行为,小柴胡汤能从躯体状态和行为状态两个方面改善慢性皮质酮诱导的焦虑和抑郁样行为,具有良好的抗抑郁样作用。

本部分的研究成功建立小柴胡汤抗抑郁作用系统评价模式,多角度、全方面在慢性不可预知性应激模型、孤养应激模型、皮质酮诱导模型中探究了小柴胡汤的抗抑郁作用,发现小柴胡汤对多种不同类型的抑郁动物模型均有改善作用,阐明了其显著的非特异性抗抑郁特点。

三、小柴胡汤抗抑郁作用的物质基础研究

(一) 小柴胡汤化学成分的多维多息指纹谱

中药复方化学成分复杂,活性成分不明确,对药材及成分严格的质量控制缺乏,这些都极大限制了中药复方在治疗疾病方面的应用。因此,只有明确中药复方中的化学成分,才能进一步研究其药效物质基础和作用机制。传统的经过提取分离得到单一化学成分再进行核磁共振鉴定结构的方法过程复杂、费时费力,液相质谱联用技术(liquid chromatography mass spectrometry,LC-MS)的出现和应用使得中药化学成分分析更加简便高效。本部分研究建立超高效液相色谱-质谱联用技术(ultra high performance liquid chromatography mass spectrometry,UPLC-MS)分析小柴胡汤化学成分的方法,并尝试鉴定和解析各化学成分的结构。

结果发现[29]:将小柴胡汤冻干粉配制成生药浓度为 50mg/ml 的溶液,进行 UPLC-PDA-MS/MS 分析,得到小柴胡汤全方水煎液的一级全扫描色谱图和光电二极管阵列(photo-diode array,PDA)色谱图,如图 17-1 所示。分析小柴胡汤的一级质谱扫描色谱图和 PDA 色谱图,共指认了 45 个色谱峰。通过对照品比对,确定了其中 9 个成分的化学结构,通过分析 PDA 扫描的紫外吸收特征,质谱的一级、二级信息,并与相关文献信息进行比较,共推测了 36 个成分的化学结构。检测到的成分包括 2 个氨基酸类成分、1 个糖类成分、29 个黄酮类成分和 13 个三萜皂苷类成分。

(二) 小柴胡汤拆方的组方药味研究

中药复方指在辨证审因决定治法之后,选择合适的药物,酌定用量,按照组方原则,妥善配伍而成的一组药物,是中医药防治疾病的重要形式。拆方研究是把处方中的中药逐步减去一味中药或几味中药以观察疗效的变化。进行中药复方拆方研究,有助于阐明中药复方的配伍组成原理及作用机制,可以为提高中药质量和指导临床用药提供科学依据,同时也为创新中药、发展中医药理论奠定基础。目前拆方的主要方法有 5 种:①单味药研究法,②撤

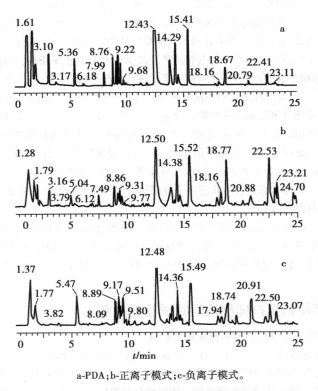

a-PDA；b-正离子模式；c-负离子模式。

图 17-1　小柴胡汤提取液体外样品色谱图

药分析法，③分组研究法，④有效部位或成分的分组研究法，⑤数学模式研究法。前文中，虽然小柴胡汤在多个抑郁症动物模型中均体现出良好的抗抑郁作用，但其数量众多的中药组成导致其化学成分的复杂性，增加了寻找小柴胡汤抗抑郁作用药效物质基础的难度。选择合适的方法对小柴胡汤复杂体系进行系统研究是十分必要的。正交设计法是利用正交表研究多因素多水平的一种设计方法，正交表能够在因素变化范围内均衡抽样，使每次试验都具有较强的代表性，由于正交表具备均衡分散的特点，保证了全面实验的某些要求，能用较少次数的实验找到较好的配对条件，因此正交设计法为中药复方药理学研究中提供了一个有效的研究策略[30-32]。本部分研究采用数学模式研究法中的正交设计法，建立拆方分析小柴胡汤的正交设计模式，寻找小柴胡汤抗抑郁作用的组方规律，阐明小柴胡汤抗抑郁作用可能的药效物质基础及组方理论。

小柴胡汤 7 味药以 A～G 标记，随机分组，随机结果如下：A 为柴胡，B 为大枣，C 为半夏，D 为人参，E 为黄芩，F 为炙甘草，G 为生姜。7 味药，每味药为 1 个因素，共 7 个因素，每个因素都有 2 个水平（1 水平为不给药，2 水平为给药）。本实验采用 $L_{16}(2^{15})$ 正交表，通过 16 个拆方组对小柴胡汤 7 味药进行拆方分析，结合小鼠悬尾及强迫游泳药效数据，探索各单味药在小柴胡汤中抗抑郁作用的贡献[32]。$L_{16}(2^{15})$ 正交表和极差 R 值如表 17-1 所示，16 个拆方组的悬尾实验和强迫游泳实验结果如表 17-2 所示，结果发现[33]，给予 16 个拆方组 2 周后，黄芩、人参、甘草在小柴胡汤中有显著的抗抑郁活性。

表 17-1　利用 $L_{16}(2^{15})$ 正交表分析小柴胡汤中各药物的抗抑郁作用

列	1	2	3	4	5	6	7	8	9	10	11	12	13	14	15
因素	柴胡	大枣	柴胡×大枣 人参×黄芩 甘草×生姜	半夏	柴胡×半夏 人参×甘草 黄芩×生姜	大枣×半夏 黄芩×甘草 人参×生姜	空白	人参	柴胡×人参 大枣×黄芩 半夏×甘草	大枣×人参 柴胡×黄芩 半夏×生姜	黄芩	半夏×人参 柴胡×甘草 大枣×生姜	甘草	生姜	半夏×黄芩 大枣×甘草 柴胡×生姜
组别															
1	1	1	1	1	1	1	1	1	1	1	1	1	1	1	1
2	1	1	1	1	1	1	1	2	2	2	2	2	2	2	2
3	1	1	1	2	2	2	2	1	1	1	1	2	2	2	2
4	1	1	1	2	2	2	2	2	2	2	2	1	1	1	1
5	1	2	2	1	1	2	2	1	1	2	2	1	1	2	2
6	1	2	2	1	1	2	2	2	2	1	1	2	2	1	1
7	1	2	2	2	2	1	1	1	1	2	2	2	2	1	1
8	1	2	2	2	2	1	1	2	2	1	1	1	1	2	2
9	2	1	2	1	2	1	2	1	2	1	2	1	2	1	2
10	2	1	2	1	2	1	2	2	1	2	1	2	1	2	1
11	2	1	2	2	1	2	1	1	2	1	2	2	1	2	1
12	2	1	2	2	1	2	1	2	1	2	1	1	2	1	2
13	2	2	1	1	2	2	1	1	2	2	1	1	2	2	1
14	2	2	1	1	2	2	1	2	1	1	2	2	1	1	2
15	2	2	1	2	1	1	2	1	2	2	1	2	1	1	2
16	2	2	1	2	1	1	2	2	1	1	2	1	2	2	1
悬尾(R)	-6.1	-0.8	0.4	0.3	-8.4	-4.0	5.9	3.4	0.5	0.9	17.9	-1.4	20.6	-2.8	-8.7
强迫游泳(R)	-1.4	-1.5	-7.6	-4.2	0.1	-1.2	6.5	20.7	9.3	-6.2	17.1	-8.6	6.9	-1.6	4.0

注：柴胡，水平 1/水平 2=0/1.4g/kg；黄芩、人参、半夏和大枣，水平 1/水平 2=0/1.05g/kg；甘草和生姜，水平 1/水平 2=0/0.7g/kg；每组的动物数量为 12 只。R 值=水平 1 的值−水平 2 的值。R 是系数，取决于水平 2 和水平 2 和水平 1 平均值之间的差异。

表 17-2　$L_{16}(2^{15})$ 正交试验设计中小柴胡汤抗抑郁作用结果

序号	组别	剂量/$(g \cdot kg^{-1})$	不动时间/s	
			悬尾（14d）	强迫游泳（14d）
1	空白	蒸馏水	135.38±8.65	169.79±9.86
2	黄芩×人参×甘草×生姜	1.05+1.05+0.7+0.7	105.61±10.34*	131.02±10.95*
3	半夏×甘草×生姜	1.05+0.7+0.7	133.81±9.79	167.69±11.82
4	黄芩×人参×半夏	1.05+1.05+1.05	119.46±8.05	130.46±10.27*
5	黄芩×生姜×大枣	1.05+0.7+1.05	126.48±9.15	160.18±13.37
6	人参×甘草×大枣	1.05+0.7+1.05	111.38±9.08	148.14±13.76
7	黄芩×半夏×甘草×大枣	1.05+1.05+0.7+1.05	105.81±10.47*	173.62±11.28
8	人参×半夏×生姜×大枣	1.05+1.05+0.7+1.05	152.17±11.70	153.51±11.67
9	柴胡×黄芩×甘草	1.4+1.05+0.7	113.80±6.88	137.84±13.17*
10	柴胡×人参×生姜	1.4+1.05+0.7	143.27±11.53	167.74±9.12
11	柴胡×黄芩×半夏×生姜	1.4+1.05+1.05+0.7	131.11±9.21	170.84±9.49
12	柴胡×人参×半夏×甘草	1.4+1.05+1.05+0.7	128.38±11.37	158.73±10.31
13	柴胡×甘草×生姜×大枣	1.4+0.7+0.7+1.05	136.06±9.50	168.29±11.77
14	柴胡×黄芩×人参×大枣	1.4+1.05+1.05+1.05	143.24±12.74	140.48±13.81
15	柴胡×半夏×大枣	1.4+1.05+1.05	145.45±9.19	174.89±12.31
16	柴胡×黄芩×人参×半夏×甘草×生姜×大枣	1.4+1.05+1.05+1.05+0.7+0.7+1.05	96.87±11.20**	127.12±7.46*

注：数据通过单因素方差分析进行，然后进行 Fisher's LSD 或 Dunnett 检验'。统计分析使用 SPSS 软件。* $P<0.05$，** $P<0.01$ 与空白组对比．每组的动物数量为 12 只。

根据上文研究结果，推测黄芩、人参、甘草组合可能是小柴胡汤抗抑郁作用的核心组方（HRG）。为了验证上述假设，研究对小柴胡汤和核心组方的抗抑郁作用进行对比评价。结果发现[33]：小鼠悬尾和强迫游泳实验中，给予小柴胡汤及核心组方 2 周后，小柴胡汤（2.3g/kg 和 7g/kg）和核心组方（2.8g/kg 和 8.4g/kg）能显著缩短悬尾不动时间，小柴胡汤（2.3g/kg 和 7g/kg）和核心组方（0.9g/kg、2.8g/kg 和 8.4g/kg）能显著缩短游泳不动时间；在利血平拮抗实验中，小柴胡汤和核心组方各剂量组均能显著改善利血平诱导的体温下降和眼睑下垂状态。

本部分研究成功建立拆方分析小柴胡汤的正交设计模式，发现黄芩、人参、甘草在小柴胡汤中发挥主要的抗抑郁作用，是小柴胡汤抗抑郁作用的核心组方。在下文的研究中，将对比口服小柴胡汤和核心组方后，血中、脑中移行的化学成分，以期进一步阐明小柴胡汤抗抑郁作用的药效物质基础。

（三）小柴胡汤体内移行成分研究

多数情况下中药有效成分需要吸收入血液、到达靶器官并作用于相应靶点后才能发挥整体药效作用。20 世纪 80 年代日本学者田代真一提出对含药血清进行研究，逐渐发展并形成了今天的血清药物化学。中药血清药物化学的基本思路是药物必须经由用药部位进入血液循环才能起作用,血清中含有的成分才是中药的体内直接作用物质。通过研究中药或复方口服后被吸收入血和靶器官的各个成分,间接、快速地筛选有活性的药效成分,同时阐明中药及复方的作用机制、生物转化和代谢等过程。血清药物化学研究方法的建立,开创了中药复方研究的新局面,为研究中药药效物质基础提供技术支持。本部分利用 UPLC-MS 技术分析口服小柴胡汤及核心组方后血中、脑中移行成分的方法,阐明分析其在血液和脑中的原型及转化成分,有助于揭示小柴胡汤抗抑郁作用的药效物质基础。

　　结果表明[28]:在血液中,口服小柴胡汤后发现 26 个化学成分,包括 15 个原型成分和 11 个代谢成分;口服核心组方后发现 25 个化学成分,包括 14 个原型成分和 11 个代谢成分。血中的原型成分,除 P13(柴胡皂苷 a)之外,小柴胡汤及核心组方血中各原型成分均相同,提示小柴胡汤及核心组方可能有共同的药效物质基础。抑郁症是中枢神经系统疾病,因此分析药物在靶器官中的变化情况更为重要。对脑中化学成分进行检测,结果表明[28]:口服小柴胡汤及核心组方后脑中均含有 10 个相同的原型成分,且脑中原型成分均来自入血的原型成分,但在代谢产物方面,小柴胡汤有 3 个代谢产物,核心组方有 6 个代谢产物。血中和脑中检测到的原型及代谢产物如表 17-3 和表 17-4 所示,对上述原型及代谢产物进行药物归属,发现均来自黄芩、人参、甘草 3 味药材,再次确认黄芩、人参、甘草组合可能是小柴胡汤抗抑郁作用的核心组方。

表 17-3　口服小柴胡汤及核心组方后血中化学成分分析

序号	名称	小柴胡汤	核心组方	序号	名称	小柴胡汤	核心组方
1	甘草苷	+	+	16	liquiritigenin-glu acid	+	+
2	人参皂苷 Rg$_1$	+	+	17	trihydroxy-dimethoxy-glu acid flavone	+	+
3	人参皂苷 Re	+	+				
4	黄芩苷	+	+	18	baicalein-diglu acid	+	+
5	oroxylinA-7-O-glu acid	+	+	19	wogonin-diglu acid	+	+
6	trihydroxy-methoxy-glu acid flavone	+	+	20	trihydroxy-methoxy-diglu acid flavone	+	+
7	chrysin-glu acid	+	+	21	trihydroxy-dimethoxy-glu acid flavone	+	+
8	baicalein-6-O-glu acid	+	+				
9	汉黄芩苷	+	+	22	trihydroxy-dimethoxy-glu acid flavone	+	+
10	dihydroxy-dimethoxy-glu acid flavone	+	+				
11	黄芩素	+	+	23	isoliquiritigenin-glu acid	+	+
12	甘草酸	+	+	24	wogonin-5-O-glu acid	+	+
13	柴胡皂苷 a	+	−	25	trihydroxy-dimethoxy-glu acid flavone	+	+
14	汉黄芩素	+	+	26	dihydroxy-dimethoxy-glu acid flavone	+	+
15	千层纸素 A	+	+				

注:+代表有此成分;−代表无此成分。

表 17-4 口服小柴胡汤及核心组方后脑中化学成分分析

序号	名称	小柴胡汤	核心组方	序号	名称	小柴胡汤	核心组方
1	人参皂苷 Re	+	+	11	liquiritigenin-glu acid	+	−
2	黄芩苷	+	+	12	wogonin-5-O-glu acid	+	−
3	oroxylinA-7-O-glu acid	+	+	13	glycyrrhetinic acid	+	−
4	trihydroxy-methoxy-glu acid flavones	+	+	14	liquiritigenin-glu acid	−	+
5	chrysin-glu acid	+	+	15	trihydroxy-dimethoxy-glu acid flavone	−	+
6	wogonoside	+	+	16	baicalein-diglu acid	−	+
7	dihydroxy-dimethoxy-glu acid flavones	+	+	17	trihydroxy-dimethoxy-glu acid flavone	−	+
8	黄芩素	+	+	18	trihydroxy-dimethoxy-glu acid flavone	−	+
9	汉黄芩素	+	+	19	dihydroxy-dimethoxy-glu acid flavone	−	+
10	千层纸素 A	+	+				

注:+代表有此成分;−代表无此成分。

　　本部分成功利用 UPLC-MS 技术分析小柴胡汤化学成分及血中、脑中移行成分的方法,系统比对化学成分发现小柴胡汤抗抑郁作用的物质基础为黄酮类、多糖类、皂苷类及木脂素类等成分。在血和脑中检测到的原型成分中,黄芩苷已被报道能够通过抑制 MAO-A 和 MAO-B 缩短动物在悬尾和强迫游泳中的不动时间[34];人参皂苷 Rg₁能激活脑源性神经营养因子通路增加海马神经发生对抗慢性束缚应激[35];甘草苷通过对抗氧化应激改善慢性应激引起的抑郁行为[36]。上述研究结果提示,血和脑中检测到的原型及代谢成分可能是小柴胡汤发挥抗抑郁作用的物质基础。下文将对小柴胡汤抗抑郁作用的作用机制进行探索,寻找小柴胡汤抗抑郁作用的药物靶点,阐明小柴胡汤抗抑郁的作用特点。

四、小柴胡汤抗抑郁作用的作用机制研究

　　通过抗抑郁作用系统评价模式,研究确认了小柴胡汤对多种不同类型的抑郁动物模型均有改善作用,阐明了其显著的非特异性抗抑郁特点。但其作用机制尚不清楚。本部分,将分别从神经递质、神经营养因子、神经发生、神经内分泌、内源性代谢物等不同角度对小柴胡汤的抗抑郁作用机制进行探究。

(一) 神经递质

　　到目前为止,在众多关于抑郁症发病机制的研究中,抑郁症发病的单胺递质学说是目前为大众所广泛接受的一种理论。抑郁症的单胺递质学说认为:抑郁症的核心症状是由中枢神经系统突触间隙的单胺能神经递质 5-HT、NE 等缺乏引起的[37];能够增加中枢单胺能神经递质水平的药物具有抗抑郁作用,而耗竭单胺能神经递质的药物则产生抑郁症状。临床上也发现抑郁症患者脑组织或体液(脑脊液、血液、尿液)中单胺能神经递质及其代谢物的水平降低的情况。大脑内单胺能神经递质与抑郁症关系最为密切,与此递质相关的通路影响大脑内很多区域,这些区域控制食欲、睡眠、情绪、性欲等生理活动,而神经递质

的含量的变化则影响其相应的功能,从而导致食欲缺乏、情绪低落、睡眠障碍、运动减少等各种抑郁症状的出现。与抑郁相关的中枢神经系统的单胺能神经递质主要有 5-HT、NE 及DA。目前临床上有效的抗抑郁药如 SSRI、SNRI 等皆旨在提高突触间隙 5-HT、NE 等单胺神经递质的水平。本部分首先建立大鼠抽取脑脊液的方法,评价成年孤养大鼠脑脊液中神经递质的释放情况。

结果如表 17-5 所示[23]:成年孤养(social isolation,SI)显著降低大鼠 5-HT 及 DA 含量,小柴胡汤(0.6g/kg 和 5.0g/kg)能够显著升高 5-HT 的含量;小柴胡汤(0.6g/kg)显著升高 DA 的水平。小柴胡汤对 5-HT 的代谢产物无显著影响,但是小柴胡汤(0.6g/kg、1.7g/kg、5.0g/kg)显著增加 DOPAC 和 HVA 的水平。

表 17-5　小柴胡汤对孤养大鼠神经递质的影响

组别	剂量	5-HT/ (ng·ml⁻¹)	5-HIAA/ (ng·ml⁻¹)	DA/ (ng·ml⁻¹)	DOPAC/ (ng·ml⁻¹)	HVA/ (ng·ml⁻¹)
空白	—	0.53±0.06	272.6±21.0	0.20±0.03	7.34±0.40	11.0±1.2
孤养组	—	0.22±0.02*	254.9±11.4	0.14±0.01*	4.80±0.46**	6.3±1.1*
孤养+小柴胡汤组	0.6g/kg	0.43±0.03##	306.1±17.1	0.19±0.01#	7.52±0.55##	12.5±1.3##
	1.7g/kg	0.41±0.05#	286.7±11.0	0.17±0.01	8.03±0.58##	13.1±0.9##
	5.0g/kg	0.40±0.03##	272.6±37.5	0.17±0.01	7.51±0.39##	12.1±0.6##

注:数据通过单因素方差分析进行,然后进行 Fisher's LSD 或 Dunnett 检验。统计分析使用 SPSS 软件。与空白组对比 $*P<0.05$,$**P<0.01$,与孤养组对比$#P<0.05$,$##P<0.01$,每组动物数量为 8 只。

本部分我们发现了小柴胡汤可以升高 5-HT 和 DA 水平的作用特点,这与小柴胡汤抗抑郁作用相关,初步确认实验中小柴胡汤可以拮抗利血平诱导的体温下降和眼睑下垂及增加5-HTP 诱导的甩头行为所保持一致。

(二)神经营养因子

神经营养因子理论认为某些信号传导通路能够对神经可塑性及细胞结构产生影响,进而发挥抗抑郁作用。同时,神经营养因子对中枢神经系统中情绪行为调节关系密切的脑内区域发挥营养支持的作用,如分布在中央神经系统的海马、杏仁核、小脑和下丘脑等[38]。作为人体内含量最多的神经营养因子,脑源性神经营养因子(brain-derived neurotrophic factor,BDNF)主要存在于大脑和外周神经系统,对在神经系统的发育中神经元的生长、分化和维持神经元功能起到十分重要的作用,其在抑郁症的发生发展中同样起着重要作用。当中枢神经系统中 5-HT 的耗尽时能够引起 BDNF 减少,进而导致神经细胞的死亡,影响神经可塑性,从而加重抑郁。此外,神经生长因子(nerve growth factor,NGF)是生物学功能研究比较透彻的一个神经营养因子。它具有保护效应神经元、促进神经元分化、诱导神经纤维定向生长和再生等多种功能。NGF 的功能和作用机制由其效应细胞所决定。其效应细胞主要是指能够表达 NGF 受体,并在 NGF 作用下产生某种生物效应的细胞,包括中枢神经系统内的肽能神经元、胆碱能神经元、肾上腺素能神经元和吲哚胺能神经元。许多研究表明中枢神经系统的损伤能触发组织中多种营养因子的表达降低[39]。综上所述,神经营养因子在抑郁症的发病机制中起到至关重要的作用,其在抗抑郁和介导抗抑郁药发挥抗抑郁作用中表现出明显的优势。BDNF 和 NGF 在抑郁症中作用的发现是近些年对抑郁症发病机制研究的重要成果之一,它作为生物学指标,在临床诊断和治疗抑郁症方面起到一定的指导意义。本部分研究考察了小柴胡汤对海马中 BDNF、NGF 及其相应受体的表达水平影响。

结果发现[15]，CUMS 模型大鼠海马 BDNF 和 TrkB 表达水平显著降低，小柴胡汤(5g/kg)能显著增加海马中 BDNF 和 TrkB 的表达；CUMS 模型大鼠海马内 NGF 及其受体 TrkA 表达量显著降低，小柴胡汤(1.7g/kg)显著逆转 NGF 和 TrkA 表达的下降。综上所述，研究发现小柴胡汤可以增加 BDNF、NGF 及其相应受体的表达水平的作用特点。现有大量研究表明，BDNF 有促进中枢神经系统中 5-HT 类神经元再生的作用，下文将研究考察小柴胡汤对海马神经发生的影响。

（三）神经发生

海马作为边缘系统的一部分，与情绪调节功能密切相关。形态学研究表明，个体在遭受慢性生理或心理应激后会造成海马神经元的缺失，海马形态的萎缩以及海马体积的缩小[40]。针对人类海马的临床研究表明，海马体积的缩小以及海马的功能障碍与伴随强烈情感因素的精神疾病密切相关，如创伤后应激障碍、双相障碍以及抑郁症等。研究认为，在抑郁症患者脑内，海马齿状回体积的缩小随着抑郁程度的增加而加剧[41]。个体遭受应激后导致的海马结构的萎缩被认为是与应激所致海马神经发生的减少相关，而抗抑郁药(如氟西汀)能够增加海马的神经发生，并能够改善抑郁症状。因此，海马的神经发生被认为是抑郁症的病理机制及抗抑郁药发挥抗抑郁治疗作用的重要因素[42]。以上发现是基于动物研究，应用转基因方法或局部放射线的方法损伤或消除海马的神经发生，抗抑郁药介导的某些行为学效应消失。同时，这一理论也解释了抗抑郁药药效的发挥具有延迟效应，可能是由于新产生的神经元转化为功能可塑性的神经元并整合入神经元网络，而这一过程需要 4~8 周时间[43]。本部分研究利用免疫荧光实验检测海马内 Ki-67 和 DCX 的水平，从细胞增殖和分化角度考察了小柴胡汤对海马神经发生的影响。

结果发现[23]：如图 17-2 所示，成年孤养大鼠表现为海马内 Ki-67 阳性细胞数目的减少，小柴胡汤(1.7g/kg 和 5.0g/kg)能显著逆转成年孤养所致大鼠海马内 Ki-67 阳性细胞数目的减少；成年孤养大鼠海马齿状回 DCX 的阳性细胞数目的减少，小柴胡汤(1.7g/kg 和 5.0g/kg)能显著升高成年孤养所致大鼠海马内 DCX 的表达。通过上述结果我们发现小柴胡汤可以促进海马神经发生的作用特点，其机制可能与小柴胡汤增加神经营养因子相关，但其分子机制尚待进一步阐明。

（四）神经内分泌

近 40 年的临床研究表明，在抑郁精神病学中，下丘脑-垂体-肾上腺轴(hypothalamic-pituitary-adrenal axis，HPA axis)的极度活跃是一种最一致的生物学表现[44]。HPA 轴是神经内分泌系统重要的组成部分，在应激反应中参与对机体调节的过程。应激反应激活下丘脑室旁核(paraventricular nucleus，PVN)区，分泌促肾上腺皮质激素释放激素及加压素，上述激素作用于垂体，使垂体分泌促肾上腺皮质激素(adreno-cortico-tropic-hormone，ACTH)，ACTH 作用于肾上腺皮质最终激活释放肾上腺皮质激素(应激条件下主要为糖皮质激素)。糖皮质激素作用的靶细胞广泛分布于肝、肺、脑、骨、胃肠道平滑肌、骨骼肌、淋巴组织等，具有广泛的生理功能，包括调节能量代谢(通过增加糖异生，脂肪和蛋白降解等)，调节免疫功能、性欲和情绪等。尽管糖皮质激素在外周生成，但糖皮质激素可透过血脑屏障作用于海马、下丘脑室旁核和腺垂体，通过与糖皮质激素受体相结合，对 HPA 轴的活性发挥负反馈抑制，最终通过这种调节反馈回路使人体在正常生理条件下维持低糖皮质激素水平[45]。临床研究发现一些抑郁症患者表现出 HPA 轴功能亢进，垂体和肾上腺的体积增生性变大，唾液、脑脊液、血、尿中皮质醇水平显著增高。目前研究认为，这种 HPA 轴的极度活跃与糖皮质激素负反馈抑制

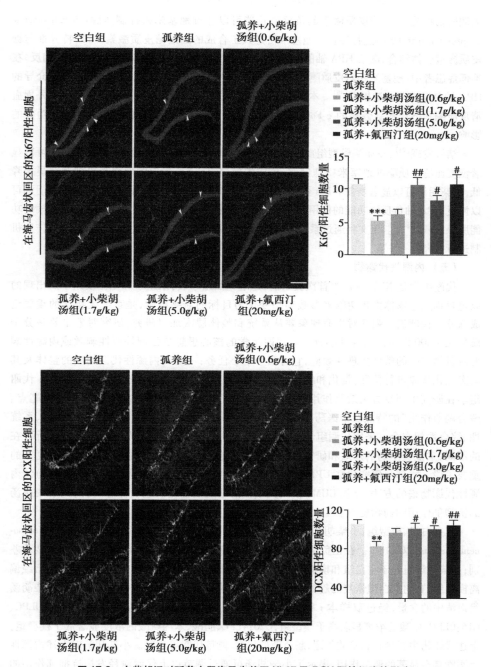

图 17-2　小柴胡汤对孤养大鼠海马齿状回 Ki-67 及 DCX 阳性细胞的影响

注:数据通过单因素方差分析进行,然后进行 Fisher's LSD 或 Dunnett 检验。统计分析使用 SPSS 软件。统计分析使用 SPSS 软件。与空白组相比 ** $P<0.01$;与孤养组相比 # $P<0.05$,## $P<0.0$,每组动物数量为 13 只。

失调密切相关[37]。糖皮质激素的负反馈功能可以通过地塞米松抑制实验(dexamethasone suppression test,DST)进行评价。地塞米松是人工合成的强效糖皮质激素,可以特异性与糖皮质激素受体结合,激活HPA轴的负反馈功能并且减少自身皮质酮的分泌。与此相反,在抑郁症患者中,地塞米松对皮质酮分泌的抑制能力减弱或消失,提示糖皮质激素受体介导的HPA轴负反馈调节被损害[46]。本部分研究利用地塞米松抑制实验,分析地塞米松对外周血清皮质酮和下丘脑室旁核的c-Fos蛋白的抑制率,考察小柴胡汤对HPA轴负反馈功能的影响。

结果发现[28]:皮质酮模型组血清皮质酮的地塞米松抑制率显著降低,小柴胡汤可以显著恢复血清皮质酮的地塞米松抑制率;皮质酮模型组c-Fos蛋白的地塞米松抑制率显著降低,小柴胡汤可以显著恢复c-Fos蛋白的地塞米松抑制率。综上所述,研究发现小柴胡汤可以恢复HPA轴负反馈功能的作用特点,这与文献报道海马神经发生可以调节HPA轴的功能所保持一致[47]。下文将通过系统生物学中的代谢组学方法,对小柴胡汤的抗抑郁作用机制进行探究。

(五) 内源性代谢物

代谢组学是Nicholson[48]首次提出的,是继基因组学、转录组学和蛋白质组学后出现的以定量描述生物体内代谢物多参数动态变化为目标的新兴组学,是系统生物学的重要组成部分。代谢组学强调对生命现象要从系统和整体层次加以研究,研究对象主要是分子质量在1 000以下的内源性小分子。代谢组学的核心思想是强调外源性刺激或内源性病变对机体产生的整体生理性效应,它有两个中心任务:一是对内源性代谢物质的整体及其动态变化规律进行检测、量化和编录,二是确定此变化规律和生物过程的有机联系。代谢组学在研究中药复方药效及作用机制方面得到广泛的应用。中药复方"多组分、多靶点、整合调节作用"的特点及中医药理论"整体观、动态观、辨证观"与代谢组学整体性、系统性、综合性相吻合。采用代谢组学方法来对比分析服用中药前后机体内体液之间所存在的不同,来证实中药的疗效和研究其作用机制是系统生物学研究中药尤其是中药复方的重要手段。本部分研究建立UPLC-MS技术分析空白组、CUMS模型组、小柴胡汤组血清内源性代谢物谱的方法,寻找CUMS模型大鼠血清中发生变化的生物标志物,研究小柴胡汤的抗抑郁作用的药物靶点。

将空白组、模型组、小柴胡汤组的血清代谢物谱数据进行主成分分析(principal component analysis,PCA)[49]。在正负离子模式下,空白组和模型组的血清代谢物谱存在显著差别;小柴胡汤组介于空白组和模型组之间,说明小柴胡汤组的大鼠体内血清代谢物谱已经偏离模型组,有向空白组恢复的趋势。同时,分析上述与抑郁症相关的生物标志物在小柴胡汤组血清中的含量,经过双样本 t 检验,结果发现[49]小柴胡汤组血清中色氨酸、C18:0LPC、C16:0LPC、尿酸的浓度显著高于模型组,C20:4LPC、胆酸、苯丙氨酸的浓度显著低于模型组,上述代谢物主要参与氨基酸代谢、肠道菌群代谢、能量代谢等途径。小柴胡汤对上述内源性代谢物具有显著的调节作用,揭示了小柴胡汤可通过调节以上代谢途径发挥抗抑郁作用的作用机制。

本部分研究成功建立小柴胡汤抗抑郁作用机制的探索模式,从多个同角度对小柴胡汤的抗抑郁作用机制进行探究,阐明了小柴胡汤可以维持各类神经递质的稳态、增强神经营养因子及其受体、促进海马神经发生、恢复 HPA 轴负反馈功能、调节氨基酸、肠道菌群、能量等的代谢途径的作用机制,从而揭示小柴胡汤抗抑郁作用的作用机制。

第三节 结语与展望

本文从中药复方整体观出发,以小柴胡汤抗抑郁作用为切入点,整合现代药理学、代谢组学、化学计量学和生物信息学的理论和技术,对小柴胡汤的全方、拆方抗抑郁活性与机制进行研究,成功发现了小柴胡汤的广泛非特异性抗抑郁特点;利用正交设计法阐明了小柴胡汤抗抑郁作用的组方规律;通过液质联用对血中和脑中的移行成分进行分析,系统对比化学成分及抗抑郁作用,确认了黄酮类、多糖类、皂苷类及木脂素类等成分是小柴胡汤抗抑郁作用的物质基础;揭示了小柴胡汤调节神经递质、神经营养因子、海马神经发生和神经内分泌的抗抑郁作用机制;通过代谢组学阐明上述作用机制中小柴胡汤调节氨基酸代谢、肠道菌群代谢、能量代谢紊乱的生物标记物,并最终全面地揭示了小柴胡汤抗抑郁的作用机制,为阐明抑郁症的发病机制与寻找治疗药物的相关靶点奠定了坚实基础。本研究为以小柴胡汤为基础的治疗抑郁症的中药复方新药研究提供了新颖的思路,也为摸索中药复方的现代化研究模式提供了科学依据。

(吴春福,杨静玉,张闯 沈阳药科大学)

参 考 文 献

[1] WILLNER P,SCHEEL-KRÜGER J,BELZUNG C. The neurobiology of depression and antidepressant action [J]. Neurosci Biobehav Rev,2013,37(10Pt1):2331-2371.

[2] MURRAY C J,LOPEZ A D. Evidence-based health policy:lessons from the Global Burden of Disease Study [J]. Science,1996,274(5288):740-743.

[3] KIM S H,HAN J,SEOG D H,et al. Antidepressant effect of Chaihu-Shugan-San extract and its constituents in rat models of depression[J]. Life Sci,2005,76(11):1297-1306.

[4] DAI Y,LI Z,XUE L,et al. Metabolomics study on the anti-depression effect of xiaoyaosan on rat model of chronic unpredictable mild stress[J]. J Ethnopharmacol,2010,128(2):482-489.

[5] HU Y,LIU P,GUO D H,et al. Behavioral and biochemical effects of Kaixin-San,a traditional Chinese medicinal empirical formula[J]. Drug Dev Res,2008,69(5):267-271.

[6] 贾春霞,张开凤,俞亮,等. 小柴胡汤加减为主治疗脑卒中后抑郁 35 例疗效观察[J]. 浙江中医杂志,2009,44(2):105-106.

[7] 李发明,高志刚. 小柴胡汤治疗抑郁症 90 例临床观察[J]. 山西中医,1996(2):10-11.

[8] CRYAN J F,SLATTERY D A. Animal models of mood disorders:recent developments[J]. Curr Opin Psychiatry,2007,20(1):1-7.

[9] PORSOLT R D,ANTON G,BLAVET N,et al. Behavioral despair in rats:a new model sensitive to antidepressant treatment[J]. Eur J Pharmacol,1978,47(4):379-391.

[10] PORSOLT R D,LE PICHON M,JALFRE M. Depression:a new animal model sensitive to antidepressant treatment[J]. Nature,1977,266(5604):730-732.

[11] SU G Y,YANG J Y,WANG F,et al. Xiaochaihutang prevents depressive-like behaviour in rodents by enhancing the serotonergic system[J]. J Pharm Pharmacol,2014,66(6):823-834.

［12］SAVEGNAGO L,JESSE C R,PINTO L G,et al. Monoaminergic agents modulate antidepressant-like effect caused by diphenyl diselenide in rats［J］. Prog Neuropsychopharmacol Biol Psychiatry,2007,31(6): 1261-1269.

［13］WILLNER P. Validity,reliability and utility of the chronic mild stress model of depression:a 10-year review and evaluation［J］. Psychopharmacology(Berl) ,1997,134(4):319-329.

［14］KATZ R J,ROTH K A,CARROLL B J. Acute and chronic stress effects on open field activity in the rat: implications for a model of depression［J］. Neurosci Biobehav Rev,1981,5(2):247-251.

［15］SU G Y,YANG J Y,WANG F,et al. Antidepressant-like effects of Xiaochaihutang in a rat model of chronic unpredictable mild stress［J］. J Ethnopharmacol,2014,152(1):217-226.

［16］SÁNCHEZ M M,LADD C O,PLOTSKY P M. Early adverse experience as a developmental risk factor for later psychopathology:evidence from rodent and primate models［J］. Dev Psychopathol,2001,13(3):419-449.

［17］COSTELLO E J,COPELAND W,ANGOLD A. Trends in psychopathology across the adolescent years:what changes when children become adolescents,and when adolescents become adults? ［J］. J Child Psychol Psychiatry,2011,52(10):1015-1025.

［18］AFIFI T O,ENNS M W,COX B J,et al. Population attributable fractions of psychiatric disorders and suicide ideation and attempts associated with adverse childhood experiences［J］. Am J Public Health,2008, 98(5):946-952.

［19］GREEN J G,MCLAUGHLIN K A,BERGLUND P A,et al. Childhood adversities and adult psychiatric disorders in the national comorbidity survey replication Ⅱ:associations with persistence of DSM-Ⅳ disorders ［J］. Arch Gen Psychiatry,2010,67(2):124-132.

［20］PRYCE C R,RÜEDI-BETTSCHEN D,DETTLING A C,et al. Long-term effects of early-life environmental manipulations in rodents and primates:potential animal models in depression research［J］. Neurosci Biobehav Rev,2005,29(4/5):649-674.

［21］HEIDBREDER C A,WEISS I C,DOMENEY A M,et al. Behavioral,neurochemical and endocrinological characterization of the early social isolation syndrome［J］. Neuroscience,2000,100(4):749-768.

［22］MA J,WANG F,YANG J Y,et al. Xiaochaihutang attenuates depressive/anxiety-like behaviors of social isolation-reared mice by regulating monoaminergic system,neurogenesis and BDNF expression［J］. J Ethnopharmacol,2017,208:94-104.

［23］MA J,WU C F,WANG F,et al. Neurological mechanism of Xiaochaihutang's antidepressant-like effects to socially isolated adult rats［J］. J Pharm Pharmacol,2016,68(10):1340-1349.

［24］ANACKER C,ZUNSZAIN P A,CARVALHO L A,et al. The glucocorticoid receptor:pivot of depression and of antidepressant treatment? ［J］. Psychoneuroendocrinology,2011,36(3):415-425.

［25］PARIANTE C M,LIGHTMAN S L. The HPA axis in major depression:classical theories and new developments［J］. Trends Neurosci,2008,31(9):464-468.

［26］DAVID D J,SAMUELS B A,RAINER Q,et al. Neurogenesis-dependent and-independent effects of fluoxetine in an animal model of anxiety/depression［J］. Neuron,2009,62(4):479-493.

［27］YI L T,LI J,LI H C,et al. Ethanol extracts from hemerocallis citrina attenuate the decreases of brain-derived neurotrophic factor,TrkB levels in rat induced by corticosterone administration［J］. J Ethnopharmacol,2012,144(2):328-334.

［28］ZHANG K,YANG J Y,WANG F,et al. Antidepressant-like effects of Xiaochaihutang in a neuroendocrine mouse model of anxiety/depression［J］. J Ethnopharmacol,2016,194:674-683.

［29］ 杨杰,黄丹雪,鹿秀梅,等.小柴胡汤化学成分及其在抑郁模型大鼠体内代谢成分的分析[J].中草药,2012,43(9):1691-1698.

［30］ YI L T,ZHANG L,DING A W,et al. Orthogonal array design for antidepressant compatibility of polysaccharides from Banxia-Houpu decoction,a traditional Chinese herb prescription in the mouse models of depression[J]. Arch Pharm Res,2009,32(10):1417-1423.

［31］ GUO L,CHO S Y,KANG S S,et al. Orthogonal array design for optimizing extraction efficiency of active constituents from Jakyak-Gamcho Decoction,the complex formula of herbal medicines,Paeoniae Radix and Glycyrrhizae Radix[J]. J Ethnopharmacol,2007,113(2):306-311.

［32］ DONG T T,ZHAO K J,HUANG W Z,et al. Orthogonal array design in optimizing the extraction efficiency of active constituents from roots of Panax notoginseng[J]. Phytother Res,2005,19(8):684-688.

［33］ ZHANG K,WANG F,YANG J Y,et al. Analysis of main constituents and mechanisms underlying antidepressant-like effects of Xiaochaihutang in mice[J]. J Ethnopharmacol,2015,175:48-57.

［34］ ZHU W L,MA S P,QU R,et al. Antidepressant effect of baicalin extracted from the root of scutellariabaicalensis in mice and rats[J]. Pham Biol,2006,44(7):503-510.

［35］ WANG Y,KAN H,YIN Y,et al. Protective effects of ginsenoside Rg_1 on chronic restraint stress induced learning and memory impairments in male mice[J]. Pharmacol Biochem Behav,2014,120:73-81.

［36］ ZHAO Z Y,WANG W X,GUO H Z,et al. Antidepressant-like effect of liquiritin from Glycyrrhiza uralensis in chronic variable stress induced depression model rats[J]. Behav Brain Res,2008,194(1):108-113.

［37］ KRISHNAN V,NESTLER E J. The molecular neurobiology of depression[J]. Nature,2008,455(7215):894-902.

［38］ HURLEY L L,AKINFIRESOYE L,NWULIA E,et al. Antidepressant-like effects of curcumin in WKY rat model of depression is associated with an increase in hippocampal BDNF[J]. Behav Brain Res,2011,239:27-30.

［39］ BERRY A,BINDOCCI E,ALLEVA E. NGF,brain and behavioral plasticity[J]. Neural Plast,2012,2012:784040.

［40］ MCEWEN B S. Stress and hippocampal plasticity[J]. Annu Rev Neurosci,1999,22:105-122.

［41］ TREADWAY M T,WASKOM M L,DILLON D G,et al. Illness progression,recent stress,and morphometry of hippocampal subfields and medial prefrontal cortex in major depression[J]. Biol Psychiatry,2015,77(3):285-294.

［42］ HILL A S,SAHAY A,HEN R. Increasing adult hippocampal neurogenesis is sufficient to reduce anxiety and depression-like behaviors[J]. Neuropsychopharmacology,2015,40(10):2368-2378.

［43］ GE S,YANG C H,HSU K S,et al. A critical period for enhanced synaptic plasticity in newly generated neurons of the adult brain[J]. Neuron,2007,54(4):559-566.

［44］ PARIANTE C M,LIGHTMAN S L. The HPA axis in major depression:classical theories and new developments[J]. Trends Neurosci,2008,31(9):464-468.

［45］ DEKLOET E R,DERIJK R H,MEIJER O C. Therapy insight:is there an imbalanced response of mineralocorticoid and glucocorticoid receptors in depression? [J]. Nat Clin Pract Endocrinol Metab,2007,3(2):168-179.

［46］ JURUENA M F,CLEARE A J,PAPADOPOULOS A S,et al. Different responses to dexamethasone and prednisolone in the same depressed patients[J]. Psychopharmacology,2006,189(2):225-235.

［47］ SNYDER J S,SOUMIER A,BREWER M,et al. Adult hippocampal neurogenesis buffers stress responses and depressive behaviour[J]. Nature,2011,476(7361):458-461.

［48］ NICHOLSON J K，WILSON I D. Understanding'global'systems biology：metabonomics and the continuum of metabolism［J］. Nat Rev Drug Discov，2003，2(8)：668-676.

［49］ XIONG Z，YANG J，HUANG Y，et al. Serum metabonomics study of anti-depressive effect of Xiao-Chai-Hu-Tang on rat model of chronic unpredictable mild stress［J］. J Chromatogr B Analyt Technol Biomed Life Sci，2016，1029-1030：28-35.

第十八章

补阳还五汤对中风神经保护及促进脑修复的基础与临床研究进展

一、补阳还五汤来源、创方思想及其中医理论基础

补阳还五汤是治疗中风的传统中医名方,初见于王清任的《医林改错》。王清任是清代医学家(1768—1831 年)。字勋臣,直隶玉田(今属河北)人,出身为武庠生,后捐资得千总职。年轻时即精心学医,于北京行医,精究岐黄,医术精深。因其于古书中对人体构造与实际情况不符,提出修正批评,其革新精神甚得好评。尝谓"著书不明脏腑,岂非痴人说梦;治病不明脏腑,何异盲子夜行",故精心观察人体之构造,并绘制图形,纠正前人错误,写成《医林改错》[1]。

王清任为求得脏腑之真知,大力倡导人体解剖研究并亲历躬行,执着不懈。在解剖尸体过程中,他观察到了大量的"血瘀"现象,由此感悟、推断到活体上"血瘀"病理现象的普遍存在,从而引起他对血瘀证的高度重视,通过长期钻研、临床诊治及反复验证,最终创立了血瘀理论。王清任在瘀血成因上独具已见。他对历代医家论半身不遂属"风""痰""火"等理论大胆质疑,首创"气虚血瘀论";在血瘀辨证上,打破有形之瘀的传统观点,提出了"久病多瘀、怪病为瘀、他法他药无效多为血瘀"的新思路;在施治上不拘泥于古法,首创补气活血、分部逐瘀法等活血化瘀治法。补阳还五汤是王清任所创的补气活血名方,重用黄芪达四两,甚至每日可服两剂,可谓传统中医药理论上的创造性发展。

(一) 补阳还五汤创方立意和组方解析

王氏治中风半身不遂,积数十年诊疗经验,"细心研究,审气血之荣枯,辨经络之通滞,四十年来,颇有所得"。中风病证多见"因虚致瘀",正气亏虚,不能行血,以致脉络瘀阻,筋脉肌肉失去濡养,故见半身不遂、口眼㖞斜。气虚血瘀,舌本失养,故语言謇涩;气虚失于固摄,故口角流涎、小便频数、遗尿失禁;舌暗淡,苔白,脉缓无力为气虚血瘀之象。

补阳还五汤用"黄芪四两(生)、归尾二钱、赤芍钱半、地龙一钱(去土)、川芎一钱、桃仁一钱、红花一钱"。该方是补气行瘀、疏通经络的代表方剂,用于治疗"因虚致瘀"的中风病证[2]。本方重用黄芪四两,补益元气,意在气旺则血行,瘀去络通,为君药。当归尾活血通络而不伤血,用为臣药。赤芍、川芎、桃仁、红花协同当归尾以活血祛瘀;地龙通经活络,力专善走,周行全身,以行药力,亦为佐药。因此,《医林改错》提出:"此方治半身不遂,口眼歪斜,语言謇涩,口角流涎,大便干燥,小便频数,遗尿不禁。"本方证以气虚为本,血瘀为标,所以,补阳还五汤之立意可以总结为"瘀血不去,新血不生"和"不破不立,瘀祛新生"[3-4],对中风后遗症尤其偏瘫尤为有益。

(二) 补阳还五汤方名由来

王清任认为,中风半身不遂之本源于元气亏损。元气充沛,则充满于周身经络之中,运

行不息。元气一亏,经络不能充满而出现空隙,此时流动不息之元气向空隙之处归并。当元气亏损至全身只剩下五成之气时,所剩之元气将归于一侧,则另一侧无气之肢体就会出现半身不遂、口眼㖞斜等症。此外,王氏还指出,中风多种伴随症状亦与气虚有关,如口角流涎是由于气虚不能摄津,舌强语謇是由于舌之半。因此用补阳还五汤恢复失去的五成之气,立方名为"补阳还五汤",可谓用心良苦。

二、现代医学对中风的认识简介及治疗现状

(一) 临床发病情况

中医"中风"病证相当于现代医学之"脑卒中"。脑卒中是指脑循环异常造成 24 小时以上神经功能缺失的病候,本病致死率和致残率高,死亡率居第 2 位。其中缺血性脑卒中占80%。在中国每年新增脑卒中患者达 200 万,每年 120 万人死于脑卒中,是各种疾病中的第一位杀手。而且,大多数脑卒中患者(60%~80%)遗留后遗症,1/4~3/4 患者可在 2~5 年内复发。世界卫生组织确认脑卒中是世界第 2 位致死性疾病,成为威胁人类健康的重大疾病。

(二) 临床类型及诊断治疗现状

脑卒中主要分为缺血性脑卒中和出血性脑卒中。缺血性脑卒中是脑血管局部因某种原因(如脑动脉粥样硬化)引起血栓,也可能由于血液内流动的栓子将某一血管阻塞,造成脑局部缺血,称为脑栓塞。出血性脑卒中是脑内出血,脑动脉因某种原因(如高血压和动脉硬化)而突然破裂,在脑组织内发生出血,称脑出血。如果是脑的表浅血管破裂引起出血,血液流入蛛网膜下腔,称为蛛网膜下腔出血。根据出血的程度和出血的部位不同而表现的症状和凶险程度各不相同,严重者可迅速昏迷和死亡。此外,值得注意的是短暂性脑缺血发作(TIA),这常常是脑卒中发作先兆表现,TIA 是指某一区域脑组织一过性缺血所致的局限性短暂的脑功能障碍。表现为反复发作短暂的肢体麻木、瘫痪、失语、头晕、猝倒等,少于 24 小时内恢复。发作突然,持续时间短暂,多于数分钟至 1 小时,于 24 小时内完全恢复而不遗留神经功能缺损。大量脑卒中患者遗留后遗症,出现功能障碍而致残,表现为病变半球对侧肢体的中枢性瘫痪。发病初始为脊髓休克所致的弛缓性瘫痪,出现瘫痪侧随意运动障碍,肌张力低下,腱反射消失。休克期过后逐渐出现痉挛性瘫痪,表现为瘫痪侧肌张力增高,腱反射亢进,出现病理反射,四肢瘫、共济失调、失语、痴呆、构音障碍、言语障碍等。随着功能障碍而出现相应的运动不足表现,如关节挛缩、肌肉萎缩、骨质疏松、直立性低血压等。病后 1~3个月,可出现肩关节自发性或活动时疼痛,肩关节活动受限,手部出现疼痛和肿胀,持续 3~6个月后出现皮肤手指肌肉萎缩,挛缩畸形。此外,脑卒中后出现情感障碍如抑郁症,多于病后 6 个月至 2 年有两次发病高峰,发病率 30%~50%。还可以出现继发性认知障碍并发血管性痴呆。由于出血性脑卒中与缺血性脑卒中的症状和临床表现相似,治疗方案上两者完成不同,早期诊断鉴别出出血性脑卒中与缺血性脑卒中,对于提高生存率减少致残率非常重要。近年来新型多功能脑成像技术得到迅速发展,使得早期诊断个案的准确性显著增加,大大减少了死亡率和致残率。

相较于新型诊断技术的进步,脑卒中治疗用药的发展显著滞后。1996 年,美国 FDA 批准了重组组织型纤溶酶原激活剂(rt-PA)用于治疗缺血性脑卒中,重建脑供血,为脑卒中患者带来了曙光。经 rt-PA 及时治疗的脑卒中患者,致残率显著降低。然而 rt-PA 只能在缺血3~4.5 小时内使用,而且延迟溶栓治疗有继发性出血的危险,一旦出现严重脑出血,死亡率高达 61%,迄今无法准确预测脑出血的风险,且没有可行的方案。大部分患者从发病到获得明确诊断的时间常常超过此时间窗,失去治疗时机。因而神经功能的康复治疗成为中风患

者治疗的主要手段。然而,目前为止,尚无有效的神经保护和神经康复用药。发展新的有效神经保护和神经康复药物是目前的重大研究课题,然而进展缓慢,使许多患者遗留终身瘫痪。

三、补阳还五汤治疗中风临床研究现状

中医药积累了大量临床行之有效的方剂,可用于治疗中风病证及中风后遗症患者,补阳还五汤是其中的代表性方剂。近年来开展了大量临床试验,以评价补阳还五汤治疗脑卒中及其后遗症的临床疗效,就补阳还五汤治疗急性缺血性中风的疗效及其安全性作进行了系统评价[5]。从各种数据库 1995—2012 年期记录的 354 个临床研究报道和观察中,依据循证医学标准筛选出 19 个随机对照设计的临床试验,进行系统性评价,纳入 1 580 个病例,对补阳还五汤结合常规西医方法与单纯西医治疗方法进行比较,meta 分析显示,补阳还五汤的确有促进神经功能障碍的改善作用,未见明显副作用。但是,目前的临床试验在严格循证医学标准意义上还有许多缺陷,其临床疗效有待进一步的确认。目前临床研究存在的主要问题:①缺乏终点事件的评价,有关研究报道中只有一个研究观察了 Barthel 指数以评价补阳还五汤对致残率的作用,两组之间致残率无显著性差异(Peto OR:0. 36;95% CI:0. 12～1. 07)[6],未见有对死亡率的评价结果。②研究报道之间的同质型较差,补阳还五汤组显示了促进神经功能修复的疗效,但是,各报道的临床试验的异质性,使有关结论有待进一步考证。③出版偏差,对有关报道的出版偏差进行 funnel plot 分析显示了出版偏差可能影响有关结论。详细的系统性评价可以参考相关研究报告[5]。为确证补阳还五汤的临床疗效,应当设计严格的临床试验。但是应当指出,补阳还五汤是气虚血瘀型中风治疗方剂,对于其他证型的中风患者不一定适用,目前的临床研究极少考虑这方面的问题,从而为临床疗效带来不确定性,如何对中风患者中医药治疗疗效进行科学和客观的评价,这本身就是一个值得深入研究的课题。

四、补阳还五汤对中风后脑保护和促进脑修复的实验研究

作为经典中风治疗名方,补阳还五汤的神经保护作用和促进脑修复的作用及其治疗原理受到了广泛关注,已有大量文献报道。此处就这方面进行总结,以期阐明补阳还五汤的神经保护和促进脑修复原理,对补阳还五汤治疗中风及其后遗症提出启示。

(一) 神经保护作用

早在 20 世纪 90 年代,邓常青等[7]对补阳还五汤抗脑缺血再灌注损伤作用机制进行了研究,采用沙鼠两颈总动脉结扎法脑缺血 45 分钟再灌注 45 分钟模型,于再灌注前腹腔注射补阳还五汤(以生药计 14g/kg)。家兔采用四血管夹闭法缺血 30 分钟再灌注 45 分钟模型,于缺血前静脉注射该方(以生药计 3. 9g/kg)。发现补阳还五汤可对抗脑缺血再灌注损伤,其作用机制可能与防止脑内水钠潴留,抗自由基作用,调节 TXA_2/PGI_2 平衡及防止脑内钙积聚等有关。早期的相关研究工作也显示,在体外培养的大鼠皮质神经元,补阳还五汤含药血清通过抑制 p53 和 p21 基因表达,减少缺氧引起的神经元凋亡[8-9]。同时,补阳还五汤对局灶性脑缺血模型也显示很好的神经保护作用,能抑制缺血后脑组织内一氧化氮合酶活性的升高,保护缺血后脑组织,减少氧化损伤[10]。储利胜等[11]观察了补阳还五汤对脑缺血再灌注后中性粒细胞浸润和细胞间黏附分子 1(ICAM-1)表达的影响。口服 7 天给药,在线栓法诱导大鼠大脑中动脉阻塞模型的实验中,发现补阳还五汤能显著改善神经症状,增加缺血半球皮质周边区存活神经元数。并能减少中性粒细胞浸润和 ICAM-1 表达,显示了该方对脑缺血

动物模型有很强抗炎症效应。补阳还五汤可下调脑缺血模型大鼠肿瘤坏死因子-α(TNF-α)、白细胞介素-6(IL-6)、C反应蛋白(CRP)水平,通过减轻炎症发挥神经保护的作用[12]。补阳还五汤能有效降低线栓法大脑中动脉阻断实验(MCAO)大鼠模型的血清及脑组织IL-6、核因子κB(NF-κB)等炎症因子水平[13]。补阳还五汤在阿尔茨海默病动物模型也显示相似的神经保护作用。可以维持小鼠海马CA1区、CA3区神经元的形态结构,升高脑和脾的脏器指数;降低脑组织炎症因子IL-6的含量,有效降低血脑屏障破坏的程度,从而保护模型小鼠的脑组织结构[14-15]。史文心等[16]发现补阳还五汤能够改善脑缺血再灌注大鼠海马CA1区阳性神经元细胞的损伤,降低脑卒中指数评分,增加海马内5-HT的含量。其还能改善脑缺血大鼠神经功能损害,减少脑组织梗死面积,下调血清中CD63、CD62P因子表达,进而减少血管内皮细胞的炎性免疫反应[17]。

凋亡相关基因 *Bcl-2*、*bax*,半胱氨酸蛋白酶(caspase)等参与了细胞凋亡的调控,且caspase-3在哺乳动物细胞凋亡早期的启动与执行过程中起着极其重要的作用[18]。补阳还五汤可下调caspase-3表达而抑制大鼠脑缺血再灌注损伤诱导的细胞凋亡[19]。补阳还五汤对脊髓损伤神经细胞也有保护作用。补阳还五汤能下调脊髓损伤大鼠脊髓组织caspase-3表达,抑制脊髓损伤大鼠脊髓神经细胞凋亡[20]。补阳还五汤可减少急性脊髓损伤大鼠caspase-3和 *bax* 的表达,增加 *Bcl-2*、血管内皮生长因子的表达,减少神经细胞凋亡,从而促进脊髓功能的恢复[21]。补阳还五汤能减轻受损神经的继发性损伤,通过抑制 Nogo-A 和 NgR 的表达,减少血小板活化因子受体(PAF-R)数目,抑制 PAF2R 活性,从而阻断 PAF 的损伤效应[22]。

补阳还五汤提取物对脑出血动物模型也显示良好神经保护作用。仇志富等观察补阳还五汤提取物对脑出血大鼠脑组织磷脂酰肌醇3激酶(PI3K)、丝/苏氨酸蛋白激酶(AKT)和caspase-3表达的影响,发现该提取物能够升高脑出血大鼠脑组织中 PI3K、AKT、bcl-2蛋白表达水平,降低 caspase-3 和 bax 蛋白表达水平,减少脑组织含水量和凋亡细胞数,减轻线粒体损伤,降低血脑脊液屏障通透性,说明该方保护作用机制与激活 PI3K/AKT 信号通路,抑制神经元凋亡,降低血脑脊液屏障通透性密切相关[23-24]。研究发现,NO/caveolin-1/MMP-9 信号通路是脑缺血再灌注损伤过程中血脑屏障破坏的重要治疗靶点[25]。小凹蛋白-1(caveolin-1)也是神经炎症损伤中淋巴细胞通过血脑屏障的重要靶分子[26]。补阳还五汤组显著提高 caveolin-1、caveolin-2 的表达,在第3天、第7天时模型组与补阳还五汤组差异有统计学意义($P<0.01$)[27]。说明能够保护脑缺血再灌注损伤过程中血脑屏障的完整性。

以上实验证据提示补阳还五汤的神经保护机制与抗炎症因子、抗氧化、调节细胞信号及凋亡相关基因有密切关系。

(二) 促神经再生作用

神经再生包括神经干细胞增殖、分化、迁移,新生神经元与靶细胞重新建立连接形成突触结构,恢复生理功能整合到反射环路以修复神经功能的过程,这个过程受到多种细胞信号的调节。研究表明,当中枢神经系统发生病理学改变后,无论是内源性还是移植的神经干细胞进入中枢神经系统后,可以优先迁移到病灶,补偿损失的组织,重建受损的神经回路,以实现自我修复[28-30]。干细胞生物学和细胞治疗的最新进展,为卒中后脑修复和重建神经功能带来曙光,干细胞移植技术用于卒中后神经功能修复治疗已进入临床试验阶段。由于细胞治疗的造价昂贵和伦理学及潜在致肿瘤风险等因素,针对内源性干细胞的治疗策略依然是药物研究和发展的主要方向。有关补阳还五汤促进卒中后脑修复和重建神经功能作用已有大量研究报道。早期研究显示,补阳还五汤能促进大鼠脑皮质神经元生长[31]。补阳还五汤对常规培养及在缺氧条件下培养的神经元有显著促进生长作用,大鼠用补阳还五汤灌胃给药后,其血清中的药物成分有促进体外培养神经元细胞生长的作用[31]。研究观察了补阳还五汤对缺血性脑卒中后遗症大鼠神经增殖作用的影响。采用机械开颅电凝法阻断大脑中动脉24小时后,用随机电脉冲刺激仪每天刺激2小时,连续刺激20天,造成大鼠缺血性脑卒中后遗症模型。治疗组在造模结束后灌服补阳还五汤水煎液,连续给药15天,免疫组织化学方法检测大鼠脑组织中5-溴脱氧核苷尿嘧啶(BrdU)的表达,显示补阳还五汤具有促进缺血性脑卒中后遗症大鼠神经增殖作用[31]。进一步研究显示,补阳还五汤能促进血管内皮生长因子(VEGF)及其受体的表达,刺激神经干细胞增殖,减少梗死面积和促进神经功能的修复[32]。后续的研究报告支持补阳还五汤促进神经干细胞的增殖、分化及迁移,改善实验性脑梗死大鼠神经功能缺损作用[33]。补阳还五汤含药血清对体外培养的神经干细胞缺氧性损伤具有明显的保护作用,可促进缺氧环境下神经干细胞的增殖和分化,还可促使低糖低氧损伤的神经干细胞迁出数量增多,迁移距离增加[34]。该方通过提高脑组织中神经元特异性烯醇化酶(NSE)及胶质纤维酸性蛋白(GFAP)的表达,从而促进移植的脊髓间质干细胞(MSCs)向神经样细胞分化;降低脑缺血大鼠脑内细胞基质衍生因子(SDF-1)蛋白含量,诱导MSCs向神经细胞分化,改善脑缺血区微环境,进一步促进内源性神经干细胞增殖、迁移,诱导分化为神经元,修复缺损的神经功能[35-36];还可提高脑缺血后CA1区兴奋性氨基酸转运体(excitatory amino acid transporter,EAAT)谷氨酸转运体-1(GLT-1)的表达,减少谷氨酸的浓度而发挥保护作用[37]。最近的研究表明,补阳还五汤通过促进神经再生和保护神经而减轻脑卒中后抑郁症的发生[38]。

脊髓损伤后残存轴突的脱髓鞘改变是脊髓损伤的常见病理改变之一。脊髓损伤后局部的星形胶质细胞大量增殖,增殖的星形胶质细胞大量表达骨形态发生蛋白BMP2/4,BMP2/4作用于少突胶质前体细胞,抑制其向少突胶质细胞分化,从而抑制了神经轴突髓鞘的再生[39]。补阳还五汤可以抑制BMP2/4的活性和表达,从而促进少突胶质细胞的形成,最终达到促进脊髓损伤后残存轴突再髓鞘化的目的,同时也起到抑制胶质瘢痕形成的作用[40]。

已有不少研究报道补阳还五汤促进中风后脑修复和重建神经功能信号通路和相关机制。补阳还五汤可明显促进脑缺血后大鼠神经元突触重塑,其作用机制可能是通过上调缺血脑组织中神经生长因子、神经胶质细胞源性神经营养因子的表达,从而实现增加生长相关蛋白GAP-43和PSD-95的表达[41]。加减补阳还五汤可增加脑缺血后神经元内源性神经营养因子和神经生长因子的含量,有利于恢复受损的神经元[42]。细胞内钙离子的浓度与神经细胞增殖和分化密切相关[43]。有研究表明,抑制细胞内钙离子浓度可以促进神经轴突生长,发现应用含补阳还五汤血清培养的神经祖细胞中钙离子浓度明显低于对照组。Sun等[44]制备Wistar大鼠血清对神经干细胞进行培养,发现含补阳还五汤的大鼠血清可以促进神经突生长,并明显降低细胞内钙离子浓度。细胞外信号调节激酶(ERK2)是丝裂原活化蛋白激酶(MAPK)信号传导通路之一。细胞外信号调节激酶参与神经细胞生长和分化的调控以及神经细胞损伤后的修复。Tang等[45]通过四血管栓塞模型建立大鼠脑缺血再灌注模型,给予药物干预后,发现补阳还五汤组ERK2蛋白表达及ERK2 mRNA明显升高,从而促进缺血区域神经元的生长和分化。补阳还五汤还可通过抑制脑缺血再灌注大鼠p-JAK2以及p-STAT3表达和减少神经元凋亡,阻断JAK2/STAT3信号通路激活,减少神经元死亡,减轻神经功能缺损[46]。白雪松等[47]通过观察脑缺血大鼠模型服用补阳还五汤后Nogo受体(Nogo receptor,NgR)蛋白的表达强度变化情况,推断该方可能是通过抑制NgR、促进轴突再生而改善中风后的神经功能。补阳还五汤中的补气药和活血药能协同促进脑缺血后神经发生和恢复神经功能,可能是通过改善局部神经生长微环境,促进表达神经再生中神经营养因子(NT-Fs),诱导神经干细胞的增殖、迁移及定向分化,进而降低神经抑制因子的表达,减轻继发性损伤[37]。因此,补阳还五汤能调节多种细胞信号通路,促进内源性神经干细胞增殖、分化、迁移和新生神经元整合到反射环路以修复神经功能,达到中风后脑修复和重建神经功能的效果。有关其对多种细胞信号通路的调节作用已得到蛋白质组学研究证实[48-50]。基于中药复方作用于机体将诱发的是一个多网络多靶点的级联响应,研究从蛋白组学的角度考察补阳还五汤在缺血性中风后治疗中的网络药效。首先通过双向电泳分析研究了缺血大鼠脑海马区磷酸化蛋白的组学特征。缺血性中风模型大鼠口服补阳还五汤(BHD)14天后,有14个蛋白质点发生了至少2倍的变化。通过 MALDI-TOF-TOF 分析,研究发现 BHD 分别提高了磷酸甘油酸变异酶1(PGAM1)、神经丝轻肽(NF-L)、二氢嘧啶酶相关蛋白2(DRP-2)、GFAP、14-3-3蛋白、热休克蛋白70(HSP 70)和谷氨酰胺合成酶(GS)等磷酸化蛋白的表达。PGAM 是发育中的脑中的 NSCs 标记物。DRP-2 参与神经元分化和轴突诱导。GFAP 是星形胶质细胞的标志物。GS 有助于清除细胞外的谷氨酸。14-3-3蛋白是参与脑发育调控的多功能蛋白,包括神经再生、神经元迁移和神经形态再塑。14-3-3蛋白还通过与凋亡分子 BAD、Bax、凋亡信号调节激酶1(apoptosis signal-regulated kinase 1, ASK1)等相互作用参与调控凋亡信号通路。NF-L 是轴突的主要结构细胞骨架元素。14-3-3蛋白可以与 NF-L 相互作用,介导轴突形成。热休克蛋白调节蛋白质的折叠和运输,并去除受损的蛋白。这些结果表明,BHD 可以调节多种细胞信号通路,激活其神经保护及促神经再生的作用。为了进一步论证 BHD 对 MCAO 大鼠脑神经保护作用,研究制造大鼠 MCAO 缺血1.5小时再灌注14天模型。短暂性 MCAO 缺血导致同侧半球约30%的梗死面积,而 BHD(20mg/kg)治疗组仅只有8%的梗死体积。然后,在 MCAO 大鼠大脑中检测到凋亡细胞。在 MCAO 缺血脑中发现 TUNEL 阳性细胞增加,而 BHD 治疗使其减弱。此外,体外试验显示,BHD 治疗呈剂量依赖性地阻止了糖氧剥离/复氧合诱导的细胞活力降低。提示 BHD 对脑缺血再灌注损伤具有一定的神经保护作用。BHD 显著上调了缺血后大鼠大脑海马组织中 p-EGFR、p-PI3K、p-Akt、14-3-3 和 p-Bad 的表达水平。同时,BHD 治疗显著抑制了缺血脑组织中 cleaved-caspase-3 的表达。这些结果表明,BHD 可以激活 EGFR/PI3K/Akt/Bad/14-3-3 信号级联,对脑缺血再灌注损伤起到神经保护作用。同时体外细胞试验及体内试验都显示 BHD 可以促进神经干细胞在体内外的再生,其机制与 BHD 激活体内和体外原代培养 NSCs 中 Jak2/Stat3/Cyclin D1 信号系统相关。BHD 还促进体内和体外培养的 NSCs 向神经元和星形细胞分化,诱导神经元突触的形成,其机制与 BHD 下调缺血再灌注脑和体外培养 NSCs 中 cavolin-1(cav1)的表达和上调 Hes1 的表达有关。最后,通过水迷宫的行为学检测发现 BHD 治疗可明显改善脑缺血后大鼠的学习能力。显示了补阳还五汤在中风后脑修复与神经功能重建上的可靠效果与相关的作用机制。

(三)血管再生作用

新生血管的生成和神经功能的恢复过程保持一致,包括突触再生和神经再生,血管再生有利于改善脑缺血患者的神经功能恢复。研究显示,补阳还五汤能促进缺血性脑卒中模型大鼠 VEGF 及其受体的表达,提示有促进血管再生的可能作用[32]。研究提示,补阳还五汤可以显著增加缺血侧大脑皮质区血浆中 VEGF 和人整合素 αVβ3(ITGαvβ3)的表达和微血管密度,促使血管生成,改善脑循环,促进缺血脑组织的修复[34]。上调促血管生成因子的表达,以改善脑缺血损伤区域特别是缺血半暗带的血液供应,增加缺血区的营养物质和氧气的输送,加速损伤神经的功能恢复。Shen 等[51]检测补阳还五汤对缺血区血管生成情况和血管生成素-1(Ang-1)蛋白表达的影响,结果显示,脑缺血所诱导的 Ang-1 表达并不能满足血管重建的需要,应用补阳还五汤明显促进了脑缺血区域的血管再生,并使 Ang-1 蛋白表达上调,改善了神经功能,并减少了梗死区面积。此外,补阳还五汤还可以使大鼠脑缺血后 7~14 天血管生成基因如 VEGF 和其受体 Flk1 的表达上调。这些研究说明,补阳还五汤具有调控血管新生靶点信号途径促进脑缺血后血管新生的作用。

五、结语

综上所述,补阳还五汤是治疗中风的传统中医名方,对补阳还五汤治疗中风的系统性评价显示,补阳还五汤的确有改善神经功能障碍的作用,未见明显副作用。但是,补阳还五汤治疗中风促进神经功能修复的临床疗效仍有待严格设计的临床试验进一步证实,试验设计上应当结合中医理论和临床规律进行。大量研究已经显示补阳还五汤治疗脑缺血的有效性及安全性。补阳还五汤神经保护作用主要表现为抗氧化,调节炎症因子和细胞损伤相关信号分子。同时,补阳还五汤能够促进神经干细胞生长,调节多种神经再生信号分子,促进神经再生和血管再生,为促进脑修复的有效良方。对其有效成分和作用机制深入研究,以及明确补阳还五汤在脑缺血后的给药时间窗及给药剂量,必然为中风及其后遗症治疗带来新的希望。

（**陈曦,沈剑刚**　深圳市宝安区人民医院;香港大学中医药学院）

参 考 文 献

[1] 王清任. 医林改错[M]. 北京:人民军医出版社,2007.

[2] 袁磊,杨进平,闻瑛,等. 补阳还五汤治疗缺血性中风恢复期(气虚血瘀)的临床疗效及对 Hcy 影响的临床研究[J]. 中华中医药学刊,2016,34(1):195-196.

[3] 佘颜,王宇红,邵乐,等. 补阳还五汤精简方对大鼠脑缺血后血管新生及 Nrf2/HO-1 信号途径的影响[J]. 中国药理学通报,2016,32(1):123-128.

[4] 赵素娟,董永书. 补阳还五汤治疗气虚血瘀型脑梗死的临床效果观察[J]. 河南医学研究,2016,25(11):1972-1973.

[5] HAO C Z,WU F,SHEN J G,et al. Clinical efficacy and safety of Buyang Huanwu decoction for acute ische-mic stroke:a systematic review and Meta-analysis of 19 randomized controlled trials[J]. Evidence-based Complementary and Alternative Medicine,2012,2012:630124.

[6] LIN J C. Observation of the effectiveness of buyang huanwu decoction on acute cerebral thrombosis[J]. *Modern Journal of Integrated Traditional Chinese and Western Medicine*,2008,17(32):4994-4995.

[7] 邓常青,刘志龙,葛金文,等. 补阳还五汤抗脑缺血再灌注损伤作用机理的研究[J]. 中国中医基础医学杂志,1998,4(8):32-35.

[8] 曲宏达,佟丽,沈剑刚,等. 补阳还五汤对体外培养的大鼠皮层神经元缺氧凋亡的影响[J]. 第一军医大学学报,2002,22(1):35-38.

[9] 曲宏达,佟丽,沈剑刚,等. 补阳还五汤药物血清对体外培养大鼠皮层神经元缺氧后 p53 和 p21 表达的影响[J]. 中国中西医结合杂志,2004,24(2):133-135.

[10] 廖春来,佟丽,沈剑刚. 补阳还五汤对小鼠脑缺血后 NOS 活性的影响[J]. 中药药理与临床,2003,19(4):5-7.

[11] 储利胜,李建浩,孙吉,等. 补阳还五汤对脑缺血后中性粒细胞浸润及 ICAM-1 表达的影响[J]. 浙江中医药大学学报,2006,30(5):465-466,468.

[12] 吴旋,汪欣,陈云欢,等. 补阳还五汤对脑缺血大鼠血清 TNF-α、IL-6、CRP 的影响研究[J]. 中国医学创新,2015(12):30-32.

[13] 黄月芳,楼招欢,邓梦娇,等. 补阳还五汤对 MCAO 模型大鼠炎症因子水平的作用研究[J]. 浙江中

医杂志,2016,51(3):221-222.

[14] 费洪新,韩玉生,杜徽,等.补阳还五汤对阿尔茨海默病小鼠海马形态学和β淀粉样蛋白水平的影响[J].中国实验方剂学杂志,2014,20(23):142-145.

[15] 费洪新,周忠光,韩玉生,等.补阳还五汤对阿尔茨海默病小鼠血脑屏障通透性的影响[J].时珍国医国药,2015,26(5):1028-1031.

[16] 史文心,周郦楠.补阳还五汤对短暂性脑缺血再灌注大鼠海马神经元细胞及5-HT的影响[J].辽宁中医药大学学报,2016,18(5):62-64.

[17] 黄志恩,李茹冰,姚晖,等.补阳还五汤对急性脑缺血大鼠血清CD63和CD62P因子表达的影响[J].中成药,2016,38(4):735-740.

[18] DU M,CHEN R,QUAN R,et al. A brief analysis of traditional Chinese medical elongated needle therapy on acutespinal cord injury and its mechanism[J]. Evid Based Complement Alternat Med,2013,2013:828754.

[19] 任余恒,曹云恒,李杰萍.补阳还五汤对大鼠脑缺血再灌注损伤后神经细胞凋亡和Caspase-3基因表达的影响[J].中国医学创新,2014,11(13):16-18.

[20] 董贤慧,谢红林,贺小平,等.补阳还五汤对脊髓损伤大鼠脊髓组织Caspase-3表达的影响[J].广东医学,2015,36(1):55-57.

[21] 侯兆阳,陈哲,魏家森.补阳还五汤对急性脊髓损伤模型大鼠神经细胞凋亡的影响[J].浙江中西医结合杂志,2015,25(1):8-11,106.

[22] 张继平,林爱华,李蜀光,等.补阳还五汤对脊髓损伤大鼠脊髓组织血小板活化因子受体mRNA表达的影响[J].广州中医药大学学报,2009,26(3):256-259.

[23] 仇志富,吴晓光,孟杰,等.补阳还五汤提取物灌胃对脑出血大鼠脑组织中PI3K、AKT、Caspase-3表达的影响[J].山东医药,2016,56(9):29-31.

[24] 吴晓光,李蒙蒙,仇志富.补阳还五汤对脑出血大鼠PI3K/AKT信号通路的影响及其神经保护作用的机制[J].国际神经病学神经外科学杂志,2016,43(2):119-123.

[25] GU Y,ZHENG G Q,XU M J,et al. Caveolin-1 regulates nitric oxide mediated matrix metalloproteinases activity and blood-brain barrier permeability in focal cerebral ischemia and reperfusion injury[J]. Journal of Neurochemistry,2012,120(1):147-156.

[26] WU H,DENG R X,CHEN X M,et al. Caveolin-1 is critical for lymphocyte trafficking into central nervous system during experimental autoimmune encephalomyelitis[J]. Journal of Neuroscience,2016,36(19):5193-5199.

[27] 刘柏炎,沈剑刚,蔡光先,等.补阳还五汤对局灶性脑缺血大鼠脑内caveolin1、2的影响[J].湖南中医药大学学报,2008,28(1):22-24,28.

[28] WINNER B,COUILLARD-DESPRES S,GEYER M,et al. Dopaminergic lesion enhances growth factor-induced striatal neuroblast migration[J]. J Neuropathol Exp Neurol,2008,67(2):105-116.

[29] LI Y H,FENG L,ZHANG G X,et al. Intranasal delivery of stem cells as therapy for central nervous system disease[J]. Exp Mol Pathol,2015,98(2):145-151.

[30] 佟丽,曲宏达,陈育尧,等.补阳还五汤对大鼠脑皮层神经元生长的影响[J].第一军医大学学报,2002,22(8):711-712.

[31] 谭县辉,曲宏达,彭康,等.补阳还五汤对缺血性脑卒后遗症大鼠神经增殖作用的影响[J].南方医科大学学报,2006,26(2):189-192.

[32] CAI G X,LIU B Y,LIU W,et al. Buyang Huanwu Decoction can improve recovery of neurological function,reduce infarction volume,stimulate neural proliferation and modulate VEGF and Flk1 expressions in transient focal cerebral ischaemic rat brains[J]. J Ethnopharmacol,2007,113(2):292-299.

[33] 任吉祥,李丽丽,王娜,等.补阳还五汤对大鼠脑梗死后神经干细胞的影响[J].长春中医药大学学

报,2014,30(6):990-992.

[34] 赵舒武,蔡青,王晓玲,等.补阳还五汤载药血清对缺氧性神经干细胞增殖和分化的影响[J].江苏中医药,2013,45(1):73-75.

[35] 张振强,贾亚泉,宋军营,等.补阳还五汤对脑缺血大鼠模型 ITGαvβ3 表达及脑皮质区新生血管的影响[J].时珍国医国药,2013,24(6):1308-1310.

[36] 张运克,高峰,张丹,等.补阳还五汤联合骨髓间充质干细胞移植对脑缺血再灌注大鼠脑组织 NSE 和 GFAP 表达的影响[J].中医杂志,2013,54(23):2043-2045.

[37] 王倩.补阳还五汤对大鼠急性脑缺血后神经干细胞迁移的影响[J].山东中医杂志,2013,32(10):742-744.

[38] LUO L,DENG S,YI J,et al. Buyang Huanwu Decoction ameliorates poststroke depression via promoting neurotrophic pathway mediated neuroprotection and neurogenesis[J]. Evid Based Complement Alternat Med,2017,2017:4072658.

[39] WANG Y,CHENG X,HE Q,et al. Astrocytes from the contused spinal cord inhibit oligodendrocyte differentiation of adultoligodendrocyte precursor cells by increasing the expression of bone morphogenetic proteins[J]. J Neurosci,2011,31(16):6053-6058.

[40] 赵鹏,饶耀剑,崔泽升,等.补阳还五汤对 BMP2/4 介导轴突再髓鞘化的影响[J].中国中医药现代远程教育,2015,13(3):144-145.

[41] 刘会贤,刘敬霞,俞维,等.补阳还五汤和星蒌承气汤对脑缺血大鼠神经元突触重塑及胶质源性神经营养因子和神经生长因子表达的影响[J].中国老年学杂志,2015,35(3):702-705.

[42] 刘万里,董文毅,陈苏宁,等.BDNF、NGF 在大鼠局灶性脑缺血的表达变化及加减补阳还五汤对其影响的实验研究[J].世界中西医结合杂志,2010,5(1):29-31.

[43] CATTERALL W A. Structure and regulation of voltage-gated Ca^{2+} channels[J]. Annu Rev Cell Dev Biol,2000,16:521-555.

[44] SUN J H,GAO Y M,YANG L,et al. Effects of Buyang Huanwu Decoction on neurite outgrowth and differentiation of neuroepithelialstem cells[J]. Chin J Physiol,2007,50(4):151-156.

[45] TANG J L,GAO W J,LI J,et al. Themolecular and electrophysiological mechanism of buyanghuanwu decoction in learning and memory ability of vascular dementia rats[J]. Brain Res Bull,2013,99:13-18.

[46] 王凯华,任丁,黄龙坚.补阳还五汤对大鼠脑缺血再灌注后 JAK2/STAT3 的影响[J].陕西中医,2013,34(8):1093-1096.

[47] 白雪松,尹天雷,李雅,等.超微补阳还五汤对脑梗死模型大鼠 NgR 的影响[J].湖南中医杂志,2008,24(6):82-83.

[48] CHEN H J,SHEN Y C,SHIAO Y J,et al. Multiplex brain proteomic analysis revealed the molecular therapeutic effects of Buyang Huanwu Decoction on cerebral ischemic stroke mice[J]. PLoS One,2015,10(10):e0140823.

[49] GUO Q,ZHONG M,et al. A systems biology perspective on the molecular mechanisms underlying the therapeutic effects of Buyang Huanwu Decoction on ischemic stroke[J]. Rejuvenation Res,2015,18(4):313-325.

[50] CHEN X,CHEN H S,HE Y C,et al. Proteomics-guided study on Buyang Huanwu Decoction for its neuroprotective and neurogenic mechanisms for transient ischemic stroke:involvements of EGFR/PI3K/Akt/Bad/14-3-3 and Jak2/Stat3/Cyclin D1 signaling cascades[J]. Mol Neurobiol,2020,57(10):4305-4321.

[51] SHEN J,ZHU Y,YU H,et al. Buyang Huanwu decoction increases angiopoietin-1 expression and promotes angiogenesis and functional outcome after focal cerebral ischemia[J]. J Zhejiang Univ Sci B,2014,15(3):272-280.

第十九章

六味地黄汤活性成分防治阿尔茨海默病的作用及其机制研究

第一节 概　述

六味地黄方是中医滋补肾阴的经典代表名方,前期已系统研究了六味地黄汤滋补肾阴、异病同治的基本原理在于平衡神经内分泌免疫调节(neuroendocrine immunomodulation,NIM)网络。在此基础上,对六味地黄汤药效物质基础进行了深入研究。

对于六味地黄汤药效物质基础即活性成分的分离研究,总体指导思想:采取化学分离与活性评价紧密配合的方法,以活性评价为导向对六味地黄汤的活性成分进行追踪分离,直至获得活性部位或成分。在该思想指导下,基于免疫活性评价,经过"两次醇沉和两步层析"提取分离得到三个有效部位的混合物,即六味地黄苷糖(LW-active fraction combination,LW-AFC),主要由水溶性多糖,以甘露三糖为主的寡糖,以莫诺苷、马钱苷和芍药苷为主的糖苷三个活性部位组成。

LW-AFC来源六味地黄汤,是按照由"中药饮片组方(饮片配伍)向中药复方活性成分群组方(组分配伍)发展"的中药经典方剂"二次开发"的思路进行创制的,具有以下优点:①生产工艺较稳定,可以最大限度地保留活性成分、产品收率稳定,可以保证今后产品生产的稳定;②LW-AFC的量只有原方药材量的15%,大大减少了服用剂量;③水溶性好,便于吸收;④三个不同部位均有质量控制指标,且都是活性成分,能对该产品进行有效的质量控制,保证了药效的稳定和可控。属于原中药5类新药,并获原国家食品药品监督管理局颁发的临床试验批件,是我国首个获准开展临床研究的来源于经典方剂、由活性成分群构成的创新中药。

阿尔茨海默病(Alzheimer's disease,AD)是神经退行性疾病的代表,它是发生在老年期或老年前期的一种慢性、进行性、退化性脑变性疾病,是一种典型的多因异质性疾病。该病的发病机制复杂,迄今尚未完全阐明,临床尚无理想治疗药物。中医对AD病机的认识为"病位在脑,肾虚髓亏为病本,痰瘀阻滞为标,五脏失调、气血亏虚、脑髓失养,终致脑髓空虚、神明失用"。六味地黄汤的功效是"滋补肾阴、填补肾精","肾,主骨生髓,通于脑",因此,推测六味地黄汤具有防治AD的作用。LW-AFC是基于免疫活性评价导向分离的六味地黄汤活性成分群,因此首先对LW-AFC防治AD的作用进行了评价。

在进行LW-AFC防治AD的作用研究时,选择了基于家族型AD和散发型AD的两种动物模型,评价了LW-AFC对动物模型老化程度、自主活动性、物体识别记忆能力、被动回避反应能力、主动回避反应能力、空间学习记忆能力的作用,并考察了 LW-AFC 对脑中神经元数量、β 淀粉样蛋白(β-amyloid protein,Aβ)斑块以及脑组织和血液中 Aβ 含量的影响,结果提示 LW-AFC 具有防治 AD 的作用。

进而,研究了其作用机制。基于前期对六味地黄汤药理学作用原理的系统研究结果,考虑到 LW-AFC 的来源,研究提出了"LW-AFC 在宏观层面作用于 NIM 网络,在微观层面纠正中枢分子相互作用网络而发挥抗 AD 的作用"的假说。

在宏观层面,对 LW-AFC 防治 AD 的作用机制进行研究。首先,观察了 LW-AFC 对下丘脑、垂体、肾上腺、睾丸、卵巢分泌激素和脾淋巴细胞增殖以及淋巴细胞亚群、细胞因子分泌的作用。其次,分析了 LW-AFC 调节 NIM 网络标志性分子与增强学习记忆功能的相关性,并基于网络药理学方法辨识了 LW-AFC 通过 NIM 网络增强学习记忆功能的关键分子。

AD 的病位在脑,其三大典型病理特征为脑中神经元丢失、淀粉样斑块沉积与神经原纤维缠结。对于 LW-AFC 的化学研究表明,LW-AFC 的活性成分主要包含糖苷、多糖和寡糖。其中,从糖苷部位分离鉴定了 30 余个化合物,包括环烯醚萜苷类、芍药苷类、苯丙酸及苯乙醇糖苷类、5-羟甲基糠醛及其衍生物等。多糖部位主要含有多聚半乳糖醛酸、鼠李半乳糖醛酸聚糖、阿拉伯半乳聚糖、葡聚糖等。寡糖部位主要含有甘露三糖、水苏糖等。在糖苷中能够穿越血脑屏障的单体只有梓醇、茯苓酸、阿克苷、獐牙菜苷和苯甲酸,且在脑中含量甚微,另外,LW-AFC 需要长期(3~5 个月)给药才能改善 AD 的认知功能损害和病理变化。据此,推测除了透过血脑屏障的微量活性物质在中枢直接发挥作用外,LW-AFC 主要是通过外周而非直接作用于中枢发挥作用的。肠道是人体重要的消化、吸收和免疫器官,因此,在明确了 LW-AFC 对 AD 模型小鼠 NIM 调节作用的基础上,对于 AD 在微观分子网络层次作用机制的揭示研究,提出了工作假说:除了透过血脑屏障的活性物质直接作用于中枢、吸收入血的活性物质直接作用于外周而间接作用于中枢外,LW-AFC 通过调节肠道菌群平衡 NIM 网络,进而对脑中分子网络进行调节而最终发挥抗 AD 的作用,是 LW-AFC 发挥抗 AD 作用的重要途径之一。在该假说的指导下,以家族型 AD 模型小鼠为对象进行了研究。

第二节 六味地黄汤活性成分防治
阿尔茨海默病的作用研究

为了观察六味地黄汤活性成分是否具有防治 AD 的作用,以散发型 AD 的代表性动物模型快速老化模型小鼠(senescence-accelerated mouse prone 8,SAMP8)及其对照(senescence-resistant mouse prone 1 strains,SAMR1)和家族型 AD 的代表性动物模型 APP/PS1(PrP-hAβPPswe/PS1$^{\Delta E9}$)双转基因小鼠为对象,以 FDA 批准的目前临床用于治疗 AD 的一线药物乙酰胆碱酯酶抑制剂多奈哌齐(donepezil)和 NMDA 受体拮抗剂美金刚(memantine)为阳性药。首先,采用老化程度评分、自主活动实验、跳台实验、穿梭箱实验、Morris 水迷宫实验以及新异物体识别实验,观察 LW-AFC 对 AD 模型小鼠老化评分、自主活动度、被动回避反应能力、主动回避反应能力、空间学习记忆能力以及物体识别记忆能力的作用。其次,采用免疫荧光染色和尼氏染色,观察 LW-AFC 对 AD 模型小鼠脑中 Aβ 的沉积与神经元丢失的作用。最后,采用 AlphaELSA 技术检测血液和脑组织中的可溶性 Aβ 含量,观察 LW-AFC 对 AD 模型小鼠 Aβ 水平的影响。研究结果具体如下。

一、六味地黄汤活性成分对 SAMP8 小鼠中枢学习记忆功能的作用

选取 6 月龄雄性 SAMP8 小鼠,分别灌胃给予多奈哌齐(1mg/kg)、美金刚(10mg/kg)、LW-AFC(0.8g/kg、1.6g/kg、3.2g/kg)3 个月,以 SAMR1 小鼠作为对照。结果显示,给予 1.6g/kg 的 LW-AFC 能够明显降低 SAMP8 小鼠的老化评分;美金刚和 LW-AFC(0.8g/kg、1.6g/kg、3.2g/kg)能够显著提高 SAMP8 小鼠的自主活动度;1.6g/kg 的 LW-AFC 能够显著提高 SAMP8 小鼠的被动回避反应能力;美金刚和 LW-AFC(0.8g/kg、1.6g/kg)能够显著提高 SAMP8 小鼠空间学习记忆能力和主动回避反应能力;1.6g/kg 的 LW-AFC 能够显著提高 SAMP8 小鼠的短、长期物体识别记忆能力。该结果表明 LW-AFC 能够有效降低 SAMP8 小鼠的衰老程度,改善其学习记忆能力,且效果要优于阳性药多奈哌齐和美金刚[1]。

二、六味地黄汤活性成分对 APP/PS1 转基因小鼠中枢学习记忆功能的作用

选取 9 月龄雄性 APP/PS1 转基因小鼠,分别灌胃给予多奈哌齐(1mg/kg)、美金刚(10mg/kg)、LW-AFC(1.6g/kg)3 个月,C57 小鼠作为对照。结果显示,APP/PS1 转基因小鼠的学习记忆能力明显低于野生型小鼠,给予 LW-AFC、美金刚和多奈哌齐能够显著改善 APP/PS1 转基因小鼠的主动回避反应能力;LW-AFC 和美金刚能够显著改善 APP/PS1 转基因小鼠的空间记忆能力;LW-AFC 能够显著改善 APP/PS1 转基因小鼠的短期物体识别记忆能力和被动回避反应能力;与野生型小鼠相比,APP/PS1 转基因小鼠脑中的 Aβ 斑块水平、海马和血浆中的 $Aβ_{1-40}$ 和 $Aβ_{1-42}$ 水平均明显升高,海马 CA1 区和 CA3 区中的尼氏小体数量明显降低;给予 LW-AFC、美金刚均能够显著减少 APP/PS1 转基因小鼠脑中的 Aβ 沉积,降低海马中的 $Aβ_{1-42}$ 水平,同时 LW-AFC 还能降低外周血中的 $Aβ_{1-42}$ 含量。LW-AFC 能够明显增加 APP/PS1 转基因小鼠的海马中,特别是 CA3 区中的尼氏小体数量。该结果表明 LW-AFC 能够显著改善 APP/PS1 转基因小鼠的学习记忆能力,并明显减少脑中 Aβ 斑块沉积和神经元丢失,同时降低脑和血液中的可溶性 Aβ 水平[2]。

三、六味地黄汤活性成分对自然衰老 SAMR1 小鼠延缓衰老的作用

使用 12 月龄和 24 月龄的 SAMR1 小鼠作为衰老小鼠模型,分别灌胃给予褪黑素(melatonin)(1mg/kg)和 LW-AFC(1.6g/kg)3 个月,7 月龄的 SAMR1 小鼠和 ICR 小鼠作为对照。结果显示,12 月龄和 24 月龄 SAMR1 小鼠的老化评分要明显高于对照组 7 月龄的 SAMR1 小鼠和 ICR 小鼠,给予 LW-AFC 能够分别在给药 30 天和 45 天后,显著降低 12 月龄和 24 月龄 SAMR1 小鼠的老化评分;LW-AFC 能够明显提高 12 月龄 SAMR1 小鼠的生存率和平均生存天数,以及 12 月龄和 24 月龄 SAMR1 小鼠的平均体重;LW-AFC 能够显著改善 12 月龄和 24 月龄的 SAMR1 小鼠的空间记忆能力。表明 LW-AFC 能够延缓自然衰老 SAMR1 小鼠的衰老进程[3]。

综合分析 LW-AFC 对 SAMP8、APP/PS1 和衰老的 SAMR1 小鼠学习记忆能力作用的研究结果(表 19-1),发现 LW-AFC 具有改善 AD 动物模型学习记忆功能的作用,且优于美金刚和多奈哌齐。LW-AFC 能够延缓自然衰老 SAMR1 小鼠的衰老进程,且优于褪黑素。提示 LW-AFC 具有防治 AD 的作用[4]。

表 19-1　六味地黄汤活性成分防治阿尔茨海默病的作用

指标	SAMP8 小鼠					APP/PS1 小鼠			SAMR1 小鼠			
	美金刚	多奈哌齐	LW-AFC/(g·kg⁻¹)			美金刚	多奈哌齐	LW-AFC	12 月龄		24 月龄	
			0.8	1.6	3.2				褪黑素	LW-AFC	褪黑素	LW-AFC
平均生存时间	—	—	—	—	—	—	—	—	—	—	—	—
老化评分	—	—	—	1	—	—	—	—	—	1	—	1
自主活动度	1	—	1	1	1	—	—	—	—	1	—	—
物体识别记忆	1	—	—	3	—	—	—	1	—	—	—	—
空间记忆能力	1	—	2	3	—	3	1	4	—	1	—	1
被动回避反应	—	—	—	1	—	—	—	2	—	—	—	—
主动回避反应	2	1	2	2	1	2	2	2	—	—	—	—
神经元丢失	—	—	—	—	—	2	—	2	—	—	—	—
Aβ 斑块沉积	—	—	—	—	—	2	—	2	—	—	—	—
可溶性 Aβ 水平	—	—	—	—	—	1	—	1	—	—	—	—
合计	5	1	5	11	2	10	3	14	0	3	0	2

注:表中数字表示能够显著改善的评价指标数量,表中"—"表示无显著性差异。

第三节 六味地黄汤活性成分防治
阿尔茨海默病的作用机制研究

我们在"LW-AFC 在宏观层面作用于 NIM 网络,在微观层面纠正中枢分子相互作用网络而发挥抗 AD 的作用"的工作假说指导下,开展了对于 LW-AFC 防治 AD 的作用机制研究,主要研究结果具体如下。

一、基于神经内分泌免疫调节网络平衡的六味地黄汤活性成分防治阿尔茨海默病的作用机制研究

为了观察 LW-AFC 对 NIM 网络的调节,以 SAMP8、小鼠和 APP/PS1 转基因小鼠为对象,采用放射免疫法检测相关指标的含量,包括下丘脑中 CRH 和 GnRH,垂体中 ACTH、LH 和 FSH,化学发光法检测外周血中 T 的含量,酶联免疫吸附法检测外周血中 CORT 的含量,从而观察 LW-AFC 对 HPA 和 HPG 轴的调节作用,进而反映 LW-AFC 对神经内分泌系统的调节作用。通过脾淋巴细胞增殖实验,观察 LW-AFC 对脾淋巴细胞增殖能力的影响;通过流式细胞技术,观察 LW-AFC 对脾淋巴细胞亚型的影响;通过液相蛋白芯片技术,观察 LW-AFC 对外周血中细胞因子的影响,进而综合观察 LW-AFC 对免疫系统的调节作用。具体实验结果包括以下方面。

(一) 六味地黄汤活性成分对 SAMP8 小鼠神经内分泌免疫调节网络的调节作用

灌胃给予 SAMP8 小鼠 LW-AFC(0.8g/kg、1.6g/kg、3.2g/kg)3 个月,结果表明,给予 LW-AFC(1.6g/kg、3.2g/kg)能够显著降低 SAMP8 小鼠下丘脑中 CRH 水平;LW-AFC(0.8g/kg、1.6g/kg)能够显著降低 SAMP8 小鼠下丘脑中 GnRH 水平、垂体中 ACTH、LH 和 FSH 水平;LW-AFC(0.8g/kg、1.6g/kg、3.2g/kg)能够显著提高血浆中 T 水平,而美金刚仅能降低 LH 的水平。

影响 SAMP8 小鼠的脾淋巴细胞增殖:美金刚和多奈哌齐能够明显提高 Con A 和 LPS 刺激的 SAMP8 小鼠的脾淋巴细胞增殖能力。此外,多奈哌齐还能显著提高其脾淋巴细胞的自发增殖能力,而 LW-AFC(0.8g/kg、1.6g/kg、3.2g/kg)能够明显提高自发的和 Con A 刺激的增殖能力,LW-AFC(0.8g/kg、3.2g/kg)能够显著提高 LPS 刺激的脾淋巴细胞增殖能力。

影响 SAMP8 小鼠的脾淋巴细胞亚型:给予美金刚和 LW-AFC(0.8g/kg、1.6g/kg)能够显著提高 $CD3^+CD4^+T$ 细胞的表达量,多奈哌齐和 LW-AFC(0.8g/kg、1.6g/kg、3.2g/kg)能够显著提高 $CD8^+CD28^+T$ 细胞的表达量,美金刚、多奈哌齐和 LW-AFC(0.8g/kg、1.6g/kg、3.2g/kg)能够显著提高 $CD19^+B$ 细胞的表达量;美金刚、多奈哌齐和 LW-AFC(0.8g/kg、1.6g/kg)能够显著提高 $CD19^+CD80^+B$ 细胞的表达量,美金刚和多奈哌齐明显降低了 $CD3^+CD8^+T$ 细胞的表达量。多奈哌齐显著提高了 SAMP8 小鼠血液中 $CD4^+CD25^+Foxp3^+T$ 细胞的表达量,而 LW-AFC(1.6g/kg)则能够明显降低其表达量。此外,美金刚、多奈哌齐和 LW-AFC(0.8g/kg、1.6g/kg)能恢复 $CD4^+/CD8^+$ 的平衡。

影响 SAMP8 小鼠血液中的细胞因子水平:给予 SAMP8 小鼠美金刚,能够显著降低其血液中 IL-23、TNF-β 和嗜酸性粒细胞趋化因子(eotaxin)的水平,多奈哌齐仅能够降低 IL-23 的水平,LW-AFC(0.8g/kg、1.6g/kg、3.2g/kg)则能够明显降低 IL-1β、IL-23、GM-CSF、IFN-γ、eotaxin、TNF-α 和 TNF-β 的水平,升高 MCP-1 的分泌水平,而 LW-AFC(0.8g/kg、1.6g/kg)能够显著降低 IL-2、IL-6 和 RANTES 的水平,1.6g/kg 的 LW-AFC 还能够明显提高 IL-5 的水平。

这些结果提示,LW-AFC 能够有效恢复或改善 SAMP8 小鼠 HPA 轴和 HPG 轴平衡,并通过增强淋巴细胞增殖能力、恢复失衡的淋巴细胞亚型、调控异常分泌的细胞因子等途径,调节或改善免疫功能,进而对 SAMP8 小鼠处于平衡失调、功能紊乱状态的 NIM 网络发挥调节作用,改善或恢复其平衡状态[1,4]。

（二）六味地黄汤活性成分对 APP/PS1 转基因小鼠神经内分泌免疫调节网络的调节作用

灌胃给予 APP/PS1 转基因小鼠 LW-AFC(1.6g/kg) 3 个月,结果表明,美金刚和 LW-AFC 能够显著降低 APP/PS1 转基因小鼠的垂体中的 ACTH 水平;LW-AFC 能够明显降低下丘脑中的 GnRH、垂体中的 FSH 和 LH 水平,美金刚则能够显著降低 FSH 和 LH 的水平。美金刚、多奈哌齐和 LW-AFC 都能够显著提高 APP/PS1 转基因小鼠脾细胞上清液中 CD8$^+$CD28$^+$T 细胞的表达量,美金刚和 LW-AFC 则能够明显降低 CD4$^+$CD25$^+$Foxp3$^+$T 细胞的表达量。美金刚能够显著降低 APP/PS1 转基因小鼠血液中 IL-1β、IL-6、IL-23、GM-CSF 和 TNF-β 的水平,多奈哌齐仅能降低 IL-1β 的水平,LW-AFC 则能够显著降低 IL-1β、IL-2、IL-6、IL-23、GM-CSF、TNF-α、TNF-β 和 eotaxin 的分泌水平,同时还能够明显提高 IL-4 和 G-CSF 的水平。该结果表明,LW-AFC 能够调节或改善 APP/PS1 转基因小鼠 NIM 网络的功能紊乱[2,4]。

（三）六味地黄汤活性成分对自然衰老 SAMR1 小鼠神经内分泌免疫调节网络的调节作用

灌胃给予 12 月龄和 24 月龄的 SAMR1 小鼠 LW-AFC(1.6g/kg) 3 个月,结果表明,褪黑素和 LW-AFC 能够显著提高 12 月龄 SAMR1 小鼠脾细胞的自发增殖能力,同时褪黑素和 LW-AFC 还能够提高 12 月龄和 24 月龄 SAMR1 小鼠 Con A 和 LPS 刺激的脾细胞增殖能力。影响脾淋巴细胞亚型:褪黑素能够明显恢复 12 月龄和 24 月龄的 SAMR1 小鼠 CD3$^+$CD4$^+$T 细胞、CD3$^+$CD8$^+$T 细胞和 CD19$^+$B 细胞的表达量,12 月龄 SAMR1 小鼠的 CD4$^+$/CD8$^+$ 的比值,24 月龄 SAMR1 小鼠 CD4$^+$CD25$^+$Foxp3$^+$T 细胞的表达量;LW-AFC 能显著恢复 12 月龄和 24 月龄的 SAMR1 小鼠 CD3$^+$CD4$^+$T 细胞、CD3$^+$CD8$^+$T 细胞和 CD19$^+$B 细胞的表达量,同时还能改善 24 月龄的 SAMR1 小鼠 CD3$^+$T 细胞、CD4$^+$/CD8$^+$ 和 CD4$^+$CD25$^+$Foxp3$^+$T 细胞的表达紊乱。影响促炎因子和抗炎因子:褪黑素能够明显改善 12 月龄 SAMR1 小鼠外周血中 9 个促炎因子(eotaxin、GM-CSF、IFN-γ、IL-1β、IL-2、IL-6、IL-17、RANTES 和 TNF-α)以及全部抗炎因子(G-CSF、IL-4、IL-5 和 IL-10)的异常水平,也能改善 24 月龄 SAMR1 小鼠外周血中 8 个促炎因子(GM-CSF、IFN-γ、IL-2、IL-6、IL-17、RANTES、TNF-α 和 TNF-β)和 1 个抗炎因子(IL-4)的水平;给予 LW-AFC 能够显著改善 12 月龄 SAMR1 小鼠外周血中 11 个促炎因子(eotaxin、GM-CSF、IFN-γ、IL-1β、IL-2、IL-6、IL-17、RANTES、TNF-α、IL-23 和 TNF-β)以及全部抗炎因子(G-CSF、IL-4、IL-5 和 IL-10)的水平,也能够改善 24 月龄 SAMR1 小鼠外周血中 12 个促炎因子(eotaxin、GM-CSF、IFN-γ、IL-1β、IL-2、IL-6、IL-17、MCP-1、RANTES、TNF-α、IL-23 和 TNF-β)的水平,但对抗炎因子无效。该结果提示,LW-AFC 能够通过调节高月龄 SAMR1 小鼠低下的免疫功能,降低慢性炎症,延缓 SAMR1 小鼠的免疫衰老[3]。

（四）六味地黄汤活性成分对神经内分泌免疫调节网络的作用靶点分析

为深入研究 LW-AFC 改善 SAMP8 小鼠和 APP/PS1 转基因小鼠认知功能的作用靶点。采用 Pearson 相关性分析的方法,对 SAMP8 小鼠和 APP/PS1 转基因小鼠 NIM 网络中激素、细胞因子与其认知功能相关性进行了研究与分析,发现 NIM 网络与认知功能具有相关性(表 19-2,图 19-1);采用多重线性回归分析(图 19-2),发现在神经内分泌方面:HPG 轴

表 19-2　六味地黄汤活性成分对 NIM 网络的调节作用

指标	SAMP8 小鼠					APP/PS1 小鼠			SAMR1 小鼠			
	美金刚	多奈哌齐	LW-AFC(g/kg)			美金刚	多奈哌齐	LW-AFC	12 月龄		24 月龄	
			0.8	1.6	3.2				褪黑素	LW-AFC	褪黑素	LW-AFC
神经内分泌												
HPA 轴	—	—	1	2	2	1	—	2	—	—	—	—
HPG 轴	1	—	4	4	1	1	—	3	—	—	—	—
免疫指标												
淋巴细胞亚型	3	3	3	4	1	2	1	2	—	—	—	—
脾细胞增殖	1	2	3	1	3	—	—	—	—	—	—	—
促炎因子												
白介素	1	1	4	4	3	3	1	4	4	5	3	4
集落刺激因子	—	—	1	1	1	1	1	1	1	1	1	1
干扰素	—	—	1	1	1	1	—	—	1	1	1	1
肿瘤坏死因子	1	1	2	2	2	1	2	2	1	2	2	2
趋化因子	1	—	3	3	2	—	1	1	2	2	—	3
抗炎因子	—	—	1	1	—	2	—	2	4	4	1	—

注：表中数字表示能够显著改善的评价指标数量，表中"—"表示无显著性差异。

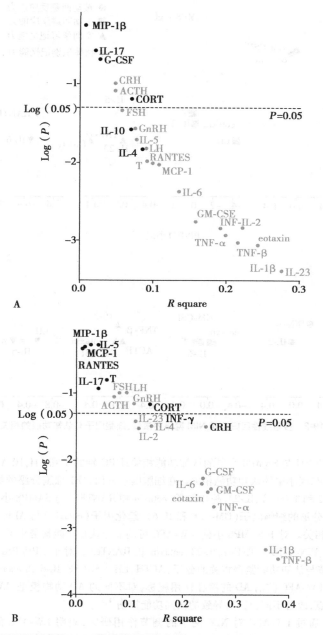

A. SAMP8 小鼠；B. APP/PS1 转基因小鼠。

X 轴为相关系数 R^2，Y 轴 $\text{Log}(P)$，灰色点代表 LW-AFC 对其具有调节作用。

图 19-1　Pearson 相关性分析 NIM 网络中激素、细胞因子与认知功能的相关性

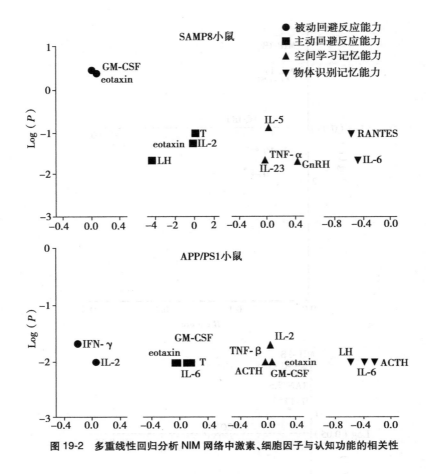

图 19-2 多重线性回归分析 NIM 网络中激素、细胞因子与认知功能的相关性

中的 LH、T 和 GnRH 与 SAMP8 小鼠的认知功能相关;HPG 轴的 T 和 LH,HPA 轴中的 ACTH 与 APP/PS1 转基因小鼠的认知功能相关。在细胞因子方面,Th1 细胞分泌的细胞因子(GM-CSF、IFN-γ、IL-2 和 TNF-α),IL-23,趋化因子(eotaxin 和 RANTES)与 SAMP8 小鼠的认知功能相关;Th2 细胞分泌的细胞因子(GM-CSF 和 IL-6),趋化因子(eotaxin)与 APP/PS1 转基因小鼠的认知功能相关。对于 SAMP8 小鼠,LW-AFC 可调节与认知功能紧密相关的分子:GnRH、LH、T、GM-CSF、IFN-γ、IL-2、TNF-α、IL-23、eotaxin 和 RANTES。对于 APP/PS1 转基因小鼠,LW-AFC 可调节与认知功能紧密相关的分子:ACTH、LH、GM-CSF、IL-6 和 eotaxin。提示这些分子有可能是 LW-AFC 防治 AD 的潜在作用靶标,对不同的 AD 动物模型,LW-AFC 能够作用于不同的靶点,改善不同原因所导致的认知功能损伤[1,3]。

综上所述,通过 LW-AFC 对 NIM 网络的调节作用研究,表明 LW-AFC 能够明显改善 SAMP8 小鼠和 APP/PS1 转基因小鼠所表现的 HPA 轴和 HPG 轴平衡失调,纠正或改善淋巴细胞亚型分布及细胞因子分泌异常;此外,改善和调节自然衰老 SAMR1 小鼠免疫功能,表明长期口服给予 LW-AFC 对 AD 模型动物神经内分泌和免疫功能紊乱均具有明显调节作用。对于 SAMP8 小鼠,LW-AFC 主要通过作用于 GnRH、LH、T、GM-CSF、IFN-γ、IL-2、TNF-α、

IL-23、eotaxin 和 RANTES 改善认知；对于 APP/PS1 转基因小鼠，LW-AFC 则主要作用于 ACTH、LH、GM-CSF、IL-6、eotaxin。提示 LW-AFC 对改善 AD 模型小鼠中枢学习记忆功能的作用是通过调节 NIM 网络平衡而发挥的（图 19-3）。

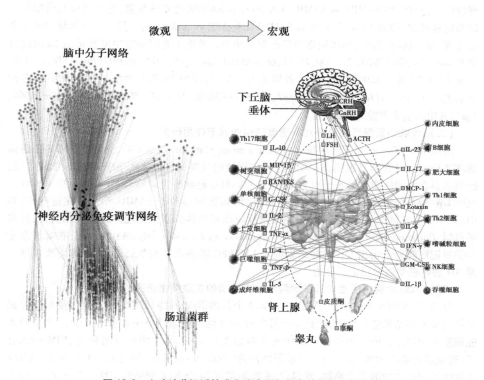

图 19-3　六味地黄汤活性成分防治阿尔茨海默病的作用机制

二、基于中枢神经系统分子相互作用网络平衡的六味地黄汤活性成分防治阿尔茨海默病的作用机制研究

在明确 LW-AFC 对 AD 模型小鼠 NIM 调节作用的基础上，对于 AD 在微观分子网络层次作用机制的揭示研究，我们提出的工作假说为：除了透过血脑屏障的活性物质直接作用于中枢、吸收入血的活性物质直接作用于外周而间接作用于中枢外，LW-AFC 通过调节肠道菌群来平衡 NIM 网络，进而对脑中分子网络进行调节，最终发挥抗 AD 的作用，是 LW-AFC 发挥抗 AD 作用的重要途径之一。在该假说的指导下，我们以散发型 AD 模型小鼠 SAMP8 为对象进行了研究，具体结果如下。

（一）六味地黄汤活性成分对脑中分子相互作用网络的作用研究

采用二代高通量测序技术（Illumina 133 HiSeq 2500 sequencer）观察 LW-AFC 对海马转录组的研究结果表明，SAMP8 和 SAMR1 小鼠海马中共有 286 个差异表达基因，给予 LW-AFC 可调节 SAMP8 海马中的差异表达基因 82 个。简单叠置分析（simple overlap analysis）和基因组富集分析（GSEA）均显示 LW-AFC 能够逆转 SAMP8 海马转录组异常而近似于 SAMR1 转录组。表达谱印记和网络印记及通路串扰联合权重相关网络分析（WGCNA）转录组共表达基因模块,共得到 25 个高拓扑覆盖(TO)的模块。对 25 个模块的模块特征根(ME)进行主成分分析(PCA)和相关性分析发现,模块 1 和模块 18 所涵盖基因最多,提示这两个模块对于认知功能调节具有重要的作用。进而构建模块 1 和 18 的多属性分子网络,发现模块 1 拥有多数 SAMP8 vs SAMR1、LW-AFC vs SAMP8 的差异基因,并且这些基因都具有较高的连接度;模块 18 中 SAMP8 vs SAMR1、LW-AFC vs SAMP8 的差异基因在网络中处于中心位置,提示这些基因在整体网络中具有重要作用。模块 1 基因网络中度数排前 10 名的分别是 *Gm5514*、*Gm15920*、*Gm5900*、*Etnk1*、*6030458C11Rik*、*Epdr1*、*D430019H16Rik*、*Caly*、*Gm2564* 和 *9630033F20Rik*,其中除 *Gm15920* 外皆为差异基因;模块 18 基因网络中度数排前 10 名的分别是 *F5*、*Tmprss11a*、*mt-Nd4l*、*Enpp2*、*4933421A08Rik*、*Slc16a8*、*Sh3rf2*、*Col8a1*、*Gm16066*、*Aqp1*,其中 *Enpp2* 为差异基因[5]。

(二) 六味地黄汤活性成分对肠道菌群组的调节作用研究

运用 16s rRNA 扩增子测序技术(illumina miseq platform)观察 LW-AFC 对 SAMP8 肠道菌群调节作用。研究结果表明,SAMP8 的 α 多样性明显降低,LW-AFC 治疗组和 SAMR1 组的肠道菌群在空间距离和分布上更为接近,且 LW-AFC 能够改善调节 SAMP8 小鼠 22 个 OTUs,说明 LW-AFC 能够调节 SAMP8 的肠道菌群,使其更加趋向于 SAMR1 小鼠。在这些 OUTs 中,有 7 个与空间学习记忆能力、主动回避反应能力和物体识别记忆能力皆显著相关,在目水平包括:*Bacteroidales*、*Clostridiales*、*Desulfovibrionales* 和 *CW040*,说明 SAMP8 的肠道菌群紊乱与学习记忆能力损伤相关。这些结果提示 LW-AFC 能够通过调节肠道菌群,进而改善散发型 AD 动物模型的学习记忆能力[6]。

(三) 六味地黄汤活性成分防治阿尔茨海默病的关联网络研究

分别对 SAMP8 小鼠给予 LW-AFC 1、2、3 个月的 NIM 网络标志性分子的含量与学习记忆能力检测的结果进行分析,给药 1 个月即有 NIM 网络标志性分子含量的改变,3 个月后才能观察到学习记忆能力的改善。采用皮尔森相关性分析,以检测的肠道菌群、NIM 标志分子、转录组的基因为节点,发现具有显著性相关($P<0.01$)的关系,构建 LW-AFC 改善 SAMP8 小鼠学习记忆功能的关联网络,发现有 68 属细菌与 24 个 NIM 网络标志性分子相关,并与海马中 170 个基因表达相关,可形成 370 条关系。依据 LW-AFC 所含的物质成分、AD 的临床特征与病理特点,综合这些研究结果,提示 LW-AFC 长期给药可调节肠道菌群,平衡紊乱的 NIM 网络,改善脑中的蛋白质修饰,最终调节 AD 脑中主管学习记忆功能脑区中异常的分子网络,从而发挥抗 AD 的作用。因此,在微观层面,LW-AFC 防治 AD 的作用在于纠正了主管学习记忆脑区中分子网络的异常[5-7]。

第四节 结语与展望

一、结语

通过以上研究,可得到以下结论。

1. 六味地黄汤活性成分 LW-AFC 能够改善 SAMP8 小鼠和 APP/PS1 转基因小鼠的主动、被动回避反应能力、空间学习记忆能力和物体识别记忆能力;此外,能降低自然衰老 SAMR1 小鼠的老化度评分、延长生存期,表明长期口服给予 LW-AFC 对 AD 模型动物学习记忆功能具有明显改善作用,并具有明显抗衰老作用。

2. LW-AFC 能够明显改善 SAMP8 小鼠和 APP/PS1 转基因小鼠所表现的 HPA 轴和

HPG 轴平衡失调,纠正或改善淋巴细胞亚型分布及细胞因子分泌异常;此外,LW-AFC 能够改善和调节自然衰老 SAMR1 小鼠免疫功能,表明长期口服给予 LW-AFC 对 AD 模型动物神经内分泌和免疫功能紊乱均具有明显调节作用。

3. LW-AFC 能够改善多种模型动物学习记忆功能、改善神经内分泌及免疫功能。对于 SAMP8 小鼠,LW-AFC 主要通过作用于 GnRH、LH、T、GM-CSF、IFN-γ、IL-2、TNF-α、IL-23、eotaxin 和 RANTES 改善认知;对于 APP/PS1 转基因小鼠,LW-AFC 则主要作用于 ACTH、LH、GM-CSF、IL-6 和 eotaxin。提示 LW-AFC 对改善 AD 模型小鼠中枢学习记忆功能的作用是通过调节 NIM 网络平衡而发挥的。

4. LW-AFC 长期给药调节了肠道菌群,平衡了紊乱的 NIM 网络,最终调节了 AD 脑中主管学习记忆功能脑区中异常的分子相互网络,从而发挥抗 AD 的作用。提示在微观层面,LW-AFC 防治 AD 的作用在于纠正了脑中主管学习记忆脑区中分子网络的异常。

5. LW-AFC 与已有防治 AD 药物不同,调节、恢复和维护 NIM 网络的平衡和脑中分子相互作用网络的平衡是 LW-AFC 的作用特点,也是其基本作用机制,特色明显,具有防治 AD 潜在的临床价值和良好的开发前景。

二、展望

LW-AFC 来源于 LW,由糖苷(D-b)、多糖(B-B)和寡糖(CA-30)组成,药效稳定、质量可控、制剂先进,是我国首个获准开展临床研究的来源于经典方剂、由活性成分群构成的创新中药。以上相关的研究结果表明,对于 AD 模型小鼠,LW-AFC 可显著改善多种学习记忆功能。在脑,可防止神经元数量的减少,减轻 Aβ 斑块的沉积,调节转录组和 N-糖组的变化。在 NIM 网络,可调节 HPA 轴和 HPG 轴的平衡,促进脾淋巴细胞增殖,纠正或改善淋巴细胞亚型分布及细胞因子分泌的异常,降低血液中 Aβ 含量。在肠道,可调节肠道菌群组的变化。结合已有文献报道推测,组成 LW-AFC 的 D-b 靶向于脑、B-B 靶向于免疫系统、CA-30 靶向于肠道,三者协同作用,发挥防治 AD 的功效。

为了进一步揭示 LW-AFC 防治 AD 的作用机制与物质基础,可采取拆方与配伍相结合的策略进行研究。拆方研究拟将 LW-AFC 拆至部位和主要单体,配伍研究拟进行部位的两两组合,且两方面的研究皆以整方为对照进行。根据前期的研究结果,提出的初步工作假说为 LW-AFC 具有补肾填髓的功能,其防治 AD 主要是通过 D-b 靶向于脑、B-B 靶向于免疫系统、CA-30 靶向于肠道,且三者协同作用强于任何一个单独部位及其两两组合的效应,从而发挥防止脑萎缩(神经细胞丢失)的功效。在该工作假说指导下,拟采集表型关联的功能数据与组学数据,采用统计分析与多组学整合算法研究数据间的因果关系及其他逻辑关系,发现 LW-AFC 调节神经系统、免疫系统、内分泌系统和肠道菌群的具体作用及对系统间相互作用关系的调节,以阐明 LW-AFC 防治 AD 的作用原理,揭示其发挥作用的物质基础。

(程肖蕊,王健辉,周文霞,张永祥　中国人民解放军军事科学院
军事医学研究院毒物药物研究所)

参 考 文 献

[1] WANG J,ZHANG X,CHENG X,et al. LW-AFC,a new formula derived from liuwei dihuang decoction, ameliorates cognitive deterioration and modulates neuroendocrine-immune system in samp8 mouse[J]. Curr Alzheimer Res,2017,14(2):221-238.

[2] WANG J H,LEI X,CHENG X R,et al. LW-AFC,a new formula derived from Liuwei Dihuang decoction,

ameliorates behavioral and pathological deterioration via modulating the neuroendocrine-immune system in PrP-hAbetaPPswe/PS1DeltaE9 transgenic mice[J]. Alzheimers Res Ther,2016,8(1):57.

[3] WANG J H,CHENG X R,ZHANG X R,et al. The anti-aging effects of LW-AFC via correcting immune dysfunctions in senescence accelerated mouse resistant 1(SAMR1)strain[J]. Oncotarget,2016,7(19):26949-26965.

[4] WANG J H,CHENG X R,ZHANG X R,et al. Neuroendocrine immunomodulation network dysfunction in SAMP8 mice and PrP-hAβPPswe/PS1ΔE9 mice:potential mechanism underlying cognitive impairment [J]. Oncotarget,2016,7(17):22988-23005.

[5] WANG J,LIU Y,CHENG X,et al. The Effects of LW-AFC on the hippocampal transcriptome in senescence-accelerated mouse prone 8 strain,a mouse model of Alzheimer's disease[J]. J Alzheimers Dis,2017,57 (1):227-240.

[6] WANG J,YE F,CHENG X,et al. The effects of LW-AFC on intestinal microbiome in senescence-accelerated mouse prone 8 strain,a mouse model of Alzheimer on intestinal[J]. Journal of Alzheimer's Disease, 2016,53(3):907-919.

[7] WANG J,CHENG X,ZENG J,et al. LW-AFC effects on n-glycan profile in senescence-accelerated mouse prone 8 strain,a mouse model of Alzheimer's disease[J]. Aging Dis,2017,8(1):101-114.

第二十章

补肾益精法双重调控骨 代谢的研究进展

一、补肾益精法溯源及其内涵

中医学认为肾主导和影响人体的人体骨骼的生长、发育、强劲、衰弱，尤其人体的骨骼与肾精盛衰关系密切。中医经典《黄帝内经·素问》提出"肾主骨，生髓""肾，其充在骨"。清代唐宗海《中西汇通医精经义·中卷》强调："骨内有髓、骨者髓所生……肾藏精、精生髓，故骨者，肾之所合也。"均重视肾精决定人体骨骼的状态。

中医临床将以骨质疏松症等为代表的骨代谢疾病归纳为"骨痹""骨痿""骨弱""痿证"等范畴，认为肾精虚衰、精亏髓减则骨骼失养，容易导致骨代谢疾病。基于长期理论指导和临床实践，上海中医药大学施杞教授[1]首次提出了补肾益精法治疗原发性骨质疏松症的临床实践，明确了补肾益精法治疗骨代谢疾病的临床疗效。其后，在中医理论指导下结合辨证论治，灵活应用补肾益精法，采用"证病结合、以证统病"的原则，采用补肾益精法增益人体精气，预防和治疗骨代谢疾病。

骨代谢疾病是目前多种骨骼系统疾病的统称，共同的病理改变是骨骼系统中成骨细胞骨生成和破骨细胞骨吸收失衡，包括原发性骨质疏松症、继发性骨质疏松症、内分泌性骨病、肾脏-骨矿物质紊乱综合征、变形性骨炎及遗传性骨病等疾病[2]。临床研究发现，补肾益精法治疗能够发挥"双重调控"的临床疗效，在临床治疗骨代谢疾病体现在三个方面：首先，补肾益精法能够系统和全面调控患者骨吸收、骨生成，提高骨密度、优化骨结构，进而全面改善骨骼功能；其次，补肾益精法全面改善骨代谢疾病引起的症状，如患者骨骼疼痛、行走困难、腰膝酸软、倦怠乏力等主观和客观的症状；再次，补肾益精法治疗骨代谢疾病伴发的疾病和症状，如治疗肾脏-骨矿物质紊乱综合征、糖尿病性骨病、骨髓抑制综合征等伴有骨代谢紊乱症状者。因此，补肾益精法治疗骨代谢疾病包括了临床以骨代谢障碍为主，同时也能治疗其他疾病伴有骨代谢异常的患者，充分体现"双重调控"的作用。

临床和基础研究证实补肾益精法"双重调控"骨代谢疾病患者的骨细胞和骨骼系统的功能和状态，主要体现在以下几个方面：①干细胞水平，调控骨骼系统内的骨髓间充质干细胞（bone mesenchymal stem cells，BMSCs）和造血干细胞（hematopoietic stem cells，HSCs）为代表的多能干细胞，维持骨稳态。②骨细胞水平，调控成骨细胞和破骨细胞为代表的骨细胞，维持两者的动态平衡，进而维持骨生成和骨吸收的动态平衡。③临床疗效，不仅增加骨质疏松症患者的骨量，还增强骨骼的强度。④系统作用的机制，补肾益精法调控患者骨骼内的钙、磷等物质代谢，上述物质的动态平衡，并维持骨代谢的平衡。近来研究明确神经-内分泌-免疫-循环-微环境（neuro-endocrine-immune-circulation-microenvironment，NEIC-Me）功能的紊乱是骨代谢疾病发生和发展的重要病理基础，而补肾益精法能够改善和缓解骨代谢疾病患者和相关动物模型中 NEIC-Me 的病理进展,从而治疗骨代谢疾病中辨证属于"肾精亏虚型慢性病"[3]。如何理解补肾益精法治疗骨代谢疾病的生物学机制,是目前基础和临床研究中需要解决的问题。本章将系统阐述补肾益精法"双重调控骨代谢疾病"的生物学基础,并阐述补肾益精法的作用机制。

二、补肾益精法双重治疗骨代谢疾病临床观察

由于骨代谢疾病包涵现代临床的多种疾病的类型,本章选择具有代表性的骨代谢疾病进行阐述。目前临床比较常见或者临床治疗效果有待提高的疾病:骨质疏松症、肾脏-骨矿物质紊乱综合征、内分泌性骨病、畸形性骨炎和遗传性骨病等,并以上述疾病为例,具体阐释补肾益精法治疗骨代谢疾病的生物学内涵。

(一)骨质疏松症

骨质疏松症是骨代谢疾病中的重要类型,是目前危害较为严重的疾病,成为临床医务工作者面临的挑战。本病常见于中老年人,但各年龄时期均可发病。骨质疏松症可分为原发性和继发性两大类型[4]:原发性骨质疏松主要是年龄增加导致骨衰老所引起骨丢失,继发性骨质疏松则是由于各种全身性或内分泌代谢性疾病引起的骨量减少。由于全球人口的老龄化,未来该病的发病及其社会危害将成为社会面临的重要挑战。

我国已进入老龄化社会,截至 2020 年,老年人口总数达到 2.48 亿,约占总人口的 17% 以上。随着中国社会老龄化程度的加剧,骨质疏松症的发病率将会持续上升,给家庭和社会带来沉重的负担[5]。全球范围内骨质疏松性骨折是其严重并发症之一,美国和欧洲 50~59 岁妇女骨质疏松性骨折的患病率为 34%,而 80 岁以上高达 52%[6],每年有 250 万人因骨质疏松症引发骨折[7],医疗费用也逐年上升。因此,有必要开发更多安全有效的药物来治疗骨质疏松症,缓解骨质疏松症带来的社会压力。

中医药在治疗骨质疏松症方面形成了特色的理论和治疗的机制。中医学认为肾精虚衰、精亏髓减、骨骼失养则会发生骨质疏松症。基于长期临床实践,并在此基础上形成了有效治疗以骨质疏松症为代表的骨代谢疾病的方剂,如温肾阳颗粒、滋肾阴颗粒、健腰密骨片等,并在此基础上形成了"证病结合,以证统病"治疗骨代谢疾病的临床方案。

补肾益精法治疗骨质疏松症是在中医"肾主骨""肾藏精"理论的指导下开展的。国医大师施杞教授、王拥军教授带领项目组在国家 973 计划项目、教育部"创新团队"计划项目、国家科技部重点领域"创新团队"计划等项目支持下,截至 2020 年,已经在中国华东、华北、东南、东北、西北等地区的城市人口中完成 5 万多例原发性骨质疏松症人群的"证病结合"临床流行病学调查。发现原发性骨质疏松症患者易出现倦怠乏力、骨骼疼痛、腰膝酸软、畏寒肢冷、下肢抽筋、腿软困重、齿摇发脱、夜尿频多等"肾精亏虚证"表现,上述症状的出现频次较高,"肾精亏虚"证型共占 83%,进一步分层分析发现"肾阳虚证"占 34%,"肾阴虚证"占 49%,证明"肾精亏虚"是原发性骨质疏松症的主要证候[8]。在疾病动物模型中,多种骨质疏松症动物模型表现出"肾精亏虚"的症状,动物模型骨量丢失明显,骨折愈合迟缓。"肾精亏虚证"模型动物的间充质干细胞数量降低,同时成骨细胞分化功能降低,而破骨细胞功能活跃,导致骨量减少,骨小梁稀疏[9],导致骨生成和骨吸收平衡失调,引发骨质疏松症。

药物学临床观察也显示中医历代临床实践治疗骨质疏松症也以补肾益精中药为主。一项研究发现在当代中医临床治疗骨质疏松症 389 首方剂中,补肾益精中药在 238 味中药中出现的频率为 37.86%(总频率:4 236 次)[10-11]。中医药用药具有广泛性和多样性,补肾益精中药出现频次如此之高,说明补肾益精中药是临床治疗骨质疏松症的常用选项。补肾益

精法成为骨质疏松症的治疗法则后,随后开展的系统的临床和基础研究,逐渐形成补肾益精法系列方剂,如温肾阳颗粒、滋肾阴颗粒、健腰密骨片等。如滋肾阴颗粒(女贞子12g,旱莲草9g,淫羊藿9g,桑寄生9g,独活9g等)、温肾阳颗粒(淫羊藿9g,骨碎补9g,女贞子9g,怀牛膝9g,独活6g等)根据辨证论治治疗骨质疏松症。临床试验研究完成了滋肾阴颗粒、温肾阳颗粒治疗原发性骨质疏松症的随机双盲、安慰剂对照、多中心临床试验研究(200例),发现温肾阳颗粒明显缓解患者疼痛、减轻肾精亏虚证候,改善生活质量[9],提高患者腰椎骨密度;而滋肾阴颗粒能够显著提高患者的骨密度,改善骨质疏松症患者骨量丢失的程度。综合目前临床实践,补肾益精法是中医药治疗骨质疏松症的重要法则,其疗效明确。

(二) 肾脏-骨矿物质紊乱综合征

肾脏-骨矿物质紊乱综合征是指长期慢性肾小球、肾小管病变引起肾衰竭所导致的包括钙、磷代谢紊乱等骨骼系统损害的代谢性骨病,前期临床称为"肾性骨病",临床目前统称为"肾脏-骨矿物质紊乱综合征",主要病理改变是钙、磷等物质的代谢紊乱、骨代谢异常引起的骨损害[12-13],可分为高转运、高甲状旁腺激素水平(parathyroid hormone,PTH)和低骨转运、低PTH水平。由于该病属于肾损伤引起的骨损害,肾损伤是其重要的诱发因素。在骨骼症状上,该类患者常出现肋骨、腰部、髋部和双膝的疼痛,以及肌肉无力,骨损伤严重者能够导致自发性骨折。遵循"肾主骨"理论,中医认为肾脏-骨矿物质紊乱综合征的主要病理改变是"肾精亏虚"基础上导致的骨损害,临床治疗强调补肾壮骨和肾骨同治。

中医治疗肾脏-骨矿物质紊乱综合征时,在遵循辨证基础上灵活地运用补肾益精方进行遣方用药。临床治疗中以补肾益精为主,具体在临床治疗中有滋肾阴、温肾阳、补肾壮骨等不同细则[14]。大量临床实践证明,补肾益精法在治疗肾脏-骨矿物质紊乱综合征中发挥双重和系统调控的作用,取得较好的临床疗效。徐孝云等[15]运用中医"肾主骨"理论指导下组成的益肾壮骨汤,用于治疗肾脏-骨矿物质紊乱综合征中医辨证属于肾虚证者,患者骨骼损害的症状改善总有效率达97.12%,临床疗效优于肾炎四味片等对照组(42.12%)。李帆等[16]研究补肾宁骨汤(何首乌、枸杞子、杜仲、骨碎补、桑寄生等中药)对肾脏-骨矿物质紊乱综合征患者的疗效,观察到补肾宁骨汤不但能改善患者肾虚症状,而且能促进钙的吸收和调节血磷、血钙的水平,增强骨密度和骨骼的结构,发挥双重调控的作用。除此之外,补肾益精中药与其他中药配伍也能够治疗肾脏-骨矿物质紊乱综合征。研究报道补肾益精药物配合黄芪、何首乌等补肾益气中药,可使模型动物的骨密度提高,骨小梁体积增大,骨的质量得到改善[17]。因此,补肾益精法治疗肾脏-骨矿物质紊乱综合征的双重调控优势不仅在于改善患者骨骼的功能,还改善患者肾脏的功能,全面提高生活质量。

(三) 内分泌性骨病

内分泌性骨病是指由内分泌腺(包括垂体、甲状腺、甲状旁腺、肾上腺、胰岛和性腺等)功能异常导致的骨骼系统的病变[18],系列症状包括骨生长发育的延迟或加速、骨吸收和骨生成的障碍等,具体疾病包括巨人症、肢端肥大症、甲状腺功能亢进、糖尿病骨病等。虽然内分泌性骨病在骨骼系统的具体症状表现差异较大,但是在骨骼系统总体表现是骨生成和骨吸收的异常,两者处在失衡的状态[19]。其中,内分泌性骨病引起的骨丢失是最主要的病理改变,也是比较常见的内分泌性骨病类型。

结合中医"肾主骨"和"肾藏精"等理论,临床治疗内分泌性骨病多采用补肾益精法则进行治疗。目前主要采用对症治疗,根据患者的具体疾病的症状,改善患者功能为主,从而改善患者的骨骼结构和功能[16]。补肾益精中药治疗内分泌骨病的机制是能够改善NEIC-Me的状态和功能,影响众多内分泌因子的作用,进而恢复骨重建的平衡。内分泌骨病伴有骨丢失的患者,补肾益精中药双重调控体现在能够刺激骨生成和降低骨吸收,进而增加骨量和完善骨骼结构[19]。由于内分泌骨病病变表现的多样性,补肾益精法对内分泌性骨病的辨证论治不属于肾精亏虚者,临床治疗目前尚缺少大量的中医临床实践,如对巨人症和肢端肥大症,还是以西医的治疗为主,补肾益精法的临床治疗报道罕见。因此,补肾益精法治疗内分泌骨病的临床意义是否是通过补肾益精法进行中药干预,发挥调控内分泌功能的作用,恢复骨重建过程中骨吸收和骨生成平衡,恢复骨骼系统的功能,仍需深化研究。

(四) 畸形性骨炎症

畸形性骨炎是一种慢性进行性骨代谢异常疾病,其发病有多种学说,如炎症、肿瘤、内分泌紊乱、自身免疫疾病、结缔组织代谢先天缺陷等[20]。目前,大多数学者认为该病是一种慢性病毒感染和遗传因素相互作用的结果:骨吸收、骨生成同时增加。病变发展分为三个阶段:第一阶段,溶骨阶段或"热"阶段。主要病理改变是患者的破骨细胞增多和功能活跃,有大量骨吸收存在。第二阶段,溶骨和成骨混合阶段。病理特点是破骨细胞活性和功能减少,而成骨细胞活性和功能增多。上述两个阶段为畸形性骨炎活动期和进展期,其中骨骼皮质的板层骨被疏松骨所代替,骨骼的哈佛系统被结构混乱的组织所替代,导致皮质骨、松质骨、髓腔间的界限模糊。第三阶段,成骨硬化阶段。其病理改变是细胞活动相对减少,骨髓主要被纤维组织所替代。此阶段破骨细胞的骨破坏降低或停止,成骨细胞的骨生成过程继续,致密不规则骨形成,骨骼由松软变为脆硬。病变的三个阶段是由于成骨活动增强和骨中 1 型胶原裂解,血清中的碱性磷酸酶和尿中的羟脯氨酸水平均上升,上述指标的改变与患者的病变程度和疾病进展密切相关[21]。

目前畸形性骨炎药物治疗是通过服用第二代双膦酸盐,可有效降低骨转换[22]。补肾益精中医药治疗该类疾病是发挥双重调控的特征,同时调控骨生成和骨吸收应该在该病的早期阶段:破骨细胞活跃导致骨转换增加的时期。临床研究发现,补肾益精中药大多具有两个方面的特点:①抑制破骨细胞分化和降低骨吸收。②刺激成骨细胞分化和刺激骨生成[3]。因此,在畸形性骨炎的破骨细胞活性增强阶段,理论上可以应用补肾益精药物加以干预和治疗。但是,补肾益精法在治疗畸形性骨炎中的报道还较少,目前认为仅仅可能作为辅助治疗。

(五) 遗传性骨病

遗传性骨病是指由于遗传因素改变导致骨骼畸形的遗传性疾病,具有遗传异质性和表型异质性。本类疾病总体的发病率很低,总发病率低于 1/5 000,但种类繁多,症状也很复杂[23]。这些疾病的特点是发病早,症状极其明显,以骨骼塑形、生长、分化、内稳态异常为主要特征,其危害较为严重,往往致残,甚至致死。此类骨病还会逐代或隔代遗传,临床的危害性较大,给患者及其亲属带来巨大的心理障碍和精神负担。

由于遗传性骨病通常都是致残或者致死性的,一旦出现症状就难以治疗。而对症治疗通常只能治标而无法治本,骨髓移植、酶替代疗法、干细胞治疗等费用昂贵,并且远期疗效还不明确,同时临床治疗时诱发的并发症和相关的副作用也较为明显,同时患者可能出现智力受损、肝脾肿大、骨骼畸形等病变。基因治疗虽然潜力巨大,但是大多还停留在实验室和临床验证的阶段,距离实际应用于临床治疗还有相当长的周期。

中医药治疗遗传性骨病多从肾论治,补肾益精法治疗该病有独特的优势,目前多采用对症治疗,缓解其相关症状。在中医学辨证论治体系的指导下,治疗采用补肾益精药物缓解骨骼系统病症,尤其是骨丢失造成的症状。由于治疗遗传性骨病目前缺少有效的治疗方法,补肾益精法对于缓解患者的症状,尤其是这类疾病伴有破骨细胞活性增强和骨吸收增加,补肾益精法能够有效抑制骨吸收,进而改善患者的生活质量。因此,补肾益精法对治疗遗传性骨病伴有骨丢失症状者具有重要的临床价值。

三、补肾益精法双重调控骨代谢疾病的机制

补肾益精法治疗骨代谢疾病的双重作用特征有多个方面,从功能到结构、从组织到细胞等水平均有不同的体现。综合目前的机制研究,补肾益精法治疗骨代谢疾病的双重调控机制主要体现在以下4个方面:一是双重和系统调控骨骼的结构和功能;二是双重调控间充质干细胞和造血干细胞的平衡,恢复人体骨骼系统干细胞微环境的稳态;三是双重调控成骨细胞主导的骨生成和破骨细胞主导的骨吸收,恢复骨重建的平衡;四是对骨稳态的双重调控机制,能够同时调控人体钙磷代谢的紊乱,维持人体的骨骼系统的功能。骨代谢疾病的最终作用目标是恢复人体的骨生成和骨吸收平衡,而补肾益精法的双重调节效果最终是要恢复骨生成和骨吸收的平衡(图20-1)。目前的骨代谢疾病研究也是围绕上述目标而展开。基于此,补肾益精法治疗骨代谢疾病主要是围绕成骨细胞及其骨生成和破骨细胞及其骨吸收的分化、发育和功能。

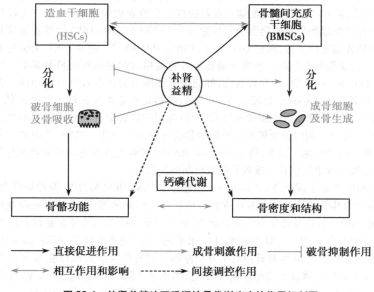

图 20-1　补肾益精法双重调控骨代谢疾病的作用机制图

采用补肾益精法治疗骨代谢疾病在具体运用中分为滋肾阴、温肾阳两个方面,基于"双重调节肾阴、肾阳"思想,补肾益精中药在调控成骨细胞和破骨细胞的分子机制上,也存在双重调控的机制。首先,人体总含量99%的钙和84%的磷是以固态形式存在于人体的骨骼,人体钙磷代谢的平衡对人体的骨骼系统发挥重要作用[24-25]。补肾益精法治疗骨代谢疾病过程主要是通过其双向调控作用,恢复人体的钙磷代谢的平衡,进而维持人体骨量的稳定和人体骨骼功能的发挥[26-27]。在具体的分子机制上,温肾阳颗粒主要是通过上调 Wnt/β-catenin 和骨形态生成蛋白(bone morphogenetic protein, BMP)信号通路,促进 BMSCs 成骨分化和增强骨生成。同时,补肾益精中药可以间接调节骨保护素(osteoprotgerin)OPG/核因子 κB 受体活化因子配体(receptor activator for nuclear factor-κB ligand, RANKL)

信号通路,抑制骨吸收。补肾益精中药有效组分淫羊藿苷(淫羊藿)、骨碎补总黄酮(骨碎补)上调β联蛋白(β-catenin)和BMP信号通路[28]。补骨脂素上调BMP信号通路[29]。滋肾阴颗粒一方面通过下调Notch信号通路,促进骨生成;另一方面通过直接调节OPG/RANK/RANKL信号,抑制骨吸。女贞子、旱莲草等补肾益精中药有效组分齐墩果酸通过调节Notch信号通路,促进BMSCs成骨分化。抑制骨吸收的分子机制与调节OPG/RANKL信号相关[30-31]。齐墩果酸主要是通过抑制肿瘤细胞凋亡相关因子肿瘤坏死因子α(tumor necrosis factor α,TNF-α)诱导的大鼠骨质疏松症模型[32],并通过抑制破骨细胞的生成、功能和活性,发挥治疗骨质疏松症的作用。

Wnt/β-catenin是调控成骨细胞分化和调节其活性的重要信号途径,也是补肾益精中药双重调控的分子信号基础。Wnt/β-catenin同时参与了对破骨细胞主导的骨生成的调控[33-34]。β-catenin敲除的小鼠出现了成骨细胞和骨生成低下的同时,还出现破骨细胞发育的障碍和骨质疏松表型[33]。分子机制研究发现,Wnt/β-catenin表达主要调控了成骨细胞上OPG的表达,抑制了破骨细胞的分化及其骨吸收的活性[34]。激活的β-catenin信号通路可以增加成骨细胞中OPG的表达,竞争性抑制RANKL信号通路,从而抑制破骨细胞的生成和骨吸收[35]。因此,Wnt/β-catenin是能够双重调控成骨细胞和破骨细胞,从而作为补肾益精中药为双重调控骨生成和骨吸收典型的信号途径。RANKL/RANK/OPG信号轴能够双重调控成骨细胞和破骨细胞的活性,游离OPG竞争性结合RANKL[36],使RANKL无法与RANK结合,下游的破骨细胞分化受阻。该信号轴也是补肾益精法双重调控的机制基础。补肾益精法激活RANKL/RANK/OPG信号轴活性,抑制破骨细胞的分化及其骨吸收功能。正常情况下RANKL与其受体RANK结合还是与OPG结合,是处在竞争性的动态的平衡状态中[37]。两者结合比例(率)影响破骨细胞和骨吸收,同时也影响成骨细胞和骨生成。因此,RANKL/RANK/OPG信号轴是同时分别调控成骨细胞和破骨细胞的分化和功能,进而调控骨生成和骨吸收,最终影响骨代谢。因此,研究RANKL/RANK/OPG及其双重调控成骨细胞和破骨细胞的机制,是揭示双重调控骨生成和骨吸收机制的突破点。

补肾益精中药除了调控Wnt/β-catenin和通过RANKL/RANK/OPG调控骨代谢之外,对骨代谢疾病中的其他信号途径也有双重调控的作用。邹新蓉等[38]通过肾安颗粒对肾性骨病模型大鼠BMP-7表达及骨代谢的实验研究,证明补肾益精作用的肾安颗粒上调BMP-7表达,改善大鼠的骨代谢指标。且随着BMP-7水平的升高,患者的低钙、高磷、高PTH病变得到明显改善。袁军等[39]观察补肾益精类方剂左归丸对肾性骨病大鼠肾脏基因CYP27B1表达的影响,发现左归丸降低血清尿素氮、PTH、血磷水平,明显升高血钙水平。徐丽等[40]观察中药补肾方(由枸杞、杜仲、桃仁、补骨脂等补肾益精中药组成)对肾性骨营养不良(renal osteodystrophy,ROD)的作用,证明补肾方能影响ROD大鼠血清钙和碱性磷酸酶水平,改善肾功能,减轻骨组织病理改变,整体延缓ROD的发生和发展。补肾益精法治疗内分泌性骨病、畸形性骨炎和遗传性骨病等罕见疾病,主要针对于骨生成和骨吸收失衡的病理改变进行对症治疗,相关作用机制尚缺少阐述。根据前述研究:骨代谢疾病的发病机制是骨生成和骨吸收的失衡,同时也证明补肾益精法治疗骨代谢疾病的双重作用机制,因此补肾益精中药通过双重调控成骨细胞和破骨细胞的活性发挥疗效。

四、结语与展望

前期针对补肾益精法的系列研究,揭示了其治疗骨代谢疾病的临床疗效和相关分子机制,但是目前的补肾益精治疗骨代谢疾病的机制尚未完全明确阐明。因此,需要后续更多研究全面阐述补肾益精法治疗骨代谢病的现代科学内涵。结合前期的研究,未来研究中有以下方面需要注意。

1. 采用系统研究的手段 补肾益精中药治疗骨代谢疾病发挥双重调控作用,因此在研究中需要采用系统研究的方法。目前研究手段仅仅针对某种细胞、单基因或蛋白,虽然能够明确揭示部分机制,但是研究方法显然不能充分阐述补肾益精法双重调控的系统机制,尤其是动态代谢进程。因此,要借鉴系统生物学等系统且全面的研究手段,将各种组学、蛋白质相互作用等技术,应用到补肾益精法调控骨代谢疾病的机制研究中。

2. 重视经典理论的指导 补肾益精法是在中医"肾主骨"和"肾藏精"等理论的指导下形成的,相关的基础研究和临床研究也离不开中医经典理论的指导。因此,未来实验和临床研究也需要紧紧围绕核心的中医理论,运用现代研究手段,全面阐述中医理论的内涵。因此,在补肾益精中药治疗骨代谢疾病的研究中,需要重视中医基础理论的指导作用。

3. 坚持"证病结合,以证统病"的辨证论治原则 中医学的核心的特征之一是辨证论治,但是在目前的临床治疗中,参考西医的疾病诊断和病理变化成为疾病治疗的一个重要环节。明确的西医诊断,有助于明确疾病发生和发展的关键步骤,"证病结合"是其基本策略。但是中医研究必须是"以证统病",必须坚持中医辨证论治和西医的辨病论治的有机结合。中医学者必须坚持"以证统病"的原则,强调中医的"证"在治疗中的优先性。

4. 重视疗效机制研究 临床疗效是中医学存在和发展的生命力,临床疗效是补肾益精法治疗骨代谢的基础。因此,应该开展疗效和机制的平行研究。虽然补肾益精中药在治疗部分骨代谢疾病如遗传性骨病中的应用还比较少,但是需要在阐明疗效的基础上,积极开展临床试验才能拓展中医药的应用范围,更好地发挥中医药的社会价值,且必须在明确的机制下开展相关研究。

5. 优化药物的剂型 补肾益精法治疗骨代谢疾病虽有一定效果,但是传统的药物剂型限制了其临床应用范围和广度。因此,应该结合当代的药物研究手段,以有效组分等为研究出发点,带动中药复方等后续的机制研究,形成药物治疗骨代谢病的突破点。骨代谢疾病治疗药物的市场巨大,实行此技术方法能够突出中医药的市场价值,推动中医药的现代化进程。

由于补肾益精法在防治骨代谢和疾病方面有很广泛的价值,针对不同的中医证型,具体在治疗方法上,也存在不同的治法。在药物应用上,补肾益精中药包含有众多药物。因此,全面揭示补肾益精法和其生物学内涵、临床药理学机制、药物代谢动态机制等将是一个漫长的过程。补肾益精法发挥双重调控的治疗骨代谢疾病的机制建立,明确了补肾益精中药治疗骨代谢疾病疗法的科学价值,并对中医药的研究和发展提供了可借鉴的经验。

(王拥军 上海中医药大学)

参 考 文 献

[1] 施杞,谢可永. 补肾填精法防治绝经后骨质疏松症的临床研究[J]. 上海中医药杂志,1996(10):2-7.

[2] FENG X,MCDONALD J M. Disorders of bone remodeling[J]. Annu Rev Pathol,2011,6:121-145.

[3] SHU B,SHI Q,WANG Y J. Shen(Kidney)-tonifying principle for primary osteoporosis:to treat both the disease and the Chinese medicine syndrome[J]. Chin J Integr Med,2015,21(9):656-661.

[4] 中国健康促进基金会骨质疏松防治中国白皮书编委会. 骨质疏松症中国白皮书[J]. 中华健康管理学杂志,2009,3(3):148-154.

[5] RIGGS B L,KHOSLA S,MELTON L J. A unitary model for involutionalosteo-porosis:estrogen deficiency causes both type I and type II osteoporosis in postmenopausal women and contributes to bone loss in aging

men[J]J Bone Miner Res,1998,13(5):763-773.

[6] DIAB D L,WATTS N B. Diagnosis and treatment of osteoporosis in older adults[J]. Endocrinol Metab Clin North Am,2013,42(2):305-317.

[7] RAO M S,HATTIANGADY B,SHETTY A K. The window and mechanisms of major age-related decline in the production of new neurons within the dentate gyrus of the hippocampus[J]. Aging Cell,2006,5(6): 545-548.

[8] NIH Consensus Development Panel on Osteoporosis Prevention, Diagnosis, and Therapy. Osteoporosis prevention,diagnosis,and therapy[J]. JAMA,2001,285(6):785-795.

[9] YANG F,TANG D Z,CUI X J,et al. Classic yin and yang tonic formula for osteopenia:study protocol for a randomized controlled trial[J]. Trials,2011,12:187-191.

[10] YANG Z,HUANG J H,LIU S F,et al. The osteoprotective effect of psoralen in ovariectomy-induced osteoporotic rats via stimulating the osteoblastic differentiation from bone mesenchymal stem cells[J]. Menopause,2012,19(10):1156-1164.

[11] GAO Z,LU Y,UPUR H,et al. Study of osteoporosis treatment principles used historicallyby ancient physicians in Chinese Medicine[J]. Chin J Integr Med,2013,19(11):862-868.

[12] JU D H,LU A P,ZHANG C Y. Effects of nourishing shen-yin recipe and warming recuperating shen-yang recipe on interleukin-1 and interleukin-6 activity in ovariectomy induced osteoporosis rats[J]. Zhongguo Zhong Xi Yi Jie He Za Zhi,2003,23(4):284-287.

[13] 林善锬,陈靖. 当代肾脏病学[M]. 上海:上海科技教育出版社,2001:796.

[14] 李小生,唐杨,王茂泓."肾主骨"与肾性骨病理论探讨[J]. 江西中医药,2006,37(3):12-13.

[15] 徐孝云,刘宝云. 益肾壮骨汤治疗慢性肾小球肾炎肾虚证骨密度改善的临床研究[J]. 北京中医, 1996(5):62.

[16] 李帆. 补肾宁骨汤治疗原发性骨质疏松症75例[J]. 四川中医,2001,19(8):64-65.

[17] 赵玉庸,孙中成,尹雷,等. 中药复方治疗肾性骨营养不良大鼠的实验研究[J]. 河北中医药学报, 2001,16(3):1-3.

[18] 朱鹏飞,李冬华. 肾主骨理论的现代理解与补肾法研究[J]. 上海中医药杂志,2003,37(6):9-11.

[19] ASLAN D,ANDERSEN M D,GEDE L B,et al. Mechanisms for the bone anabolic effect of parathyroid hormone treatment in humans[J]. Scand J Clin LabInvest,2012,72(1):14-22.

[20] NEER R M,ARNAUD C D,ZANCHETTA J R,et al. Effect of parathyroid hormone(1-34) on fractures and bone mineral density in post-menopausal women with osteoporosis[J]. N Engl J Med,2001,344(19): 1434-1441.

[21] GOLD D T,BOISTURE J,SHIPP K M,et al. Paget's disease of bone and quality of life[J]. J Bone Miner Res,1996,11(12):1897-1904.

[22] LEWALLEN D G. Hip arthroplasty in patients with Paget's disease[J]. Clin Orthop,1999,369:243-250.

[23] SILVERMAN S L. Paget's disease of bone:therapeutic options[J]. J Clin Rheumatol,2008,14(5): 299-305.

[24] CARTTAR M S,MCLEAN F C,URIST M R. The effect of the calcium and phosphorus content of the diet upon the formation and structure of bone[J]. Am J Pathol,1950,26(2):307-331.

[25] MORENO S N, VERCESI A E, PIGNATARO O P, et al. Calcium homeostasis in Trypanosoma cruzi amastigotes:presence of inositol phosphates and lack of an inositol 1,4,5-trisphosphate-sensitive calcium pool[J]. Mol Biochem Parasitol,1992,52(2):251-261.

[26] SHI J,ZHAO Y,WU W. Effects of the drug(BSZGC)-containing serum on proliferation of rat's osteoclasts and TRACP activity in vitro[J]. J Tradit Chin Med,2008,28(3):211-216.

[27] WANG S J,YUE W,RAHMAN K,et al. Mechanism of treatment of shen deficiency and osteoporosis is

similar by traditional chinese medicine[J]. Curr Pharm Des,2016,22(3):312-320.

[28] WARMAN M L,CORMIER-DAIRE V,HALL C,et al. Nosology and classification of genetic skeletal disorders:2010 revision[J]. Am J Med Genet A,2011,155A(5):943-968.

[29] BIAN Q,HUANG J H,LIU S F,et al. Different molecular targets of Icariin on bMSCs in CORT and OVX-rat[J]. Front Biosci,2012,4:1224-1236.

[30] TANG D Z,HOU W,ZHOU Q,et al. Osthole stimulates osteoblast differentiation and bone formation by activation of beta-catenin-BMP signaling[J]. Journal of Bone and Mineral Research,2010,25(6):1234-1245.

[31] BIAN Q,LIU S F,HUANG J H,et al. Oleanolic acid exerts an osteoprotective effect in ovariectomy-induced osteoporotic rats and stimulates the osteoblastic differentiation of bone mesenchymal stem cells in vitro[J]. Menopause,2012,19(2):225-233.

[32] KIM J Y,CHEON Y H,OH H M,et al. Oleanolic acid inhibits osteoclast differentiation by down regulating PLCγ2-Ca^{2+}-NFATc1 signaling,and suppreses bone loss in mice[J]. Bone,2014,60:104-111.

[33] GLASS D A,BIALEK P,AHN J D,et al. Canonical Wnt signaling in differentiated osteoblasts controls osteoclast differentiation[J]. Dev Cell,2005,8(5):751-764.

[34] HOLMEN S L,ZYLSTRA C R,MUKHERJEE A,et al. Essential role of beta-catenin in postnatal bone acquisition[J]. J Biol Chem,2005,280:21162-21168.

[35] DONG Y,JESSE A,KOHN A,et al. RBPJk-dependent Notch signaling maintains and expends mesenchymal stem/progenitor cells during skeletal development[J]. Development,2010,137(9):1461-1471.

[36] RHO J,ALTMANN C R,SOCCI N D,et al. Gene expression profiling of osteoclast differentiation by combined suppression subtractive hybridization(SSH)and cDNA microarray analysis[J]. DNA Cell Biol,2002,21(8):541-549.

[37] YASUDA H. RANKL,a necessary chance for clinical application to osteoporosis and cancer-related bone diseases[J]. World J Orthop,2013,4(4):207-217.

[38] 邹新蓉,王小琴,王长江,等. 肾安颗粒对肾性骨病模型大鼠骨组织 BMP-7 表达及骨代谢的影响[J]. 湖北中医杂志,2013,35(4):11-13.

[39] 袁军,王小琴,马晓红,等. 左归丸对肾性骨病大鼠肾脏 CYP27B1 表达的影响[J]. 中国中医药科技,2013,20(4):348-349.

[40] 徐丽,孙慧萍,曹军平,等. 中药补肾方对肾性骨营养不良大鼠肾功能的影响[J]. 中国药师,2013,16(1):92-94.

第二十一章

复方丹参滴丸改善缺血再灌注引起的
心脏微循环障碍的作用及其机制

第一节 概 述

复方丹参滴丸是由丹参、三七、冰片组成的复方中药制剂,1994年被中国国家食品药品监督管理局批准用于缺血性心绞痛的治疗,已经纳入《急性心肌梗死中西医结合诊疗专家共识》《经皮冠状动脉介入治疗(PCI)术后胸痛中医诊疗专家共识》《高龄老年冠心病诊治中国专家共识》《活血化瘀方药临床使用指南》《治疗冠心病中成药应用指南》《糖尿病中医药临床循证实践指南(2016版)》等专家共识和临床用药指南中[1-6]。

2010年,复方丹参滴丸通过美国食品药品管理局(Food and Drug Administration,FDA)治疗慢性稳定型心绞痛药物的Ⅱ期临床试验,证实其治疗安全、有效。2016年12月完成美国FDA Ⅲ期临床试验的第一次试验,获得给药6周有效的结果,目前正在追加6周有效的临床试验。

急性冠脉综合征(acute coronary syndrome,ACS)因其死亡率高、救治成本高,已经成为严重威胁我国民众健康和医疗财政的重大问题。溶栓和经皮冠状动脉介入治疗是我国和其他发达国家救治ACS的主要手段,挽救了部分患者的生命。但是,由于冠状动脉闭阻期间的缺血、缺氧,以及血管再通后心脏微循环障碍的发生,导致部分患者在介入治疗后出现不复流和缓慢流的现象,约20%的患者在介入治疗后的1年内出现再狭窄、重症心律不齐和心力衰竭的现象。特别是稳定型心绞痛患者在介入治疗后,7年内的心脏事件并没有降低。缺血再灌注(ischemia reperfusion,IR)引起的心脏微循环障碍、心肌损伤,是ACS患者在介入治疗后出现心脏事件的病理基础,是尚未解决的临床难题。

IR引起的微循环障碍和器官损伤是复杂的病理过程。目前临床使用的阿司匹林和氯吡格雷,虽然可以干预IR引起的血小板黏附,但是,不能改善IR引起的能量代谢异常、氧化应激损伤、白细胞与血管内皮黏附、肥大细胞脱颗粒、炎症因子释放等环节,在治疗IR方面的效果不尽人意。

多个关于复方丹参滴丸用于冠心病防治(涉及稳定型心绞痛、不稳定型心绞痛、心肌梗死等各个方面)的meta分析均表明复方丹参滴丸能够明显缓解冠心病心绞痛症状,显著改善心电图缺血表现,降低胆固醇和甘油三酯[7];可以明显降低介入后患者的心肌缺血、改善心肌血流和微循环,降低介入后的心律失常和胸痛发生率[8]。复方丹参滴丸对介入后患者的肾功能有一定的保护功效,对造影剂肾病的发生有防治作用[9]。

临床研究还证实复方丹参滴丸可用于缓解心绞痛,在常规治疗的基础上联合用药效果更佳[10]。基础研究也阐明复方丹参滴丸改善 IR 引起的心脏微循环障碍、心肌损伤和心肌纤维化的机制。

第二节　缺血再灌注引起的心脏微循环障碍和心肌损伤的发生机制

心脏微血管指冠状动脉造影和磁共振检查都难以观察到的，直径在 100μm 以下的血管，包括小动脉、微动脉、毛细血管、微静脉和小静脉，是心肌组织获得氧气和营养物质，并排出废物的微环境。心脏微循环是心脏微血管内的血液、气体、液体及其与周围组织物质交换的基础，也包括淋巴循环。

IR 引起的心脏微循环障碍及心肌损伤包括缺血期及再灌注后的急性期、亚急性期和慢性损伤的过程。

缺血期间由于闭锁或阻塞的血管末端缺血、缺氧，线粒体呼吸链复合物 V 及其亚单位ATP5D 表达降低[11-14]，导致 ATP 合成减少；加上血管及其周围组织消耗腺苷三磷酸（adenosine triphosphate，ATP），导致缺血末端的血管和血管周围组织中 ATP 降解的腺苷二磷酸（adenosine diphosphate，ADP）和腺苷一磷酸（adenosine monophosphate，AMP）增多[15]。ATP与细胞骨架高亲和，可以将单个的、球状的细胞骨架（G-actin）组装成纤维状肌动蛋白（fibrous actin，F-actin），维持血管内皮细胞间连接蛋白的排列，维持心肌细胞粗丝和细丝结构[16-17]。但是，ATP 降解为 ADP 和 AMP 后，由于 ADP 和 AMP 与细胞骨架的亲和力低，F-actin 就解聚成 G-actin，导致血管内皮细胞间连接蛋白排列紊乱，细胞连接开放[18]，心肌细胞粗丝和细丝降解，引发心功能的变化[19]。同时，AMP 的降解产物堆积和线粒体呼吸链的异常为再灌注后过氧化物的产生提供条件。当闭阻的血管因溶栓、扩血管、介入等治疗再通后，在血运恢复，氧气、水、营养物质重新供应的同时，又通过各种途径产生过氧化物[20]。线粒体复合物 I 和 II 的低表达，一方面传递到复合物 V 的电子减少，不能提供足够的高能磷酸键，供 ATP 合成酶将 ADP 合成 ATP，导致细胞和组织中的 ATP 产生不足；另一方面堆积在线粒体复合物 I 的电子溢出，与氧气结合产生超氧阴离子[21]。次黄嘌呤氧化酶在氧气、水的参与下，催化缺血期间堆积的次黄嘌呤，产生超氧阴离子[22]。AMP 堆积诱导 AMP 活化蛋白激酶（AMP-activated protein kinase，AMPK），激活蛋白激酶 C（protein kinase C，PKC），诱导细胞质内的还原型烟酰胺腺嘌呤二核苷酸磷酸氧化酶（reduced nicotinamide adenine dinucleotide phosphate oxidase，简称 NADPH 氧化酶）亚基 P67、P47 等向细胞膜转位，活化细胞膜上的 P91亚基，使 NADPH 氧化酶活化，暴发性地产生过氧化物[23]。各种途径产生的超氧阴离子可以通过 SOD 的作用转化成 H_2O_2，后者经过氧化氢酶或还原型谷胱甘肽的作用转化成水和 O_2。部分超氧阴离子与一氧化氮结合成亚硝酸盐，部分超氧阴离子经过韦氏反应生成 HO·。上述过氧化物一方面引起脂质过氧化，损伤细胞的膜性结构[20]；另一方面过氧化物还启动多种细胞内信号转导途径，引发炎症因子的释放、选择素和黏附分子的过表达[24-25]。释放的炎症因子又通过细胞膜上的受体，进一步活化细胞内信号转导途径，引发细胞损伤[26]。白细胞和血管内皮细胞的选择素和黏附分子过表达引发白细胞沿血管壁的滚动和黏附。黏附于血管壁的白细胞释放蛋白酶和过氧化物，损伤血管内皮细胞间连接蛋白、血管内皮细胞和血管基底膜，引起血浆白蛋白和血细胞外漏[27]。再灌注 24 小时之内，游出到血管外的白细胞以 CD11b 和 CD18 阳性标识的多核细胞为主，诱发血管周围组织的急性炎症反应[28]。血管外周的肥大细胞脱颗粒释放的炎症因子和血管活性物质加重血管通透性升高和血浆蛋白外漏[27]。暴露的血管基底膜诱导血小板黏附导致血栓形成[15]。

再灌注 24 小时～7 日,血管内皮和血管周围组织损伤释放出的单核细胞趋化蛋白-1 (monocyte chemotactic protein-1,MCP-1)、核糖体蛋白 S19(ribosomal protein S19,RP S19)等趋化单核细胞游出于损伤的血管外,极化成 M1 巨噬细胞和 M2 巨噬细胞。M2 巨噬细胞释放转化生长因子 β₁(transforming growth factor β₁,TGFβ₁),作用于成纤维母细胞的 TGF-β Ⅱ 受体,活化 Smad-2/3,4,诱导胶原沉积,引发心肌纤维化[29]。

再灌注 7 日后,CD4 阳性淋巴细胞游出于血管外,启动血管周围慢性炎症过程[26]。

第三节 复方丹参滴丸对缺血再灌注引起的心脏微循环障碍、心肌损伤的保护作用

一、复方丹参滴丸 1 次预给药可以改善缺血再灌注引起的大鼠心脏微循环障碍和心肌损伤

北京大学医学部韩晶岩教授领导的团队用结扎大鼠冠状血管前降支 30 分钟,再通 60 分钟的 IR 模型,通过动态可视化技术,结合组织学、免疫组织化学、超微结构、分子生物学等技术,证实复方丹参滴丸 1 次预给药(0.8g/kg)可以显著抑制 IR 引起的大鼠心脏冠状血管微动脉和微静脉红细胞流速的降低,抑制细静脉内皮细胞间黏附分子-1(intercellular cell adhesion molecule-1,ICAM-1)和外周血中性粒细胞 CD18 的表达,减轻微静脉和毛细血管内皮细胞损伤及血浆白蛋白漏出,减轻心脏表面血流量的降低,抑制心肌丙二醛(malondialdehyde,MDA)含量升高,减少心肌梗死的面积,减少心肌细胞凋亡,减轻心肌纤维断裂、线粒体损伤等。复方丹参滴丸 1 次预给药(0.8g/kg)还可显著抑制缺血再灌注引起的 NF-κB 抑制蛋白 IκBα(inhibitor of NF-κB)降解[30]。该结果提示,在 IR 前,大剂量地一次性给予复方丹参滴丸可以减轻 IR 引起的大鼠心脏微循环障碍和心肌损伤,该作用与其抑制白细胞和血管内皮黏附分子表达、抑制氧化应激损伤、抗凋亡、保护微血管通透性,改善心脏微循环灌流相关,解决了西药尚未解决的若干个关键环节。

二、复方丹参滴丸多次预给药可以提高其改善缺血再灌注引起的大鼠心脏微循环障碍和心肌损伤的药效

用复方丹参滴丸的临床等效剂量[0.1g/(kg·d)]、4 倍剂量[0.4g/(kg·d)]和 8 倍剂量[0.8g/(kg·d)]连续灌胃,可以改善 IR 引起的大鼠心脏微循环障碍和心肌损伤。临床等效剂量及 0.4 和 0.8g/(kg·d)的复方丹参滴丸连续 6 日给药,可以显著抑制 IR 引起的大鼠冠状血管细静脉红细胞流速的降低;显著抑制 FITC 标记的白蛋白经由冠状血管细静脉的漏出;可以显著抑制大鼠外周血中性粒细胞表面黏附分子 CD18 的表达,上调大鼠心肌细胞内 Bcl-2 的表达;抑制大鼠心肌细胞内 caspase-3 和 Bax 表达量的增高;抑制大鼠心肌细胞凋亡,减少心肌梗死的面积;改善心肌细胞的超微结构,减轻线粒体肿胀;抑制炎症细胞浸润、内皮细胞肿胀和血管外周水肿,减轻心肌组织损伤。0.4 和 0.8g/(kg·d)剂量还可抑制 IR 引起的大鼠心肌组织 MDA 含量的增加,抑制还原型谷胱甘肽含量的降低,显著抑制 IR 引起的大鼠心脏表面血流量的降低。3 个剂量的复方丹参滴丸连续 6 日给药都可显著抑制 IR 引起的大鼠心肌细胞内 NF-κB p65 的高表达,其中 0.4 和 0.8g/(kg·d)的给药量还可以显著增加大鼠心肌细胞内 IκBα 的高表达。特别是 3 个剂量的复方丹参滴丸连续 6 日给药都可以显

著抑制由 IR 引起的 NADPH oxidase 亚基 p67phox、p47phox 从细胞质到细胞膜的转位和膜上 gp91phox 含量的增加[31]。上述结果提示,连续 6 日给予临床等效剂量,以及中、高剂量的复方丹参滴丸,都可通过抑制 NADPH 亚基的膜转位,抑制 IR 引起的氧化应激损伤,改善心脏微循环,减轻再灌注后的心肌细胞凋亡,减轻心肌损伤。

在异丙肾上腺素诱导的心肌损伤模型中,复方丹参滴丸连续灌胃给药 15 日(111.6 和 167.4mg/kg)可以明显降低大鼠的死亡率,减轻异丙肾上腺素诱发的心脏损伤,改善心肌血流量的降低、心脏结构和功能损伤。定量蛋白质组学表明,复方丹参滴丸的心脏保护作用依赖于代谢途径的调节,包括糖脂代谢和能量代谢。复方丹参滴丸通过调节 Eno1、Mcee、Bdh1、Ces1c、Apoc2、Decr1、Acaa2、Cbr4、ND2、Cox6a、Cox17、ATP5g 和 ATP5j,抑制糖酵解增强,促进脂肪酸氧化,恢复线粒体氧化磷酸化,从而减轻氧化应激和能量代谢障碍,改善异丙醇诱发的心脏损伤。此外,复方丹参滴丸显著抑制异丙肾上腺素诱导的 HSP70/HSP40 的增加并抑制 ERK 的磷酸化,进一步恢复 CX43 的表达,证实其对于心肌肥厚也具有一定的保护作用[32]。

细胞内钙超载是心肌细胞死亡的主要原因。在心肌细胞缺氧前加入复方丹参滴丸,细胞内钙离子的荧光强度明显下降,证明复方丹参滴丸有拮抗心肌细胞钙超载、保护心肌细胞的作用[33]。心肌 IR 后,组织内的高能磷酸化合物明显减少,脂质过氧化物含量明显增多,导致再灌注损伤。在缺血前预灌注时及缺血后再灌注时给予复方丹参滴丸,可通过增加心肌能量储备、抑制脂质过氧化物生成而保护心肌细胞[34]。心肌 IR 导致 SOD 活性及 NO 含量均明显下降,MDA 及内皮素含量均明显增加,缺血部位心肌毛细血管墨汁灌流数明显减少。而复方丹参滴丸连续给药可升高心肌 SOD 活性及 NO 含量,降低 MDA 和内皮素含量,增加缺血部位心肌毛细血管墨汁灌流数[35]。离体心肌细胞缺氧/复氧模型的研究也证实复方丹参滴丸前给药、后给药都可提高大鼠心肌组织内的 ATP/ADP、ATP/AMP 含量,抑制缺氧/复氧引起的心肌细胞超微结构的变化,提示复方丹参滴丸抑制心肌损伤的作用可能与其提高心肌组织中的高能磷酸化合物含量相关[36]。

三、复方丹参滴丸的主要成分改善心脏微循环障碍和心肌损伤的作用机制

复方丹参滴丸中丹参的主要水溶性成分有丹参素、咖啡酸、丹酚酸 B 等,三七的主要成分有三七皂苷 R_1、人参皂苷 Rb_1、人参皂苷 Rg_1 等。

在缺血 30 分钟,再灌注开始前,连续静脉滴注丹参素可以浓度依赖性地减少大鼠心肌梗死的面积。5mg/kg 的丹参素可以显著减轻 IR 引起的大鼠心肌形态学改变,包括心肌纤维断裂、线粒体肿大;改善 IR 引起的大鼠心功能异常;抑制 IR 引起的大鼠心脏表面血流量降低;抑制 IR 引起的大鼠心肌细胞凋亡,抑制 Bcl-2 的降低,抑制 Bax 和 cleaved-caspase-3 的增加;抑制 IR 引起的大鼠心脏 NDUFA10 mRNA 水平和蛋白表达的降低;抑制 IR 引起的线粒体复合物 I 活性的降低;抑制 IR 引起的大鼠心肌 ATP/ADP、ATP/AMP 比值的降低,MDA 含量的增加;抑制 IR 引起的心肌 Mn-SOD 的降低。上述结果提示丹参素可以抑制 IR 引起的大鼠心肌能量代谢异常和氧化应激损伤,改善 IR 大鼠的心肌纤维损伤和心肌细胞凋亡,改善 IR 大鼠的心肌结构、心功能和心脏灌流量。上述作用与其抑制 IR 后大鼠心肌 NDUFA10 mRNA 和 Complex I 水平和蛋白表达,改善线粒体复合物 I 和线粒体功能,抑制 ATP 降解和脂质过氧化物产生相关[37]。

在缺血前连续静脉滴注三七皂苷 R_1 也可以显著减少大鼠心肌梗死的面积;改善 IR 引

起的大鼠心脏表面血流量的降低和大鼠心肌形态学损伤;抑制大鼠心肌细胞凋亡;改善 IR 引起的大鼠心功能异常;抑制 IR 引起的大鼠心肌能量代谢异常,增加 ATP 含量和 ATP5D 的表达量,显著抑制 IR 后 ROCK1 的表达和活性。在离体实验中,三七皂苷 R_1 和 ROCK 抑制剂 Y-27632 通过抑制 ROCK 活性,提高氧糖剥夺再给氧后 H9c2 心肌细胞的存活率,减少乳酸脱氢酶的释放;抑制肌丝和细胞骨架 F-actin 的分布和表达异常;保护细胞和细胞内线粒体的结构;抑制细胞凋亡,增加促生存通路蛋白的同时抑制促凋亡蛋白表达;使 ATP 合成增多,提高 ATP 合成酶活性,增加 ATP5D 的表达量;显著抑制 IR 后 ROCK1 的表达和活性。因此,IR 前给予三七皂苷 R_1 可以抑制 IR 引起的大鼠心脏能量代谢障碍、心肌结构和功能的损伤。该作用可能与其抑制 ROCK 活性和表达,解除对 ATP5D 的抑制相关[11]。

缺血前丹参素(DLA)和三七皂苷 R_1 的联合使用(4mg/kg DLA+1mg/kg 三七皂苷 R_1):通过丹参素和三七皂苷 R_1 的叠加作用显示出更有效的抑制 IR 引起的心肌损伤作用。DLA 抑制 Sirt-1 的表达,线粒体复合物 I 活性及其亚基 NDUFA10 表达的降低,髓过氧化物酶、丙二醛、8-羟基脱氧鸟苷的增加,以及心肌细胞凋亡。三七皂苷 R_1 抑制 RhoA/ROCK-1/P-MLC 表达的增加,线粒体复合物 V 的活性及其亚基 ATP 5D 表达的降低,减轻 F-actin 和心肌纤维断裂。DLA 和三七皂苷 R_1 的联合使用更加显著减少心肌梗死的面积,提升小静脉中的红细胞流速,改善心脏灌流量和心脏功能[38]。

人参皂苷 Rb_1 可以抑制 IR 引起的小 G 蛋白家族的 RhoA 和 ROCK-1 的高表达,抑制 ATP5D 的低表达,改善心肌能量代谢,促进 ATP 的产生,进而抑制心肌纤维断裂、改善心肌结构和心功能[39]。

人参皂苷 Rg_1 不仅具有与 Rb_1 同样的改善心肌 IR 的作用,还可抑制 IR 引起的心肌糖酵解相关的果糖二磷酸醛缩酶 A(fructose-bisphosphate aldolase A,ALDOA)高表达、抑制胚胎基因 *ENOα* 和 *HIF1* 的高表达,抑制脂肪酸代谢的关键酶 ECH1 低表达,抑制野生型基因 *ENOβ* 的低表达,改善心肌能量代谢底物,进而改善心肌结构和功能的损伤[40]。

四、复方丹参滴丸对缺血再灌注引起的心肌纤维化的阻断作用

心肌纤维化是溶栓或介入治疗后引发心律失常和心力衰竭的病理基础。从心肌损伤的早期阶段阻断心肌纤维化的进程对预防心律失常和心力衰竭等重要心脏事件的发生有重要的临床意义,但是目前临床上缺少有效的治疗方法。

韩晶岩教授领导的团队研究对已经发生心脏微循环障碍和心肌损伤的 IR 大鼠从 3 小时后开始灌胃给予复方丹参滴丸,每日 1 次,连续 6 日,证明 0.4g/kg 或 0.8g/kg 的复方丹参滴丸连续给药 6 日,可以显著抑制 IR 引起的大鼠冠状血管细静脉红细胞流速的降低,抑制 FITC 标记的血浆白蛋白经由细静脉的漏出,抑制大鼠心脏表面血流量的降低,减轻 IR 6 日大鼠心肌梗死的面积、心肌纤维断裂,减少心肌纤维化,改善心脏舒缩功能。关于其抑制心肌纤维化的机制,韩晶岩教授领导的团队发现复方丹参滴丸连续 6 日后给药,可以抑制趋化因子 RP S19 的释放,抑制由 RP S19 趋化的单核细胞的游出,抑制 TGF-$β_1$ 的表达,抑制 P-Smad-3 和 Smad-4 的高表达,进而抑制 α-SMA 的高表达和胶原的沉积[29]。此外,复方丹参滴丸还可上调 MMP9 的表达。该结果提示复方丹参滴丸既可通过改善心脏微循环障碍和心肌损伤,抑制趋化因子释放和单核细胞游出,抑制 TGF-$β_1$、Smad-3 磷酸化和 Smad-4 的高表达,抑制胶原沉积,抑制心肌纤维化的发生;又可通过上调 MMP9,促进胶原降解。复方丹参滴丸有可能发展为预防和治疗心肌纤维化的主要复方中药制剂。

五、复方丹参滴丸可抑制血小板活化和血栓形成

复方丹参滴丸可抑制血小板活化和血栓形成,其抑制作用呈现多部位、多环节、多靶点、多层面效应。复方丹参滴丸对腺苷二磷酸、凝血酶和胶原诱发的大鼠血小板聚集均有明显的抑制作用,且呈剂量依赖性关系[41]。复方丹参滴丸与抗血小板药坎格瑞洛(cangrelor)、阿司匹林相比,其抑制激动剂诱导的血小板活化、血小板与白细胞复合物形成及白细胞活化的作用相同[42]。韩晶岩教授领导的团队用光化学法诱导的大鼠肠系膜细静脉血栓模型,通过观察光化学反应开始到出现血栓的时间、从出现血栓到血栓长到细静脉血管径 1/2 的时间、血栓的最大面积与细静脉血管面积比等在体指标,证明复方丹参滴丸可以抑制血栓形成[43]。复方丹参滴丸具有降低胆固醇水平及抗血小板聚集的双重作用,是高脂血症患者抑制血小板聚集反应的首选药物[44]。实验动物研究证实,复方丹参滴丸可以显著逆转高脂饮食导致的狗的血小板高反应性和功能亢进。与阿司匹林相比,复方丹参滴丸可以更加显著抑制胶原诱导的血小板聚集和血小板黏附分子的表达[45]。

复方丹参滴丸与抗血小板药联用也有一定的意义。复方丹参滴丸加阿司匹林治疗 48 小时后,ACS 患者的血小板聚集率、血栓素 A_2 水平明显低于单纯服用阿司匹林组[46]。氯吡格雷是一个非活性的前体药物,被吸收进入人体后 80% 经由肝羧酸酯酶 1(carboxylesterase 1, CSE1)生成无活性的氯吡格雷羧酸盐代谢物排出体外,抑制 CSE1,可减少氯吡格雷转化为无活性的羧酸代谢物,可能增加活性产物的含量,对改善氯吡格雷抵抗有益。复方丹参滴丸中有 20 多个活性成分与 CSE1 存在一定的结合效应。复方丹参滴丸与氯吡格雷联合使用,可部分抑制 CSE1 的活性,减少大鼠血浆中氯吡格雷非活性产物的峰浓度和药-时曲线下面积,显示出两者的协同增效作用[47]。该结果提示复方丹参滴丸对氯吡格雷抵抗的患者有治疗意义。

复方丹参滴丸中丹参和三七所含的主要水溶性成分如咖啡酸、三七皂苷 R_1、人参皂苷 Rb_1、人参皂苷 Rg_1 等具有良好的抗血小板聚集、抑制血小板活化、防止血栓形成的作用。

采用光化学血栓模型(静脉注射孟加拉红+绿色荧光诱导)和 ADP 表面滴加诱导血栓形成模型,利用动态可视化观察系统,证实咖啡酸预给药对小鼠脑细动脉和细静脉血栓形成均有明显的抑制作用,可以显著延迟血栓出现的时间、降低血栓/血管面积的比值,而对小鼠尾部出血时间无明显影响。此外,咖啡酸预给药可以浓度依赖性地抑制 ADP 诱导的血小板聚集、P 选择素的表达、ATP 的释放、钙离子的动员及整合素 $\alpha \text{II} b\beta 3$ 的活化;明显抑制 ADP 诱导的 p38、ERK 和 JNK 的磷酸化,升高环磷酸腺苷水平。上述结果表明咖啡酸可以通过抑制促分裂原活化的蛋白激酶的活化,升高环磷酸腺苷水平,下调 P 选择素的表达和整合素 $\alpha \text{II} b\beta 3$ 的活化等,多靶点、多途径地发挥抑制脑血栓形成的作用[48]。

以光化学反应诱导的大鼠肠系膜细静脉血栓为模型,用微循环连续观察方法同样证实三七总皂苷、三七皂苷 R_1、人参皂苷 Rb_1、人参皂苷 Rg_1 可以延长血栓出现的时间,三七总皂苷、三七皂苷 R_1 可以延长血栓出现达到细静脉血管径 1/2 的时间,三七总皂苷、三七皂苷 R_1、人参皂苷 Rb_1、人参皂苷 Rg_1 可以显著抑制光化学反应后大鼠肠系膜细静脉血栓与细静脉血管面积比[49]。

第四节　结　　语

综上所述,复方丹参滴丸在缺血再灌注前给药,可以改善缺血再灌注引起的大鼠心脏微

循环障碍、减轻心肌梗死、抑制心肌凋亡。在再灌注 3 小时，已经发生心脏微循环障碍和心肌损伤后再给予复方丹参滴丸，不但仍可以改善大鼠的心脏微循环障碍、减轻心肌梗死的面积，还可以抑制趋化因子 RP S19 释放，抑制单核细胞游出，通过 TGF-β_1/Smad 系统抑制心肌纤维化。复方丹参滴丸可以改善血小板的黏附、聚集和活化，从而发挥治疗冠心病、心绞痛的作用。

（韩晶岩 北京大学基础医学院）

参 考 文 献

［1］ 中国医师协会中西医结合医师分会,中国中西医结合学会心血管病专业委员会,中国中西医结合学会重症医学专业委员会,等. 急性心肌梗死中西医结合诊疗专家共识[J]. 中国中西医结合杂志, 2014,34(4):389-395.

［2］ 中华中医药学会介入心脏病学专家委员会. 经皮冠状动脉介入治疗(PCI)术后胸痛中医诊疗专家共识[J]. 中医杂志,2014,55(13):1167-1170.

［3］ 中华医学会老年医学分会,高龄老年冠心病诊治中国专家共识写作组,解放军总医院老年心血管科,等. 高龄老年冠心病诊治中国专家共识[J]. 中华老年医学杂志,2016,35(7):683-691.

［4］ 史载祥,杜金行. 活血化瘀方药临床使用指南[M]. 北京:人民卫生出版社,2014.

［5］ 中华中医药学会内科分会心病专业委员会. 治疗心病中成药应用指南[J]. 中国医药学报,2004,19(10):583-586.

［6］ 仝小林. 糖尿病中医药临床循证实践指南(2016 版)[M]. 北京:科学出版社,2016.

［7］ 《复方丹参滴丸临床应用中国专家建议》写作组. 复方丹参滴丸临床应用中国专家建议[J]. 中国中西医结合杂志,2017,37(1):17-22.

［8］ 李广平,郑心田,王怀祯,等. 复方丹参滴丸对急性 ST 段抬高心肌梗死介入治疗的临床作用[J]. 中国介入心脏病学杂志,2011,19(1):24-28.

［9］ 杨蓉,姚冬奇,王亚玲,等. 复方丹参滴丸对经皮冠状动脉介入治疗患者胱抑素 C 及同型半胱氨酸的影响[J]. 河南中医,2015,35(6):1242-1245.

［10］ 武维英,刘冬至,陈辉. 硝酸甘油片和复方丹参滴丸治疗急性心绞痛的效果对比[J]. 中国当代医药,2014,21(15):70-71,74.

［11］ HE K,YAN L,PAN C S,et al. ROCK-dependent ATP5D modulation contributes to the protection of notoginsenoside NR1 against ischemia-reperfusion-induced myocardial injury[J]. American journal of physiology:heart and circulatory physiology,2014,307(12):H1764-H1776.

［12］ LI C,LI Q,LIU Y Y,et al. Protective effects of Notoginsenoside R1 on intestinal ischemia-reperfusion injury in rats[J]. American journal of physiology:gastrointestinal and liver physiology,2014,306(2):G111-G122.

［13］ LIN S Q,WEI X H,HUANG P,et al. QiShenYiQi Pills(R) prevents cardiac ischemia-reperfusion injury via energy modulation[J]. International journal of cardiology,2013,168(2):967-974.

［14］ TU L,PAN C S,WEI X H,et al. Astragaloside IV protects heart from ischemia and reperfusion injury via energy regulation mechanisms[J]. Microcirculation,2013,20(8):736-747.

［15］ KALOGERIS T,BAINES C P,KRENZ M,et al. Cell biology of ischemia/reperfusion injury[J]. International review of cell and molecular biology,2012,298:229-317.

［16］ POLLARD T D,BORISY G G. Cellular motility driven by assembly and disassembly of actin filaments[J]. Cell,2003,112(4):453-465.

［17］ HARHAJ N S,ANTONETTI D A. Regulation of tight junctions and loss of barrier function in pathophysiology[J]. The international journal of biochemistry & cell biology,2004,36(7):1206-1237.

［18］ NOLL T,MUHS A,BESSELMANN M,et al. Initiation of hyperpermeability in energy-depleted coronary endothelial monolayers[J]. American journal of physiology,1995,268(4 Pt 2):H1462-H1470.

[19] CHEN Y Y,LI Q,PAN C S,et al. QiShenYiQi Pills,a compound in Chinese medicine,protects against pressure overload-induced cardiac hypertrophy through a multi-component and multi-target mode[J]. Scientific reports,2015,5:11802.

[20] BAGHERI F,KHORI V,ALIZADEH A M,et al. Reactive oxygen species-mediated cardiac-reperfusion injury:mechanisms and therapies[J]. Life sciences,2016,165:43-55.

[21] ELTZSCHIG H K,ECKLE T. Ischemia and reperfusion—from mechanism to translation[J]. Nature medicine,2011,17(11):1391-1401.

[22] MENESHIAN A,BULKLEY G B. The physiology of endothelial xanthine oxidase:from urate catabolism to reperfusion injury to inflammatory signal transduction[J]. Microcirculation,2002,9(3):161-175.

[23] BABIOR B M. NADPH oxidase:an update[J]. Blood,1999,93(5):1464-1476.

[24] LEFER A M. Role of selectins in myocardial ischemia-reperfusion injury[J]. The annals of thoracic surgery,1995,60(3):773-777.

[25] LEFER A M,LEFER D J. The role of nitric oxide and cell adhesion molecules on the microcirculation in ischaemia-reperfusion[J]. Cardiovascular research,1996,32(4):743-751.

[26] LIU J,WANG H,LI J. Inflammation and inflammatory cells in myocardial infarction and reperfusion injury:a double-edged sword[J]. Clinical medicine insights cardiology,2016,10:79-84.

[27] KUMAR P,SHEN Q,PIVETTI C D,et al. Molecular mechanisms of endothelial hyperpermeability:implications in inflammation[J]. Expert review of molecular diagnostics,2009,11:e19.

[28] ROHRBACH S,TROIDL C,HAMM C,et al. Ischemia and reperfusion related myocardial inflammation:a network of cells and mediators targeting the cardiomyocyte[J]. IUBMB life,2015,67(2):110-119.

[29] WEI X H,LIU Y Y,LI Q,et al. Treatment with cardiotonic pills($^{®}$) after ischemia-reperfusion ameliorates myocardial fibrosis in rats[J]. Microcirculation,2013,20(1):17-29.

[30] ZHAO N,LIU Y Y,WANG F,et al. Cardiotonic pills,a compound Chinese medicine,protects ischemia-reperfusion-induced microcirculatory disturbance and myocardial damage in rats[J]. American journal of physiology:heart and circulatory physiology,2010,298(4):H1166-H1176.

[31] YANG X Y,ZHAO N,LIU Y Y,et al. Inhibition of NADPH oxidase mediates protective effect of cardiotonic pills against rat heart ischemia/reperfusion injury[J]. Evidence-based complementary and alternative medicine,2013,2013:728020.

[32] WEI X H,GUO X,PAN C S,et al. Quantitative proteomics reveal that metabolic improvement contributes to the cardioprotective effect of T89 on isoproterenol-induced cardiac injury[J]. Frontiers in physiology,2021,12:653349.

[33] 李全凤,王孝铭,朱世军,等. 复方丹参滴丸对缺氧心肌细胞内钙离子平均荧光强度的影响[J]. 中国病理生理杂志,2001,17(7):99-100.

[34] 赵雅君,朱世军,史从宁,等. 大鼠心肌缺血再灌注时能量代谢及脂质过氧化变化及复方丹参滴丸的保护作用[J]. 哈尔滨医科大学学报,2003,37(4):290-293.

[35] 范宝晶,陈满秋,周大亮,等. 复方丹参滴丸对心肌缺血—再灌注大鼠血管内皮功能的影响[J]. 山东医药,2009,49(1):40-41.

[36] 赵雅君,史从宁,王孝铭,等. 复方丹参滴丸对离体大鼠缺氧/复氧心肌的保护作用[J]. 中国病理生理杂志,2002,18(10):104-108.

[37] YANG X Y,HE K,PAN C S,et al. 3,4-dihydroxyl-phenyl lactic acid restores NADH dehydrogenase 1α subunit 10 to ameliorate cardiac reperfusion injury[J]. Scientific reports,2015,5:10739.

[38] YAN L,PAN C S,LIU Y Y,et al. The composite of 3,4-dihydroxyl-phenyl lactic acid and notoginsenoside R_1 attenuates myocardial ischemia and reperfusion injury through regulating mitochondrial respiratory chain

[J]. Frontiers in physiology,2021,12:538962.

[39] CUI Y C,PAN C S,YAN L,et al. Ginsenoside Rb1 protects against ischemia/reperfusion-induced myocardial injury via energy metabolism regulation mediated by RhoA signaling pathway[J]. Scientific reports, 2017,7:44579.

[40] LI L,PAN C S,YAN L,et al. Ginsenoside Rg_1 ameliorates rat myocardial ischemia-reperfusion injury by modulating energy metabolism pathways[J]. Frontiers in physiology,2018,9:78.

[41] 冯洁,王嗣岑. 复方丹参滴丸对大鼠血小板聚集功能的影响[J]. 中国误诊学杂志,2006,6(12): 2261-2263.

[42] ZHAO L,GAUDRY L,DUNKLEY S,et al. Modulation of platelet and leucocyte function by a Chinese herbal formulation as compared with conventional antiplatelet agents[J]. Platelets,2008,19(1):24-31.

[43] WANG F,LIU Y Y,LIU L Y,et al. Inhibition effect of cardiotonic pills on venous thrombosis induced in rat mesentery by photochemical reaction[J]. Clinical hemorheology and microcirculation,2006,34(1/2): 131-138.

[44] 刘新山. 复方丹参滴丸对高脂血症患者血小板功能的临床观察[J]. 医学信息:下旬刊,2011,24 (9):131.

[45] ZHANG L,ZHENG J,LI H M,et al. Inhibitory effects of cardiotonic pills on platelet function in dogs fed a high-fat diet[J]. Blood coagulation & fibrinolysis,2006,17(4):259-264.

[46] 伍寒松,谭小进. 复方丹参滴丸对急性冠脉综合征患者血小板聚集与活化的影响[J]. 现代中西医结合杂志,2011,20(9):1093-1094.

[47] MA S T,JU W Z,DAI G L,et al. Synergistic effects of clopidogrel and fufang danshen dripping pills by modulation of the metabolism target and pharmacokinetics[J]. Evidence-based complementary and alternative medicine,2014,2014:789142.

[48] LU Y,LI Q,LIU Y Y,et al. Inhibitory effect of caffeic acid on ADP-induced thrombus formation and platelet activation involves mitogen-activated protein kinases[J]. Scientific reports,2015,5:13824.

[49] 王芳,刘育英,刘涟祎,等. 三七总皂苷、三七皂苷 R_1、人参皂苷 Rb_1、人参皂苷 Rg_1 对光化学反应诱导的大鼠肠系膜细静脉血栓的抑制作用——三七主要成分抑制细静脉血栓[J]. 世界科学技术:中医药现代化,2008,10(3):106-111.

第二十二章

三叶糖脂清药效物质基础研究

第一节 概 述

随着科技进步，中医在辨证论治的同时，对疾病客观标准的认识日益深刻，传统中药饮片配伍已不能满足人们对健康及健康产品的需求。方剂研究朝着各药效物质（组分和成分）间的内在联系的方向发展，寻找具有普遍指导意义的配伍原则，诠释新的方剂配伍理论，提高临床疗效和中药产品的科技内涵。

20世纪80年代末，复方中药的研究多以化学药物思路开展，虽然积累了一定的研究经验，但未形成完整的理论体系。1999年，"方剂关键科学问题的基础研究"纳入国家重点基础研究发展计划，这是中医药界的第一个973项目，由中国中医科学院、天津中医学院、北京中医药大学、军事医学科学院、清华大学、浙江大学、中国科学院大连化学物理研究所等单位承担，在王永炎、张伯礼2位院士的领导下，百余名科研人员联合攻关，以中医药理论为指导，引进复杂性科学方法论，以5个经典名方为样本，开展了系统深入研究，取得很多成果，其中部分团队开展了组分配伍研究，形成了组分配伍理论体系，建立了以组分配伍理论为指导研制现代中药的新模式和关键技术。后在张伯礼院士带领下，以组分配伍科学内涵、相互作用及调控过程等内容又获得两个973项目资助，形成了稳定的科研方向，对深入诠释组分配伍的科学内涵及现代中药新药研发具有重要意义。

组分配伍是在病证结合、方证相应、理法方药一致的基础上，以中医学理论、系统科学思想为指导，从有效方剂出发，以组分为表达形式，针对有限适应证（证候类型），通过多组分、多靶点，以整合调节为基本作用方式，并且能辨病及辨证应用的新的中药研发形式[1]。

组分配伍理论的形成与实践提升了复方中药的科技内涵，构建了现代复方中药的理论基础和关键技术体系，有力促进了中药产业现代化进程，推动中药产业成为新的国民经济增长点，加快了中医药走向国际进程。

本章将以"三叶糖脂清"为例，阐述在组分配伍理论指导下临床经验方的研究与开发过程，为创新中药新药研发及临床合理用药提供借鉴。

第二节 三叶糖脂清方药效物质基础及作用机制研究

三叶糖脂清为张伯礼教授所用的临床经验方，由荷叶、山楂叶、丹参、赤芍和桑叶组成，具有升清降浊、化瘀消痛的功效，用于糖尿病前期糖脂代谢异常的治疗，临床疗效显著。

药效学研究表明，三叶糖脂清对实验性糖脂代谢紊乱动物具有较好的调节作用。对高脂饲料喂养建立实验性高胆固醇血症家兔模型，连续给予三叶糖脂清水提取物30日，与对照组比较，三叶糖脂清能降低高胆固醇血症家兔的肝脏总胆固醇、甘油三酯、游离脂肪酸水平，提高脂蛋白脂酶、肝脂酶活力[2];减少肝组织甘油三酯和糖原的蓄积;减轻肝组织的脂肪变性[3];降低主动脉内膜损伤、脂质浸润和血管堵塞程度[4]。说明三叶糖脂清对高胆固醇血症有一定的调节作用,对主动脉粥样硬化初期的内皮损伤具有一定的保护作用。

采用大鼠喂饲高脂饲料联合链脲佐菌素皮下注射建立高血糖动物模型。三叶糖脂清水提取物连续给药 30 日后,与模型组比较,显著降低血糖,调节血脂,降低胰岛素和糖化血红蛋白水平,升高胰岛素敏感性[5];降低空腹血糖水平,降低丙二醛含量,升高抗氧化相关酶活性[6]。三叶糖脂清水提取物可以改善四氧嘧啶糖尿病小鼠的生长状况,降低四氧嘧啶糖尿病小鼠的空腹血糖、血脂含量,减轻胰腺、肝脏的病理变化[7];三叶糖脂清水提取物对 2 型糖尿病 KK-A^y 小鼠动物模型口服给药,连续给药 4 周后,与模型组比较,三叶糖脂清水提取物可显著降低模型小鼠的血糖、血脂和总胆固醇,降低模型小鼠小肠的蔗糖酶与麦芽糖酶活性[8],发挥改善糖脂代谢紊乱的作用。

在明确了改善糖脂代谢的作用后,采用组分配伍研究方法,对三叶糖脂清进行组分中药研究,以明确药效物质基础和作用机制。采用中药化学研究与体内体外活性评价相结合[9],明确了 8 个组分与全方临床功效密切相关,包括桑叶总黄酮、桑叶总碱、桑叶多糖、荷叶总黄酮、荷叶总生物碱、山楂叶总黄酮、丹参总酚酸、赤芍总苷。对各组分的化学组成进行多角度表征,对主要化学成分进行定量和定性分析。采用多种色谱-光谱学联用检测,根据液相保留时间及质谱碎片信息,结合标准品对照,对主要成分进行了指认,保证组分制备的重现性及作用机制研究结果的可靠性。建立大鼠血浆中多成分同时分析的方法,对大鼠口服三叶糖脂清各组分后的各成分进行药动学考察,探索药效组分成分的体内动态规律,明确体内药效成分与表观药效间的时量与时效间的关联[10]。

进一步开展了各活性组分的作用机制研究。基于三叶糖脂清的临床使用特点,研究了各组分对糖脂代谢异常相关的清除自由基、抑制蛋白质非酶糖基化产物形成、抑制 α-葡糖苷酶和脂肪酶活性。结果表明,各组分在不同靶点上的贡献度各不相同,不同组分之间通过有序协同,抑制糖的水解和脂肪酶的活性,起到减少糖、脂吸收的作用[11];且靶点之间相互关联,发挥调节糖脂代谢紊乱的作用(图 22-1)。

参考各组分的提取率、主要成分转移率及生物活性,设计了组分配伍三叶糖脂清。该方可以降低 KK-A^y 小鼠的血糖、血脂,改善胰岛功能,提高糖尿病小鼠骨骼肌、肝脏中 AMP 活化蛋白激酶(AMPK)的磷酸化水平,下调乙酰辅酶 A 羧化酶、脂肪酸合成酶、激素敏感性脂

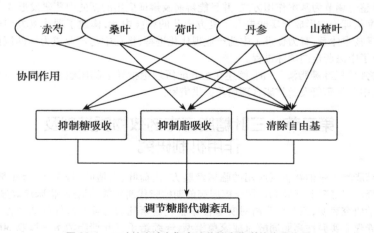

图 22-1　三叶糖脂清多靶点改善糖脂代谢的作用机制

肪酶的水平,抑制肿瘤坏死因子-α 的基因表达,降低固醇调节元件结合蛋白-1c 的表达,上调葡萄糖转运蛋白-4 的表达。以上作用机制以 AMPK 为核心,形成网络,发挥综合调控糖脂代谢异常作用[12](图 22-2)。

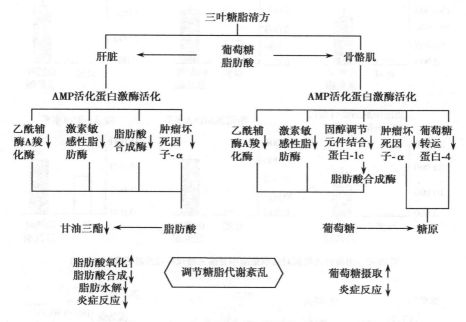

图 22-2　三叶糖脂清调节骨骼肌和肝脏中糖脂代谢的作用机制

　　在全方作用机制研究的基础上,对各组分的作用机制进行深入研究,以期阐明全方中不同组分在药效中的贡献度,深入了解全方的科学内涵。

　　例如对山楂叶总黄酮组分对糖、脂吸收和代谢的作用进行研究,体内研究发现山楂叶可减少餐后血糖、血脂上升,抑制脂肪细胞中甘油三酯和游离脂肪酸的蓄积。其作用机制与抑制 CCAAT 增强子结合蛋白 α(CCAAT enhancer-bindingproteins α)、过氧化物酶体增殖物激活受体 γ、固醇调节元件结合蛋白-1c、脂肪细胞脂结合蛋白和脂联素的表达有关,部分阐明了山楂叶总黄酮调节糖脂代谢异常的作用机制[13](图 22-3,表 22-1)。

　　在化学成分-药代动力学-作用机制研究的基础上,整理三叶糖脂清的多成分、多靶点作用机制,深入探讨靶点之间的相互关联性,绘制了作用机制图(图 22-4)。在临床经验方三叶

表 22-1　山楂叶总黄酮对脂肪细胞中甘油三酯代谢相关基因表达的影响($\bar{x} \pm s$, $n=8$)

	对照组	山楂叶总黄酮组
CCAAT 增强子结合蛋白 α	12. 69±4. 05	130. 64±22. 51
固醇调节元件结合蛋白-1c	1. 86±0. 19	46. 99±4. 13
瘦素	11. 24±0. 82	16. 25±2. 05
脂联素	3. 75±1. 19	61. 24±5. 10
脂肪细胞脂结合蛋白	0. 50±0. 26	18. 66±1. 71
过氧化物酶体增殖物激活受体 γ	1. 30±0. 02	2. 97±0. 15

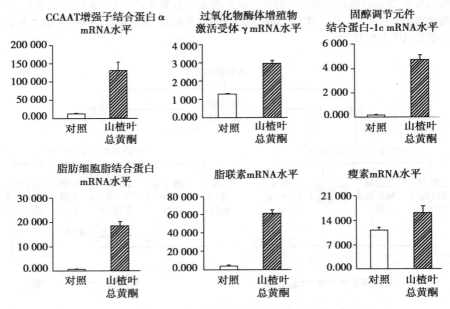

图 22-3　山楂叶总黄酮对脂肪细胞中甘油三酯代谢相关基因表达的影响

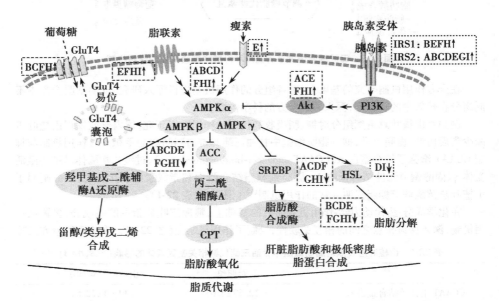

A 为赤芍总苷；B 为丹参总酚酸；C 为荷叶总黄酮；D 为荷叶总碱；E 为桑叶总黄酮；F 为桑叶总碱；G 为桑叶多糖；H 为山楂叶总黄酮；I 为三叶糖脂清全方；GluT4 为葡萄糖转运蛋白-4；adiponectin 为脂联素；leptin 为瘦素；IRS 为胰岛素受体底物；AMPK 为 AMP 活化蛋白激酶；PI₃K 为磷脂酰肌醇激酶；Akt 为蛋白激酶 B；ACC 为乙酰辅酶 A 羧化酶；CPT 为肉毒碱棕榈酰转移酶；SREBP 为固醇调节元件结合蛋白；HSL 为激素敏感性脂肪酶。

图 22-4　三叶糖脂清调节脂代谢作用机制图

糖脂清中,不同药味(组分)所发挥的作用有明显差异,但这些活性组分不是散在的、无序的聚合,而是在调节脂代谢异常作用方向上相互配合,发挥整体作用。

三叶糖脂清已获得干预治疗糖耐量减低等多项专利,获得原国家食品药品监督管理局临床试验批件,目前正在开展Ⅲ期临床试验。

第三节　结语与展望

作为中药临床应用的主要形式,复方的药效物质研究是中药研究的重点之一,对于继承和发扬中药复方配伍理论、指导临床用药、揭示中药复方配伍的内在规律都具有重要意义。中药具有多成分的特点,在中医药理论指导下的临床用药并不是无序的随机组合,而是依据中医临床治疗疾病的需要形成的有机组合体,具有多靶点作用的特点。作用的靶标也不是散在或孤立的,而是多个靶点在分子水平变化的综合结果,进而产生优于单靶点的治疗效果,也是中药的优势所在[14]。

中药化学成分众多,将复杂的化学体系和疾病复杂的生物体系对接难度极大,制约了中药药效物质的深入研究。组分配伍是研究中药药效物质基础的一种方式,基于中医药传统临床用药经验,根据复方中药的功能主治精简化学组分,有助于深入阐明中药药效,开展药物代谢、作用机制研究;有利于提高中药质量控制的水平,实现中药生产过程中的标准化。进一步达到现代中药"药效物质基础相对明确、作用机制相对清楚"的目标。

在组分配伍理论体系指导下开展的组分中药新药创制取得丰硕的成绩。组分中药是在传承基础上的创新,特征是药效物质和作用机制相对清楚,具有"安全、有效、稳定、可控"的药物特征,还具有复方、配伍、多途径、多靶点、多效应整合调控作用模式等中医药的特点。

近年来,组分配伍研究吸收了计算机辅助设计、基线等比增减发现、药效团模型筛选、网络药理学等研究方法,采用整体模型进行多指标优化和多维时间序列分析,结合离体器官、细胞实验及化学分析结果进行系统分析,确定药物之间的最佳配伍配比范围,使药味配伍、组分配伍、成分配伍及功效配伍有机地衔接成整体,为创新药物的研究提供新的切入点。

但是,组分配伍研究方法仍存在一些局限性。在疾病发生与发展过程中机体出现一系列变化,多数疾病的相关靶点复杂、种类众多,在传统中药组分精简过程中,虽然可以结合多种活性评价方法,使中药组分接近该药材的功能主治,但仍难以保证不丢失药效成分。这是目前科技水平下组分配伍研究传统中药药效物质和作用机制的局限性[15]。随着中药化学、中药分析学、中药药理学等相关学科的不断进步,组分配伍研究方法在中药创制过程中将发挥巨大的作用。

(王涛　天津中医药大学)

参 考 文 献

[1] 张伯礼,王永炎.组分配伍研制现代中药的理论与实践[M].沈阳:辽宁科学技术出版社,2010:90-95.

[2] 王茜,李玉红,张德芹,等.糖脂清对实验性高胆固醇血症家兔脂蛋白脂酶、肝酯酶的影响[J].福建中医药,2009,40(1):51-52.

[3] 柳占彪,李玉红,张少卓,等.糖脂清对高脂血症家兔糖脂代谢及肝组织的影响[J].中国实验方剂学杂志,2011,17(15):135-138.

[4] 柳占彪,李玉红,张少卓,等.三叶糖脂清对高胆固醇血症家兔主动脉粥样硬化的组织病理学影响[J].中药药理与临床,2011,27(3):101-102.

[5] 李玉红,张德芹,王茜,等.糖脂清对实验性2型糖尿病大鼠糖脂代谢的影响[J].天津中医药大学学报,2010,29(2):77-79.

[6] 李玉红,张德芹,李晓新,等.糖脂清对2型糖尿病大鼠氧化应激的影响[J].时珍国医国药,2010,21(11):2739-2740.

[7] 李玉红,张德芹,刘虹,等.糖脂清对四氧嘧啶糖尿病小鼠糖、脂代谢的影响[J].天津中医药大学学报,2009,28(4):185-187.

[8] WANG W,MIURA T,SHI H,et al. Effect of Tangzhiqing on glucose and lipid metabolism in genetically type 2 diabetes KK-A^y mice[J]. Journal of health science,2008,54(2):203-206.

[9] 李玉红,刘虹,王茜,等.糖脂清过柱前后对KK-A^{y}小鼠血糖血脂药效学影响对比实验[J].天津中医药,2012,29(4):384-388.

[10] HE J,FENG Y,OUYANG H Z,et al. A sensitive LC-MS/MS method for simultaneous determination of six flavonoids in rat plasma:application to a pharmacokinetic study of total flavonoids from mulberry leaves[J]. Journal of pharmaceutical and biomedical analysis,2013,84:189-195.

[11] WANG T,ZHANG D Q,LI Y H,et al. Regulation effects on abnormal glucose and lipid metabolism of TZQ-F,a new kind of traditional Chinese medicine[J]. Journal of ethnopharmacology,2010,128(3):575-582.

[12] AN Y,LIU X,QIAN Q,et al. Triglyceride accumulation:inhibitory effects of Tangzhiqing formula[J]. Alternative therapies in health and medicine,2013,19(5):20-29.

[13] WANG T,AN Y T,ZHAO C F,et al. Regulation effects of crataegus pinnatifida leaf on glucose and lipids metabolism[J]. Journal of agricultural and food chemistry,2011,59(9):4987-4994.

[14] 杜冠华,王月华,张冉,等.多成分多靶点是对中药作用机制的表面认识[J].世界科学技术:中医药现代化,2009,11(4):480-484.

[15] 叶祖光.中药复方与组分中药[J].中国新药杂志,2011,20(16):1487-1489.

第二十三章

丹参/三七配伍的效应特点研究

第一节　概　述

　　丹参、三七是中药复方治疗心脑血管疾病的经典药对。丹参具有活血祛瘀、通经止痛、清心除烦等功效；三七具有散瘀止血、消肿止痛等功效。两药相配，功效相近，相辅相成，尤其是在活血化瘀、通络止痛方面功效倍增，主要用于血脉瘀阻引起的冠心病心绞痛等。在此基础上，形成以丹参、三七配伍为主方的诸多中药复方制剂，如复方丹参片、滴丸、缓释片、浓缩丸，三七丹参片、颗粒，心泰胶囊，冠心丹参片、滴丸、胶囊等。在这些复方制剂中，丹参和三七的配比存在较大的差异，也带来不同的临床疗效。因此，对丹参、三七的配伍配比进行研究是阐明其效应特点的重要路径。

　　研究通过建立基线等比增减设计方法，采用整体动物模型、离体细胞模型，着眼于全方组分，并结合药化分析，对丹参、三七的 7 种配伍比例进行多效应指标的系统研究后，得到两者配伍的优选比例，同时在实验中发现，丹参、三七两者的起效方式、作用时间、相关靶点并不一致，体现了中药发挥效应形式的多样性[1]。

第二节　研究方法与结果

一、实验依据

　　药效化学物质研究及体内外药理实验研究为阐明丹参、三七配伍的效应特点提供实验依据。

　　1. 药效化学物质研究　中药口服后，有效成分经消化道吸收入血，通过血液发挥效应。丹参、三七经口服后，其所含的丹参素（丹参的有效成分）、人参皂苷 Rg_1（三七的有效成分）通过胃肠道吸收可直接进入血液，是该方发挥作用的直接物质成分。大鼠灌服复方丹参方后测量丹参素的血药浓度，以及人参皂苷 Rg_1 的血清色谱图，显示丹参素在给药 15 分钟后达到高峰，60 分钟后逐渐衰减至平稳；人参皂苷 Rg_1 在给药 120 分钟后在体内才检测到。该结果提示丹参、三七发挥作用的时间不同。采用高效液相色谱比值法比较丹参、三七在不同配伍比值下丹参成分的溶出率，结果显示在丹参与三七的配伍比值为 5∶3 时，采用合煎的方法得到的丹参溶出率是最高的[2]。

　　2. 体内药理实验研究[3]

　　（1）研究方法：采用整体动物模型，在经典模型上加以改造，应用犬冠状动脉左前降支结扎法造成急性心肌缺血模型，并与血流动力学模型有机结合，着眼于全方组分、整体动物、多效应指标的动态观察，根据基线等比增减设计方法[4]对丹参/三七的不同比例即 10/0、

10/1、10/3、10/6、10/10、1/10、0/10(中药组)及硝酸异山梨酯组(阳性对照组,硝酸异山梨酯俗称"消心痛")进行多效应比较药效学研究。效应评价指标涉及心外膜心电图(Σ-ST、N-ST)、心肌组织缺血区范围、心肌生化标志物(心肌肌钙蛋白、肌酸激酶同工酶)、冠状动脉血流量、心肌耗氧量、血流动力学、一氧化氮、内皮素、自由基等。

(2)研究结果

1)丹参/三七不同配比对模型犬心电及心肌组织染色的影响[5]:以丹参为主的4个药对比例组,即10/6、10/3、10/1、10/0有明显改善犬心肌缺血的作用,减轻由心外膜心电图测得的心肌缺血程度,减少通过氯化三苯基四氮唑(TTC)染色所显示的缺血区。其中尤以10/6、10/3两组的作用突出。

2)丹参/三七不同配比对模型犬心肌生化标志物的影响[6]:以丹参为主的药对比例组对心肌肌钙蛋白(cTnI)的增高有明显的抑制作用,反映丹参对心血管的作用强于三七。这与心外膜心电图、心肌染色所反映的结果一致。

3)丹参/三七不同配比对模型犬冠状动脉循环指标的影响:在对冠状动脉血流量有效增加的各组中,以丹参为主的中药组(10/0、10/3、10/6)的作用较强。硝酸异山梨酯组在给药后30分钟即发挥作用,但很快减弱;而中药组(10/0、10/3、10/6)的作用平稳而持久、稳中有升,远后效应明显。

4)丹参/三七不同配比对模型犬血流动力学的影响:给药后,各中药比例组均表现出一定的作用;综合而言,10/6、10/3两组可以明显改善左室收缩及舒张功能,增加心输出量及心脏指数,减少血管总外周阻力,而左室做功没有明显增加,心率、平均动脉压的波动较小。

5)丹参/三七不同配比对模型犬一氧化氮(NO)、内皮素(ET)、自由基的影响:0/10组(单纯三七)既促进NO的释放、保护超氧化物歧化酶(SOD)活性,又降低ET的含量,减少丙二醛(MDA)的产生,表现出较强的效应。

3. 体外药理实验研究[7]

(1)研究方法:在正常、缺氧2种培养条件下观察丹参、三七的7种不同比例对心脏微血管内皮细胞(CMEC)细胞存活率、NO、ET、乳酸脱氢酶(LDH)的影响。

(2)研究结果

1)丹参/三七不同配比对正常培养CMEC的影响:在正常培养条件下,丹参/三七各比例组均可降低CMEC的LDH水平(均$P<0.01$);对CMEC释放NO和分泌ET都有降低趋势,但无统计学意义;然而在提高细胞活力方面,单纯丹参组(10/0组)具有显著性差异,较其他组为优,从趋势上来看,单纯三七组(0/10组)无效,10/1至10/10均有效,但随着丹参量的减少和三七量的加大,其效果逐渐减弱。

2)丹参/三七不同配比对缺氧损伤CMEC的影响:在缺氧损伤作用下,各配比组均可显著降低CMEC释放LDH的活性(均$P<0.01$);除10/6组外,各配比组均可显著降低CMEC对NO的释放($P<0.01$或$P<0.05$),10/6组也有降低趋势;对于ET的分泌,各配比组均有降低趋势,但以10/1组、10/6组最明显。在提高细胞存活率方面,单纯丹参组(10/0组)的效果最佳,单纯三七组(0/10组)有负向趋势;10/1至10/6之间,随三七量的加大,效果逐渐加强;10/10至1/10之间,随三七量的加大和丹参量的减少,逐渐呈负向趋势。

二、综合分析

综合以上实验数据及药化分析,丹参、三七的效应特点得到充分体现。

1. 丹参先于三七在体内发挥效应 药效物质研究和体内实验(对冠状动脉血流量的影

响)证实,丹参、三七的相关成分均可吸收入血,丹参在给药后 15 分钟即可达到峰值,而三七则相对滞后。

2. 丹参的作用靶点在血管,扩张冠状动脉的效应强于三七　在反映心肌缺血程度的心外膜心电图和反映心肌缺血范围的心肌组织染色 2 个指标上,以丹参为主的 4 个药组,即 10/0、10/1、10/3、10/6 可明显改善心肌缺血,减轻心外膜心电图所标测的心肌缺血程度,减少心肌组织 TTC 染色所显示的缺血区;而以三七为主的比例组,即 0/10、1/10 组在这方面无明显作用。同时,以丹参为主的各比例组可明显降低心肌梗死的生化标志物 cTnI,而以三七为主药的各比例组不能使之显著降低。说明丹参扩张冠状动脉、改善心肌缺血的效应明显,其主要靶点在血管。体外试验也表明,丹参作用的主要靶点可能在血管内皮。

3. 三七的作用靶点在心肌,对心肌的保护作用强于丹参　以三七为主的各比例组的主要作用在于调整内源性物质释放、抗自由基损伤,从而间接地保护缺氧心肌。0/10 组(三七)既促进 NO 释放,又降低 ET 含量,同时表现出较强的效应。反观以丹参为主的各组,均不能在上述指标上发挥效应。说明三七的主要靶点在心肌,是通过调节内源性活性物质的释放间接发挥效应的。

4. 丹参、三七配伍与单用的效应明显不同　根据专业知识和统计数据,考察药物对心肌缺血的改善程度,在 10/0、10/1、10/3、10/6 效应较强的 4 组中,10/6 和 10/3 的趋势好于 10/0 组,两药之间存在协同互补作用。在冠状动脉血流量有效增加的各组中,以丹参为主的药组(10/0、10/3、10/6)的作用较强;当配比适宜时(10/3、10/6),配比组的效应会强于单味组(10/0);配比不当(10/10、10/1)作用反而不及单味(10/0)。显示了丹参、三七正确配伍应用的优势。

5. 以明确改善心肌缺血为主效应时,丹参/三七的配伍最佳比例范围是 10/3 至 10/6。尽管实验表明对 NO、ET、自由基等内源性活性物质的调节,单纯三七的活性较强,但优化中药处方应遵循强化主效应、兼顾次效应、考虑负效应的多方面原则。以明确改善心肌缺血、扩张冠状动脉为主效应时,10/3、10/6 两组在心电图、心肌组织染色、cTnI、冠状动脉循环及血流动力学等多数指标上最佳,是研究发现优选的配比组合。初步结论得出丹参/三七的最佳配比是一个范围(10/3 至 10/6)。

6. 药化分析[8]　丹参、三七含有三大类组分:丹参水溶性成分、丹参脂溶性成分和三七皂苷类。两药配伍存在协同互补效应。其中,丹参水溶性成分起效快,给药后 30 分钟起效,扩张冠状动脉的效应强,增加冠状动脉血流量,更适于速效;而三七皂苷类成分与丹参脂溶性成分吸收入血较慢(给药后 60 分钟吸收入血),作用于心肌,远后效应明显,更适宜发挥长效作用。

三、方法学创新与建立

1. 基线等比增减设计方法的建立　基线等比增减法适用于药味少、效应明确的处方配比优选研究,其特征是 A、B 两种药物(君药、臣药)在总量恒定的前提下以现行版《中国药典》记载的配比为基线,其间 A 药的含量以 10% ~30% 递减,B 药的含量以 10% ~30% 递增;或者 B 药的含量以 10% ~30% 递减,A 药的含量以 10% ~30% 递增向两侧扩展,最后扩大到极点,两侧极点分别为单纯 A 药和单纯 B 药。以 A、B 两种药物的若干种配比分组,根据研究目的以两药的主要效应和次要效应为评价指标,通过综合信息分析,进行各配比的作用优选。

该设计方法的优点是信息处理的空间大,可以使用传统的假设检验(方差分析、t 检验),也可使用模糊综合评判、聚类分析及交互分析等生物信息分析方法加以处理。

2. 信息综合评价方法研究[9] 在实验中,通过小样本随机化分组、动态观测多种效应指标得到一系列真实的信息,未做剔除和筛选,称为"高维数小样本多效应复杂信息"。利用常规统计方法处理这些信息,由于分组多、样本小,结果反映的更多的是趋势和朝向,而统计学上没有显著意义。既不可能依靠无限制的增加样本例数以求得统计学上的显著性差异,同时利用专业知识进行综合分析的能力相对不足,也可能会造成信息丢失。因此,更多地寄希望于新的思维和方法出现。本研究与清华大学生物信息学国家重点实验室和北京大学数学院通力协作,从新的角度对药理实验数据进行再挖掘,获得一些成果。

(1)丹参/三七不同配比的多目标模糊优化研究[10]

1)研究方法:针对中药方剂配伍研究中最优剂量配比的分析和预测。结合多目标优化、模糊综合评判方法,对丹参/三七药对的 7 种不同配比剂量组合治疗实验性急性心肌缺血犬的数据进行处理。

2)研究结果:7 种配比中,丹参/三七 10/6 组、10/3 组可明显改善冠状动脉结扎犬的病变,对病变的改善程度与硝酸异山梨酯对照组接近,提示两者及相应的区间为最优配比。如果适当增加配比数,本方法还可进一步用于最佳配比的预测。同时,丹参、三七的组合效果在整体调节功能上优于 2 药的单独运用(10/0 组、0/10 组),这也为中医方剂配伍的有效性提供依据。

(2)系统聚类分析在丹参/三七配比优选中的运用

1)研究方法:将药效学实验的组别看作不同的类别,对 8 个主要观测指标(心外膜心电图∑-ST、NST;缺血区/左室;缺血区/全心;肌酸激酶同工酶;心肌肌钙蛋白;冠状动脉血流量;心肌耗氧量)进行综合计算,然后进行聚类。

2)研究结果:用距离系数将 9 个实验组分为三大类、六小类。10/6 与 10/3 两组的均数距离硝酸异山梨酯组最近,与模型组的距离最远。因此,10/6、10/3 是中药最佳比例组。

第三节 结语与展望

一、结语

本章旨在阐述丹参、三七配伍的效应特点,采用整体动物模型和离体动物模型对两者的配伍配比进行优选研究,并利用数学方法对实验所得的生物信息进行综合评价,得到的适宜比例范围为 10/3 至 10/6,为中成药的二次开发建立一种新模式。

同时,丹参、三七作为复方丹参方的重要组成,对于复方丹参方的研究也应以丹参、三七两药为主,将两药的适宜配比用于新药研发,为临床疗效提供切实可行的实验依据。事实证明,复方丹参方在临床上具有明显的优势,它可以活血止痛,而没有硝酸酯类的头痛、面红的副作用,没有耐药性,且远后效应明显,可以改善血液流变性,降低血脂,并可以改善心脏功能,现已成为临床上销量最大、剂型最多的中药大品种之一[11]。

二、展望

中医药历经几千年来的临床实践,不仅形成了理论系统,而且储备了大量的名特优处方,其临床疗效经得起检验,是中药新药研究开发的宝贵素材。在临床经验的基础上,结合相关的实验研究,进行处方配伍配比的优化筛选,不但可以显著提高疗效,还将促进中药的内涵现代化,为建立我国独立自主的知识产权提供科学依据。在中成药的二次开发的过程中,应用科学的信息处理方法,并开拓基于效应的中药新药研究思路,将会为中药研发提供更广阔的天地。

1. 科学信息处理方法开发现代中药 优化药对配比是中药复方研究的重要内容,采用模糊数学和聚类分析的方法,通过定量和定性分析,与常规分析方法所得的结果基本一致。基线等比增减设计方法适用于药味少、效应明确的处方配比优选研究,可使新药开发缩短周期,节约资金,提高疗效。高维小样本、多效应复杂信息处理方法的探索表明,科学的信息处理可突破千百年来凭经验组方的局限,为现代中药设计提供科学依据。

2. 基于效应的中药新药研究思路 药物设计一般是指通过计算机专门软件研究能与作用靶标受体结合的药物化学结构设计,反映的是"构效关系"。中药配伍配比研究,尤其是组分配伍组合应属于药物设计的范畴。在药物设计中,通过配伍使组分之间达到最高的亲和力。以丹参、三七为例,其作用时间、方式、靶点不尽相同,当急性期以对抗缺血为主要药效目标时,应设计丹参相关组分为药物主体;当恢复期以保护心肌为主要药效目标时,可设计成三七有效组分为主要组成。这样更能体现中药辨证分型、分期用药的优势。对于不同的处方,也可基于其不同药物的药效特点开发新的中药新药。

(**商洪才** 北京中医药大学东直门医院)

参 考 文 献

[1] 商洪才,张伯礼,高秀梅,等.丹参三七配伍的效应特点与基于效应的新药设计思路[J].科技导报,2006,24(5):25-27.

[2] 曾桂凤,徐青,肖红斌,等.复方丹参配伍比例对丹参化学成分溶出的影响[J].色谱,2004,22(2):141-143.

[3] 商洪才.丹参/三七不同配比药效学比较研究——基线等比增减设计方法的建立[D].天津:天津中医学院,2002.

[4] 商洪才,张伯礼,王永炎,等.一种适用于中药小复方配比优选设计方法的建立[J].中国实验方剂学杂志,2003,9(3):1-3.

[5] 商洪才,张伯礼,高秀梅,等.丹参三七药对不同配比药效学比较研究[J].辽宁中医杂志,2002,29(5):297-299.

[6] 商洪才,张伯礼,高秀梅,等.丹参/三七不同配比药效学比较研究:对急性实验性心肌缺血犬心肌生化标志物的影响[J].天津中医,2002,19(2):43-45.

[7] 郭利平.丹酚酸B预适应的心脏细胞保护作用及机制研究[D].天津:天津中医学院,2002.

[8] 潘桂湘.复方丹参方主要化学成分的研究[D].北京:北京中医药大学,2002.

[9] 商洪才,高秀梅,郭利平,等.丹参三七组方配比优选及信息综合评价[J].药品评价,2005,2(3):209-211.

[10] 商洪才,李梢,高秀梅,等.丹参、三七不同配比的多目标模糊优化研究[J].北京中医药大学学报,2003,26(4):28-31.

[11] 商洪才,高秀梅,张伯礼,等.复方丹参方标本同治机制的诠释[J].中国中医基础医学杂志,2003,9(9):43-44.

第二十四章

热毒宁注射液药理作用及临床
应用研究进展

第一节　概　　述

热毒宁注射液由青蒿、金银花和栀子 3 味中药经现代提取纯化工艺精制而成,具有清热、疏风、解毒的功效,临床主要用于治疗外感风热所致的感冒,症见高热、微恶风寒、头痛身痛、咳嗽、痰黄;上呼吸道感染、急性支气管炎等见上述证候者[1-2]。方中的君药青蒿透散风热之邪、毒从肌表而解;臣药金银花清热解毒、透散表邪,助君药以增强清热透散之功;佐药栀子清热解毒、凉血、泻火除烦,佐君药和臣药清热解毒、透风散邪;诸药合用,共奏疏风透表、清热解毒之功[3]。

自热毒宁注射液 2005 年获批上市以来,在全国 8 500 余家医院广泛应用,并在 2012 年被评为中国中药行业呼吸系统疾病类优秀产品,且处方工艺专利在 2013 年获得第十五届中国专利奖金奖[4]。同时,热毒宁注射液也先后进入国家中医药管理局颁布的《儿童甲型H1N1 流感中医药防治指南(2009 年版)》,国家卫生健康委员会(原卫生部、原国家卫生和计划生育委员会)颁布的《手足口病诊疗指南(2010 年版)》《甲型 H1N1 流感诊疗方案(2010年版)》《水痘中医诊疗指南(2010 年版)》《小儿病毒性肺炎中医诊疗指南(2011 年版)》《小儿急性上呼吸道病毒感染中医诊疗指南(2011 年版)》《乙型流感中医药诊治方案(2012年版)》《人感染 H7N9 禽流感诊疗方案(2013 年版)》《外感发热诊疗方案(2013 年版)》《腺病毒感染诊疗指南(2013 年版)》《登革热诊疗指南(2014 年第 2 版)》《人感染 H7N9 禽流感诊疗方案(2014 年版)》《中西医联合治疗社区获得性肺炎专家共识(2014 版)》《中东呼吸综合征医院感染预防与控制技术指南(2015 年版)》《新型冠状病毒感染诊疗方案(试行第十版)》。

热毒宁注射液在化学成分辨识、药效物质基础解析、药理作用及作用机制、药动学、全过程质量控制体系建立等方面均已开展了广泛、深入的研究,保障了产品的有效性和安全性,并在多项临床循证医学研究和真实世界研究中得到充分的证实。

第二节　研　究　进　展

一、药效物质基础研究

综合运用硅胶柱色谱、ODS 柱色谱、Sephadex LH-20 柱色谱、Toyopearl HW-40 柱色谱及反相中低压制备色谱(middle pressure liquid chromatography,MPLC)、高效液相色谱(high performance liquid chromatography, HPLC)等多种色谱学分离手段,从热毒宁注射液中分离鉴定100个化学成分,其中新化合物17个。此外,采用超高效液相色谱-四极杆-飞行时间质谱联用(ultra-performance liquid chromatography coupled with quadrupole time-of-flight tandem mass spectrometry, UPLC-Q/TOF-MS)技术结合 MS^E 高能图中抽提特征诊断碎片离子的分析策略,并结合分子量信息、二级质谱裂解规律、对照品比对及相关文献报道,从热毒宁注射液中共检识鉴定出91个化合物,包括46个环烯醚萜类化合物、21个有机酸类化合物、9个黄酮类化合物、7个木脂素类化合物、4个倍半萜类化合物、3个香豆素类化合物和1个单萜类化合物,明确了各色谱峰的药材来源[5-7]。

在化学成分系统研究的基础上,通过体外神经氨酸酶实验证实异绿原酸 B、异绿原酸 C、京尼平等6个化合物对甲型流感病毒(A/PR/8/34)H_1N_1 具有一定的抑制活性,且选择指数相对较高[8];体外抗病毒实验证实异绿原酸 A、异绿原酸 B、异绿原酸 C、隐绿原酸、新绿原酸等10个化合物对呼吸道合胞病毒(RSV)具有明显的抑制活性[9],异绿原酸 A、异绿原酸 C等6个化合物具有抑制单纯疱疹病毒(HSV-1)的活性;用含有报告基因的体外抗病毒实验证实京尼平苷等8个化合物具有一定的抗登革病毒活性[10]。同时,通过体外炎症模型证实异绿原酸 A、异绿原酸 B、异绿原酸 C、咖啡酸、东莨菪内酯等24个成分可不同程度地抑制白细胞介素-6(interleukin-6, IL-6)、前列腺素 E_2(prostaglandin E_2, PGE_2)、一氧化氮(nitric oxide, NO)等细胞因子的释放,呈现良好的抗炎活性[11-13]。综上所述,明确咖啡酰奎宁酸类、环烯醚萜类及部分香豆素类是热毒宁注射液的主要药效物质基础。

二、质量控制体系研究

建立了青蒿、金银花、栀子全处方的药材基地,筛选药材优良种质,确定药材产地[14],规范药材采收期[15]、加工方法[16-17]及贮藏时间,使热毒宁注射剂全处方的药材实现基地化产出,通过规范化种植(GAP)认证[18],建立了包含5张指纹图谱且高于2020年版《中国药典》标准的原药材内控标准[19],从源头上保障了产品质量;围绕药效物质基础,建立了17个中间体过程融合指纹图谱和多成分定量分析方法[20-21];建立了成品制剂的 HPLC、GC 指纹图谱及13个功效成分的定量分析方法[22-23]、总有机酸[24]和糖类成分的含量测定方法[25]及细菌内毒素[26]、高分子物质[27]、聚山梨酯80[28]、有机溶剂残留[29]等含量控制方法,使得制剂中结构明确的成分含量之和占总固体量的71.93%,不同类别成分的含量占总固体量的86.3%。

在以指纹图谱分析技术为依托的静态控制体系下,还建立了以近红外分析技术为方法的生产全过程动态质量监控体系,将生产全过程分割为8个控制点[30-31],从原料到成品,形成16张指纹图谱和一测多评定量控制体系,对生产过程的200道工序设定860个质量监控项目进行全过程质量控制监控,通过近红外光谱法旁线测定,对药材、中间体进行均一性验证,在线对提取[32-34]、醇沉[35-39]、浓缩[40-42]、萃取[43-47]过程控制验证,建立468个标准操作规程,实现生产全过程数字化、智能化控制,保障热毒宁注射液的质量均一稳定[48-49]。

三、现代药理研究

(一)抗病毒作用

热毒宁注射液对流感病毒、鼻病毒、呼吸道合胞病毒、腺病毒、引发手足口病的肠道病毒、肺内鼠巨细胞病毒等均有一定的抑制作用。

1. 流感病毒　文献报道显示,在甲型 H_1N_1 流感病毒(FM1株)感染的狗肾传代细胞(MDCK)的细胞模型上,热毒宁注射液对流感病毒 FM1 有直接灭活和抑制增殖作用,对其感染靶细胞有阻断作用[50]，明显抗甲型 H_1N_1 流感病毒[51]。王振中等[52]在热毒宁注射液体内抗甲型 H_1N_1 流感病毒的作用及其机制研究中发现，在甲型 H_1N_1 流感病毒滴鼻感染 BALB/c 小鼠肺炎模型上，热毒宁注射液能显著提高病毒感染小鼠的存活率、延长小鼠的平均存活时间；可显著降低病毒感染小鼠的肺指数和肺组织病毒载量，并能提高 IFN-γ 水平，降低 IL-6、TNF-α 水平，从而呈现出对甲型 H_1N_1 流感病毒感染小鼠的保护作用。同样，唐陆平等[53]在应激负荷小鼠感染甲型 H_1N_1 流感病毒模型上观察发现，热毒宁注射液能显著降低肺指数和缓解肺组织损伤，并可降低肺组织中的病毒蛋白 NP 表达和与炎症相关的 p-IκB、NF-κB 和 IL-1β mRNA 蛋白表达，增加与抗病毒相关的 IFITM3（interferon inducible transmembrane 3）和 MAVS（mitochondrial antiviral signaling）蛋白表达，最终降低应激负荷小鼠对 H_1N_1 流感病毒的易感性。

在上述研究的基础上，进一步的机制研究发现热毒宁注射液对 H_1N_1、H_3N_2、B 流感病毒的神经氨酸酶（NA）均有一定的抑制活性，且此活性主要来自注射液中的有机酚酸类化合物（如绿原酸、异绿原酸、新绿原酸和隐绿原酸等）[54-55]。

2. 呼吸道合胞病毒 作为呼吸道感染疾病的主要病原体之一，热毒宁注射液对呼吸道合胞病毒具有一定的抑制作用。冯旰珠课题组[56]在呼吸道合胞病毒（RSV）感染人喉癌上皮细胞株 Hep-2 模型中发现，无论是预防给药或治疗给药，热毒宁注射液均有抗 RSV 作用，可直接灭活 RSV，阻断 RSV 对 Hep-2 侵入。在 RSV 感染人支气管上皮细胞模型中，热毒宁注射液可抑制病毒感染引起的胸腺基质淋巴细胞生成素和 IL-8 分泌增加，对 RSV 感染进程有一定的控制作用[57-58]。同样，体外 RSV 感染细胞模型研究也发现，热毒宁注射液中多个咖啡酰奎宁酸类化合物和环烯醚萜类化合物有较强的抗 RSV 作用[9]。

3. 肠道病毒 柯萨奇病毒 CoxA16 和肠道病毒 EV71 是手足口病的主要致病微生物，容易引起儿童口腔和四肢末端出现疱疹等症状。曹泽或等[59-61]分别在 CoxA16 和 EV71 感染 Vero 细胞和乳鼠模型上证实，热毒宁注射能显著抑制 CoxA16 或 EV71 感染引起的细胞病变，能明显延迟病毒感染引起的乳鼠死亡，延长乳鼠生存时间和恢复乳鼠的生长抑制，同时还能缓解病毒感染导致的一系列临床症状，显著降低感染后组织中炎症因子 TNF-α 和 MCP-1 含量。

4. 肺内鼠巨细胞病毒 左丽娜等[62]在建立的鼠巨细胞病毒肺炎模型中发现，热毒宁注射液可抑制肺内鼠巨细胞病毒的复制增殖，抑制 IFN-γ 及 IL-6 的表达，从而调节病毒感染后的免疫水平。

5. 新型冠状病毒 在 Vero 细胞上的抗新型冠状病毒实验发现，热毒宁注射液具有抑制细胞内的病毒复制，呈现抗病毒活性，半数毒性浓度 CC_{50} 为计生药量 2.031mg/ml，半数有效浓度 EC_{50} 为计生药量 103.420μg/ml，进一步的分子对接和网络分析其可能与调控 ACE2、Mpro 和 PLP 蛋白相关[63]。

6. 其他病毒 除上述病毒外，热毒宁注射液还可直接灭活腺病毒-3，阻断其对靶细胞的感染[64]；对人鼻病毒 N36 在预防和治疗方式下均呈现一定的抑制作用[65]；体外对肠道病毒 CBV3 和 ECHO11 均有一定的抑制活性[66]，而在 CBV3 感染小鼠病毒性心肌炎模型中证实热毒宁注射液能提高感染小鼠的生存率、改善心肌组织病理改变、减轻炎症细胞浸润及坏死病灶、降低心肌组织中的病毒水平[67]。

（二）抗炎作用

王开富等[68]通过多个炎症动物模型证实，热毒宁注射液能抑制角叉菜胶致大鼠足趾肿胀，可明显降低炎症介质 IL-1 和 IL-6 含量；能抑制二甲苯致小鼠耳肿胀，并降低小鼠的毛细血管通透性。同样，在 LPS 诱导的巨噬细胞炎症模型上证实，热毒宁注射液通过调控

MAPK、NF-κB 通路和抑制 COX2 酶活性,抑制 IL-6、PGE_2 等多种炎症因子释放[69]。

在内毒素致家兔急性肺损伤模型证实,热毒宁注射液能降低家兔肺部灌洗液中 TNF-α、IL-8 等致炎因子含量,降低肺通透指数和多核粒细胞(polymorphonuclear neutrophil,PMN)数目,增加肺表面活性物质 PC 的含量,明显改善肺病理表现,可防治内毒素诱导的急性肺损伤的发生与发展[70-71]。常秀娟等[72-73]研究 LPS 大鼠气管内滴注制备急性肺损伤模型发现,热毒宁注射液能够降低大鼠肺 IL-1β、TNF-α、IL-4、IL-6、IL-8、ICAM-1 等细胞因子水平和肺组织的湿/干比重、减轻肺泡壁充血和炎症细胞浸润、降低肺部灌洗液中的总蛋白含量、减少血清中的丙二醛含量和髓过氧化物酶活性、增强超氧化物歧化酶活性、改善肺组织病理变化,进而抑制细胞因子风暴、减轻体内的氧化应激反应来治疗急性肺损伤。唐陆平等[74]在 LPS 诱导急性肺损伤大鼠模型中证实,热毒宁注射液能降低肺组织的湿/干比重、肺部灌洗液中的蛋白量和炎症细胞数(尤其是中性粒细胞和巨噬细胞),增强肺组织中的超氧化物歧化酶活性,抑制髓过氧化物酶活性,减少 TNF-α 表达,进而减轻肺部炎症和病理变化。

在哮喘大鼠模型上证实,热毒宁注射液能减少支气管内的炎症细胞数目和炎症分泌物,抑制黏膜上皮增生,降低黏液分泌,减轻哮喘大鼠的气道炎症,对哮喘具有一定的缓解作用[75]。同样,在 RSV 感染的哮喘小鼠模型上发现,热毒宁注射液能显著减少肺部灌洗液中的 IL-4、IL-5、IL-13、IFN-γ,能抑制 RSV 感染哮喘加重小鼠的气道高反应性,进而改善哮喘症状[76]。

(三) 解热作用

在皮下注射酵母致大鼠发热模型上证实,热毒宁注射液能明显降低发热动物的体温[77]。同样,常秀娟等[78]证实热毒宁注射液对内源性致热原致发热家兔有显著的解热作用,可减少发热家兔血清中的致热因子 IL-1β、TNF-α 水平,降低脑脊液和下丘脑中的 cAMP 含量。另外,唐陆平等[79]在细菌内毒素性脂多糖(LPS)性发热大鼠模型上也证实,热毒宁注射液能明显降低发热大鼠的体温升高程度,其机制与降低下丘脑中的 cAMP 含量和肺组织中的髓过氧化物酶 MPO 含量有关。王开富等[68]在内毒素致家兔发热模型的研究中也证实,热毒宁注射液能使家兔的体温下降,具有良好的解热作用,其机制与抑制致热介质 IL-1、IL-6、ET-1、PGE_2 相关。此外,对临床发热患者治疗前后不同时间点血清中的致热因子分析发现[80],热毒宁注射液的退热作用主要是通过下调内源性致热因子(IL-6、IL-1 等)及炎症介质(TNF-α 等)实现的。

(四) 其他药理作用

张帅等[81]采用体内抗菌实验发现,热毒宁注射液能明显降低金黄色葡萄球菌、肺炎克雷伯菌感染小鼠的死亡率,呈现一定的抗菌作用;在 2,4-二硝基氯苯致小鼠迟发型超敏反应、小鼠血清溶血素方法及碳粒廓清实验中发现,热毒宁注射液可提升免疫低下小鼠巨噬细胞的吞噬能力,增强小鼠迟发型超敏反应及提高小鼠的溶血素生成,具有增强小鼠的非特异性免疫、细胞免疫和体液免疫等免疫调节作用。

小鼠应激实验显示,热毒宁注射液能明显延长小鼠的负重游泳时间和常压缺氧存活时间及低温和高温环境下的存活时间,提示其具有明显的抗应激作用[82]。

多个疼痛模型证实[77],热毒宁注射液可明显降低乙酸致小鼠扭体次数,明显提高小鼠热板和爪痛的痛阈值,呈现出较好的镇痛作用。

四、药动学研究

毕宇安、郑卫华等[83-84]对热毒宁注射液中的质量控制成分栀子苷和绿原酸在大鼠体内的药动学分析显示,栀子苷和绿原酸在大鼠体内的平均半衰期分别为 41~52 分钟和 37~52 分钟,各自的 AUC 与剂量成正比,均可用二室模型描述,且均为线性代谢。同样,Cheng 等[85] 研究大鼠静脉注射热毒宁注射液后的药动学发现,体内暴露显著的成分主要为环烯醚萜类和咖啡酰奎宁酸类,其中前者的药动学参数分别为 $t_{1/2}=0.3\sim0.9$ 小时、$V_d=0.2\sim0.4\mathrm{L/kg}$、$Cl_{tot,p}=3\%\sim22\%$,后者分别为 $t_{1/2}=0.2\sim0.5$ 小时、$V_d=0.3\sim0.4\mathrm{L/kg}$、$Cl_{tot,p}=7\%\sim21\%$。提示这些成分在体内消除较快,表观分布容积相对较小,主要分布在细胞外液中,与血浆蛋白的结合率不高,血浆清除率也不高。进一步对尿液和胆汁中的原型成分及代谢物分析发现,大部分环烯醚萜类以原型经肾脏和胆汁排泄消除,而有机酸类则以原型经肾脏排泄消除或甲基化和硫酸酯化后经肾脏和胆汁排泄消除。同样,倪天庆等[86]通过对热毒宁注射液的人体药动学研究,分析了其所含的两大类活性成分咖啡酰奎宁酸类成分(绿原酸、新绿原酸、隐绿原酸)和环烯醚萜类成分(栀子苷、山栀苷等)的药动学特征,形成热毒宁注射液在人体内的代谢特征及规律。

热毒宁注射液对 CYP450 酶的相互作用研究发现,在与大鼠肝微粒体 CYP450 孵育后,热毒宁注射液对大鼠的 CYP1A2、CYP2C9 和 CYP2C19 亚型有一定的诱导作用[87],对 CYP3A1 有显著的诱导作用,与大环内酯类抗生素合用时需注意剂量;对 CYP2B1、2C11、2C12、2C13、2D1 和 2D2 酶的活性有抑制作用[88-89]。同时,与人肝微粒体 CYP450 亚型酶孵育后,热毒宁注射液能明显抑制 CYP2C8、CYP2C9 和 CYP2B6,而对 CYP2C19、CYP1A2 和 CYP3A4 呈现较弱的抑制作用;进一步的动力学分析发现,对 CYP1A2、CYP2B6 和 CYP3A4 呈现竞争性抑制,对 CYP2C8、CYP2C9 及 CYP2C19 呈现混合性抑制,且这种抑制作用不具有时间依赖性[90]。

五、临床研究及应用

(一)上呼吸道感染/急性气管支气管炎

2006 年 4 月—2008 年 11 月,由福建省中医药科学院(原福建省中医药研究院)牵头开展Ⅳ期临床研究,采用开放性、大样本、多中心临床试验,共 40 家临床试验单位参与,入组病例 1 787 例,其中上呼吸道感染病例 983 例(儿童病例 210 例)、急性气管支气管炎 804 例(儿童病例 224 例)。研究结果表明,热毒宁注射液治疗上呼吸道感染与急性气管支气管炎(风热证)患者的临床疗效确切,能明显改善发热患者的体温,显著改善外感风热证患者的症状和体征;上呼吸道感染患者用药 1 日即可显著改善患者的症状评分,急性气管支气管患者用药 1 日即可显著改善发热、咽痛、咳嗽等症状。同时,大量临床试验也证实热毒宁注射液对急性上呼吸道感染具有良好的临床疗效[91-100];张艳冬等[101]对 130 例急性上呼吸道感染患儿进行分组治疗显示,热毒宁注射液治疗组的效果较好;庄桃[102]对 78 例病毒性上呼吸道感染患儿分组治疗也观察到热毒宁注射液能明显改善患儿的临床症状,临床疗效显著。

一项总样本量为 1 652 的荟萃分析系统地评价热毒宁注射液治疗急性气管支气管炎的有效性和安全性[103]。结果显示,在总临床有效率方面,热毒宁注射液优于利巴韦林,热毒宁注射液联合常规治疗优于单纯常规治疗,热毒宁注射液联合阿奇霉素优于单用阿奇霉素治疗;在临床症状方面,热毒宁注射液治疗的平均退热时间短于利巴韦林治疗,热毒宁注射液治疗后的镇咳时间短于利巴韦林治疗,肺部啰音消失的时间优于利巴韦林治疗。热毒宁注射液联合常规治疗优于单独常规治疗。综上所述,热毒宁注射液可提高临床治疗急性气管支气管炎的总有效率,缩短发热、咳嗽和肺部啰音的平均消失时间,不良反应轻,发生率低。

（二）流行性感冒

2010 年 8 月—2012 年 3 月、2012 年 12 月—2014 年 10 月和 2015 年 1 月—2018 年 2 月分别完成了治疗流行性感冒高热（热毒袭肺证）的多中心随机双盲对照Ⅱa、Ⅱb 和Ⅲ期临床研究，评价热毒宁注射液治疗流行性感冒高热（热毒袭肺证）的有效性和安全性。由天津中医药大学第二附属医院牵头，Ⅱa 期临床试验由 6 家临床试验单位共同完成，共入组病例为 240 例（试验组 120 例，对照组 120 例）；Ⅱb 期由 9 家临床试验单位筛选 1 575 例患者，其中经流感病毒抗原检测试剂盒诊断结果为阳性入组的患者 237 例，经国家流感中心复核确认，流感病毒核酸检测阳性标本 226 份；Ⅲ期临床试验由 10 家临床试验单位共同完成，共入组病例 480 例（实验组 320 例，对照组 160 例）。Ⅱa 期[104]研究结果表明在主要终点——发热缓解时间和中位退热时间方面，热毒宁注射液组与奥司他韦组对患者的发热缓解时间分别为 2.5 小时和 5 小时，退热时间分别为 32.5 小时和 49 小时，两组间的风险比不具有显著性；而在次要终点——流感症状总评分方面，治疗后两组的流感症状总评分均显著下降，热毒宁注射液组在第 2 日比奥司他韦组下降更多，总症状严重程度评分相似，热毒宁注射液组在第 2 日的发热严重程度评分下降较奥司他韦更显著。Ⅱb 期[105]研究结果表明在体温复常方面，试验药热毒宁注射液的体温复常时间中位数为 27 小时，对照药磷酸奥司他韦胶囊为 47 小时，风险比为 0.479（0.367，0.626），热毒宁注射液的体温复常时间快于磷酸奥司他韦胶囊。同时对基线体温按"体温≥39.0℃/体温<39.0℃"进行分层分析，基线体温≥39.0℃的人群热毒宁注射液的体温复常时间中位数为 26.65 小时，磷酸奥司他韦胶囊为 47 小时，风险比为 0.357（0.244，0.523）；基线体温<39.0℃的人群热毒宁注射液的体温复常时间中位数为 27.75 小时，磷酸奥司他韦胶囊为 47 小时，风险比为 0.626（0.428，0.916）；提示热毒宁注射液能使基线体温≥39.0℃的人群受益更大。在体温起效（退热）方面，热毒宁注射液的退热起效时间中位数为 2 小时，对照药磷酸奥司他韦胶囊为 6 小时，风险比为 0.335（0.254，0.443），热毒宁注射液的退热起效速度快于磷酸奥司他韦胶囊。在疾病疗效方面，试验药热毒宁注射液的痊愈率为 43.22%，对照药磷酸奥司他韦胶囊为 23.73%；热毒宁注射液的有效率为 67.80%，对照药磷酸奥司他韦胶囊为 50.00%。痊愈率和有效率两组间比较，差异均有统计学意义。

（三）慢性阻塞性肺疾病急性加重期

2012 年 12 月—2014 年 4 月，采用多中心、随机对照、开放性临床试验（RCT）设计，由中国人民解放军总医院第七医学中心（原北京军区总医院）、广州中医药大学第一附属医院、河北医科大学第二医院、江苏省人民医院、江苏省中西医结合医院、山东省立医院、上海市中医医院、中国医科大学附属第四医院共 8 家中心完成热毒宁注射液治疗慢性阻塞性肺疾病急性加重期（AECOPD）的临床研究，入选受试者 360 例，试验组、对照组各 180 例，对照组采用 AECOPD 常规治疗（包括抗生素抗感染、祛痰治疗、支气管扩张药治疗、激素类药物治疗），试验组为在常规治疗的基础上加载热毒宁注射液治疗。研究结果表明，在体温复常率方面，试验组为 97.06%，对照组为 95.38%，在治疗后的第 3、第 4 和第 5 日，试验组的体温复常率高于对照组，差异有统计学意义；在体温复常所需的天数方面，试验组为 2.53 日±1.22 日，对照组为 3.24 日±1.49 日，试验组体温复常所需的天数少于对照组，组间比较差异有统计学意义；在综合症状与体征疗效方面，两组症状体征疗效临床痊愈率分析显示，试验组为 22.94%，对照组为 21.39%，试验组大于对照组，差异有统计学意义；在总有效率方面，试验组为 97.05%，对照组为 86.7%，试验组大于对照组，差异有统计学意义；在综合疗效的起效天数方面，试验组为 2.25 日±0.96 日，对照组为 2.47 日±0.97 日，试验组早于对照组，差异有统计学意义。

（四） 儿童手足口病

由安徽中医药大学第一附属医院牵头,采用分层区组随机、双盲、平行对照、多中心临床试验研究评价了热毒宁注射液治疗普通型手足口病患儿发热、皮疹、溃疡的有效性和安全性[106],共6家临床试验单位参与完成,入组病例349例(1~13岁儿童),其中热毒宁组116例、西医组117例、热毒宁+西医组116例。结果显示,体温复常时间中位数的比较,西医对症治疗组为48小时,热毒宁注射液治疗组为37小时,热毒宁注射液联合西医治疗为36小时,热毒宁注射液单用组或与西药联用组相较于西药单用组,均具有显著性差异,且热毒宁注射液与西药联用的效果最好;皮疹症状消失时间的比较,西医对症治疗组为120小时,热毒宁注射液治疗组为120小时,热毒宁注射液联合西医治疗为108小时,热毒宁联合西药治疗组相较于西药单用组具有显著性差异,口腔溃疡症状消失时间的比较,不同的药物治疗组间均无显著性差异。本项研究未见不良反应。

由重庆医科大学附属儿童医院牵头评价热毒宁注射液治疗重型手足口病(神经系统受累期)的有效性和安全性,共有5家临床试验单位参与,入组病例240例(1~7岁儿童),其中对照组(西医治疗)120例、实验组(热毒宁注射液+西医治疗)120例。研究结果表明,实验组在疾病稳定时间(用药后体温下降至37.2℃及37.2℃以下,且24小时不反弹;神经系统症状消失)、体温复常时间方面明显优于单独西医治疗组。一项前瞻性、随机、对照试验评估了热毒宁注射液和传统中药颗粒对重型手足口病患者的疗效[107],结果显示热毒宁注射液联合常规疗法可以显著减少镇静药的使用,这可能有助于减少儿童手足口病相关的神经系统并发症。在一项随机、对照临床研究中评价了 RDN 注射液治疗儿童手足口病的效果[108],主要临床终点是疾病恶化(中枢神经系统感染)的患者比例,次要临床终点是退热起效时间、体温复常时间及有解热作用的患者比例。结果显示,热毒宁注射液与西药联合使用时可以增强解热作用,减少疾病恶化患者的比例。同样,一项前瞻性、随机、对照试验评估热毒宁注射液与西药对重型手足口病患者的治疗效果[109],结果显示中西医结合的治疗策略比单纯西医治疗重症手足口病的效果更好。与单纯西医治疗相比,西药加热毒宁注射液可能成为治疗重度手足口病的重要方法。在缓解重度手足口病症状方面,热毒宁注射液可能成为中西医结合治疗的重要补充疗法。

（五） 登革热

由广州中医药大学第一附属医院牵头,采用随机对照、开放性的研究方法,开展热毒宁注射液治疗登革热(普通型)患者的临床研究,评价了热毒宁注射液的有效性[110],共纳入统计病例153例,随机分为两组,对照组(西医综合治疗)77例,实验组(热毒宁注射液+西医综合治疗)76例。结果表明,在退热起效时间方面,西医综合治疗组为61.65小时,热毒宁注射液联合西医综合治疗组为29小时;在痊愈率方面,西医综合治疗组为50%,热毒宁注射液联合西医综合治疗组为81.7%。由此可以看出热毒宁注射液联合西医综合疗法治疗登革热(普通型)可显著缩短退热起效时间,并提高痊愈率,临床应用有效、安全。

（六） 新型冠状病毒感染

完成了治疗新型冠状病毒感染的前瞻性、随机、开放、多中心临床研究,该研究由首都医科大学附属北京中医医院刘清泉教授牵头,组织了湖北、江苏、河南、广西4个省区的12家医院共同参与;共入组157例患者,分为基础治疗组和热毒宁注射液加基础治疗组,有效性评价指标包括病毒转阴时间、住院时间、临床症状痊愈时间及痊愈率等8项指标。研究结果表明,热毒宁注射液加基础治疗组治疗新型冠状病毒感染的疗效确切,热毒宁注射液加基础治疗组的核酸转阴时间平均缩短3.2日、住院时间平均缩短4.4日、退热时间平均缩短1.8

日、咳嗽时间平均缩短 4.1 日、乏力时间平均缩短 2.4 日、临床症状痊愈时间缩短 7.1 日,7 日的症状痊愈率提高 58%,影像学好转率提高 15.8%,显著提高淋巴细胞计数,显著降低 D-二聚体[111]。

此外,热毒宁注射液在临床上还被广泛用于社区获得性肺炎[112-113]、小儿腹泻[114]、疱疹性咽峡炎[115]等。

六、上市后临床安全性研究

(一)临床安全性集中监测研究

2007 年 4—7 月,为了探讨热毒宁注射液在大规模人群中使用后的疗效和安全性、分析导致药品不良反应的相关因素、探讨药品不良反应的监测方法,由江苏省不良反应监测中心组织在江苏省 46 家单位开展热毒宁注射液医院集中监测研究[116],采用药物源性前瞻性观察研究,共收集观察表 12 427 份,纳入统计的观察表 11 707 份。男性患者多于女性患者,14 岁以下的儿童有 8 074 例,占 69%。试验结果显示,发生不良事件 51 例,其中不良反应 45 例,不良反应例数占纳入统计的观察表总例数的 0.38%。不良反应主要表现为皮疹、皮肤瘙痒、恶心、呕吐、腹泻等已知的不良反应,主要累及皮肤及其附件系统和消化系统等;此外,还观察到 3 例新的不良反应症状,分别为颤抖、静脉炎和呼吸困难。经随访治疗,所有药物不良反应均控制良好,均未发生危及生命的不良反应。进一步的单因素分析发现,不良反应的发生与用药剂量($P=0.004\,9$)、联合用药($P=0.001\,7$)等因素有关;在是否有合并用药因素中,抗微生物药($P=0.007\,9$)、大环内酯类药物($P=0.001\,7$)对不良反应的影响有显著性差异。多因素分析显示,用药总量、有无合并用药具有统计学意义,相对危险度的估计值分别为 1.248 和 1.890,95% 置信区间分别为(1.054,1.479)和(1.001,3.566),两者的风险分别增加 24.8% 和 89%。总之,本次研究中热毒宁注射液的总体不良反应发生率为 0.38%,主要为皮疹、瘙痒、恶心、呕吐等一般不良反应,与用药总量、有无合并用药等因素有关。

(二)真实世界的安全性研究

2012 年 8 月—2013 年 1 月,为进一步验证热毒宁注射液临床应用的安全性,在全国范围内完成了在临床"真实世界"环境下广泛使用的安全性研究,采用前瞻性、大样本、多中心设计,涵盖 40 家医疗机构,包括 27 家综合医院、12 家中医院、23 家三级医院,共监测病例 30 860 例,其中 70% 为儿童、30% 为成人。监测结果显示,发现不良反应 20 例,总体不良反应发生率为 0.065%,分别为皮疹、药疹、腹痛、腹泻、滞气、寒战、头痛、心悸、手臂疼痛,主要累及皮肤及其附属系统、消化系统。其中皮疹的例数最多,为 13 例,其发生率为 0.042%,属于罕见不良反应;其次为腹痛和药疹,均为 0.006%,腹泻、腹泻伴滞气、寒战、头痛、心悸伴手臂疼痛均为 0.003%,属于十分罕见。所有不良反应均属轻至中度,预后良好,无严重不良反应发生。不良反应最快在用药后 1 分钟出现,最迟在第 3 次用药结束后 5 小时出现。单因素分析发现,滴速过快、药物浓度过高为危险因素。总之,热毒宁注射液在临床合理使用的情况下相对安全,所发生的不良反应属罕见及十分罕见的级别,且程度轻微,预后良好。

第三节　结　语

热毒宁注射液作为一种临床广泛使用的现代中药制剂,其药理作用广泛,临床上主要用于病毒引起的传染性疾病的治疗。在抗病毒、抗炎、解热等方面对热毒宁注射液的药理作用及机制所进行的深入研究为其临床治疗甲型 H1N1 流感、H_7N_9 禽流感、手足口病、小儿病毒性肺炎、小儿秋季腹泻及普通型登革热等疾病提供了实验依据。

（王振中 江苏康缘药业股份有限公司）

参 考 文 献

[1] 许麾,孙建威,许德华.热毒宁注射液的临床应用[J].海军总医院学报,2011,24(4):223-225.

[2] 李奇林.热毒宁注射液临床应用研究进展[J].中国医药指南,2012,10(6):65-67.

[3] 雷辉,卢宏柱.热毒宁注射液在儿科的临床应用[J].医学综述,2013,19(6):1081-1083.

[4] 陈凤龙,记杨通.中药注射剂首次问鼎中国知识产权最高奖项[N].科技日报,2013-11-18,003版.

[5] 李海波.热毒宁注射液药效物质基础研究[D].南京:南京中医药大学,2013.

[6] LI H B, YU Y, WANG Z Z, et al. Chemical profiling of Re-Du-Ning injection by ultra-performance liquid chromatography coupled with electrospray ionization tandem quadrupole time-of-flight mass spectrometry through the screening of diagnostic ions in MS(E) mode[J]. PLoS One, 2015, 10(4): e0121031.

[7] LI H B, YANG B, GE W, et al. Two new terpenoids from Reduning injection[J]. Chinese herbal medicines, 2020, 12(2): 183-187.

[8] 李海波,于洋,王振中,等.热毒宁注射液抗病毒活性成分研究(Ⅰ)[J].中草药,2014,45(12):1682-1688.

[9] 李海波,于洋,王振中,等.热毒宁注射液抗病毒活性成分研究(Ⅱ)[J].中草药,2015,46(11):1597-1602.

[10] 李海波,于洋,王振中,等.热毒宁注射液化学成分研究(Ⅲ)[J].中草药,2016,47(10):1643-1649.

[11] 葛雯,李海波,于洋,等.热毒宁注射液化学成分研究(Ⅳ)[J].中草药,2017,48(15):3042-3050.

[12] 葛雯,李海波,王振中,等.热毒宁注射液解热抗炎活性成分研究(Ⅴ)[J].中草药,2019,50(17):4189-4199.

[13] 张新庄.基于网络药理学研究思路探索热毒宁注射液治疗 URTI 的作用机制[D].南京:南京中医药大学,2013.

[14] 王永香,罗勇,沈娟,等.不同产地加工方法对江苏省东海县种植基地金银花质量影响的研究[J].中国中药杂志,2014,39(14):2665-2669.

[15] 王永香,吴云,孟瑾,等.江苏东海县金银花不同花期绿原酸和木犀草苷动态变化研究[J].世界科学技术:中医药现代化,2013,15(9):1975-1979.

[16] 高晓艳,凌娅,萧伟.不同产地加工方法的金银花中绿原酸、木犀草苷含量及指纹图谱比较[J].世界科学技术:中医药现代化,2010,12(2):291-293.

[17] 高晓艳,萧伟,徐海娟,等.不同蒸制时间对栀子质量的影响[J].中国实验方剂学杂志,2014,20(15):35-36.

[18] 张燕,沈娟,金艳,等.热毒宁注射液原药材——金银花规范化生产研究[J].中草药,2014,45(18):2707-2710.

[19] 王璐,王永香,毕宇安,等.热毒宁注射液中金银花和青蒿干燥工艺过程的批放行标准[J].中成药,2017,39(10):2059-2063.

[20] 李林颖,朱靖博,付绍平,等.热毒宁注射液及其中间体的 HPLC 指纹图谱[J].中国医药工业杂志,2014,45(2):150-154.

[21] 王伟,付娟,万琴,等.栀子全时段融合指纹图谱的构建及特征峰的鉴定[J].中草药,2018,49(9):2158-2162.

[22] 毕宇安,王振中,宋爱华,等.热毒宁注射液高效液相色谱指纹图谱研究及多成分定量分析[J].世界科学技术:中医药现代化,2010,12(2):298-303.

[23] 吴莎,王雪,吴亚男,等. UPLC 用于热毒宁注射液中 11 种成分测定及其指纹图谱研究[J].中国中

药杂志,2014,39(24):4804-4810.

[24] 王雪,张伟,张亚非,等. 热毒宁注射液中总有机酸含量的快速测定[J].时珍国医国药,2015,26(4):836-837.

[25] 毕宇安,王雪,张伟,等. 热毒宁注射液中糖类成分的 HPLC-ELSD 法测定[J].时珍国医国药,2015,26(5):1070-1072.

[26] 刘涛,萧伟,王振中,等. 热毒宁注射液中细菌内毒素的测定研究[J].中草药,2009,40(10):1585-1587.

[27] 王雪,李家春,张伟,等. 体积排阻色谱法测定热毒宁注射液中高分子物质[J].中草药,2013,44(11):1412-1415.

[28] 沈娟,张桥,李家春,等. 高效凝胶色谱串联蒸发光散射检测器测定热毒宁注射液中聚山梨酯80的含量[J].中国中药杂志,2014,39(15):2915-2917.

[29] 黄卫娟,杨丽玲,王淑芬,等. 热毒宁注射液中6种有机溶剂残留量的测定[J].今日药学,2018,28(12):811-814.

[30] 陈勇,陈明,王钧,等. 基于灰色关联分析法辨识中药生产过程关键工艺参数[J].中草药,2019,50(3):582-587.

[31] 陆小云,陈勇,吴永江,等. 金青醇沉生产工艺的关键质控风险因素辨识[J].中国医药工业杂志,2014,45(3):229-233.

[32] 李云,毕宇安,王振中,等. 近红外光谱技术在热毒宁注射液栀子提取液浓缩过程中的应用[J].中国实验方剂学杂志,2016,22(12):1-6.

[33] 王磊,杨越,潘红烨,等. 热毒宁注射液金银花提取过程轨迹研究[J].世界科学技术:中医药现代化,2017,19(8):1277-1282.

[34] 杨越,王磊,刘雪松,等. 近红外光谱结合多变量统计过程控制(MSPC)技术在金银花提取过程在线实时监控中的应用研究[J].中草药,2017,48(17):3497-3504.

[35] 杜慧,徐冰,徐芳芳,等. 大数据驱动的热毒宁注射液金青醇沉关键工艺参数辨识研究[J].中国中药杂志,2020,45(2):233-241.

[36] 杜文俊,刘雪松,陶玲艳,等. 热毒宁注射液金银花和青蒿(金青)醇沉过程中多指标的近红外快速检测[J].中草药,2015,46(1):61-66.

[37] 王永香,米慧娟,张传力,等. 近红外光谱技术用于热毒宁注射液金银花青蒿醇沉过程在线监测研究[J].中国中药杂志,2014,39(23):4608-4614.

[38] 吴莎,刘启安,吴建雄,等. 统计过程控制结合近红外光谱在栀子中间体纯化工艺过程批放行中的应用研究[J].中草药,2015,46(14):2062-2069.

[39] 徐芳芳,杜慧,张欣,等. 在线中红外光谱监测热毒宁注射液金银花与青蒿醇沉过程7种指标成分研究[J].中草药,2021,52(10):2909-2917.

[40] 王磊,杨越,李页瑞,等. 热毒宁注射液金银花提取浓缩工段过程性能指数研究[J].中草药,2017,48(14):2864-2869.

[41] 王永香,郑伟然,米慧娟,等. 热毒宁注射液青蒿金银花浓缩过程近红外快速定量检测方法的建立[J].中草药,2017,48(1):102-108.

[42] 徐芳芳,冯双双,李雪珂,等. 青蒿浓缩过程在线近红外快速检测模型的建立[J].中草药,2016,47(10):1690-1695.

[43] 刘雪松,陶玲艳,杜文俊,等. 基于近红外光谱的热毒宁注射液萃取浓缩过程快速检测研究[J].时珍国医国药,2015,26(9):2144-2146.

[44] 陆小云. 金银花和青蒿水提液的醇沉和逆流萃取精制工艺研究[D].杭州:浙江大学,2014.

[45] 吴莎,刘启安,王伟,等. 近红外光谱技术在热毒宁注射液萃取工艺过程质量控制研究[J].中国中药杂志,2015,40(3):437-442.

[46] 吴莎,刘启安,吴亚男,等. 近红外光谱对热毒宁注射液栀子萃取过程中的可行性分析[J]. 中国实验方剂学杂志,2015,21(1):53-56.

[47] 张亚非,左翔云,毕宇安,等. 近红外光谱技术在热毒宁注射液萃取液浓缩过程中的应用研究[J]. 中国中药杂志,2014,39(16):3069-3073.

[48] 王永香,李璐,米慧娟,等. 统计过程控制技术在热毒宁注射液生产过程能力分析中的应用[J]. 中成药,2017,39(11):2297-2300.

[49] 王永香,李淼,米慧娟,等. 应用统计过程控制技术研究建立青蒿金银花醇沉过程中实时放行标准[J]. 中草药,2016,47(9):1501-1507.

[50] 冯旰珠,周锋,黄茂,等. 热毒宁对流感病毒 FM₁ 的抑制作用[J]. 中国新药与临床杂志,2007,26(9):663-667.

[51] 孙兰,段书敏,周军,等. 热毒宁注射液体外抑制甲型 H1N1 流感病毒的研究[J]. 现代药物与临床,2014,29(8):848-851.

[52] 王振中,鲍琳琳,孙兰,等. 热毒宁注射液抗甲型 H1N1 流感病毒作用机制研究[J]. 中草药,2014,45(1):90-93.

[53] TANG L P,MAO Z F,LI X X,et al. ReDuNing,a patented Chinese medicine,reduces the susceptibility to H1N1 influenza of mice loaded with restraint stress[J]. European journal of integrative medicine,2014,6(6):637-645.

[54] DING Y,CAO Z Y,CAO L,et al. Antiviral activity of chlorogenic acid against influenza A(H1N1/H3N2) virus and its inhibition of neuraminidase[J]. Scientific reports,2017,7:45723.

[55] 孙兰,刘艾林,王振中,等. 热毒宁注射液及其组分对流感病毒神经氨酸酶的抑制作用研究[J]. 现代药物与临床,2014,29(1):27-31.

[56] 冯旰珠,周锋,黄茂,等. 热毒宁抗呼吸道合胞病毒(RSV,Long 株)作用体外实验研究[J]. 南京医科大学学报(自然科学版),2007,27(9):1009-1012.

[57] 蓝丹,檀卫平,陈环,等. 热毒宁抑制 RSV 感染人气管上皮细胞分泌 IL-8 的体外研究[C]∥中华医学会第十三届全国儿科呼吸学术会议论文汇编.[出版地不详]:[出版者不详],2012:147.

[58] 蓝丹,檀卫平,陈环,等. 热毒宁对 RSV 感染人支气管上皮细胞分泌 TSLP 的影响[J]. 中山大学学报(医学科学版),2011,32(2):203-207,212.

[59] CAO Z Y,CHANG X J,ZHAO Z P,et al. Antiviral effects of reduning injection against enterovirus 71 and its proposal mechanism[J]. Chinese journal of natural medicines,2015,13(12):881-888.

[60] 曹泽彧,常秀娟,赵忠鹏,等. 热毒宁注射液抗 A16 型柯萨奇病毒的研究[J]. 中草药,2014,45(10):1450-1455.

[61] 曹泽彧,谢雪,牛莹,等. 热毒宁注射液组分抗 CoxA16 和 EV71 病毒活性研究[J]. 中国实验方剂学杂志,2015,21(14):106-110.

[62] 左丽娜,陈玉玲,张文辉. 热毒宁注射液抑制肺内鼠巨细胞病毒的复制增殖并下调 IFN-γ 及 IL-6 的表达[J]. 细胞与分子免疫学杂志,2013,29(12):1242-1244,1250.

[63] JIA S,LUO H,LIU X,et al. Dissecting the novel mechanism of Reduning injection in treating coronavirus disease 2019(COVID-19)based on network pharmacology and experimental verification[J]. Journal of ethnopharmacology,2021,273:113871.

[64] 冯旰珠,周锋,黄茂,等. 热毒宁注射液对腺病毒-3 的体外抑制作用[J]. 中国新药与临床杂志,2007,26(8):573-577.

[65] 冯旰珠,周锋,黄茂,等. 热毒宁注射液对人鼻病毒(N36)的体外抑制作用[J]. 中国药科大学学报,2008,39(3):262-266.

[66] 董桂艳,陈宗波,萧伟,等. 热毒宁注射液抗 CBV3 及 ECHO11 的体外实验研究[J]. 中国现代医学杂志,2011,21(19):2227-2230,2235.

［67］吴岚,孟繁峥,于侠,等. 热毒宁注射液治疗小鼠柯萨奇 B3 病毒性心肌炎的实验研究［J］. 中国妇幼保健,2009,24(26):3719-3721.

［68］王开富,萧伟,王振中,等. 热毒宁注射液的解热抗炎作用及其机制［J］. 中国医院药学杂志,2013,33(23):1918-1922.

［69］MA Y M,ZHANG X Z,SU Z Z,et al. Insight into the molecular mechanism of a herbal injection by integrating network pharmacology and in vitro［J］. Journal of ethnopharmacology,2015,173:91-99.

［70］刘红菊,张建初,张劲农,等. 热毒宁注射液对兔急性肺损伤的防治作用［J］. 华中科技大学学报(医学版),2008,37(5):610-613.

［71］刘红菊,辛建保,周琼,等. 热毒宁注射液对急性肺损伤家兔肺表面活性物质的影响［J］. 中国新药杂志,2008,17(16):1402-1404,1407.

［72］常秀娟,张帅,江益平. 从细胞因子风暴探讨热毒宁注射液抗大鼠急性肺损伤作用机制［J］. 中草药,2015,46(2):236-239.

［73］常秀娟,张帅,陈健,等. 热毒宁注射液抗大鼠急性肺损伤治疗作用［J］. 中国实验方剂学杂志,2014,20(22):172-175.

［74］TANG L P,XIAO W,LI Y F,et al. Anti-inflammatory effects of Reduning injection on lipopolysaccharide-induced acute lung injury of rats［J］. Chinese journal of integrative medicine,2014,20(8):591-599.

［75］范广民,叶斌,李绍波,等. 热毒宁注射液对哮喘大鼠肺组织病理改变及 TRAF2 表达的调控作用［J］. 浙江中西医结合杂志,2012,22(1):3-6,79.

［76］卢协勤,杜强,高天明,等. 热毒宁对呼吸道合胞病毒感染哮喘模型小鼠的影响［J］. 药学与临床研究,2014,22(6):499-501.

［77］陈健,常秀娟,陈春苗,等. 热毒宁注射液解热镇痛作用研究［J］. 世界科学技术:中医药现代化,2014,16(9):1912-1915.

［78］常秀娟,孙晓萍,李威,等. 热毒宁注射液对内生致热原性发热家兔的解热作用及其机制研究［J］. 现代药物与临床,2015,30(11):1307-1310.

［79］唐陆平,何蓉蓉,李怡芳,等. 热毒宁注射液对细菌内毒素性脂多糖致热大鼠的解热作用研究［J］. 中国中药杂志,2013,38(14):2374-2377.

［80］张正军,陈立东,张绪国,等. 热毒宁对上呼吸道感染内源性致热因子的影响［J］. 中国医药指南,2010,8(13):130,135.

［81］张帅,王红梅,常秀娟,等. 热毒宁注射液抗菌及调节免疫活性作用研究［J］. 世界科学技术:中医药现代化,2015(5):1056-1060.

［82］梁荣寿,刘和兰,宁海丹. 热毒宁注射液对小鼠抗应激功能影响的研究［J］. 今日药学,2015,25(11):764-765.

［83］毕宇安,孙晓萍,王振中,等. 热毒宁注射液在大鼠体内的药代动力学研究［J］. 世界科学技术:中医药现代化,2010,12(6):941-944.

［84］郑卫华,王艳佳,梁佳佳,等. 热毒宁注射液与栀子苷单体在大鼠体内的药动学比较［J］. 中国实验方剂学杂志,2014,20(3):95-99.

［85］CHENG C,DU F F,YU K,et al. Pharmacokinetics and disposition of circulating iridoids and organic acids in rats intravenously receiving ReDuNing injection［J］. Drug metabolism and disposition,2016,44(11):1853-1858.

［86］倪天庆,胡思源,司端运,等. 热毒宁注射液人体药动学试验研究［J］. 中草药,2015,46(15):2270-2274.

［87］司海红,耿婷,马铮,等. 热毒宁注射液对大鼠肝微粒体 CYP450 酶的诱导作用研究［J］. 世界科学技术:中医药现代化,2015,17(7):1438-1443.

［88］张云燕,徐王彦君,汤响林,等. 热毒宁注射液对大鼠肝脏 CYP450 酶的影响［J］. 中国中药杂志,

2015,40(14):2737-2742.

[89] GENG T,SI H H,KANG D Y,et al. Influences of Re Du Ning injection,a traditional Chinese medicine injection,on the CYP450 activities in rats using a cocktail method[J]. Journal of ethnopharmacology,2015, 174:426-436.

[90] KANG D Y,GENG T,LIAN Y P,et al. Direct inhibition of Re Du Ning injection and its active compounds on human liver cytochrome P450 enzymes by a cocktail method[J]. Biomedical chromatography,2017,31 (7):e3905.

[91] 商旭芳,董丽. 热毒宁注射液治疗老年患者急性上呼吸道感染临床观察[J]. 中国现代药物应用, 2015,9(18):154-155.

[92] 左健祥. 用热毒宁注射液治疗急性上呼吸道感染的效果分析[J]. 当代医药论丛,2015(4): 234-235.

[93] 刘艳. 热毒宁注射液治疗儿童上呼吸道感染的疗效和安全性观察[J]. 世界最新医学信息文摘, 2015,15(20):65.

[94] 范磊. 热毒宁注射液治疗儿童急性上呼吸道感染的临床观察[J]. 当代医学,2014,20(30): 114-115.

[95] 魏秀春. 热毒宁注射液治疗小儿急性上呼吸道感染伴发热的效果评价[J]. 中国医药指南,2015,13 (35):213-214.

[96] 赵继民. 热毒宁和利巴韦林治疗小儿急性上呼吸道感染的临床效果比较[J]. 中国现代药物应用, 2015,9(8):97-98.

[97] 蔡晓书. 热毒宁注射液治疗儿童急性上呼吸道感染临床分析[J]. 中国现代药物应用,2014,8(24): 112-113.

[98] 余超. 热毒宁注射液治疗急性小儿上呼吸道感染的疗效观察[J]. 中国医院用药评价与分析,2015, 15(12):1610-1612.

[99] 杨海英. 热毒宁注射液治疗急性上呼吸道感染疗效观察[J]. 现代中西医结合杂志,2011,20(35): 4523,4535.

[100] 周红艳. 热毒宁治疗小儿急性上呼吸道感染的疗效观察[J]. 中国现代药物应用,2015,9(10): 122-123.

[101] 张艳冬. 热毒宁和利巴韦林治疗小儿急性上呼吸道感染的临床效果比较[J]. 中国现代药物应用, 2016,10(5):132-133.

[102] 庄桃. 热毒宁注射液治疗小儿病毒性上呼吸道感染的临床疗效观察[J]. 实用心脑肺血管病杂志, 2015,23(2):110-111,117.

[103] DANG J J,LYU J,SUN M H,et al. Systematic review and meta-analysis of effect of Reduning injection in treating acute tracheal-bronchitis[J]. Zhongguo zhong yao za zhi,2019,44(24):5294-5302.

[104] LIU Y,HUANG Y H,WEI B L,et al. Efficacy and safety of clearing heat and detoxifying injection in the treatment of influenza:a randomized,double-blinded,placebo-controlled trial[J]. Evidence-based complementary and alternative medicine,2014,2014:151235.

[105] LIU Y,MU W,XIAO W,et al. Efficacy and safety of Re-Du-Ning injection in the treatment of seasonal influenza:results from a randomized,double-blinded,multicenter,oseltamivir-controlled trial[J]. Oncotarget,2017,8(33):55176-55186.

[106] ZHANG G L,ZHAO J,HE L Y,et al. Reduning injection for fever,rash,and ulcers in children with mild hand,foot,and mouth disease:a randomized controlled clinical study[J]. Journal of traditional Chinese medicine,2013,33(6):733-742.

[107] LI X H,ZHANG X,DING J B,et al. Comparison between Chinese Herbal Medicines and conventional therapy in the treatment of severe hand,foot,and mouth disease:a randomized controlled trial[J]. Evi-

dence-based complementary and alternative medicine,2014,2014:140764.

[108] XU H S,ZHUO Z Q,CHEN B C,et al. A randomized controlled clinical study on treatment of hand,foot and mouth disease in children with Reduning injection[J]. Chinese medical journal,2013,126(13): 2585-2586.

[109] LI X H,LI S J,XU Y,et al. Effect of integrated Chinese and Western medicine therapy on severe hand, foot and mouth disease:a prospective,randomized,controlled trial[J]. Chinese journal of integrative medicine,2017,23(12):887-892.

[110] 杨忠奇,冼绍祥,刘南,等. 热毒宁注射液治疗普通型登革热的有效性及安全性临床研究[J]. 中药新药与临床药理,2016,27(1):135-138.

[111] WANG Y,HAN L,ZHANG W,et al. The curative effect of Reduning injection combined with Xuanfeibaidu formula on COVID-19:a protocol for systematic review and meta-analysis[J]. Medicine,2020,99 (46):e22830.

[112] 陈勇,蒋宇桐,杨慧敏. 热毒宁治疗儿童社区获得性肺炎的随机对照双盲试验研究[J]. 云南中医学院学报,2015,38(4):73-77.

[113] HUANG X Y,DUAN X J,ZHU Y L,et al. Comparative efficacy of Chinese herbal injections for the treatment of community-acquired pneumonia:a Bayesian network meta-analysis of randomized controlled trials [J]. Phytomedicine,2019,63:153009.

[114] 殷殷. 用热毒宁注射液治疗小儿秋季腹泻的疗效探析[J]. 当代医药论丛,2014,12(21):225.

[115] DUAN X,WANG H,WU J,et al. Comparative efficacy of Chinese herbal injections for the treatment of herpangina:a Bayesian network meta-analysis of randomized controlled trials[J]. Frontiers in pharmacology,2020,11:693.

[116] XU H M,WANG Y,LIU N F. Safety of an injection with a mixture of extracts from *Herba Artemisiae annuae*,*Fructus Gardeniae* and *Flos Lonicerae*[J]. Pharmacy world & science,2009,31(4):458-463.

第二十五章

丹红注射液临床研究进展

第一节 概　　述

丹红注射液由丹参、红花2味中药组成。其中丹参味苦,性微寒,通血脉散瘀结,为主药;红花味辛,性温,化瘀血通经络,为辅药。两药合用祛邪不伤正,共奏活血通络、祛瘀生新之功[1]。用于瘀血闭阻所致的胸痹及中风等,症见胸痛、胸闷、心悸、口眼㖞斜、语言謇涩、肢体麻木、活动不利等;也用于冠心病、心绞痛、心肌梗死、瘀血型肺源性心脏病、缺血性脑病、脑血栓。自上市以来,国家、省(自治区、直辖市)、市等科技项目和企业自主研发项目对丹红注射液进行系统的安全性和临床疗效再评价研究,阐明了药效物质基础、作用机制,验证了其临床疗效。同时不断提升及优化制备工艺,为临床用药的合理性及有效性提供科技支撑。

第二节　安全性及临床疗效研究进展

一、丹红注射液上市后安全性再评价

基于国家"十一五"科技支撑计划项目子课题"中药上市后安全性监测与再评价标准规范的研究/中药注射剂重点监测和评价示范研究"和院企联合横向课题"丹红注射液上市后安全性评价研究"开展研究,同时依托十一五"重大新药创制"科技重大专项项目"中药上市后再评价关键技术"子课题"丹红注射液集中监测"和十二五"重大新药创制"科技重大专项项目"大品种药物Ⅳ期临床试验及新药临床试验审评研究技术平台"子课题中的任务"丹红注射液上市后临床研究"等开展相关研究。采用大样本、多中心集中监测的方法开展丹红注射液上市后安全性再评价,完成30 888例病例的集中监测任务。统计结果显示,丹红注射液的不良反应发生率为3.5‰,排除治疗性反应,不良反应发生率低于2‰;属偶见不良反应,症状轻微,可迅速恢复。研究结果表明,丹红注射液临床应用是安全可控的[2]。

二、丹红注射液上市后临床疗效再评价

(一) 心血管系统疾病

冠心病是全球最主要的疾病死亡原因之一,已成为全球重大公共卫生问题。冠心病属于中医学"胸痹"的范畴,以心血瘀阻证最为常见。丹红注射液是由活血化瘀药丹参、红花提取制备而成的,具有活血化瘀、通脉舒络的功效,具有抗炎症损伤、抗细胞凋亡、保护血管内皮、抑制血小板聚集、降血脂、抗凝及改善血液流变学等作用,能改善心肌缺血、缓解心绞痛的临床症状。临床中已将丹红注射液广泛应用于冠心病的各个阶段,包括稳定型心绞痛、不

稳定型心绞痛、急性心肌梗死、经皮冠状动脉介入治疗(PCI)术后、缺血性心肌病,以及冠心病合并心律失常、高脂血症、心力衰竭等。

1. 稳定型心绞痛 稳定型心绞痛是劳力引起心肌缺血,导致胸部及附近部位不适,可伴有心功能障碍,其本质为冠状动脉所供应的血液和氧不能满足心肌需要。在丹红注射液治疗稳定型心绞痛患者的临床研究中,丹红注射液治疗组在中医症状疗效、心绞痛疗效、西雅图评分躯体运动疗效和 hs-CRP 水平上较对照组显著改善,且未见不良反应[3]。将 120 例稳定型心绞痛患者随机分为对照组和治疗组,对照组予西医常规治疗,治疗组在对照组的基础上加丹红注射液,疗程为 2 周。治疗组的心电图、中医证候和综合疗效总有效率分别为 72.9%、76.3% 和 83.1%,均高于对照组的 61.0%,64.4% 和 72.9%;未见不良反应[4]。同时,一项纳入 9 篇文献共 596 例患者的丹红注射液联合西医常规疗法治疗稳定型心绞痛患者的 meta 分析显示,丹红注射液联合常规疗法治疗稳定型心绞痛比单纯常规疗法的疗效好,可以有效提高总有效率,减少心绞痛发作次数,改善血浆黏度和血浆纤维蛋白原指数[5]。

2. 不稳定型心绞痛 不稳定型心绞痛是介于劳力性稳定型心绞痛与急性心肌梗死之间的临床类型。为探讨丹红注射液治疗不稳定型心绞痛患者的临床疗效,将 72 例患者随机分配到治疗组和对照组,治疗组予常规治疗配合丹红注射液 20ml,对照组予常规治疗配合血塞通 400mg,经过 2 周的治疗后发现,治疗组的 hs-CRP、NT-pro 脑利尿钠肽(BNP)和同型半胱氨酸(Hcy)水平较对照组改善明显,且差异具有统计学意义[6]。一项涉及 5 篇系统综述共 7 906 例患者的丹红注射液治疗冠心病不稳定型心绞痛有效性的再评价研究显示,丹红注射液联合西医常规疗法比单纯西医常规疗法在缓解心绞痛症状和改善心电图疗效方面更具有优势[7]。采取真实世界研究理念,以注册登记的研究形式对使用丹红注射液治疗冠心病的患者集中监测,研究发现丹红注射液对不稳定型心绞痛发作次数、心绞痛持续时间和心绞痛积分的改善情况较稳定型心绞痛明显,且未见明显不良反应[8]。

3. 急性心肌梗死 急性心肌梗死是冠状动脉急性、持续性缺血、缺氧所引起的心肌坏死。一项随机对照试验将 80 例急性心肌梗死患者随机分为两组,对照组采用常规西药治疗,治疗组在常规治疗的基础上加用丹红注射液。治疗 14 日后,治疗组的心绞痛、心功能不全发生率显著低于对照组;心电图 ST 段回落≥70%,比例高于对照组;以及心肌损伤标志物峰值、CRP 和 NT-pro BNP 的改善均优于对照组。同时,将 110 例心肌梗死患者随机分为治疗组和对照组,对照组予常规治疗,治疗组予常规疗法联合丹红注射液治疗,发现治疗后 3、7 和 14 日,治疗组的全血黏度、甲襞循环和血小板活化指标均显著优于对照组[9]。此外,一项纳入 13 篇文献,针对丹红注射液治疗 979 例急性心肌梗死患者的 meta 分析显示,丹红注射液联合常规治疗比单纯常规治疗可明显降低死亡、反复心绞痛、心律失常和心力衰竭的风险,认为这与丹红注射液可以改善左室射血分数(LVEF)和再灌注有关[10]。

4. 冠心病经皮冠状动脉介入治疗术后 经皮冠状动脉介入治疗(PCI)是指经心导管技术疏通狭窄甚至闭塞的冠状动脉管腔,从而改善心肌的血流灌注的治疗方法。针对 PCI 术后胸闷、胸痛反复发作及焦虑、抑郁等临床难题,采用中医药活血化瘀等疗法具有一定的疗效。在 110 例 PCI 术中存在高无复流风险的急性 ST 段抬高心肌梗死患者中,在常规治疗的基础上,治疗组予丹红注射液治疗,持续治疗 4~6 日,通过心脏磁共振检测发现治疗组的心肌挽救指数及 LVEF 明显高于对照组,心肌梗死面积明显小于对照组;随访半年,治疗组的心血管终点事件发生率要低于对照组,但尚无统计学意义[11]。将 130 例 PCI 术后患者随机分为两组,治疗组予丹红注射液联合脑心通胶囊治疗,对照组予安慰剂治疗,经过 12 周的治疗,治疗组在 LVEF、NO 水平、ET-1 和 vWF 等指标方面得以显著改善[12]。同时,一项纳入 14

篇文献共 1 533 例患者的丹红注射液对 PCI 术后疗效的 meta 分析显示,丹红注射液联合 PCI 与单纯 PCI 治疗比较,可显著提高临床总有效率、降低主要不良心血管事件的发生率。此外,联合治疗可显著降低 ET-1、vWF 含量,升高 NO、FMD 水平,显著降低血清 IL-1、IL-6、IL-18、TNF-α、脂蛋白磷脂酶 A_2(LpPLA$_2$)、MMP-9 和穿透素-3(pentraxin-3)水平,升高 IL-10 水平,进而强化抗炎作用[13]。

5. **缺血性心肌病**　缺血性心肌病属于冠心病的一种特殊类型或晚期阶段,是指由冠状动脉粥样硬化引起长期心肌缺血,导致心肌弥漫性纤维化,产生与原发性扩张型心肌病类似的临床综合征。将 79 例缺血性心肌病患者随机分成对照组和治疗组,对照组给予常规治疗,治疗组在常规治疗的基础上联合丹红注射液治疗,治疗 7 日后,治疗组的临床疗效明显高于对照组,可升高 LVEF 水平,降低 NT-pro BNP、hs-CRP 和 IL-6 水平。因此,丹红注射液能抑制炎症,改善缺血性心肌病患者的心功能[14]。在一项针对老年缺血性心肌病患者的随机对照试验中,对照组给予安慰剂加常规治疗,治疗组在对照组的基础上给予丹红注射液联合环磷腺苷葡胺注射液治疗,结果表明治疗组患者的胸闷、气短、水肿等症状及心电图、LVEF 均显著改善[15]。一项丹红注射液干预缺血性心肌病心力衰竭患者的随机临床试验中也证实其临床疗效,包括总有效率、脑钠肽(BNP)、LVEF、每搏输出量(SV)等明显改善[16]。

6. **冠心病合并心律失常**　冠心病合并心律失常与心肌缺血、梗死后遗留的瘢痕组织,特别是在累及起搏传导系统时可引起各种心律失常,多表现为心动过速、心动过缓或心律不齐。将 124 例冠心病合并心房颤动的患者随机分为两组,对照组予口服华法林治疗,治疗组在对照组的基础上联合丹红注射液治疗,经过 30 日的治疗,治疗组在血纤维蛋白原(Fbg)、凝血酶原时间(PT)、活化部分凝血活酶时间(APTT)、凝血酶时间(TT)及血小板第 4 因子(PF4)和血小板活化因子 CD62P 的改善程度上显著高于对照组,且 1 年的随访发现治疗组的不良事件发生率显著低于对照组[17]。此外,在一项丹红注射液对 84 例冠心病合并心律失常患者的随机对照研究中,对照组给予酒石酸美托洛尔治疗,观察组给予丹红注射液联合酒石酸美托洛尔治疗,连续治疗 4 周后,观察组的平均动脉压(MAP)、阻力指数(RI)显著高于对照组,肺动脉楔压(PAWP)显著低于对照组[18]。将 98 例冠心病合并心律失常的患者随机分为两组,对照组予常规治疗,治疗组在对照组的基础上联合丹红注射液,连续治疗 4 周后发现,与对照组比较,治疗组在短阵室速次数、室性期前收缩次数及 Q-T 间期、P-R 间期和 QRS 时限等方面显著改善[19]。

7. **冠心病合并高脂血症**　一项纳入 10 个临床随机对照试验的丹红注射液对高脂血症疗效的 meta 分析显示,在常规调脂治疗的基础上,丹红注射液能进一步升高血清高密度脂蛋白胆固醇(HDL-C)水平,降低血清总胆固醇(TC)、甘油三酯(TG)、低密度脂蛋白胆固醇(LDL-C)水平,改善患者的血脂水平[20]。将 86 例冠心病合并高脂血症的老年患者随机分为观察组与对照组,对照组予以瑞舒伐他汀治疗,观察组予以瑞舒伐他汀联合丹红注射液治疗,疗程为 4 周,治疗组的总有效率,LDL-C、TG、TC、Hs-CRP、TNF-α 水平,血清 Kyoto 蛋白及乳脂肪球表皮生长因子-8(MFG-E8)蛋白水平显著改善[21]。将 105 例冠心病合并高脂血症的老年患者随机分为治疗组和对照组,在冠心病对症治疗和辛伐他汀调脂治疗的基础上,治疗组加用丹红注射液,疗程为 1 个月,治疗组的 TC、TG、LDL-C,左室收缩末径,LVEF 显著改善[22]。

8. **冠心病合并心力衰竭**　冠心病是导致心力衰竭的重要原因。一项涉及 10 篇文献共 886 例患者的丹红注射液对慢性心力衰竭有效性的 meta 分析显示,与单纯西医治疗比较,丹红注射液联合西医常规治疗在总有效率及 LVEF 上显著改善,且未见明显不良反应[23]。将

84 例冠心病合并心力衰竭的患者随机分为治疗组和对照组,对照组采用常规抗心力衰竭西药治疗,治疗组加用丹红注射液,经过 10 日的治疗,治疗组的总有效率、心力衰竭分级、6 分钟步行距离、心功能指标、心率、收缩压和舒张压、血清 hs-CRP 和 NT-pro BNP 水平均显著改善[24]。

(二) 脑血管系统疾病

缺血性脑卒中是老年人致死的主要原因之一,是世界范围内导致中老年人永久性残疾的主要因素。超过 80% 的脑卒中患者属于因脑血管狭窄或闭塞而引起的缺血性卒中。在过去的 20 余年中,卒中发病及由于卒中引起的死亡人数均在增加。静脉溶栓是目前认为最为有效和直接的治疗缺血性脑卒中的方法,但由于受限于 3~4.5 小时的治疗时间窗,只有不到 10% 的急性脑卒中患者获益。因此,寻找其他有效治疗卒中的方法一直是近年的研究热点,许多潜在有效的治疗方法近年来被广泛研究。大型临床研究 DAWN 的研究结果表明,血管内治疗(EVT)可以延长到脑梗死发病后 24 小时。然而采用 DAWN 的纳入标准,基于对 6 742 例脑卒中患者的临床数据分析表明,仅有 32% 的患者在 24 小时内到达医院,只有 1.1% 的患者适合血管内治疗[25]。

1. **短暂性脑缺血发作(TIA)** 曹樱花[25]探讨丹红注射液对短暂性脑缺血发作(TIA)患者的疗效及对其血流动力学、神经功能和其他血生化指标的影响。方法为选取 2015 年 6 月—2016 年 2 月陆军总医院附属八一脑科医院收治的 TIA 患者 86 例,随机分为观察组和对照组,每组 43 例。对照组采用常规西医治疗,观察组在对照组的基础上加用丹红注射液治疗,两组均连续治疗 14 日,于治疗结束后均至少随诊 3 个月。评价两组治疗的临床疗效,检测并比较两组患者的血流动力学指标、神经功能指标及其他血生化指标水平的变化。结果显示,治疗后两组患者的 V_{mean}、V_{max}、V_{min}、Q_{mean} 均较治疗前显著增大,R 较治疗前显著下降($P<0.05$ 或 $P<0.01$),且两组间差异具有统计学意义($P<0.05$ 或 $P<0.01$);治疗后两组患者的血清 S-100B、GFAP、NSE、MBP 等神经功能指标水平,血清 Cys-c、Hcy、CD62p、CD63 水平均较治疗前显著下降($P<0.05$ 或 $P<0.01$),且观察组显著低于对照组($P<0.05$ 或 $P<0.01$);观察组的复发率为 11.63%、脑梗死发生率为 6.98%,均显著低于对照组的 34.88%、25.58%($P<0.05$)。结论为丹红注射液治疗 TIA,复发率低,脑梗死发生率低,血流动力学得到明显改善,脑血流速度加快,并能有效抑制血小板活化功能,进而促进患者的神经功能恢复。

2. **脑梗死** 李菊琴等[26]研究丹红注射液联合曲克芦丁治疗急性脑梗死的疗效及对 hs-CRP、TNF-α 和 IL-6 水平的影响。方法为将 120 例急性脑梗死患者随机分为对照组和观察组,每组 60 例。对照组患者在常规对症治疗的基础上给予曲克芦丁脑蛋白水解物注射液,治疗组在对照组的基础上给予丹红注射液。比较两组患者的药物治疗临床疗效,hs-CRP、TNF-α 和 IL-6 水平,凝血功能,NIHSS、BI 评分和 SF-36 量表评分,不良反应发生率。结果显示,对照组和治疗组患者的有效率分别为 83.3% 和 95.0%,治疗组的疗效优于对照组,两组的治疗有效率比较差异有统计学意义($P<0.05$);两组患者治疗后的 hs-CRP、TNF-α 和 IL-6 水平均显著改善($P<0.05$);治疗组与对照组比较,治疗组的各项炎症因子水平改善更明显($P<0.05$);两组患者治疗后的纤维原蛋白、血小板计数、D-二聚体水平均显著改善($P<0.05$);治疗组与对照组比较,治疗组的各项凝血功能指标水平改善更明显($P<0.05$);治疗组与对照组比较,两组患者治疗后的 CSS、BI 评分和 SF-36 量表评分均显著改善($P<0.05$);治疗组与对照组比较,治疗组的各项 CSS、BI 评分和 SF-36 量表评分改善更明显($P<0.05$);对照组和治疗组患者的不良反应总发生率分别为 10.0% 和 3.3%,治疗组显著低于对照组($P<0.05$)。结论为采用丹红注射液联合曲克芦丁治疗急性脑梗死的临床疗效较好,能够改

善患者的 hs-CRP、TNF-α、IL-6 水平和凝血功能,并且改善患者的神经功能、生活质量及日常生活能力。

3. 脑动脉盗血综合征　郭宏艳等[27]分析阿托伐他汀联合丹红注射液治疗椎基底动脉硬化致脑供血不足的效果。方法为采用回顾性研究,选取 2018 年 6 月—2019 年 10 月的 106 例椎基底动脉硬化致脑供血不足患者为研究对象,按照不同的治疗方式分为参照组与研讨组,其中参照组 53 例患者采用盐酸地芬尼多片治疗,研讨组 53 例患者在此基础上运用阿托伐他汀联合丹红注射液治疗,对其收缩期右侧基底动脉及左、右侧椎动脉的最大血流速度及不良反应总发生率等指标进一步分析。结果显示,治疗后研讨组的动脉最大血流速度高于参照组,差异有统计学意义(P<0.05);研讨组的不良反应总发生率低于参照组,研讨组的总有效率(94.34%)高于参照组(66.02%),差异有统计学意义(P<0.05)。结论为阿托伐他汀联合丹红注射液治疗椎基底动脉硬化致脑供血不足的效果理想,可明显改善患者的视物模糊、眩晕等临床症状,并且具备较高的安全性,值得在临床中大力推广。

4. 慢性脑缺血　郭俊林等[28]系统评价丹红注射液治疗慢性脑供血不足的有效性和安全性。方法为使用丹红注射液、脑供血不足等检索词系统检索中、英文数据库后,按照纳入和排除标准,筛选符合条件的随机对照试验,按系统评价手册评价纳入的文献质量,并使用 Rev-Man 软件进行数据合并和分析。纳入 11 项研究共 1 232 例患者,meta 分析结果显示试验组的临床疗效增高[OR=4.99,95% CI(3.29,7.58)],同时椎基底动脉的血流速度增大[SMD=0.92,95% CI(0.76,1.07)],全血高切黏度[SMD=−0.96,95% CI(−1.53,−0.39)]、低切黏度[SMD=−0.49,95% CI(−0.79,−0.19)]和血浆比黏度减小[SMD=−0.69,95% CI(−1.14,−0.24)],与未使用丹红注射液的对照组相比,差异均有统计学意义。结论为基于目前的证据,在常规治疗的基础上加用丹红注射液治疗慢性脑供血不足,可进一步提高临床疗效,增加椎基底动脉的血流速度,改善血液流变学。

(三)肺源性心脏病

庞文艳等[29]探讨前列地尔联合丹红注射液对慢性肺源性心脏病肺动脉高压患者的临床疗效及对心肺功能、血液流变学和血清炎症因子的影响。方法为选取慢性肺源性心脏病肺动脉高压患者 104 例,随机分为对照组和病例组各 52 例,对照组给予丹红注射液,病例组给予丹红注射液和前列地尔治疗,观察两组的临床疗效、动脉血气分析、肺功能、心功能、血液流变学和血清炎症因子指标的变化。结果显示,治疗后两组的动脉血氧分压(PaO₂)、动脉血氧饱和度(SaO₂)、左心室射血分数(LVEF)、心输出量(CO)较治疗前升高,动脉二氧化碳分压(PaCO₂)、肺动脉收缩压、血小板聚集率、耗氧量(VO₂),血清中的肌酸激酶同工酶(CK-MB)、乳酸脱氢酶(LDH),肺动脉舒张压(PADP)、平均肺动脉压(MPAP),全血高切黏度、全血低切黏度、血浆黏度、肌钙蛋白(cTnI)、白细胞介素(IL-6、IL-8)、肿瘤坏死因子(TNF-α)和 C 反应蛋白(CRP)水平较治疗前降低,同组治疗前后比较,差异有统计学意义;病例组治疗后的动脉血气分析、肺功能、心功能、心肌酶指标、血液流变学和血清炎症因子改善情况优于对照组,差异有统计学意义(P<0.05);病例组的总有效率高于对照组,差异有统计学意义(P<0.05);对照组的不良反应发生率高于病例组(11.54% vs 7.69%),但差异无统计学意义。结论为前列地尔联合丹红注射液对慢性肺源性心脏病肺动脉高压患者疗效显著,提高患者的心肺功能,改善血液流变学,降低炎症反应程度,不良反应发生率低,安全性较好。

此外,肺源性心脏病心力衰竭患者给予丹红注射液联合前列地尔治疗后,有效地提高治疗肺源性心脏病的临床效果,显著降低全血黏度及血细胞比容,提高动脉血氧分压及血氧饱和度,治疗组的各项血液流变指标与对照组比较,差异有统计学意义(P<0.05)。治疗过程

中血、尿常规，肝、肾功能及血压无明显变化，未见出血及变态反应等不良反应，安全性好，疗效显著，值得临床推广[30]。丹红注射液对缓解肺源性心脏病合并心力衰竭的治疗有十分重要的作用[31]。实验组的总有效率较对照组明显升高，差异有统计学意义（$P<0.05$）。实验组治疗后的血浆黏度值、血细胞比容、血红蛋白、红细胞计数、血小板计数与治疗前比较，差异均有统计学意义（$P<0.05$）；对照组治疗后的血浆黏度值、血细胞比容、血红蛋白与治疗前比较，差异均有统计学意义（$P<0.05$）。丹红注射液能有效降低肺源性心脏病患者的血液黏滞度，改善心功能[32]。治疗组的临床疗效总有效率优于对照组（$P<0.01$）；治疗组的血液流变学、动脉血气分析各项指标较治疗前明显降低（$P<0.05$）。

第三节　结语与展望

丹红注射液自上市以来，开展了大量的基础和临床研究，这些研究使得丹红注射液的物质基础明晰、作用机制明确、临床疗效确切、临床剂量使用安全可靠。随着国际制药技术的发展，丹红注射液的制备工艺在不断升级和优化，同时临床中多层次、多领域的诊疗实践和海量的诊疗数据驱动学者们对丹红注射液进行深层次的二次挖掘，以产生新的临床证据，在不久的将来有望让更多领域的患者获益。另外积极响应国家中药现代化"走出去"的战略，让世界人民更早、更快、更好地用上安全、质优、疗效确切的中医药产品。更为重要的是为中药注射液树立样板，最终实现中药注射剂国际化的战略。

（王勇，南景一　山东步长制药股份有限公司）

参 考 文 献

[1] 赵涛，赵步长，伍海勤，等.丹红注射液处方组分的心脑血管药理研究进展[J].中医临床研究，2014，6(24)：47-49.

[2] LI X L，TANG J F，LI W X. Post marketing safety surveillance and reevaluation of Danhong injection：clinical study of 30888 cases[J]. Evidence-based complementray and alternative medicine，2015，2015：610846.

[3] 陈超，窦丽萍，陆明，等.丹红注射液治疗稳定型心绞痛（血瘀症）的临床研究[J].心脑血管病防治，2017，17(2)：128-129，151.

[4] 孟庆宏，杨雨民，王晓玲，等.丹红注射液治疗冠心病稳定型心绞痛临床研究[J].河北中医，2011，33(6)：907-908，913.

[5] 吴嘉瑞，张晓朦，张冰.丹红注射液治疗稳定型心绞痛的系统评价[J].中国实验方剂学杂志，2014，20(14)：219-223.

[6] SUN K，FU C，NIE S H，et al. The index and improvement effect of using Danhong injection to patients with atherosclerosis symptoms of coronary heart disease（CHD）[J]. Pakistan journal of pharmaceutical sciences，2014，27(5 Suppl)：1699-1704.

[7] ZHANG X X，WANG H，CHANG Y X，et al. An overview of meta-analyses of Danhong injection for unstable angina[J]. Evidence-based complementray and alternative medicine，2015，2015：358028.

[8] 潘美香.丹红注射液治疗冠心病心绞痛注册登记研究[D].北京：北京中医药大学，2015.

[9] 冷沁，戴榕，刘缨红.丹红注射液对心肌梗死患者微循环状态相关指标的影响[J].实用临床医药杂志，2017，21(3)：6-8.

[10] LIAO P D，WANG L，GUO L H，et al. Danhong injection（a traditional Chinese patent medicine）for acute myocardial infarction：a systematic review and meta-analysis[J]. Evidence-based complementray and alternative medicine，2015，2015：646530.

[11] YOU Q，WANG J，DONG W，et al. Protective effect of injection in patients with acute myocardial infarction at a high risk of no-reflow during primary percutaneous coronary intervention[J]. Journal of geriatric cardi-

ology,2019,16:406-413.

[12] ZHAO S,TANG Y,CAI H R,et al. Treatment of Danhong injection combined with Naoxintong capsule in acute coronary syndrome patients undergoing PCI operation:study for a randomized controlled and double-blind trial[J]. Evidence-based complementray and alternative medicine,2018,2018:8485472.

[13] ZOU J B,ZHANG X F,WANG J,et al. The therapeutic efficacy of Danhong injection combined with percutaneous coronary intervention in acute coronary syndrome:a systematic review and meta-analysis[J]. Frontiers in pharmacology,2018,9:550.

[14] 缪晓帆. 丹红注射液对缺血性心肌病患者心功能及炎症水平的影响[J].北方药学,2016,13(11):98-99.

[15] 于涛,方永福,姜红姬. 丹红注射液联合环磷腺苷葡胺注射液治疗老年缺血性心肌病型冠心病患者的疗效观察[J]. 中国现代药物应用,2019,13(9):101-102.

[16] 李文. 丹红注射液治疗缺血性心肌病心力衰竭的临床效果分析[J]. 实用临床医药杂志,2018,22(5):36-38.

[17] 于萍. 丹红注射液联合华法林在房颤合并冠心病患者治疗中的作用[J]. 血栓与止血学,2018,24(3):444-446.

[18] 张驰,徐莉,徐超,等. 丹红注射液联合西药对冠心病心律失常的血流动力学及疗效的影响[J]. 中外医学研究,2019,17(24):9-11.

[19] 王宏志,赵敏,李亚蒙,等. 丹红注射液联合酒石酸美托洛尔对冠心病心律失常患者血流动力学及心电图的影响[J]. 心血管康复医学杂志,2018,27(3):355-359.

[20] 李刚,任松. 丹红注射液对高脂血症疗效的 Meta 分析[J]. 湖南中医杂志,2015,31(8):150-155.

[21] 王文文,孙皇举,杨家豪,等. 丹红注射液联合瑞舒伐他汀对冠心病合并高脂血症患者 MFG-E8、Klotho 蛋白表达及血脂水平的影响[J]. 安徽医药,2018,22(2):339-343.

[22] 齐建军,吉永利,刘树芬,等. 丹红注射液联合辛伐他汀治疗冠心病伴高脂血症 54 例[J]. 中国药业,2014,23(22):103-105.

[23] 李金,唐其柱,张宁,等. 丹红注射液辅治慢性心力衰竭的 Meta 分析[J]. 疑难病杂志,2014,13(7):736-739.

[24] 刘亚荣,李蕊,田心. 丹红注射液联合美托洛尔治疗冠心病心力衰竭的临床效果[J].临床医学研究与实践,2018,3(27):11-13.

[25] 曹樱花. 丹红注射液治疗短暂性脑缺血发作的疗效分析及对患者血流动力学及神经功能的影响[J].世界中医药,2017,12(10):2326-2329.

[26] 李菊琴,代青湘,韩吉祥.丹红注射液联合曲克芦丁治疗急性脑梗死的疗效及对 hs-CRP、TNF-α和 IL-6 影响[J]. 中华中医药学刊,2019,37(8):2013-2016.

[27] 郭宏艳. 阿托伐他汀联合丹红注射液治疗椎-基底动脉硬化致脑供血不足的效果[J]. 中国当代医药,2020,27(16):85-87.

[28] 郭俊林,张志明. 丹红注射液治疗慢性脑供血不足的 Meta 分析[J]. 西部中医药,2016,29(7):76-80.

[29] 庞文艳,余仁杰,杨宏伟,等. 前列地尔联合丹红注射液对慢性肺源性心脏病肺动脉高压患者临床疗效及对心肺功能、血液流变学和血清炎症因子的影响[J]. 中国老年学杂志,2021,41(5):897-900.

[30] 李保强. 丹红注射液联合前列地尔治疗肺心病心力衰竭疗效观察[J]. 中国误诊学杂志,2010,10(10):7322-7323.

[31] 郑粉双,杨亚非,谢媛. 丹红注射液治疗慢性肺心病合并心力衰竭疗效分析与评价[J]. 临床合理用药杂志,2011,4(12):44.

[32] 苏畅,贾树雅,唐勇. 丹红注射液治疗肺心病心功能不全 120 例疗效观察[J]. 中药药理与临床,2009,25(3):71-72.

第四篇

中药有效成分药理学研究

第二十六章

中西医结合的药理研究诠释灵芝
"扶正固本、扶正祛邪"治则

一、概述

灵芝是真菌门,担子菌纲,多孔菌科,灵芝科,灵芝属的真菌。我国有百余种,仅少数可用作药物或保健食品的原料,如赤芝 *Ganoderma lucidum* (Leyss. ex Fr.) Karst. 、紫芝 *Ganoderma sinense* Zhao, Xu et Zhang、松杉灵芝 *Ganoderma tsugae* Murr. 、薄树芝 *Ganoderma capense* (Lioyd) Teng 等[1]。

中医古籍《神农本草经》收录灵芝(赤芝、青芝、黄芝、白芝、黑芝、紫芝)为上品药物,并详细地描述了此6类灵芝的药性、气味和主治。概括起来,灵芝可"补心、肝、肺、脾、肾五脏之气""益精气""安神""增智慧""久食轻身不老,延年神仙",指出"六芝皆无毒"[1]。

灵芝(赤芝和紫芝)的子实体已是《中华人民共和国药典》(一部)(2000年版、2005年版、2010年版、2015年版、2020年版)中收载的法定中药材,并指出灵芝"味甘,性平""归心、肺、肝、肾经",具"补气安神,止咳平喘"的功能,用于"心神不宁,失眠心悸,肺虚咳喘,虚劳短气,不思饮食"[1]。

自1971年至今,我们的研究团队以中医药传统理论和临床实践为指导,采用现代科技方法研究灵芝及其有效成分的药理作用与作用机制,以期用现代科学理论诠释《神农本草经》对灵芝的论述。本章为此项研究的一部分,从灵芝治疗慢性支气管炎和辅助治疗肿瘤的疗效机制研究探讨灵芝"扶正固本、扶正祛邪"的实质。

二、灵芝"扶正固本"防治慢性支气管炎的机制

1971年全国开展了防治慢性支气管炎的工作,从民间验方中发现灵芝对慢性支气管炎有效,北京市防治慢性支气管炎灵芝研究协作组接受了研究灵芝防治慢性支气管炎疗效和机制的任务,基础与临床相结合,开始研究,也开始了我的漫长的灵芝研究工作。

我毕业于北京医学院(后更名北京医科大学,现北京大学医学部)医疗系,学的是西医,毕业后留校任教,从事药理学教学与科研,故一开始将研究的目标设定在慢性支气管炎的咳、痰、喘、炎四症上。初步研究结果虽也发现灵芝制剂如灵芝子实体水提取物和醇提取物、灵芝发酵浓缩液等有一定的镇咳、平喘作用及抑制过敏介质释放的作用[2-5],但这些作用均远不及临床常用的镇咳药、平喘药和抗过敏药,而且临床疗效特点也不相同。临床应用灵芝制剂治疗慢性支气管炎起效较慢,一般要1~2周才产生明显的疗效,有效病例的咳、痰、喘、炎症状减轻或消失,同时伴有食欲增加、睡眠改善、体力增强、畏寒减轻、不易感冒等表现,对中医辨证属虚寒型和痰湿型患者效果尤佳[6]。用已获得的研究结果很难解释灵芝的临床疗效,如何进一步研究,令人困惑。

　　就在此时,我幸运地参加了西医脱产学习中医班(简称"西学中班"),尽管半年的学习时间不长,但可全力以赴学习中医学理论,每天还有半天的时间在老中医指导下在门诊把脉诊治患者。用灵芝治疗慢性支气管炎的临床实践,体现了中医辨证论治的理论与西医不同,其核心是以人为本,调节人体平衡。同时,也体会到灵芝防治慢性支气管炎的疗效并非一般的对症治疗,而是其扶正固本作用的结果。

　　中医学理论认为健康和疾病均属于正邪相争的不同状态,健康是由于"正气存内,邪不可干",但此时并不一定无邪;而疾病则是"邪之所凑,其气必虚",但治疗疾病不一定要彻底消除外邪,只要达到"邪不可干"即可。慢性支气管炎是气管、支气管黏膜及其周围组织的慢性炎症性疾病,其发病机制复杂,与感染因素、环境因素、免疫功能障碍等有关。其中,细菌、病毒感染、环境污染是外邪,而免疫功能障碍则反映机体正气虚衰,因而治疗则应"扶正固本"。

　　在此基础上,研究建立了灵芝治疗慢性支气管炎的扶正固本作用的工作假说,认为灵芝的"扶正固本"作用可能与其增强机体重要器官系统的功能,减轻各种致病因素对机体的损害,改善神经-内分泌-免疫系统的调节作用,加强机体的稳态调节能力,维持内环境稳定有关[7]。从此时起,一直以"扶正固本"作为主线研究灵芝的药理作用和疗效机制。此后,一系列中西医结合药理的相关研究结果证明了这一假设。

　　灵芝提取物及其所含的灵芝多糖能增强巨噬细胞的吞噬功能,抑制氧化剂对巨噬细胞的氧化损伤,促进 T 和 B 细胞增殖,促进免疫球蛋白生成,促进细胞因子如白细胞介素-1(IL-1)、白细胞介素-2(IL-2)、干扰素 γ(IFN-γ)的 mRNA 表达和生成。灵芝多糖还能促进淋巴细胞的 DNA 聚合酶 α 的活性[8-12]。在免疫抑制剂、抗肿瘤药、应激、衰老(表 26-1)、吗啡成瘾性等引起免疫功能低下时,灵芝多糖还能使降低的免疫功能恢复至正常或接近正常水平[13-17]。灵芝抑制过敏反应介质释放的作用则可降低变应原诱发的免疫性炎症反应[18]。此外,还有研究证明,灵芝能保护气管的纤毛柱状上皮细胞、杯状细胞和软骨细胞,减轻吸入烟雾引起的慢性炎症病理改变[19]。

表 26-1　灵芝多糖 GL-B 对老年小鼠脾细胞自发增殖和白细胞介素-2 产生的影响

组别	鼠龄/月	药物浓度/(μg/ml)	[^{3}H]TdR 摄取$\times10^3$/dpm	IL-2 活性$\times10^3$/dpm
年轻对照	3	—	45.4±2.1	8.3±1.4
老年对照	24	—	19.4±3.8[+++]	5.8±1.0[+]
GL-B	24	50	34.8±4.5	7.3±1.2[*]
GL-B	24	100	36.1±2.6[**]	8.2±1.0[**]
GL-B	24	200	40.2±4.2[***]	9.0±1.0[***]

注:$n=6$,$\bar{x}\pm s$。与年轻对照比较,$^+P<0.05$,$^{+++}P<0.001$;与老年对照比较,$^*P<0.05$,$^{**}P<0.01$,$^{***}P<0.001$。

　　这些结果指出,灵芝对慢性支气管炎的"扶正固本"功效主要是通过增强患者的免疫功能,进而增强呼吸道对细菌、病毒感染的抵抗力,减轻一些诱因引起的气管、支气管的慢性炎症变化。因此,灵芝提高正气,增强抵御外邪的能力,实现正气存内、邪不可干,达到防治慢性支气管炎的目的。

　　通过灵芝治疗慢性支气管炎的疗效机制的研究,已明确用现代科学技术方法研究中医中药必须要在传统中医药理论的指导下进行。因此,要认真学习中医中药理论,从中去寻找研究的思路和中西医的结合点,这样可少走弯路[20]。

三、灵芝"扶正祛邪"辅助治疗肿瘤作用的机制

20世纪70年代，日本学者发现灵芝对小鼠的移植性肿瘤生长有抑制作用后，曾假设这一作用可能是"宿主中介性的"，即可能与灵芝的免疫增强作用有关，但始终未予证实。此观点与中医治疗肿瘤的"扶正祛邪"治则相符，值得深入研究。

（一）灵芝增强机体抗肿瘤免疫力的研究

给小鼠灌胃不同剂量的灵芝子实体提取物（GLE）、灵芝多糖（GL-B）可显著抑制小鼠的移植性 S180 肉瘤生长，但不能抑制体外培养的 S180 细胞增殖，也不能促其凋亡。但采用血清药理学方法，给小鼠灌胃 GLE 或 GL-B 后，制备含药血清，并将此含 GLE 或 GL-B 血清加至体外培养的 S180 细胞或 HL-60 细胞培养基中，则可明显抑制此 2 种肿瘤细胞生长，并诱导其凋亡。

由于未能在含药血清中检出灵芝的多糖成分，研究推测小鼠灌服 GLE 或 GL-B 后，血清中可能出现一种内源性抗肿瘤活性物质，于是采用生物法和酶联免疫吸附试验（ELISA）检测含 GLE 或 GL-B 血清的 TNF-α 和 IFN-γ 含量。结果显示，灌胃不同剂量 GLE 或 GL-B 的小鼠血清中，TNF-α 的活性增加和 IFN-γ 的水平升高，并呈现明显的剂量依赖性关系[21-25]。

为模拟血清药理学试验，在小鼠腹腔巨噬细胞或脾细胞培养液中加入 GL-B 共同培养 24 小时，然后分别取 GL-B 与巨噬细胞或脾细胞共培养上清液，加至 HL-60 细胞培养基中，结果这 2 种共培养上清液可显著抑制 HL-60 细胞增殖和促进其凋亡[22-23]。灵芝菌丝体多糖（MGLP1、MGLP2）亦可促进小鼠腹腔巨噬细胞分泌 TNF-α，诱导 HL-60 细胞凋亡[26]。

进一步的研究发现，GL-B 能使小鼠腹腔巨噬细胞培养上清液中的 TNF-α mRNA 表达和 TNF-α 水平增加，也能使小鼠脾细胞培养上清液中的 IFN-γ mRNA 表达和 IFN-γ 水平增加[22]。

随后，用从破壁灵芝孢子粉中提取的破壁灵芝孢子多糖（Gl-BSP）重复并进一步试验，发现 Gl-BSP 可显著抑制小鼠的 S180 肉瘤生长，但对体外培养的 S180 或人肺癌细胞（PG）增殖无直接抑制作用；而将灌胃 Gl-BSP 的小鼠血清加到体外培养的 S180 或 PG 细胞培养液中，则可剂量依赖性地抑制肿瘤细胞增殖。此时，含 Gl-BSP 血清中的 IL-2、TNF-α、IFN-γ 和 NO 水平较正常对照血清显著增加（表 26-2），提示含 Gl-BSP 血清抑制 S180 和 PG 细胞增殖与 IL-2、TNF-α、IFN-γ 等免疫因子有关。为了证明这一设想，研究将用 TNF-α 和/或 IFN-γ 中和抗体预处理过的含 Gl-BSP 血清加到 S180 或 PG 细胞培养液中，其抑制肿瘤细胞增殖的作用显著减弱，尤以同时加入 TNF-α 和 IFN-γ 2 种中和抗体的含 Gl-BSP 血清的减弱更为明显（表 26-3）。此外，S180 荷瘤小鼠与正常小鼠比较，其 NK 细胞的细胞毒活性、巨噬细胞的吞噬活性、ConA 和 LPS 诱导的脾淋巴细胞增殖功能明显降低，CD4+/CD8+ 比值显著升高，灌胃 Gl-BSP 则可使这些改变恢复至接近正常或完全正常水平[27]。

研究还发现，灵芝多糖 Gl-PS 能促进树突状细胞（DC）增殖、分化及其诱导的细胞毒作用，如灵芝多糖能促进 DC 诱导的细胞毒性 T 细胞（CTL）的 IFN-γ mRNA 和蛋白质表达，也促进 CTL 的颗粒酶 B 的 mRNA 和蛋白质表达[28-29]。灵芝多糖还能增强细胞因子活化的杀伤细胞（CIK）的增殖及其活性等[30-31]。

表 26-2　灵芝破壁孢子多糖(Gl-BSP)对 S180 荷瘤小鼠血清细胞因子产生的影响

组别	药物浓度/ (mg/kg)	IL-2/(pg/ml)	IFN-γ/(pg/ml)	TNF-α/(pg/ml)
正常对照	—	UD	UD	UD
S180 荷瘤对照	—	UD	11.73±3.53	UD
Gl-BSP	50	UD	13.24±3.48	UD
Gl-BSP	100	UD	20.13±2.93**	20.62±16.8
Gl-BSP	200	3.4±2.46***	67.42±5.47***	72.58±33.40***

注:$n=10$,$\bar{x}\pm s$。与 S180 荷瘤对照比较,**$P<0.01$,***$P<0.001$。UD:未检测出。雄性 BALB/c 小鼠移植 S180 肉瘤并灌胃不同浓度的 Gl-BPS 14 日,实验结束时收集血清,采用 ELISA 法检测血清细胞因子。

表 26-3　细胞因子中和抗体预处理含灵芝破壁孢子多糖(Gl-BSP)
血清对 S180 和 PG 细胞增殖的影响

组别	抑制率/%	
	S180	PG
Gl-BSP 200mg/kg-处理血清	55.6±1.7	45.1±2.4
Gl-BSP 200mg/kg-处理血清+anti-TNF-α	32.5±1.2***	29.0±4.0***
Gl-BSP 200mg/kg-处理血清+anti-IFN-γ	45.0±2.4***	34.1±3.0***
Gl-BSP 200mg/kg-处理血清+anti-TNF-α+anti-IFN-γ	11.3±0.9***	15.8±3.3***

注:$n=10$,$\bar{x}\pm s$。与 Gl-BSP 200mg/kg-处理血清组比较,***$P<0.001$。Gl-BSP 200mg/kg-处理血清与细胞因子中和抗体(anti-TNF-α 150ng/ml 和/或 anti-IFN-γ 150ng/ml)预孵育后,加至 S180 或 PG 细胞培养中,在 37℃孵育 90 分钟,检测肿瘤细胞抑制率。

已知巨噬细胞可分为经典活化巨噬细胞(M1 型)和替代活化巨噬细胞(M2 型)。M1 型参与体内炎症反应,清除病原体,参与抗肿瘤免疫;M2 型则具有抗炎症反应,可修复损伤,促进肿瘤形成和转移。研究还发现,给小鼠接种乳腺癌细胞 4T1 后,灌胃灵芝多糖肽(GLPP)可显著抑制肿瘤生长,并可见肿瘤微环境中的巨噬细胞数量显著增加。进一步采用流式细胞仪检测 M1 型巨噬细胞和 M2 型巨噬细胞的细胞百分数,可见在 GLPP 作用下两者均有增加,但 M1 型的增加更为明显,M1 型/M2 型的比值显著增加。与此同时,肿瘤微环境中的M1 型刺激因子 IFN-γ 表达增加、M2 型刺激因子 IL-4 表达减少。结果提示,GLPP 可促使肿瘤微环境中的 M2 向 M1 极化[32]。

定量反转录 PCR(qRT-PCR)和 ELISA 检测结果显示,灵芝多糖(Gl-PS)分别显著促进LPS 诱导的巨噬细胞 TNF-α、IL-6 和 IL-12mRNA 表达和生成,但明显抑制 IL-10mRNA 表达和生成。蛋白质印迹法(Western blotting)检测结果显示,Gl-PS 抑制 LPS 诱导的巨噬细胞的精氨酸酶Ⅰ(arginase Ⅰ)表达。已知 TNF-α、IL-6、IL-12 是 M1 型的高表达因子,参与 M1 型的抗肿瘤作用;IL-10 和精氨酸酶Ⅰ是 M2 型的高表达因子,参与 M2 型的促肿瘤生长作用[2]。Gl-PS 促进 M1 型的高表达因子产生、抑制 M2 型的高表达因子产生,表明灵芝促进 M1 型极化、抑制 M2 型极化,从而增强 M1 型的抗肿瘤作用[33]。

上述系列研究证实,灵芝子实体(或孢子粉)提取物及其所含的多糖灌胃可抑制小鼠的移植性肿瘤生长,但对体外培养的肿瘤细胞无直接细胞毒作用。表明其抗肿瘤作用确系宿主中介性的,即促进抗肿瘤细胞因子生成,增强树突状细胞、巨噬细胞、自然杀伤细胞、淋巴细胞的功能,促进肿瘤微环境中的巨噬细胞从 M2 型向 M1 型极化,增强细胞因子活化的杀伤细胞的增殖及其活性,增强机体的抗肿瘤免疫力,抑制肿瘤生长。灵芝"扶正祛邪"的功效与通过这些机制增强机体的抗肿瘤免疫力密切相关。

(二) 灵芝三萜类的直接细胞毒作用的研究

多数研究证明灵芝水提取物及其所含的多糖对肿瘤细胞无直接细胞毒性,也有少数报告发现灵芝(赤芝、紫芝、松杉灵芝)子实体水提取物抑制体外培养的人乳腺癌细胞 MCF-7、MDA-MB-231 增殖;灵芝提取物 GLE-1(主要含多糖)和 GLE-2(主要含三萜类)抑制人结肠癌细胞 SW480 增殖,且后者的作用强于前者[1]。

更多研究发现,灵芝醇提取物及其所含的三萜类化合物对肿瘤细胞有直接细胞毒作用。Gao 等[34]从灵芝子实体中提取的 3 种羊毛甾烷型三萜(lanostante-type triterpene aldehydes)lucialdehydes A、lucialdehydes B、lucialdehydes C,其中 lucialdehydes B、lucialdehydes C 对 Lewis 肺肉瘤(LLC)、T47D、S180 和 Meth-A 肿瘤细胞株具有细胞毒作用,lucialdehyde C 对试验的细胞株的细胞毒性最强,其有效中量(ED_{50})分别为 10.7、4.7、7.1 和 3.8$\mu g/ml$。Glaudia[35]观察富含三萜组分的灵芝提取物对 26 种人癌细胞株的抗增殖活性,结果发现 6 种血细胞株最敏感,其 ED_{50} 分别为 HL-60(26$\mu g/ml$)、U937(63$\mu g/ml$)、K562(50$\mu g/ml$)、Blin-1(38$\mu g/ml$)、Nalm-6(30$\mu g/ml$)和 RPMI8226(40$\mu g/ml$)。细胞周期分析显示肿瘤细胞生长停止在 G_2/M 期,以 HL-60 细胞最为明显。在 4 种造血细胞株(HL-60、Blin-1、U937、RPMI8226)可见 21%~92% 的细胞凋亡。在灵芝提取物作用下,HL-60 细胞变成多核细胞,且其 DNA 含量增加。结果指出,富含三萜组分的灵芝提取物对白血病、淋巴瘤、多发性骨髓瘤有明显的抑制作用。

一些研究还探讨了灵芝三萜类的细胞毒作用机制。Zhu 等[36]报告灵芝孢子的乙醇提取物 I 和 III 显著抑制 HeLa 细胞生长;提取物 III 能阻断细胞周期中从 G_1 期到 S 期的转变,并使细胞内的钙水平显著降低。提示提取物可能通过影响细胞周期和细胞内的钙信号转导而抑制肿瘤细胞生长。Lin 等[37]发现灵芝菌丝中制备的富含三萜组分 WEES-G6 在体外可抑制肝肉瘤 Huh-7 细胞生长。用 WEES-G6 处理细胞可使细胞生长调节蛋白 PKC 的活性降低,并抑制 p38 MAP kinases 的活化,并因此延长细胞周期的 G_2 期,抑制肝肉瘤细胞生长。Hu 等[38]报告灵芝乙醇提取物可剂量和时间依赖性地抑制 MCF-7 肿瘤细胞增殖,这可能与其上调 p21/Waf1 和下调 cyclin D_1 有关。此外,它还可能通过上调前凋亡蛋白 Bax 诱导 MCF-7 细胞凋亡。Chang 等[39]从鹿角灵芝(*Ganoderma amboinense*)中提取的一种四环三萜类化合物 GolF(ganoderiol F)可诱导高度增殖的肿瘤细胞株老化,使 HepG_2、Huh7 和 K562 肿瘤细胞生长停止,但对肝肉瘤 Hep3B 和正常成纤维细胞 MRC5 仅具非常弱的作用,而对末梢血单核细胞无作用。除 Hep3B 外,用 GolF 处理体外培养的癌细胞,导致 DNA 合成迅速抑制,细胞周期停止在 G_1 相。GolF 与 HepG_2 细胞短时间作用可使细胞周期停止进行,然而在与药物作用 24 小时后,洗去培养液中的药物,HepG_2 细胞生长仍可恢复。用 30$\mu mol/L$ GolF 连续处理 HepG_2 细胞 18 日之后,可见超过 50% 的细胞变大、变平,老化细胞呈现 β-半乳糖苷酶阳性。GolF 在体外可抑制拓扑异构酶,这可能与其抑制细胞 DNA 合成有关。在 GolF 处理的早期,可见丝裂原活化的蛋白激酶 EKR 活化及上调周期蛋白(cyclin)依赖性激酶抑制因子 p16,推测这与引起细胞周期停滞及触发 HepG_2 细胞早老有关。GolF 引起肿瘤细胞生长停滞和老化提示它有潜在的抗肿瘤作用[39]。Li 等[40]发现鹿角灵芝(*Ganoderma amboinense*)的甲醇提取物抑制人肝肉瘤 HuH-7 细胞、结肠肉瘤 HCT-116 细胞、伯基特淋巴瘤 Raji 细胞和人急性白血病(HL60)细胞的生长,半数抑制浓度(IC_{50})在 82.2~135.3$\mu g/ml$。一些成分在体外还能抑制拓扑异构酶 I 和 II α 的活性。其中最强的是羊毛甾烷三萜类的灵芝酸 X[3α-hydroxy-15a-acetoxy-lanosta-7,9（11），24-trien-26-oic acid，简称"GAX"]，GAX 对 HuH-7 细胞、HCT-116 细胞、Raji 细胞和 HL60 细胞的 IC_{50} 分别为 20.3μg/ml、38.3μg/ml、39.2μg/ml 和 26.5μg/ml。用 GAX 处理人肝肉瘤 HuH-7 细胞立即引起 DNA 合成抑制，也抑制 ERK 和 JUK 丝裂原-活化蛋白激酶活化，并诱导细胞凋亡。初步试验结果提示，GAX 诱导肿瘤细胞凋亡的分子机制与其促使染色体 DNA 断裂、降低 Bcl-xL 水平、使线粒体膜破裂、促使细胞质中的细胞色素 C 释放和 caspase-3 活化有关。研究认为，GAX 抑制拓扑异构酶，使敏感细胞凋亡与其抗肿瘤作用有关。Thyagarajan 等[41]证明，灵芝三萜提取物（GLT）抑制体外培养的人结肠癌细胞 HT-29 增殖，并抑制裸鼠的移植性结肠肿瘤生长。GLT 的这些作用与细胞周期的 G_0/G_1 相阻滞及诱导结肠癌细胞 II 型自噬（autophagy）程序死亡有关。研究发现，GLT 诱导结肠癌细胞中出现自噬空泡，并上调 Beclin-1 表达（增加 1.3 倍）及 LC-3 蛋白表达（增加 7.3 倍），在移植性结肠肿瘤模型裸鼠中 Beclin-1 增加 3.9 倍、LC-3 增加 1.9 倍。自噬是由 p38 丝裂原活化蛋白激酶（p38MAPK）抑制介导的，p38MAPK 抑制剂 SB202190 可引起癌细胞自噬，并使 Beclin-1 和 LC-3 表达分别增加 1.2 倍和 7.4 倍。GLT 抑制结肠癌细胞 p38MAPK 磷酸化可达 60%。

灵芝三萜类成分的直接细胞毒作用研究指出，灵芝的不同成分的抗肿瘤作用机制不同，灵芝三萜类成分直接抑制肿瘤细胞增殖，实现"祛邪"。

（三）灵芝多糖抑制肿瘤细胞的免疫逃逸的研究

肿瘤的免疫逃逸（immune escape）是指肿瘤细胞可以通过多种方式逃避免疫系统的监控、识别与攻击而继续分裂生长。肿瘤的免疫逃逸机制复杂，主要涉及机体全身或局部免疫功能低下、肿瘤细胞表面的主要组织相容性复合体 MHC 类分子及协同刺激分子低表达、肿瘤细胞产生免疫抑制性因子、肿瘤细胞 Fas 表达的抗宿主免疫等。

1. 灵芝多糖促进黑色素瘤 B16F10 细胞的主要组织相容性复合体-I 分子和协同刺激因子生成　通常，肿瘤的抗原肽与肿瘤细胞表面的组织相容性复合体-I（MHC-I）分子结合形成复合物，再与 T 细胞表面的抗原受体结合，活化 T 细胞并杀伤肿瘤细胞。这一过程还需要 B7-1、B7-2 等协同刺激分子与 T 细胞表面的 CD28 分子结合。而恶性肿瘤细胞常表现为 MHC-I 分子和协同刺激分子的低表达或不表达，这是构成肿瘤免疫逃逸的机制之一。

Sun 等[42]发现，在低表达 MHC-I 分子及 B7-1 和 B7-2 分子的小鼠黑色素瘤 B16F10 细胞培养液中加入灵芝多糖（Gl-PS）可促进这些分子的表达。RT-PCR 检测结果显示，与 RPMI 1640 培养基对照组相比，不同浓度的 Gl-PS 作用 48 小时，Gl-PS 使 B16F10 细胞 MHC-I 分子 H-2K^b 和 H-2D^b mRNA 表达增加，也可使 B7-1 和 B7-2 mRNA 表达增加；流式细胞术检测结果显示，Gl-PS 可使 H-2K^b、H-2D^b、B7-1 和 B7-2 分子表达增强。此外，在 Gl-PS 作用下的 B16F10 细胞与 PHA 活化的小鼠脾淋巴细胞共培养，淋巴细胞介导的抗 B16F10 细胞毒活性较对照组明显提高[43]。将 B16F10 细胞培养上清液加到小鼠脾淋巴细胞中，可显著抑制 PHA 诱导的小鼠脾淋巴细胞活化，Gl-PS 可使受抑制的脾淋巴细胞增殖活性显著增强，并使受抑制的淋巴细胞穿孔素和颗粒酶 B 表达增加；Gl-PS 还可使受抑制的混合淋巴细胞反应显著增强[44]，并使受抑制的细胞活化分子 CD71 和 FasL 表达显著增加[45]。在小鼠脾单核淋巴细胞培养中加入 B16F10 细胞培养上清液，可抑制 PHA 诱导的小鼠脾淋巴细胞 IL-2、IFN-γ 和 TNF-α mRNA 表达和生成，同时加入 Gl-PS 则可使 3 种细胞因子的 mRNA 表达和生成显著恢复[46]。

结果表明，灵芝多糖可促进 B16F10 细胞 MHC-I 分子和协同刺激因子生成，因而促进淋巴细胞活化，增强淋巴细胞介导的细胞毒性。

2. 灵芝多糖抑制黑色素瘤 B16F10 细胞分泌免疫抑制因子　肿瘤细胞可产生多种免疫抑制分子如白细胞介素-10(IL-10)、转化生长因子-β(TGF-β)、血管内皮生长因子(VEGF),抑制免疫细胞的功能,逃避机体免疫系统的攻击。

RT-PCR 检测发现,与未加灵芝多糖的对照组相比,Gl-PS 可使 B16F10 细胞和小鼠肺癌 LA795 细胞的培养上清液中的 IL-10mRNA、TGF-β1mRNA、VEGF mRNA 表达显著减少。ELISA 检测进一步发现,Gl-PS 可使 B16F10 细胞和小鼠肺癌 LA795 细胞的培养上清液中的 IL-10、TGF-β_1、VEGF 蛋白水平显著减少[47]。

结果表明,灵芝多糖可在一定程度上拮抗 B16F10 细胞培养上清诱导的免疫抑制作用,其机制可能与灵芝多糖促进淋巴细胞活化和抑制 B16F10 细胞分泌免疫抑制因子有关。

肿瘤细胞分泌的免疫抑制分子对巨噬细胞的抗肿瘤活性亦有抑制作用,灵芝多糖可拮抗或抵消这种抑制作用。Sun 等[48]报告,在用 LPS 活化巨噬细胞时,加入 B16F10 细胞培养上清液可抑制巨噬细胞活化,再加入不同剂量的 Gl-PS 可拮抗这种抑制作用。与未加 Gl-PS 的对照组相比,Gl-PS 可使受抑制的巨噬细胞吞噬活性增强,可使受抑制的 NO 及 TNF-α 生成增加;Gl-PS 还可增强受抑制的 TNF-α 杀伤 L929 细胞的细胞毒活性。

3. 灵芝多糖拮抗肺癌患者血清诱导的淋巴细胞活性抑制　Sun 等[49]将不同浓度的灵芝多糖(Gl-PS)加入受肺癌患者血清抑制的人外周血淋巴细胞中,再用 PHA 诱导活化淋巴细胞,发现与未加灵芝多糖的对照组比较,Gl-PS 显著增强受抑制的淋巴细胞表面细胞活化抗原 CD69 的表达,显著改善受抑制的淋巴细胞增殖活性,明显提高受抑制淋巴细胞穿孔素和颗粒酶 B 的水平。

以上研究指出,小鼠黑色素瘤 B16F10 细胞、肺癌 LA795 细胞和人肺癌细胞可产生免疫逃逸,从而逃避免疫系统的监视和杀伤,属于"病邪"与"正气"的搏杀。此时,灵芝多糖的"扶正祛邪"则是通过直接抑制肿瘤细胞免疫逃逸的多种途径(祛邪),或通过增强机体免疫系统的抗肿瘤作用(扶正)而实现的。

(四) 灵芝抑制肿瘤血管新生的研究

我们的研究发现,给接种人肺腺癌细胞(PG)的裸鼠(BALB/c nude mice)灌胃灵芝多糖肽(GLPP),可显著抑制肿瘤生长。已知裸鼠是先天免疫功能缺陷的小鼠,不可能像免疫功能正常的小鼠一样通过增强免疫力发挥抗肿瘤作用。因而,这一发现也促使研究进一步探讨其机制。

首先,是否裸鼠种系不纯。通过检测裸鼠的免疫功能,发现裸鼠确实是 T 细胞免疫缺陷小鼠,对伴刀豆球蛋白 A(ConA)刺激完全无反应,而且灵芝多糖肽对裸鼠的巨噬细胞吞噬功能也无影响。因此,不能用增强抗肿瘤免疫力来解释灵芝多糖肽对裸鼠的抗肿瘤作用。

经过分析讨论,将研究目标锁定在灵芝多糖肽对肿瘤血管新生的影响,并开始试验。首先采用经典的鸡胚尿囊膜(CAM)试验,培养 8 日的 CAM 血管丰富,可用来观察药物对血管生成的影响,发现灵芝多糖肽对鸡胚尿囊膜的微血管生成有抑制作用。进一步在人脐带血管内皮细胞(HUVEC)的试验中发现,灵芝多糖肽能抑制血管内皮生长因子(VEGF)生成,抑制 HUVEC 增殖;抑制抗凋亡基因 Bcl-2 表达,促进凋亡基因(Bax)表达,从而促进 HUVEC 凋亡,并抑制在缺氧条件下培养的 PG 细胞产生 VEGF[50-51]。这些结果证明,直接抑制肿瘤血管新生是灵芝抗肿瘤作用的重要机制,此外,由于 IFN-γ 能抑制肿瘤血管新生,灵芝通过促进 IFN-γ 生成还能间接抑制肿瘤血管新生。研究结果指出,灵芝多糖肽可能通过抑制肿瘤血管新生,切断肿瘤的血液供应,使肿瘤细胞得不到营养成分,因而死亡。肿瘤血管新生是肿瘤生长、转移的重要机制,灵芝抑制肿瘤血管新生也是其"祛邪"的体现。

（五）灵芝抑制肿瘤细胞侵袭的研究

受研究发现灵芝抑制肿瘤血管新生的启发,我们扩大了灵芝抗肿瘤作用机制的研究范围。尽管灵芝多糖肽(Gl-PP)对人肺癌 PG 细胞的增殖无抑制作用,但考虑到灵芝多糖肽对肺癌细胞的其他特性是否有影响这一问题,于是就应用细胞划痕运动实验、细胞黏附实验、金属蛋白酶活性测定实验及 RT-PCR 法测定金属蛋白酶 MMP-9mRNA 的表达,观察 Gl-PP 对肿瘤运动、黏附及金属蛋白酶 MMP-9 活性和 mRNA 表达的影响。结果发现,灵芝多糖肽作用后的 PG 细胞其运动性和黏附性明显被抑制,金属蛋白酶 MMP-9 的活性呈剂量依赖性下降,MMP-9mRNA 的表达也受到不同程度的抑制。已知具有转移能力的肿瘤细胞能直接分泌或者通过诱导宿主基质细胞分泌胶原蛋白酶降解细胞外基质(ECM),基质金属蛋白酶 MMP 是人体内降解 ECM 的主要蛋白酶家族,是影响肿瘤细胞侵袭和转移的重要因素之一,衡量药物对肿瘤细胞分泌金属蛋白酶的水平的影响是评价该药物的抗侵袭作用的一个重要指标。金属蛋白酶 MMP-9 可能是灵芝多糖肽作用的重要靶点,通过抑制 MMP-9 表达及其活性,灵芝多糖肽可抑制人肺癌 PG 细胞的侵袭性[52]。这一发现同样可用来解释灵芝多糖肽的"祛邪"作用。

（六）灵芝逆转肿瘤细胞对抗肿瘤药的多药耐药性的研究

众所周知,肿瘤细胞对化疗药产生耐药性是化疗失败的主要原因。关于灵芝联合化疗药对癌症患者的增效减毒作用是否也涉及影响肿瘤细胞对化疗药的耐药性这一问题,我们研究了灵芝多糖对人白血病细胞株 K562 多药耐药性的影响。

在体外培养的具有多药耐药性的白血病细胞株 K562/ADM 细胞中加入不同浓度的灵芝多糖可明显翻转 K562/ADM 细胞对化疗药多柔比星(别名"阿霉素")的耐药性,恢复其对多柔比星的敏感性,最适浓度的灵芝多糖可使 K562/ADM 细胞对多柔比星增敏近 7 倍。在激光共聚焦显微镜下可见 K562/ADM 细胞内多柔比星的蓄积(红色荧光)明显低于敏感的 K562 细胞,加入 Gl-PS 可使 K562/ADM 细胞内多柔比星的蓄积恢复到与敏感的 K562 细胞相似的水平,并证明这一作用与 Gl-PS 下调肿瘤细胞的 P 糖蛋白(P-gp)和多药耐药蛋白(MRP1)的表达相关,即 Gl-PS 通过抑制 P-gp 和 MDR1 阻止进入肿瘤细胞的多柔比星流出细胞,从而发挥其细胞毒作用[53]。

这些细胞分子水平的研究虽然证明灵芝可逆转肿瘤细胞对抗肿瘤药的多药耐药性,但终究是体外试验的结果,需确认在整体条件下是否也能重复出来。于是给裸鼠皮下接种多药耐药的人白血病细胞株(K562/A)和敏感的人白血病细胞株(K562),通过测量肿瘤生长情况及瘤重,RT-PCR 检测瘤组织谷胱甘肽转移酶 π(glutathione transferase π,GST-π)的 mRNA 水平表达,蛋白免疫印迹法检测瘤组织内的 GST-π 及 caspase-3 蛋白表达,进一步观察了灵芝多糖在裸鼠体内逆转人白血病细胞株(K562/A)的多药耐药性及其机制。结果发现,灵芝多糖联合多柔比星(ADM)可明显抑制肿瘤生长速度,恢复 K562/A 对化疗药的敏感性;显著上调肿瘤细胞的凋亡基因 caspase-3 蛋白表达,抑制肿瘤生长;明显抑制 GST-π mRNA 和蛋白水平表达,抑制肿瘤细胞的解毒功能,从而增强化疗药的抗肿瘤作用,逆转 K562/A 的多药耐药性[54]。

这一发现有助于解释临床上灵芝对化疗药的增效作用,这一作用是灵芝"扶正祛邪"双管齐下的结果。

（七）灵芝减轻肿瘤化学治疗和放射治疗的毒性的研究

20 世纪 70 年代,我们发现在亚致死剂量的 ^{60}Co γ 射线照射前和照射后 2 周给小鼠灌胃灵芝子实体提取液,能显著降低动物的死亡率;照射后给药,可使濒临死亡动物的平均存活时间明显延长[55]。

推测灵芝对放射性损伤的保护作用可能与其刺激骨髓造血功能有关,进一步的研究证实了这种推测。腹腔注射灵芝多糖 D6,可使³H-亮氨酸、³H-胸腺嘧啶核苷和³H-尿嘧啶核苷分别掺入骨髓细胞蛋白质、DNA 和 RNA,掺入量较对照组显著增加,说明灵芝多糖能促进骨髓细胞蛋白质、核酸的合成,加速骨髓细胞的分裂增殖[56]。

研究证明,化疗药甲氨蝶呤(MTX)可使小鼠的小肠绒毛变短、融合,隐窝细胞消失,杯状细胞减少。电子显微镜下可见肠上皮细胞的微绒毛紊乱、变短、缺失,核膜和线粒体肿胀。灌胃灵芝多糖可使小鼠小肠的上述形态学变化明显减轻。与正常对照组相比,MTX 模型组的肠匀浆上清液中的丙二醛(MDA)含量明显增高、总超氧化物歧化酶(T-SOD)活性明显降低。灵芝多糖则使降低的 T-SOD 活性明显升高,增高的氧化产物 MDA 明显降低。即灵芝多糖能改善 MTX 所致的小鼠肠道黏膜氧化应激损伤[57-58]。

从中医扶正祛邪治则来看,肿瘤的化学治疗和放射治疗只重视"祛邪",而忽视"扶正",甚至伤及正气。灵芝对放疗和化疗药引起的骨髓、胃肠道、免疫系统等的损伤的保护作用可更广义地阐述为灵芝在肿瘤辅助治疗中的"扶正祛邪"作用。

四、灵芝"扶正祛邪"抗病毒感染

灵芝通过增强机体免疫力和直接抗病毒作用而发挥"扶正祛邪"作用,预防或治疗病毒感染。初步临床研究证明,灵芝单用或与抗病毒药联合应用对乙型肝炎、带状疱疹、复发性生殖器疱疹、尖锐湿疣、儿童 EB 病毒感染的传染性单核细胞增多症、宫颈人乳头瘤病毒感染及艾滋病有一定疗效[59]。

(一) 灵芝增强免疫力与抗病毒作用

前文已经叙及,中医理论认为健康和疾病属于正邪相争的不同状态,正气不足,病邪就可致病。但防治疾病不一定要彻底消除外邪,只要达到"正气存内,邪不可干"即可。免疫功能障碍是反映机体正气虚衰的重要指标,因而治疗病毒性疾病时,增强免疫力尤为重要。灵芝及其有效成分特别是灵芝多糖(肽)通过其免疫调节作用,扶持正气,发挥抗病毒感染作用。

1. 灵芝能增强机体的非特异性免疫功能,例如促进树突状细胞的增殖、分化及其功能,增强单核巨噬细胞与自然杀伤细胞的吞噬活性,阻挡病毒和细菌入侵人体和消灭病毒。

2. 灵芝能增强体液免疫和细胞免疫功能,促进免疫球蛋白(抗体)IgM、IgG 的生成,增加 T 和 B 细胞的增殖反应,促进白细胞介素-1(IL-1)、白细胞介素-2(IL-2)和干扰素 γ(IFN-γ)等细胞因子的生成。这些作用构成人体抵抗病毒、细菌感染的纵深防线,能特异性地消灭侵入体内的病毒和细菌。

3. 对感染造成的免疫功能亢进或低下,灵芝具有改善免疫功能紊乱的作用,也有利于调节病毒感染所致的炎症和免疫功能障碍。

(二) 灵芝及其有效成分的抗病毒作用

自 20 世纪 80 年代起,就陆续有关于灵芝抗病毒作用的研究报道。这些研究大多采用病毒感染体外培养的细胞模型,其中个别研究也采用病毒感染的动物模型观察灵芝的抗病毒作用。

这些研究发现灵芝提取物及其有效成分特别是灵芝三萜类化合物对流感病毒、疱疹病毒、乙型肝炎病毒、人类免疫缺陷病毒、新城疫病毒、登革病毒、肠病毒具有抗病毒作用[59]。最新的研究还发现,灵芝多糖 RF3 对体外培养的新型冠状病毒(SARS-Cov-2)有显著的抗病毒作用,且对病毒宿主 Vero E6 细胞无毒性。口服灵芝多糖 RF3 可显著降低感染 SARS-Cov-2

病毒的仓鼠肺中的病毒载量(含量),但感染仓鼠的体重不减轻[60]。

初步分析灵芝的抗病毒感染的机制涉及抑制病毒对细胞的吸附;抑制病毒早期抗原的活化;抑制病毒在细胞内合成所需的一些酶的活性,如病毒蛋白酶、DNA 聚合酶、逆转录酶等;抑制病毒 DNA 或 RNA 复制和蛋白质合成。对病毒寄生的宿主细胞无毒性。与已知抗病毒药联合应用还有协同作用[59]。

五、结语

自 1981 年,在传统中医药理论指导下,我们提出用现代科技方法研究灵芝"扶正固本""扶正祛邪"作用的假说开始,至今已数十年。通过研究灵芝防治慢性支气管炎和辅助治疗肿瘤的药理作用机制,对灵芝"扶正固本""扶正祛邪"的实质有了深刻的认识。

灵芝治疗慢性支气管炎并非直接的对症作用,而是"扶正固本"作用的结果。"扶正固本"与提高机体免疫功能,增强抗感染免疫力,拮抗各种刺激所致的呼吸道损伤有关。

在肿瘤的治疗中,化学治疗和放射治疗可杀死肿瘤细胞,但不能彻底清除肿瘤细胞,而且还降低机体的抗肿瘤免疫力,并对骨髓、肝、肾等重要组织和器官产生毒性。按中医治则来看,肿瘤的化学治疗和放射治疗只重视"祛邪",而忽视"扶正",甚至伤及正气。灵芝弥补化学治疗和放射治疗的不足,做到"扶正祛邪"。灵芝的"扶正祛邪"作用主要表现为增强机体的抗肿瘤免疫力,抑制肿瘤的免疫逃逸,抑制肿瘤血管新生,翻转肿瘤细胞对化疗药的耐药性,抑制肿瘤细胞的移动、黏附作用,协同放化疗的抗肿瘤作用,限制肿瘤进一步发展和转移。灵芝可拮抗放化疗引起的组织损伤,减轻放化疗的毒副作用。灵芝"扶正祛邪"治则的药理研究为灵芝联合放化疗辅助治疗肿瘤提供理论根据,且被许多临床研究证实[1]。

同样,通过灵芝调节免疫功能和直接抗病毒作用的研究,亦可诠释中医"扶正祛邪"防治病毒感染理论的实质。

(林志彬 北京大学医学部基础医学院)

参 考 文 献

[1] 林志彬. 灵芝的现代研究[M]. 4 版. 北京:北京大学医学出版社,2015.

[2] 北京医学院基础部药理教研组. 灵芝的药理研究:Ⅰ、灵芝子实体制剂的药理作用[J]. 北京医学院学报,1974(4):246-254.

[3] 北京医学院基础部药理教研组,北京生物制品研究所灵芝组. 灵芝的药理研究:Ⅱ、灵芝发酵浓缩液及菌丝体乙醇提取液的药理研究[J]. 北京医学院学报,1975(1):16-22.

[4] 林志彬,吴玉成,田世昭,等. 灵芝的药理研究:V. Ganoderma sp. 发酵液的药理研究[J]. 北京医学院学报,1978(4):216-221,229.

[5] 北京医学院药理教研组,北京生物制品研究所灵芝组. 灵芝的药理研究:Ⅳ. 灵芝发酵浓缩液及其不同提取部分对豚鼠被动致敏皮肤反应及主动致敏肺组织释放组织胺及过敏的慢反应物质的影响[J]. 北京医学院学报,1977(1):12-18.

[6] 北京市防治慢性支气管炎灵芝协作组. 灵芝制剂治疗慢性支气管炎临床疗效观察[J]. 北京医学院学报,1978(2):104-107.

[7] 丛铮,林志彬. 灵芝的研究和中医扶正培本治则的探讨[J]. 北京医学院学报,1981(13):6-10.

[8] 林志彬,张志玲,阮元,等. 灵芝的药理研究Ⅵ、子实体不同部份对鼠腹腔巨噬细胞吞噬活力的影响[J]. 食用菌,1980(3):5-6.

[9] XIA D,LIN Z B,LI R Z,et al. Effects of Ganoderma Polysaccharides on immune function in mice[J]. Journal of Beijing Medical University,1989,21:533-537.

［10］ LEI L S,LIN Z B. Effect of Ganoderma polysaccharides on T cell subpopulations and production of inter-leukin 2 in mixed lymphocyte response［J］. Acta pharmacologica sinica,1992,27:331.

［11］ MA L,LIN Z B,LI R Z. Effect of Ganoderma polysaccharide on IL-2 production by mousesplenocytes in vitro［J］. Journal of Beijing Medical University,1991,23(5):412-416.

［12］ LEI L S,LIN Z B. Effects of Ganoderma polysaccharides on the activity of DNA polymerase α in spleen cells stimulated by alloantigens in mice in vitro［J］. Journal of Beijing Medical University,1991,23:329-333.

［13］ 雷林生,林志彬. 灵芝多糖对老年小鼠脾细胞 DNA 多聚酶 α 活性及免疫功能的影响［J］. 药学学报,1993,28(8):577-582.

［14］ 雷林生,林志彬,陈琪,等. 灵芝多糖拮抗环孢素 A,氢化可的松及抗肿瘤药的免疫抑制作用［J］. 中国药理学与毒理学杂志,1993,7(3):183-185.

［15］ ZHU X L,CHEN A F,LIN Z B. Ganoderma lucidum polysaccharides enhance the function of immunologi-cal effector cells in immunosuppressed mice［J］. Journal of ethnopharmacology,2007,111(2):219-226.

［16］ 陆正武,林志彬. 灵芝多糖肽拮抗吗啡的免疫抑制作用的体外试验［J］. 中国药物依赖性杂志,1999,8(4):260-262.

［17］ LIN Z B. Cellular and molecular mechanisms of immuno-modulation by Ganoderma lucidum［J］. Journal of pharmacological sciences,2005,99:144-153.

［18］ 北京医学院药理教研组,北京生物制品研究所灵芝组. 灵芝的药理研究:Ⅳ. 灵芝发酵浓缩液及其不同提取部分对豚鼠被动致敏皮肤反应及主动致敏肺组织释放组织胺及过敏的慢反应物质的影响［J］. 北京医学院学报,1977(1):12-18.

［19］ 林志彬. 我国灵芝药理研究现状［J］. 药学学报,1979,14(3):183-192.

［20］ 林志彬. 中医药传统理论指导灵芝的中西医结合研究［J］. 中国中西医结合杂志,2001,21(12):883-884.

［21］ LIN Z B,ZHANG H N. Antitumor and immunoregulatory activities of Ganoderma lucidum and its possible mechanisms［J］. Acta pharmacologica sinica,2004,25(11):1387-1395.

［22］ 张群豪,林志彬. 灵芝多糖 GL-B 的抑瘤作用和机制研究［J］. 中国中西医结合杂志,1999,19(9):544.

［23］ ZHANG Q H,LIN Z B. The antitumor activity of Ganoderma Lucidum(Curt.:Fr)P. Karst.(LingZhi)(aphyllophoromycetideae)polysaccharides is related to tumor necrosis factor-α and interferon-γ［J］. Inter-national journal of medicinal mushroom,1999,1:207-215.

［24］ 胡映辉,林志彬. 灵芝菌丝体多糖对 HL-60 细胞凋亡的影响［J］. 药学学报,1999,34(4):264-267.

［25］ 张群豪,於东晖,林志彬. 用血清药理学方法研究灵芝浸膏 GLE 的抗肿瘤作用机制［J］. 北京医科大学学报,2000,32(3):210-213.

［26］ 胡映辉,林志彬,何云庆,等. 灵芝菌丝体多糖通过增强小鼠巨噬细胞功能诱导 HL-60 细胞凋亡［J］. 中国药理学通报,1999,15(1):27.

［27］ WANG P Y,ZHU X L,LIN Z B. Antitumor and immunomodulatory effects of polysaccharides from broken-spore of Ganoderma lucidum［J］. Frontiers in pharmacology,2012,3:135.

［28］ CAO L Z,LIN Z B. Regulation on maturation and function of dendritic cells by Ganoderma lucidum poly-saccharides［J］. Immunology letters,2002,83(3):163-169.

［29］ CAO L Z,LIN Z B. Regulatory effect of Ganoderma lucidum polysaccharides on cytotoxic T lymphocytes in-duced by dendritic cells in vitro［J］. Acta pharmacologica sinica,2003,24(4):321-326.

［30］ ZHU X L,LIN Z B. Effects of Ganoderma lucidum polysaccharides on proliferation and cytotoxicity of cyto-kine-induced killer cells［J］. Acta pharmacologica sinica,2005,26(9):1130-1137.

［31］ ZHU X L,LIN Z B. Modulation of cytokines production,granzyme B and perforin in murine CIK cells by

Ganoderma lucidum polysaccharides[J]. Carbohydrate polymers,2006,63(2):188-197.

[32] 张二娟.灵芝多糖肽(GLPP)对肿瘤相关巨噬细胞影响及其作用机制研究[D].北京:北京大学,2012.

[33] SUN L X,LIN Z B,LU J,et al. The improvement of M1 polarization in macrophages by glycopeptide derived from Ganoderma lucidum[J]. Journal of immunology research,2017,65(3):658-665.

[34] GAO J J,MIN B S,AHN E M,et al. New triterpene aldehydes,lucialdehydes A-C,from Ganoderma lucidum and their cytotoxicity against murine and human tumor cells[J]. Chemical & pharmaceutical bulletin, 2002,50(6):837-840.

[35] GLAUDIA. I M. Ganoderma lucidum causes apoptosis in leukemia,lymphoma and multiple myeloma cells [J]. Leukemia research,2006,30(7):841-848.

[36] ZHU H S,YANG X L,WANG L B,et al. Effects of extracts from sporoderm-broken spores of Ganoderma lucidum on HeLa cells[J]. Cell biology and toxicology,2000,16(3):201-206.

[37] LIN S B,LI C H,LEE S S,et al. Triterpene-enriched extracts from Ganoderma lucidum inhibit growth of hepatoma cells via suppressing protein kinase C,activating mitogen-activated protein kinases and G2-phase cell cycle arrest[J]. Life sciences,2003,72(21):2381-2390.

[38] HU H B,AHN N S,YANG X L,et al. Ganoderma lucidum extract induces cell cycle arrest and apoptosis in MCF-7 human breast cancer cell[J]. International journal of cancer,2002,102(3):250-253.

[39] CHANG U M,LI C H,LIN L I,et al. Ganoderiol F,a ganoderma triterpene,induces senescence in hepatoma HepG2 cells[J]. Life sciences,2006,79(12):1129-1139.

[40] LI C H,CHEN P Y,CHANG U M,et al. Ganoderic acid X,a lanostanoid triterpene,inhibits topoisomerases and induces apoptosis of cancer cells[J]. Life sciences,2005,77(3):252-265.

[41] THYAGARAJAN A,JEDINAK A,NGUYEN H,et al. Triterpenes from Ganoderma Lucidum induce autophagy in colon cancer through the inhibition of p38 mitogen-activated kinase(p38 MAPK)[J]. Nutrition and cancer,2010,62(5):630-640.

[42] SUN L X,LIN Z B,DUAN X S,et al. Enhanced MHC class I and costimulatory molecules on B16F10 cells by Ganoderma lucidum polysaccharides[J]. Journal of drug targeting,2012,20(7):582-592.

[43] SUN L X,LIN Z B,LI X J,et al. Promoting effects of Ganoderma lucidum polysaccharides on B16F10 cells to activate lymphocytes[J]. Basic & clinical pharmacology & toxicology,2011,108(3):149-154.

[44] SUN L X,LIN Z B,DUAN X S,et al. Ganoderma lucidum polysaccharides antagonize the suppression on lymphocytes induced by culture supernatants of B16F10 melanoma cells[J]. Journal of pharmacy and pharmacology, 2011,63(5):725-735.

[45] SUN L X,LIN Z B,DUAN X S,et al. Ganoderma lucidum polysaccharides counteract inhibition on CD71 and FasL expression by culture supernatant of B16F10 cells upon lymphocyte activation[J]. Experimental and therapeutic medicine, 2013,5(4):1117-1122.

[46] SUN L X,LI W D,LIN Z B,et al. Cytokine production suppression by culture supernatant of B16F10 cells and amelioration by Ganoderma lucidum polysaccharides in activated lymphocytes[J]. Cell & tissue research,2015,360:379-389.

[47] SUN L X,LIN Z B,DUAN X S,et al. Suppression of the production of transforming growth factor β_1,interleukin-10,and vascular endothelial growth factor in the B16F10 cells by Ganoderma lucidum polysaccharides[J]. Journal of interferon and cytokine research 2014,34(9):667-675.

[48] LU J,SUN L X,LIN Z B,et al. Antagonism by Ganoderma lucidum polysaccharides against the suppression by culture supernatants of B16F10 melanoma cells on macrophage[J]. Phytotherapy research,2014,28(2):200-206.

[49] SUN L X,LI W D,LIN Z B,et al. Protection against lung cancer patient plasma-induced lymphocyte sup-

pression by *Ganoderma lucidum* polysaccharides[J]. Cellular physiology and biochemistry,2014,33(2):289-299.

[50] CAO Q Z,LIN Z B. Antitumor and anti-angiogenic activity of *Ganoderma lucidum* polysaccharides peptide [J]. Acta pharmacologica sinica,2004,25(6):833-838.

[51] CAO Q Z,LIN Z B. *Ganoderma lucidum* polysaccharides peptide inhibits the growth of vascular endothelial cell and the induction of VEGF in human lung cancer cell[J]. Life sciences,2006,78(13):1457-1463.

[52] 曹琦珍,林树钱,王赛贞,等.灵芝多糖肽对人肺癌细胞侵袭的影响[J].北京大学学报(医学版),2007,39(6):653-656.

[53] LI W D,ZHANG B D,WEI R,et al. Reversal effect of *Ganoderma lucidum* polysaccharide on multidrug resistance in K562/ADM cell line1[J]. Acta pharmacologica sinica,2008,29(5):620-627.

[54] 沈楠.灵芝多糖对K562/A多药耐药性的体内外逆转作用及其作用机制研究[D].北京:北京大学,2012.

[55] 林志彬.灵芝抗放射作用的初步研究[J].科学通报,1980,25(4):187-188.

[56] 关洪昌,丛铮.灵芝多糖 D_6 对核酸、蛋白质合成的影响及其初步分析[J].中国药学杂志,1982,17(3):49-50.

[57] 陈丽华,肖新宇,曾惠瑀,等.灵芝多糖对甲氨蝶呤诱导的小鼠肠道损伤的保护作用[J].中国临床药理学与治疗学,2009,14(10):1110-1114.

[58] CHEN L H,LIN Z B,LI W D. *Ganoderma lucidum* polysaccharides reduce methotrexate-induced small intestinal damage in mice via induction of epithelial cell proliferation and migration[J]. Acta pharmacologica sinica,2011,32(12):1505-1512.

[59] 林志彬."扶正祛邪"与灵芝的抗病毒作用[J].中国药理学与毒理学杂志,2020,34(6):401-407.

[60] JAN J T,CHENG T R,JUANG Y P,et al. Identification of existing pharmaceuticals and herbal medicines as inhibitors of SARS-CoV-2 infection[J]. Proceedings of the national academy of sciences of the United States of America,2021,118(5):e2021579118.

第二十七章

黄芩活性成分与黄芩素抗帕金森病研究

中药黄芩为唇形科植物黄芩 *Scutellaria baicalensis* Georgi 的干燥根,又名"山茶根""土金茶根"。黄芩具有清热燥湿、泻火解毒、止血安胎等功效,临床上单用或与其他中药配伍用于治疗呼吸道感染、急性菌痢、病毒性肝炎、过敏性疾病和妇科疾病等,是中医常用的药物之一。

黄芩的应用历史悠久,最早记载于《神农本草经》,列为中品,用于"诸热,黄疸,肠澼泄痢,逐水,下血闭,恶疮疽蚀,火疡",迄今已有 2000 多年的历史。《中华人民共和国药典》记载黄芩具有"清热燥湿,泻火解毒,止血,安胎"的功效。在临床常用的很多方剂中都有黄芩,表明黄芩的作用至关重要。

第一节　黄芩活性成分研究概况

对黄芩的化学成分研究很早就受到重视,到 20 世纪 80 年代已取得重大进展,发现大量化学成分,并对其中的部分化合物进行活性评价,从化合物的角度阐释黄芩的部分药理作用。黄芩中的化学成分主要有黄酮及其苷类、苯乙醇苷类、二萜类、酚酸类和甾体类小分子化合物,也有多糖等成分。

一、黄酮类化合物及其衍生物

黄酮类化合物及其衍生物是黄芩中的最主要的成分,目前认为也是其主要有效成分。目前从黄芩中已分离出 140 多个黄酮类化合物,主要包括黄酮类、黄酮醇类、二氢黄酮类、黄烷醇类、双黄酮类、黄酮木脂素类及查耳酮类等[1]。

（一）黄酮类

目前从黄芩中发现的黄酮类化合物有近 100 多个,这类化合物都具有如图 27-1 所示的黄酮的基本结构。其中常见的化合物包括黄芩素及与其苷类、汉黄芩素及其苷类、去甲汉黄芩素及其苷类、白杨素及其苷类、千层纸素 A 及其苷类、三羟基黄酮及其苷类、韧黄芩素及其苷类、高车前素及其苷类、木犀草素及其苷类等[2]。这些黄酮类化合物不仅种类较多,而且在药材中的含量也较高,如《中华人民共和国药典》中就规

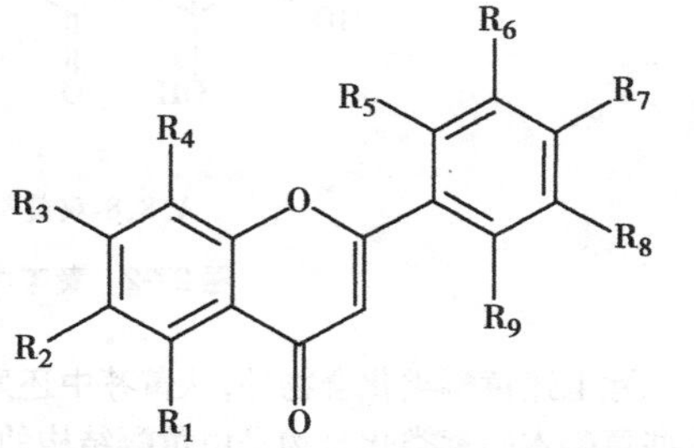

图 27-1　黄芩中黄酮类化合物的母核结构

定,黄芩中所含的黄芩苷不得少于 9%。因此,黄酮类化合物是黄芩中的主要活性成分。

（二）二氢黄酮类

黄芩中的二氢黄酮类化合物目前已经发现 30 余种,这些化合物的生物活性还需要系统研究。目前在黄芩中发现的具有二氢黄酮结构的化合物仅有数种,其含量也较低。

（三）黄酮醇、二氢黄酮醇和黄烷醇类

黄芩中含有的黄酮醇类化合物较少,仅有数个化合物,含量也较低。采用常规的提取分离方法也得到二氢黄酮醇和黄烷醇类化合物,目前也仅发现 10 余种,其活性有待进一步评价。

（四）双黄酮类

黄芩中还有双黄酮类化合物,目前共报道了 2 个,一个是 8,8-双黄芩素,其结构特点是在 C_8 上连接有 2 个黄芩素分子(图 27-2A);另一个是穗花杉双黄酮,是在 $C_{5'}$-C_8 位置上连接有 2 个不同的黄酮类化合物分子(图 27-2B)。

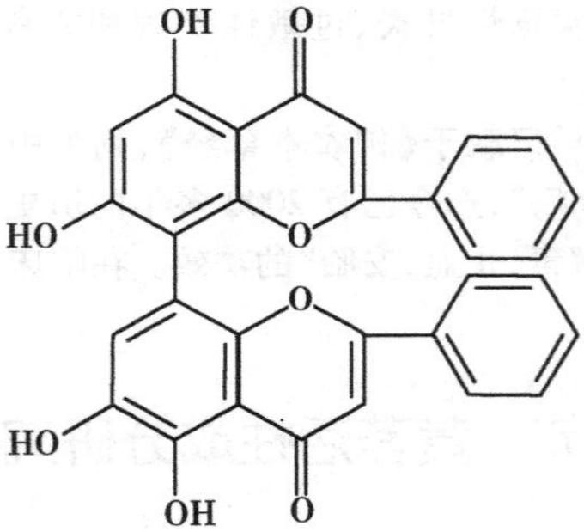

A.8,8-双黄芩素;B.穗花杉双黄酮。

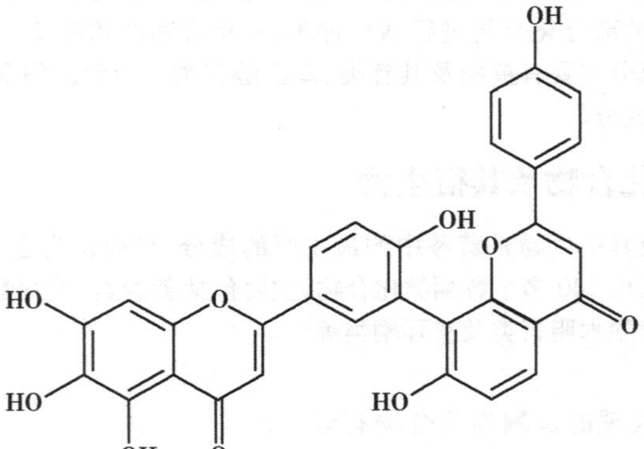

图 27-2　黄芩中双黄酮类化合物的结构

除上述黄酮类化合物外,从黄芩中还发现数个查耳酮类化合物和黄酮木脂素类化合物,这些黄酮木脂素类化合物是由黄酮结构的 A 环和木脂素聚合形成的。

二、苯丙素类（苯乙醇苷、酚酸类化合物）

目前从黄芩植物中共鉴定出 30 多种苯乙醇苷类成分，主要有苯丙素类及其糖苷，包括苯乙醇和酚酸类化合物，如地黄苷、红景天苷、毛蕊花糖苷、角胡麻苷 D、香草醛、反式咖啡酸甲酯、反式咖啡酸、阿魏酸甲酯、紫丁香苷、darendoside A、darendoside B、5-羟基香豆素、8-羟基香豆素、8-(4′-羟基苯)-香豆素等[3]。

此外，还有一些苯丙素类含糖的糖苷类化合物，如 2-(3′-羟基-4′-苯甲氧基)-乙基-1-O-α-L-鼠李糖(1→3)-β-D-(4-D-阿魏酰)葡萄糖苷、2-(3′-羟基-4′-苯甲氧基)-乙基-1-O-β-D-(4-D-阿魏酰)葡萄糖苷、2-(3-羟基-4-苯甲氧基)-乙基-1-O-α-L-鼠李糖(1→3)-β-D-(4-D-阿魏酰)葡萄糖苷、4-羟基-β-苯乙基-β-D-吡喃葡萄糖苷、1′-O-β-D-(3,4-二羟基-β-苯基)-4′-咖啡酰基-α-L-鼠李糖(1→3′)-半乳糖吡喃苷、1′-O-β-D-(3-羟基-4-甲氧基-β-苯基)-6′-阿魏酰基-α-L-鼠李糖(1→3′)-葡萄糖苷等。

还有一些含有吡喃葡萄糖的化合物，如 4-O-β-D-吡喃葡萄糖基反式苯丙烯酸、4-O-β-D-吡喃葡萄糖基顺式苯丙烯酸、4′-(β-D-吡喃葡萄糖)-3,5,3′,5′-四甲氧基-9,9′-环氧木脂素-4,7′-二醇、4′-(β-D-吡喃葡萄糖)-3,3′,5′-三甲氧基-9,9′-环氧木脂素-4,7′-二醇、4′-(β-D-吡喃葡萄糖)-3,3′-二甲氧基-9,9′-环氧木脂素-4,7′-二醇等。

三、甾类化合物

黄芩中含有豆甾醇、β-谷固醇、麦角甾苷、β-谷固醇-3-O-β-D-葡萄糖苷和 α-菠甾醇等成分。还含有环烯醚萜苷及新克罗烷二萜类化合物。

四、其他成分

（一）挥发性成分

黄芩中的挥发油类成分包括有机酸类，如己酸、辛酸、壬酸、丁二酸、1,2-苯二羧酸；醛类化合物，如苯甲醛、苯乙醛；烷类化合物，如异丙基环己烷、庚烷、辛烷、3,7-二甲基壬烷、3,7-二甲基癸烷、十一烷、2,5,9-三甲基癸烷、3,8-二甲基十一烷、十二烷、3-乙基-3-甲基癸烷、4,6-二甲基十二烷、十三烷、1,2-二氢-1,1,6-三甲基萘、十五烷、二十烷、六金刚烷、四十四烷。此外，还含有苯扎内酮、9-塞拉酮、二苯甲酮；乙酰戊基、β-芳樟醇、琥珀酸二异丁酯、双(1-甲基丙基)酯、β-石竹烯、二苯胺、己二酸二(2-甲基丙基)酯、13-十四碳烯乙酸酯、邻苯二甲酸二异丁酯、丁基 8-甲基壬酯、2,2′-亚甲基双[6-(1,1-二甲基乙基)-4-甲基-苯酚]、N,N-二甲基苯胺等[4]。

（二）氨基酸、糖类和无机元素

研究结果显示，黄芩中含有多种氨基酸，其中以脯氨酸的含量最高。此外，黄芩中还含有一定量的蛋白质、有机酶类如黄芩酶等。也含有蔗糖、2,6-二羟基苯甲酸葡萄糖及其他单糖和多糖。到目前为止，对黄芩中含有的蛋白质、多糖等大分子的研究还不充分、认识还不全面。

在黄芩中已证明含有多种微量无机元素，主要有 Ca、Mg、Fe、Cu、Zn、Mn、Ni、Cr、Sr、Co 和 Mo 等。这些元素的存在形式还有待研究[5]。

五、黄芩化学成分的相关研究

根据以上总结，黄芩所含的化学成分有明显的特点，主要表现在以下方面。

首先,黄芩的化学成分虽然有多种类型,但根据其含量和化合物分布,以黄酮类化合物为主,这些黄酮类化合物包括多种具有良好生物活性的天然产物,如黄芩素、黄芩苷、汉黄芩素、汉黄芩苷、白杨素、千层纸素 A、野黄芩素等。

其次,黄芩中存在含量突出的主要成分。在黄芩含有的黄酮类化合物中,黄芩苷的含量远高于其他成分,而且与其他天然产物相比,单一成分达到 9% 以上,也是比较少见的现象,提示黄芩苷(包括黄芩素)可能是黄芩发挥主要治疗作用的重要物质基础。

此外,黄芩中的活性成分虽然很多,但由于类型比较集中,多种成分发挥的药理作用有一定的相关性,这也可能是其发挥综合作用的基础。

天然产物中的单体化合物是否可以独立成药,这是一个复杂的问题,其决定因素是其是否符合成药的基本要求,尤其是药理作用的要求。凡是能够针对特定疾病实现更佳治疗效果的成分,就具备了开发的基本条件。

第二节　黄芩药理作用研究

对黄芩的功效和药理作用的研究是现代药理学研究的重要内容之一,研究人员采用多种技术方法观察和研究黄芩的药理作用和作用机制。为了观察黄芩的功效作用,研究人员通常采取与临床传统用药的制备方式相近的方法,以水制备提取物进行实验,也有采用其他溶剂提取的。现代药理学实验研究表明,黄芩具有广泛的药理作用,如抗菌和抗病毒、抗炎和抗过敏、抗氧化、抗肿瘤、神经保护等,为临床应用奠定了实验基础。

一、抗菌和抗病毒作用

黄芩具有较强的抗菌和抗病毒作用,其煎剂对多种革兰氏阳性菌、革兰氏阴性菌及螺旋体等的生长均有抑制作用。黄芩也具有抗真菌活性,对白念珠菌、许兰毛癣菌等多种致病性真菌的生长有一定的抑制作用。黄芩提取物对抗亚洲甲型流感病毒有显著的效果,能够降低感染小鼠的肺指数及病毒的血凝滴度[6]。

二、抗炎和抗过敏作用

黄芩及黄芩提取物对多种炎症模型有良好的治疗效果。黄芩能够显著缓解急性湿疹患者的症状,缩短瘙痒皮损的恢复时间,且不会引起不良反应和并发症。黄芩茎叶总黄酮能够抑制诱生型一氧化氮合酶的表达,减少毛细血管内皮细胞释放一氧化氮,调节花生四烯酸的代谢,抑制前列腺素 E_2 和白三烯的合成[7]。

三、抗氧化作用

黄芩的抗氧化活性归功于其所富含的黄酮类成分,黄酮母核的 C-2 和 C-3 位双键、C-4 位羰基、A 环或 C 环的邻二酚羟基及 C-5 位羟基等基团对黄酮的抗氧化活性具有重要贡献。黄芩素在黄芩所含的黄酮中抗氧化活性最强,它可以保护由过氧化氢、叔丁基氢过氧化氢、超氧化物阴离子诱导的人表皮成纤维细胞的损伤,且存在剂量依赖性关系。

四、其他作用

黄芩及其有效成分的抗肿瘤活性涉及免疫、酶活性、肿瘤细胞增殖、凋亡、自噬、新生血管生成、调节肿瘤微环境等[8]。

黄芩根及茎叶中的化学成分在防治出血性及缺血性脑损伤、癫痫、阿尔茨海默病、帕金森病和多发性硬化等神经退行性疾病中具有较理想的效果。黄芩还能从抗神经炎症、抗神经细胞凋亡和抗氧化作用3条途径对感染性脑水肿和脊髓损伤起保护作用[9]。

黄芩对肝脏具有保护作用,可以体外抑制肝癌细胞的生长,改善脂多糖诱导的急性肝损伤,减轻高脂饮食引起的肥胖小鼠肝功能损伤,抑制血小板衍生生长因子BB诱导的肝星形细胞的增殖、凋亡、侵袭、迁移和活化,抗肝脏纤维化。黄芩预处理可以有效缓解对乙酰氨基酚诱导的急性肝损伤[10]。

此外,黄芩还能够通过调节与衰老相关的关键代谢酶谷胱甘肽合成酶,有效逆转认知能力下降,延缓衰老[11]。黄芩茎叶总黄酮能明显抑制缺血再灌注引起的心肌细胞凋亡[12]。

第三节　黄芩素与黄芩苷功效相关药理作用研究

黄芩素是黄芩中含量最高的黄酮类化合物之一,化学名称为5,6,7-三羟基黄酮,国家药典委员会对药用β-黄芩素的正式命名为"百可利"(英文名称为baicalein)。黄芩苷(图27-3)是由黄芩素(图27-4)与1分子葡糖醛酸结合形成的苷类化合物,两者在黄芩中同时存在,以黄芩苷为主。

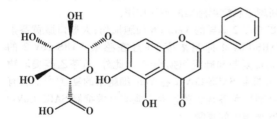

图27-3　黄芩苷的化学结构　　　　　图27-4　黄芩素的化学结构

一、抗菌和抗病毒作用

(一)抗菌作用

研究证明,黄芩素具有较强的抗菌作用,可能是黄芩抗菌作用的主要成分。黄芩素对大肠埃希菌抑制作用的IC_{50}约为0.29mmol/L,作用机制可能是抑制ATP合成酶。黄芩素对尖孢镰刀菌和白念珠菌的最低抑菌浓度(MIC)分别为112和264mg/L。黄芩素抑制白念珠菌是通过抑制白念珠菌的生物被膜形成,降低线粒体膜电位而诱导白念珠菌死亡[5]。250mg/L黄芩素能够完全抑制与脚气和腋臭有关的细菌(如固着微球菌、表皮葡萄球菌、人型葡萄球菌和干燥棒状杆菌等)的生长繁殖[6]。黄芩苷对琼脂药物培养基上的酵母型真菌的抑制作用具有一定的选择性,其MIC在70~100mg/L。此外,黄芩苷对衣原体和幽门螺杆菌感染均具有抑制作用[13]。

(二)抗流感病毒作用

黄芩素和黄芩苷对流感病毒所致的细胞病变有明显的抑制作用,其中黄芩素的IC_{50}为77.8mg/L、治疗指数(TI)为8.89,黄芩苷的IC_{50}为16.2mg/L、TI为21.4。当黄芩苷的浓度为31.3mg/L时,能明显降低病毒神经氨酸酶的活力,从而抑制病毒复制[9]。研究发现,口服黄芩素具有良好的抗甲型 H_1N_1 流感病毒作用,灌胃给予黄芩素 $100\mu g/kg$ 可降低感染甲型 H_1N_1 流感病毒小鼠的死亡率[10]。黄芩素 $0.5mg/L$ 与利巴韦林 $5mg/L$ 体外联用对流感病毒具有协同抑制作用;利巴韦林 $50mg/kg$ 与黄芩素 $100\sim400mg/kg$ 体内联用能提高感染流感病毒小鼠的存活率,降低肺部炎症反应[11]。黄芩苷在体外能够抑制甲型流感病毒和 B3 型柯萨奇病毒感染引起的细胞病变;在体内,灌胃给予黄芩苷 $0.96\sim1.5g/kg$ 可明显延长流感病毒感染小鼠的存活时间,能降低肺内流感病毒的血凝滴度和感染力,改善小鼠肺组织的病理变化[13]。

(三) 抗人类免疫缺陷病毒 1 型作用

黄芩素具有预防和治疗艾滋病的作用,其机制可能是通过抑制人类免疫缺陷病毒 1 型逆转录酶(human immunodeficiency virus1 reverse transcriptase, HIV-1 RT)的活性而抑制 HIV-1 复制,黄芩素抑制 HIV-1 RT 的 IC_{50} 为 $10.26mg/L$,而黄芩苷抑制 HIV-1 RT 的 IC_{50} 为 $65.88mg/L$。此外,黄芩素还可以结合到 HIV-1 整合酶催化核心区域的疏水区,催化 HIV-1 使进入宿主细胞线粒体的 HIV-1 整合酶结构发生改变,从而具有抗 HIV-1 的作用[13]。

(四) 抗新型冠状病毒及感染疾病作用

黄芩素对新型冠状病毒的作用,已有大量研究报道,显示黄芩素在体外可以抑制新型冠状病毒(severe acute respiratory syndrome coronavirus 2, SARS-CoV-2)的复制,在动物模型体内具有控制病情发展作用,提示黄芩素对新型冠状病毒感染的治疗作用。

黄芩素在 $0.1\mu mol/L$ 时可抑制 SARS-CoV-2 诱导的 Vero E6 细胞损伤;大鼠口服黄芩素 $200mg/kg$ 时,在体内可达到有效的 SARS-CoV-2 抑制浓度,并且在感染 SARS-CoV-2 的 hACE2 转基因小鼠中可缓解体重减轻、病毒复制和肺组织损伤[14]。此外,黄芩乙醇提取物在体外可抑制 SARS-CoV-2 $3CL^{pro}$ 活性,并抑制 SARS-CoV-2 在 Vero 细胞中的复制[15]。含有黄芩的中成药制剂(双黄连口服液和粉针剂)、黄芩苷和黄芩素均能够有效抑制 SARS-CoV-2 $3CL^{pro}$ 活性,抑制 SARS-CoV-2 在 Vero E6 细胞中的复制[16]。

(五) 抗其他病毒作用

黄芩素和黄芩苷对单纯疱疹病毒、水疱性口炎病毒、登革病毒和寨卡病毒均有良好的抑制活性。黄芩素对仙台病毒、日本脑炎病毒、人巨细胞病毒也有抑制作用。黄芩苷对人巨细胞病毒、基孔肯亚病毒、Ⅰ型人 T 细胞白血病病毒和呼吸道合胞病毒具有抑制活性。

二、清除氧自由基及抗氧化作用

黄芩素和黄芩苷都含有酚羟基结构,黄芩素的分子结构内含有 3 个羟基,黄芩苷的 A 环中含有邻二酚结构,因而它们具有一定的自由基清除活性。采用电子自旋共振法和自旋捕获技术研究黄芩中 4 个主要黄酮(黄芩素、黄芩苷、汉黄芩素和汉黄芩苷)的自由基清除作用,发现黄芩素和黄芩苷对羟自由基、超氧阴离子、烷过氧自由基和 1,1-二苯基-2-三硝基苯肼(DPPH)自由基有较强的清除作用。黄芩素还是一种良好的黄嘌呤氧化酶抑制剂,可以有效抑制黄嘌呤氧化酶代谢过程产生的氧自由基[13]。

三、解热镇痛抗炎作用

研究表明,黄芩素和黄芩苷可以通过干扰花生四烯酸的代谢通路而发挥解热镇痛抗炎作用。黄芩素通过抑制有丝分裂原激活的蛋白激酶-细胞溶质的磷脂酶 A_2 而减少花生四烯酸的释放,抑制 Ca^{2+} 载体 A23187 诱导大鼠 C6 神经胶质瘤细胞释放前列腺素 E_2。黄芩素和黄芩苷还可以通过抑制核因子的活性及细胞因子的分泌、释放而发挥解热镇痛抗炎作用。此外,静脉注射 20mg/kg 黄芩素可改善内毒素性休克大鼠的血流动力学及心率变化,降低内毒素性休克大鼠的死亡率,减轻肝、肺组织的白细胞浸润。黄芩苷可明显降低急性胰腺炎大鼠的死亡率,改善病理损伤[13]。

四、抗肿瘤作用

体内外试验显示,黄芩素和黄芩苷可具有明显的抗肿瘤活性。黄芩素能够显著抑制大鼠的膀胱癌 MBT-2 细胞增殖、诱导凋亡,其 IC_{50} 为 0.43μmol/L[13]。同样黄芩苷也可以显著抑制乳腺癌细胞 MCF-7 增殖,并诱导其凋亡,且呈现一定的剂量依赖性关系[17]。黄芩素在 50~200μmol/L 时浓度依赖性地抑制人前列腺癌 DU2145、PC3 细胞增殖及人脐静脉内皮细胞增殖,形成芽突及血管样结构。此外,2~50μmol/L 黄芩素可以抑制人乳腺癌细胞 MDA-MB-231 的黏附、转移、侵袭。2.5~40μmol/L 黄芩素可以抑制皮肤癌 A431 细胞的迁移和侵袭。

五、神经保护作用

研究表明,黄芩素对缺血性脑损伤及阿尔茨海默病、帕金森病等神经退行性疾病具有神经保护作用。黄芩素可减少 $A\beta_{25-35}$ 诱导的神经细胞凋亡和 c-Jun 蛋白的过度表达,对阿尔茨海默病的皮质神经元损伤起保护作用。腹腔注射黄芩素 10mg/kg 可以改善 γ 射线全脑照射导致的 C57BL/6 小鼠的学习记忆能力下降,保护海马神经元免受损伤。同时黄芩素 5mg/L 能抑制 6-羟基多巴胺(6-OHDA)诱导的多巴能神经元 SH-SY5Y 凋亡,促进 PC12 神经元的轴突生长。黄芩素 200mg/kg 能减轻 6-OHDA 诱导的大鼠肌肉震颤损伤,增加黑质内酪氨酸羟化酶阳性神经元的数量等。腹腔注射黄芩素 30mg/kg 能降低 MCAO 模型大鼠的神经功能缺损评分,降低脑组织的含水量和脑梗死体积。

六、心脑血管保护作用

黄芩素具有收缩、扩张血管平滑肌的双重作用,不影响正常大鼠的血压,但可降低高血压大鼠的血压。黄芩素在 0.3~10μmol/L 时通过抑制内皮细胞 NO 的合成和释放,对离体大鼠的肠系膜动脉起收缩作用,并抑制内皮依赖性的扩张;30~300μmol/L 时通过抑制蛋白激酶 C 介导的收缩机制起扩张作用。5~50μmol/L 黄芩素可直接清除活性氧,减轻缺血再灌注心肌细胞的氧化应激反应,提高心肌细胞的生物功能和存活率。静脉注射黄芩素 10mg/kg 可以改善内毒素性休克大鼠心肌的收缩能力。

七、其他作用

黄芩素和黄芩苷还具有肝脏保护作用,大鼠腹腔注射黄芩苷 70mg/kg 能改善 CCl_4 导致的慢性肝纤维化。小鼠灌胃给予黄芩素 50~150mg/kg 能显著减轻 D-半乳糖胺和脂多糖(lipopolysaccharide,LPS)引起的免疫性肝损伤。

同时,黄芩素和黄芩苷能够治疗或预防糖尿病及其并发症。大鼠灌胃给予黄芩苷 25~100mg/kg 能够降低链脲霉素诱导的血糖浓度,改善胰岛组织损伤,增加肝组织中糖原的含量及己糖激酶的活性。连续 12 周灌胃给予黄芩素 80~120mg/kg 对糖尿病大鼠的肾组织具有明显的保护作用。灌胃给予黄芩素 150mg/(kg·d)对糖尿病视网膜病变具有改善作用。

此外,黄芩素和黄芩苷还具有增强免疫功能、抑制变态反应的作用,黄芩苷可以显著抑制多克隆刺激剂 ConA 或 PMA 介导的小鼠 T 细胞的活化和增殖。黄芩苷治疗过敏性疾病的机制可能与保护肥大细胞的细胞膜,增强膜稳定性有关。

第四节　基于高通量筛选的黄芩素治疗帕金森病作用的发现

帕金森病(Parkinson disease,PD)是一种多发于老年人群的神经退行性疾病,在临床上表现出多种运动症状和非运动症状,严重影响患者的生活质量。PD 患者中枢神经系统的退行性变性是一种不可逆的过程,须长期使用药物维持运动能力,抑制运动障碍。尽管目前已经证实,PD 与多巴胺能神经元功能障碍之间关系密切,但对其发病机制仍然缺乏足够而全面的认识,难以实现有效的预防和治疗。然而,PD 复杂的致病因素和病理过程为发现新的治疗途径和方法及设计新型抗 PD 药筛选策略提供诸多启发。

一、根据帕金森病的发病机制制定新药发现策略

PD 与中枢多巴胺能神经元损伤有关。由于多巴胺能神经元的功能降低,胆碱能神经元的功能相对增高,导致 PD 患者出现震颤及运动障碍等临床表现。研究表明,PD 患者的中枢神经元损伤破坏神经系统的功能和平衡。在原有的平衡系统中,发挥主要作用的神经元系统有 3 个:一是多巴胺能神经元系统,二是胆碱能神经元系统,三是 GABA 神经元系统。其中胆碱能神经元系统为兴奋性调节系统,多巴胺能神经元系统和 GABA 神经元系统为抑制性调节系统。PD 患者脑内的抑制性调节系统受损,导致兴奋系统相对增强,从而表现出静止性震颤等多种症状。

对家族性 PD 患者的研究表明,该病与 SNCA、Parkin 等基因突变有关;而在散发性 PD 患者中,PD 的发生与黑质-纹状体途径的生化病理改变、环境毒素、线粒体损伤及 α 突触核蛋白的异常聚集有关。这表明 PD 的发病机制和病理过程十分复杂,因此对于 PD 的治疗也应该是多方面的。

(一) 环境因素

环境因素导致 PD 发病的学说起源于 1983 年,当时美国一群年轻人在吸食毒品后出现严重的不可逆性帕金森病样综合征,对他们吸食的合成毒品进行检测后发现含有 1-甲基4-苯基-1,2,3,6-四氢吡啶(MPTP)。而后的研究证实,MPTP 能通过血脑屏障,被多巴胺能神经元摄取,在单胺氧化酶 B(MAO-B)的作用下生成 N-甲基-4-苯基吡啶离子(MPP$^+$),MPP$^+$ 能抑制线粒体复合酶 I 的活性,导致 ATP 合成障碍,最终使多巴胺能神经元变性死亡。此后的研究证明,除草剂、杀虫剂等农药也是帕金森病的重要危险因子,如农药鱼藤酮(rotenone)和除草剂百草枯(paraquat)是广泛的线粒体复合酶 I 抑制剂,可以通过大鼠皮下注射或静脉注射诱导出帕金森病样综合征,大鼠脑内的 α 突触核蛋白明显增多,路易(Lewy)体形成,黑质-纹状体途径中的多巴胺能神经元大量变性死亡。

(二) 遗传因素

α 突触核蛋白在大脑中广泛表达,其生理功能尚不明确。1997 年,在 1 个意大利家族和3 个希腊家族的常染色体显性遗传性 PD 中发现 α 突触核蛋白基因 A53T 突变,这是第 1 个被证实与 PD 有关的基因。后来又发现 α 突触核蛋白基因的 A30P 和 E46K 突变。正常 α 突触核蛋白基因表达水平的提高可能是 PD 发病的一个更主要的原因。

Parkin 是第 2 个被证实的 PD 相关基因,该基因突变导致常染色体隐性遗传性青年型PD,与多种亚细胞器的功能密切相关。另外,Parkin 还定位于线粒体外膜上,调节蛋白质的合成。

除 Parkin 外,在泛素-蛋白酶体系统(UPS)中泛素 C 端水解酶基因(*UCH-L1*)突变也可以导致常染色体显性遗传性帕金森病。*UCH-L1* 在 UPS 中将泛素聚合体水解成单体循环使用。体外试验发现,*UCH-L1* 突变发生 *I93M* 突变后,其酶活性下降 50%;在敲除 *UCH-L1* 基因的小鼠中,黑质-纹状体的 UPS 活性明显降低,多巴胺能神经元发生变性死亡。

(三) 线粒体因素

DJ-1 蛋白和 *PINK-1* 基因突变能够导致常染色体隐性遗传性早发性帕金森病。过表达DJ-1 蛋白的细胞在用线粒体复合酶 I 抑制剂(百草枯,MPP⁺)处理后,DJ-1 蛋白在细胞质、细胞核和线粒体外膜中重新分布。在氧化应激反应时定位于线粒体上的 DJ-1 蛋白能够转变为 1 个酸性异构体,从而抑制氧化产物对线粒体的毒性作用。*PINK1* 基因编码一种蛋白激酶,该激酶含有的一个结构域与 Ca^{2+} 依赖的苏/丝氨酸激酶同源。对 *PINK1* 基因的功能进行研究发现,*PINK1* 定位于线粒体外膜,参与维持线粒体跨膜电势和膜的完整性,在细胞能量代谢过程中发挥重要作用。野生型 *PINK1* 能抑制蛋白酶体抑制剂 MG32 对线粒体膜的损伤,从而保护细胞,减少细胞凋亡。

二、药物筛选策略

基于目前对 PD 的病因的认识,设计了多靶点筛选综合分析的网格式新药发现模式,综合评价药物作用,寻找具有 PD 治疗作用的新型药物。筛选的总体设计包括以下内容:针对多巴胺代谢导致神经元损伤的过程,建立神经细胞损伤药物筛选模型,寻找能够有选择性地保护神经元的化合物;针对线粒体功能的损害和修复,建立线粒体损伤相关的筛选模型,筛选对线粒体具有保护作用的化合物;基于氧化应激导致神经元损伤的原理,建立抗氧化及其神经保护作用的药物筛选模型,筛选具有抗氧化活性可保护神经细胞的活性化合物;在正常神经元功能评价的基础上,建立神经元功能评价筛选模型,筛选具有神经元功能保护作用的活性化合物;基于 PD 病理过程的其他筛选模型,如抑制炎症反应的活性化合物的筛选、改善能量代谢药物的筛选、具有血脑屏障功能保护作用的药物的筛选等。

三、筛选结果综合评价和初步判断

根据以上设计和策略,开展 PD 相关筛选及活性评价体系建设,围绕神经保护和抗帕金森病发病机制的作用特点,采用多靶点网络式药物发现策略,构建系列分子和细胞水平模型,对已有化合物样品库中约 10 万样品进行 HTS,从天然产物中发现系列先导化合物。

对结果开展综合分析,建立以下选择原则:对 6-羟基多巴胺(6-OHDA)引起的神经细胞损伤具有显著的保护作用;对正常的神经细胞没有明显的毒性;对正常的神经细胞有明显的促进生长或分化的作用;对过氧化引起的神经细胞损伤有显著的保护作用;对神经细胞炎症反应有明显的抑制作用。

通过筛选结果分析,发现有一批符合上述条件的化合物,从而确定了可能具有抗 PD 作用的活性化合物。以此为基础,对作用较强的化合物在大鼠、小鼠、非人灵长类模型上开展评价,最终证明黄芩素(又称黄芩苷元、百可利、baicalein)对 PD 具有较好的治疗作用。黄芩素部分筛选模型的结果见表 27-1。

表 27-1 黄芩素部分体外生物活性筛选结果

筛选模型	浓度/筛选目标		结果
抗氧化活性测定（DPPH 法）	浓度/（μmol/L）		1.85
	抑制率/%		23.78
6-OHDA 损伤 SH-SY5Y 细胞的存活率	浓度/（μmol/L）		1.85
	存活率/%		85.00
抗凋亡蛋白 MCL-1	浓度/（μmol/L）		3.70
	抑制率/%		60.40
促 PC12 细胞分化	浓度/（μmol/L）		1.85
	突起细胞率/%		30.00
神经氨酸酶	浓度/（μmol/L）		2.50
	抑制率/%		47.00
DPP-4	浓度/（μmol/L）		4.63
	抑制率/%		46.86
人肺腺癌细胞 A-549	浓度/（μmol/L）		1.85
	抑制率/%		6.39
肝癌细胞 Bel-7402	浓度/（μmol/L）		1.85
	抑制率/%		−6.26
人结肠癌细胞 HCT-8	浓度/（μmol/L）		1.85
	抑制率/%		−1.85
Rho 激酶 1 活性	浓度/（μmol/L）		3.70
	抑制率/%		32.86
人源可溶性环氧化物水解酶活性	浓度/（μmol/L）		3.70
	抑制率%		0.13

第五节　黄芩素治疗帕金森病作用研究

一、黄芩素在帕金森病细胞模型中发挥神经保护作用

　　来源于胚胎中枢神经系统的哺乳动物原代神经元一旦分化为成熟神经元，就会停止增殖。因此，体外试验常使用转化的神经元样细胞系代替原代培养的神经元，从而克服其固有的局限性[18]。

　　在 PD 的病理生理研究中，体外研究使用最为广泛的是人类神经母细胞瘤 SH-SY5Y 细胞系和成年大鼠肾上腺髓质嗜铬细胞瘤 PC12 细胞系。10～40μmol/L 黄芩素预处理 1 小时能剂量依赖性地减弱 H_2O_2 或鱼藤酮诱导的 PC12 细胞毒性。其中，40μmol/L 黄芩素能有效抑制鱼藤酮诱导的 ATP 水平降低和活性氧自由基（ROS）增多，从而改善能量缺乏，减轻氧化

应激损伤,抑制线粒体膜电位降低,减少细胞内的 ROS 生成、脂质过氧化终产物堆积和腺苷三磷酸缺乏[19]。此外,0.5~5μmol/L 黄芩素预处理 1 小时在 6-OHDA 诱导的 SH-SY5Y 细胞和 PC12 细胞模型中表现出有效的保护作用,10μmol/L 黄芩素能减轻 6-OHDA 损伤造成的 SH-SY5Y 细胞线粒体氧化还原活性降低[20]。

二、黄芩素改善帕金森病啮齿动物模型的行为学表现

通过 MPTP、6-OHDA 和鱼藤酮等神经毒素诱导制备的啮齿动物 PD 模型是抗 PD 药临床前研究的常用工具,具有稳定、快速及在实验室环境中易于护理等优点。啮齿动物在环境毒素的损伤下,黑质-纹状体途径中的多巴胺能神经元变性,从而模拟人类 PD 的病理状态,并出现嗅觉障碍、抑郁情绪、睡眠障碍、震颤及运动障碍等一系列运动症状和非运动症状,适用于研究 PD 的病理机制、筛选和评价具有抗 PD 活性的化合物。

黄芩素在多种啮齿动物 PD 模型中表现出显著的抗 PD 活性。在 MPTP 诱导的 C57 小鼠 PD 模型中,280mg/kg 黄芩素能够显著改善动物的运动能力,提高纹状体内的单胺类神经递质和氨基酸类神经递质水平,降低脑内的氧化应激损伤[21]。通过前期大量啮齿动物实验模型分析,创造性地将 6-OHDA 诱导的 PD 大鼠模型按临床症状分为震颤型、运动障碍型和混合型 3 类。研究结果表明,400mg/kg 黄芩素对震颤型和混合型模型大鼠阵发性簇状放电幅度和频率有明显的降低作用[22]。在口服黄芩素 10 分钟后即可出现药效,并在 30 分钟左右达到最高,药效可持续约 5 小时。相比之下,黄芩素的抗震颤作用强度优于多巴胺补充剂多巴丝肼。在鱼藤酮腹腔注射诱导的 PD 大鼠模型中,100~400mg/kg 黄芩素在转棒实验、斜板实验、悬挂实验及网格实验中有效治疗动物的运动障碍,并通过恢复被鱼藤酮抑制的线粒体生物合成过程,改善线粒体动力学,保护线粒体功能[23]。

此外,黄芩素对 PD 的非运动症状也有治疗和改善作用。在鱼藤酮诱导的 C57 小鼠模型(300mg/kg)和 SD 大鼠模型(200mg/kg)中,口服黄芩素 28 日能有效改善动物的抑郁样行为特征,在悬尾实验、强迫游泳实验及自发活动开场实验中表现出积极求生、探索增加的行为特点。其机制与提高神经营养作用,改善海马突触功能障碍,抑制铁死亡等神经元损伤过程,减少环境毒素损伤导致的海马神经元丢失有关[23]。

三、黄芩素改善帕金森病非人灵长类模型的震颤症状

通过注射 MPTP 制备的非人灵长类 PD 模型在发病症状和病理改变方面较啮齿动物更加接近人类 PD 的特征,而且模型更加稳定可靠,其诊断和评价方法及对抗 PD 药的反应也与人类的特征更为相似,是目前最能真实反映人类 PD 病理特征的动物模型。目前,恒河猴、食蟹猴、苏里南猴、短尾猴、狨猴等非人灵长类均可制备成良好的 PD 模型。

在通过浅表静脉低剂量连续注射 MPTP 0.2mg/(kg·d)制备的食蟹猴 PD 模型中评价考察黄芩素的抗 PD 作用。研究结果表明,黄芩素能改善 MPTP 诱导的 PD 食蟹猴模型的行为学异常,对上肢精细运动障碍、肌强直、运动迟缓和静止性震颤等均表现出改善作用。进一步的药理机制研究表明,黄芩素通过抑制食蟹猴脑内的单胺氧化酶 B(MAO-B)和儿茶酚-O-甲基转移酶(COMT)表达,增加纹状体内的多巴胺含量,从而改善 MPTP 损伤导致的多巴胺水平失衡。同时,黄芩素通过上调谷氨酰胺合成酶的表达,下调 GABA 转运体的表达,降低丘脑内的 Glu 含量,增加纹状体内的 GABA 含量,从而改善 PD 病理状态下的基底神经节核团的兴奋性,平衡食蟹猴 PD 模型中基底神经节神经递质的紊乱,拮抗丘脑和内侧苍白球的过度兴奋,增加被抑制的外侧苍白球的活性,从而实现对 PD 震颤的治疗和改善作用。

第六节　黄芩素治疗帕金森病作用机制研究

大量实验研究证明,口服或腹腔注射黄芩素对多种 PD 动物模型均有显著的治疗和保护作用,能有效改善模型动物的行为学表现,其机制与保护多巴胺能神经元、维持神经递质平衡、保护线粒体功能、抑制 α-syn 纤维化、抗氧化应激损伤和抑制神经炎症有关。

一、保护神经元,维持神经递质平衡

多巴胺能神经元丢失和神经递质失衡是神经退行性疾病中的多种运动症状和非运动症状出现的重要原因。在 PD 的发病过程中,黑质-纹状体途径中的多巴胺能神经元丢失,基底神经节内的多种单胺类和氨基酸类神经递质失衡,严重影响 PD 患者的运动能力和行为表现。研究表明,黄芩素在多种体内和体外 PD 模型中均表现出明显的神经元保护作用,并能有效平衡脑内的 DA、5-HT、NE 及多种兴奋性和抑制性氨基酸水平,从而对震颤等多种 PD 相关性运动障碍表现出显著的治疗和改善作用。

在细胞模型中,$10\sim40\mu mol/L$ 黄芩素预处理 1 小时能剂量依赖性地减弱鱼藤酮诱导的 PC12 细胞毒性,$0.5\sim5\mu mol/L$ 黄芩素预处理 1 小时对 6-OHDA 诱导的 SH-SY5Y 细胞和 PC12 细胞具有保护作用[24]。在动物模型中,每日口服 $140\sim580mg/kg$ 黄芩素能减轻 MPTP 诱导的多巴胺能神经元死亡,减少黑质和纹状体中的神经元丢失,升高 DA 水平,减少 DA 代谢产物生成[21]。

在 6-OHDA 诱导的 PD 震颤大鼠模型中,口服 200mg/kg 黄芩素能改善大鼠的肌肉震颤症状,降低震颤的频率和幅度;降低 γ-氨基丁酸转氨酶水平,升高谷氨酰胺合成酶水平,从而使 γ-氨基丁酸增加、谷氨酸水平降低。腹腔注射 10mg/kg 黄芩素能减少 MPTP 小鼠 PD 模型的突触前谷氨酸释放,恢复突触后谷氨酸受体亚基重组水平,改善纹状体内的谷氨酸水平。由此推断,黄芩素可能通过平衡基底神经节中的 γ-氨基丁酸和谷氨酸等神经递质的含量发挥神经调节作用。

二、保护线粒体功能

线粒体功能异常与 PD 在内的多种神经退行性疾病密切相关,线粒体功能障碍的逆转或改善能治愈疾病或减缓疾病进展。研究表明,黄芩素对 PD 动物及细胞模型中的线粒体功能具有显著的保护作用。

在细胞模型中,$40\mu mol/L$ 黄芩素能抑制鱼藤酮诱导 PC12 细胞中的 ATP 水平降低和 ROS 增多,从而改善能量缺乏,减轻氧化应激损伤,抑制线粒体膜电位降低[19]。$10\mu mol/L$ 黄芩素能减轻 6-OHDA 损伤造成的 SH-SY5Y 细胞线粒体氧化还原活性降低[23]。

黄芩素对线粒体功能的保护作用在动物模型中也得到证实。离体脑线粒体实验显示,$5\mu mol/L$ 黄芩素能升高 ATP 水平,抑制鱼藤酮造成的能量缺乏和氧化应激,改善线粒体肿胀形态。$10\mu mol/L$ 黄芩素能抑制 6-OHDA 诱导的大鼠脑线粒体内的 ROS 产生和脂质过氧化损伤。200mg/kg 黄芩素连续治疗 4 周能显著增加鱼藤酮诱导的 PD 大鼠脑内的线粒体复合物 I 活性和 ATP 水平,提高脑线粒体呼吸控制率和 ADP/O 比率,改善线粒体功能障碍[23]。

三、抑制 α 突触核蛋白纤维化和寡聚化

脑内 α 突触核蛋白(α-synuclein,α-syn)积聚是 PD 重要病理的表现。异常折叠的 α-syn

在多巴胺神经元内形成不溶性蛋白质包涵体,即路易体,是 PD 的经典病理特征之一。

研究表明,黄芩素可能通过酚羟基氧化形成醌结构,抑制 α-syn 聚集和纤维化。黄芩素在 12.5μmol/L 和 25μmol/L 浓度时可抑制 SH-SY5Y 和 Hela 细胞中的 α-syn 寡聚体形成,并保护细胞免受 α-syn 寡聚体诱导的毒性作用[23]。10μmol/L 黄芩素还可以减少 α-syn 突变体 A30P、A53T 和 E46K 聚集,并且在家族性 PD 相关的 N2a 细胞模型中发挥保护作用。

在 PD 动物模型中,黄芩素减弱 MPP$^+$诱导的大鼠黑质纹状体系统中的 α-syn 聚集,降低鱼藤酮损伤后小鼠模型的回肠、胸脊髓和中脑内的 α-syn 寡聚体,但对 α-syn 信使 RNA 的表达没有影响。提示黄芩素可以通过抑制 α-syn 寡聚体形成,抑制 α-syn 纤维化,阻断 PD 中 α-syn 的错误折叠和毒性作用。

四、抑制氧化应激损伤

黄芩素分子的 A 环包含三羟基结构,具有自由基清除活性,可以通过清除自由基发挥抗氧化作用[10]。在 PC12 细胞中,10~40μmol/L 黄芩素能够抑制 H_2O_2 或鱼藤酮诱导的细胞活力丧失,减少细胞内的 ROS 生成、脂质过氧化终产物堆积、腺苷三磷酸缺乏和线粒体膜电位降低[19]。25~100μmol/L 黄芩素通过调节 Nrf2 信号通路,保护 C6 神经胶质细胞免受 H_2O_2 诱导的氧化应激和细胞凋亡的影响。作为 12/15-LOX 抑制剂,黄芩素通过抑制 12/15-LOX 活性影响花生四烯酸代谢及其下游靶分子。此外,黄芩素的 6,7-二羟基结构是有效的铁结合位点,有较强的铁螯合能力。在已有的研究中,口服 50mg/kg 和 100mg/kg 黄芩素对 $FeCl_3$ 诱导的癫痫发作表现出保护作用,并通过改善铁超载而保护小鼠避免发生肝损伤。

五、抑制神经炎症

临床研究发现,PD 患者脑内存在明显的小胶质细胞和星形胶质细胞活化。研究表明,黄芩素能够抑制中枢神经系统的神经炎症。1~5μmol/L 黄芩素可以阻断 LPS 诱导的小胶质细胞活化,同时浓度依赖性地降低 TNF-α 水平,对 MPTP 诱导的星形胶质细胞和炎性小体活化也有显著的抑制作用。在 MPTP 诱导的 PD 模型中,10μmol/L 黄芩素通过下调 NF-κB/ERK/JNK 通路而减弱星形胶质细胞的激活。

六、改善神经营养,促进神经发生

黄芩素改善神经营养,促进神经发生的作用已得到证实。10μmol/L 黄芩素可通过上调 SOX8、SOX11 等基因的表达,促进 MPTP 损伤后的小鼠内源性神经发生过程[25]。在鱼藤酮诱导的 C57 小鼠 PD 模型中,200mg/kg 黄芩素口服 28 日能激活 BDNF/TrkB/CREB,增加突触数量,保护突触可塑性,改善海马突触功能障碍和情绪调控功能。此外,黄芩素还增强海马祖细胞 HiB5 的存活率,并促进其向胆碱乙酰基转移酶免疫阳性细胞分化。

第七节　黄芩素药动学研究

黄芩素(5,6,7-三羟基黄酮)是从中药黄芩中分离出来的一种黄酮类化合物。黄芩作为一种常见的中药,其应用广泛。黄芩素是黄芩的主要有效成分,具有多种药理作用,包括抗氧化、抗病毒、抗纤维化、抗炎、抗癌、止痒等。本节将综述黄芩素的吸收、分布、代谢和排泄等药动学性质。

一、黄芩素的血浆药动学研究

（一）口服的药动学性质

黄芩素的给药途径多样，最常用的给药方式是口服。因此，大多数研究都集中在黄芩素的口服药动学上。大鼠口服黄芩素后，其 AUC 为 0.79（mg/L）·h、C_{max} 为 1.24mg/L、t_{max} 为 0.167 小时，这表明黄芩素以原型的形式在体内暴露较低，且其吸收速度较快[26]。口服给药后，黄芩素主要以 II 相代谢产物黄芩苷的形式于体内暴露。由于从黄芩素转化为黄芩苷需要一定的时间，黄芩苷的 t_{max} 为 1.67 小时，其血药浓度达峰时间比黄芩素慢。

为了提高黄芩素的口服生物利用度，已制备许多制剂或晶型。黄芩素/羟丙基-β-环糊精复合物的生物利用度是单独给予黄芩素的生物利用度的 165%[27]。黄芩素固体分散体比黄芩素的吸收显著提高，相当于黄芩素原料药的生物利用度的 233%[28]。黄芩素纳米晶的吸收也显著增加，相对生物利用度为 167%[29]。近年来，有研究发现黄芩素的一种新晶型（β型），该晶型大鼠口服后，相比 α 型具有更高的生物利用度[14]。猴口服黄芩素 β 型（50、150 和 500mg/kg）后，在 50~500mg/kg 的剂量范围内，黄芩素的 AUC、C_{max}、t_{max} 和 $t_{1/2}$ 分别为 454.3~2 526.9（μg/L）·h、167.3~612.5μg/L、1.4~2.3 小时和 1.4~13.4 小时，黄芩苷的 AUC、C_{max}、t_{max} 和 $t_{1/2}$ 分别为 18 366.3~104 717.4（μg/L）·h、4 216.7~13 687.0μg/L、3.5~4.0 小时和 4.1~6.5 小时[29]。此外，黄芩素或黄芩苷的血浆浓度曲线呈现双峰或多峰现象，这可能与肝肠循环有关。

临床试验中，受试者单次口服 100、200、400、800、1 200、1 600、2 200 和 2 800mg 剂量的黄芩素咀嚼片（黄芩素的 β 晶型）后，$t_{1/2}$ 分别为 8.58、4.22、4.56、4.84、10.80、8.64、5.87 和 9.65 小时，t_{max} 分别为 1.00、3.00、2.75、1.50、0.50、1.50、0.75 和 1.25 小时，C_{max} 分别为 75.47、182.00、234.82、428.58、770.00、635.85、2 264.50 和 1 847.21μg/L，AUC 分别为 556.44、979.65、1 314.66、3 853.07、4 887.99、3 838.56、7 391.79 和 10 349.15（μg/L）·h[30]。健康受试者单次空腹和餐后服用黄芩素咀嚼片（400mg）后，黄芩素的 C_{max} 分别为 15.75 和 19.57μg/L，黄芩苷的 C_{max} 分别为 182.47 和 154.78μg/L；黄芩素的 AUC 分别为 89.47 和 122.07（μg/L）·h，黄芩苷的 AUC 分别为 1 193.23 和 933.92（μg/L）·h[31]。与空腹服用相比，进食后黄芩素的吸收程度增加，而其主要代谢产物黄芩苷的吸收降低。健康受试者多次口服黄芩素咀嚼片（200、400 和 800mg）后，黄芩素的蓄积指数为 1.66~2.07，黄芩苷的蓄积指数为 1.68~2.45，未出现明显的药物蓄积现象[32]。

（二）静脉注射的药动学性质

有研究报道了静脉注射黄芩素在犬和猴体内的药动学性质。犬静脉注射黄芩素（10mg/kg），黄芩素的 AUC 为 4.97（mg/L）·h，C_{max} 为 21.13mg/L；而黄芩苷的 AUC 和 C_{max} 分别仅为 0.63（mg/L）·h 和 1.57mg/L[33]。因此，在犬体内黄芩素为主要存在形式，其向黄芩苷的转化非常有限。猴静脉注射黄芩素（10mg/kg），其在猴体内的暴露量也高于黄芩苷。黄芩素的 AUC 和 C_{max} 值分别为 7 421.5（μg/L）·h 和 30 409.2μg/L，黄芩苷的 AUC 和 C_{max} 分别为 4 389.7（μg/L）·h 和 6 146.6μg/L[29]。

二、吸收

（一）肠道转运

黄芩素在 Caco-2 细胞单层模型中表现出良好的渗透性，而黄芩苷的渗透性较差[34-35]。黄芩素在胃和小肠中的吸收较好，而黄芩苷在小肠中的吸收较差[36]。

（二）首过效应

口服黄芩素及 Caco-2 细胞单层模型研究结果均表明,黄芩素存在显著的首过效应。口服黄芩苷在体循环中迅速暴露,血药浓度相对较高;而黄芩素则难以被检测到[37-38]。90% 以上的黄芩素在肠壁上转化为黄芩苷[39]。UDP-葡糖醛酸基转移酶(UDP-glucuronosyltransferase,UGT)是最重要的 Ⅱ 相代谢酶之一,催化化合物与糖基结合,发生葡糖醛酸化反应,在肠道和肝脏中将黄芩素转化为黄芩苷[40]。UGT 存在基因多态性,重组 UGT 被用来研究不同亚型的 UGT 在黄芩素葡糖醛酸化中的作用。研究表明,黄芩素是 UGT1A1、1A3、1A8、1A7、1A9 和 2B15 的底物[41-42]。

（三）肠道排泄

口服给药后,黄芩素迅速转化为黄芩苷,随后黄芩苷从肠黏膜细胞排出,但没有观察到黄芩素的外排。大鼠口服 12.1mg/kg 黄芩素 4 小时后,其肠腔内可检出 30.4% 的黄芩苷,但是检测不到黄芩素。多药耐药蛋白 2(multidrug resistance protein2,MRP2)参与黄芩苷的外排[43]。口服黄芩素后,正常大鼠黄芩苷的 AUC 和 C_{max} 分别比 MPR2 缺陷大鼠的 AUC 和 C_{max} 高约 5 倍和 8 倍[44]。

（四）肝肠循环

黄芩素被吸收后,在肠道和肝脏等部位中被代谢为黄芩苷。作为 MRP2 的底物,黄芩苷可以被排回肠道。静脉注射黄芩苷后,也观察到黄芩苷肝肠循环的存在[45]。但是,从胆汁中排出的黄芩苷难以被重新直接吸收,这主要是因为黄芩苷的膜透过性有限[38]。肠道菌群中的 β-葡糖醛酸糖苷酶(β-glucuronidase)可以将黄芩苷代谢为黄芩素[46-47]。黄芩素被吸收后,则可以形成肝肠循环。

三、分布

黄芩素可以穿过血脑屏障,而黄芩苷则不能穿过血脑屏障[48]。静脉注射黄芩苷后,在大鼠脑内检测不到黄芩苷。黄芩苷与 P-gp 抑制剂一起静脉注射后,脑内仍未检测到黄芩苷[49]。这说明黄芩苷未分布到脑内不是由 P-gp 介导的外排造成的。而静脉注射黄芩素后,海马中可检测到黄芩素,提示黄芩素可直接穿过血脑屏障[50]。大鼠连续 7 日灌胃给予 2g/kg 中药黄芩后,血浆中未检测到黄芩素,但却在肝、肾和肺中检测到黄芩素的分布,尤其是在肺中,黄芩素为主要存在形式[51]。黄芩素与血浆蛋白结合的研究非常重要,因为只有游离药物才能转运到组织中或从体内清除。体外超滤法测定人血浆黄芩苷的血浆蛋白结合率为 86% ~92%[52]。当黄芩素与另一种高血浆蛋白结合率的化合物或药物合用时,应注意游离药物浓度的增加可能产生的潜在毒性[53]。

四、代谢

到目前为止,已经鉴定出的黄芩素的体内代谢产物均为 Ⅱ 相代谢产物,包括其葡糖醛酸化、硫酸化和甲基化代谢产物[54-56]。这些代谢产物分别由 UGT、磺基转移酶和甲基转移酶介导,其中黄芩苷是黄芩素的主要体内代谢产物。

五、排泄

黄芩素主要以黄芩苷的形式从胆汁排泄,并在肝肠循环中起重要作用。并且静脉注射给予黄芩素,胆汁中也能检出黄芩素。静脉注射黄芩素(1.2mg/kg)后,黄芩苷在 2 小时内的累积排泄量为 29.7nmol,且其胆汁排泄是由 MRP2 介导的[44]。健康志愿者口服中药黄芩

（5.2g 粉末，相当于 9g 生药）后，尿液中检测到大量黄芩素的 II 相代谢产物，主要是葡糖醛酸化和硫酸化代谢产物[57]。健康受试者口服 100~2 800mg 黄芩素咀嚼片，黄芩素和黄芩苷的尿总清除率<1%，大约 27% 的黄芩素以原型的形式从粪便中排泄[33]。

六、小结

黄芩素是从中药黄芩中分离出来的黄酮类化合物，具有广泛的药理活性。本节阐述了黄芩素的药动学研究进展，包括其吸收、体内转运、首过效应、肠道排泄、肝肠循环、血脑屏障透过性等相关内容，几乎涵盖了黄芩素药物代谢动力学研究的各个方面，可为黄芩素的后续研究提供相应的借鉴。

第八节　结语与展望

黄芩的化学成分包含多种类型，其含量也各不相同，以黄酮类化合物为主。黄芩所含的黄酮类化合物的结构相对比较集中，以黄芩素和黄芩苷的含量最高，可以达到干燥根的 10% 左右。黄芩中的黄酮类化合物多具有多种生物活性，也以黄芩素和黄芩苷的活性较为突出，提示黄芩素、黄芩苷可能是黄芩发挥主要治疗作用的重要物质基础。

经过多年的研究，对黄芩素和黄芩苷的生物活性有了比较深入的认识，对其作用机制也有了一定的了解，取得明显的新进展。黄芩素的药理作用是否有别于黄芩苷，以及两者发挥药理作用的有效浓度或有效剂量还有待进一步确定。黄芩中含有的其他具有良好生物活性的单体化合物目前研究还不充分，其临床应用的可能性和临床价值还有待进一步研究和评价。

（赵晓悦，张雯，杜立达，宋俊科，杜冠华　中国医学科学院北京协和医院；
中国医学科学院药物研究所；山东益康药业，加拿大多伦多大学；
中国医学科学院药物研究所；中国医学科学院药物研究所）

参 考 文 献

[1] SHEN J,LI P,LIU S S,et al. Traditional uses,ten-years research progress on phytochemistry and pharmacology,and clinical studies of the genus *Scutellaria*[J]. Journal of ethnopharmacology,2021,265:113198.

[2] TOMIMORI T,MIYAICHI Y,IMOTO Y,et al. Studies on the constituents of Scutellaria species II. on the flavonoid constituents of the roots of *Scutellaria baicalensis* Georgi[J]. Yakugaku zasshi,1983,103:607-611.

[3] ZHOU Y,HIROTANI M,YOSHIKAWA T,et al. Flavonoids and phenylethanoids from hairy root cultures of *Scutellaria baicalensis*[J]. Phytochemistry,1997,44(1):83-87.

[4] SONG S H,WANG Z Z. Analysis of essential oils from different organs of *Scutellaria baicalensis*[J]. Journal of Chinese medicinal materials,2010,33(8):1265-1270.

[5] CHEN Y H,SHEN R F,CHEN H H. Determination and analysis of trace elements in *Scutellaria baicalensis* Georgi[J]. Chinese journal of health laboratory technology,2009,19(12):3008-3009.

[6] SONG J W,LONG J Y,XIE L,et al. Applications,phytochemistry,pharmacological effects,pharmacokinetics,toxicity of *Scutellaria baicalensis* Georgi. and its probably potential therapeutic effects on COVID-19:a review[J]. Chinese medicine,2020,15(1):102.

[7] LIAO H F,YE J,GAO L,et al. The main bioactive compounds of *Scutellaria baicalensis* Georgi. for alleviation of inflammatory cytokines:a comprehensive review[J]. Biomedicine & pharmacotherapy,2021,133

（3）：110917.

［8］ TULI H S,AGGARWAL V,KAUR J,et al. Baicalein：a metabolite with promising antineoplastic activity ［J］. Life sciences,2020,259：118183.

［9］ PAN L,CHO K S,YI I,et al. Baicalein,baicalin,and wogonin：protective effects against ischemia-induced-neurodegeneration in the brain and retina［J］. Oxidative medicine and cellular longevity,2021（5）：1-16.

［10］ SHI H L,ZHANG Y L,XING J,et al. Baicalin attenuates hepatic injury in non-alcoholic steatohepatitis cell model by suppressing inflammasome-dependent GSDMD-mediated cell pyroptosis［J］. International immunopharmacology,2020,81：10619.

［11］ SONG J,ZHOU Y Z,PANG Y Y,et al. The anti-aging effect of *Scutellaria baicalensis* Georgi flowers extract by regulating the glutamine-glutamate metabolic pathway in *d*-galactose induced aging rats［J］. Experimental gerontology,2020,134：110843.

［12］ CHEN H M,HSU J H,LIOU S F,et al. Baicalein,an active component of *Scutellaria baicalensis* Georgi, prevents lysophosphatidylcholine-induced cardiac injury by reducing reactive oxygen species production, calcium overload and apoptosis via MAPK pathways［J］. BMC complementary and alternative medicine, 2014,14：233.

［13］ XIN W Y,SONG J K,HE G R,et al. Progress in pharmacological study and the underlying mechanism of baicalein and baicalin［J］. Chinese journal of new drugs,2013,22（6）：647-653.

［14］ SONG J K,ZHANG L,XU Y F,et al. The comprehensive study on the therapeutic effects of baicalein for the treatment of COVID-19 in vivo and in vitro［J］. Biochemical pharmacology,2021,183：114302.

［15］ LIU H,YE F,SUN Q,et al. *Scutellaria baicalensis* extract and baicalein inhibit replication of SARS-CoV-2 and its 3C-like protease in vitro［J］. Journal of enzyme inhibition and medicinal chemistry,2021,36（1）： 497-503.

［16］ SU H X,YAO S,ZHAO W F,et al. Anti-SARS-CoV-2 activities in vitro of Shuanghuanglian preparations and bioactive ingredients［J］. Acta pharmacologica sinica,2020,41（9）：1167-1177.

［17］ IKEMOTO S,SUGIMURA K,KURATUKURI K,et al. Antitumor effects of lipoxygenase inhibitors on murine bladder cancer cell line（MBT-2）［J］. Anticancer research,2004,24（2B）：733-736.

［18］ KOVALEVICH J,LANGFORD D. Considerations for the use of SH-SY5Y neuroblastoma cells in neurobiology［J］. Methods in molecular biology,2013,1078：9-21.

［19］ LI X X,HE G R,MU X,et al. Protective effects of baicalein against rotenone-induced neurotoxicity in PC12 cells and isolated rat brain mitochondria［J］. European journal of pharmacology,2012,674（2/3）： 227-233.

［20］ WANG Y H,YU H T,PU X P,et al. Baicalein prevents 6-hydroxydopamine-induced mitochondrial dysfunction in SH-SY5Y cells via inhibition of mitochondrial oxidation and up-regulation of DJ-1 protein expression［J］. Molecules,2013,18（12）：14726-14738.

［21］ MU X,HE G R,YUAN X,et al. Baicalein protects the brain against neuron impairments induced by MPTP in C57BL/6 mice［J］. Pharmacology biochemistry and behavior,2011,98（2）：286-291.

［22］ ZHANG X,DU L D,ZHANG W,et al. Therapeutic effects of baicalein on rotenone-induced Parkinson's disease through protecting mitochondrial function and biogenesis［J］. Scientific reports,2017,7（1）：9968.

［23］ ZHAO X Y,KONG D W,ZHOU Q M,et al. Baicalein alleviates depression-like behavior in rotenone-induced Parkinson's disease model in mice through activating the BDNF/TrkB/CREB pathway［J］. Biomedicine & pharmacotherapy,2021,140：111556.

［24］ MU X,HE G R,CHENG Y X,et al. Baicalein exerts neuroprotective effects in 6-hydroxydopamine-induced experimental parkinsonism in vivo and in vitro［J］. Pharmacology biochemistry and behavior,2009,92 （4）：642-648.

［25］ GAO L,LI C,YANG R Y,et al. Ameliorative effects of baicalein in MPTP-induced mouse model of Parkinson's disease:a microarray study[J]. Pharmacology biochemistry and behavior,2015,133:155-163.

［26］ ZHANG J J,LV H X,JIANG K,et al. Enhanced bioavailability after oral and pulmonary administration of baicalein nanocrystal[J]. International journal of pharmaceutics,2011,420(1):180-188.

［27］ LIU J,QIU L Y,GAO J Q,et al. Preparation,characterization and in vivo evaluation of formulation of baicalein with hydroxypropyl-beta-cyclodextrin[J]. International journal of pharmaceutics,2006,312(1-2):137-143.

［28］ HE X Q,PEI L X,TONG H H Y,et al. Comparison of spray freeze drying and the solvent evaporation method for preparing solid dispersions of baicalein with Pluronic F68 to improve dissolution and oral bioavailability[J]. AAPS PharmSciTech,2011,12(1):104-113.

［29］ TIAN S,HE G R,SONG J K,et al. Pharmacokinetic study of baicalein after oral administration in monkeys [J]. Fitoterapia,2012,83(3):532-540.

［30］ LI M,SHI A X,PANG H X,et al. Safety,tolerability,and pharmacokinetics of a single ascending dose of baicalein chewable tablets in healthy subjects[J]. Journal of ethnopharmacology,2014,156:210-215.

［31］ PANG H,SHI A,LI M,et al. Simultaneous determination of baicalein and baicalin in human plasma by high performance liquid chromatograph-tandem spectrometry and its application in a food-effect pharmacokinetic study[J]. Drug research,2016,66(8):394-401.

［32］ PANG H X,XUE W,SHI A X,et al. Multiple-ascending-dose pharmacokinetics and safety evaluation of baicalein chewable tablets in healthy chinese volunteers[J]. Clinical drug investigation,2016,36(9):713-724.

［33］ TIAN S,DU L D,WANG S B,et al. Pharmacokinetic study of baicalein and its major metabolites after iv administration in dogs[J]. Chinese herbal medicines,2011,3(3):196-201.

［34］ SUN H D,ZHANG L,CHOW E C,et al. A catenary model to study transport and conjugation of baicalein, a bioactive flavonoid,in the Caco-2 cell monolayer:demonstration of substrate inhibition[J]. Journal of pharmacology and experimental therapeutic,2008,326(1):117-126.

［35］ DAI J Y,YANG J L,LI C. Transport and metabolism of flavonoids from Chinese herbal remedy Xiaochaihutang across human intestinal Caco-2 cell monolayers[J]. Acta pharmacologica sinica,2008,29(9):1086-1093.

［36］ LIU T M,JIANG X H. Investigation of the absorption mechanisms of baicalin and baicalein in rats[J]. Journal of pharmaceutical sciences,2006,95(6):1326-1333.

［37］ LAI M Y,HSIU S L,TSAI S Y,et al. Comparison of metabolic pharmacokinetics of baicalin and baicalein in rats[J]. Journal of pharmacy and pharmacology,2003,55(2):205-209.

［38］ AKAO T,KAWABATA K,YANAGISAWA E,et al. Baicalin,the predominant flavone glucuronide of scutellariae radix,is absorbed from the rat gastrointestinal tract as the aglycone and restored to its original form [J]. Journal of pharmacy and pharmacology,2000,52(12):1563-1568.

［39］ ZHANG L,LIN G,CHANG Q,et al. Role of intestinal first-pass metabolism of baicalein in its absorption process[J]. Pharmaceutical research,2005,22(7):1050-1058.

［40］ MILNE A M,BURCHELL B,COUGHTRIE M W. A novel method for the immunoquantification of UDP-glucuronosyltransferases in human tissue[J]. Drug metabolism and disposition,2011,39(12):2258-2263.

［41］ ZHANG L,LIN G,ZHONG Z. Involvement of UDP-glucuronosyltransferases in the extensive liver and intestinal first-pass metabolism of flavonoid baicalein[J]. Pharmaceutical research,2007,24(1):81-89.

［42］ XIE S G,CHEN Y K,CHEN S Q,et al. Structure-metabolism relationships for the glucuronidation of flavonoids by UGT1A3 and UGT1A9[J]. Journal of pharmacy and pharmacology,2011,63(2):297-304.

［43］ AKAO T,SAKASHITA Y,HANADA M,et al. Enteric excretion of baicalein,a flavone of Scutellariae Radix, via glucuronidation in rat: involvement of multidrug resistance-associated protein 2[J]. Pharmaceutical research, 2004, 21(11): 2120-2126.

[44] AKAO T, SATO K, HANADA M. Hepatic contribution to a marked increase in the plasma concentration of baicalin after oral administration of its aglycone, baicalein, in multidrug resistance-associated protein 2-deficient rat[J]. Biological & pharmaceutical bulletin, 2009, 32(12): 2079-2082.

[45] XING J, CHEN X Y, ZHONG D F. Absorption and enterohepatic circulation of baicalin in rats[J]. Life sciences, 2005, 78(2): 140-146.

[46] XING J, CHEN X Y, SUN Y M, et al. Interaction of baicalin and baicalein with antibiotics in the gastrointestinal tract[J]. Journal of pharmacy and pharmacology, 2005, 57(6): 743-750.

[47] KIM D H, JUNG E A, SOHNG I S, et al. Intestinal bacterial metabolism of flavonoids and its relation to some biological activities[J]. Archives of pharmacal research, 1998, 21(1): 17-23.

[48] TARRAGO T, KICHIK N, CLAASEN B, et al. Giralt. Baicalin, a prodrug able to reach the CNS, is a prolyl oligopeptidase inhibitor[J]. Bioorganic & medicinal chemistry, 2008, 16(15): 7516-7524.

[49] TSAI P L, TSAI T H. Pharmacokinetics of baicalin in rats and its interactions with cyclosporin A, quinidine and SKF-525A: a microdialysis study[J]. Planta medica, 2004, 70(11): 1069-1074.

[50] TSAI T H, LIU S C, TSAI P L, et al. The effects of the cyclosporin A, a P-glycoprotein inhibitor, on the pharmacokinetics of baicalein in the rat: a microdialysis study[J]. British journal of pharmacology, 2002, 137(8): 1314-1320.

[51] HOU Y C, LIN S P, TSAI S Y, et al. Flavonoid pharmacokinetics and tissue distribution after repeated dosing of the roots of *Scutellaria baicalensis* in rats[J]. Planta medica, 2011, 77(5): 455-460.

[52] TANG Y H, ZHU H Y, ZHANG Y Y, et al. Determination of human plasma protein binding of baicalin by ultrafiltration and high-performance liquid chromatography[J]. Biomedical chromatography, 2006, 20(10): 1116-1119.

[53] DEVANE C L. Clinical significance of drug binding, protein binding, and binding displacement drug interactions[J]. Psychopharmacology bulletin, 2002, 36(3): 5-21.

[54] ABE K, INOUE O, YUMIOKA E. Biliary excretion of metabolites of baicalin and baicalein in rats[J]. Chemical & pharmaceutical bulletin, 1990, 38(1): 209-211.

[55] GUO X Y, YANG L, CHEN Y, et al. Identification of the metabolites of baicalein in human plasma[J]. Journal of Asian natural products research, 2011, 13(9): 861-868.

[56] ZHANG L, LI C R, LIN G, et al. Hepatic metabolism and disposition of baicalein via the coupling of conjugation enzymes and transporters-in vitro and in vivo evidences[J]. AAPS journal, 2011, 13(3): 378-389.

[57] LAI M Y, HSIU S L, CHEN C C, et al. Urinary pharmacokinetics of baicalein, wogonin and their glycosides after oral administration of Scutellariae Radix in humans[J]. Biological & pharmaceutical bulletin, 2003, 26(1): 79-83.

第二十八章

抗抑郁药巴戟天寡糖胶囊
的临床研究

第一节　概　　述

抑郁症作为一种具有高患病率、高复发率、高致残率和高自杀率的情感性精神疾病,是由遗传、社会、心理等多种因素引起的,涉及神经-内分泌-免疫等多个系统失调的复杂疾病。抑郁症属于中医"郁证""情志病"的范畴。中医药对抑郁症的认识已有 2 000 多年的历史,中药因其具有多成分、多靶标、多系统调节的特点,可能对于抑郁症的治疗具有巨大的潜在优势。巴戟天寡糖主要是从茜草科植物巴戟天 *Morinda officinalis* How 中提取的菊淀粉型低聚寡糖,军事医学研究院毒物药物研究所首次发现中药巴戟天具有显著的抗抑郁活性,并明确了寡糖是其发挥抗抑郁作用的核心成分[1-9]。巴戟天寡糖胶囊于 2012 年获得中药 5 类国家新药证书并成功上市,主要用于轻、中度抑郁症的治疗。作为我国唯一的中药 5 类(新版 1类)抗抑郁新药,巴戟天寡糖胶囊上市后获得越来越多的关注,本章旨在对巴戟天寡糖胶囊抗抑郁作用的临床研究进行综述。

第二节　巴戟天寡糖胶囊抗抑郁作用的临床研究

一、I 期临床试验[10-11]

I 期临床试验在北京大学精神卫生研究所进行,采用"开放、基线对照、随机、单中心"的方法,分为单剂量和多剂量研究,以评价巴戟天寡糖胶囊在中国健康志愿者体内的安全性和耐受性,并为 II 期临床试验的剂量、给药途径、给药疗程和给药方案等的确定提供理论依据。单剂量组的每位受试者分别接受 6 个剂量组(50、150、300、600、800 和 1 000mg)的巴戟天寡糖胶囊治疗,试验观察期共 3 日;多剂量组的每位受试者接受每日 1 次,每次 800mg,连续服药 7 日的巴戟天寡糖胶囊治疗,试验观察期共 9 日。单剂量研究中,32 位入组受试者有 9 位(1 例在 600mg 剂量组、2 例在 800mg 剂量组、6 例在 1 000mg 剂量组)报告发生总计 18 项(7 种)不良事件,最常报告的不良事件为口干、疲乏和困倦;多剂量研究中,10 位入组受试者有 7 位(3 位男性、4 位女性)报告发生共计 22 项(11 种)不良事件,最常报告的不良事件为口干、食欲增加、困倦、鼻干和头痛。所有不良事件均为轻度,几乎所有不良事件在研究完成时均缓解。综上所述,42 名受试者全部完成研究,且未出现具有临床意义的不良事件、心电图、实验室检查和生命体征。I 期临床研究结果表明,中国健康受试者单次口服巴戟天寡糖胶囊 50~1 000mg 或连续 7 日口服巴戟天寡糖胶囊 800mg/d,均能被很好地耐受。

二、Ⅱ期临床试验[12-13]

Ⅱ期临床试验采用"区组随机、双盲双模拟、阳性药平行对照、多中心临床试验"的方法，初步评价巴戟天寡糖胶囊治疗轻、中度抑郁症(肾虚证)的安全性和有效性，试验疗程为6周。试验单位共6家，包括北京大学第六医院、吉林省中西医结合医院(吉林省中医中药研究院)、陕西省中医院、辽宁中医药大学附属第二医院、西安交通大学附属第一医院和河北省精神卫生中心。病例入选标准为符合《中国精神障碍分类与诊断标准(第3版)》(CCMD-3)有关抑郁发作和双相障碍抑郁发作的诊断标准且符合《国际疾病分类(第10版)》(ICD-10)轻、中度抑郁发作的诊断标准及中医辨证属肾虚证候标准者。给药方案包括初始方案和增量方案。初始方案包括巴戟天寡糖胶囊高剂量组(200mg/粒，早、晚各1粒)、巴戟天寡糖胶囊低剂量组(150mg/粒，早、晚各1粒)、对照组(临床一线抗抑郁药盐酸氟西汀片，10mg/片，早2片);增量方案包括巴戟天寡糖胶囊高剂量组(200mg/粒，早、晚各2粒)、巴戟天寡糖胶囊低剂量组(150mg/粒，早、晚各2粒)、对照组(盐酸氟西汀片，10mg/片，早3片)。如果2周末受试者的汉密尔顿抑郁量表(HAMD$_{17}$)评分的减分率<30%，受试者进入增量治疗。阳性药盐酸氟西汀片对照组，巴戟天寡糖胶囊高、低剂量组均约有70%的患者进入增量方案。

临床有效性评价结果表明(表28-1)，在服药6周末以HAMD$_{17}$评分的减分率(≥50%)

表28-1　巴戟天寡糖胶囊的Ⅱ期临床研究疗效评价

评价依据	数据集	评价指标	阳性药盐酸氟西汀片对照组例数/比例	巴戟天寡糖高剂量试验组例数/比例	巴戟天寡糖低剂量试验组例数/比例
主要疗效评价指标——HAMD$_{17}$的减分率	ITT	痊愈	38(32.20%)	38(31.93%)	42(35.29%)
		有效	45(38.14%)	41(34.45%)	40(33.61%)
		无效	35(29.66%)	40(33.61%)	37(31.09%)
		总例数	118	119	119
	PP	痊愈	38(33.63%)	38(32.76%)	42(36.84%)
		有效	44(38.94%)	41(35.34%)	39(34.21%)
		无效	31(27.43%)	37(31.90%)	33(28.95%)
		总例数	113	116	114
次要疗效评价指标——中医症状	ITT	痊愈	5(4.24%)	6(5.04%)	6(5.04%)
		显效	27(22.88%)	30(25.21%)	29(24.37%)
		有效	41(34.75%)	44(36.97%)	46(38.66%)
		无效	45(38.14%)	39(32.77%)	38(31.93%)
		总例数	118	119	119
	PP	痊愈	5(4.42%)	6(5.17%)	6(5.26%)
		显效	27(23.89%)	30(25.86%)	28(24.56%)
		有效	41(36.28%)	43(37.07%)	46(40.35%)
		无效	40(35.40%)	37(31.90%)	34(29.82%)
		总例数	113	116	114

注:各组入选总例数，无缺失情况。

为主要疗效评价指标,同时进行意向性治疗(ITT)和符合方案集(PP 或 PPS)分析,结果表明,对于 ITT,阳性药盐酸氟西汀片对照组的有效率为 70.34%,巴戟天寡糖高剂量试验组的有效率为 66.39%、低剂量组的有效率为 68.91%;对于 PPS,阳性药盐酸氟西汀片对照组的有效率为 72.57%,巴戟天寡糖高剂量试验组的有效率为 68.1%、低剂量组的有效率为 71.05%。在服药 6 周末以中医症状的减分率(≥50%)为次要疗效评价指标,结果表明,对于 ITT,阳性药盐酸氟西汀片对照组的有效率为 61.86%,巴戟天寡糖高剂量试验组的有效率为 67.23%、低剂量组的有效率为 68.07%;对于 PPS,阳性药盐酸氟西汀片对照组的有效率为 64.6%,巴戟天寡糖高剂量试验组的有效率为 68.1%、低剂量组的有效率为 70.18%。3 组间比较差异无统计学意义,两组率差的非劣效性检验合格,表明巴戟天寡糖胶囊高、低剂量组的抗抑郁作用非劣于阳性药盐酸氟西汀片对照组。

临床安全性评价结果表明,巴戟天寡糖胶囊高剂量组、低剂量组和对照组的不良事件发生率分别为 29.41%、19.83% 和 24.17%,3 组间的差异无统计学意义。高剂量试验药物组的主要不良反应为口干(9.2%)、便秘(7.6%)、头晕(3.4%)、恶心(3.4%)等,低剂量组为恶心(5.8%)、口干(5.0%)、头晕(3.3%)、便秘(1.7%)、乏力(1.7%)等,对照药物的主要不良反应是恶心(9.2%)、头晕(8.3%)、便秘(2.5%)、口干(1.7%)、白细胞减少(1.7%)。不良反应不影响临床试验用药,也未对受试者造成健康损害。

Ⅱ期临床研究结果表明,巴戟天寡糖胶囊治疗轻、中度抑郁症(肾虚证)有效,且非劣于对照药盐酸氟西汀片;常规治疗剂量下不良反应轻微,安全性好。

三、Ⅲ期临床试验[14-15]

Ⅲ期临床试验采用"区组随机、双盲双模拟、安慰剂与阳性药平行对照、多中心临床试验"的方法,最终评价巴戟天寡糖胶囊治疗抑郁症(肾虚证)的安全性和有效性,试验疗程为 6 周。试验单位共 9 家,包括北京大学第六医院、吉林省中西医结合医院、西安交通大学附属第一医院、辽宁中医药大学附属医院、河北省精神卫生中心、陕西省中医院、辽宁中医药大学附属第二医院、西安市精神卫生中心和武汉大学人民医院。病例入选标准为符合 CCMD-3 有关抑郁发作的诊断标准且符合 ICD-10 抑郁发作的诊断标准及中医辨证属肾虚证候标准者。给药方案包括初始方案和增量方案。初始方案包括试验组(巴戟天寡糖胶囊组,150mg/粒,早、晚各 1 粒)、对照组(盐酸氟西汀片,10mg/片,早 2 片)、安慰剂组(巴戟天模拟剂胶囊早、晚各 1 粒,盐酸氟西汀片模拟剂早 2 片);增量方案包括试验组(巴戟天寡糖胶囊组,150mg/粒,早、晚各 2 粒)、对照组(盐酸氟西汀片,10mg/片,早 3 片)、安慰剂组(巴戟天模拟剂胶囊早、晚各 2 粒,盐酸氟西汀片模拟剂早 3 片)。如果 2 周末受试者的 $HAMD_{17}$ 评分的减分率 <30%,受试者进入增量治疗。

临床有效性评价以服药 6 周末 $HAMD_{17}$ 评分的减分率(≥50%)为主要疗效评价指标,同时进行全分析集(FAS)和符合方案集(PP 或 PPS)分析,结果表明(表 28-2),对于 FAS,巴戟天寡糖试验组的有效率为 71.23%,阳性药盐酸氟西汀片对照组的有效率为 72.65%,安慰剂组的有效率为 36.97%;对于 PPS,巴戟天寡糖试验组的有效率为 72.25%,阳性药盐酸氟西汀片对照组的有效率为 75.89%,安慰剂组的有效率为 37.93%。巴戟天寡糖试验组和阳性药盐酸氟西汀片对照组的作用优于安慰剂组,且试验组与对照组两组率差的非劣效性检验合格,表明巴戟天寡糖胶囊治疗抑郁症(肾虚证)非劣于对照药盐酸氟西汀片。在 6 周末以中医症状的减分率(≥50%)为次要疗效评价指标,分析结果表明,对于 FAS,巴戟天寡糖试验组的有效率为 72.93%,阳性药盐酸氟西汀片对照组的有效率为 59.83%,安慰剂组的有效率为 37.82%;对于 PPS,巴戟天寡糖试验组的有效率为 73.99%,阳性药盐酸氟西汀片对

表 28-2 巴戟天寡糖胶囊的Ⅲ期临床研究疗效评价

评价依据	数据集	评价指标	巴戟天寡糖试验组例数/比例	阳性药盐酸氟西汀片对照组例数/比例	安慰剂组例数/比例
主要疗效评价指标——HAMD$_{17}$ 的减分率	FAS	痊愈	130(37.04%)	39(33.33%)	7(5.88%)
		有效	120(34.19%)	46(39.32%)	37(31.09%)
		无效	101(28.77%)	32(27.35%)	75(63.03%)
		总例数	351	117	119
	PP	痊愈	130(37.57%)	39(34.82%)	7(6.03%)
		有效	120(34.68%)	46(41.07%)	37(31.90%)
		无效	96(27.75%)	27(24.11%)	72(62.07%)
		总例数	346	112	116
次要疗效评价指标——中医症状	FAS	痊愈	26(7.41%)	9(7.69%)	1(0.84%)
		显效	109(31.05%)	19(16.24%)	11(9.24%)
		有效	121(34.47%)	42(35.90%)	33(27.73%)
		无效	95(27.07%)	47(40.17%)	74(62.18%)
		总例数	351	117	119
	PP	痊愈	26(7.51%)	9(8.04%)	1(0.86%)
		显效	109(31.50%)	19(16.96%)	11(9.48%)
		有效	121(34.97%)	41(36.61%)	32(27.59%)
		无效	90(26.01%)	43(38.39%)	72(62.07%)
		总例数	346	112	116

注:各组入选总例数,无缺失情况。

照组的有效率为 61.61%,安慰剂组的有效率为 37.07%。巴戟天寡糖胶囊试验组与阳性药盐酸氟西汀片对照组均分别优于安慰剂组,且试验组的中医症状疗效显著优于对照组。此外,采用汉密尔顿焦虑量表(HAMA)评分,初步评价巴戟天寡糖的抗焦虑作用,结果表明,试验组、对照组和安慰剂组相对基线的减分差值分别为−8.867、−11.102 和−6.314,试验组和对照组的减分差值均大于安慰剂组,提示巴戟天寡糖有一定的抗焦虑作用。

临床安全性评价结果表明,巴戟天寡糖试验组、阳性药盐酸氟西汀片对照组和安慰剂组的不良反应发生率分别为 17.49%、22.76% 和 21.14%。主要不良事件包括口干、失眠、上呼吸道感染、恶心、便秘、乏力、困倦、头痛等。实验室检查及心电图检查均未发现有明显变化,说明试验药物在方案规定的治疗剂量内安全性好。共发生与试验药物无关的严重不良事件 2 例。

Ⅲ期临床研究结果表明:①巴戟天寡糖胶囊治疗抑郁症的疗效优于安慰剂,不劣于盐酸氟西汀片的疗效;②巴戟天寡糖胶囊对中医证候的疗效优于一线化学药盐酸氟西汀片;③巴戟天寡糖胶囊对抑郁伴发的焦虑有治疗作用;④巴戟天寡糖胶囊在治疗剂量下的不良反应轻微,安全性好。

四、Ⅳ期临床试验[16-19]

巴戟天寡糖胶囊治疗轻、中度抑郁症的多中心Ⅳ期临床试验包括急性发作期、巩固期和维持期3个阶段,3个阶段的Ⅳ期临床试验均采用"开放、单臂、多中心临床研究的试验设计"的方法。北京大学第六医院为组长单位,急性发作期由48家研究中心协同完成,巩固期由28家研究中心协同完成,维持期由18家研究中心协同完成。

(一) 急性发作期

巴戟天寡糖胶囊治疗抑郁症急性发作期的多中心Ⅳ期临床试验的目的是评价巴戟天寡糖胶囊治疗轻、中度抑郁症在广泛人群使用下的有效性和安全性,试验疗程为8周。病例入选标准为符合ICD-10有关抑郁症发作的诊断标准,中医辨证属肾阳虚证的患者,选择轻、中度抑郁症。给药方案包括初始方案和增量方案。初始方案为巴戟天寡糖胶囊,150mg/粒,早、晚各1粒;增量方案为巴戟天寡糖胶囊,150mg/粒,早、晚各2粒。第1~2周为初始剂量治疗;在第2周末,主要根据受试者的$HAMD_{17}$评分的减分率决定患者是否进入增量治疗。若第2周末$HAMD_{17}$评分的减分率<30%,则进入增量治疗;若第2周末$HAMD_{17}$评分的减分率≥30%,则维持初始剂量。若患者在增量治疗过程中不能耐受,可重新回到初始剂量。

临床有效性评价包括1个主要疗效指标和8个次要疗效指标(表28-3)。以用药8周末$HAMD_{17}$评分的减分率(值)作为主要疗效指标进行有效性评价,其标准将治疗终点$HAMD_{17}$评分的减分率≥50%定义为有效、$HAMD_{17}$总分≤7分定义为缓解;对主次疗效指标同时进行FAS和PPS分析。用药8周末$HAMD_{17}$评分的减分率(值)分析结果表明,FAS分析的缓解率为33.78%,总有效率为73.41%;PPS分析的缓解率为37.03%,总有效率为79.32%。8个次要疗效指标:①治疗终点临床总体印象量表-严重程度(CGI-S)评分;②治疗终点临床总体印象量表-疗效总评价(CGI-I)评分;③治疗终点CGI-S评分≤2分的受试者比例;④每次访视时CGI-I评分≤2分的受试者比例;⑤治疗终点的$HAMD_{17}$、HAMA与基线的比较;

表28-3　每次访视时CGI-I评分≤2的受试者比例

评价指标	FAS	PPS
用药2周末		
CGI-I 评分≤2	357(16.41)	322(16.61)
CGI-I 评分>2	1 818(83.59)	1 617(83.39)
N(missing)	2 175(48)	1 939(0)
用药4周末		
CGI-I 评分≤2	987(45.38)	927(47.81)
CGI-I 评分>2	1 188(54.62)	1 012(52.19)
N(missing)	2 175(48)	1 939(0)
用药6周末		
CGI-I 评分≤2	1 621(74.53)	1 518(78.29)
CGI-I 评分>2	554(25.47)	421(21.71)
N(missing)	2 175(48)	1 939(0)
用药8周末		
CGI-I 评分≤2	1 718(78.95)	1 610(83.03)
CGI-I 评分>2	458(21.05)	329(16.97)
N(missing)	2 176(47)	1 939(0)

⑥治疗终点的 HAMD$_{17}$ 抑郁情绪评分(量表第 1 项)与基线的比较;⑦治疗终点的中医肾阳虚证评分的减分率;⑧亚利桑那性体验量表评分。次要疗效指标的分析结果:①用药 8 周末的 CGI-S 评分统计结果显示,无病+基本无病+极轻的构成比为 FAS 82.32%、PPS 88.55%;②CGI-I 评分统计结果显示,用药 8 周末显著进步+进步的构成比为 FAS 78.95%、PPS 83.03%;③用药 8 周末 CGI-S 评分≤2 分的受试者比例为 FAS 1 830 例(82.32%)、PPS 1 717 例(88.55%);④用药 2、4、6 和 8 周末,每次访视时 CGI-I 评分≤2 分的受试者比例,FAS 分别为 357 例(16.41%)、322 例(16.61%)、1 621 例(74.53%)和 1 718 例(78.95%),PPS 分别为 322 例(16.61%)、927 例(47.81%)、1 518 例(78.29%)和 1 610 例(83.03%);⑤用药 8 周末 HAMD$_{17}$、HAMA 评分相对基线的变化,组内比较差异有统计学意义;⑥用药 8 周末 HAMD$_{17}$ 抑郁情绪评分相对基线的变化,差异有统计学意义;⑦用药 8 周末中医肾阳虚证评分的减分率,FAS 的愈显例数为 731 例(愈显率为 32.88%)、总有效率例数为 1 578 例(总有效率为 70.99%),PPS 的愈显率例数为 704 例(愈显率为 36.31%)、总有效率例数为 1 500 例(总有效率为 77.36%);⑧亚利桑那性体验量表有效性评价,用药 8 周末相对基线的组内比较,差异有统计学意义,初步提示巴戟天寡糖胶囊具有增强性功能的作用。

临床安全性评价结果表明,试验期间共发生不良事件 539 例(24.25%)、665 例次(29.91%),因不良事件脱落病例 38 例。试验期间共发生严重不良事件 8 例。发生用药后理化检查异常且有临床意义的血常规 12 例、肝功能 19 例、肾功能 13 例、尿常规 74 例、心电图 24 例。说明试验药物在方案规定的治疗剂量下不良反应轻,安全性好。

急性发作期的Ⅳ期临床研究结果表明,HAMD$_{17}$ 总有效率 FAS 分析为 73.41%,PPS 分析为 79.32%;用药 8 周末的 HAMD$_{17}$、抑郁情绪、CGI、中医症状、HAMA 和亚利桑那性体验量表评分总体呈现降分及向好趋势,各时点与入组时的基线水平比较,差异有统计学意义。综上所述,巴戟天寡糖胶囊治疗目标适应证即轻、中度抑郁症急性发作期安全有效。给药方案为初始方案,150mg/粒,一次 1 粒,一日 2 次;增量方案,150mg/粒,一次 2 粒,一日 2 次,疗程为 8 周。

(二) 巩固期

巴戟天寡糖胶囊治疗抑郁症巩固期的多中心Ⅳ期临床试验的目的是评价巴戟天寡糖胶囊治疗轻、中度抑郁症巩固期的有效性和安全性,并探索巩固期的临床用药方案,试验疗程为 24 周(0~24 周),维持急性发作期的剂量不变。病例入选标准为符合巩固期的纳入和排除标准,即急性发作期治疗终点(8 周末)HAMD$_{17}$ 总分≤9 分、CGI-S≤2 分(连续 2 周),中医辨证属肾阳虚证的患者。

临床有效性评价的主要疗效指标为用药 24 周末的缓解率、复燃率和复燃时间(表 29-3)。缓解标准为 HAMD$_{17}$<7 分,CGI-S≤2 分,且至少持续 6 个月。复燃是指发作缓解期内再次出现抑郁症状和/或体征,被视作是最近一次发作的一部分。复燃标准为进入巩固期治疗后病情有加重趋势,如果 HAMD$_{17}$≥18 分,且符合以下 3 条中的 1 条可视为复燃,并退出研究:①符合 ICD-10 有关抑郁发作的诊断标准;②有自杀或自杀企图;③与巩固期的基线相比,连续 2 周 CGI-S 增加 2 分或 2 分以上。主要疗效指标的分析结果表明,用药 24 周末的缓解率为 FAS 202 例(54.59%)、PPS 192 例(54.24%);FAS 和 PPS 均复燃 24 例,FAS 的复燃率为 6.49%,PPS 的复燃率为 6.78%;FAS 和 PPS 的复燃时间均为 64.667 日,中位数均为 45.000 日。除主要疗效指标外,8 个次要疗效指标与急性发作期相同。次要疗效指标的分析结果:①用药 24 周末的 CGI-S 评分统计结果显示,无病+基本无病+极轻的构成比为 FAS 94.48%、PPS 93.50%。②CGI-I 评分统计结果显示,用药 24 周末稍进步+无变化的构成比

为 FAS 87.17%、PPS 87.57%。③用药 24 周末 CGI-S 评分≤2 分的受试者比例为 FAS 394 例(94.48%)、PPS 331 例(93.50%)。④用药 4、8、12、16、20 和 24 周末,每次访视时 CGI-I 评分≤2 分的受试者比例,FAS 分别为 4 例(0.97%)、3 例(0.73%)、6 例(1.45%)、8 例(1.94%)、11 例(2.66%)和 11 例(2.66%),PPS 分别为 0 例(0.00%)、0 例(0.00%)、4 例(1.13%)、6 例(1.69%)、9 例(2.54%)和 8 例(2.26%)。⑤用药 24 周末 HAMD$_{17}$ 相对基线的变化,组内比较差异有统计学意义,初始方案组的差异有统计学意义;HAMA 评分相对基线的变化,组内比较差异有统计学意义。⑥用药 24 周末 HAMD$_{17}$ 抑郁情绪评分相对基线的变化,差异无统计学意义。⑦用药 24 周末中医肾阳虚证评分的减分率,FAS 的愈显例数为 48 例(愈显率为 11.51%)、总有效例数为 128 例(总有效率为 30.70%),PPS 的愈显例数为 42 例(愈显率为 11.86%)、总有效例数为 115 例(总有效率为 32.49%)。⑧亚利桑那性体验量表有效性评价,用药 24 周末相对基线的组内比较,差异有统计学意义,初始方案组的差异无统计学意义。

临床安全性评价结果表明,试验期间共发生不良事件 120 例(28.78%)、167 例次(40.05%),因不良事件脱落病例 1 例,无严重不良事件(SAE)发生。发生用药后理化检查异常且有临床意义的包括血常规检查异常 4 例、肝功能检查异常 2 例、尿常规检查异常 8 例;发生用药 24 周末理化检查异常且有临床意义的包括血常规检查异常 3 例、肝功能检查异常 4 例、肾功能检查异常 2 例、尿常规检查异常 6 例、心电图检查异常 1 例。说明试验药物在方案规定的治疗剂量下不良反应轻,安全性好。

巩固期的Ⅳ期临床研究结果表明,HAMD$_{17}$ 缓解率为 FAS 54.59%、PPS 54.24%;用药 24 周末的 HAMD$_{17}$、HAMD$_{17}$ 抑郁情绪、CGI、中医症状、HAMA 和亚利桑那性体验量表等评分总体呈现持续降分或平稳趋势,且与入组时的基线水平相比呈现同质性,说明巩固期最短 24 周疗程的合理性及巴戟天寡糖胶囊巩固期治疗的有效性。综上所述,巴戟天寡糖胶囊治疗轻、中度抑郁症(肾阳虚证)巩固期安全、有效。推荐巩固期治疗的临床用药方案为维持急性期用药 8 周末的剂量不变。

（三）维持期

巴戟天寡糖胶囊治疗抑郁症维持期的多中心Ⅳ期临床试验的目的是评价巴戟天寡糖胶囊治疗轻、中度抑郁症维持期的有效性和安全性,并探索维持期的临床用药方案,试验疗程为 24 周(0~24 周),其中 0~16 周维持巩固期的剂量不变、17~24 周剂量减半。病例入选标准为符合维持期的纳入和排除标准,即巩固期治疗终点(8 周末)HAMD$_{17}$ 总分≤9 分、CGI-S 评分≤2 分(连续 2 周)、完成巩固期治疗且未复燃者,中医辨证属肾阳虚证的患者。

临床有效性评价的主要疗效指标为用药 24 周末的痊愈率、复发率和复发时间(表 28-4)。临床痊愈是指抑郁症状完全消失,社会功能恢复良好,且至少持续 6 个月。复发是指患者在临床痊愈后抑郁症状再次出现,被视作是新的一次发作的开始。复发标准为进入维持期治疗后病情有加重趋势,如果 HAMD$_{17}$≥18 分,且符合以下 3 条中的 1 条可视为复发,并退出研究:①符合 ICD-10 有关抑郁发作的诊断标准;②有自杀或自杀企图;③与维持期基线相比,连续 2 周 CGI-S 评分增加 2 分或 2 分以上。主要疗效指标的分析结果表明,用药 24 周末的痊愈率为 FAS 96 例(84.21%)、PPS 94 例(83.93%);FAS 和 PPS 均复发 7 例,FAS 的复发率为 6.14%,PPS 的复发率为 6.25%;FAS 和 PPS 的复发时间均为 82.143 日,中位数均为 95.000 日。除主要疗效指标外,8 个次要疗效指标与急性发作期相同。次要疗效指标的分析结果:①用药 24 周末的 CGI-S 评分,无病+基本无病+极轻的构成比为 FAS 94.92%、PPS 94.64%;相对基线的组内比较,差异无统计学意义。②用药 24 周末的 CGI-I 评分,稍进步+无变化的构成比为 FAS 92.31%、PPS 91.96%。③用药 24 周末 CGI-S 评分≤2 分的受试者比例为 FAS 112 例(94.92%)、PPS 106 例(94.64%)。④用药 8、16 和 24 周末,每次访视时

表 28-4　巴戟天寡糖胶囊的Ⅳ期临床研究有效性评价

研究类型	研究阶段	主要疗效评价指标	疗效等级	FAS	PPS
巴戟天寡糖胶囊治疗轻、中度抑郁症的Ⅳ期临床研究	急性发作期	治疗 8 周末 $HAMD_{17}$ 评分的减分率	缓解	751 例（33.78%）	718 例（37.03%）
			有效	881 例（39.63%）	820 例（42.29%）
			缓解+有效	1 632 例（73.41%）	1 538 例（79.32%）
			无效	591 例（26.59%）	401 例（20.68%）
			总例数	2 223 例	1 939 例
	巩固期	治疗 24 周末的缓解率、复燃率和复燃时间	缓解	202 例（54.59%）	192 例（54.24%）
			未缓解	144 例（38.92%）	138 例（38.98%）
			复燃	24 例（6.49%）	24 例（6.78%）
			总例数	370（缺失 47 例）	354 例
			平均复燃时间	64.667 日	64.667 日
	维持期	治疗 24 周末的痊愈率、复发率和复发时间	临床痊愈	96 例（84.21%）	94 例（83.93%）
			未临床痊愈	11 例（9.65%）	11 例（9.82%）
			复发	7 例（6.14%）	7 例（6.25%）
			总例数	114 例（缺失 4 例）	112 例
			平均复发时间	82.143 日	82.143 日

注:PPS 各期无缺失情况;FAS 急性发作期无缺失情况。

CGI-I 评分≤2 分的受试者比例,FAS 分别为 0 例（0.00%）、0 例（0.00%）和 2 例（1.71%）,PPS 分别为 0 例（0.00%）、0 例（0.00%）和 2 例（1.79%）。⑤用药 24 周末 $HAMD_{17}$ 相对基线的变化,组内比较无统计学意义;HAMA 评分相对基线的变化,组内比较有统计意义,初始方案组的差异无统计学意义。⑥用药 24 周末 $HAMD_{17}$ 抑郁情绪评分相对基线的组内比较,差异有统计学意义;初始方案组和增量方案组组内比较,差异无统计学意义。⑦用药 24 周末中医肾阳虚证评分的减分率,FAS 的愈显例数为 13 例（愈显率为 11.02%）、总有效例数为 38 例（总有效率为 32.20%）,PPS 的愈显例数为 13 例（愈显率为 11.61%）、总有效例数为 37 例（总有效率为 33.04%）。⑧亚利桑那性体验量表有效性评价,用药 24 周末相对基线的组内比较,差异无统计学意义。

临床安全性评价结果表明,试验期间共发生不良事件 28 例（23.73%）、39 例次（33.05%）,无因不良事件脱落病例,无 SAE 发生。发生用药后 16 周末理化检查异常且有临床意义的包括血常规检查异常 1 例、肝功能检查异常 1 例、肾功能检查异常 1 例、尿常规检查异常 6 例、心电图检查异常 1 例;发生用药后 24 周末理化检查异常且有临床意义的包括血常规检查异常 1 例、肾功能检查异常 2 例、尿常规检查异常 4 例。试验期间发生停药反应者 1 例（0.93%）。说明试验药物在方案规定的治疗剂量下不良反应轻,安全性好。

维持期的Ⅳ期临床研究结果表明,$HAMD_{17}$ 痊愈率为 FAS 84.21%、PPS 83.93%;用药 24 周末的 $HAMD_{17}$、$HAMD_{17}$ 抑郁情绪、CGI、中医症状、HAMA 和亚利桑那性体验量表等评分总体呈现持续降分或平稳趋势,且与入组时的基线水平相比呈现同质性,说明巴戟天寡糖胶囊维持期治疗的有效性。综上所述,巴戟天寡糖胶囊治疗轻、中度抑郁症(肾阳虚证)维持期安全、有效。推荐维持期治疗的临床用药方案为维持巩固期的剂量不变,维持治疗 16 周;剂量减半,服用至 24 周末。

第三节 结语与展望

根据世界卫生组织报告,抑郁症将成为世界范围内的首要致残原因,也是导致全球疾病总负担的重大因素。中医药在治疗情志病方面具有丰富的积累和独特的优势,但遗憾的是目前国际公认的治疗抑郁症的中药仅有贯叶连翘提取物(路优泰),我国批准上市、以抑郁症为适应证的中药也仅有巴戟天寡糖胶囊(巴戟天低聚寡糖,中药5类,2012)、舒肝解郁胶囊(贯叶金丝桃/刺五加,中药6类,2008)等少数。鉴于中医药治疗具有多靶点、多途径、多层次的特点,研究开发具有抗抑郁作用的中药前景广阔。

巴戟天寡糖胶囊是在军事医学研究院毒物药物研究所的2代药学家历经20年的共同努力下,从发现提取物具有抗抑郁作用到确定有效作用部位,从成功解析其物质基础到成功研发特色新药,这种多学科配合、多模型评价、多维度解析、多层次研究的研发策略为开发抗抑郁中药提供科学依据,同时为中药现代化研究提供有益的借鉴。之后,军事医学研究院毒物药物研究所通过与北京同仁堂股份有限公司长期合作,成功研发了我国首个中药5类(新1类)抗抑郁新药巴戟天寡糖胶囊,于2012年获得新药证书并上市。该药是国内外唯一以寡糖为核心成分的抗抑郁新药,入选国家新药重大专项标志性成果,并被评为2012年度"国内十大重磅处方新药"。与临床一线化学药盐酸氟西汀片相比,该药治疗轻、中度抑郁症的有效率与盐酸氟西汀片相当(西医症状)或更高(中医症状),不良反应轻微,安全性好,兼可改善性功能、免疫功能和焦虑症状等,较之化学药表现出更好的优势。以上述研究为重点,李云峰等联合申报的"中药抗抑郁的物质基础与神经生物学机制研究"和"抗抑郁中药综合评价体系的建立与应用"项目分别获2015年北京市科学技术一等奖和2014年中华中医药学会科学技术一等奖。该药的成功研发在国际上首次证明了寡糖的抗抑郁疗效,为抑郁症乃至于精神疾病的治疗揭示了全新的物质类别,不仅丰富了中医理论,而且对我国抗抑郁中药现代化研究具有重要的推动和借鉴意义。

(薛瑞,张有志,舒良,张鸿燕,徐意,顾海鸥,解素花,李云峰

中国人民解放军军事科学院军事医学研究院毒物药物研究所;

北京大学第六医院;北京同仁堂股份有限公司)

参 考 文 献

[1] 张中启,袁莉,赵楠,等.巴戟天醇提取物的抗抑郁作用[J].中国药学杂志,2000,35(11):739-741.

[2] 蔡兵,崔承彬,陈玉华,等.中药巴戟天抗抑郁作用的大小鼠模型三级组合测试评价[J].解放军药学学报,2005,21(5):321-325.

[3] 崔承彬,杨明,姚志伟,等.中药巴戟天中抗抑郁活性成分的研究[J].中国中药杂志,1995,20(1):36-39.

[4] 蔡兵,崔承彬,陈玉华,等.巴戟天中菊淀粉型低聚糖类单体成分对小鼠的抗抑郁作用[J].中国药理学与毒理学杂志,1996,10(2):109-112.

[5] 张中启,黄世杰,袁莉,等.巴戟天寡糖对鼠强迫性游泳和获得性无助抑郁模型的影响[J].中国药理学与毒理学杂志,2001,15(4):262-265.

[6] 张有志,李云峰,刘刚,等.巴戟天寡糖对获得性无助抑郁模型大鼠行为的影响[J].中国行为医学科学,2005,14(4):309-311.

[7] LI Y F,YUAN L,XU Y K,et al. Antistress effects of oligosaccharides extracted from *Morinda officinalis* in mice and rats[J]. Acta pharmacologica sinica,2001,22(12):1084-1088.

［8］ LI Y F,LIU Y Q,YANG M,et al. The cytoprotective effect of inulin-type hexasaccharide extracted from *Morinda officinalis* on PC12 cells against the lesion induced by corticosterone［J］. Life sciences,2004,75 (13):1531-1538.

［9］ LI Y F,GONG Z H,YANG M,et al. Inhibition of the oligosaccharides extracted from *Morinda officinalis*,a Chinese traditional herbal medicine,on the corticosterone induced apoptosis in PC12 cell［J］. Life sciences, 2003,72(8):933-942.

［10］ 司天梅,刘懿,舒良,等.巴戟天寡糖胶囊在中国健康志愿者中的耐受性研究［J］.中国新药杂志, 2009,18(1):53-56.

［11］ 北京同仁堂股份有限公司.Ⅰ期临床研究报告:单次给药和连续给药口服巴戟天寡糖胶囊在健康志愿者中的耐受性研究［Z］.临床试验起止日期:2006年02月—2006年03月.

［12］ 王雪芹,张鸿燕,舒良,等.巴戟天寡糖胶囊治疗轻、中度抑郁症的疗效和安全性［J］.中国新药杂志,2009,18(9):802-805,843.

［13］ 北京同仁堂股份有限公司.Ⅱ期临床试验总结报告:以氟西汀片为对照评价巴戟天寡糖胶囊治疗轻、中度抑郁症临床安全性和有效性随机、双盲双模拟、阳性药平行对照、多中心Ⅱ期临床试验［Z］.临床试验起止日期:2006年07月—2007年02月.

［14］ 孔庆梅,舒良,张鸿燕,等.巴戟天寡糖胶囊治疗抑郁症的临床疗效与安全性［J］.中国临床药理学杂志,2011,27(3):170-173.

［15］ 北京同仁堂股份有限公司.Ⅲ期临床试验总结报告:以氟西汀片与安慰剂为对照评价巴戟天寡糖胶囊治疗抑郁症临床安全性和有效性随机、双盲双模拟、多中心Ⅲ期临床试验［Z］.临床试验起止日期:2007年03月—2008年01月.

［16］ 北京同仁堂股份有限公司.Ⅳ期临床试验报告:巴戟天寡糖胶囊治疗轻中度抑郁症多中心Ⅳ期临床试验(急性发作期)［Z］.临床试验起止日期:2014年10月—2016年12月.

［17］ 李茜松,呼亚玲,申静,等.巴戟天寡糖胶囊治疗广泛人群下急性发作期轻中度抑郁症的Ⅳ期临床研究［J］.中药药理与临床,2022,38(4):136-139.

［18］ 北京同仁堂股份有限公司.Ⅳ期临床试验报告:巴戟天寡糖胶囊治疗轻中度抑郁症多中心Ⅳ期临床试验(巩固期)［Z］.临床试验起止日期:2014年12月—2016年12月.

［19］ 北京同仁堂股份有限公司.Ⅳ期临床试验报告:巴戟天寡糖胶囊治疗轻中度抑郁症多中心Ⅳ期临床试验(维持期)［Z］.临床试验起止日期:2015年06月—2016年12月.

第二十九章

淫羊藿黄酮和淫羊藿苷治疗神经精神疾病的实验研究

第一节 概 述

淫羊藿为小檗科植物淫羊藿 *Epimedium brevicornu* Maxim.、箭叶淫羊藿 *Epimedium sagittatum*(Sieb. et Zucc.)Maxim.、柔毛淫羊藿 *Epimedium pubescens* Maxim. 或朝鲜淫羊藿 *Epimedium koreanum* Nakai 的干燥叶。在传统医学中,淫羊藿归肝、肾经,具有补肾阳、强筋骨、祛风湿等功效。淫羊藿黄酮(epimedium flavonoid, EF)是淫羊藿的主要活性组分,其中淫羊藿苷(icariin, ICA)是黄酮类的主要单体成分,分子量为 676.65。现代医学证明,EF 和 ICA 能增加心脑血管血流量,调节造血功能、免疫功能,促进骨代谢,还具有抗疲劳、抗衰老等功效。

祖国医学认为"肾生髓,脑为髓海",肾虚证是导致"髓海不足"的重要原因,通过"补肾填髓"可以防治衰老引起的记忆力下降,起到"益脑髓"的作用。作者研究团队在最初研究治疗阿尔茨海默病(Alzheimer's disease, AD)的中药时,通过大量的文献检索和查阅中药古方,查到中医临床治疗老年期痴呆或脑萎缩的 60 多个中药方剂,进行计算机分析和排位,选择使用频率最高的 6 类 33 味中药,经过多次筛选、体内外研究,发现补肾中药的作用最明显,这与中医治疗阿尔茨海默病的主要治则"补肾填髓"不谋而合。在这些作用明显的补肾中药中,包括淫羊藿及其提取物 EF 和 ICA。

基于大量实验研究结果,经过总结和凝练,我们于 2006 年提出中药"补肾填髓"与脑相关的现代生物学基础包括促进神经元能量代谢和利用,激活内源性神经营养因子等活性物质生成增多,同时抑制神经毒素生成,从而减少神经元死亡,促进神经元存活与再生[1]。这可以说是"治本",在治疗多因素复杂性神经疾病中具有优势和特点。

补肾中药具有神经保护和神经营养/再生作用,在新认识的指导下,我们将 EF 和 ICA 的研究从治疗 AD 延伸到治疗脱髓鞘病,包括多发性硬化、缺血性脑白质病变,以期从抗炎(神经保护)和促进髓鞘再生(神经营养/再生)2 个方面发挥作用。

近期的研究表明,神经炎症和脑白质病变与精神分裂症的发生和发展有密切关系,而且目前临床缺乏能够改善认知功能障碍的抗精神病药。由于 ICA 能够改善 AD 动物模型的认知功能障碍,而且具有抗炎、减轻髓鞘脱失的作用,因此我们将 ICA 的研究延伸到治疗精神分裂症。

在此基础上,为了研制多靶点治疗药物,我们以 ICA 的体内代谢物淫羊藿素为先导化合物进行化学修饰,设计合成了新型二氢黄酮衍生物(DHF),并研究了其抗精神分裂症的作用。

本章总结了作者研究团队近十多年来在 EF 和 ICA 治疗 AD、突触核蛋白病、脱髓鞘病和精神分裂症等神经精神疾病方面的实验研究结果。

第二节 研究方法与结果

一、淫羊藿黄酮和淫羊藿苷治疗阿尔茨海默病的实验研究

阿尔茨海默病(AD)是一种以进行性认知障碍和记忆力损害为主的中枢神经系统退行性疾病,其主要病理特征是脑内出现大量老年斑和神经原纤维缠结,特定脑区神经元死亡。近年来,随着对 AD 研究的深入,关于疾病发生的"β-淀粉样蛋白级联假说"得到深入发展。该假说认为,AD 是由于基因缺陷直接或间接改变淀粉样前体蛋白(amyloid protein precursor,APP)表达或蛋白酶水解过程,导致 β-淀粉样蛋白(amyloid β-protein,Aβ)产生和清除之间的平衡改变,聚集态的 Aβ 累积引发连串的复杂反应;其中,β 分泌酶(又名 β-site APP cleaving enzyme 1,BACE1)是 APP 水解的限速酶,能使 Aβ 生成增加[2]。此外,神经炎症、氧化应激、线粒体功能缺陷、神经营养因子减少等也是 AD 的重要发病机制。

(一) 淫羊藿黄酮对淀粉样前体蛋白基因转染细胞 β-淀粉样蛋白含量和β分泌酶活性的影响

本研究中所用的 AD 细胞模型是将人 APP695 基因转染入人神经母细胞瘤细胞系 SH-SY5Y 细胞中,使其稳定表达人 APP695 cDNA。在不加任何刺激的情况下,可在该细胞模型的细胞培养液及细胞裂解液中检出 Aβ,因此适合作为研究 AD 的细胞模型。

实验目的为观察 EF 对 APP695 基因转染 SH-SY5Y 细胞 Aβ 水平的影响,以及在体外试验中 EF 对 BACE1 活性的影响。应用免疫沉淀法和蛋白质印迹法(Western blotting)、放射免疫法分别检测细胞培养上清液和细胞裂解液中的 Aβ 水平。通过测定 β 分泌酶(BACE1)切割荧光底物所得的荧光值检测 BACE1 活性。

结果显示,EF(2.5~25μg/ml)与 APP695 基因转染 SH-SY5Y 细胞共孵育 24 小时能明显降低细胞培养液中的 Aβ 含量,表明该药可抑制 Aβ 的生成和分泌。MTT 法检测和显微镜下观察表明,在此浓度范围内的 EF 对细胞存活率和细胞形态无影响,排除了 Aβ 含量减少是药物对细胞的毒性作用所致[3]。

为了探讨 EF 降低 Aβ 的作用机制,本实验检测 APP 裂解过程中的限速酶——β 分泌酶(BACE1)的活性。体外试验结果显示,EF(50μg/ml)对 BACE1 活性的抑制率为 95.0%,表明其对 BACE1 活性有明显的直接抑制作用,这可能是 EF 降低 Aβ 生成的作用机制之一[3]。

(二) 淫羊藿黄酮和淫羊藿苷对淀粉样前体蛋白转基因小鼠学习记忆能力及 β-淀粉样蛋白的影响

在众多模拟 AD 动物模型中,转基因动物模型的优点是模拟 AD 的多种神经病理改变。在家族性 AD 患者中已鉴定出多个 APP 基因的突变位点,其中当位于跨膜区内第 717 位的氨基酸发生 V-I、V-G、V-F 突变(缬氨酸 V、异亮氨酸 I、甘氨酸 G、苯丙氨酸 F)时,可增加 $Aβ_{1-42}$ 与 $Aβ_{1-40}$ 的比例,而前者正是有选择性地沉积在斑块核心的主要成分[4]。

本实验以 APPV717I 转基因小鼠为 AD 动物模型,用药组小鼠自 4 月龄开始分别灌胃给予 EF 和 ICA 至 10 月龄。应用 Morris 水迷宫和物体识别方法测试小鼠的学习记忆能力,刚果红染色和 Bielschowsky 银染方法检测淀粉样斑块,免疫组织化学法及蛋白质印迹法分别检测海马 CA1 区及皮质 APP、BACE1 的表达,双抗体夹心 ELISA 试剂盒测定海马中的不溶性 $Aβ_{1-42}$ 含量。

结果显示,APP 转基因小鼠在 4 月龄即出现学习记忆功能障碍,在 Morris 水迷宫实验中比转基因阴性对照组小鼠的逃避潜伏期延长 28% ($P<0.05$)。增龄至 10 月龄,APP 转基因小鼠的学习记忆能力明显下降,水迷宫实验的逃避潜伏期、游泳距离与转基因阴性对照组的差异分别增大为 40% ($P<0.01$) 和 35% ($P<0.05$),物体识别实验中分辨指数的差异为 61% ($P<0.05$)。与正常对照组及转基因阴性对照组相比,10 月龄转基因模型小鼠海马 CA1 区及皮质中 APP、BACE1 的表达及淀粉样斑块数量明显增加,海马中 $A\beta_{1-42}$ 的含量显著升高[5-6]。

EF(100mg/kg)、ICA(100μmol/kg)灌胃给药 6 个月可明显缩短 10 月龄 APP 转基因小鼠 Morris 水迷宫实验的逃避潜伏期和游泳距离,增高物体识别实验的分辨指数;明显减少海马 CA1 区和皮质 APP、BACE1 的表达和淀粉样斑块数量,降低海马 $A\beta_{1-42}$ 的含量。这些结果表明,EF、ICA 通过降低 APP 转基因小鼠脑内的 APP 和 BACE-1 水平而减少 $A\beta$ 含量和淀粉样斑块沉积,从而改善学习记忆能力[5-6]。

(三) 淫羊藿黄酮和淫羊藿苷对淀粉样前体蛋白转基因小鼠脑内突触及相关蛋白的影响

已有研究证实神经突触丧失是 AD 早期的重要发病机制。在 AD 患者脑中,突触数量减少较神经元丧失更显著,还伴有突触的病理性变化。因此,突触丧失是 AD 痴呆症状的结构基础,与斑块负荷相比,患者的认知功能下降与脑边缘系统和新皮质的突触丧失表现出更好的相关性,新皮质突触丧失达 40% 即可出现痴呆症状[7]。已有研究表明,AD 患者的脑脊液、新皮质和海马区内的突触蛋白水平均降低,在确诊 AD 组,海马的突触蛋白水平下降达 55%[8]。某些突触蛋白可作为突触早期损害的标志物。目前,可溶性 $A\beta$ 寡聚体被认为可能是引起 AD 患者脑神经元功能失调的主要神经毒性物质,并与突触丧失也存在很强的相关性[9]。

本实验的目的为观察 4 和 10 月龄 APPV717I 转基因小鼠脑内的突触结构及相关蛋白随增龄的变化,以及 EF 和 ICA 的干预作用。应用免疫组织化学法及蛋白质印迹法检测海马和皮质突触蛋白、突触后致密物质-95(postsynaptic density protein,PSD-95) 的表达;透射电镜观察海马神经毡突起内的线粒体、细胞骨架蛋白、突触数目及突触囊泡超微结构的变化。

结果显示,4 月龄 APP 转基因小鼠的海马 CA1 区神经元突起内的超微结构和突触结构基本正常,但突起内的线粒体结构轻度肿胀并伴有部分内嵴和外膜断裂,突触连接减少,突触数密度有降低趋势,突触囊泡明显减少;海马和皮质的突触蛋白和 PSD-95 表达有降低趋势。10 月龄 APP 转基因小鼠的海马 CA1 区神经元突起内线粒体肿胀、嵴断裂甚至空泡化;突触数量减少,突触前、后膜及突触间隙结构模糊不清,突触后致密物质变薄,神经毡内的多数突触小泡减少甚至消失;皮质和海马 CA1 区、CA3 区及齿状回的突触蛋白表达明显降低,皮质和海马的 PSD-95 蛋白表达明显减少[10-11]。

EF(100mg/kg)、ICA(100μmol/kg)灌胃给药 6 个月可明显减轻 10 月龄 APP 转基因小鼠的海马 CA1 区神经元突起损伤,使神经元突起内的线粒体轮廓清晰、嵴多而明显;突触连接丰富,结构基本正常,突触前、后膜及突触间隙结构清晰,突触后致密物增厚,突触囊泡数量增加;增加皮质及海马突触蛋白和 PSD-95 蛋白的表达。结果提示,EF 和 ICA 可能通过减少 APP 转基因小鼠脑内的 $A\beta$ 含量、增高突触蛋白和 PSD-95 的表达、改善受损突触的结构和功能,从而提高学习记忆能力;EF 和 ICA 在 AD 的预防和治疗中,尤其是在改善学习记忆能力及神经突触功能方面具有良好的应用前景[10-11]。

(四) 淫羊藿黄酮对 β-淀粉样蛋白脑室注射拟阿尔茨海默病小鼠的影响

研究表明,$A\beta$ 的存在持续激活炎症机制,继而损伤神经元。大量 AD 患者的尸检发现,炎症反应在 AD 发病中起重要作用[12]。$A\beta_{1-40}$ 脑内注射模型是研究 $A\beta$ 毒性作用的常用动物模型,主要引起学习记忆功能障碍和脑内炎症反应等,能够模拟 AD 的部分病理生理过程[13]。

本实验应用 2 月龄 ICR 雄性小鼠侧脑室注射 $A\beta_{1-40}$ 建立 AD 小鼠模型。14 日后应用 Morris 水迷宫和避暗实验检测小鼠的学习记忆功能,放射免疫法测定脑内的白细胞介素-1β(interleukin-1β,IL-1β)和肿瘤坏死因子-α(tumor necrosis factor-α,TNF-α)含量,免疫组织化学法测定脑内神经胶质细胞原纤维酸性蛋白(glial fibrillary acidic protein,GFAP)阳性细胞(星形胶质细胞)的数量,蛋白质印迹法检测环氧合酶-2 的表达,生物化学法测定超氧化物歧化酶(superoxide dismutase,SOD)活性和谷胱甘肽(glutathione,GSH)含量。

结果显示,与对照组比较,$A\beta$ 脑室注射模型组小鼠在 Morris 水迷宫实验中的逃避潜伏期和游泳距离明显延长,避暗实验中的潜伏期缩短、错误次数增加;海马区的炎症细胞因子 IL-1β 和 TNF-α 含量显著增加,星形胶质细胞增生[14-15]。

与模型组比较,EF(30、100 和 300mg/kg)给药组小鼠在 Morris 水迷宫实验中的逃避潜伏期和游泳距离明显缩短,避暗实验的潜伏期延长、错误次数减少;大脑皮质和海马区的 GFAP 阳性细胞数和面积、平均光密度值均降低;IL-1β 和 TNF-α 的含量明显减少,环氧合酶-2 的表达降低;SOD 活性和 GSH 含量增高。结果表明,EF 能够改善 $A\beta$ 所致的学习记忆障碍,其作用机制与抑制神经炎症和增高抗氧化能力有关[14-15]。

(五)淫羊藿苷对线粒体损伤拟阿尔茨海默病大鼠模型的影响

研究显示,线粒体功能损伤在 AD 发病中起关键作用。线粒体是脑细胞发挥正常功能的主要能量来源,许多证据显示能量代谢改变是 AD 的早期事件[16]。有研究表明,在 AD 患者脑中发现线粒体细胞色素 C 氧化酶(即呼吸链复合体Ⅳ)活性降低[17]。越来越多的科学家将研究目标锁定在线粒体保护,以期对 AD 进行早期干预。

本实验中,大鼠给予线粒体呼吸链复合体Ⅳ抑制剂——叠氮化钠(sodium azide)皮下微泵恒速灌注 28 日,建立线粒体损伤拟 AD 动物模型。生化法测定大鼠海马线粒体细胞色素 C 氧化酶活性;ELISA 法测定大鼠脑内的 $A\beta_{1-42}$ 含量;蛋白质印迹法和免疫组织化学法测定大鼠脑内 BACE1、早老蛋白 1(presenilin-1,PS-1)、磷酸化 τ 蛋白、神经营养因子及其受体的表达。

结果显示,叠氮化钠微泵灌注 28 日可引起模型大鼠的海马区线粒体细胞色素 C 氧化酶活性明显下降,神经生长因子(nerve growth factor,NGF)、脑源性神经营养因子(brain-derived neurotrophic factor,BDNF)及其受体 TrkB 的表达减少,BACE1 和 PS-1 的表达增多,$A\beta_{1-42}$ 含量升高,磷酸化 τ 蛋白的表达增多[18-20]。

ICA(12、36mg/kg)灌胃给药 28 日能够增高叠氮化钠模型大鼠的海马区线粒体细胞色素 C 氧化酶活性,对线粒体具有直接保护作用;增强 NGF 和 BDNF 及其受体 TrkB 的表达;减少大脑皮质的 $A\beta$ 含量,抑制 PS-1 和磷酸化 τ 蛋白的表达,对 BACE1 具有一定的降低作用。结果表明,ICA 对线粒体具有保护作用,并可改善由线粒体损伤引起的 AD 特征性病理变化,增高神经营养因子水平,可能在 AD 疾病早期环节对病程进行干预,具有较好的应用前景[18-20]。

二、淫羊藿黄酮和淫羊藿苷对 α 突触核蛋白的影响

我们在应用基因芯片对 APP 转基因拟 AD 小鼠模型的海马和大脑皮质进行检测时,发现 α 突触核蛋白(α-synuclein,α-syn)的 mRNA 表达异常增高。鉴于 α-syn 在多种神经退行

性疾病的发病机制中具有重要作用,我们进一步研究了 EF 和 ICA 对 α-syn 的影响及其作用机制。

α-Syn 是一种脑内含量丰富的神经蛋白,因其定位于突触前末端和神经元细胞核内而被命名。α-Syn 由 140 个氨基酸组成,以新皮质、海马、嗅球、纹状体和丘脑内的含量较高。1993 年 Ueda 等[21]证实在 AD 患者脑内老年斑中发现的非 Aβ 成分前体蛋白(non-amyloid β component precursor,NACP)就是 α-syn。正常状态下 α-syn 参与维持突触的生理功能,而异常状态的 α-syn(主要毒性形式是寡聚体)与多种神经退行性疾病的发病过程密切相关。这些以 α-syn 为关键致病因子的疾病包括帕金森病、路易体痴呆、阿尔茨海默病、多系统萎缩等,统称为"突触核蛋白病(synucleinopathies)"[22]。目前临床缺乏治疗这类疾病的有效药物。

野生型和突变型 α-syn 蛋白均可通过泛素-蛋白酶体系统(ubiquitin proteasome system, UPS)降解。Parkin 蛋白和泛素化蛋白羧基端水解酶(ubiquitin carboxyl terminal hydrolase-L1, UCH-L1)是 UPS 中的关键组成成分。热激蛋白(heat shock protein,HSP)作为分子伴侣与 UPS 中的关键成分共同协助使过表达的 α-syn 经 UPS 途径降解[23]。

α-Syn 的翻译后修饰是影响 α-syn 聚集的重要因素。α-Syn 存在磷酸化和非磷酸化 2 种形式,主要发生在丝氨酸 129(Ser129)位点。在正常状态下,仅有 5% 的 α-syn 在 Ser129 位点发生磷酸化,95% 为非磷酸化状态,而帕金森病(Parkinson disease,PD)患者中的情况是相反的[24]。极样激酶(polo-like kinase,PLK)是脑中的一种重要的 α-syn 激酶,PLK2 是催化 α-syn (Ser129 位点)磷酸化的主要激酶[25]。α-Syn 转基因小鼠脑内的 α-syn 在酪氨酸 125(Tyr125 或 Y125)和 Y39 位点的磷酸化水平也升高[26]。

(一) 淫羊藿黄酮和淫羊藿苷对淀粉样前体蛋白转基因小鼠脑内 α 突触核蛋白的影响

淀粉样前体蛋白(APP)转基因小鼠模型是国际公认的 AD 动物模型,出现明显的学习记忆障碍并模拟 AD 的脑内 Aβ 沉积和老年斑形成。但以往国内外多仅单纯关注 Aβ 在老年斑方面的改变,而忽略深入且系统地分析该模型的完整病理过程。α 突触核蛋白(α-synuclein, α-syn)是 AD 患者脑内老年斑除 Aβ 以外的另一重要成分,又称"非 Aβ 成分前体蛋白 (NACP)"[21]。因此,本实验系统研究 APP 转基因小鼠脑内 α-syn 的增龄变化,以及 EF 和 ICA 对 α-syn 的影响及其作用机制。

1. APP 转基因小鼠脑内 α-syn 的增龄改变 本实验首次系统观察不同时程 APP 转基因小鼠脑内 α-syn mRNA 和蛋白表达的改变,以探讨 α-syn 在 AD 发病中的作用。动物模型为 4、10 和 16 月龄 APPV717I 转基因小鼠;同背景、同月龄的 C57BL/6J 小鼠设为正常对照组。表达谱基因芯片、RT-PCR 方法检测皮质、海马 mRNA 的表达;蛋白质印迹法、免疫组织化学法检测蛋白质的表达。

结果显示,α-syn mRNA 表达在不同时程 APP 转基因小鼠脑内均明显增多。α-Syn 蛋白表达在早期 4 月龄 APP 转基因小鼠中即显著上调,10 月龄继续增多,16 月龄继续上调并形成蛋白的异常聚集。结果表明,APP 转基因小鼠脑内的 AD 老年斑非 Aβ 主要成分 α-syn 表达增多,并随增龄不断加重,可能是模型小鼠学习记忆障碍及 AD 发病的重要因素之一[27]。

2. EF 和 ICA 对 APP 转基因小鼠脑内 α-syn 的影响及其作用机制 本实验采用免疫组织化学法及蛋白质印迹法检测海马和大脑皮质 α-syn 及 HSP70 蛋白的表达,免疫组织化学法检测海马区泛素、Parkin 蛋白及 UCH-L1 蛋白的表达,免疫荧光双标方法检测脑神经元内 α-syn 分别与 Aβ、泛素及淀粉样纤维共同定位的情况,同时检测 Parkin 分别与 α-syn 及泛素的共同定位。

结果显示,4 月龄 APPV717I 转基因小鼠海马与大脑皮质中 α-syn 的表达明显增加,UCH-L1 的表达明显降低。10 月龄 APP 转基因小鼠海马与大脑皮质中 α-syn 表达的增加更加显著;Parkin、UCH-L1 及 HSP70 的蛋白表达明显降低;免疫荧光双标结果显示,10 月龄转基因小鼠海马与皮质顶叶神经元内的 α-syn、泛素分别与淀粉样纤维存在共同定位;Parkin 分别与 α-syn 及泛素存在共同定位,提示 APP 转基因小鼠脑内的 α-syn 经由泛素-蛋白酶体途径的降解减弱,发生聚集,参与淀粉样斑块形成[28]。

EF(100mg/kg)、ICA(100μmol/kg)灌胃给药 6 个月能够明显抑制 10 月龄 APP 转基因小鼠海马与皮质中的 α-syn 过表达和聚集;增强 Parkin、UCH-L1 和 HSP70 的蛋白表达。提示 EF 及 ICA 通过上调 UPS 途径和分子伴侣 HSP70 而增强对 α-syn 的降解,从而减少 α-syn 的过表达及异常聚集,减轻对神经元的毒性作用,并可能保护突触结构,有利于防治 AD 和其他突触核蛋白病[28]。

(二) 淫羊藿苷对 α 突触核蛋白基因转染细胞的影响

由于上述实验是在 APP 转基因小鼠上进行的,为了排除 APP 和 Aβ 的影响,实验进一步应用 α-syn 基因转染细胞模型观察 ICA 对 α-syn 的直接作用。

1. ICA 对 α 突触核蛋白基因转染 PC12 细胞的影响　本实验以 α-syn 基因转染肾上腺嗜铬细胞瘤细胞系 PC12 细胞为模型,不同浓度的 ICA 与模型细胞共孵育 24 小时,应用 RT-PCR 法检测细胞内的 α-syn mRNA 含量,蛋白质印迹法检测细胞中 α-syn、Parkin、UCH-L1 和 HSP70 的蛋白表达,观察 ICA 对它们的影响。

结果显示,ICA(40、80μmol/L)与 α-syn 基因转染 PC12 细胞共孵育 24 小时能够减少细胞中的 α-syn mRNA 含量,明显抑制细胞中的 α-syn 蛋白表达和聚集,增强泛素-蛋白酶体系统(UPS)的关键蛋白 Parkin、UCH-L1 和分子伴侣 HSP70 的蛋白表达。结果表明,ICA 在体外对 α-syn 过表达和聚集有直接抑制作用,其机制与抑制 α-syn 合成及增强 UPS 途径对 α-syn 的降解有关[28-29]。

2. ICA 对 α 突触核蛋白基因转染 SH-SY5Y 细胞的影响　SH-SY5Y 细胞是从神经母细胞瘤患者的骨髓穿刺标本中分离获得的人 SK-N-SH 细胞的亚克隆。SH-SY5Y 细胞具有多巴胺能神经元的特征,被广泛用于 PD 的研究中。本实验应用稳定转染 α-syn 基因的 SH-SY5Y 细胞,ICA 与细胞孵育 48 小时后,应用蛋白质印迹法检测细胞内 α-syn、磷酸化 α-syn 及 PLK2 的表达,免疫荧光染色法检测 α-syn 的表达。

结果显示,ICA(40、80μmol/L)与 α-syn 基因转染 SH-SY5Y 细胞孵育 48 小时,能够抑制 α-syn 在细胞内的过表达,降低 α-syn 在 Ser129 位点的磷酸化水平和极样激酶 2(PLK2)的表达水平。结果提示,ICA 抑制 α-syn 过表达和聚集的作用机制之一可能是通过减低极样激酶 2(PLK2)的表达而抑制 α-syn 磷酸化,调节 α-syn 的翻译后修饰。

(三) 淫羊藿苷对 A53T α 突触核蛋白转基因小鼠模型的影响

为了进一步研究 ICA 是否在体内也能对 α-syn 产生影响,实验采用 A53T 突变型 α-syn 转基因小鼠作为动物模型。

编码 α-syn 的 SNCA 是第一个被发现的与 PD 有关的基因,其单一或多个位点的突变会导致常染色体遗传性早发性 PD 的发生。A53T 是 SNCA 最常见的突变形式。A53T α-syn 的积累会导致 8~12 月龄的 α-syn 转基因小鼠出现严重的运动障碍[30],因此过表达 A53T 突变型人 α-syn 的转基因小鼠可作为研究 PD 的动物模型。为了研究 ICA 是否对路易体痴呆等突触核蛋白病也有治疗作用,实验除检测纹状体外,还检测海马、大脑皮质和小脑的变化。

本实验应用 A53T 突变型 α-syn 转基因小鼠,选取 2 个时间点进行 ICA 灌胃给药,即 5 月龄开始给药至 8 月龄,和 10 月龄开始给药至 13 月龄,分别模拟发病早期给药和晚期给药。应用转棒、爬杆及自主活动实验检测小鼠的运动能力;蛋白质印迹法分别检测海马、大脑皮质、纹状体和小脑中 α-syn 单体和寡聚体的表达,磷酸化 α-syn 及 Parkin 的表达。

结果显示,8 月龄 A53T α-syn 转基因模型小鼠在转棒实验中的在棒时间比同龄对照组缩短;13 月龄转基因小鼠在爬杆实验中的行为学评分降低,在转棒实验中的在棒时间缩短。8 和 13 月龄 A53T α-syn 转基因小鼠海马、纹状体、大脑皮质、小脑区 α-syn 单体和寡聚体的表达增高;纹状体、大脑皮质中的 α-syn 在 Ser129、Tyr125 和 Tyr133 位点的磷酸化水平增高。

ICA(50、100μmol/kg)灌胃给药 3 个月能够延长 8 月龄 A53T α-syn 转基因小鼠在转棒实验中的在棒时间;增高 13 月龄转基因小鼠在爬杆实验中的行为学评分,延长转棒实验中的在棒时间。ICA 能够减低 8 和 13 月龄 A53T α-syn 转基因小鼠海马、纹状体、大脑皮质、小脑区 α-syn 单体和寡聚体的表达水平,降低纹状体和大脑皮质中的 α-syn 在 Ser129、Tyr125 和 Tyr133 位点的磷酸化水平。同时 ICA 能够增高 8 和 13 月龄转基因小鼠大脑皮质、海马区 Parkin 和 UCH-L1 的蛋白表达。结果表明,ICA 早期给药和晚期给药均能够改善 A53T α-syn 转基因模型小鼠的运动能力,抑制多个脑区的 α-syn 过表达和聚集,其作用机制与抑制 α-syn 磷酸化、增强 α-syn 降解有关。提示 ICA 可能在突触核蛋白相关的神经退行性疾病(例如帕金森病痴呆、路易体痴呆等)的防治中发挥有益作用。

三、淫羊藿黄酮和淫羊藿苷对神经干细胞的影响

基于我们在 2006 年首次提出中药"补肾填髓"与脑相关的现代生物学基础包括促进神经元存活与再生的新观点[1],为了证明补肾中药具有促进神经再生的作用,本实验研究补肾中药淫羊藿的主要有效组分淫羊藿黄酮(EF)和单体成分淫羊藿苷(ICA)在体外对神经干细胞(neural stem cell,NSC)的直接作用。此外,NSC 移植可能作为治疗神经退行性疾病的新手段,保证移植入脑内的 NSC 保持活性,并维持增殖特性及诱导其定向分化是移植中的重点。因此,我们在体外试验的基础上,研究 ICA 对移植入阿尔茨海默病模型大鼠基底前脑的 NSC 的影响。

(一) 淫羊藿黄酮在体外对神经干细胞增殖和分化的影响

本实验从新生 1 日大鼠的海马中分离神经干细胞的单细胞,在加入含有不同浓度 EF 的无血清、不加生长因子的条件培养基 DMEM/F12 中进行培养;在培养 7 和 28 日后,测定神经球的直径,观察神经干细胞的增殖情况。另一批神经干细胞在形成神经球后加入 EF,在无血清的分化培养基中进行培养;在培养 12 小时和 7 日后,应用免疫荧光法检测 nestin、Musashi-1、BrdU、β-Ⅲ-tubulin、NF-200 和 GFAP;测定 NF-200 阳性细胞轴突的数量和长度,观察神经干细胞的分化情况。

结果显示,在无血清、不加表皮生长因子(EGF)和碱性成纤维细胞生长因子(bFGF)的条件下,EF(200、400μg/ml)能使分离的神经干细胞增殖形成神经球,而且从第 7～28 日神经球的体积逐渐增大。在分化实验中,与胎牛血清对照组比较,EF 组的 NF-200 阳性神经元(成熟神经元)数量明显增多;新生神经元的形态更加成熟,而且从神经球迁移的距离更远。结果表明,EF 在体外能有效促进神经干细胞增殖和分化,提示可能通过促进神经发生而调节中枢神经系统的功能[31]。

(二) 淫羊藿苷在体外对人神经干细胞增殖和基因表达的影响

本实验取 16～20 周自然流产的新鲜人胚胎,机械分离成单细胞悬液,培养于 DMEM/F12

培养液中,用免疫荧光法鉴定干细胞特征。神经干细胞在含有不同浓度 ICA 的无血清、不加生长因子的培养基中进行培养;用细胞增殖试剂盒检测神经干细胞增殖,并且与对照组比较神经球的形成情况。应用人类全基因组 cDNA 微阵列芯片检测 ICA 对神经干细胞基因表达的影响,对有变化且对调节神经干细胞很重要的因子进一步用实时荧光定量 PCR(qPCR)方法检测其基因表达。

结果显示,在无血清、不加生长因子(EGF、bFGF)的条件下,ICA(10、20μmol/L)与神经干细胞共孵育 48 小时,能够促进神经干细胞存活,BrdU 阳性细胞率比对照组明显增多。培养 7 日时,与对照组比较,ICA 组有较多的神经球形成;培养至 28 日时,ICA 组的神经球体积明显增大,与对照组相比有显著的统计学差异。微阵列数据和通路分析发现,被 ICA 调节的基因涉及数个信号通路,包括 Wnt 通路和 bFGF 通路,它们对于调节神经干细胞的功能是非常重要的。进一步用 qPCR 检测结果显示,ICA 能够上调 Wnt 通路中的关键因子 frizzled class receptor 7(FZD7)和 dishevelled segment polarity protein 3(DVL3)的 mRNA 表达,下调 Wnt 通路抑制因子 glycogen synthase kinase 3β(GSK-3β)的 mRNA 表达;并且上调 bFGF 受体 1 的 mRNA 表达。结果表明,ICA 能够促进人神经干细胞增殖,其作用机制可能与调节神经干细胞的 Wnt 通路和 bFGF 通路有关[32]。

(三) 淫羊藿苷对移植入阿尔茨海默病模型大鼠脑内的神经干细胞的影响

在上述体外实验的基础上,研究进一步观察 ICA 联合神经干细胞(NSC)移植对单侧穹隆-海马伞切断(fimbra-fornix transaction,FFT)拟 AD 大鼠模型的影响。取孕 14 日胎鼠的 NSC 进行无血清体外培养,取第二代神经球行 BrdU 48 小时体外标记,消化为 NSC 单细胞悬液,对 FFT 模型大鼠进行即刻同侧基底前脑移植,其中一组在移植术后灌胃给予 ICA(20mg/kg),持续 28 日。采用免疫荧光染色观察 BrdU 标记细胞的数量并确定移植位点的准确性,免疫荧光双标染色观察 BrdU 标记的外源性 NSC 能否分化为神经元(NF-200 标记)、星形胶质细胞(GFAP 标记)和胆碱能神经元(ChAT 标记)及其数量。

结果显示,对 FFT 模型大鼠施行基底前脑 NSC 移植后 28 日,在针道附近均有 BrdU 阳性细胞存在,并有细胞能够表达神经元标记物 NF-200 及星形胶质细胞标记物 GFAP。与单纯 NSC 移植组相比,NSC 移植联合 ICA(20mg/kg)给药组大鼠基底前脑针道附近的 BrdU 阳性细胞数量显著增加,而且 BrdU/NF-200 阳性细胞、BrdU/GFAP 阳性细胞数量均明显增加。此外,FFT 造模后 28 日,与假手术组比较,模型组基底前脑损伤侧的 ChAT 阳性胆碱能神经元数量减少;同模型组比较,NSC 移植组及 NSC 移植联合 ICA 给药组大鼠的胆碱能神经元数量均有增高;与单纯 NSC 移植组比较,移植联合 ICA 给药组大鼠的胆碱能神经元增多更加显著。结果表明,ICA 能够促进移植入 AD 大鼠模型基底前脑的 NSC 的存活、增殖,促进 NSC 向神经元和星形胶质细胞分化,并增高基底前脑胆碱能神经元的数量[33]。

四、淫羊藿黄酮和淫羊藿苷治疗多发性硬化的实验研究

中医理论认为"肾为先天之本,肾藏精、生髓,脑为髓之海"。多发性硬化的病机主要是肾精不足,中医辨证主要为肾虚证。基于我们提出的"肾生髓,脑为髓海"的现代生物学基础观点,补肾中药具有神经保护和神经营养/再生作用[1]。淫羊藿属补肾中药,研究表明 EF 和 ICA 既具有抗炎作用,同时又具有神经营养作用。因此,我们将 EF 和 ICA 的研究从治疗 AD 延伸到治疗多发性硬化,在相关动物模型上进行实验研究。

多发性硬化(multiple sclerosis,MS)属中枢神经系统脱髓鞘病变,是一种慢性自身免疫病,通过破坏脑、脊髓及视神经的神经纤维保护层髓鞘,影响正常的神经传递而导致身体残

疾。该病的复发率和致残率极高,病程较长呈慢性,年轻人更易罹患,为常见和重要的神经系统疾病之一。

(一) 淫羊藿黄酮对豚鼠脊髓匀浆诱导的实验性自身免疫性脑脊髓炎大鼠模型的影响

实验性自身免疫性脑脊髓炎(experimental autoimmune encephalomyelitis,EAE)模型是目前常用的多发性硬化动物模型。本实验采用豚鼠脊髓匀浆制备全抗原免疫雌性 Lewis 大鼠建立 EAE 动物模型。造模后灌胃给予 EF 14 日,每日监测动物的体重和行为学变化;应用 HE 染色观察脑和脊髓炎症浸润、血管袖套形成等变化;劳克坚牢蓝(Luxol fast blue,LFB)染色观察脊髓脱髓鞘变化;透射电子显微镜观察脊髓髓鞘的超微结构。

结果显示,随着病程进展,EAE 模型组大鼠的体重明显下降;从第 8 日起出现行为学异常,神经功能损伤评分逐渐增高,于第 12 日达峰值。病理形态学检查显示,EAE 模型组大鼠的脑组织血管周围和脑实质有大量炎症细胞浸润;脊髓腰骶膨大脊膜出现炎症水肿,并有炎症细胞浸润;脊髓血管周围有大量炎症细胞密集环绕,呈"袖套样"改变;脊髓髓鞘大面积脱失,且髓鞘板层松散[34-35]。

EF(20、60mg/kg)灌胃给药 14 日能显著增加 EAE 模型大鼠的体重,延迟发病进程,缓解发病症状;能够减轻 EAE 模型大鼠的脊髓腰骶膨大和脑实质炎症浸润、对抗髓鞘脱失及板层松散。结果表明,EF 能显著降低 EAE 大鼠的行为学评分,改善 EAE 大鼠的大脑和脊髓炎性脱髓鞘变化,减轻神经细胞结构损伤,从而改善其神经功能,具有治疗多发性硬化的潜能[35]。

(二) 淫羊藿黄酮对豚鼠髓鞘碱性蛋白诱导的实验性自身免疫性脑脊髓炎大鼠模型的影响

髓鞘碱性蛋白(myelin basic protein,MBP)是髓鞘的主要成分之一,是一种由少突胶质细胞和施万细胞分泌的髓鞘中抗原性最强的碱性蛋白。本实验应用从豚鼠脊髓匀浆制备的部分纯化 MBP 免疫雌性 Lewis 大鼠建立 EAE 动物模型。造模后灌胃给予 EF 14 日。应用神经功能缺损评分检测大鼠的行为学变化;HE 和 LFB 染色检测炎症浸润和髓鞘脱失;透射电镜检测髓鞘和轴突的超微结构;免疫组织化学法检测少突胶质细胞(O4 标记)、星形胶质细胞(GFAP 标记)、神经生长因子(NGF);蛋白质印迹法检测 2′,3′-环核苷酸磷酸水解酶(CNPase)和核转录因子(NF-κB);ELISA 测定 IL-1β 和 TNF-α;生化方法检测一氧化氮(NO)含量和诱生型一氧化氮合酶(iNOS)活性。

结果显示,EAE 模型组大鼠的神经功能缺损评分增高;脊髓中出现髓鞘脱失和炎症浸润,星形胶质细胞增多,促炎性细胞因子 IL-1β、TNF-α、NF-κB、NO 含量及 iNOS 活性增高,少突胶质细胞数量减少,CNPase(存在于少突胶质细胞中,与髓鞘再生平行)和 NGF 的表达降低;超微结构出现髓鞘空泡形成和分解、轴突变性[36]。

EF(20、60mg/kg)灌胃给药 14 日能够明显减低 EAE 模型大鼠的神经功能缺损评分;改善模型大鼠脊髓中的髓鞘脱失和炎症浸润;抑制星形胶质细胞激活,减少促炎性细胞因子 IL-1β、TNF-α、NF-κB、NO 含量和 iNOS 活性。EF 治疗还增高模型大鼠脊髓中 CNPase 和 NGF 的表达水平,增多少突胶质细胞数量,保护髓鞘和轴突的超微结构。结果表明,EF 能够通过抑制神经炎症、增强髓鞘再生和增加神经营养因子表达而减轻 EAE 大鼠的髓鞘脱失、促进髓鞘再生,从而改善神经功能,提示 EF 可能有利于多发性硬化的治疗[36]。

(三) 淫羊藿黄酮和淫羊藿苷对双环己酮草酰二腙致脱髓鞘小鼠模型的影响

为了排除由神经炎症诱发的脱髓鞘,明确 EF 和 ICA 对髓鞘的直接作用,实验采用双环己酮草酰二腙(cuprizone,CPZ)致髓鞘脱失小鼠模型。CPZ 是一种铜离子螯合剂,可特异性地诱导髓鞘形成细胞——少突胶质细胞凋亡,导致髓鞘脱失。CPZ 模型的病理特征主要是脱髓鞘,无 T 细胞介导的炎症反应[37]。

本实验以含 0.2% CPZ 的特制饲料饲喂雌性 C57BL/6J 小鼠 6 周制备中枢白质髓鞘脱失动物模型。采用蛋白质印迹法检测髓鞘蛋白质含量;油红 O 染色、LFB-PAS(坚牢蓝-糖原)染色、髓鞘碱性蛋白(MBP)免疫组织化学法检测髓鞘脱失情况;免疫组织化学法检测成熟少突胶质细胞(GST-pi 标记)、少突胶质前体细胞(NG2 标记)、胰岛素样生长因子-1(insulin-like growth factor-1,IGF-1)、脑源性神经营养因子(BDNF)。

结果显示,CPZ 模型组小鼠的中枢白质(胼胝体)髓鞘脱失,少突胶质前体细胞蓄积,成熟少突胶质细胞减少;皮质 BDNF 和 IGF-1 的表达降低。EF(50、100mg/kg)、ICA(12.5、25mg/kg)分别灌胃给药 3 周能够明显减轻 CPZ 小鼠胼胝体部位的髓鞘脱失,降低少突胶质前体细胞的蓄积,增高成熟少突胶质细胞数量,表明促进髓鞘再生;并增高 BDNF 和 IGF-1 的表达水平。结果表明 EF 能够直接作用于髓鞘,促进髓鞘再生,改善 CPZ 诱导的髓鞘脱失,其作用机制可能与增高神经营养因子含量有关[38-40]。

五、淫羊藿黄酮治疗脑小血管病认知障碍的实验研究

脑小血管病(cerebral small vascular disease,CSVD)是一类病理改变主要累及颅内小血管的疾病,包括小的穿支动脉和小动脉、毛细血管、小静脉等。临床主要表现为脑卒中、认知功能障碍、精神异常等[41]。脑白质病变是 CSVD 的病理变化的主要亚型之一,而且是导致认知障碍的主要原因[42-43]。慢性低灌注是引起 CSVD 脑白质病变的主要机制[41]。CSVD 的患病率很高,但目前临床缺乏有效治疗 CSVD 的药物。基于淫羊藿黄酮(EF)能够治疗多发性硬化的实验结果,我们提出关于 EF 是否也能治疗缺血性脑白质病变的假说。因此,本实验研究 EF 对慢性低灌注致脑白质病变和认知障碍的药效学作用及其机制,同时也研究 EF 对与认知相关的灰质区域(海马、大脑皮质)的作用。

本实验制备永久性双侧颈总动脉结扎(2VO)致慢性脑低灌注大鼠模型,术后 2 周开始灌胃给予 EF(50、100 和 200mg/kg),持续 12 周。应用 Morris 水迷宫实验、Y 迷宫实验、新物体识别实验、避暗实验检测大鼠的认知功能;磁共振-弥散张量成像(MRI-DTI)检测活体大鼠的脑白质纤维束病变;透射电镜、LFB 染色、MBP 免疫组织化学法检测脑白质髓鞘脱失;免疫组织化学法检测少突胶质细胞、小胶质细胞、星形胶质细胞、神经元细胞;免疫荧光法检测神经元树突;透射电镜观察突触的超微结构;蛋白质印迹法检测多种相关蛋白的表达。

结果显示,2VO 致慢性脑低灌注模型大鼠出现学习记忆功能障碍;脑白质病变,髓鞘脱失,成熟少突胶质细胞减少;脑灰质(海马、大脑皮质)的神经元数量减少,突触丢失;脑白质和灰质区均出现小胶质细胞和星形胶质细胞活化,神经营养因子 BDNF 和神经调节素1(NRG-1)的表达减少,酪氨酸激酶 Fyn 活性降低[44-45]。

EF 灌胃给药 6 和 12 周,实验结果如下。

(1)EF 明显改善模型大鼠的空间学习记忆能力(Morris 水迷宫实验)、空间工作记忆能力(Y 迷宫实验)、识别记忆能力(新物体识别实验)和被动回避记忆能力(避暗实验)。

(2)对脑白质病变的影响:EF 显著减轻模型大鼠的脑白质(胼胝体、视束)纤维束损伤和髓鞘脱失,增高胼胝体、皮质下白质和侧脑室周围白质的成熟少突胶质细胞数量。其作用机制为抑制胼胝体部位的小胶质细胞和星形胶质细胞活化;增高胼胝体部位的 BDNF 及其受体 TrkB、神经调节素 1(NRG-1)及其受体 p-ErbB4 的表达,增强 Fyn 和 NMDA 受体 2B(NMDAR2B)的活性;抑制 Lingo-1/Fyn/ROCK2 通路对髓鞘再生的负性调节,增强 PI3K/

AKT/CREB 信号通路对髓鞘再生的正性调节[44]。

（3）对脑灰质病变的影响：EF 灌胃给药 12 周明显减轻模型大鼠的海马和大脑皮质神经元丢失，抑制神经元细胞凋亡，保护神经元树突和轴突的细胞骨架；减轻突触丢失，增加突触相关蛋白突触生长蛋白(synaptophysin)、突触结合蛋白 I (synaptotagmin I)、突触蛋白 I (synapsin I)和突触后致密物质-95(PSD-95)的表达，并且增高 NMDA 受体 2B 和 Ca^{2+}-钙调蛋白依赖性蛋白激酶 II-α(CaMK II-α)磷酸化，增强突触可塑性。其作用机制包括抑制海马和大脑皮质的小胶质细胞和星形胶质细胞活化；增高 BDNF 及其受体 TrkB、NRG-1 及其受体 p-ErbB4 的表达，增高 Fyn 的活性；激活 PI3K/AKT/CREB 信号通路[45]。

上述结果表明，EF 能够作用于脑小血管病的复杂发病机制的多环节和多靶点，通过抑制神经炎症、增高神经营养因子、激活 Fyn，从而改善脑白质病变、促进髓鞘再生，同时减少神经元死亡、增高突触可塑性，最终有效改善慢性低灌注引起的脑小血管病的认知功能障碍[44-45]。

六、淫羊藿苷治疗精神分裂症的实验研究

研究表明，神经炎症、脑白质病变与精神分裂症的发生和发展有密切关系。目前临床缺乏改善认知功能障碍的抗精神病药。由于 ICA 能够改善 AD 动物模型的认知功能障碍，并具有抗炎、减轻髓鞘脱失的作用，因此引发我们推测 ICA 是否也可用于精神分裂症的治疗。

精神分裂症(schizophrenia,SZ)是以认知力和情感深度分裂为特征的一种严重而复杂的精神疾病，人群患病率约为 1%，严重影响患者及其家人的生活。精神分裂症患者存在幻觉和妄想等阳性症状、社会退缩和情感淡漠等阴性症状，以及认知方面的缺陷等。一般认为，精神分裂症的发病机制包括皮质下边缘系统多巴胺功能亢进，以及谷氨酸受体功能低下。

近年的研究表明，炎症、免疫功能异常与精神分裂症的发生和发展有密切关系[46]。在精神分裂症高风险人群和精神分裂症患者的大脑内，炎症细胞(如小胶质细胞、星形胶质细胞瘤)更活跃，说明神经炎症反应可能是精神分裂的一个重要因素，并成为防治精神分裂症的新的潜在靶标[47]。此外，精神分裂症患者出现白质神经纤维异常，如髓鞘的变化、轴突的紊乱等，而且多发性硬化等脱髓鞘疾病可出现精神障碍症状[48]。这些结果表明神经白质病变与精神障碍及一些神经系统疾病的发病机制密切相关[49]。

（一）淫羊藿苷对 MK-801 致精神分裂症小鼠模型的影响

MK-801(地佐环平)作为 NMDA 受体拮抗剂，能够通过降低脑内谷氨酸能受体功能的机制模拟精神分裂症的症状，在啮齿动物中引起一系列复杂的行为学改变，常作为筛选抗精神分裂症潜在药物的经典动物模型[50]。

本实验中，以小鼠腹腔注射 MK-801(0.3、0.6 和 1.2mg/kg)制备精神分裂症模型，应用自发活动开场实验红外检测系统检测小鼠的活动性，确定制备精神分裂症的最佳剂量。灌胃给予 ICA 或阳性药利培酮 4 日后，除正常对照组外，其他组均腹腔注射 MK-801(0.6mg/kg)造模。测定各组小鼠 210 分钟内的活动总距离和在中心区的活动距离。

结果显示，MK-801(0.6mg/kg)模型组小鼠在自发活动开场实验中 210 分钟内的活动总距离(反映精神分裂症的高活动性阳性症状)和中央区活动距离(反映精神分裂症的焦虑状态阴性症状)与正常对照组相比显著延长。阳性药利培酮组的 2 个指标水平均低于模型组；ICA 组(50mg/kg)的中央区活动距离明显比模型组缩短，活动总距离也短于模型组，提示 ICA 可能具有较好的改善精神分裂症阴性症状的作用，并有一定程度的缓解阳性症状的

趋势[51]。

（二）淫羊藿苷对双环己酮草酰二腙致精神分裂症小鼠模型的影响

双环己酮草酰二腙（cuprizone,CPZ）能够选择性地诱导少突胶质细胞（髓鞘形成细胞）凋亡，引发神经白质病变和髓鞘脱失。同时，CPZ 可引发小鼠的高活动性并且产生明显的认知功能障碍。基于 CPZ 诱导的小鼠行为学改变及病理改变与精神分裂症患者具有一致性，一些学者将 CPZ 模型作为精神分裂症动物模型[52]。少突胶质细胞是形成髓鞘的细胞，髓鞘正常形态与功能的维持有赖于少突胶质细胞的支持。研究表明，精神分裂症患者的少突胶质细胞除密度及数量下降外，还出现细胞内异染色质及异常线粒体聚集等凋亡现象[53]。

本实验应用含 0.2% 的 CPZ 饲料饲喂 C57 小鼠 5 周的方法制备精神分裂症动物模型，用 Y 迷宫和自发活动开场实验进行行为学检测；应用油红 O 染色法检测髓鞘脱失情况；蛋白质印迹法检测髓鞘碱性蛋白（MBP）的表达，免疫组织化学法检测 MBP 的表达，以及少突胶质细胞前体细胞（NG2 标记）、成熟少突胶质细胞（GST-π 标记）、小胶质细胞（Iba-1 标记）、星形胶质细胞（GFAP 标记）的数量。

结果显示，CPZ 模型组小鼠在 Y 迷宫实验中的总进臂次数增加、自发性交替反应减低，自发活动开场实验中的自发活动总距离延长；脑内胼胝体部位出现明显的髓鞘脱失，MBP 表达水平降低；少突胶质前体细胞数量增多，成熟少突胶质细胞减少，表明髓鞘再生障碍；并出现小胶质细胞和星形胶质细胞数量增多[54]。

ICA（25、50mg/kg）灌胃给药 5 周能够显著减少 CPZ 模型小鼠在 Y 迷宫实验中的进臂次数，并在一定程度上增高自发性交替反应，提示可能减轻精神分裂症的高活动性阳性症状和认知功能障碍；ICA 组在自发活动开场实验中的自发活动总距离缩短，提示可能减轻精神分裂症的高活动性阳性症状。作用机制研究发现，ICA 能够明显减轻模型小鼠的脑白质区域髓鞘脱失，增高 MBP 表达；促进少突胶质前体细胞分化为成熟少突胶质细胞，从而促进髓鞘再生。ICA 还能够减少小胶质细胞和星形胶质细胞数量，抑制脑内的炎症细胞活化。结果表明，ICA 能够改善 CPZ 模型小鼠的高活动性阳性症状和记忆功能障碍，减轻脑白质病变和髓鞘脱失，其机制与抑制神经炎症、促进髓鞘再生有关，提示 ICA 可能有利于精神分裂症的治疗[54]。

七、以淫羊藿素为先导化合物的新型化学药的合成及其抗精神分裂症作用

有研究显示，淫羊藿苷（icariin,ICA）在肠道可代谢为淫羊藿素（icaritin），后者的生物利用度明显高于前者。而淫羊藿素在淫羊藿植物中的含量很低，其提取分离过程复杂烦琐。为了不浪费中药资源，同时为了研制多靶点的抗精神分裂症药，我们以淫羊藿素为先导化合物进行结构改造，设计合成了一类具有新颖结构的二氢黄酮衍生物（DHF），进行了抗精神分裂症的体内外活性评价和筛选[55-56]，并对优选出的化合物进行了药效学和作用机制研究。

（一）二氢黄酮衍生物的体外活性评价与筛选

1. DHF 对多巴胺 2 型受体活性的影响　应用共转染多巴胺 2 型受体（dopamine receptor D_2,DRD_2）和 G 蛋白 α16 的 HEK293 细胞，通过 Fluo-4 荧光法测定胞质内钙离子浓度的变化来检测 DRD_2 活化状态，对合成的 DHF 类化合物（0.01nmol/L~10μmol/L）进行抗 DRD_2 活性筛选。结果显示，合成的 7 个 DHF 化合物在体外均具有抑制 DRD_2 活性的作用，50% 抑制的浓度（IC_{50} 值）为 0.051~0.346μmol/L[56]。

2. DHF 对小胶质细胞炎症模型的影响　应用脂多糖（lipopolysaccharide,LPS）和干扰素 γ

(interferon-γ,IFN-γ)联合作用于 BV2 小胶质细胞,制备神经炎症细胞模型。用试剂盒检测一氧化氮(NO)的释放量,对合成的 DHF 类化合物(0.1~10μmol/L)进行抗炎活性筛选。结果显示,LPS+INF-γ 诱导 BV2 小胶质细胞产生和释放炎症介质 NO 明显增多。除 DHF-3 外,6 个 DHF 化合物在 10μmol/L 的剂量下均明显抑制 LPS+INF-γ 致小胶质细胞 NO 过度生成和释放,具有抗神经炎症作用[56]。

(二) 二氢黄酮衍生物对精神分裂症动物模型的作用

1. DHF 对 MK-801 致精神分裂症小鼠模型的影响 应用 BABL/c 小鼠腹腔注射 MK-801 制备 NMDA 受体拮抗剂致精神分裂症动物模型,通过自发活动开场实验评价药物的抗精神分裂症药效学作用。结果显示,与对照组相比,MK-801 模型组小鼠 210 分钟内的自发活动总距离和中央区活动距离显著延长。新化合物 DHF-5 和 DHF-7(50mg/kg)灌胃给药能够缩短小鼠自发活动的总距离,提示可能减轻精神分裂症的高活动性阳性症状;DHF-5 和 DHF-7 能够缩短模型小鼠的中央区活动距离,提示可能减轻精神分裂症的焦虑状态阴性症状。

2. DHF 对阿扑吗啡致精神分裂症小鼠模型的影响 应用 BABL/c 小鼠颈皮下注射阿扑吗啡的方法制备多巴胺受体激动剂致精神分裂症动物模型,通过攀爬行为学实验评价药物的抗精神分裂症药效学作用。结果显示,与对照组相比,阿扑吗啡模型小鼠的握杆时间和爪评分均明显升高;新化合物 DHF-7(50mg/kg)灌胃给药能够显著降低模型小鼠的握杆时间及爪评分,DHF-5(50mg/kg)对模型小鼠的握杆时间及爪评分也有一定程度的改善作用,提示这些化合物可能减轻精神分裂症的阳性症状。

3. DHF 对 CPZ 致精神分裂症小鼠模型的影响 CPZ 可引起动物神经白质病变和髓鞘脱失,近年来被用于制备精神分裂症动物模型。本实验应用含 0.2% CPZ 的饲料饲喂 C57 小鼠 5 周的方法制备脑白质病变致精神分裂症动物模型。Y 迷宫实验结果显示,CPZ 模型小鼠的自发性交替反应显著减低;DHF-5、DHF-6、DHF-7(50mg/kg)灌胃给药明显增高模型小鼠的自发性交替反应,提示可能减轻精神分裂症的认知功能障碍。自发活动开场实验结果显示,模型组小鼠的自发活动总距离显著延长;DHF-5 和 DHF-6 明显缩短模型小鼠的自发活动总距离,提示可能减轻精神分裂症的高活动性阳性症状。作用机制研究发现,DHF-5、DHF-6、DHF-7 明显减轻模型小鼠的髓鞘脱失,增高髓鞘碱性蛋白质(MBP)表达;通过促进少突胶质前体细胞(OPC)分化为成熟少突胶质细胞(OL),从而促进髓鞘再生。研究还发现 DHF-5、DHF-6、DHF-7 能够明显减少小胶质细胞和星形胶质细胞的数量,减轻神经炎症反应[57]。

上述结果表明,DHF 在体外能够抑制多巴胺 2 型受体活性,抗神经炎症,DHF 灌胃给药能够改善 3 个精神分裂症模型小鼠的高活动性阳性症状、焦虑状态阴性症状和认知障碍。经过体内外筛选综合分析,在新合成的 7 个 DHF 化合物中,以 DHF-7 抗精神分裂症的药效作用最全面,特别是有明显改善认知障碍的作用,因此我们选择 DHF-7 作为抗精神分裂症候选药物进行深入研究。

4. CPZ 复合 MK-801 致精神分裂症小鼠模型的建立 为了建立能够全面反映精神分裂症的认知障碍、阳性症状和阴性症状,更加贴近临床实际的动物模型,本研究将诱导脑白质病变和认知障碍的 CPZ 模型与诱导谷氨酸受体功能低下和阳性症状及阴性症状的 MK-801 模型结合起来,喂饲 0.2% CPZ 饲料 5 周后,改喂正常饲料,同时 MK-801[0.6mg/(kg/d)]腹腔注射 2 周,建立 CPZ 复合 MK-801 致精神分裂症小鼠模型;并与单独 CPZ 脱髓鞘模型、单独 MK-801 模型进行比较。

结果显示,CPZ 复合 MK-801 模型小鼠出现空间工作记忆能力和识别记忆能力障碍、高活动性阳性症状和焦虑状态阴性症状;胼胝体部位髓鞘脱失,MBP、CNPase、p-Fyn 和 p-NMDA 受体 2B 的表达水平降低,大脑皮质 p-NMDA 受体 1 的表达水平下降。而单独 CPZ 模型仅出现记忆功能障碍,胼胝体部位髓鞘脱失,p-Fyn 和 p-NMDA 受体 2B 的表达水平下降;单独 MK-801 模型仅出现高活动性阳性症状和焦虑状态阴性症状,大脑皮质 p-NMDA 受体 1 的表达水平下降;而且单独模型上述变化的程度均不如复合模型严重,CPZ 和 MK-801 在诱导认知障碍和脑白质病变方面具有协同作用。结果表明,这种新型 CPZ 复合 MK-801 模型有更广泛和更显著的变化,能够更好地模拟精神分裂症的多种症状和病理变化,为抗精神分裂症药物研究提供适宜的动物模型[58]。

5. DHF-7 对 CPZ 复合 MK-801 致精神分裂症小鼠模型的影响　在上述 CPZ 复合 MK-801 致精神分裂症小鼠模型中,进一步研究新化合物 DHF-7 的药效作用及其机制。结果显示,DHF-7(25、50mg/kg)灌胃给药 7 周显著改善复合模型小鼠的空间工作记忆和识别记忆功能障碍、高活动性阳性症状和焦虑状态阴性症状;减轻脑白质胼胝体部位髓鞘脱失,增高 MBP 和 CNPase 的表达水平,促进少突胶质前体细胞(OPC)分化为成熟少突胶质细胞(OL),促进髓鞘再生和修复。其作用机制是通过增高 BDNF 的含量及其受体 TrkB 的活性,上调 Fyn→Braf-MEK1/2-Erk1/2 通路及 Fyn→NMDA 受体通路,从而促进少突胶质细胞分化成熟和髓鞘再生;同时通过增高脑灰质大脑皮质 NMDA 受体的活性,改善谷氨酸系统功能低下。结果提示,DHF-7 能够作用在精神分裂症的复杂发病机制的多靶点,改善精神分裂症的多种临床症状(包括认知功能障碍),有利于研发为新型抗精神分裂症药[59]。

第三节　结语与展望

阿尔茨海默病(AD)、突触核蛋白病、中枢神经脱髓鞘病、精神分裂症是重大神经精神疾病,发病率高,致残率高,严重损害患者的身体健康,并给患者的家庭和社会都带来沉重的负担。目前临床缺乏有效治疗药物。

以上研究表明,EF 和 ICA 对阿尔茨海默病、突触核蛋白病、脱髓鞘病、精神分裂症等多种动物模型具有神经保护作用,包括抑制脑内的 β 分泌酶活性,减少 Aβ 含量,抑制 α 突触核蛋白过表达和聚集,抗神经炎症、抗氧化应激,对线粒体、突触、髓鞘等起到良好的保护作用。同时,EF 和 ICA 还具有神经营养/再生作用,包括增强线粒体功能,增高神经营养因子含量,促进神经干细胞增殖和分化,增强髓鞘再生。这些结果再次证实中药"补肾填髓"与脑相关的现代生物学基础新观点,为中医临床应用淫羊藿等补肾中药治疗神经精神疾病提供现代实验依据,并为新药的研发打下基础。

为什么 EF 和 ICA 能够在多种神经精神疾病动物模型上均有较好的药理作用?中医历来有"同病异治,异病同治"的传统。"肾虚"是多种神经精神疾病的根本病机,"补肾填髓"是这些不同疾病的同一治则,可谓"异病同治"。应用现代医学分析,上述神经精神疾病都有神经炎症、神经元变性死亡、白质病变等共同的病理变化;EF 和 ICA 具有抗神经炎症、减少神经元死亡、促进神经再生/修复等药理作用,因此能够治疗多种神经精神疾病,这与中医的"异病同治"也是相符的。

阿尔茨海默病、突触核蛋白病、脱髓鞘病、精神分裂症等神经精神疾病是多因素相关的复杂性疾病,仅针对单一靶点进行治疗不易取得良好疗效。研究发现 EF 和 ICA 等补肾中药成分具有神经保护和神经营养/再生作用,能够作用于复杂性神经精神疾病发病机制的多靶

点,在治疗这些复杂性疾病方面具有特点和优势,因此具有广阔的应用前景。例如:

(1) 在中药复方配伍中可加入淫羊藿等补肾中药,以提高治疗这些神经精神疾病的临床疗效,也可研发为中药复方创新药。

(2) EF 和 ICA 具有神经保护和神经营养/再生作用,能够针对复杂发病机制的多靶点、多途径,可以进一步研发为中药提取物创新药。例如在 EF 和 ICA 治疗脱髓鞘病方面,我们已获得多项中国和国际发明专利授权,为研发具有自主知识产权的创新药物打下基础。

(3) 以中药单体成分为先导化合物进行化学修饰,根据需要合成具有多靶点作用的新化合物,也是一种研发思路。例如我们研发抗精神分裂症药时,以 ICA 的体内代谢物淫羊藿素为先导化合物,在结构修饰时加入某些化学基团,合成新型二氢黄酮衍生物(DHF),使之能够作用于更多的靶点。新化合物 DHF 已获得多项中国和国际发明专利授权,期望进一步研发为能够改善认知障碍的抗精神分裂症化药创新药。

(李林,张兰　首都医科大学宣武医院药学部)

参 考 文 献

[1] LI L,WEI H F,ZHANG L,et al. Modern biological basis of Chinese medical theory that "kidney nourishes marrow and brain is sea of marrow"[J]. China journal of Chinese materia medica(中国中药杂志),2006, 31(17):1397-1400.

[2] ZHANG Y W,XU H X. Molecular and cellular mechanisms for Alzheimer's disease:understanding APP metabolism[J]. Current molecular medicine,2007,7(7):687-696.

[3] YANG P,SONG Q J,WANG Y H,et al. Effects of Epimedium flavanoids on β-amyloid in APP695 cDNA-transfected nerve cells and on β-secretase activity in vitro[J]. Chin J Rehabl Theory PractChinese journal of rehabilitation theory and practice(中国康复理论与实践),2009,15(2):126-128.

[4] HOOPER N M. Roles of proteolysis and lipid rafts in the processing of the amyloid precursor protein and prion protein[J]. Biochemical society transactions,2005,33(Pt2):335-338.

[5] CHU J,LI L,YE C F,et al. Effects of Epimedium flavonoids on learning-memory ability and development of β-amyloid of APP transgenic mice[J]. Journal of the University of Science and Technology of China(中国科学技术大学学报),2008,38(4):439-448.

[6] ZHANG L,SHEN C,CHU J,et al. Icariin decreases the expression of APP and BACE-1 and reduces the β-amyloid burden in an APP transgenic mouse model of Alzheimer's disease[J]. International journal of biological sciences, 2014,10(2):181-191.

[7] BONCRISTIANO S,CALHOUN M E,HOWARD V B,et al. Neocortical synaptic bouton number is maintained despite robust amyloid deposition in APP23 transgenic mice[J]. Neurobiol AgingNeurobiology of aging,2005,26(5):607-613.

[8] MASLIAH E,MALLORY M,ALFORD M,et al. Altered expression of synaptic proteins occurs early during progression of Alzheimer's disease[J]. Neurology,2001,56(1):127-129.

[9] SELKOE D J. Soluble oligomers of the amyloid beta-protein impair synaptic plasticity and behavior[J]. Behavioural brain research,2008,192(1):106-113.

[10] CHU J,ZHANG L,YE C F,et al. Effects of Epimedium flavanoids on synapse-related proteins in brain of APP transgenic mice[J]. National medical journal of China(中华医学杂志),2008,88(1):31-35.

[11] ZHANG L,CHU J,LI L. Changes in synapses and related proteins in brain of APP transgenic mice and the intervention of Epimedium flavonoids[J]. Chin Pharmacol Comm(中国药理通讯),2011,28(2):48-49.

[12] HENEKA M T,O'BANION M K. Inflammatory processes in Alzheimer's disease[J]. Neuroimmunology, 2007,184(1/2):69-91.

［13］MIGUEL-HIDALGO J J,ALVAREZ X A,CACABELOS R,et al. Neuroprotection by memantine against neurodegeneration induced by beta-amyloid(1-40)［J］. Brain research,2002,958(1):210-221.

［14］LIN L L,SONG Q J,YE C F,et al. Effect of Epimedium flavanoids on neuro-inflammatory reaction in Alzheimer's disease model mice induced by lateral ventricle injection of β-amyloid［J］. Chinese journal of rehabilitation theory and practice(中国康复理论与实践),2009,15(2):123-125.

［15］YE C F,SONG Q J,AI H X,et al. Effects of epimedium flavanoids on learning and memory ability in Alzheimer's disease mouse model［J］. Chinese journal of behavioral medicine and brain science(中华行为医学与脑科学杂志),2009,18(9):769-771.

［16］MÜLLER W E,ECKERT A,KURZ C,et al. Mitochondrial dysfunction:common final pathway in brain aging and Alzheimer's disease therapeutic aspects［J］. Molecular neurobiology,2010,41(2/3):159-171.

［17］KISH S J,BERGERON C,RAJPUT A,et al. Brain cytochrome oxidase in Alzheimer's disease［J］. Journal of neurochemistry,1992,59(2):776-779.

［18］ZHANG L,LI L. Mitochondria deficiency and Alzheimer's disease［J］. Prog Physiol Sci(生理科学进展),1999,30:363-366.

［19］ZHANG L,YE C F,ZHANG R Y,et al. Chronic infusion of sodium azide by minipump induces deficit of learning-memory ability in rats［J］. Chin J Behav Med Sci(中国行为医学科学杂志),2001,10:1-3.

［20］ZHANG R Y,ZHANG L,AI H X,et al. Effects of icariin on β-amyloid and neurotrophic factors in brain of mitochondrial deficiency model rats［J］. China journal of Chinese materia medica(中国中药杂志),2013,38(9):1285-1289.

［21］UEDA K,FUKUSHIMA H,MASLIAH E,et al. Molecular cloning of cDNA encoding an unrecognized component of amyloid in Alzheimer disease［J］. Proceedings of the national academy of sciences of the United States of America,1993,90(23):11282-11286.

［22］MIRAGLIA F,BETTI L,PALEGO L,et al. Parkinson's disease and alpha-synucleinopathies:from arising pathways to therapeutic challenge［J］. Central nervous system agents in medicinal chemistry,2015,15(2):109-116.

［23］GOLAB J,BAUER T M,DANIEL V,et al. Role of the ubiquitin-proteasome pathway in the diagnosis of human diseases［J］. Clinica chimica acta,2004,340(1/2):27-40.

［24］ANDERSON J P,WALKER D E,GOLDSTEIN J M,et al. Phosphorylation of Ser-129 is the dominant pathological modification of alpha-synuclein in familial and sporadic Lewy body disease［J］. Journal of biological chemistry,2006,281(40):29739-29752.

［25］BERGERON M,MOTTER R,TANAKA P,et al. In vivo modulation of polo-like kinases supports a key role for PLK2 in Ser129 alpha-synuclein phosphorylation in mouse brain［J］. Neuroscience,2014,256:72-82.

［26］CHAU K Y,CHING H L,SCHAPIRA A H,et al. Relationship between alpha synuclein phosphorylation, proteasomal inhibition and cell death:relevance to Parkinson's disease pathogenesis［J］. Journal of neurochemistry,2009,110(3):1005-1013.

［27］ZHANG L,YU S,XING Y,et al. Expression of α-synuclein with aging in APP transgenic model of Alzheimer's disease［J］. Chinese journal of pathophysiology(中国病理生理学杂志),2007,23(12):2289-2294.

［28］ZHANG L,SHEN C,CHU J,et al. Icariin reduces α-synuclein over-expression by promoting α-synuclein degradation［J］. Age(Dordrecht,Netherlands),2015,37(4):9811.

［29］LIU Y,ZHANG L,LI Y L,et al. Effects of Icariin on α-synuclein over-expression and ubiquitin-proteasome system in gene-transfected PC12 cells［J］. Journal of Capital Medical University(首都医科大学学报),2011,32(1):79-83.

［30］OAKS A W,FRANKFURT M,FINKELSTEIN D I,et al. Age-dependent effects of A53T alpha-synuclein on behavior and dopaminergic function[J]. PLoS One, 2013, 8(4): e60378.

[31] YAO R Q, ZHANG L, LI X L, et al. Effects of Epimedium flavonoids on proliferation and differentiation of neural stem cells in vitro[J]. Neurological research, 2010, 32(7): 736-742.

[32] YANG P, GUAN Y Q, LI Y L, et al. Icariin promotes cell proliferation and regulates gene expression in human neural stem cells in vitro[J]. Molecular medicine reports, 2016, 14(2): 1316-1322.

[33] MA D L, ZHAO L H, ZHANG L, et al. Icariin promotes survival, proliferation, and differentiation of neural stem cells in vitro and in a rat model of Alzheimer's disease[J]. Stem cells international, 2021, 2021: 9974625.

[34] YIN L L, LIN L L, WANG L, et al. Establishment of an experimental autoimmune encephalomyelitis model of Lewis rats and its pathological characteristics[J]. Journal of Capital Medical University(首都医科大学学报), 2011, 32(1): 84-89.

[35] YIN L L, LIN L L, LI L. Effects of Epimedium flavone on pathological characteristics of experimental autoimmune encephalomyelitis rats[J]. Chin Pharm J(中国药学杂志), 2011, 46(18): 1412-1416.

[36] YIN L L, LIN L L, ZHANG L, et al. Epimedium flavonoids ameliorate experimental autoimmune encephalomyelitis in rats by modulating neuroinflammatory and neurotrophic responses[J]. Neuropharmacology, 2012, 63(5): 851-862.

[37] SILVESTROFF L, BARTUCCI S, PASQUINI J, et al. Cuprizone-induced demyelination in the rat cerebral cortex and thyroid hormone effects on cortical remyelination[J]. Experimental neurology, 2012, 235(1): 357-367.

[38] ZHANG L, YIN L L, LI L. A comparison between two methods of myelin staining in cuprizone-induced demyelination model mice[J]. Journal of Capital Medical University(首都医科大学学报), 2012, 33(6): 762-765.

[39] CHEN Y Y, LI L, ZHANG Q, et al. Progress in research of experimental animal model of multiple sclerosis[J]. Basic & clinical medicine(基础医学与临床), 2013, 33(11): 1500-1503.

[40] LIANG M R, CHEN Y Y, ZHANG L, et al. Epimedium flavonoids ameliorate neuropathological changes and increases IGF-1 expression in C57BL/6mice exposed to cuprizone[J]. Neurochemical research, 2015, 40(3): 492-500.

[41] PANTONI L. Cerebral small vessel disease: from pathogenesis and clinical characteristics to therapeutic challenges[J]. Lancet neurology, 2010, 9(7): 689-701.

[42] JOUTEL A, CHABRIAT H. Pathogenesis of white matter changes in cerebral small vessel diseases: beyond vessel-intrinsic mechanisms[J]. Clinical science, 2017, 131(8): 635-651.

[43] FILLEY C M, FIELDS R D. White matter and cognition: making the connection[J]. Neurophysiology, 2016, 116(5): 2093-2104.

[44] NIU H M, WANG M Y, MA D L, et al. Epimedium flavonoids improve cognitive impairment and white matter lesions induced by chronic cerebral hypoperfusion through inhibiting the Lingo-1/Fyn/ROCK pathway and activating the BDNF/NRG1/PI3K pathway in rats[J]. Brain research, 2020, 1743: 146902.

[45] NIU H M, MA D L, WANG M Y, et al. Epimedium flavonoids protect neurons and synapses in the brain via activating NRG1/ErbB4 and BDNF/Fyn signaling pathways in a chronic cerebral hypoperfusion rat model[J]. Brain research bulletin, 2020, 162: 132-140.

[46] MOLLER M, SWANEPOEL T, HARVEY B H. Neurodevelopmental animal models reveal the convergent role of neurotransmitter systems, inflammation and oxidative stress as biomarkers of schizophrenia: implications for novel drug development[J]. ACS chemical neuroscience, 2015, 6(7): 987-1016.

[47] XIA M, ABAZYAN S, JOUROUKHINA Y, et al. Behavioral sequelae of astrocyte dysfunction: focus on animal models of schizophrenia[J]. Schizophrenia research, 2016, 176(1): 72-82.

[48] CRONENWETT W J,CSERNANSKY J G. Diving deep into white matter to improve our understanding of the pathophysiology of schizophrenia[J]. Biological psychiatry,2013,74(6):396-397.

[49] CHAN W Y,YANG G L,CHIA M Y,et al. White matter abnormalities in first-episode schizophrenia:a combined structural MRI and DTI study[J]. Schizophrenia research,2010,119(1/3):52-60.

[50] RUNG J P,CARLSSON A,RYDÉN MARKINHUHTA K,et al. (+)-MK-801induced social withdrawal in rats:a model for negative symptoms of schizophrenia[J]. Progress in neuro-psychopharmacology & biological psychiatry,2005,29(5):827-832.

[51] CHEN X,GU H S,ZHANG L,et al. Effects of Icariin on MK-801-induced schizophrenia model in mice [J]. Chinese journal of rehabilitation theory and practice(中国康复理论与实践),2016,22(4):395-398.

[52] YAN G,XUAN Y H,DAI Z Z,et al. Brain metabolite changes in subcortical regions after exposure to cuprizone for 6 weeks:potential implications for schizophrenia[J]. Neurochemical research,2015,40(1):49-58.

[53] MAUNEY S,PIETERSEN C Y,SONNTAG K C,et al. Differentiation of oligodendrocyte precursors is impaired in the prefrontal cortex in schizophrenia[J]. Schizophrenia research,2015,169(1/2/3):374-380.

[54] CHEN X,MA D L,LI L. Effects of icariin on the behavioral changes,demyelination and neuroinflammation in cuprizone-induced mouse model of schizophrenia[J]. Journal of Capital Medical University(首都医科大学学报),2021,42(5):761-767.

[55] GU H S,CHEN X,ZHANG L,et al. Synthesis and anti-neuroinflammatory evaluation of flavonols[J]. Chinese journal of medicinal chemistry(中国药物化学杂志),2016,26(4):288-293.

[56] GU H S,CHEN X,ZHANG J W,et al. Synthesis and biological evaluation of novel flavanone derivatives as potential antipsychoticagents[J]. Chemical biology & drug design,2017,89(3):353-364.

[57] SUN Z Y,GU H S,CHEN X,et al. A novel flavanone derivative ameliorates cuprizone-induced behavioral changes and white matter pathology in the brain of mice[J]. Psychiatry research,2017,257:249-259.

[58] SUN Z Y,GU L H,MA D L,et al. Behavioral and Neurobiological changes in a novel mouse model of schizophrenia induced by the combination of cuprizone and MK-801[J]. Brain research bulletin,2021,174:141-152.

[59] SUN Z Y,MA D L,GU L H,et al. DHF-7 ameliorates behavioral disorders and white matter lesions by regulating BDNF and Fyn in a mouse model of schizophrenia induced by cuprizone and MK-801[J]. International journal of neuropsychopharmacology,2022,https://doi.org/10.1093/ijnp/pyac022.

第三十章

人参皂苷对神经系统的
保护作用研究

第一节　概　述

　　神经精神疾患是一类严重危害人类健康的重大疾病,包括阿尔茨海默病(Alzheimer's disease,AD)、帕金森病(Parkinson disease,PD)、抑郁症(depression)等[1]。现有的治疗药物多通过调控神经递质水平发挥治疗作用,如通过抑制乙酰胆碱降解治疗 AD、补充多巴胺治疗 PD、抑制单胺类递质重摄取改善抑郁症症状等。然而,这些药物在延缓或阻断疾病的病理进程方面效果有限。究其原因,可能为神经系统疾病的发病机制复杂,例如在 AD 中就存在 Aβ 级联假说、神经原纤维缠结假说、神经元-突触丢失假说等,在 PD 中存在多巴胺缺失假说、氧化应激假说、线粒体功能障碍假说等。精准的单靶点治疗药物无法同时改善这些病理变化,因此,探寻能够在多个环节改善其病理机制的药物对治疗神经精神疾患具有重要的医学价值。

　　人参 Panax ginseng C. A. Mey. 为传统名贵中药,享有百草之王的美誉[2]。到目前为止,至少已发现不少于 9 种五加科家族成员,包括人参、西洋参、三七、刺五加等。人参的化学研究表明,人参中含量最丰富的物质为人参多糖,约占人参干重的 40%。人参发挥药理学活性的物质基础为人参皂苷[3-4]。截至目前,至少已发现近 300 种人参皂苷。按照其化学结构不同,又可分为人参三醇型皂苷、人参二醇型皂苷及齐墩果酸型皂苷。其中人参二醇型皂苷有 66 种,Rb_1、Rb_2、Rc、Rg_3、Rg_2 和 Rd 为最常见的人参二醇型皂苷,该类皂苷的糖基化位点多位于 C-3 或 C-20;人参三醇型皂苷有 50 种,Re、Rg_1、Rg_5、Rf 和 Rh_1 为最常见的人参三醇型皂苷,它们的糖基化位点多位于 C-6 或 C-20。除此之外,在人参中还包含至少 207 种蛋白质,其功能涉及调节细胞结构、参与氧化还原反应等,至今尚未完全阐明。在现代医学中,人参皂苷广泛存在于多种疾病治疗药物当中,如提升心血管功能、激活免疫活力、抑制癌症恶化的药物等[5-6]。然而,越来越多的证据表明人参可显著提升健康人群的精神健康,提示它可能具有改善神经精神疾患的潜能。本章将对人参皂苷治疗神经精神疾患的研究进展进行综述,以期为神经精神疾患的治疗提供新的线索。

第二节　人参皂苷治疗神经系统疾患的研究进展

一、人参皂苷与阿尔茨海默病

　　AD 为最常见的神经退行性疾病,临床以进行性的学习记忆能力降低为主要表现[7-8]。

人参的功效在《神农本草经》中被描述为"开心益智",提示其具有启发心智的功效[9]。虽然尚无确定的临床证据,但在亚洲国家,人参已经广泛用于改善 AD 的临床症状。临床研究表明,AD 患者服用高丽红参(9.0g/d)12 周后,可显著提升其认知能力[10]。另外一项研究表明,AD 患者服用人参 24 周(4.5、9.0g/d),可显著改善其认知功能。并且在停药后 2 年的随访中,依然发现人参治疗组的认知水平仍有明显的改善[11-12]。

经荟萃分析表明,在 1980—2021 年共有 300 余篇文献曾报道人参皂苷治疗 AD 的功效,包括 Rg_1、Rg_2、Rg_3、Rg_5、Rb_1、Rb_2、Rd 和 Re 等,其中 Rg_1 的报道最多、功效最为明确,具体表现为 Rg_1 可在 5~20mg/kg 的剂量范围内具有显著增强记忆形成及维持的功效[13-14]。

(一) 人参三醇型皂苷

衰老是唯一明确的 AD 诱因。已有研究表明,在老年动物中口服给予 Rg_1 30 日可显著促进长期记忆的形成。同时,Rg_1 也可促进中年大鼠的长时程增强现象,提示 Rg_1 可改善整体动物模型和学习记忆的分子模型中衰老造成的记忆功能衰退。快速老化小鼠(SAMP8 小鼠)长期服用 Rg_1 可显著降低海马内的 $A\beta_{1-40}$ 含量[15]。除此之外,Rg_1 还可增高海马 CA1 区的树突棘密度,上调脑源性神经营养因子(BDNF)和谷氨酸受体的表达,缓解衰老引发的内质网应激,从多个方面改善衰老引发的神经元退行性改变[16-18]。

$A\beta$ 作为老年斑的主要成分,可经淀粉样前体蛋白(amyloid precursor protein,APP)剪切而成[19]。而 Rg_1 可降低老年动物体内的 $A\beta$ 含量,提示 Rg_1 可能影响 $A\beta$ 的生成或降解。成熟 $A\beta$ 由 APP 剪切而来,其过程包括经 α-剪切酶生成可溶性的 APPα 和膜结合肽段 C83[20-21],已有研究表明 Rg_1 可通过激活雌激素受体促进 α-剪切酶的活性,抑制雌激素受体的活性可阻断 Rg_1 提升 α-剪切酶的活性,减少可溶性 APP 的产生。APP 还可经 β 分泌酶切割生成可溶性的 APPβ 和膜结合肽段 C99。已有研究表明,在 AD 患者脑内 BACE-1 水平显著升高,作为 BACE-1 启动子的转录结合位点,PPARγ 可显著调控 BACE-1 启动子的活性。已有研究表明 Rg_1 可促进 PPARγ 在细胞核内的分布,进而阻断 BACE-1 启动子的活性,抑制 $A\beta$ 的生成[22]。Rg_1 的这一活性可被 PPAR 拮抗剂阻断,提示 Rg_1 可能通过激活 PPARγ 发挥对 BACE-1 表达的负向调控机制[23]。同时,也有研究证明 Rg_1 可显著抑制 γ-剪切酶的活性,抑制 $A\beta$ 的生成[24-25]。

除对 $A\beta$ 表达调控外,Rg_1 还可拮抗 $A\beta$ 引发的神经毒性[26-28]。大量研究表明,Rg_1 可显著改善由 $A\beta_{25-35}$、$A\beta_{1-42}$ 引发的学习记忆障碍[29]。海马内定位注射 $A\beta_{1-42}$ 可引发显著的学习记忆损伤,Rg_1 不仅可促进 PPARγ 转录活性,抑制内源性 $A\beta$ 的产生,而且可显著降低海马注射区的 $A\beta$ 含量,提示 Rg_1 对外源性 $A\beta$ 具有清除功效。在 APP 突变小鼠(12~13 月龄)中,Rg_1 可显著缓解脑内 $A\beta$ 沉积,逆转神经病理学损伤,保护小鼠的学习记忆功能[30]。一项连续 30 日服用 Rg_1 的研究显示,Rg_1(10mg/kg)可显著提升 AD 小鼠的记忆功能,降低脑内的 $A\beta$ 和 τ 蛋白磷酸化水平,促进长时程增强现象[31]。除此之外,Rg_1 还可逆转 $A\beta$ 引发的线粒体功能障碍,提升线粒体膜电位,减少细胞色素的释放,抑制线粒体途径引发的细胞凋亡现象[26]。

除 $A\beta$ 级联反应外,由 τ 蛋白过度磷酸化导致的神经原纤维缠结也是 AD 的重要病理学特征之一。冈田酸作为磷酸酯酶抑制剂,可抑制 τ 蛋白的脱磷酸化过程,进而引起神经原纤维缠结。已有研究证明,Rg_1 可显著改善由冈田酸导致的空间学习记忆能力损伤,逆转冈田酸引发的 τ 蛋白磷酸化,抑制 GSK-3β 的活性和 $A\beta$ 的含量[32]。

神经元-突触丢失是所有神经退行性疾病共有的病理学特征。前期的研究表明,Rg_1 可在体外促进神经干细胞增殖并分化为神经元。在脑缺血模型中,Rg$_1$可促进缺血后神经干细胞增殖,促进神经网络修复。突触可塑性被认为是学习记忆的分子生物学基础,Rg$_1$可改善快速老化小鼠的长时程增强现象。在研究中,发现经侧脑室直接注射Rg$_1$可诱导麻醉大鼠海马脑区产生长时程增强现象,口服Rg$_1$可促进自由活动大鼠海马脑区长时程增强现象,表明Rg$_1$可直接促进学习记忆的形成。深入研究发现,Rg$_1$可直接上调CaMKⅡ的活性,打开学习记忆的分子调控开关,这一现象由NMDA受体介导。除突触传递效能的增强外,Rg$_1$可显著增加发育期小鼠的大脑重量,增加海马CA3区的突触数量,作用机制研究发现Rg$_1$可显著促进突触新生,从亚细胞水平发挥拮抗AD病理学进展的功效。

除Rg$_1$外,Re也可降低脑内的Aβ含量,其作用机制与Rg$_1$相似,均为通过激活PPARγ转录活性抑制BACE-1的表达,降低脑内Aβ的产生[33-35]。但Re是否影响APP的α-剪切途径尚未见报道。Rg$_5$可显著提升STZ大鼠的学习记忆能力,降低脑内炎症反应,增强乙酰胆碱的合成并抑制其降解,促进胰岛素样生长因子和脑源性神经生长因子的表达[36-38]。

上述研究表明,以Rg$_1$为代表的人参三醇型皂苷不仅可改善AD的临床表现,而且对于AD的病理学改变均有显著的抑制作用。Rg$_1$不仅可抑制Aβ的产生,而且可降低Aβ的神经毒性,促进Aβ的降解;不仅可拮抗τ蛋白过度磷酸化引发的学习记忆损伤,而且可逆转冈田酸引发的τ蛋白过度磷酸化现象。上述作用特点提示Rg$_1$有可能成为未来治疗AD的候选药物。

(二) 人参二醇型皂苷

作为人参二醇型皂苷,人参皂苷Rb$_1$可显著改善Aβ$_{1-42}$引发的神经毒性、改善CREB磷酸化水平的降低及BDNF的减少,上述作用可能是Rb$_1$通过激活PI3K增加AKT的磷酸化水平、抑制GSK3β的活性而获得的[39-40]。越来越多的研究证明,Aβ可引起τ蛋白过度磷酸化引发微管结构破坏。Rb$_1$可显著抑制由Aβ$_{25-35}$及Aβ$_{1-42}$引发的τ蛋白过度磷酸化,保护微管结构[41]。蛋白质组学分析显示CAP1、CAPZB、TOMM40和DSTN可能是Rb$_1$发挥抗AD的作用靶点[42]。

Rd可显著提升AD动物模型的学习和记忆功能,作用机制研究发现Rd可显著增加sAPPα的表达,抑制sAPPβ的含量,提示Rd可调控Aβ的产生过程[43-44]。除此之外,Rd还可抑制Aβ诱发的GSK-3β表达和活性增加,包括升高其9位丝氨酸磷酸化水平、降低216位酪氨酸磷酸化水平[45]。另有证据表明,Rd可在体外直接抑制GSK-3β活性、增强PP2A活性,进而调控τ蛋白磷酸化程度,发挥抗AD功效[46-48]。Rg$_3$可显著降低体外培养神经元和AD模型小鼠脑中的Aβ水平,这一作用已被证明与磷脂酰肌醇4激酶Ⅱα有关,表现为过表达PI4KⅡα可增强Rg$_3$的功效,而抑制PI4KⅡα可阻断Rg$_3$的抗AD功效[49-53]。

Rg$_2$也被证明可显著改善谷氨酸引发的神经元兴奋性毒性,抑制Aβ$_{1-40}$的生成[54]。在AD模型小鼠中,Rg$_2$可显著改善小鼠的认知功能[55-57],Rh$_2$也可通过抑制Aβ的产生改善AD症状[58-59],化合物K(compound K)可通过促进Nrf2转录因子活性拮抗谷氨酸引发的细胞毒性和线粒体损伤发挥抗AD功效[60]。人参蛋白可拮抗D-半乳糖和氯化铝导致的记忆损伤,减轻脑内Aβ沉积和τ蛋白磷酸化水平,作用机制研究也表明人参蛋白可提升PI3K蛋白表达,激活AKT活性,提升海马内的Bcl-2/Bax比例,发挥抗凋亡作用[61]。

从以上研究可见,不管是人参三醇型皂苷,还是人参二醇型皂苷,均具有广谱的抗AD功效,其作用机制研究涵盖Aβ的生成途径、τ蛋白过度磷酸化等,提示人参皂苷中的糖基化位置并不是决定其抗AD功效的关键基团,人参皂苷抗AD作用靶点的研究应从其母核结构探寻。

二、人参皂苷与帕金森病

PD 为第二常见的神经退行性疾病，其临床症状以静止性震颤、肌肉强直、步态紊乱为典型特征，其病理学改变以中脑黑质多巴胺神经元的进行性丢失和路易体的形成为主要特征[62]。已有大量研究证明富含人参皂苷的人参提取物，包含水提物和醇提物均可拮抗 MPTP/MPP$^+$ 诱发的 PD 样病变，其机制与人参皂苷可抑制 Bax 与 p53 的表达、抑制 caspase 依赖的细胞凋亡途径密切相关。人参提取物可在体内抑制 MPTP 引发的 PD 样病变，改善小鼠的行为学障碍，提升脑内的多巴胺神经元数量，降低 α-synuclein 聚集[63-64]。到目前为止，已有 Rg$_1$、Rb$_1$、Re、Rd 和 F$_{11}$ 具有抗 PD 功效[65-66]。

遗传因素与环境因素是 PD 发病的两大病因。α-synuclein 是 PD 发病的主要遗传因素之一，Rb$_1$ 可抑制 α-synuclein 纤维化和毒性的产生，使 α-synuclein 处于稳定的 α 螺旋，避免出现 β 折叠的二级结构，进而抑制纤维化 α-synuclein 的出现，抑制细胞毒性[67]。

Rg$_1$ 抗 PD 的功效在多种模型中得到验证，包括 MPTP、6-OHDA、鱼藤酮等[68]。急性给予 MPTP 可引发动物产生 PD 样症状，包括多巴胺神经元丢失、纹状体内的多巴胺水平降低，以及中脑和黑质内小胶质细胞和星形胶质细胞的持续激活等。口服给予 Rg$_1$ 可显著拮抗 MPTP 引发的上述病理学变化，抑制脑内炎症反应，提升脑内的多巴胺水平，逆转黑质内多巴胺能神经元丢失现象。长期给予 MPTP 可使小鼠黑质内的 α-synuclein 水平显著增加，Rg$_1$ 可显著阻断 MPTP 引发的 α-synuclein 升高[69-71]。除此之外，Rg$_1$ 还可抑制 MPTP 引发的神经炎症反应，这些保护作用均可被 DKK1 抑制，表明 Rg$_1$ 的抗 PD 功效可能与 Wnt/β-catenin 信号通路有关[72]。在 6-OHDA 诱发的 PD 模型中，Rg$_1$ 可显著延长大鼠在转棒实验中的在棒停留时间，增加脑内的酪氨酸羟化酶含量，以及多巴胺转运体和 Bcl-2 的表达，这一保护作用被认为与 IGF-IR 信号通路有关[73]。在鱼藤酮制备的 PD 模型中，Rg$_1$ 可提升线粒体膜电位，抑制细胞色素 C 的释放，抑制 caspase 依赖的细胞凋亡途径，此作用被证明与 PI3K/AKT 信号通路的激活密切相关[74-75]。

除 Rg$_1$ 外，Rb$_1$、Rd 与 F$_{11}$ 也具有抗 PD 功效。其中 Rd 可显著拮抗 MPTP 引发的氧化损伤，包括降低细胞内的氧自由基含量、提升细胞抗氧化能力、提升细胞内的 ATP 水平等[76]；更重要的是，Rd 可显著逆转由 MPTP 导致的黑质多巴胺能神经元丢失。F$_{11}$ 可对抗 6-OHDA 引发的 PD 样行为学损伤[77]。

三、人参皂苷与抑郁症

抑郁症是常见的精神类疾患，临床表现以持续的心境低落、快感缺失等为主要特征，重症患者常伴有自杀倾向。人参的抗抑郁功效早在中国古代就有报道，例如《神农本草经》中曾记载人参具有"开心"功效，而在我国的著名抗抑郁方剂如开心散、小柴胡汤中均有人参[78-79]。现代医学研究显示，人参可显著缓解由于药物戒断引发的抑郁症症状、抑制促肾上腺皮质激素释放激素的释放、激活下丘脑内 NPY 的表达，这些功效的发挥与人参皂苷关系密切[80,81]。与人参同科同属的植物西洋参亦可显著拮抗嗅球切除导致的抑郁症症状，包括缩短强迫游泳中的不动时间、改善大鼠的快感缺失现象、降低血中的糖皮质激素水平，作用机制研究发现西洋参可显著改善抑郁大鼠脑内的神经炎症反应[82-83]。

人参皂苷的抗抑郁功效已在多种模型中得到验证。人参总皂苷可逆转抑郁动物脑内单胺类神经递质的降低，提升海马内 BDNF 的表达，发挥抗抑郁作用[84-85]。持续的神经炎症反应是抑郁症的主要病理学特征之一。在 LPS 引发的抑郁症模型中，人参茎叶总皂苷可显著缩短动物在强迫游泳中的不动时间。上述研究表明人参皂苷具有显著的抗抑郁功效[86-87]。已经证明人参皂苷 Rg_1、Rb_1、Rg_3、Rh_2、Re、Rb_3、compound K 及 PPD、PPT 均有良好的抗抑郁功效[88]。

在急性应激模型中，单次给予 Rg_1 可产生显著的抗抑郁功效，表现为缩短小鼠在强迫游泳和悬尾实验中的不动时间[89]；在慢性应激模型中，Rg_1 可显著提升大鼠在糖水偏好实验中的糖水比例、缩短强迫游泳中的不动时间。作用机制研究发现 Rg_1 可显著提升抑郁大鼠前额皮质、海马和杏仁核内的 BDNF 含量。深入分析发现，在前额皮质，Rg_1 通过提升 ERK 活性激活 CREB，进而促进 BDNF 的表达；在杏仁核内，Rg_1 可通过激活 PKA 发挥促进 BDNF 表达的功效[90-91]。

抑郁症患者脑内的神经新生显著降低，已有多项研究表明，5-羟色胺重摄取抑制剂可能通过促进神经新生发挥抗抑郁功效。Rg_1 不仅可促进正常动物的突触可塑性、提升神经干细胞增殖活性；而且在抑郁模型大鼠中，Rg_1 可显著逆转慢性应激导致的树突棘数量降低和神经发生减少，从根本上保护神经网络的完整性[92]。

星形胶质细胞功能障碍在抑郁症发病中的作用越来越引起学者们的关注。临床研究报道，在抑郁症患者的尸检过程中发现，重度抑郁症患者脑内出现星形胶质细胞显著减少。研究发现，星形胶质细胞之间通信障碍可引发大鼠发生抑郁样行为，其病理学表现为星形胶质细胞之间缝隙连接蛋白 Cx43 的表达降低、缝隙连接功能障碍。在慢性应激引发的抑郁大鼠模型中，前额皮质的星形胶质细胞缝隙连接功能受阻，Cx43 的表达显著降低，Rg_1 可显著上调 Cx43 蛋白的表达，逆转缝隙连接功能，发挥抗抑郁功效。Re 可显著拮抗长期束缚导致的抑郁症状，其机制与 Rg_1 相似，均为通过促进 BDNF 的表达发挥抗抑郁作用。

除人参三醇型皂苷外，人参二醇型皂苷 Rb_3 也可在悬尾实验、强迫游泳实验及获得性无助实验中表现出明显的抗抑郁功效[91]。在利血平引发的抑郁模型中，Rb_3 可显著改善动物体温低、眼睑下垂、快感缺失等症状。在慢性应激模型中，Rb_3 可显著提升动物的探索行为，改善快感缺失症状[93]。作用机制研究表明 Rb_3 可显著升高去甲肾上腺素水平，促进 BDNF 的表达，但是对 5-HT 与 DA 水平无显著影响。已知 Rb_3 进入体内后，可经肠道菌群代谢为 Rg_3、Rh_2、C-K 与 PPD。经对比研究发现，C-K 与 Rb_3 具有相似的抗抑郁功效，Rg_3 的抗抑郁功效强于 Rb_3，Rh_2 与 PPD 无抗抑郁功效。但是，PPD 在嗅球切除的大鼠表现出良好的抗抑郁功效，Rb_3、Rg_3 和 C-K 可显著提升小鼠脑内的去甲肾上腺素水平，但对 5-羟色胺与多巴胺无显著影响。Rg_3 可抑制应激引发的 ACTH 和糖皮质激素释放。这些研究结果表明，C-K 与 Rg_3 为 Rb_3 的活性代谢产物[94]。然而，上述实验结论仍值得深入研究，因为 Rg_3、C-K、Rh_2 在体内仍存在脱糖基化反应，虽然口服为 Rg_3、Rh_2、Rb_3，但是在体内均有可能以多种形式发挥作用。

四、人参皂苷对其他神经精神系统疾病的影响

除上述常见的神经精神疾患外，人参对中枢神经系统的活性还表现为对癫痫、亨廷顿病、自闭症、精神分裂症及肌萎缩侧索硬化（ALS）的改善作用。对于癫痫而言，已有研究证明 Rb_1 与 Rb_3 的混合物具有显著的抗惊厥作用，而人参总提取物却不能拮抗化学药诱发的癫痫[95]。除直接抑制癫痫症状外，人参根细胞提取物可显著抑制持续癫痫引发的神经损伤；在人体研究中，已证明西洋参具有改善癫痫患者认知功能的功效[96-97]。对于亨廷顿病而

言,原人参三醇可显著拮抗由 3-硝基丙酸引发的亨廷顿病样损伤,包括减少纹状体内的氧自由基含量,促进抗氧化基因 HO-1、NADPH 的表达等[98]。对于儿童多动症,韩国红参可显著改善儿童的注意力不集中现象[99-100]。对于精神分裂症而言,已有研究表明人参提取物可显著增强精神分裂症患者的认知功能,缓解精神症状[101-102]。对于自闭症而言,人参不仅可拮抗丙戊酸引发的神经行为学损伤,而且可拮抗其引起的神经发育损伤[103-104]。对于 ALS 而言,人参皂苷 Re 可通过 TLR4 介导的信号通路发挥抗炎作用,改善脊髓内炎症反应[105]。

第三节　结语与展望

由上可见,人参皂苷在神经精神疾患中表现出明显的多功效、多靶点作用,提示它们具备成为新型中枢神经系统疾患候选药物的潜能。然而,按照现代医学的药物标准,人参皂苷研究还需在以下方面进行深入探讨,如人参皂苷与血脑屏障的关系、人参皂苷多靶点功效的共同作用机制、人参皂苷之间的相互作用等。更为重要的是,人参皂苷的功效需要大规模的严谨的临床试验验证,前期已有人参皂苷在缓解癌症疲劳方面的临床数据,为其在癌症治疗中的应用提供客观可信的科学依据,从而推动了其在癌症治疗领域的广泛应用[106-107],人参治疗神经精神疾患的功效验证可效仿之。

（楚世峰,张钊,王真真,陈乃宏,贺文彬　中国医学科学院药物研究所;
中国医学科学院神经科学中心;山西中医药大学）

参 考 文 献

[1] SANDERS J, NEMEROFF C. The CRF system as a therapeutic target for neuropsychiatric disorders[J]. Trends in pharmacological sciences, 2016, 37(12):1045-1054.

[2] ZHANG Y, PI Z F, SONG F R, et al. Ginsenosides attenuate d-galactose-and AlCl$_3$-induced spatial memory impairment by restoring the dysfunction of the neurotransmitter systems in the rat model of Alzheimer's disease[J]. Journal of ethnopharmacology, 2016, 194:188-195.

[3] ALMUTAIRI M M, GONG C, XU Y G, et al. Factors controlling permeability of the blood-brain barrier[J]. Cellular and molecular life sciences, 2016, 73(1):57-77.

[4] KANG A, HAO H P, ZHENG X, et al. Peripheral anti-inflammatory effects explain the ginsenosides paradox between poor brain distribution and anti-depression efficacy[J]. Journal of neuroinflammation, 2011, 8:100.

[5] XUE W, LIU Y, QI W Y, et al. Pharmacokinetics of ginsenoside Rg$_1$ in rat medial prefrontal cortex, hippocampus, and lateral ventricle after subcutaneous administration[J]. Journal of Asian natural products research, 2016, 18(6):587-595.

[6] LU T, JIANG Y, ZHOU Z, et al. Intranasal ginsenoside Rb$_1$ targets the brain and ameliorates cerebral ischemia/reperfusion injury in rats[J]. Biological & pharmaceutical bulletin, 2011, 34(8):1319-1324.

[7] WANG Y Y, YANG G Y, GONG J, et al. Ginseng for Alzheimer's disease: a systematic review and Meta-analysis of randomized controlled trials[J]. Current topics in medicinal chemistry, 2016, 16(5):529-536.

[8] LEE M S, YANG E J, KIM J I, et al. Ginseng for cognitive function in Alzheimer's disease: a systematic review[J]. Journal of Alzheimers disease, 2009, 18(2):339-344.

[9] KIM H J, KIM P, SHIN C Y. A comprehensive review of the therapeutic and pharmacological effects of ginseng and ginsenosides in central nervous system[J]. Journal of ginseng research, 2013, 37(1):8-29.

[10] HEO J H, LEE S T, CHU K, et al. An open-label trial of Korean red ginseng as an adjuvant treatment for cognitive impairment in patients with Alzheimer's disease[J]. European journal of neurology, 2008, 15

(8):865-868.

[11] HEO J H,PARK M H,LEE J H,et al. Effect of Korean red ginseng on cognitive function and quantitative EEG in patients with Alzheimer's disease:a preliminary study[J]. Journal of alternative and complementary medicine,2016,22(4):280-285.

[12] HEO J H,LEE S T,OH M J,et al. Improvement of cognitive deficit in Alzheimer's disease patients by long term treatment with Korean red ginseng[J]. Journal of ginseng research,2011,35(4):457-461.

[13] ROKOT N T,KAIRUPAN T S,CHENG K C,et al. A role of ginseng and its constituents in the treatment of central nervous system disorders[J]. Evidence-based complementary and alternative medicine, 2016, 2016:2614742.

[14] SHENG C,PENG W,XIA Z A,et al. The impact of ginsenosides on cognitive deficits in experimental animal studies of Alzheimer's disease:a systematic review[J]. BMC complementary and alternative medicine,2015,15:386.

[15] SHI Y Q, HUANG T W, CHEN L M, et al. Ginsenoside Rg_1 attenuates amyloid-beta content, regulates PKA/CREB activity,and improves cognitive performance in SAMP8 mice[J]. Journal of Alzheimers disease,2010,19(3):977-989.

[16] ZHAO B S,LIU Y,GAO X Y,et al. Effects of ginsenoside Rg_1 on the expression of toll-like receptor 3,4 and their signalling transduction factors in the NG108-15 murine neuroglial cell line[J]. Molecules,2014, 19(10):16925-16936.

[17] ZHU G,WANG Y,LI J,et al. Chronic treatment with ginsenoside Rg_1 promotes memory and hippocampal long-term potentiation in middle-aged mice[J]. Neuroscience,2015,292:81-89.

[18] MU J S,LIN H,YE J X,et al. Rg_1 exhibits neuroprotective effects by inhibiting the endoplasmic reticulum stress-mediated c-Jun N-terminal protein kinase apoptotic pathway in a rat model of Alzheimer's disease [J]. Molecular medicine reports,2015,12(3):3862-3868.

[19] KANG J,LEMAIRE H G,UNTERBECK A,et al. The precursor of Alzheimer's disease amyloid A4 protein resembles a cell-surface receptor[J]. Nature,1987,325(6106):733-736.

[20] HOLSINGER R M,MCLEAN C A,BEYREUTHER K,et al. Increased expression of the amyloid precursor beta-secretase in Alzheimer's disease[J]. Annals of neurology,2002,51(6):783-786.

[21] FUKUMOTO H,CHEUNG B S,HYMAN B T,et al. Beta-secretase protein and activity are increased in the neocortex in Alzheimer disease[J]. Archives of neurology,2002,59(9):1381-1389.

[22] CHEN L M,LIN Z Y,ZHU Y G,et al. Ginsenoside Rg_1 attenuates β-amyloid generation via suppressing PPARγ-regulated BACE1 activity in N2a-APP695 cells[J]. European journal of pharmacology,2012,675 (1/2/3):15-21.

[23] FANG F,CHEN X,HUANG T,et al. Multi-faced neuroprotective effects of Ginsenoside Rg_1 in an Alzheimer mouse model[J]. Biochimica et biophysica acta,2012,1822(2):286-292.

[24] SHI C,ZHENG D D,FANG L,et al. Ginsenoside Rg_1 promotes nonamyloidgenic cleavage of APP via estrogen receptor signaling to MAPK/ERK and PI3K/Akt[J]. Biochimica et biophysica acta,2012,1820(4): 453-460.

[25] SHI C,NA N,ZHU X,et al. Estrogenic effect of ginsenoside Rg_1 on APP processing in post-menopausal platelets[J]. Platelets,2013,24(1):51-62.

[26] HUANG T,FANG F,CHEN L,et al. Ginsenoside Rg_1 attenuates oligomeric Abeta(1-42)-induced mitochondrial dysfunction[J]. Current Alzheimer research,2012,9(3):388-395.

[27] QUAN Q K,WANG J,LI X,et al. Ginsenoside Rg_1 decreases Abeta(1-42) level by upregulating PPAR-gamma and IDE expression in the hippocampus of a rat model of Alzheimer's disease[J]. PLoS One, 2013,8(3):e59155.

［28］ WANG Y H,DU G H. Ginsenoside Rg$_1$ inhibits beta-secretase activity in vitro and protects against Abeta-induced cytotoxicity in PC12 cells[J]. Journal of Asian natural products research,2009,11(7):604-612.

［29］ WANG X Y,CHEN J,ZHANG J T. Effect of ginsenoside Rg$_1$ on learning and memory impairment induced by beta-amyloid peptide(25-35)and its mechanism of action[J]. Yao xue xue bao,2001,36(1):1-4.

［30］ LI F,WU X,LI J,et al. Ginsenoside Rg$_1$ ameliorates hippocampal long-term potentiation and memory in an Alzheimer's disease model[J]. Molecular medicine reports,2016,13(6):4904-4910.

［31］ WANG L,GUO L,LU L,et al. Synaptosomal mitochondrial dysfunction in 5xFAD mouse model of Alzheimer's disease[J]. PLoS One,2016,11(3):e0150441.

［32］ SONG X Y,HU J F,CHU S F,et al. Ginsenoside Rg$_1$ attenuates okadaic acid induced spatial memory impairment by the GSK3beta/tau signaling pathway and the Aβ formation prevention in rats[J]. European journal of pharmacology,2013,710(1/2/3):29-38.

［33］ CHEN F,ECKMAN E A,ECKMAN C B. Reductions in levels of the Alzheimer's amyloid beta peptide after oral administration of ginsenosides[J]. FASEB journal,2006,20(8):1269-1271.

［34］ LIN N,CHEN L M,PAN X D,et al. Tripchlorolide attenuates β-amyloid generation via suppressing PPARγ-regulated BACE1 activity in N2a/APP695 cells[J]. Molecular neurobiology,2016,53(9):6397-6406.

［35］ MANDREKAR-COLUCCI S,KARLO J C,LANDRETH G E. Mechanisms underlying the rapid peroxisome proliferator-activated receptor-gamma-mediated amyloid clearance and reversal of cognitive deficits in a murine model of Alzheimer's disease[J]. Journal of neuroscience,2012,32(30):10117-10128.

［36］ NICOLAKAKIS N,HAMEL E. The nuclear receptor PPARγ as a therapeutic target for cerebrovascular and brain dysfunction in Alzheimer's disease[J]. Frontiers in aging neuroscience,2010,2:21.

［37］ CAO G Q,SU P,ZHANG S,et al. Ginsenoside Re reduces Aβ production by activating PPARγ to inhibit BACE1 in N2a/APP695 cells[J]. European journal of pharmacology,2016,793:101-108.

［38］ CHU S H,GU J F,FENG L,et al. Ginsenoside Rg$_5$ improves cognitive dysfunction and beta-amyloid deposition in STZ-induced memory impaired rats via attenuating neuroinflammatory responses[J]. International immunopharmacology,2014,19(2):317-326.

［39］ ZHAO R P,ZHANG Z X,SONG Y J,et al. Implication of phosphatidylinositol-3 kinase/Akt/glycogen synthase kinase-3beta pathway in ginsenoside Rb$_1$'s attenuation of beta-amyloid-induced neurotoxicity and tau phosphorylation[J]. Journal of ethnopharmacology,2011,133(3):1109-1116.

［40］ LEE M S,KWON Y T,LI M,et al. Neurotoxicity induces cleavage of p35 to p25 by calpain[J]. Nature,2000,405(6784):360-364.

［41］ CHEN X C,HUANG T W,ZHANG J,et al. Involvement of calpain and p25 of CDK5 pathway in ginsenoside Rb$_1$'s attenuation of beta-amyloid peptide$_{25-35}$-induced tau hyperphosphorylation in cortical neurons [J]. Research report,2008,1200:99-106.

［42］ HWANG J Y,SHIM J S,SONG M Y,et al. Proteomic analysis reveals that the protective effects of ginsenoside Rb$_1$ are associated with the actin cytoskeleton in beta-amyloid-treated neuronal cells[J]. Journal of ginseng research,2016,40(3):278-284.

［43］ YANG L L,HAO J R,ZHANG J,et al. Ginsenoside Rg$_3$ promotes beta-amyloid peptide degradation by enhancing gene expression of neprilysin[J]. Journal of pharmacy and pharmacology,2009,61(3):375-380.

［44］ CHOI R J,ROY A,JUNG H J,et al. BACE1 molecular docking and anti-Alzheimer's disease activities of ginsenosides[J]. Journal of ethnopharmacology,2016,190:219-230.

［45］ KANG M S,BAEK S H,CHUN Y S,et al. Modulation of lipid kinase PI4KIIα activity and lipid raft association of presenilin 1 underlies gamma-secretase inhibition by ginsenoside(20S)-Rg$_3$[J]. Journal of biological chemistry,2013,288(29):20868-20882.

［46］LIU J F,YAN X D,LI L,et al. Ginsenoside Rd improves learning and memory ability in APP transgenic mice［J］. Journal of molecular neuroscience,2015,57(4):522-528.

［47］LIU J F,YAN X D,LI L,et al. Ginsennoside Rd attenuates cognitive dysfunction in a rat model of Alzheimer's disease［J］. Neurochemical research,2012,37(12):2738-2747.

［48］JAFFE A B,TORAN-ALLERAND C D,GREENGARD P,et al. Estrogen regulates metabolism of Alzheimer amyloid beta precursor protein［J］. Journal of biological chemistry,1994,269(18):13065-13068.

［49］XU H X,GOURAS G K,GREENFIELD J P,et al. Estrogen reduces neuronal generation of Alzheimer β-amyloid peptides［J］. Nature medicine,1998,4(4):447-451.

［50］YAN X D,HU G Y,YAN W M,et al. Ginsenoside Rd promotes non-amyloidogenic pathway of amyloid precursor protein processing by regulating phosphorylation of estrogen receptor alpha［J］. Life sciences,2017, 168:16-23.

［51］LI L,LIU Z R,LIU J F,et al. Ginsenoside Rd attenuates beta-amyloid-induced tau phosphorylation by altering the functional balance of glycogen synthase kinase 3beta and protein phosphatase 2A［J］. Neurobiology of disease,2013,54:320-328.

［52］LI L,LIU J F,YAN X D,et al. Protective effects of ginsenoside Rd against okadaic acid-induced neurotoxicity in vivo and in vitro［J］. Journal of ethnopharmacology,2011,138(1):135-141.

［53］ZHANG X,SHI M,YE R D,et al. Ginsenoside Rd attenuates tau protein phosphorylation via the PI3K/ AKT/GSK-3β pathway after transient forebrain ischemia［J］. Neurochemical research,2014,39(7):1363-1373.

［54］LI N J,LIU Y,LI W,et al. A UPLC/MS-based metabolomics investigation of the protective effect of ginsenosides Rg_1 and Rg_2 in mice with Alzheimer's disease［J］. Journal of ginseng research,2016,40 (1):9-17.

［55］LI N,LIU B,DLUZEN D E,et al. Protective effects of ginsenoside Rg_2 against glutamate-induced neurotoxicity in PC12 cells［J］. Journal of ethnopharmacology,2007,111(3):458-463.

［56］FAN Y Y,WANG N,ROCCHI A,et al. Identification of natural products with neuronal and metabolic benefits through autophagy induction［J］. Autophagy,2017,13(1):41-56.

［57］MIZUSHIMA N,KOMATSU M. Autophagy:renovation of cells and tissues［J］. Cell,2011,147(4): 728-741.

［58］KARPAGAM V,SATHISHKUMAR N,SATHIYAMOORTHY S,et al. Identification of BACE1 inhibitors from *Panax ginseng* saponins-An Insilco approach［J］. Computers in biology and medicine,2013,43(8): 1037-1044.

［59］QIU J,LI W,FENG S H,et al. Ginsenoside Rh_2 promotes nonamyloidgenic cleavage of amyloid precursor protein via a cholesterol-dependent pathway［J］. Genetics and molecular research,2014,13(2): 3586-3598.

［60］SEO J Y,JU S H,OH J,et al. Neuroprotective and cognition-enhancing effects of compound K isolated from red ginseng［J］. Journal of agricultural and food chemistry,2016,64(14):2855-2864.

［61］LI H Y,KANG T G,QI B,et al. Neuroprotective effects of ginseng protein on PI3K/Akt signaling pathway in the hippocampus of D-galactose/$AlCl_3$ inducing rats model of Alzheimer's disease［J］. Journal of ethnopharmacology,2016,179:162-169.

［62］DAWSON T M,DAWSON V L. Molecular pathways of neurodegeneration in Parkinson's disease［J］. Science,2003,302(5646):819-822.

［63］IZZO A A,ERNST E. Interactions between herbal medicines and prescribed drugs:a systematic review ［J］. Drugs,2001,61(15):2163-2175.

［64］VAN KAMPEN J M,BARANOWSKI D B,SHAW C A,et al. *Panax ginseng* is neuroprotective in a novel progressive model of Parkinson's disease[J]. Experimental gerontology,2014,50:95-105.

[65] GONZÁLEZ-BURGOS E,FERNANDEZ-MORIANO C,GÓMEZ-SERRANILLOS M P. Potential neuropro-tective activity of ginseng in Parkinson's disease:a review[J]. Journal of neuroimmune pharmacology, 2015,10(1):14-29.

[66] HU S Q,HAN R W,MAK S H,et al. Protection against 1-methyl-4-phenylpyridinium ion(MPP+)-induced apoptosis by water extract of ginseng(*Panax ginseng* C. A. Meyer)in SH-SY5Y cells[J]. Journal of ethnopharmacology,2011,135(1):34-42.

[67] ARDAH M T,PALEOLOGOU K E,LV G H,et al. Ginsenoside Rb$_1$ inhibits fibrillation and toxicity of al-pha-synuclein and disaggregates preformed fibrils[J]. Neurobiology of disease,2015,74:89-101.

[68] SCHINTU N,FRAU L,IBBA M,et al. Progressive dopaminergic degeneration in the chronic MPTPp mouse model of Parkinson's disease[J]. Neurotoxicity research,2009,16(2):127-139.

[69] CHEN X C,ZHOU Y C,CHEN Y,et al. Ginsenoside Rg$_1$ reduces MPTP-induced substantia nigra neuron loss by suppressing oxidative stress[J]. Acta pharmacologica sinica,2005,26(1):56-62.

[70] JIANG W,WANG Z,JIANG Y,et al. Ginsenoside Rg$_1$ ameliorates motor function in an animal model of Parkinson's disease[J]. Pharmacology,2015,96(1/2):25-31.

[71] XIE X S,LIU H C,WANG F P,et al. Ginsenoside Rg$_1$ modulation on thrombospondin-1 and vascular en-dothelial growth factor expression in early renal fibrogenesis in unilateral obstruction[J]. Phytotherapy re-search,2010,24(11):1581-1587.

[72] HENG Y,ZHANG Q S,MU Z,et al. Ginsenoside Rg$_1$ attenuates motor impairment and neuroinflammation in the MPTP-probenecid-induced parkinsonism mouse model by targeting alpha-synuclein abnormalities in the substantia nigra[J]. Toxicol Lett,2016,243:7-21.

[73] ZHOU T T,ZU G,WANG X,et al. Immunomodulatory and neuroprotective effects of ginsenoside Rg$_1$ in the MPTP(1-methyl-4-phenyl-1,2,3,6-tetrahydropyridine)-induced mouse model of Parkinson's disease [J]. International immunopharmacology,2015,29(2):334-343.

[74] ZHOU T T,ZU G,ZHANG X G,et al. Neuroprotective effects of ginsenoside Rg$_1$ through the Wnt/β-cate-nin signaling pathway in both in vivo and in vitro models of Parkinson's disease[J]. Neuropharmacology, 2016,101:480-489.

[75] XU L,CHEN W F,WONG M S. Ginsenoside Rg$_1$ protects dopaminergic neurons in a rat model of Parkin-son's disease through the IGF-I receptor signalling pathway[J]. British journal of pharmacology,2009, 158(3):738-748.

[76] LIU Y,ZHANG R Y,ZHAO J,et al. Ginsenoside Rd protects SH-SY5Y cells against 1-Methyl-4-pheny-lpyridinium induced injury[J]. International journal of molecular sciences,2015,16(7):14395-14408.

[77] WANG J Y,YANG J Y,WANG F,et al. Neuroprotective effect of pseudoginsenoside-F$_{11}$ on a rat model of Parkinson's disease induced by 6-hydroxydopamine[J]. Evidence-based complementary and alternative medicine,2013,2013:152798.

[78] ONG W Y,FAROOQUI T,KOH H L,et al. Protective effects of ginseng on neurological disorders[J]. Frontiers in aging neuroscience,2015,7:129.

[79] SU G Y,YANG J Y,WANG F,et al. Antidepressant-like effects of Xiaochaihutang in a rat model of chron-ic unpredictable mild stress[J]. Journal of ethnopharmacology,2014,152(1):217-226.

[80] LEE B,KIM H,SHIM I,et al. Wild ginseng attenuates anxiety-and depression-like behaviors during mor-phine withdrawal[J]. Journal of microbiology and biotechnology,2011,21(10):1088-1096.

[81] CUI J,JIANG L,XIANG H. Ginsenoside Rb$_3$ exerts antidepressant-like effects in several animal models [J]. Journal of psychopharmacology,2012,26(5):697-713.

[82] RINWA P,KUMAR A. Panax quinquefolium involves nitric oxide pathway in olfactory bulbectomy rat mod-

el[J]. Physiology & behavior,2014,129:142-151.

[83] WANG Z,DAI J,CHEN L,et al. Preventive action of *Panax ginseng* roots in hypercortisolism-induced impairment of hippocampal neurons in male C57BL/6N mice[J]. Phytotherapy research,2011,25(8):1242-1245.

[84] CHEN L,DAI J G,WANG Z L,et al. Ginseng total saponins reverse corticosterone-induced changes in depression-like behavior and hippocampal plasticity-related proteins by interfering with GSK-3β-CREB signaling pathway[J]. Evidence-based complementary and alternative medicine,2014,2014:506735.

[85] CHEN L,DAI J,WANG Z,et al. The antidepressant effects of ginseng total saponins in male C57BL/6N mice by enhancing hippocampal inhibitory phosphorylation of GSK-3beta[J]. Phytotherapy research, 2014,28(7):1102-1106.

[86] LIU L Q,LUO Y,ZHANG R R,et al. Effects of ginsenosides on hypothalamic-pituitary-adrenal function and brain-derived neurotrophic factor in rats exposed to chronic unpredictable mild stress[J]. Zhongguo zhong yao za zhi,2011,36(10):1342-1347.

[87] DANG H X,CHEN Y,LIU X M,et al. Antidepressant effects of ginseng total saponins in the forced swimming test and chronic mild stress models of depression[J]. Progress in neuro-psychopharmacology and biological psychiatry,2009,33(8):1417-1424.

[88] XIANG H,LIU Y X,ZHANG B B,et al. The antidepressant effects and mechanism of action of total saponins from the caudexes and leaves of Panax notoginseng in animal models of depression[J]. Phytomedicine,2011,18(8/9):731-738.

[89] JIANG B,XIONG Z,YANG J,et al. Antidepressant-like effects of ginsenoside Rg_1 are due to activation of the BDNF signalling pathway and neurogenesis in the hippocampus[J]. British journal of pharmacology, 2012,166(6):1872-1887.

[90] ZHU X Z,GAO R,LIU Z X,et al. Ginsenoside Rg_1 reverses stress-induced depression-like behaviours and brain-derived neurotrophic factor expression within the prefrontal cortex[J]. European journal of neuroscience,2016,44(2):1878-1885.

[91] LIU Z,QI Y,CHENG Z,et al. The effects of ginsenoside Rg_1 on chronic stress induced depression-like behaviors,BDNF expression and the phosphorylation of PKA and CREB in rats[J]. Neuroscience,2016, 322:358-369.

[92] LEE B,SHIM I,LEE H,et al. Effect of ginsenoside Re on depression-and anxiety-like behaviors and cognition memory deficit induced by repeated immobilization in rats[J]. Journal of microbiology and biotechnology,2012,22(5):708-720.

[93] ZHANG H L,LI Z,ZHOU Z L,et al. Antidepressant-like effects of ginsenosides:a comparison of ginsenoside Rb_3 and its four deglycosylated derivatives,Rg_3,Rh_2,compound K,and 20(S)-protopanaxadiol in mice models of despair[J]. Pharmacology biochemistry and behavior,2016,140:17-26.

[94] YAMADA N,ARAKI H,YOSHIMURA H,et al. Identification of antidepressant-like ingredients in ginseng root(*Panax ginseng* C. A. Meyer) using a menopausal depressive-like state in female mice:participation of 5-HT2A receptors[J]. Psychopharmacology(Berl),2011,216(4):589-599.

[95] LIAN X Y,ZHANG Z Z,STRINGER J L. Anticonvulsant activity of ginseng on seizures induced by chemical convulsants[J]. Epilepsia,2005,46(1):15-22.

[96] SHIN E J,KOH Y H,KIM A Y,et al. Ginsenosides attenuate kainic acid-induced synaptosomal oxidative stress via stimulation of adenosine A(2A) receptors in rat hippocampus[J]. Behavioural brain research, 2009,197(1):239-245.

[97] KIM S,RHIM H. Ginsenosides inhibit NMDA receptor-mediated epileptic discharges in cultured hippocampal neurons[J]. Archives of pharmacal research,2004,27(5):524-530.

［98］ GAO Y,CHU S F,LI J P,et al. Protopanaxtriol protects against 3-nitropropionic acid-induced oxidative stress in a rat model of Huntington's disease［J］. Acta pharmacologica sinica,2015,36(3):311-322.

［99］ JIANG F,DESILVA S,TURNBULL J. Beneficial effect of ginseng root in SOD-1(G93A)transgenic mice ［J］. Journal of the neurological sciences,2000,180(1/2):52-54.

［100］ CAI M D,YANG E J. Ginsenoside Re attenuates neuroinflammation in a symptomatic ALS animal model ［J］. American journal of Chinese medicine,2016,44(2):401-413.

［101］ LEE S H,PARK W S,LIM M H. Clinical effects of korean red ginseng on attention deficit hyperactivity disorder in children:an observational study［J］. Journal of ginseng research,2011,35(2):226-234.

［102］ KO H J,KIM I,KIM J B,et al. Effects of Korean red ginseng extract on behavior in children with symptoms of inattention and hyperactivity/impulsivity:a double-blind randomized placebo-controlled trial［J］. Journal of child and adolescent psychopharmacology,2014,24(9):501-508.

［103］ CHEN E Y,HUI C L. HT1001,a proprietary North American ginseng extract,improves working memory in schizophrenia:a double-blind, placebo-controlled study ［J］. Phytotherapy research, 2012, 26 (8): 1166-1172.

［104］ KIM P,PARK J H,KWON K J,et al. Effects of Korean red ginseng extracts on neural tube defects and impairment of social interaction induced by prenatal exposure to valproic acid［J］. Food and chemical toxicology,2013,51:288-296.

［105］ GONZALES E L,JANG J H,MABUNGA D F,et al. Supplementation of Korean red ginseng improves behavior deviations in animal models of autism［J］. Food & nutrition research,2016,60:29245.

［106］ BARTON D L,LIU H,DAKHIL S R,et al. Wisconsin ginseng(Panax quinquefolius)to improve cancer-related fatigue:a randomized, double-blind trial, N07C2［J］. Journal of the National Cancer Institute, 2013,105(16):1230-1238.

［107］ YENNURAJALINGAM S,TANNIR N M,WILLIAMS J L,et al. A double-blind,randomized,placebo-controlled trial of Panax ginseng for cancer-related fatigue in patients with advanced cancer［J］. Journal of the National Comprehensive Cancer Network,2017,15(9):1111-1120.

第三十一章

金钗石斛的化学成分及
药理作用研究进展

石斛原植物为兰科石斛属植物,全球共有1 500余种,国内目前报道的石斛属植物有80余种,入药有40余种,《中国药典》(2020年版)收录金钗石斛、霍山石斛、鼓槌石斛、流苏石斛、铁皮石斛(单列)5种。其中,金钗石斛 *Dendrobium nobile* Lindl. 为我国传统名贵中药,又名"万丈须""金钗石""扁金钗"等,为多年生草本,因形似发钗而得名。石斛最早记载于《神农本草经》中,《本草纲目》称其有"强阴益精、厚肠胃、补内绝不足、轻身延年"之功效。石斛在《本草衍义》《本草纲目拾遗》《本草从新》等历代本草中都备受推崇,素有"千金草""神仙草""植物黄金"等美誉。金钗石斛性微寒,味苦,用于热病津伤、口干烦渴、胃阴不足、食少干呕、病后虚热不退、阴虚火旺、骨蒸劳热、目暗不明、筋骨痿软等,是石斛夜光丸、石斛明目丸、石斛清胃散等制剂的重要配伍药物。金钗石斛在《中国药典》(2020年版)中列为药用石斛的首要来源[1]。近年研究发现,金钗石斛在降血糖、抗中枢神经系统疾病等方面的作用较显著,并且人工栽培的技术难题已经突破。因此,金钗石斛的研究日益增多,主要集中在化学成分、药理作用、毒理作用及临床疗效等方面。本章就金钗石斛的化学成分和药理作用的相关研究,特别是后者的进展做一综述,为其后续深度开发利用提供参考。

一、化学成分

金钗石斛的化学成分主要有生物碱类、多糖类、黄酮类、倍半萜类、酚类、香豆素类及甾体糖苷类化合物,其中石斛碱是其特征性成分。

(一)生物碱类

生物碱类成分是兰科植物的特征性成分,是在石斛属植物中也最早分离并进行结构鉴定的化合物。金钗石斛中的生物碱类成分研究广泛,已鉴定出的生物碱主要为倍半萜类生物碱[2-4]。石斛中主要生物碱的具体结构见图31-1。

(二)多糖类

金钗石斛多糖(*Dendrobium nobile* polysaccharide,DNP)的化学结构较为复杂,包括单糖残基排列顺序、单糖残基组成、相邻糖残基连接方式、异头碳构型、糖链分支等及由此形成的空间结构,是其多糖成分发挥药理活性的结构基础[5]。有学者最初从金钗石斛粗多糖中分离出4个水溶性组分,单糖组成分析表明其组分主要包含葡萄糖、半乳糖、甘露糖和少量的鼠李糖、阿拉伯糖、木糖[6]。其他学者的研究结果与之一致[7]。

(三)鞣质类

通过对4种石斛的鞣质进行含量测定及对比研究发现,金钗石斛的鞣质类化合物含量最高[8]。结合型鞣质类化合物具有抗肿瘤、抗病毒、抑菌、抑制胃肠运动等多种生物活性,这

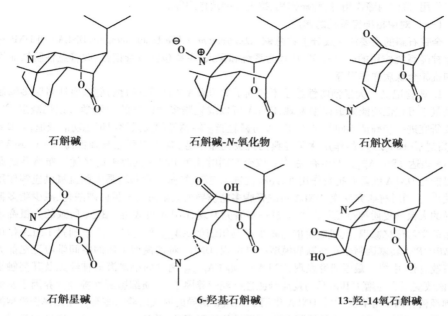

石斛碱　　　　　　　　石斛碱-*N*-氧化物　　　　　　　石斛次碱

石斛星碱　　　　　　　6-羟基石斛碱　　　　　　　13-羟-14氧石斛碱

图31-1　石斛中主要生物碱的化学结构

很可能是金钗石斛具有广泛生物学活性的化学成分基础之一。

（四）酚类

从金钗石斛中共分离到 15 个联苄类化合物、13 个酚酸类化合物、8 个菲类化合物和 2 个芴酮类化合物[9-11]。

（五）其他

张雪等[12]从金钗石斛中分离得到 8 个倍半萜类化合物。杨薇薇等[13]从金钗石斛中首次分离鉴定出 2,4,7-三羟基-5-甲基芴酮。肖世基等[14]从黔产金钗石斛茎的乙醇提取物中又分离得到 1 个新的倍半萜类化合物，鉴定为 δ-杜松萜烯-12,14-二醇。

非常有趣的是，有研究对贵州赤水产人工培植的不同生长期（1、2 和 3 年）金钗石斛和铁皮石斛中的主要活性成分生物碱和多糖的含量进行比较[15]，发现 1、2 和 3 年生长期金钗石斛的多糖含量分别为 7. 74%、2. 75% 和 2. 20%，而铁皮石斛的多糖含量分别为 40. 40%、30. 96% 和 48. 87%；1、2 和 3 年生长期金钗石斛的总生物碱含量分别为 0. 548 9%、0. 416 6% 和 0. 325 5%，而铁皮石斛的总生物碱含量分别为 0. 011 4%、0. 011 1% 和 0. 012 1%；1、2 和 3 年生长期金钗石斛的石斛碱含量分别为 0. 221 2%、0. 222 9% 和 0. 112 9%，而铁皮石斛中几乎未检测到石斛碱[15]。该研究认为 1 年生金钗石斛及 3 年生铁皮石斛中的总生物碱和多糖含量最高，因此金钗石斛和铁皮石斛的最佳采收期分别为 1 和 3 年[15]。当然，后续研究如果能对不同生长期的石斛年生长所增加的总生物碱和多糖进行探索，按照后续所需成分的需要进行研究，这或许对明确其最佳采收期更有价值。

二、药理作用

金钗石斛的药理作用较多，主要包括对中枢神经系统的作用、对心血管系统的作用、抗衰老作用、抗白内障作用、抗肿瘤作用、抗炎及抑菌作用等。

（一）对中枢神经系统的作用

金钗石斛的主要活性成分生物总碱（*Dendrobium nobile* Lindl. alkaloid，DNLA）和 DNP 对中枢神经系统作用的研究较多，且较为系统和深入，主要包括改善记忆、改善急性脑缺血损伤和抗帕金森病样作用等。

1. 改善记忆　大鼠预防性给予不同剂量的 DNLA 7 日后，通过右侧脑室注射脂多糖制备大鼠学习记忆功能减退模型发现，DNLA 可以减轻脂多糖诱导的大鼠学习记忆减退[16]。后续研究进一步确证不同剂量的 DNLA 可减轻脂多糖诱导的大鼠学习记忆功能减退，且 DN-LA 高剂量（80mg/kg）的作用优于经典的抗炎药布洛芬，其机制可能与降低海马 caspase3/8 mRNA 表达、减少 Aβ$_{1-42}$ 产生有关[17]。该研究同时认为 DNLA 的改善记忆优于布洛芬的原因可能与 DNLA 除具有抗炎作用外，还有抗氧化应激、扩张血管和增强大脑血氧供应等作用有关[17]。同时有研究发现，DNLA 可减轻脂多糖诱导的大鼠海马 τ 蛋白磷酸化、减少脂多糖诱导的大鼠脑皮质神经元凋亡[18]。进一步研究发现，DNLA 可改善 Aβ$_{25-35}$ 所致的大鼠痴呆模型的学习记忆减退，其机制可能与减少海马组织的 Aβ$_{1-42}$ 产生有关[19]。通过 DNLA 作用于 APP/PS1 转基因阿尔茨海默病模型小鼠发现，DNLA 对该模型小鼠的空间学习记忆能力具有改善作用[20]。最近研究发现，DNLA 可预防 Aβ$_{25-35}$ 诱导的小鼠海马神经元及其突触缺失，该效应至少与增加其海马与皮质脑源性神经营养因子、胶质细胞源性神经营养因子及睫状神经营养因子等有关[21]。DNLA 作用于 Aβ$_{25-35}$ 诱导的原代培养的海马神经元损伤模型的研究发现，DNLA 预处理明显抑制 Aβ$_{25-35}$ 诱导的轴索变性，并认为 DNLA 通过诱导神经元自噬发挥作用[22]。此外，已有研究发现 DNP 可减轻脂多糖诱导的大鼠学习记忆减退及神经元损伤，抑制其海马的炎症反应[23]。

这些研究在一定程度上证明金钗石斛的主要活性成分 DNLA 在防治阿尔茨海默病方面存在良好的临床应用前景，为后续探索 DNLA 中抗阿尔茨海默病的活性单体奠定基础。

2. 改善急性脑缺血损伤　DNLA 作用于大脑中动脉阻塞诱导的急性脑缺血损伤模型，发现 DNLA 预防性给药对大鼠急性脑缺血有保护作用，其机制与抗氧化应激、清除自由基及降低大鼠脑内的 caspase-3、caspase-8 mRNA 表达有关[24]。DNLA 作用于氧糖剥夺 2 小时/复氧复糖 12 小时诱导的原代培养的大鼠脑皮质神经元损伤模型的研究发现，DNLA 对该损伤具有保护作用，可减轻该损伤导致的神经元凋亡、抑制钙超载且下调 caspase-3、caspase-12 mRNA 表达[25]。这些研究从整体和离体方面探索 DNLA 的神经保护作用，提示 DNLA 在改善急性脑缺血损伤方面存在重要价值。

3. 抗帕金森病样作用　大鼠黑质注射 6-OHDA 诱导的帕金森病模型连续灌胃给予 DN-LA（20mg/kg）7 日可显著改善模型大鼠中脑黑质多巴胺神经元丢失，缓解运动功能障碍。同时，在原代大鼠中脑神经元-胶质细胞共培养体系中，DNLA（2.5μg/L）可抑制 6-OHDA 诱导的促炎性细胞因子 TNF-α、IL-1β 和 NO 的释放。上述证据表明，DNLA 通过选择性地抑制促炎性细胞因子的产生，对 6-OHDA 诱导的神经元退行性变具有神经保护作用，可能是一种潜在的 PD 治疗化合物[26]。

（二）对血液及糖脂代谢的作用

1. 抗凝、抗血栓　通过比较金钗石斛、束花石斛、球花石斛和鼓槌石斛这 4 种石斛的醇提物对小鼠全血凝血时间的影响，发现金钗石斛醇提物可延长凝血时间，但作用较束花石斛弱。金钗石斛的醇提取物有显著降低家兔全血黏度和抑制 ADP 诱导的血小板聚集、降低血浆纤维蛋白原含量、抑制内源性及外源性凝血系统、抑制血栓形成的作用，并延长凝血酶原时间、白陶土部分凝血活酶时间等[27]。采用毛细管法测定凝血时间,并通过胶原-肾上腺素致体内血栓形成法测定金钗石斛等几种石斛粗提物的抗凝和抗血栓作用,发现金钗石斛给药组均能显著延长小鼠全血凝血时间,并且均能显著对抗胶原-肾上腺素诱导的小鼠体内血栓形成,使动物的死亡率明显降低[28]。这些研究揭示金钗石斛的抗凝、抗血栓作用,但机制研究有待深入。

2. 调节糖脂代谢 DNLA 可降低四氧嘧啶、肾上腺素所致的糖尿病大鼠的血糖水平,其机制与 DNLA 对胰岛的保护作用有关[29];通过高脂-高糖饲料喂养大鼠 6 周后,腹腔注射链脲佐菌素 40mg/kg 诱导的糖尿病大鼠模型,发现 DNLA 能降低糖尿病大鼠的血糖,其机制可能与其上调肝脏组织胰岛素受体底物 2 及胰岛素样生长因子 1 的 mRNA 表达、减轻胰岛素抵抗有关[30]。有趣的是,DNP 和生物碱对肾上腺素性高血糖小鼠均有降血糖作用[31],均可调节高脂血症大鼠的血脂代谢异常,减轻高脂血症大鼠肝脏组织的脂肪变性[32-33]。深入研究发现,DNLA 通过增强牛磺酸结合胆汁酸生成,促进胆固醇排泄,降低 CA/CDCA 比值,抑制胆固醇吸收,进而改善高脂饲料喂养 18 周导致的小鼠肝脂质代谢紊乱[34]。

（三）抗衰老作用

DNLA 能够延缓秀丽隐杆线虫的衰老进程,其作用机制可能与上调 daf-16、skn-1 基因,提高抗氧化应激能力有关[35]。利用衰老加速易感小鼠(SAMP8)证实 DNLA 具有改善脑衰老的作用,从 6~12 月龄连续灌胃给予 SAMP8 小鼠 DNLA(20、40mg/kg),SAMP8 小鼠的认知功能减退、神经元衰老、损伤和丢失等均得到显著改善,其作用机制与增加淀粉样蛋白清除、增强自噬功能、抑制内质网应激 τ 蛋白过度磷酸化有关[36-37]。

（四）抗白内障作用

金钗石斛提取物、DNP 及生物碱的抗白内障作用已有良好的综述[38]。总体上讲,金钗石斛总生物碱和粗多糖在体外均有一定的抗白内障作用,其作用机制与拮抗晶状体氧化损伤有关,而金钗石斛总生物碱的效果优于粗多糖[38];DNP 的抗白内障活性与其减轻大鼠晶状体氧化损伤及抑制糖基化终产物形成有关,作用机制可能与多糖中单糖的连接方式有关[38]。

（五）其他作用

1. 抗氧化作用 金钗石斛提取物对自由基有一定的清除能力,并且各部分的清除能力为乙酸乙酯提取物>乙醇提取物>MCI 柱吸附提取物,三氯甲烷提取物与石油醚提取物清除自由基的能力极弱,提取物清除自由基的能力均低于维生素 C[39]。对 DNLA 的抗氧化作用在 CCl_4 诱导的急性肝损伤模型中进行深入研究,发现在野生型小鼠中,DNLA 能显著降低 CCl_4 诱导的线粒体氧化应激、线粒体 H_2O_2 含量和 MDA 含量降低,显著升高 GSH 水平和 Mn-SOD 活性,从而减轻 CCl_4 诱导的肝损伤;该保护作用在 Nrf2$^{-/-}$ 小鼠中显著减弱,表明 DNLA 改善 CCl_4 诱导的肝损伤是通过 Nrf2 信号通路依赖的模式抑制线粒体氧化应激和线粒体功能障碍实现的[40]。

2. 抗肿瘤作用 石斛包括金钗石斛在内的提取物对消化系统、呼吸系统、血液系统等肿瘤具有明显的抑制作用,且作用靶点广[41],存在潜在的临床应用前景。

3. 抗炎作用 通过研究原代培养的大鼠的星形胶质细胞发现,DNLA 能够拮抗脂多糖所引起的炎症反应,其作用与抑制星形胶质细胞激活及其炎症因子释放密切相关[42]。通过新生大鼠的大脑皮质胶质细胞-神经元混合培养体系发现,DNP 能抑制脂多糖诱导的小胶质细胞和星形胶质细胞激活,减少炎症因子生成[43]。

4. 抗菌作用 通过对金钗石斛和铁皮石斛多糖对 3 种细菌的作用发现,2 种石斛多糖均对金黄色葡萄球菌、大肠埃希菌、肺炎球菌均有明显的抑菌作用,并且 DNP 的抑菌作用更为明显[44]。

三、展望

金钗石斛为我国传统名贵中药材,野生品种已濒临灭绝,现已作为稀有植物被列为国家二级保护植物。伴随着人工栽培的技术难题突破,金钗石斛的现代研究日益增多,有的研究与其功效相同,如抗白内障作用;有的研究发现其新的作用,如抗中枢神经系统疾病作用。总体上,这些研究既有对既往功效的延续,又有新的发现。然而,尽管现代分离技术不断提高,但是在金钗石斛活性成分的发现及活性单体的药理作用研究方面仍然不够,与铁皮石斛相比较,研究的速度需要进一步加快。目前含有石斛的产品大多为中成药如明目夜光丸、石斛明目丸、石斛清胃散、脉络宁注射液和滋阴口服液等,但随着生活节奏的加快和饮食习惯的改变,越来越多的人处于亚健康状态,机体易疲劳,并且糖尿病的发病率也逐年增加,结合金钗石斛的功效,开发出系列缓解疲劳及辅助降血糖的金钗石斛保健品势必易于为人们所接受。此外,贵州赤水建立了金钗石斛基地,已成为金钗石斛的主产地,如果保持目前的市场需求,有计划、有步骤地扩大基地规模也很必要。

（龚其海,石京山　遵义医学院基础药理教育部重点实验室、
教育部特色民族药国际合作联合实验室）

参 考 文 献

[1] 国家药典委员会.中华人民共和国药典:一部.2020年版[M].北京:中国医药科技出版社,2020.

[2] 郑晓珂,曹新伟,冯卫生,等.金钗石斛的研究进展[J].中国新药杂志,2005,14(7):826-829.

[3] 张光浓,毕志明,王峥涛,等.石斛属植物化学成分研究进展[J].中草药,2003,34(6):5-8.

[4] 张雪.金钗石斛的化学成分与生物活性研究[D].沈阳:沈阳药科大学,2005.

[5] 蒋玉兰,罗建平.药用石斛多糖药理活性及化学结构研究进展[J].时珍国医国药,2011,22(12):2986-2988.

[6] LUO A X,HE X J,ZHOU S D,et al. In vitro antioxidant activities of a water-soluble polysaccharide derived from *Dendrobium nobile* Lindl. extracts[J]. International journal of biological macromolecules,2009,45(4):359-363.

[7] 姚晓东,刘章泉,汪巍,等.金钗石斛水溶性多糖分子量分布及单糖组份分析[J].遵义医学院学报,2015,38(3):239-243.

[8] 陈佳江,郭力,许莉,等.叠鞘石斛与药典收载石斛品种鞣质含量对比[J].中国实验方剂学杂志,2013,19(2):61-63.

[9] YE Q,ZHAO W. New alloaromadendrane,cadinene andeyclocopacamphane type sesquiterpene derivatives and bibenzyls from *Dendrobium nobile*[J]. Planta medica,2002,68(8):723-729.

[10] 张雪,续洁琨,王乃利,等.金钗石斛中联苄类和酚酸类成分的抗氧化活性研究[J].中国药学杂志,2008,43(11):829-832.

[11] 李玉鹏,蒋金和,刘莹,等.金钗石斛化学成分的研究[J].时珍国医国药,2010,21(1):39-40.

[12] 张雪,高昊,韩慧英,等.金钗石斛中的倍半萜类化合物[J].中草药,2007,38(12):1771-1774.

[13] 杨薇薇,辛浩.金钗石斛化学成分研究[J].分析测试技术与仪器,2006,12(2):98-100.

[14] 肖世基,钱怡,张良,等.黔产金钗石斛中1个新的杜松烷型倍半萜[J].中草药,2016,47(17):2972-2974.

[15] 徐云燕,王令仪,黄彬,等.不同生长期金钗石斛和铁皮石斛中总生物碱及多糖的比较[J].华西药学杂志,2014,29(3):288-291.

[16] LI Y F,LI F,GONG Q H,et al. Inhibitory effects of Dendrobium alkaloids on memory impairment induced

by lipopolysaccharide in rats[J]. Planta medica,2011,77(2):117-121.

[17] 陈建伟,马虎,黄燮南,等.金钗石斛生物总碱对脂多糖诱导大鼠学习记忆功能减退的改善作用[J].中国药理学与毒理学杂志,2008,22(6):406-411.

[18] YANG S,GONG Q H,WU Q,et al. Alkaloids enriched extract from *Dendrobium nobile* Lindl. attenuates tau protein hyperphosphorylation and apoptosis induced by lipopolysaccharide in rat brain[J]. Phytomedicine,2014,21(5):712-716.

[19] 张明辉,李菲,张玮,等.金钗石斛总生物碱对Aβ$_{25-35}$所致大鼠海马组织Aβ含量的影响[J].遵义医学院学报,2016,39(1):18-21.

[20] 姜琳珊,李菲,聂晶,等.金钗石斛总生物碱对APP/PS1转基因小鼠学习记忆能力的影响[J].遵义医学院学报,2016,39(3):246-249.

[21] NIE J,TIAN Y,ZHANG Y,et al. Dendrobium alkaloids prevent Aβ$_{25-35}$-induced neuronal and synaptic loss via promoting neurotrophic factors expression in mice[J]. Peer J,2016,4:e2739.

[22] LI L S,LU Y L,NIE J,et al. *Dendrobium nobile* Lindl alkaloid,a novel autophagy inducer,protects against axonal degeneration induced by Aβ$_{25-35}$ in hippocampus neurons in vitro[J]. CNS neuroscience & therapeutics,2017,23(4):329-340.

[23] 王丽娜,龚其海,李菲,等.金钗石斛多糖减轻脂多糖诱导的大鼠学习记忆减退及机制研究[J].神经药理学报,2016,6(1):1-8.

[24] 刘俊,吴芹,龚其海,等.金钗石斛生物总碱对大鼠急性脑缺血的保护作用[J].中国新药与临床杂志,2010,29(8):606-610.

[25] WANG Q,GONG Q,WU Q,et al. Neuroprotective effects of Dendrobium alkaloids on rat cortical neurons injured by oxygen-glucose deprivation and reperfusion[J]. Phytomedicine,2010,17(2):108-115.

[26] LI D D,WANG G Q,WU Q,et al. *Dendrobium nobile* Lindl. alkaloid attenuates 6-OHDA-induced dopamine neurotoxicity[J]. Biotechnology and applied biochemistry,2020,68(6):1501-1507.

[27] 林萍,汤依群,杨莉,等.束花石斛抗凝血作用的初步研究[J].中国天然药物,2005,3(1):44-47.

[28] 李婵娟.几种石斛粗提物抗凝抗血栓作用的对比研究[J].云南中医中药杂志,2012,33(12):61-62.

[29] 黄琦,李菲,吴芹,等.金钗石斛总生物碱对四氧嘧啶所致糖尿病大鼠的保护作用[J].遵义医学院学报,2009,32(5):451-453.

[30] 黄琦,廖鑫,吴芹,等.金钗石斛生物总碱对糖尿病大鼠血糖及肝脏组织IRS-2 mRNA,IGF-1 mRNA表达的影响[J].中国实验方剂学杂志,2014,20(19):155-158.

[31] 李菲,黄琦,李向阳,等.金钗石斛提取物对肾上腺素所致血糖升高的影响[J].遵义医学院学报,2008,31(1):11-12.

[32] 李向阳,龚其海,吴芹,等.金钗石斛多糖对大鼠高脂血症和肝脏脂肪变性的影响[J].中国药学杂志,2010,45(15):1142-1144.

[33] 李向阳,杨丹莉,吴芹,等.金钗石斛生物总碱对大鼠高脂血症和肝脏脂肪变性的影响[J].中国新药与临床杂志,2011,30(7):529-532.

[34] HUANG S,WU Q,LIU H,et al. Alkaloids of *Dendrobium nobile* Lindl. altered hepatic lipid homeostasis via regulation of bile acids[J]. Journal of ethnopharmacology,2019,241:111976.

[35] 刘静.金钗石斛总生物碱抗秀丽隐杆线虫衰老作用及其机制研究[D].遵义:遵义医科大学,2019.

[36] LV L,LIU B,LIU J,et al. *Dendrobium nobile* Lindl. Alkaloids Ameliorate cognitive dysfunction in senescence accelerated SAMP8 Mice by decreasing amyloid-β aggregation and enhancing autophagy activity[J]. Journal of Alzheimer's disease,2020,76(2):657-669.

[37] LIU B,HUANG B,LIU J,et al. *Dendrobium nobile* Lindl alkaloid and metformin ameliorate cognitive dysfunction in senescence-accelerated mice via suppression of endoplasmic reticulum stress[J]. Brain re-

search,2020,1741:146871.

[38] 张晓敏,孙志蓉,陈龙,等.金钗石斛的化学成分和药理作用研究进展[J].中国现代应用药学,
2014,31(7):895-899.

[39] 黄小燕,党翠芝,杨庆雄.金钗石斛的抗氧化活性研究[J].贵州农业科学,2011,39(7):84-86.

[40] ZHOU J,ZHANG Y,LI S,et al. *Dendrobium nobile* Lindl. alkaloids-mediated protection against CCl₄-
induced liver mitochondrial oxidative damage is dependent on the activation of Nrf2 signaling pathway[J].
Biomedicine & pharmacotherapy,2020,129:110351.

[41] 刘名昆,李国庆.石斛提取物抗肿瘤作用研究进展[J].现代医药卫生,2015,31(23):3571-3574.

[42] 张俊青,吴芹,龚其海,等.金钗石斛生物总碱对脂多糖激活星形胶质细胞产生炎症因子的影响
[J].中国药理学通报,2011,27(6):824-827.

[43] 林牧,龚其海,吴芹,等.金钗石斛多糖对脂多糖作用大鼠皮层胶质细胞-神经元体系的保护作用
[J].中国药理学通报,2016,32(8):1144-1148.

[44] 张周英,杨成密,蓝忠,等.石斛多糖的抗菌作用研究[J].中国医药指南,2012,10(33):439-440.

第三十二章

中药多糖药理作用研究进展

第一节 概 述

多糖是由单糖分子通过糖苷键连接而形成的天然大分子物质,分布于自然界高等植物、藻类、微生物(细菌和真菌)及动物体内。在生物体内不仅作为能量物质,而且存在于一切细胞膜结构中,参与细胞的各种生命活动。中药材及其制剂(包括中药复方)普遍含有多糖成分,是中药的主要活性成分之一。中药多糖分为酸性多糖、中性多糖和碱性多糖,其中酸性多糖和中性多糖是中药多糖的主要组成部分。中药多糖的主要组成单糖包括果糖、半乳糖、鼠李糖、阿拉伯糖、木糖、葡萄糖等,以及其单糖衍生物糖胺、糖酸与糖醇等。近年来有关中药多糖药理作用的研究报道逐年增加。大量研究表明,中药多糖具有免疫调节、降血糖、降血脂、抗病毒、神经保护、生殖系统保护等药理作用。本章对中药多糖药理作用的研究进展进行综述,以期为中药多糖类药物的研发提供科学参考。

第二节 中药多糖药理学研究

一、中药多糖的免疫调节作用研究

免疫系统激活被认为是人体预防和对抗感染、炎症性疾病和癌症等的重要防御策略之一。中药多糖对免疫系统具有调节作用,是天然的免疫调节剂,可以激活 T/B 细胞、巨噬细胞、自然杀伤细胞、树突状细胞等免疫细胞;促进多种细胞因子释放;促进抗体生成;激活补体系统等。中药多糖通过细胞表面受体、离子通道介导对免疫细胞的功能调控,参与机体复杂的免疫调节。

1. 增强免疫活性细胞的功能 中药多糖免疫调节作用的靶细胞包括非特异性免疫应答中的自然杀伤细胞、巨噬细胞、树突状细胞及特异性免疫应答中的 T/B 细胞等。

(1) 对 T 细胞的作用:T 细胞来源于骨髓的多能干细胞,可介导细胞免疫应答,是淋巴细胞的主要组分。

冯双双等[1]采用流式细胞术检测 T 细胞亚群、细胞因子及树突状细胞表面分子的表达水平,间接酶联免疫吸附法(ELISA)检测小鼠血清中的 IgG 抗体水平。研究结果表明,肉苁蓉多糖能增强卵清蛋白(OVA)诱导的 T 细胞免疫应答,提高抗体表达水平,从而提高机体的免疫应答水平。Hou 等[2]评估黄芪多糖对多菌脓毒症 T 细胞功能状态和表型的影响,结果表明黄芪多糖逆转脓毒症引起的辅助性 T 细胞(Th)减少,增加脾和派尔集合淋巴结(Peyer patch)中活化的 Th 细胞比例,减弱多菌脓毒症的免疫抑制。马玉芳等[3]研究金线莲多糖对伴刀豆球蛋白 A(ConA)刺激小鼠脾淋巴细胞的细胞因子分泌水平及其 mRNA 表达的影响,

结果表明金线莲多糖能够协同 ConA 促进小鼠脾淋巴细胞分泌 Th1、Th2 型细胞因子及其 mRNA 表达,从而发挥免疫调节作用。陈亚楠[4]研究发现丹参多糖显著提高 T 细胞的杀伤能力,不同程度地增强 IL-2、IL-4、IL-6、IFN-γ 的 mRNA 和 TLR1、TLR2、TLR4 的 mRNA 基因表达,提高机体免疫力。

(2) 对 B 细胞的作用:B 细胞是免疫系统中产生抗体的细胞,产生的免疫球蛋白能特异性地与抗原结合,介导体液免疫应答。

陈晓兰等[5]采用 MTT 法比较不同浓度的桑叶多糖单独刺激及协同脂多糖(LPS)、植物血凝素(PHA)共同刺激对小鼠脾 B 细胞增殖的影响。结果显示,桑叶多糖的浓度在 15.625~250mg/L 范围时,无论单独还是协同 LPS 或 PHA,均能促进小鼠脾 B 细胞增殖,显著提升体液免疫功能。冯婷等[6]对金针菇子实体多糖的免疫活性进行研究,结果显示金针菇子实体多糖能显著提高小鼠体内 B 细胞的数目及活性,进而提升小鼠的免疫力。齐春会等[7]采用溶血空斑实验、ELISA 及酶联免疫斑点(ELISPOT)等方法,探究六味地黄多糖 CA4-3 的免疫药理学活性。研究结果表明,六味地黄多糖 CA4-3 可直接促进小鼠 B 细胞增殖反应,升高脾细胞产生的抗体 IgG 水平,增加脾细胞中产生的抗体 IgG 细胞数目,而对 T 细胞的直接作用不明显。

(3) 对巨噬细胞的影响:巨噬细胞是一种重要的非特异性免疫效应细胞,主要具有免疫监视、免疫防御、免疫调控及抗原呈递等功能。许多中药多糖可以通过激活巨噬细胞以影响免疫分子,包括一氧化氮(NO)和其他促炎性细胞因子的释放。

Shi 等[8]研究女贞子多糖对免疫抑制小鼠免疫功能的影响,发现女贞子多糖能增加巨噬细胞比率、提升腹腔巨噬细胞的吞噬指数,增加外周血淋巴细胞转化率。研究发现,仙茅多糖[9]、马齿苋多糖[10]均呈剂量依赖性地增强小鼠巨噬细胞的吞噬功能。黄洁等[11]采用中性红法研究铁皮石斛多糖的免疫调节作用,结果表明铁皮石斛多糖能增强巨噬细胞的吞噬活性,减少 TNF-α、IL-6 和 NO 的释放,显著促进转化生长因子-β_1(TGF-β_1)的分泌和 2 型巨噬细胞的比例。Zhe 等[12]研究发现大叶贯众多糖能有效促进巨噬细胞细胞核内诱生型一氧化氮合酶(iNOS)和转录因子 NF-κB 的表达,进而促进巨噬细胞的吞噬作用。Zhang 等[13]采用 ELISA 和流式细胞术测定分析枸杞多糖 LBPF4-OL 对巨噬细胞功能的影响,研究发现 LBPF4-OL 不能诱导 T/B 细胞增殖,但在诱导活化的巨噬细胞或 LPS 存在的情况下能促进 B 细胞发生增殖,因此巨噬细胞是枸杞多糖 LBPF4-OL 的主要免疫刺激靶细胞,而非 T 和 B 细胞。

(4) 对自然杀伤细胞的影响:自然杀伤细胞(简称"NK 细胞")是一类来源于骨髓淋巴样干细胞的非特异性免疫细胞,具有直接杀伤靶细胞的作用。中药多糖可以激活 NK 细胞,增强其杀伤活性。

孟祥乐等[14]采用噻唑蓝法(MTT)和双抗夹心 ELISA 对马齿苋多糖的免疫活性进行研究,发现马齿苋多糖能提高小鼠的非特异性免疫,有效增强小鼠体内 NK 细胞及淋巴因子激活杀伤细胞(简称"LAK 细胞")的数目和活性,提升 IL-2、IFN-γ 的表达,这些可能是马齿苋多糖恢复免疫抑制小鼠细胞免疫功能的原因之一。张连生等[15]采用 MTT 法对不同浓度的枸杞多糖作用前后 NK 细胞对 HL-60 杀伤活性的变化进行检测,结果显示枸杞多糖能浓度依赖性地增强 NK 细胞的杀伤活性。秀仁杰[16]采用流式细胞术检测小鼠外周血中的细胞亚群 CD3、CD4、CD8 及 NK 细胞百分比,结果显示唐古特白刺果多糖与黑果枸杞多糖能够明显增加免疫抑制小鼠的 CD3、CD4、CD8、NK 细胞百分比。

(5) 对树突状细胞的影响:树突状细胞(DC)起源于多能造血干细胞,是一种抗原呈递细胞,表达共刺激分子 CD40、CD80、CD86 等。

Lin 等[17]研究发现黄芪多糖对小鸡骨髓来源的 DC 具有免疫调节作用,将黄芪多糖与小鸡骨髓来源 DC 共培养后,可显著增加 DC 表面分子 CD40 和 CD80 的表达,且 IL-12 的分泌量增高。边亚彬等[18]也发现黄芪多糖能够促进 DC 分泌细胞因子 IL-12,促进 DC 成熟,调节机体的免疫应答。Zhu 等[19]体外研究发现,使用一定浓度的灵芝多糖处理 DC 后,其表面分子 CD40、CD80、CD86 和 MHC Ⅱ 类等的表达量显著增加。杜仲多糖[20]、甘草多糖[21]能够分别促进 DC 表面 MHC 类分子和上述共刺激分子的表达,促进促炎性细胞因子 IL-12、TNF-α 等的产生,降低内吞能力,增强抗原呈递能力和促进 T 细胞增殖,发挥免疫增强作用。

2. 诱导细胞因子的分泌　细胞因子是具有生物学活性的蛋白质分子,能通过结合相应受体调节细胞生长和分化,调控免疫应答。中药多糖通过调节机体内细胞因子的分泌,多角度调节机体应对疾病的能力。

刘雪莹等[22]研究西洋参花多糖对巨噬细胞分泌细胞因子的影响,发现不同浓度的西洋参花多糖均能促进 TNF-α 分泌,当多糖浓度为 200mg/L 时细胞分泌的 TNF-α 最高,为空白对照组的 9.8 倍。邓向亮等[23]研究发现山药多糖不仅促进巨噬细胞分泌 TNF-α、IL-6、单核细胞趋化蛋白 1 等细胞因子,还能促进巨噬细胞分泌 NO,提示山药多糖可以促进巨噬细胞向 M1 表型极化。Huang 等[24]研究表明,不同浓度的地黄多糖均能显著促进小鼠脾淋巴细胞 IFN-γ、IL-2 的释放。邹云等[25]研究牛膝多糖、白术多糖及黄芪多糖单独或联合使用对断奶仔猪淋巴细胞分泌细胞因子的影响,发现单独添加 1 种多糖可使断奶仔猪血清中 IL-2、IL-1β、TNF、IFN-γ 的含量均显著提高,3 种多糖两两合用或三者合用对血清中上述细胞因子水平的提升作用更为明显。

3. 激活补体系统的功能　补体系统是一类广泛存在于机体血清、组织液或细胞表面的经活化后具有酶活性的蛋白质反应系统,其活化具有精密的调控机制,且活化后的补体产物具有多种生物学功能,如溶解细胞、调理吞噬、清除免疫复合物和介导炎症反应等[26]。

Gou 等[27]探究小刺猴头菌多糖在草鱼体内的免疫调节作用,研究表明草鱼长期食用小刺猴头菌多糖能够有效增强体内血清的杀菌活性、溶菌酶及超氧化物歧化酶活性,增加血清补体 C3 的含量,从而有效提升机体免疫力。据报道,当归多糖、茯苓多糖、圆锥绣球多糖、酸枣仁多糖等均可激活补体系统[28]。

4. 调节信号通路　多糖分子能够与位于细胞表面的各种模式识别受体[29],如 Toll 样受体(TLR)、补体受体 3(CR3)、甘露糖受体(MR)、清道夫受体(SR)和树突状细胞相关性 C 型凝集素 1 受体(Dectin-1)等相结合(图 32-1)。中药多糖可通过与这些受体相结合,引发细胞内的一系列信号级联反应,刺激细胞分泌相关炎症分子,激活免疫应答而发挥免疫调控作用[30]。

(1) TLR2/4 介导的信号通路:Toll 样受体是最早发现的模式识别受体家族。多糖主要被免疫细胞表面的 TLR2 和 TLR4 识别并在 CD14 的辅助下共同将胞外信号转导至胞内,使核因子-κB(NF-κB)迅速从胞质移位到核内,调控相应免疫基因的表达和 mRNA 的转录,介导相关细胞因子的分泌,发挥免疫调控作用。

Shin 等[31]研究发现柑橘果皮多糖通过 TLR4 和 TLR2 作用于巨噬细胞 RAW264.7,激活 MAPK 信号通路和 NF-κB,调节 IL-6 和 NO 水平。Hou 等[32]研究发现灰树花多糖通过 TLR4/MyD88/IKKβ/NF-κB p65 信号通路激活巨噬细胞。李婉雁等[33]研究发现白术多糖通

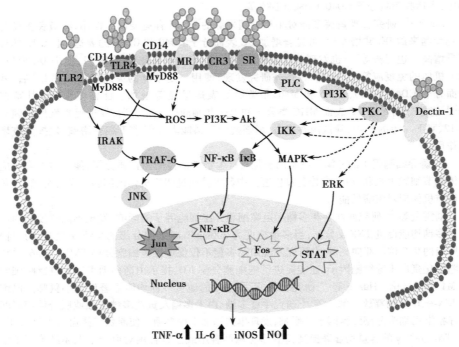

TLR2,Toll样受体2;TLR4,Toll样受体4;MR,甘露糖受体;CR3,补体3型受体;SR,清道夫受体;Dectin-1,树突状细胞相关性C型植物血凝素-1;CD14,白细胞分化抗原14;MyD88,髓样分化蛋白88;PLC,磷脂酶C;ROS,活性氧;PI3K,磷脂酰肌醇3-激酶;Akt,蛋白激酶B;PLC,磷脂酶C;PKC,蛋白激酶C;IKK,核因子κB抑制激酶;IRAK,白细胞介素-1受体相关激酶;TRAF-6,肿瘤坏死因子受体相关因子-6;NF-κB,核因子-κB;IκB,核因子κB抑制蛋白;JNK,c-Jun氨基末端激酶;MAPK,丝裂原活化蛋白激酶;ERK,细胞外信号调节激酶;STAT,信号传导及转录激活因子;Nucleus,细胞核;iNOS,诱导型一氧化氮合酶。

图32-1 多糖激活细胞的信号通路[29]

过活化 TLR4/NF-κB 信号通路,促进相关基因表达,最终使 NF-κB 进入细胞核调控细胞因子的转录水平,进而调控雏鸡的脾淋巴细胞免疫功能。

有研究表明,当 TLR4 受体被阻断后,部分多糖的免疫调控作用受到抑制。Zhang 等[34]研究发现枸杞多糖 LBPF4-OL 的活性与 TLR4/MAPK 信号通路密切相关,LBPF4-OL 可以显著诱导 TLR4 野生型(C3H/HeN)小鼠腹腔巨噬细胞 TNF-α 和 IL-1β 的产生,但不能诱导 TLR4 缺陷(C3H/HeJ)小鼠分泌促炎性细胞因子,提示枸杞多糖 LBPF4-OL 的免疫活性依赖于 TLR4 受体。王璐等[35]研究发现桑黄多糖使 THP-1 细胞 TLR4 通路相关细胞因子 TNF-α、干扰素诱导蛋白(IP-10)的分泌量增加,TLR4 受体拮抗剂 TAK-242 能显著降低桑黄多糖诱导的细胞因子分泌量,说明桑黄多糖对人 TLR4 受体具有直接激活作用。郭晓等[36]探究中药多糖对不同 MHC B-Lβ Ⅱ 基因型鸡的免疫调节作用的受体,发现加入 TLR4 抗体后,中药多糖促进淋巴细胞分泌 IL-6、TNF-α 和 NF-κB 的能力受到抑制,并且随着 TLR4 抗体浓度的增加,抑制作用增强,表明 TLR4 是中药多糖的免疫调节作用受体之一。

（2）CR3 介导的信号通路：CR3 是由 CD11b 和 CD18 2 个亚基以非共价键结合而构成的异二聚体糖蛋白，属于白细胞 β2 整合素家族的成员，是识别 β-葡聚糖的主要受体。中药多糖刺激 CR3 后能增强吞噬细胞的吞噬作用，增加细胞因子分泌，增强机体免疫功能。

Yelithao 等[37]研究发现玉竹多糖能够活化 RAW264.7 细胞，增加 NO、IL-1β、IL-6、IL-10 分泌，刺激 NK 细胞 CR3 和 TRL2 活化。Lee 等[38]研究发现茯苓多糖通过激活细胞表面的相关模式识别受体 TLR2 和 CR3，促进 RAW264.7 细胞 NO 和细胞因子产生。Baravalle 等[39]研究发现人参多糖显著上调小鼠腹腔巨噬细胞 CD14 表达，同时下调 CR3 表达。Li 等[40]研究发现夏枯草多糖可显著增强 NO、TNF-α 和 IL-6 分泌，作用可能与 TLR2、TLR4 和 CR3 等受体相关。

（3）MR 介导的信号通路：甘露糖受体是 C 型凝集素样受体家族的重要成员，可以识别含有甘露糖残基、岩藻糖基团或 N-乙酰葡糖糖残基的糖基化分子。甘露糖受体主要表达于巨噬细胞表面，在早期免疫应答中起重要作用。甘露糖受体与植物多糖配体结合后，可以增加巨噬细胞的吞噬活性、产生活性氧、激活转录因子 NF-κB、诱导细胞因子分泌。

郭振军等[41]研究发现，含有 N-乙酰葡糖胺残基的大黄多糖能显著促进大鼠腹腔巨噬细胞 TNF-α 的分泌，而 MR 的拮抗剂甘露糖可以完全阻断大黄多糖刺激巨噬细胞分泌 TNF-α 的作用，说明大黄多糖通过 MR 刺激巨噬细胞。Li 等[42]报道了 MR 对灵芝多糖的免疫反应的影响，研究显示 MR 水平的升高与巨噬细胞的吞噬作用加强及 IL-1β、TNF-α 的分泌增加有关。灵芝多糖通过增加抗炎性细胞因子 IL-10 分泌和降低促炎性细胞因子 IL-1β 分泌而抑制吞噬作用，调控 LPS 诱导的炎症反应。加入抗 MR 抗体可部分减弱灵芝多糖的该反应，表明 MR 参与灵芝多糖诱导的免疫调节作用。

（4）SR 介导的信号通路：清道夫受体可结合多种配体，在巨噬细胞病原体清除、宿主防御中发挥重要作用。SR 与配体结合后可激活磷脂酶 C（PLC），PLC 的酶解产物随之激活 PKC/PI3K、PKC/MAPK 信号通路，活化 NF-κB，最终引发相关基因的转录。多糖与清道夫受体相结合进一步激活细胞内的 p38 丝裂原活化蛋白激酶（p38 MAPK）和 NF-κB 信号通路，促进巨噬细胞释放 NO[43]。

Nakamura 等[44]发现岩藻多糖能够促进巨噬细胞分泌 NO，其作用机制可能是岩藻多糖通过与巨噬细胞表面的 SR 结合，激活 p38 MAPK 通路和下游 NF-κB，诱导 iNOS 启动子活化从而促进 NO 的产生。此外，岩藻糖还可以通过与 SR 结合而活化人巨噬细胞，促进 TNF-α 和 IL-12 的释放[45]。Zani 等[46]研究发现褐藻多糖通过 SR 介导免疫调节，刺激 CD80、CD86 和 MHC II 的表达，诱导单核诱导的树突状细胞（MDDC）成熟。

（5）Dectin-1 介导的信号通路：Dectin-1 是一种 C 型凝集素样受体，属于 II 型跨膜糖蛋白的非 Toll 样模式识别受体，可结合 β-葡聚糖等多糖。Dectin-1 在 β-葡聚糖介导的免疫调控及抗真菌感染免疫中发挥至关重要的作用。Dectin-1 受体与 β-葡聚糖结合后介导一系列信号转导，其下游信号的反应可分为脾酪氨酸激酶（Syk）依赖的 NF-κB 信号通路和非脾酪氨酸激酶依赖的 NF-κB 通路。

Deng 等[47]发现竹荪多糖可激活巨噬细胞，增强吞噬细胞的吞噬活性，促进 IL-1β 和 TNF-α 分泌，还可以激活 MAPK 通路并促进 NF-κB p65 的磷酸化和核易位。但是加入抗 Dectin-1 抗体后，竹荪多糖对巨噬细胞的激活作用被抑制，说明 Dectin-1 是竹荪多糖的特异性识别受体。蔡琨等[48]研究发现 RAW264.7 细胞受到仙茅多糖刺激后，Dectin-1 mRNA 的表达量较正常对照组显著增加，且在一定范围内存在量效关系和时效关系；与正常对照组相比，仙茅多糖对 RAW264.7 细胞的吞噬功能及分泌活性因子 TNF-α 和 NO 的能力有提升作用,但这种作用也可以被 Dectin-1 受体抑制剂昆布多糖阻断,说明其作用可能与细胞表面的 Dectin-1 受体有关。

综上所述,多糖对机体免疫系统的调控作用具有多环节和多靶点的特点。多糖的免疫调控机制目前尚不十分明确,可能和作用于 T 细胞、B 细胞、巨噬细胞、树突状细胞、自然杀伤细胞等多种免疫细胞表面的 Toll 样受体、甘露糖受体、Dectin-1、补体受体及清道夫受体等受体分子有关,进而激活 MAPK、NF-κB 等下游信号通路,促进 NO、TNF-α、IL-1L、IL-6、IL-10 及 IFN-γ 等细胞因子的分泌表达,进而调控免疫系统发挥免疫调控活性。

二、中药多糖的降血糖作用研究

糖尿病(DM)在中医学中又称"消渴",是机体不能产生足够的胰岛素或不能有效利用胰岛素时发生的一种慢性疾病,目前已成为继心血管疾病和癌症之后严重威胁人类健康的慢性疾病之一,发病率和病死率居高不下。糖尿病主要分为 1 型糖尿病和 2 型糖尿病,其中 2 型糖尿病占糖尿病患者的 90% 以上。近年来,有关多糖降血糖作用的报道越来越多,研究较多的中药多糖有黄芪多糖[49]、苦瓜多糖[50]、茶多糖[51]、桑叶多糖[52]等。中药多糖发挥抗糖尿病作用的机制主要分为以下几类。

1. 保护和修复胰岛细胞　胰岛素是体内唯一能降低血糖水平的激素。胰岛 β 细胞是体内分泌胰岛素的细胞,当胰岛 β 细胞的结构和功能受损时,会导致胰岛素分泌相对不足,引起糖尿病。研究表明,植物多糖可通过抑制胰岛 β 细胞凋亡、保护和修复胰岛 β 细胞以促进胰岛素分泌。

李承德等[53]研究发现黄芪多糖通过下调 Fas 表达抑制 β 细胞凋亡,阻止胰岛 β 细胞受损,促进胰岛素分泌,降低血糖值。杨荣敏等[54]研究发现枸杞多糖能提高四氧嘧啶损伤下胰岛 β 细胞的存活率,有效降低细胞中的一氧化氮(NO)、超氧化物歧化酶(SOD)、血清丙二醛(MDA)的浓度。李晓东等[55]研究发现红芪多糖可降低 2 型糖尿病大鼠的空腹血糖和糖耐量试验中口服葡萄糖后 2 小时的血糖,改善大鼠的糖耐量减低;同时,在一定程度上增加 2 型糖尿病大鼠的肝糖原含量,修复受损的胰岛 β 细胞。唐志刚等[56]发现灵芝多糖能减轻 2 型糖尿病大鼠的胰岛萎缩,增加胰岛 β 细胞的数目,说明灵芝多糖能修复 2 型糖尿病大鼠的胰岛功能。Kanagasabapathy 等[57]研究发现太子参多糖可降低 TNF-α 水平、提高 IL-10 水平,保护胰岛 β 细胞,减轻胰岛素抵抗,降低血糖含量。Zhang 等[58-59]研究发现桑叶多糖能上调链脲佐菌素(STZ)诱导的糖尿病大鼠的抗凋亡蛋白 Bcl-2 的 mRNA 表达,抑制促凋亡蛋白 caspase-3 活化,减轻胰岛细胞凋亡,刺激胰岛细胞分泌胰岛素,增加胰岛素含量。

2. 增强胰岛素敏感性　胰岛素抵抗是指胰岛素对作用的靶器官敏感性降低,机体对葡萄糖的吸收和利用有所下降,无法维持正常的血糖水平,从而引起糖代谢紊乱[60]。研究表明,多糖具有提高胰岛素敏感性的作用,能够改善胰岛素抵抗。

Zhang 等[61]进行体外试验发现黄芪多糖能浓度依赖性地增加前脂肪细胞增殖,上调葡萄糖转运蛋白 4 表达,增加机体对葡萄糖的摄取。其作用机制可能是通过调节 AMP 活化蛋白激酶(AMPK)的相关信号通路,增加葡萄糖的利用和胰岛素敏感性,缓解胰岛素抵抗。Qiao 等[62]发现五味子酸性多糖能降低空腹血糖,升高空腹胰岛素的含量,改善糖耐量;此外,五味子酸性多糖还能够降低炎症因子,抑制磷酸化 JNK 激酶(P-JNK)和 NF-κB 蛋白表达,提示五味子酸性多糖可能通过抑制炎症反应改善 2 型糖尿病大鼠的胰岛素抵抗。侯红瑞等[63]研究发现知母多糖可有效降低糖尿病 SD 大鼠的血糖,改善脂代谢紊乱,其作用机制可能与改善胰岛素抵抗和修复受损的胰岛细胞组织有关。

3. 调节关键酶活性 糖类的吸收、利用和代谢及胰岛素与受体结合都需要特定的关键酶才能发挥作用。多糖可通过调节代谢酶的活性，促进肝糖原合成、抑制糖异生、促进外周组织和靶器官对糖的利用，进而改善代谢紊乱。

尹红力等[64]研究发现黑木耳酸性多糖对α-葡糖苷酶的抑制活性超过 50%，体内试验也证明黑木耳酸性多糖可以减缓糖尿病小鼠体重的负增长，提高己糖激酶、琥珀酸脱氢酶的活性，有效缓解糖尿病小鼠的病情。Chen 等[65]证实辣木叶多糖具有抑制 α-淀粉酶和 α-葡糖苷酶活性的作用。Xiao 等[66]给予糖尿病大鼠麦冬多糖（TLSP）后，大鼠肝中的葡萄糖激酶（GK）和糖原合成酶（GS）活性和 mRNA 水平明显升高，而葡萄糖-6-磷酸酶（G-6-Pase）、糖原磷酸化酶（GP）活性和 mRNA 水平显著降低，并降低空腹血糖值。Wang 等[67]研究发现绞股蓝多糖能够抑制 α-葡糖苷酶活性，影响葡萄糖转运蛋白2，起到降低血糖的作用。

4. 促进胰岛素分泌或释放 胰岛素是体内唯一能降低血糖浓度的激素，它与靶细胞上的受体结合可激活葡萄糖转运子将葡萄糖运入细胞内氧化代谢，促进肝脏和外周组织摄取和利用葡萄糖，形成肝糖原及脂肪，进入三羧酸循环氧化产生能量[68]。

宋金平等[69]用苦瓜多糖提取物在链脲佐菌素诱导的小鼠糖尿病模型上进行实验，连续给药 15 日后，给药组小鼠的血糖显著降低、胰岛素水平明显上调、胰岛素抵抗指数显著降低、胰岛素敏感指标显著升高。何羡霞等[70]用高糖高胰岛素建立肝癌细胞（HepG2）胰岛素抵抗模型，荧光定量 PCR 检测胰岛素水平，发现桑叶多糖可增加细胞胰岛素释放、改善 HepG2 细胞胰岛素抵抗。

5. 调节信号通路 胰岛素信号通路 PI3K/Akt、cAMP-PKA、MAPK 被认为是参与胰岛素抵抗发生的主要因素，多糖可以通过调节葡萄糖转运蛋白（GLUT）等信号通路蛋白的表达缓解胰岛素抵抗，提高胰岛素敏感性[71]。

（1）PI3K/Akt 信号通路：葡萄糖通过易化扩散方式透过细胞膜脂质双层结构进入细胞，其扩散需要细胞膜上的葡萄糖转运蛋白（GLUT）转运才能完成，其中 GLUT4 是己糖易化扩散的重要参与者。当 PI3K/Akt 信号通路被激活后，GLUT4 从细胞内转移到细胞膜，可增加葡萄糖的摄取[72]，同时缓解胰岛素抵抗，提高胰岛素敏感性。

Li 等[73]研究发现茶多糖可以降低 2 型糖尿病小鼠的血糖，减轻胰岛素抵抗，具有保护胰岛细胞的作用。同时，茶多糖能够上调 PI3K p85/p-Akt/GLUT4 表达，说明 PI3K/Akt 信号通路参与茶多糖的降血糖作用。Wang 等[74]研究发现铁皮石斛多糖通过上调 PI3K/Akt 信号蛋白表达，调节肝脏和肌肉中的糖原合成激酶 3β（GSK-3β）、糖原合酶（GS）和 GLUT4 的表达，促进糖原合成并增强肝脏中的丙酮酸激酶（PK）、己糖激酶（HK）、磷酸烯醇丙酮酸羧激酶（PEPCK）等多种葡萄糖代谢酶的活性，降低血糖水平。

（2）cAMP-PKA 信号通路：多糖能影响胰高血糖素介导的 cAMP-PKA 信号通路，恢复血液中胰岛素与胰高血糖素的比例，从而降低血糖。信号分子作用于膜 G 蛋白偶联受体后，通过激活腺苷酸环化酶（AC）系统，产生环磷酸腺苷（cAMP）作为第二信使，激活蛋白激酶 A（PKA）进行信号传递与放大，调节 PKA 下游通路。

Wang 等[75]研究发现绿茶多糖在体外可上调胰高血糖素样肽-1 受体（GLP-1R）、蛋白激酶 A（PKA）、胰十二指肠同源框因子-1（PDX-1）、胰岛素-1（INS-1）、胰岛素-2（INS-2）、GLUT2 和葡萄糖激酶（GCK）的转录，加入 SQ22536（AC 抑制剂）和 H-89（PKA 抑制剂）后，胰岛素分泌被抑制，说明绿茶多糖通过 cAMP-PKA 通路刺激胰岛素分泌。Liu 等[76]研究发现铁皮石斛多糖显著降低糖尿病小鼠肝脏中 cAMP-PKA 信号通路相关蛋白的表达量,促进肝糖原合成,抑制肝糖原降解和糖异生,从而降低血糖。

(3) MAPK 信号通路:丝裂原活化蛋白激酶(MAPK)是信号从细胞表面传导到细胞核内部的重要传递者,参与细胞增殖、分化、存活和凋亡等活动。它分为 4 个亚族,即细胞外信号调控的激酶(ERK)、p38、c-Jun 氨基端蛋白激酶(JNK)和 ERK5。其中 JNK 和 p38 MAPK信号通路在炎症和细胞凋亡的应激反应中起关键作用,中药多糖可调节此信号通路,抑制胰岛细胞凋亡,提高胰岛素水平[77]。

Xu 等[78]研究表明,桑椹多糖通过下调 p-JNK、p-p38 和 caspase-3 蛋白的表达,抑制胰岛细胞凋亡,降低链脲佐菌素诱导的糖尿病小鼠的空腹血糖和糖化血红蛋白水平升高,并促进胰岛素分泌。

中药多糖的降血糖作用呈现多效应、多靶点和多途径的特点,主要可归为胰岛素途径和非胰岛素途径。胰岛素途径包括保护和修复胰岛 β 细胞,刺激胰岛素分泌或释放;改善胰岛素抵抗,增加胰岛素敏感性。非胰岛素途径包括促进糖原合成,抑制肝糖原分解,维持血糖平衡;促进糖酵解,抑制糖异生,降低血糖水平;调节关键酶活性,减少糖的吸收。同时,多糖通过影响 PI3K/Akt、PKB/GLUT4、cAMP-PKA、MAPK 等相关信号通路蛋白的表达,达到降血糖的目的。

三、中药多糖的降血脂作用研究

高脂血症是体内脂质代谢紊乱导致血液中的一种或多种脂质成分异常增高,并由此引发一系列临床病理表现的病症。近年来,随着人们生活习惯特别是饮食结构的改变,高脂血症的发病率有明显增高的趋势。目前临床上常用的调血脂药主要包括他汀类、贝特类、烟酸及其衍生物和胆酸类、鱼油制剂等,部分药物尽管降血脂效果显著,但副作用也都比较严重。近年来,多糖的降血脂作用逐渐引起人们的重视。动物实验及人体观察表明部分多糖及富含多糖的物质具有显著的降血脂效果。其可能的机制包括以下几个方面。

1. 调控脂质代谢　脂质代谢是指生物体内的脂质在相关酶的辅助下分解、消化、吸收、重新合成的过程,是体内重要且复杂的生物化学反应。多糖可通过影响脂质的吸收、分布、代谢、排泄,调节脂代谢异常,降低体内的血脂水平而发挥降血脂作用。

(1) 减少外源性脂类的吸收及促进胆固醇排泄:外源性脂类物质通过小肠吸收进入体内,经肝肠循环,大部分吸收回肝脏再利用,小部分随粪便排出体外。多糖可以通过阻断肝肠循环,减少重吸收,促进胆汁酸排泄,降低血中的胆固醇含量。

Shi 等[79]研究发现麦冬多糖可以抑制肥胖小鼠的体重增加,降低血清及肝脏中的总胆固醇含量。并且在肠腔中吸附胆汁酸并减少其重吸收,抑制小鼠的肝肠循环,促进胆固醇的分解代谢,从而调节脂代谢。Alam 等[80]研究发现杏鲍菇多糖的降血脂作用机制可能是由于其含有的羟基、羧基等吸脂性基团阻止脂类的吸收,同时又能与胆酸结合,促进胆酸排出,阻断肝肠循环,降低血脂。

(2) 影响脂质的转运与分布:脂类不溶于水,需要与血浆中的蛋白质结合,以水溶性的脂蛋白复合体的形式转运,其主要转运体蛋白为低密度脂蛋白胆固醇(LDL-C)和高密度脂蛋白胆固醇(HDL-C)。HDL 主要在肝脏合成,其作用是将全身各处的胆固醇转运到肝脏,在肝脏代谢为胆汁酸排出体外。

研究表明,茶叶多糖[81]、南瓜多糖[82]均具有类似于磷脂的作用,其负电荷酸性基团与载脂蛋白 A I (ApoA I)螺旋表面两侧的正电荷结合,进而增强 ApoA I 的 α 螺旋构象,加强其与脂类结合;同时,ApoAⅠ可激活卵磷脂胆固醇酰基转移酶(LCAT),促进HDL成熟,使胆固醇酯化运至肝脏,加速清除血中的胆固醇而降低血脂。郭守东等[83]利用同位素示踪技术评价蛹虫草多糖的胆固醇转运活性,结果显示蛹虫草多糖能明显加快[³H]胆固醇向小鼠血液转运的速度,促进其经由粪便排出,表明蛹虫草多糖具有促胆固醇逆向转运的功能。

(3)影响内源性脂类的合成和代谢:内源性胆固醇主要在肝脏合成,通过影响胆固醇合成过程中的关键酶活性和含量,可抑制内源性胆固醇合成,减少血脂生成。

研究发现,枸杞多糖[84]、附子多糖[85]通过上调高脂血症大鼠肝脏胆固醇-7-羟化酶(CYP7α-1)的mRNA水平和蛋白表达,促进肝脏对胆固醇的代谢,从而发挥降血脂作用。松杉灵芝多糖[86]通过降低脂肪酸合成酶(FAS)的mRNA表达,减少甘油三酯(TG)合成;降低β-羟[基]-β-甲戊二酸单酰辅酶A(HMG-CoA)还原酶的mRNA表达,减少总胆固醇(TC)合成。何首乌多糖[87]能提高脂蛋白脂酶(LPL)和肝脂酶(HL)含量,加速肝脏脂肪分解成游离脂肪酸,减轻肝脏脂质沉积。

(4)调节体内相关基因的表达:过氧化物酶体增殖物激活受体(PPAR)是配体激活核受体超家族的转录因子,分为α、β和γ三种亚型,调节大量参与脂质代谢的基因的表达,在脂代谢过程中发挥重要作用[88]。多糖可通过改变PPAR活性而改善脂代谢紊乱。

钱增堃等[89]研究发现泽泻多糖能剂量依赖性地改善糖尿病大鼠的血脂水平,上调大鼠肝组织中的PPARα基因和蛋白表达,推测其可能通过影响PPARα信号通路发挥调节血脂的作用。青钱柳多糖可提高PPARα的mRNA表达量[90],降低3T3-L1脂肪细胞胞外的甘油含量,促进细胞内的脂质积聚和细胞分化,显著下调PPARγ、C/EBPα基因的表达[91]。宗灿华等[92]研究发现枸杞多糖降糖调脂作用的分子机制与其增加大鼠胰腺组织的PPARγ mRNA及蛋白表达水平有关。Li等[93]采用腹腔注射75%新鲜蛋黄乳剂建立高脂血症小鼠模型,给予不同剂量的黄精多糖,发现治疗组的TC、TG、LDL-C水平降低,HDL-C水平升高,肝脏PPARγ、LXRα、ABCA1、ABCG1基因的表达上调,表明黄精多糖通过调节与脂代谢有关的基因发挥降血脂作用。

2. 抑制脂质过氧化　体内多余的活性氧自由基会损伤组织和细胞诱发脂质过氧化反应,使脂质代谢紊乱。多糖可通过增加抗氧化酶的生物活性,降低丙二醛(MDA)的含量及减少体内的自由基,改善脂质过氧化,发挥降血脂作用。

银杏叶多糖[94]可提高高脂饮食诱导的非酒精性脂肪肝大鼠血清及肝脏中的超氧化物歧化酶(SOD)及谷胱甘肽过氧化物酶(GSH-Px)的活性,减少MDA的生成。刺松藻多糖[95]的降脂减肥作用与其显著提高SOD、过氧化氢酶(CAT)及GSH-Px的活性,抑制细胞脂质过氧化有关。黄连多糖[96]通过显著增加胰腺组织的SOD和CAT活性,提高对体内活性氧(ROS)的清除作用,减少脂质过氧化物(LPO)和MDA含量,在一定程度上起到降血脂的作用。松针多糖[97]可提高小鼠的血脂水平,增加抗氧化酶水平,降低MDA含量,说明松针多糖能够通过增加抗氧化能力,达到降血脂的作用。金橘多糖[98]可以增加总抗氧化能力及SOD、GSH-Px和谷胱甘肽硫转移酶的活性,降低MDA含量,说明金橘多糖可能是通过降低脂质含量及增强抗氧化酶的活性发挥降血脂作用的。灵芝多糖[99]可以增加小鼠血清中的GSH-Px、SOD活性并降低肝脏中的MDA含量,表明可能是通过抗氧化途径发挥作用,从而改善肝细胞脂质代谢紊乱的。北五味子多糖[100]能明显降低非酒精性脂肪性肝病(NAFLD)模型大鼠的体重及肝指数,减轻其肝小叶内的肝细胞脂肪变性;改善血脂指标,降低血清及肝组织中的MDA水平并升高SOD活性,以及增加肝组织中的还原型谷胱甘肽(GSH)含量,说明北五味子多糖可能通过抗氧化应激发挥调节 NAFLD 模型大鼠血脂的作用。

3. 调节信号通路　中药多糖主要通过以下几种途径介导信号通路,从而调节甘油三酯和胆固醇代谢,如图 32-2 和图 32-3 所示。

(1) AMPK 介导的信号通路:AMPK 是一种丝氨酸/苏氨酸蛋白激酶复合物,在细胞内的 AMP/ATP 比率增加后被激活,在脂质和能量代谢的调节中起关键作用。大量研究表明,AMPK 通过抑制参与脂质合成的基因(包括 ACC、SREBP-1c 和 HMGCR)的表达抑制脂肪酸、甘油三酯和胆固醇等的合成代谢过程[102]。

Sun 等[103]研究发现接受红芪多糖治疗的大鼠与高脂饮食大鼠相比,磷酸化 AMP 活化蛋白激酶(p-AMPK)水平升高;并且给予高脂饮食大鼠红芪多糖可增加 PPARα 的表达、下调 SREBP-1c 的表达,说明红芪多糖激活 AMPK 并调节下游转录因子 PPARα 和 SREBP-1c 的表达。张可锋等[104]研究发现灌胃给予狗肝菜多糖 6 周后,高脂饮食大鼠的 p-AMPK 水平升高,并抑制 SREBP-1 mRNA 和蛋白的表达,显著降低肝脏中的 TG、FFA 含量,改善血清血脂水平,提示狗肝菜多糖有可能是通过调控 AMPK/SREBP-1 通路调节脂代谢紊乱。

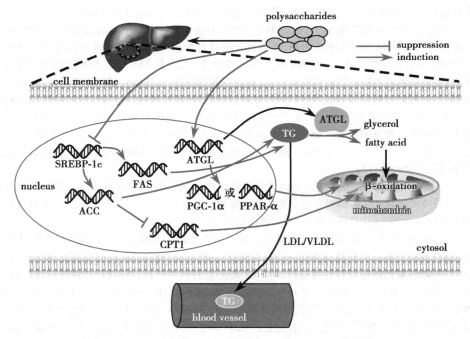

TG,甘油三酯;ATGL,脂肪甘油三酯脂肪酶;SREBP-1c,甾醇调节元件结合蛋白-1c;ACC,乙酰辅酶 A 羧化酶;CPT1,肉碱棕榈酰转移酶-1;FAS,脂肪酸合酶;PPAR-α,过氧化物酶体增殖物激活受体-α;PGC-1α,过氧化物酶体增殖物激活受体 γ 共激活因子-1α;LDL/VLDL,低密度脂蛋白/极低密度脂蛋白;cell membrane,细胞膜;polysaccharides,多糖;suppression,抑制;induction,传导;nucleus,细胞核;glycerol,甘油;fatty acid,脂肪酸;β-oxidation,β-氧化;mitochondria,线粒体;blood vessel,血管。

图 32-2　多糖调节甘油三酯代谢机制[101]

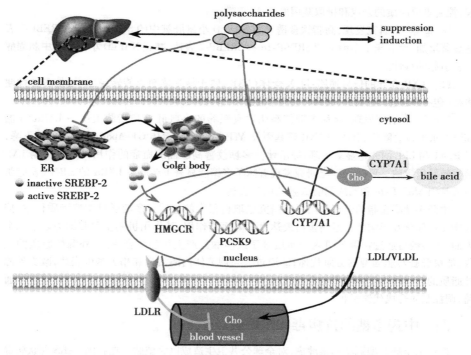

Cho,胆固醇;CYP7A1,胆固醇 7α-羟化酶;HMGCR,羟甲基戊二酰辅酶 A 还原酶;PCSK9,前蛋白转化酶枯草杆菌蛋白酶/kexin 9 型;LDL/VLDL,低密度脂蛋白/极低密度脂蛋白;LDLR,低密度脂蛋白受体;ER,内质网;Golgi body,高尔基体;inactive/active SREBP-2,不活跃/活跃的甾醇调节元件结合蛋白-2; cell membrane,细胞膜;polysaccharides,多糖;suppression,抑制;induction,传导;cytosol,细胞质溶胶;nucleus,细胞核;bile acid,胆汁酸;blood vessel,血管。

图 32-3 多糖调节胆固醇代谢机制[101]

（2）MAPK 介导的信号通路:MAPK 是哺乳动物体内广泛存在的一类丝氨酸/苏氨酸蛋白激酶,可以被一系列细胞外信号或刺激激活。MAPK 家族的信号通路主要包括细胞外信号调控的激酶(ERK)、c-Jun 氨基端蛋白激酶(JNK)/应激激活的蛋白激酶(SAPK)、p38 MAPK 及 ERK5/BMK1 共 4 条途径[105]。

Choi 等[106]研究发现,用从桑椹中分离的果胶多糖处理小鼠胚胎成纤维细胞(3T3-L1)可剂量依赖性地降低磷酸化 ERK(p-ERK)的水平,并显著刺激 p38 磷酸化,提示该多糖通过上调 p38 和下调 ERK 诱导 3T3-L1 前脂肪细胞凋亡。

（3）SIRT 1 介导的信号通路:沉默信息调节因子 1(silence infor-mation regulator 1,sirtuin 1,SIRT 1)是 NAD+依赖性Ⅲ类组蛋白脱乙酰酶家族的成员,其激活可减轻代谢并发症,并防止饮食引起的小鼠 NAFLD 和非酒精性脂肪性肝炎的发展;相反,肝细胞特异性 SIRT 1 缺失会在喂食高脂饮食的小鼠中引起体重增加和肝脂肪变性[107]。

Yan 等[94]研究表明,枸杞多糖在体内外均以剂量/时间依赖性方式显著上调 SIRT 1 脱乙酰化酶的活性和表达,增加脂肪酸氧化,减少脂质形成。

（4）SREBP 介导的信号通路:固醇调节元件结合蛋白(SREBP)是一类参与胆固醇、脂肪酸和甘油三酯生物合成的转录因子,由 SREBP-1a、SREBP-1c 和 SREBP-2 共 3 个成员组成,控制重要脂质的合成和摄取基因的表达[108-109]。

Wang 等[110]研究发现,高脂饮食诱导的 NAFLD 小鼠肝脏中的 SREBP-1c 和 SREBP-2 表达显著增加,而五味子多糖下调 SREBP-1c 和 SREBP-2 表达,减轻 NAFLD 小鼠模型中胆固醇蓄积引起的毒性。

（5）LXR 介导的信号通路：肝 X 受体（LXR）属于核受体超家族转录因子,是多种代谢途径（包括脂肪酸、胆固醇、碳水化合物和能量代谢）的关键调节子[111]。

Fan 等[112]研究发现,秋葵多糖使高脂饮食喂养的小鼠肝脏和脂肪组织中 LXRα/β 的 mRNA 水平显著降低,肝脏中 LXR 靶基因及 ATP 结合盒转运体 G1、ApoE 的表达显著下降,CYP7A1 和 LPL 的表达显著下降,提示秋葵多糖改善高胆固醇血症的作用可能是抑制 LXR 信号转导所致的。Wang 等[111]研究发现五味子多糖能显著下调肝脏 LXRα 的 mRNA 及脂肪生成基因 *SREBP-1c* 和乙酰辅酶 A 羧化酶等表达。

中药多糖降血脂的药理作用机制研究已取得很大的进展。多糖通过调控脂质代谢、抑制脂质过氧化及影响相关通路蛋白表达发挥降血脂作用,其作用机制主要归纳为以下几个方面：①多糖可通过在胃肠道内与脂质分子或胆酸盐产生物理结合,抑制外源性脂质的吸收,加快肝脏对胆固醇的分解代谢；②通过参与调节体内酶活性和相关基因表达,减少外源性脂质的转运和内源性脂质的合成；③介导 AMPK、MAPK、SIRT 1、SREBP 和 LXR 等信号通路,调控脂质合成代谢过程。

四、中药多糖的抗病毒作用研究

近年来全球新型冠状病毒肆虐,对全球公共卫生造成巨大威胁。在我国 SARS 冠状病毒感染暴发期间,中药板蓝根制剂被作为抗病毒的有效药物进行推广[113]。从板蓝根中分离的多糖已被证明可以刺激细胞因子 IL-2 和 INF-γ 的表达,增强小鼠的免疫功能,从而发挥抗病毒作用[114]。在 SARS-CoV-2 病毒感染的防治中,以"三方三药"为代表的中药方剂也彰显出我国中医药的特色优势。据国家中医药管理局的近期数据显示,以糖类聚合物为主要成分的"清肺排毒汤"对新型冠状病毒感染治疗具有显著疗效[115]。这为中药多糖在新型冠状病毒感染防治中的应用提供依据。

多糖的抗病毒机制通常与其特定的结构和病毒类型有关。研究表明,天然来源的多糖通过直接杀灭病毒和阻断早期病毒感染（包括吸附和侵入）等途径表现出抗病毒活性。中药多糖及其衍生物的抗病毒活性和作用机制如下。

1. 直接抑制或杀灭病毒　多糖一方面可通过其携带的负电荷与病毒表面的蛋白相互作用,抑制病毒的感染能力；另一方面可以直接杀死病毒。研究发现,西洋参茎叶多糖[116]对呼吸道合胞病毒（RSV）具有直接抑制作用。羧甲基茯苓多糖[117]对人类免疫缺陷病毒 HIV-1 P24 抗原分泌有抑制作用,同时对感染 HIV-1 的 MT-4 细胞具有保护作用。玉屏风多糖[118]和列当多糖[119]均对新城疫病毒（NDV）具有抑制和直接杀灭作用。刘樱等[120]探索板蓝根多糖、黄芪多糖和青蒿多糖体外抗猪繁殖与呼吸综合征病毒（PRRSV）的作用,发现 3 种中药多糖抑制病毒的作用相当,其中板蓝根多糖抗 PRRSV 的阻断活性最强。张红英等[121]探究板蓝根多糖、黄芪多糖、牛膝多糖和山药多糖体外抗猪伪狂犬病毒（PRV）的作用,研究发现 4 种中药多糖对 PRV 感染均具有显著的阻断作用,其中板蓝根多糖和黄芪多糖还具有抑制和直接杀灭 PRV 作用。

2. 抑制病毒吸附与进入细胞　病毒侵入细胞的第一步是通过静电相互作用或受体（如

细胞表面的乙酰肝素硫酸化蛋白多糖)与细胞表面结合。病毒的入侵过程往往是通过病毒的内吞作用、病毒与细胞膜的融合及病毒的易位完成的。中药多糖尤其是硫酸化多糖具有很强的聚阴离子特性,可以阻断细胞表面的正电荷,防止病毒吸附或侵袭。

研究发现,松花粉多糖[122]具有较高的抑制病毒活性,可显著抑制鸡传染性法氏囊病病毒(IBDV)体外感染,其作用机制是干扰病毒吸附和进入受体细胞。褐藻糖胶[123]也可能通过阻断单纯疱疹病毒(HSV-2)的病毒粒子吸附到宿主细胞而发挥抗病毒作用。张红英[124]研究发现山药多糖在高浓度时(0.196~0.098g/L)可以有效阻断PRRSV对细胞的感染作用,但对PRRSV无直接杀灭作用。Song等[125]探究硫酸化川明参多糖对抗NDV的作用,发现硫酸化川明参多糖比阳性对照硫酸乙酰肝素更有效。该作用机制的研究表明,硫酸化川明参多糖抑制幼仓鼠肾成纤维细胞克隆21(BHK-21)中的病毒吸附及鸡胚成纤维细胞(CEF)中的病毒吸附和渗透,在预防病毒早期感染阶段表现出抗NDV活性。

3. 抑制病毒生物合成与复制　中药多糖可以直接干扰宿主细胞内病毒复制的相关酶和相关蛋白,抑制病毒基因组转录及转录后修饰,抑制病毒蛋白质合成以实现抗病毒作用。

禽冠状病毒引起传染性支气管炎,是影响全球养禽业的最严重的疾病之一。Zhang等[126]研究发现黄芪多糖能以浓度依赖性方式在体外抑制禽类传染性支气管炎病毒(IBV)复制。此外,黄芪多糖在体内对乙肝病毒(HBV)复制也具有长效抑制作用,可作为治疗乙型肝炎的辅助手段。张杰[127]分别在基因和蛋白水平及病毒增殖实验中证明银杏外种皮多糖可以有效抑制禽白血病病毒(ALV-J)复制。Zhao等[128]研究发现灰树花多糖通过阻断病毒复制、抑制病毒VP1蛋白表达和基因组RNA合成,发挥抗肠道病毒71(一种正链RNA病毒)的作用。Ming等[129]体外研究发现,经菊花多糖及其磷酸盐治疗,鸭甲型肝炎病毒(DHAV)感染的肝细胞存活率增加,表明两者均具有良好的抗DHAV活性;实时PCR结果显示,菊花多糖及其磷酸盐是通过抑制病毒基因复制而起到抗DHAV作用的。

4. 对宿主进行免疫调节　病毒侵入宿主后会触发宿主的免疫反应,如调节宿主的NK细胞和巨噬细胞,诱导干扰素和抗病毒免疫因子的产生。中药多糖可通过激活固有免疫间接发挥抗病毒作用。

黄芪多糖可显著增强感染传染性法氏囊病病毒(IBDV)的鸡红细胞的免疫功能[130]。黄芪多糖也可以减少禽流感病毒H_9N_2 AIV的复制并促进幼鸡的早期体液免疫反应[131]。贾伟等[132]以流感病毒FM1株滴鼻感染小鼠,观察金银花多糖对感染病毒小鼠的肺指数、免疫器官指数和体内IFN-γ含量的影响,发现金银花多糖通过增强机体免疫力显著降低病毒感染小鼠的死亡率。

多糖及其衍生物具有广谱的抗病毒活性和独特的抗病毒机制[133],如图32-4所示,其可以通过干扰病毒的生命周期发挥抗病毒作用,也可以通过增强机体免疫力间接发挥抗病毒活性。当前,黄芪多糖等中药多糖显示出强大的抗冠状病毒活性,这使得多糖在抗冠状病毒治疗方面具有广阔的开发前景。有学者推测多糖可能的作用机制包括以下几个方面:①干扰SARS-CoV-2与细胞表面的硫酸乙酰肝素蛋白多糖(HSPG)或表皮生长因子受体(EGFR)的亲和力;②引起SARS-CoV-2钉突蛋白(S蛋白)RBD构象变化;③抑制病毒的转录和复制[134]。当前,基于多糖的疫苗佐剂、纳米材料和药物递送系统也为开发抗新型冠状病毒感染药物和疫苗提供新方法和手段,中药多糖将在抗病毒领域发挥更重要的作用。

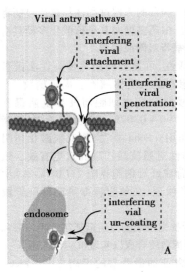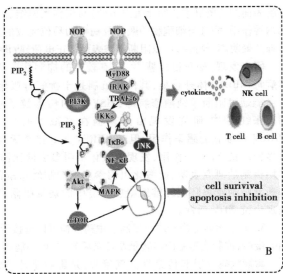

A. 病毒进入途径：interfering viral attachment，干扰病毒吸附；interfering viral penetration，干扰病毒侵入；endosome，内体；interfering viral un-coating，干扰病毒脱壳。B. 信号通路：PI3K，磷脂酰肌醇 3-激酶；Akt，蛋白激酶 B；mTOR，哺乳动物雷帕霉素靶蛋白；MAPK，丝裂原活化蛋白激酶；NF-κB，核因子-κB；MyD88，髓样分化蛋白 88；IRAK，白细胞介素-1 受体相关激酶；TRAF-6，肿瘤坏死因子受体相关因子-6；IKKs，核因子 κB 抑制激酶；IκBs，核因子 κB 抑制蛋白；JNK，c-Jun 氨基末端激酶；PIP$_2$，4,5-二磷酸磷脂酰肌醇；PIP$_3$，3,4,5-三磷酸磷脂酰肌醇；cytokines，细胞因子；NK cell，NK 细胞；T cell，T 细胞；B cell，B 细胞；cell suivival apoptosis inhibition 细胞存活凋亡抑制。

图 32-4　多糖的抗病毒机制[133]

第三节　结语与展望

糖类(包括多糖)与蛋白质、核酸、脂类并称为生命四大基础物质。早期，多糖类物质一直被视为无活性的物质而很少被人们深入研究。随着人们对中药及天然产物中活性成分认识的不断深入，多糖类物质被证明具有广泛的生物活性及药理作用，尤其是对人体免疫系统具有调节作用。

我国是糖类物质资源大国，而且由于中药传统制剂中含有多糖，因此多糖及糖类药物的研究在我国具有特殊的意义和得天独厚的优势。中药多糖不仅对机体具有广泛的调节作用，而且具有毒副作用小、不易造成残留等优点，可作为免疫增强剂、疫苗佐剂、饲料添加剂及辅助治疗药物使用。但多糖研究也还存在一些问题，例如：①由于多糖的分离纯化及结构分析等较为困难，因而绝大多数用于实验药理学研究的中药多糖为粗制剂，难以形成稳定的质量标准，开发利用受到极大的限制；②多糖的药理作用广泛，具有多途径、多靶点作用的特点，与现有的化学药、生物药针对某一具体的器官系统或分子靶标不同，但囿于结构分析方法有限，中药多糖的构效关系和机制研究进展不明显，难以有针对性地考察；③目前关于中药多糖的药理机制研究大部分是在细胞或动物层面，而涉及临床研究的报道却较少，更多的人体试验数据将有助于深入阐明中药多糖的药理作用和作用机制。相信随着现代分析技术的发展和多糖成分结构的阐明,中药多糖研究将迎来崭新的时代,中药多糖广泛的生物活性和较低的毒性必将使其成为未来临床药物研发领域的新秀。

(郭怡祯,肖智勇　中国人民解放军军事科学院军事医学研究院毒物药物研究所)

参 考 文 献

[1] 冯双双,李泉晓,巴雪丽,等.富含多糖肉苁蓉水提物对 T 细胞亚群及抗体持久性的影响[J].中华微生物学和免疫学杂志,2018,38(11):821-828.

[2] HOU Y C,WU J M,WANG M Y,et al. Modulatory effects of astragalus polysaccharides on T-Cell polarization in mice with polymicrobial sepsis[J]. Mediators of inflammation,2015,26:1-10.

[3] 马玉芳,郑小香,郑乃珍,等.金线莲多糖协同 ConA 对小鼠脾淋巴细胞分泌 Th1、Th2 型细胞因子及其 mRNA 表达量的影响[J].中国食品学报,2018,18(4):72-78.

[4] 陈亚楠.丹参多糖和丹参素钠促进人外周血 T 淋巴细胞增殖药理作用及机制研究[D].广州:广东药学院,2017.

[5] 陈晓兰,杨海峰,瞿静雯,等.不同桑叶提取物对小鼠脾脏淋巴细胞增殖能力的影响[J].中国畜牧兽医,2017,44(12):3598-3604.

[6] 冯婷.金针菇子实体多糖的分离纯化结构鉴定及免疫活性研究[D].长春:吉林农业大学,2016.

[7] 齐春会,付艳荣,张永祥,等.六味地黄多糖 CA4-3 对小鼠 B 细胞功能的作用[J].中国药理学通报,2001,17(4):469-473.

[8] SHI J J,BO S,MIAO M. Effect of *Ligustrum lucidum* polysaccharide on immunity of immunosuppressed mice [J]. Bangladesh journal of pharmacology,2016,11(S1):68.

[9] 杨翠萍,蔡琨,宣锦,等.仙茅多糖对小鼠巨噬细胞吞噬活性的影响[J].中国民族民间医药,2019,28(8):20-23.

[10] 陶贵斌,何慧楠,李雪惠,等.马齿苋多糖体外免疫调节活性研究[J].食品研究与开发,2017,38(17):176-179.

[11] HUANG J,ZHANG Y,YAN J,et al. Immunomodulatory effect of Dendrobium officinale polysaccharide on macrophage RAW264.7 induced by LPS[J]. Chinese pharmaceutical journal,2017,52(7):548-552.

[12] ZHE R,HE C,FAN Y,et al. Immune-enhancing activity of polysaccharides from *Cyrtomium macrophyllum* [J]. International journal of biological macromolecules,2014,70:590-595.

[13] ZHANG X R,ZHOU W X,ZHANG Y X,et al. Macrophages,rather than T and B cells are principal immunostimulatory target cells of *Lycium barbarum* L. polysaccharide Lbpf4-OL[J]. Journal of ethnopharmacology,2011,136(3):465-472.

[14] 孟祥乐,薛磊,张振巍,等.马齿苋多糖对环磷酰胺模型小鼠免疫功能的影响[J].中国新药杂志,2017,26(11):1296-1300.

[15] 张连生,宋佳.枸杞多糖对 NK 细胞杀伤活性的影响[J].健康必读旬刊,2012(3):321,343.

[16] 秀仁杰.唐古特白刺果多糖与黑果枸杞多糖对免疫受抑小鼠 IFN-γ 及 T/NK 细胞的影响[D].西宁:青海大学,2015.

[17] LIN J,KANG H,LIANG J,et al. CpG oligonucleotides and Astragalus polysaccharides are effective adjuvants in cultures of avian bone-marrow-derived dendritic cells[J]. British poultry science,2015,56(1):30-38.

[18] 边亚彬,张景艳,王磊,等.黄芪多糖对树突状细胞形态和功能影响研究进展[J].动物医学进展,2016,37(4):86-89.

[19] ZHU N,LV X C,WANG Y Y,et al. Comparison of immunoregulatory effects of polysaccharides from three natural herbs and cellular uptake in dendritic cells[J]. International journal of biological macromolecules,2016,93(pt A):940-951.

［20］ FENG H B,FAN J,SONG Z H,et al. Characterization and immunoenhancement activities of *Eucommia ulmoides* polysaccharides［J］. Carbohydrate polymers,2016,136:803-811.

［21］ LI J Y,WANG X H,WANG W L,et al. Pleurotus ferulae water extract enhances the maturation and function of murine bone marrow-derived dendritic cells through TLR4 signaling pathway［J］. Vaccine,2015,33(16):1923-1933.

［22］ 刘雪莹,赵雨,刘莉,等.西洋参花多糖的提取和体外免疫调节作用的研究［J］.食品工业,2018,39(1):23-25.

［23］ 邓向亮,马忠华,胡明华,等.山药多糖促进小鼠巨噬细胞向 M1 型极化［J］.免疫学杂志,2016,32(12):1019-1023.

［24］ HUANG Y,JIANG C M,HU Y L,et al. Immunoenhancement effect of rehmannia glutinosa polysaccharide on lymphocyte proliferation and dendritic cell［J］. Carbohydrate polymers,2013,96(2):516-521.

［25］ 邹云,谢红兵,禹琪芳,等.植物多糖对断奶仔猪淋巴细胞增殖和细胞因子分泌的影响［J］.动物营养学报,2014,26(1):210-218.

［26］ 宁昌,陈文伟,黎燕,等.补体系统与肿瘤的关系研究进展［J］.国际药学研究杂志,2014,41(5):516-521.

［27］ GOU C L,WANG J Z,WANG Y Q,et al. *Hericium caput-medusae*(Bull.:Fr.) Pers. polysaccharide enhance innate immune response,immune-related genes expression and disease resistance against *Aeromonas hydrophila* in grass carp(*Ctenopharyngodon idella*)［J］. Fish & shellfish immunology,2018,72:604-610.

［28］ 尚庆辉,解玉怀,张桂国,等.植物多糖的免疫调节作用及其机制研究进展［J］.动物营养学报,2015,27(1):49-58.

［29］ MIAO Y,YING Z,HUA L,et al. Advances in research on immunoregulation of macrophages by plant polysaccharides［J］. Frontiers in immunology,2019,10:145.

［30］ AMARANTE-MENDES G P,ADJEMIAN S,BRANCO L M,et al. Pattern recognition receptors and the host cell death molecular machinery［J］. Frontiers in immunology,2018,9:2379.

［31］ SHIN M S,PARK S B,SHIN K S. Molecular mechanisms of immunomodulatory activity by polysaccharide isolated from the peels of *Citrus unshiu*［J］. International journal of biological macromolecules,2018,112:576-583.

［32］ HOU L,MENG M,CHEN Y,et al. A water-soluble polysaccharide from Grifola frondosa induced macrophages activation via TLR4-MyD88-IKK beta-NF-kappa B p65 pathways［J］. Oncotarget,2017,8(49):86604-86614.

［33］ 李婉雁,曹楠,田允波,等.白术多糖通过 Toll 样受体 4/核因子-κB 信号通路调控雏鸡脾脏淋巴细胞免疫功能［J］.动物营养学报,2019,31(11):1-11.

［34］ ZHANG X R,QI C H,CHENG J P,et al. *Lycium barbarum* polysaccharide LBPF4-OL may be a new Toll-like receptor 4/MD2Yong-Xiang Zhang*-MAPK signaling pathway activator and inducer［J］. International immunopharmacology,2014,19(1):132-141.

［35］ 王璐,姚立,金娅玮,等.桑黄多糖对人 TLR4 信号通路的激活作用研究［J］.中国现代应用药学,2019,36(10):1178-1182.

［36］ 郭晓,商云霞,朱晓庆,等.中药复方多糖对 TLR4 抗体阻断的不同 MHC B-Lβ Ⅱ 基因型鸡淋巴细胞中相关因子的影响［J］.中国畜牧杂志,2018,54(7):107-112.

［37］ YELITHAO K,SURAYOT U,PARK W,et al. Effect of sulfation and partial hydrolysis of polysaccharides from Polygonatum sibiricum on immune-enhancement［J］. International journal of biological macromolecules,2019,122(1):10-18.

［38］ LEE J Y,LI C S,SURAYOT U,et al. Molecular structures,chemical properties and biological activities of polysaccharide from Smilax glabra rhizome［J］. International journal of biological macromolecules,2018,

120(Pt B):1726-1733.

[39] BARAVALLE C,DALLARD B E,CADOCHE M C,et al. Proinflammatory cytokines and CD14 expression in mammary tissue of cows following intramammary inoculation of Panax ginseng at drying off[J]. Veterinary immunology and immunopathology,2011,144(1/2):52-60.

[40] LI C,YOU L J,FU X,et al. Structural characterization and immunomodulatory activity of a new heteropolysaccharide from Prunella vulgaris[J]. Food & function,2015,6(5):1557-1567.

[41] 郭振军,刘莉,张维璐,等.大黄、当归多糖对巨噬细胞甘露糖受体作用的研究[J].细胞与分子免疫学杂志,2008,24(5):514-516.

[42] LI W J,TANG X F,SHUAI X X,et al. Mannose receptor mediates the immune response to Ganoderma atrum polysaccharides in macrophages[J]. Journal of agricultural and food chemistry,2017,65(2):348-357.

[43] 汲晨锋,陈锦瑞,张子依.植物多糖受体研究进展[J].中国药学杂志,2019,54(21):1766-1772.

[44] NAKAMURA T,SUZUKI H,WADA Y,et al. Fucoidan induces nitric oxide production via p38 mitogen-activated protein kinase and NF-kappa B-dependent signaling pathways through macrophage scavenger receptors[J]. Biochemical and biophysical research communications,2006,343(1):286-294.

[45] CHE N,MA Y J,XIN Y H. Protective role of fucoidan in cerebral ischemia-reperfusion injury through inhibition of MAPK signaling pathway[J]. Biomolecules & therapeutics,2017,25(3):272-278.

[46] ZANI I,STEPHEN S,MUGHAL N,et al. Scavenger receptor structure and function in health and disease [J]. Cells,2015,4(2):178-201.

[47] DENG C,FU H T,SHANG J Y,et al. Dectin-1 mediates the immunoenhancement effect of the polysaccharide from *Dictyophora indusiata*[J]. International journal of biological macromolecules,2018,109:369-374.

[48] 蔡琨,杨娟,杨翠萍,等.仙茅多糖对RAW264.7细胞的促活化作用及对细胞表面Dectin-1受体表达的影响[J].时珍国医国药,2018,29(5):1031-1034.

[49] 运立媛,张民,朱振元.不同产地黄芪多糖降血糖活性的比较研究[J].食品研究与开发,2018,39(19):20-25.

[50] 张海彦.小分子苦瓜多糖基于RNA-seq转录组学的降糖机制探究[D].沈阳:沈阳农业大学,2016..

[51] 潘欣萍,邢自力,贾韦国,等.茶多糖降糖活性中心AN蛋白组分的制备筛选及体内外降血糖实验研究[J].中国中药杂志,2018,43(4):736-742.

[52] 王婴.桑叶活性部位对2型糖尿病microRNA调控效应研究[D].广州:广州中医药大学,2017.

[53] 李承德,李静静,王琳,等.黄芪多糖对Fas介导的糖尿病大鼠胰岛β细胞凋亡的抑制作用[J].中药材,2011,34(10):1579-1582.

[54] 杨荣敏.枸杞多糖降血糖作用的细胞实验探究[J].世界最新医学信息文摘,2016,16(51):325-326.

[55] 李晓东,封德梅,赵良功,等.红芪多糖HPS-3对2型糖尿病大鼠糖脂代谢和胰腺组织病理改变的影响[J].中药药理与临床,2012,28(1):83-86.

[56] 唐志刚,薛华,乔进,等.灵芝多糖对2型糖尿病大鼠胰岛损伤的保护作用[J].苏州大学学报(医学版),2010,30(5):922-925,935,封3.

[57] KANAGASABAPATHY G,KUPPUSAMY U R,ABD MALEK S N,et al. Glucan-rich polysaccharides from Pleurotussajor-caju(Fr.)Singer prevents glucose intolerance,insulin resistance and inflammation in C57BL/6J mice fed a high-fat diet[J]. BMC complementary and alternative medicine,2012,12:261.

[58] ZHANG Y,REN C J,LU G B,et al. Purification,characterization and antidiabetic activity of a polysaccharide from mulberry leaf[J]. Regulatory toxicology and pharmacology,2014,70(3):687-695.

[59] ZHANG Y,REN C J,LU G B,et al. Anti-diabetic effect of mulberry leaf polysaccharide by inhibiting pan-

creatic islet cell apoptosis and ameliorating insulin secretory capacity in diabetic rats[J]. International immunopharmacology,2014,22(1):248-257.

[60] ARTUNC F,SCHLEICHER E,WEIGERT C,et al. The impact of insulin resistance on the kidney and vasculature[J]. Nature reviews nephrology,2016,12(12):721-737.

[61] ZHANG R,QIN X,ZHANG T,et al. Astragalus polysaccharide improves insulin sensitivity via AMPK activation in 3T3-L1 adipocytes[J]. Molecules,2018,23(10):711-720.

[62] QIAO Z,DU X,ZHUANG W,et al. Schisandra chinensis acidic polysaccharide improves the insulin resistance in type 2 diabetic rats by inhibiting inflammation[J]. Journal of medicinal food,2020,23(4):358-366.

[63] 侯红瑞,陈玲,孙国勇,等.知母多糖对链脲佐菌素诱导糖尿病大鼠的降血糖作用[J].食品工业科技,2018,39(12):69-72,78.

[64] 尹红力,赵鑫,佟丽丽,等.黑木耳多糖体外和体内降血糖功能[J].食品科学,2015,36(21):221-226.

[65] CHEN C,ZHANG B,HUANG Q,et al. Microwave-assisted extraction of polysaccharides from *Moringa oleifera* Lam. leaves:characterization and hypoglycemic activity[J]. Industrial crops and products,2017,100:1-11.

[66] XIAO Z Q,WANG Y L,GAN S R,et al. Polysaccharides from liriopes radix ameliorates hyperglycemia via various potential mechanisms in diabetic rats[J]. Journal of the science of food and agriculture,2014,94(5):975-982.

[67] WANG Z C,ZHAO X X,LIU X Y,et al. Anti-diabetic activity evaluation of a polysaccharide extracted from *Gynostemma pentaphyllum*[J]. International journal of biological macromolecules,2019,126:209-214.

[68] 刘月冉,耿越.植物多糖降血糖作用机制研究[J].食品与药品,2012,14(1):64-67.

[69] 宋金平.苦瓜多糖对糖尿病小鼠的降血糖作用和胰岛素水平的影响[J].中国实用医药,2012,7(3):250-251.

[70] 何羡霞,常化静,海洋,等.桑叶生物碱、黄酮及多糖对HepG2细胞胰岛素抵抗的改善作用[J].中国实验方剂学杂志,2015,21(2):192-195.

[71] ZHENG Y,BAI L,ZHOU Y P,et al. Polysaccharides from Chinese herbal medicine for anti-diabetes recent advances[J]. International journal of biological macromolecules,2019,121:1240-1253.

[72] 张楠,赵颖.葡萄糖转运蛋白GLUT4表达的调节机制[J].中国生物化学与分子生物学报,2016,32(3):237-244.

[73] LI S Q,CHEN H X,WANG J,et al. Involvement of the PI3K/Akt signal pathway in the hypoglycemic effects of tea polysaccharides on diabetic mice[J]. International journal of biological macromolecules,2015,81:967-974.

[74] WANG K,WANG H,LIU Y,et al. *Dendrobium officinale* polysaccharide attenuates type 2 diabetes mellitus via the regulation of PI3K/Akt-mediated glycogen synthesis and glucose metabolism[J]. Journal of functional foods,2018,40:261-271.

[75] WANG H J,SHI S S,BAO B,et al. Structure characterization of an arabinogalactan from green tea and its anti-diabetic effect[J]. Carbohydrate polymers,2015,124:98-108.

[76] LIU Y G,YANG L L,ZHANG Y,et al. Dendrobium officinale polysaccharide ameliorates diabetic hepatic glucose metabolism via glucagon-mediated signaling pathways and modifying liver-glycogen structure[J]. Journal of ethnopharmacology,2020,248:112308.

[77] 宁崇.基于菊苣菊粉调节JNK和p38 MAPK信号通路对Ⅱ型糖尿病血糖作用机制的研究[D].沈阳:沈阳农业大学,2017:1-114.

［78］ XU L Y,YANG F L,WANG J L,et al. Anti-diabetic effect mediated by Ramulus Mori polysaccharides ［J］. Carbohydrate polymers,2015,117:63-69.

［79］ SHI L L,WANG J,WANG Y, et al. MDG-1,an ophiopogon polysaccharide, alleviates hyperlipidemia in mice based on metabolic profile of bile acids［J］. Carbohydrate polymers,2016,150:74-81.

［80］ ALAM N,YOON K N,LEE J S,et al. Dietary effect of pleurotus eryngii on biochemical function and histology in hypercholesterolemic rats［J］. Saudi journal of biological sciences,2011,18(4):403-409.

［81］ 李群.普洱茶中茶多糖在降糖降脂中的活性研究［J］.福建茶叶,2018,40(6):17.

［82］ 宋丽君.南瓜多糖对糖尿病大鼠血糖、血脂及氧化应激能力的影响［J］.中国应用生理学杂志, 2015,31(1):65-66,71.

［83］ 郭守东,崔英杰,王仁重,等.蛹虫草多糖的分离纯化及促胆固醇逆向转运研究［J］.中国中药杂志, 2014,39(17):3316-3320.

［84］ 朱晓丹,李光华,周旭,等.枸杞多糖对高脂血症小鼠血脂及肝脏氧化应激的影响［J］.宁夏医科大学学报,2016,38(4):357-360.

［85］ 周芹,段晓云,陆立鹤,等.附子多糖预防高胆固醇血症的作用及其对肝脏 CYP7α-1 表达的影响 ［J］.中国病理生理杂志,2011,27(5):991-995.

［86］ 刘爱东.松杉灵芝多糖调节高脂血症及其机制的研究［D］.长春:长春中医药大学,2017.

［87］ 翟蓉,吕丽爽,金邦荃.何首乌多糖降血脂作用的研究［J］.食品与机械,2010,26(5):87-90,101.

［88］ 代云云,谢晓蓉,王鹏波,等.中药多糖降脂作用机理的研究进展［J］.中药药理与临床,2021,37 (5):219-224.

［89］ 钱增堃,崔凡,凌云熹,等.泽泻多糖对糖尿病大鼠肝脏糖脂代谢的影响［J］.中国实验方剂学杂志, 2018,24(11):117-125.

［90］ 李楠,赵静,吴茹,等.青钱柳多糖对高脂血症大鼠脂代谢及对 PPARα、FAS、GLUT4 基因 mRNA 表达的影响［J］.现代食品科技,2015,31(4):29-35.

［91］ 刘姚.青钱柳多糖对 3T3-L1 脂肪细胞的细胞增殖及脂肪代谢的影响［D］.南昌:江西农业大学,2013.

［92］ 宗灿华,田丽梅.枸杞多糖对 2 型糖尿病大鼠胰岛素抵抗及脂联素基因表达的影响［J］.中国康复理论与实践,2008,14(6):531-532.

［93］ LI Y X,SHENG Y,LU X C,et al. Isolation and purification of acidic polysaccharides from Agaricus blazei Murill and evaluation of their lipid-lowering mechanism［J］. International journal of biological macromolecules,2020,157:276-287.

［94］ YAN Z,FAN R,YIN S,et al. Protective effects of *Ginkgo biloba* leaf polysaccharide on nonalcoholic fatty liver disease and its mechanisms ［J］. International journal of biological macromolecules, 2015, 80: 573-580.

［95］ KOLSI R B A,JARDAK N,HAJKACEM F,et al. Anti-obesity effect and protection of liver-kidney functions by Codium fragile sulphated polysaccharide on high fat diet induced obese rats［J］. International journal of biological macromolecules,2017,102:119-129.

［96］ JIANG S,DU P G,AN L P,et al. Anti-diabetic effect of *Coptis chinensis* polysaccharide in high-fat diet with STZ-induced diabetic mice ［J］. International journal of biological macromolecules, 2013, 55: 118-122.

［97］ CHU L L,YANG L C,LIN L Z,et al. Chemical composition,antioxidant activities of polysaccharide from Pine needle(*Pinus massoniana*) and hypolipidemic effect in high-fat diet-induced mice［J］. International journal of biological macromolecules,2019,125:445-452.

［98］ ZENG H,CHEN P,CHANG Q,et al. Hypolipidemic effect of polysaccharides from *Fortunella margarita* (Lour.) Swingle in hyperlipidemic rats［J］. Food and chemical toxicology,2019,132(10):110663.

［99］ XU Y,ZHANG X,YAN X H,et al. Characterization,hypolipidemic and antioxidant activities of degraded polysaccharides from *Ganoderma lucidum*［J］. International journal of biological macromolecules,2019,135:706-716.

［100］ 苑荣爽,李贺,孙靖辉,等.北五味子多糖对高脂诱导非酒精性脂肪性肝病大鼠的降血脂作用及其抗氧化活性［J］.吉林大学学报（医学版）,2017,43(6):1103-1108,前插3.

［101］ WU Q Q,WANG Q T,FU J F,et al. Polysaccharides derived from natural sources regulate triglyceride and cholesterol metabolism:a review of the mechanisms［J］. Food & function,2019,10(5):2330-2339.

［102］ HARDIE D G,ALESSI D R. LKB1 and AMPK and the cancer-metabolism link-ten years after［J］. BMC biology,2013,11:36.

［103］ SUN W M,WANG Y P,DUAN Y Q,et al. *Radix Hedysari* polysaccharide suppresses lipid metabolism dysfunction in a rat model of non-alcoholic fatty liver disease via adenosine monophosphate-activated protein kinase pathway activation［J］. Molecular medicine reports,2014,10(3):1237-1244.

［104］ 张可锋,高雅,曹后康,等.基于AMPK/SREBP-1通路研究狗肝菜多糖对高脂饮食大鼠糖脂代谢的影响［J］.天然产物研究与开发,2019,31(10):1777-1782,1814.

［105］ 陈建勇,王聪,王娟,等. MAPK信号通路研究进展［J］.中国医药科学,2011,1(8):32-34.

［106］ CHOI J W,SYNYTSYA A,CAPEK P,et al. Structural and anti-obesity effect of a pectic polysaccharide isolated from Korean mulberry fruit Oddi(*Morus alba* L.)［J］. Carbohydrate polymers,2016(146):187-196.

［107］ SHAO D,FRY J L,HAN J,et al. A redox-resistant sirtuin-1 mutant protects against hepatic metabolic and oxidant stress［J］. Journal of biological chemistry,2014,289(11):7293-7306.

［108］ CHENG X,LI J Y,GUO D L. SCAP/SREBPs are central players in lipid metabolism and novel metabolic targets in cancer therapy［J］. Current topics in medicinal chemistry,2018,18(6):484-493.

［109］ Moslehi A,Hamidi-Zad Z. Role of SREBPs in liver diseases:a mini-review［J］. Journal of clinical and translational hepatology,2018,6(3):332-338.

［110］ WANG C M,YUAN R S,ZHUANG W Y,et al. Schisandra polysaccharide inhibits hepatic lipid accumulation by downregulating expression of SREBPs in NAFLD mice［J］. Lipids in health and disease,2016,15(1):195.

［111］ RAMÓN-VÁZQUEZ A,DE LA ROSA J V,TABRAUE C,et al. Common and differential transcriptional actions of nuclear receptors liver X receptors α and β in macrophages［J］. Journal of molecular cell biology,2019,39(5):e00376.

［112］ FAN S J,GUO L,ZHANG Y,et al. Okra polysaccharide improves metabolic disorders in highfat diet-induced obese C57BL/6 mice［J］. Molecular nutrition & food research,2013,57(11):2075-2078.

［113］ LIAO H F,LU M C,CHANG H C,et al. Effects of herbal medicinal formulas on suppressing viral replication and modulating immune responses［J］. Am J Chin Med,2010,38(1):173-190.

［114］ ZHAO Y L,WANG J B,SHAN L M,et al. Effect of radix isatidis polysaccharides on immunological function and expression of immune related cytokines in mice［J］. Chinese journal of integrative medicine,2008,14(3):207-211.

［115］ 刘昌孝,王玉丽,张洪兵,等.基于新型冠状病毒感染防控需求,重视中药科学研发与应用［J］.中草药,2020,51(6):1361-1374.

［116］ 冯坤苗,孟洪涛,张强,等.西洋参茎叶中多糖提取优化及其抗病毒活性研究［J］.辽宁中医药大学学报,2017,19(4):52-55.

［117］ 强华贵,杨占秋.羧甲基茯苓多糖体外抗艾滋病毒作用研究［J］.医药导报,2008,27(10):1156-1158.

［118］ 戴超月,蒋焱平,郭彦,等.玉屏风多糖体外抗新城疫病毒效果的研究［J］.中国兽医杂志,2017,53

（7）：30-33.

［119］阿得力江·吾斯曼，米克热木·沙衣布扎提，阿依姑丽·买买提明，等.列当多糖对鸡新城疫病毒在鸡成纤维细胞中增殖的抑制作用［J］.动物医学进展，2016，37（12）：60-65.

［120］刘樱，丁度伟，高求炜，等.3种中药及其提取物体外抗猪繁殖与呼吸综合征病毒作用的研究［J］.中国畜牧兽医，2016，43（10）：2730-2735.

［121］张红英，胡梅，夏平安，等.4种中药多糖体外抗猪伪狂犬病毒的作用研究［J］.江苏农业学报，2010，26（3）：532-535.

［122］王淑娟.松花粉多糖通过体外干扰病毒吸附和体内免疫调理抑制 vvIBDV 的感染［D］.泰安：山东农业大学，2018.

［123］SUN Q L，LI Y，NI L Q，et al. Structural characterization and antiviral activity of two fucoidans from the brown algae Sargassum henslowianum［J］. Carbohydrate polymers，2020，229：115487.

［124］张红英.3种植物多糖抗猪蓝耳病毒及免疫增强作用研究［D］.郑州：河南农业大学，2007.

［125］SONG X，YIN Z Q，ZHAO X H，et al. Antiviral activity of sulfated Chuanmingshen violaceum polysaccharide against Newcastle disease virus［J］. Journal of general virology，2013，94（Pt 10）：2164-2174.

［126］ZHANG P J，LIU X F，LIU H Y，et al. Astragalus polysaccharides inhibit avian infectious bronchitis virus infection by regulating viral replication［J］. Microbial pathogenesis，2018，114：124-128.

［127］张杰.银杏外种皮多糖、黄芩苷抗禽白血病病毒复制作用的研究［D］.扬州：扬州大学，2017.

［128］ZHAO C，GAO L Y，WANG C Y，et al. Structural characterization and antiviral activity of a novel heteropolysaccharide isolated from *Grifola frondosa* against enterovirus 71［J］. Carbohydrate polymers，2016，144：382-389.

［129］MING K，CHEN Y，SHI J T，et al. Effects of *Chrysanthemum indicum* polysaccharide and its phosphate on anti-duck hepatitis a virus and alleviating hepatic injury［J］. International journal of biological macromolecules，2017，102：813-821.

［130］JIANG J B，WU C H，GAO H，et al. Effects of Astragalus polysaccharides on immunologic function of erythrocyte in chickens infected with infectious bursa disease virus［J］. Vaccine，2010，28（34）：5614-5616.

［131］KALLON S，LI X R，JI J，et al. Astragalus polysaccharide enhances immunity and inhibits H9N2 avian influenza virus in vitro and in vivo［J］. Journal of animal science and biotechnology，2013，4（1）：22.

［132］贾伟，毛淑敏，张盼盼，等.金银花多糖体内抗病毒作用研究［J］.辽宁中医药大学学报，2018，20（6）：25-27.

［133］HE X R，FANG J C，GUO Q，et al. Advances in antiviral polysaccharides derived from edible and medicinal plants and mushrooms［J］. Carbohydrate polymers，2020，229：115548.

［134］CHEN X Y，HAN W W，WANG G X，et al. Application prospect of polysaccharides in the development of anti-novel coronavirus drugs and vaccines［J］. International journal of biological macromolecules，2020，164：331-343.

第三十三章

枸杞多糖现代化学和神经免疫
药理学研究进展

第一节 概　　述

　　枸杞 Lycium barbarum L. 为茄科枸杞属多种植物的统称，为蔓生灌木或灌木。在全世界有80多种，我国有7种3个变种，多数分布在西北、华北地区[1]。枸杞是我国传统名贵饮食作物和中药材，中医古籍多有相关记载。《神农本草经》中记载："枸杞……久服，坚筋骨，轻身不老。"《景岳全书》中记载："味甘微辛，气温，可升可降。味重而纯，故能补阴；阴中有阳，故能补气，所以滋阴而不致阴衰，助阳而能使阳旺。"《本草分经》记载："甘，微温。滋补肝肾而润，生精助阳，去风明目，利大小肠。"现代药理学研究则发现枸杞的药用价值与其所含的枸杞多糖、维生素、氨基酸等有机成分，还有人体必需的微量元素锰、铁、钙、镁、锌、硒等有关。其中，枸杞多糖(Lycium barbarum polysaccharide，LBP)组分经研究证实具有调节免疫、保护视觉神经系统、延缓衰老、抗疲劳、控制血糖、抗肿瘤、抗辐射和保护肝细胞等多种作用。本章主要对枸杞多糖的化学研究及其神经与免疫调节机制进行综述。

第二节　枸杞多糖的化学研究

一、枸杞多糖缀合物

　　齐春会等[2]从宁夏枸杞中提取获得的 LBP 组分，其多糖含量(中性糖和糖醛酸)>35%，由阿拉伯糖、半乳糖、葡萄糖、鼠李糖、甘露糖、木糖等单糖组成。含氮量约5.5%，约含蛋白质35%，主要有丝氨酸、天冬氨酸、苏氨酸、谷氨酸、丙氨酸、甘氨酸及脯氨酸等17种氨基酸。将从宁夏枸杞中提取得到的 LBP 经 DEAE-纤维素柱色谱(HCO_3^-型)进行分离，依次用 H_2O 及 0.05、0.1、0.25 和 0.5mol/L NaHCO$_3$ 洗脱，隔管检测 A_{280nm} 和 A_{490nm}(硫酸-苯酚法)，分离得到 LBP1、LBP2、LBP3、LBP4 和 LBP5 五个组分，并且对 LBP1、LBP3 和 LBP4 分别进行系统性研究。

　　LBP1 透析脱盐后，经 Sephadex G-100 纯化得 LbGp1。LBP3 分别经 Sephadex G-100 (0.1mol/L NaCl 洗脱)和 CM-Sephadex C-50(0.2mol/L 磷酸盐缓冲液洗脱)柱色谱纯化得 LbGp3，得率为32.5%。LBP4 经 2 次 Sephadex G-100(0.1mol/L NaCl 洗脱)柱色谱纯化得 LbGp4，得率为40.2%。LbGp1 的分子量采用 SDS-PAGE 法测定，LbGp3 和 LbGp4 的分子量采用凝胶过滤法测定。LbGp1、LbGp3 和 LbGp4 各1mg 分别溶于 0.5ml 6.0mol/L HCl 溶液中，封管后水解24小时，切开封管，抽干后进行氨基酸分析。用硫酸-苯酚法显色，分别以摩

尔比相同的混合单糖作标准,在 486nm 处测定,根据它们的标准曲线回归方程求出样品中总糖的含量。LbGp1、LbGp3 和 LbGp4 为白色絮状固体,易溶于水,水溶液呈中性。LbGp1 经 SDS-PAGE 电泳后,分别用考马斯亮蓝 R-250 和席夫(Schiff)试剂染色,均显示 1 条色带,HPLC 也显示单一对称峰。LbGp3 和 LbGp4 经毛细管电泳和 HPLC 分析均得到单一对称峰,表明其为均一性。经非还原的 β 消除反应,薄层色谱结果显示其糖链与肽链均以 *O*-糖苷键连接。

对上述 3 个糖缀合物的分子量、氮含量、糖含量及其糖组成、氨基酸组成的分析结果表明,LbGp1、LbGp3 和 LbGp4 的分子量分别为 $9×10^4$、$9×10^4$ 和 $21×10^4$,3 个糖缀合物均含有 17 种不同含量的氨基酸,氮含量分别为 4.6%、0.8% 和 1.7%,糖含量分别为 70%、94% 和 86%。LbGp1 的糖成分由阿拉伯糖、半乳糖和葡萄糖以 2.5:1.0:1.0 的比例组成,LbGp3 的糖成分由阿拉伯糖和半乳糖以 1:1 的比例组成,LbGp4 的糖成分由阿拉伯糖、半乳糖、鼠李糖和木糖以 1.5:2.5:0.43:0.23 的比例组成。

二、枸杞糖链

为了释放枸杞多糖蛋白缀合物中的糖链,采用碱性水解法,将 LbGp1 和 LbGp4 在 0.1mol/L NaOH-1.0mol/L NaBH₄ 中45℃恒温孵育 72 小时后,或将 LbGp3 溶解在 2ml 反应缓冲液中(0.1mol/L Tris-HCl, pH 8.0, 1.0mmol/L CaCl₂),加入 0.5mg 蛋白酶 E(proteinase E)于37℃温育 72 小时,每 24 小时加入 0.5mg 蛋白酶 E 1 次。然后经 Sephadex G-100 柱层析分离,用 0.1mol/L NaCl 以 0.5ml/min 的流速洗脱,收集含糖组分经 Sephadex G-25 柱层析脱盐后冷冻干燥,得相应的糖链 LbGp-OL。

采用碱性水解或通过蛋白酶 E 使糖缀合物中的糖链释放,经 Sephadex G-100 柱层析分离到糖链 LbGp1-OL、LbGp3-OL 和 LbGp4-OL,经 HPLC 和毛细管电泳分析得到单一对称峰,表明 3 个糖链具有均一性。LbGp1-OL 的分子量为 $4.0×10^4$,由等量的阿拉伯糖和半乳糖组成,LbGp1 中的葡萄糖则未检测到。LbGp3-OL 亦由等量的阿拉伯糖和半乳糖组成,元素分析结果为 C 43.3%、H 6.42%,N 未发现。LbGp4-OL 的分子量为 $18.1×10^4$,糖组成为鼠李糖、阿拉伯糖和半乳糖(比例为 0.05:1.33:1.0),元素分析结果为 C 39.06%、H 5.73%,不含 N。用甲基化、部分酸水解及 NMR 技术确定糖链的主要结构特征,糖链 LbGp1-OL 的主链由 β-(1→6)半乳糖组成,LbGp3-OL、LbGp4-OL 的主链由 β-(1→4)半乳糖组成。分支糖包括少量 β-(1→3)半乳糖和大量阿拉伯糖,末端糖均为阿拉伯糖[2-3]。

第三节　枸杞多糖的神经免疫药理学研究

一、枸杞多糖活性相关细胞

1. 免疫系统细胞

(1)巨噬细胞:巨噬细胞(macrophage, Mφ)是由血液中的单核细胞穿越血管内皮细胞移行到各组织器官中发育成熟而形成的。定居在组织器官中的 Mφ 寿命较长,能存活数日至数月不等。静息 Mφ 在炎症因子影响下,能趋化至炎症部位而发挥非特异性和特异性免疫防御作用。早在 1989 年,张永祥等[4]发现给正常小鼠腹腔注射 LBP 40mg/kg 共 7 日,能增强经 ConA 处理的 Mφ 抑制肿瘤靶细胞增殖的活性;LBP 5、10、20 和 40mg/kg 共 7 日与小剂量厌氧短棒杆菌菌苗(250μg/只)合并应用,具有明显的协同效应,在 LBP 的剂量为 20mg/kg

时效应最为显著,对靶细胞 P815 和 P388 增殖的抑制率分别为 85.5% 和 63.6%;厌氧短棒杆菌菌苗对照组则为 28.1% 和 24.0%。该结果表明,合并应用 LBP 及厌氧短棒杆菌菌苗可减少两者的用量,增强效应,减轻厌氧短棒杆菌菌苗的毒副作用。来自经肿瘤细胞免疫小鼠的腹腔的 Mφ 表现出较强的特异性抑制肿瘤增殖活性,LBP 则能进一步加强其作用。Gan 等[5]研究发现,枸杞多糖 LBP3p 能剂量依赖性地增加人外周血单核细胞 TNF-α 和 IL-2 mRNA 和蛋白的表达水平。Chen 等[6]研究发现,枸杞多糖(50mg/kg,腹腔注射)显著上调腹腔 Mφ CD40、CD80、CD86 和 MHC Ⅱ 的分子表达水平。体外研究显示,LBP 和 LBPF1-5 可激活 RAW264.7 细胞转录因子 NF-κB 和 AP-1,并且 LBP(50mg/kg,腹腔注射)显著增强 Mφ 的吞噬活性。上述研究均提示,Mφ 是枸杞多糖的靶细胞之一,并且 LBP 对 Mφ 无论是在非特异性抗肿瘤或是在特异性抗肿瘤的过程中均具有激活作用。

(2)树突状细胞:树突状细胞(dendritic cell,DC)是目前所知体内功能最强的专职抗原呈递细胞。其最大的特点是能刺激初始 T 细胞增殖,而 Mφ、B 细胞则仅能刺激已活化的或记忆性 T 细胞。故此,DC 是机体免疫应答的启动者,在免疫系统中具有重要地位。DC 的免疫原性与其功能成熟状态相关,成熟 DC 高表达 MHC 和 T 细胞共刺激分子,其抗原摄取能力急剧下降,而抗原呈递能力增强。微生物产物(如 LPS)和炎症因子(如 TNF-α)等能够诱导 DC 成熟,但这些诱导剂均是有毒因子,使得其应用受到限制;无毒的 DC 诱导剂则具有更好的应用前景。

有研究表明,LBP 就是一种无毒的能够诱导 DC 发育成熟的诱导剂。Zhu 等[7]研究发现,LBP(100mg/L)浓度可诱导骨髓来源树突状细胞(bone marrow-derived DC,BMDC)I-A/I-E 和 CD11c 的表达及 IL-12 p40 的分泌。此外,用 LBP(100mg/L)预处理 BMDC 后,一方面观察到 BMDC 吞噬 FITC 标记的葡聚糖的活性显著削弱,但另一方面却发现 BMDC 能增强异源性淋巴细胞的增殖活性。Chen 等[8]进一步研究发现,LBP 能够诱导小鼠 BMDC 表型和功能的成熟,并具有强免疫原性。具体表现为 LBP 能够上调 DC 表达 CD40、CD80、CD86 和 MHC Ⅱ 分子;下调 DC 抗原摄取能力;增强 DC 共刺激活性;并能诱导 IL-12p40 和 p70 的产生。并且 LBP1~5 这 5 个多糖组分都具有上述活性。LBP 预处理的 DC 能够增强体内外的 Th1 型和 Th2 型反应。作为免疫增强剂,该研究为 LBP 的临床应用提供有力证据;此外,LBP 作为一种免疫佐剂,可用于以树突状细胞为基础的疫苗设计中。总之,上述研究表明,LBP 在体内外能够诱导 BMDC 表型和功能的成熟,DC 也是 LBP 的直接作用靶细胞之一。

(3)T 细胞:T 细胞在获得性免疫反应中具有重要作用。齐春会等[9]采用体外给药观察 LBP 对 LACA 小鼠脾细胞增殖反应的影响。实验发现,LBP 不仅明显增强有丝分裂原 ConA 诱导的脾细胞增殖反应,而且单独使用时对脾细胞有直接促增殖作用。研究人员进一步以不同月龄的快速老化亚系小鼠(SAMP8)和抗快速老化亚系小鼠(SAMR1)为对象,观察 LBP 对 4、9 和 14 月龄 SAMP8 和 SAMR1 小鼠脾细胞增殖反应的影响。结果发现,SAMP8 小鼠的脾细胞增殖反应较 SAMR1 明显低下,且随着月龄变化,SAMP8 变化明显,14 月龄时近乎不增殖状态,而 SAMR1 的变化则不明显。不加 ConA 时,LBP 使各月龄 SAMP8 和 SAMR1 小鼠的脾细胞增殖反应明显增强;与 ConA 合用时,LBP 对 SAMP8 与对 LACA 小鼠的作用相似,而对 SAMR1 则没有协同作用。单用 LBP 对来自不同月龄 SAMP8 小鼠的脾细胞增殖反应既有明显的促进作用,与 ConA 合用亦具有协同作用,提示 LBP 对功能衰退的 T 细胞亦有直接促进作用。单用 LBP 对 SAMR1 的作用与 SAMP8 相同,但与 ConA 合用时则无协同作用,其机制尚不清楚,有待进一步研究。

Yuan 等[10]观察 LbGp3 对老化小鼠 T 细胞凋亡的影响。LbGp3 是分子量为 41kDa 的枸杞水提组分。研究发现,200mg/L LbGp3 能够增加老化小鼠的 T 细胞凋亡率,具有和年轻小鼠的 T 细胞相似的 DNA 梯形。该作用可能与 LbGp3 可下调凋亡相关分子 Bcl-2 和 FLIP 表达,而上调 FasL 表达有关。Chen 等[11]报道,LBP、LBPF4 和 LBPF5 明显诱导小鼠脾细胞增殖,并且发现增殖的细胞为 T 细胞而不是 B 细胞;LBP(腹腔注射或口服)都能够诱导 T 细胞增殖。细胞周期分析则发现,LBP、LBPF4 和 LBPF5 可明显减少亚 G_1 期细胞数量。此外,LBP、LBPF4 和 LBPF5 还能够激活转录因子 NFAT 和 AP-1,促进 CD25 分子表达,诱导 IL-2 和 IFN-γ 基因转录和蛋白分泌。上述结果表明,LBP 作用于免疫活性 T 细胞是 LBP 调节免疫功能的途径之一。

(4) B 细胞:LBP 对 B 细胞介导的体液免疫反应也有明显的调节作用。齐春会等[12]采用小鼠灌胃给予 LBP 的剂量分别为 1 和 5mg/(kg·d),共 7 日,在给药第 3 日,除正常对照组外,免疫对照组及各给药组均腹腔注射绵羊红细胞(SRBC)进行免疫刺激,免疫小鼠 1 次。结果发现,免疫对照组小鼠的脾细胞自发增殖反应及小鼠 B 细胞型丝裂原 LPS 诱导的脾细胞增殖反应与正常对照组相比均无明显影响,灌胃给予 LBP 使小鼠的脾细胞自发增殖反应显著增强,并能明显增强 LPS 诱导的脾细胞增殖反应,其作用在 5mg/(kg·d)时更为明显。而绵羊红细胞诱导的脾细胞增殖反应的结果表明,正常对照组小鼠的脾细胞对 SRBC 刺激无明显反应($P>0.05$)。而 4 日前经 SRBC 免疫每只小鼠腹腔注射体积分数为 10% SRBC 0.25ml 的免疫对照组小鼠的脾细胞再次接触 SRBC 即 $5×10^5$ 脾细胞 100μl 与体积分数为 10% SRBC 6μl 及 RPMI-1640 培养液 100μl 共同培养 3 日后,脾细胞增殖反应明显增强,灌胃给予 LBP 对脾细胞自发增殖反应及 SRBC 诱导的脾细胞增殖反应均具有明显的促进作用。LBP 体外直接与细胞作用,在其浓度为 0.2～5.0mg/L 时对正常小鼠的脾细胞自发增殖反应及 ConA、LPS 诱导的脾细胞增殖反应均无明显影响($P>0.05$);在 10mg/L 浓度时,对 ConA 诱导的脾细胞增殖反应无明显影响($P>0.05$);在 100～1 000mg/L 浓度时则表现出抑制作用,具有明显的量效关系;在剂量为 10 和 100mg/L 时对 LPS 诱导的脾细胞增殖反应具有明显的促进作用,在 1 000mg/L 时则表现为明显的抑制作用。用 MTT 法观察 LBP 对脾细胞的细胞毒性,结果表明 LBP 对脾细胞无直接细胞毒性,LBP 在 100 及 500mg/L 浓度时对细胞存活有一定的促进作用。上述结果提示,LBP 可通过增强 B 细胞的功能而影响体液免疫反应。

LBP 对抗体生成反应也有明显的恢复作用。对脾细胞抗体生成反应的作用结果表明,正常对照组有少量的溶血空斑形成细胞(plaque forming cell,PFC),PFC 数目为(50±22) PFC/10^6 脾细胞;免疫对照组的 PFC 数目显著增加,为(720±79) PFC/10^6 脾细胞。表明小鼠脾细胞对免疫原 SRBC 产生特异性的抗体生成反应,灌胃给予 LBP[1 和 5mg/(kg·d)]7 日对 SRBC 诱导的特异性抗体生成反应具有明显的增强作用,PFC 数目分别为(1 243±82) PFC/10^6 脾细胞和(1 018±55) PFC/10^6 脾细胞。快速老化亚系小鼠脾细胞产生抗体 IgG 水平的实验结果表明,快速老化亚系 SAMP8 脾细胞自分泌及 PWM 诱导产生的 IgG 水平均明显低于抗快速老化亚系 SAMR1,与文献报道一致。SAMP8 给予 LBP 后低下的 IgG 水平得到明显恢复。由于灌胃给予 LBP 对脾细胞抗体生成反应具有明显的促进作用,但对 CTL 细胞特异性杀伤 P815 瘤细胞的杀伤活性无明显作用。由此提示,LBP 可能主要是促进 B 细胞的功能而影响体液免疫反应,而对特异性细胞免疫反应无明显影响。

LBP 的较强的免疫活性是否与其化学成分中的糖与蛋白质以结合形式存在等因素有关还值得进一步研究,但 LBP 中的多糖和蛋白质含量较高可能是其免疫活性较强的一个重要原因。因此,在上述研究的基础上,张小锐等[3]进一步比较枸杞多糖缀合物 LBPF4 和其糖链 LBPF4-OL 活性之间的差异。体外研究结果显示,LBPF4 诱导脾细胞增殖是 B 细胞和 T 细胞依赖性的,但是 LBPF4-OL 诱导脾细胞则是 B 细胞依赖性的。ELISA 实验结果显示,LBPF4 和 LBPF4-OL 都能显著诱导巨噬细胞 TNF-α、IL-1β 和 NO 的产生,并且都能增强巨噬细胞的 吞噬活性。上述研究表明,LBPF4 能够增强 T 细胞、B 细胞和巨噬细胞的功能,LBPF4-OL 只 能增强 B 细胞和巨噬细胞的功能。该结果表明,LBP 和多糖蛋白缀合物的靶细胞有明显 不同。

(5) NK 细胞:有研究发现,枸杞多糖对 NK 细胞的杀伤活性有明显的促进作用。如 Huyan 等[13]发现,LBP 可通过诱导 IFN-γ 和穿孔素的释放而增强 NK 细胞的细胞毒活性,并 且这种作用可能与 LBP 能够增加 NK 细胞活化受体 NKp30 的表达,甚至在模拟微重力条件 下,LBP 能够恢复 NK 细胞活化受体 NKG2D 的表达,并减少 NK 细胞早期和晚期凋亡及细胞 坏死有关。抗体中和实验表明,LBP 激活 NK 细胞的作用可能与补体受体 3(CR3)有关。该 研究提示,多糖作为免疫调节剂能够促进公众健康,甚至对执行空间任务的宇航员身体健康 也大有裨益。

综上所述,目前已经明确 Mφ、DC、T 细胞、B 细胞和 NK 细胞都是 LBP 免疫作用的靶细 胞,并且 LBP 多糖链和多糖缀合物的靶细胞谱有明显差异,但是各靶细胞的特定靶细胞亚群 尚不明确,需要进一步深入研究。

2. 神经系统细胞 自 1977 年 Besedovsky 首次提出神经内分泌免疫调节网络学说以来, 大量研究表明,免疫系统与神经内分泌系统在结构和功能上有密切联系。祖国医学的整体 观及脏腑理论的主导思想着重强调机体各功能系统之间的协调关系是维护机体阴平阳秘的 基础。从这一角度出发,张永祥等[14]早在 1991 年就以神经内分泌免疫调节网络学说及祖国 医学的整体理论为指导思想,观察 LBP 对免疫功能的增强作用与下丘脑及脾单胺递质及肾 上腺皮质功能的相互关系,以探讨枸杞多糖的免疫调节机制与神经内分泌系统之间的联系。 最终发现,枸杞多糖增强免疫功能的机制可能部分是通过调节中枢下丘脑与外周免疫器官 脾交感神经释放去甲肾上腺素等单胺递质,以及肾上腺皮质释放肾上腺皮质激素等环节相 互协调而实现的。实际上,许多研究已经逐步揭示 LBP 对神经系统的影响,并初步阐明 LBP 神经调节作用的分子机制,现分述如下。

(1) 神经干细胞:有研究表明,LBP 对海马神经干细胞损伤可能有保护作用。研究人员 采用二甲基汞诱导海马神经干细胞损伤,发现正常对照组海马神经干细胞的分化率和微管 相关蛋白-2(microtubule-associated protein 2,MAP-2)阳性神经元周长分别为(6.500±0.81)% 和(166±8.16)μm;二甲基汞诱导组分别为(3.632±0.63)% 和(62.36±5.58)μm;LBP 单给 药组分别为(7.75±0.59)% 和(253.3±11.21)μm;二甲基汞+LBP 组分别为(5.92±0.98)% 和(111.9±6.07)μm。而二甲基汞组和二甲基汞+LBP 组星形胶质细胞的分化率分别为 (41.19±2.14)% 和(34.58±1.70)%。该结果提示,LBP 可能是通过抑制二甲基汞诱导的星 形胶质细胞非正常分化而促进新神经元的再生和发育[15]。

(2) 皮质神经元:据研究表明,血浆高半胱氨酸可增加患 AD 的风险。Ho 等[16]发现, LBP 对高半胱氨酸诱导的大鼠皮质神经元毒性有明显的保护作用。该保护作用可能与以下 机制有关,包括 LBP 能够减轻高半胱氨酸诱导的大鼠皮质神经元坏死和凋亡,减少 τ-1 蛋白 Ser198/199/202/396 和 214 位点的磷酸化和裂解,并且不影响 p-GSK3 β(Ser9/Tyr216)的磷 酸化水平,抑制 p-ERK 和 p-JNK 水平。该结果提示,LBP 可能有预防 AD 的作用。

(3) 视神经元:传统中医理论认为,枸杞具有明目的功效。Li 等[17]采用小鼠视网膜缺 血再灌注模型观察 LBP(1mg/kg)每日口服给药 1 次,连续给药 1 周对眼损伤的预防性保护 作用。结果表明,LBP 可有效预防视网膜神经元坏死、凋亡,神经胶质细胞活化,下调水孔蛋白4(aquaporin-4,AQP4)水平,以及保护血脑屏障完整性等作用。Mi 等[18]发现,LBP(1mg/kg)预防性给药1周对急性高眼压症引起的小鼠视网膜神经节细胞损伤有良好的保护作用。此外,有研究发现,LBP 虽然对青光眼大鼠模型的眼内高压无显著的改善作用,但对视网膜神经节细胞丢失、视神经元轴突退行性变有很好的保护作用[19]。LBP 的神经节细胞保护作用可能与其能够调节神经胶质细胞的活性有关[20-21]。这种调节作用主要与 LBP 可抑制炎症反应条件下 NF-κB 和 caspase-3 活化,抑制 HSP60 和 TNF-α 释放有关[22]。上述结果提示,LBP 可能具有视神经元保护作用。

(4) 海马神经元:Chen 等[23]观察 LBP 体外对大鼠海马神经元氧-葡萄糖剥夺再灌注(oxygen-glucose deprivation/reperfusion,OGD/RP)损伤的影响。结果显示,LBP 在 10~40mg/L 浓度范围可明显浓度依赖性地减轻神经元损伤和抑制乳酸脱氢酶释放,增强 SOD、GSH-Px 活性,降低丙二醛含量,减少胞内的自由钙离子[Ca^{2+}]$_i$ 浓度等。该研究提示,LBP 可能对大脑缺血再灌注损伤有保护作用。Chen 等[24]发现,LBP 对东莨菪碱诱导的认知和记忆缺损及神经元增殖和分化下降都有预防作用,该作用可能与 LBP 能够抑制氧化应激和细胞凋亡有关。上述研究提示,LBP 对学习记忆和神经元再生有改善甚至促进作用。

(5) 神经胶质细胞:虽然有不少研究证实 LBP 预防性给药对学习记忆和神经元损伤与再生有益,但是也有证据发现 LBP 预防性给药对脊髓损伤修复可能有害,相反损伤后治疗性给药却有利于损伤恢复。如 Zhang 等[25]研究发现,LBP 提前给药1周反而加大模型大鼠的脊髓损伤面积,而损伤后治疗性给药却能缩小损伤面积。该研究进一步发现,这种现象的发生可能与小胶质细胞/巨噬细胞 M1 和 M2 型在脊髓损伤早期和晚期的比例失调有关。在损伤早期,小胶质细胞/巨噬细胞 M1 型占明显优势,而损伤晚期 M2 型占优势,导致 LBP 预防性给药进一步加强 M1 型的功能,从而加重损伤面积;而损伤后治疗给药则加强 M2 型的功能,从而减轻损伤面积。该研究结果提示,采用预防性给药还是治疗性给药,是 LBP 在临床应用过程中需要注意的重要环节。

二、枸杞多糖活性相关信号通路

1. 受体

(1) TLR4/2:TLR4/2 是 LBP 调节 Mφ 功能的重要受体之一。研究人员采用抗体将 TLR4、TLR2 及 CR3 三种多糖活性相关受体进行封闭,发现封闭 TLR4 能明显浓度依赖性地抑制枸杞糖链 LBPF4-OL 诱导 Mφ 分泌 TNF-α 和 IL-1β,封闭 TLR2 对 LBPF4-OL 诱导 Mφ 释放 TNF-α 和 IL-1β 有一定的抑制作用,但无明显的量效关系;而封闭 CR3 则对 LBPF4-OL 诱导 TNF-α 和 IL-1β 释放完全没有作用。进一步研究发现,枸杞糖链 LBPF4-OL 能够明显诱导 C3H/HeN 小鼠,而不是 TLR4 基因突变 C3H/HeJ 小鼠巨噬细胞分泌细胞因子 TNF-α 和 IL-1β;同时也发现,LBPF4-OL 诱导 C3H/HeJ 小鼠脾淋巴细胞增殖的作用明显弱于 C3H/HeN 小鼠。为了明确该多糖与受体分子间是否存在直接结合,该研究进一步采用生物膜干涉技术观察 LBPF4-OL 与 TLR4 的相互作用的动力学过程。实验发现,阳性对照品 LPS 与 TLR4/MD2 有明显的结合与解离作用,而 LBPF4-OL 与 TLR4/MD2 分子无直接相互作用,但是 LBPF4-OL 能明显诱导腹腔 Mφ 及 Raw264.7 细胞表达 TLR4/MD2 分子[26]。此外,也有研究发现 anti-TLR2 或 anti-TLR4 对 LBP 诱导的树突状细胞功能改变有明显的阻断作用[27]。这些结果表明,TLR4 和 TLR2 是 LBP 的重要免疫活性相关受体。

(2) CR3:Ting 等[28]发现,LBP 可诱导 NK 细胞释放 IFN-γ 和穿孔素,从而增强其细胞毒活性。在模拟微重力条件下,LBP 还能够恢复 NK 细胞活化受体 NKG2D 的表达,并减少

NK 细胞早期和晚期凋亡及细胞坏死。抗体中和实验发现,LBP 激活 NK 细胞的作用可能与补体受体 3(CR3)有关,但 CR3 是否为 LBP 的直接作用受体尚未知晓。

(3) ETA/B:Mi 等[29]发现,LBP 的视神经节细胞保护作用可能与其调节内皮素 1(endo-thelin-1,ET-1)及其受体有一定关系。该研究发现:①在慢性高眼压条件下,视网膜的 ET-1 分子及其受体 ETB 的免疫活性增强,而 ETA 受体的免疫活性降低;②灌胃给予 LBP(1mg/kg) 3 周后,视网膜 ET-1 和 ETB 的表达水平下降,而 ETA 受体的表达水平增加,尤其是神经节细胞表达的变化更明显;③在视网膜血管中,和模型组相比 LBP 给药组 ET-1 和 ETA 分子的染色强度明显下降,而 ETB 分子的染色强度明显增强。该结果表明,LBP 可通过调节 ET-1 及其受体 ETA/B 而发挥其保护视网膜神经节细胞作用。

2. 胞内信号转导分子

(1) 钙离子:淋巴细胞受抗原、有丝分裂原等刺激,活化细胞膜表面的受体,主要通过 2 条信号转导途径即 Ca^{2+} 和腺苷酸环化酶 AC/cAMP 途径,最终导致增殖、分化和功能改变。有研究发现,LBP 在 10~100mg/L 浓度范围可浓度依赖性地增加脾细胞和腹腔巨噬细胞内的 $[Ca^{2+}]_i$,提示 LBP 对免疫活性细胞功能的促进作用可能与其诱导 $[Ca^{2+}]_i$ 增加有关。张新等报道枸杞多糖可升高小鼠脾淋巴细胞内的 cAMP 和 cGMP 水平。由此可以推测,LBP 可能通过 Ca^{2+}、cAMP、cGMP 等多种细胞内信息传递机制而发挥对免疫活性细胞功能的调节作用[9]。

Chen 等[23]发现,在神经节细胞缺血再灌注损伤细胞模型上,LBP 可抑制神经节细胞 $[Ca^{2+}]_i$ 的上调。相反在疲劳性亚健康模型小鼠实验中,枸杞多糖 LBP-4a 在调节其他指标的同时,还可增加腓肠肌细胞线粒体膜电位和钙离子浓度,并且低剂量给药组和高剂量给药组之间的量效比较有明显的差异[30]。另外 Zhang 等[31]发现,LBP 在抑制肝癌 QGY7703 细胞生长的同时,也能够增加细胞内的钙离子浓度和钙离子在胞内的分布。上述研究均表明,LBP 的活性与其对第二信使钙离子的调节作用相关。

(2) 酶及转录因子:目前已报道有多种转录因子和信号转导分子与 LBP 活性相关,包括转录因子 NF-κB、NFAT 和 AP-1,以及信号通路 PI3K/Akt/FoxO1、PI3K/AKT/Nrf2 和 PI3K/Akt/eNOS 等。NF-κB 可能是目前所发现的与 LBP 活性关系最为密切的转录因子。研究发现,LBP 对肠道缺血再灌注损伤的保护作用[32]、诱导树突状细胞成熟[33]、调节肿瘤微环境中的树突状细胞活性[34],以及对非酒精性脂肪性肝炎的肝细胞保护作用等都与其激活或抑制 NF-κB 活性有一定的关系[35]。与 LBP 活性相关且报道最多的信号转导分子则是 PI3K。有体外试验发现,LBP 在抑制乳腺癌 MCF-7 细胞增殖的同时,可明显抑制 PI3K 和磷酸化 PI3K 水平[36]。LBP 对非酒精性脂肪性肝炎的肝细胞保护作用也可能与其部分调节 PI3K/Akt/FoxO1 信号通路有关。在高脂肪饮食诱导的胰岛素抵抗小鼠模型上,LBP 表现出具有显著的调节 PI3K/AKT/Nrf2 通路的作用,这可能是 LBP 抗氧化与抗炎活性的重要机制[37]。在模拟绝经后心血管损伤反应大鼠模型中,LBP 对卵巢切除后心血管损伤反应的预防和治疗作用可能与其调节 PI3K/Akt/eNOS 通路有关[38]。这些研究表明,PI3K 分子可能是 LBP 发挥多种调节活性的关键靶点。

3. 其他相关分子

(1) 细胞因子:巨噬细胞、树突状细胞和神经胶质细胞是 LBP 的几种重要靶细胞,LBP 对这些靶细胞的调节作用可能与其诱导多种促炎性和抗炎性细胞因子表达有关。LBP 对多种促炎性细胞因子如 IL-1β 和 IL-6,对抗炎性细胞因子 IL-10 都有明显的调节作用。LBP 对主要来源于 T 细胞的细胞因子,如 Th1 型细胞因子 IL-2 和 IFN-γ、Th2 型细胞因子 IL-4 都有显著的调节作用。此外,LPB 对趋化因子 IL-8、抗肿瘤因子 TNF-α、抗病毒型细胞因子 IFN-γ 和 TGF-β₁ 等的调节作用也是依据不同的生理或病理条件而存在不同的调节作用。如在四氯化碳诱导的大鼠肝损伤模型中,LBP 具有增加抗炎性细胞因子 IL-10 释放的作用,对肝纤维化标志物 TGF-β₁ 及促炎性细胞因子 TNF-α 和 IL-1β 有抑制作用[39]。但也有实验发现,枸杞糖链 LBPF4-OL 体外能浓度依赖性地诱导多种细胞因子如 IL-6、IL-8 和 IL-10 的释放[40]。

（2）白细胞分化抗原:LBP 对 Mφ、树突状细胞及 T 细胞的调节作用方式之一就是影响这些靶细胞白细胞分化抗原的表达。研究发现,LBP 既能诱导 DC 又能诱导 Mφ 细胞 D40、CD80、CD86 和 MHC Ⅱ 分子的表达水平[41],表明 LBP 能够诱导这 2 种细胞活化并增强它们的抗原呈递功能。LBP 还可通过加速骨髓单个核细胞(BMNC)细胞周期由 G_0/G_1 期向 S 期转换、降低 BMNC 凋亡率,提高放射损伤小鼠 BMNC 的增殖能力,进而上调细胞表面黏附分子 CD49d 和 CD44 的表达,促进辐射损伤小鼠造血功能的恢复[42]。

LBP 对 T 细胞活化、增殖和分化相关抗原也有调节作用。研究发现,LBP 对 T 细胞有激活和促进增殖的作用,主要表现在 LBP 能诱导 T 细胞转录因子 NFAT 和 AP-1,并促进 T 细胞活化标记 CD25 和 T 细胞增殖诱导因子 IL-2 表达[43];LBP(10、20mg/kg)对经过新城疫苗免疫后的鸡外周血 CD4⁺/CD8⁺ T 细胞比例有显著的增加作用,提示 LBP 具有诱导 T 细胞分化抗原表达的作用[44]。

（3）抗体:LBP 可诱导 B 细胞向浆细胞转化,从而加强体液免疫功能。有研究发现,硫酸化枸杞多糖作为疫苗佐剂能显著增加新城鸡瘟疫苗诱导的免疫增强作用,如增加受试鸡的淋巴细胞增殖程度和血清抗体滴度[45];而非硫酸化的 LBP(10、20mg/kg)也能明显增强新城鸡瘟疫苗抗体滴度[46]。LBP3a 与 DNA 疫苗合用能明显升高小鼠外膜蛋白特异性抗体 IgG1、IgG2a 和 IgG2b 的水平,以及增强脾清除衣原体的能力[47]。这部分研究表明,LBP 具有增强体液免疫功能的特点,是潜在的疫苗佐剂。

（4）抗氧化酶:LBP 在多种动物模型中均被证实具有调节抗氧化酶的活性。如在非胰岛素依赖型大鼠糖尿病模型[48]、γ 射线照射大鼠模型、X 射线照射小鼠模型[49]、辐照诱导的大鼠肝损伤模型[50]、疲劳性氧化应激大鼠模型[51-52]、多柔比星诱导的急性心肌损伤模型[53]及 D-半乳糖诱导的小鼠衰老模型[23]等中,LBP 对超氧化物歧化酶(superoxide dismutase,SOD)、过氧化氢酶(catalase,CAT)和谷胱甘肽过氧化物酶(glutathione peroxidase,GSH-Px)水平或活性都有明显的增加或增强作用。一项随机、双盲临床研究发现,50 名 55~72 岁的健康成年人坚持服用 LBP 30 日后,抗氧化标志物 SOD 水平升高 8.4% 和 GSH-Px 水平升高 9.9%,与对照组比较则分别升高 8.1% 和 9.0%,而对照组自身前后的抗氧化标志物水平无明显变化。这些研究表明,LBP 确实有明显的抗氧化活性[54]。

第四节　结语与展望

多糖本身的结构决定其生物活性的多样性。LBP 作为一种生物反应调节剂,具有免疫调节及神经损伤保护等广泛的药理活性。那么 LBP 的这种广泛作用的共同分子机制是什么呢? LBP 对免疫和神经系统的影响是否存在相对特异性的分子机制呢?

当前研究表明,抗氧化活性是 LBP 发挥免疫调节和神经保护的共同机制之一。实际上,无论是基于模式生物还是临床研究都已经发现 LBP 具有增强 SOD、CAT 和 GSH-Px 活性的作用。并且有研究发现,LBP 的神经保护作用可能与其可调节抗氧化酶关键转录因子 Nrf2 表达有关[55]。而抗氧化剂对免疫系统的影响则已经有大量的报道。因此,LBP 的生物活性广泛的重要原因之一可能就是其抗氧化活性,该作用也可能是其具有调节免疫细胞功能和保护神经元的共同分子机制之一。除抗氧化这一共同机制外,LBP 的免疫调节和神经保护作用尚有各自不同的分子机制。LBP 调节 Mφ 和 DC 的作用已被证实与模式识别受体 TLR4相关,LBP 诱导 TLR4 基因突变小鼠淋巴细胞增殖和细胞因子分泌的活性显著下降。此外,抗体中和实验发现,LBP 激活 NK 细胞的作用可能与补体受体 3(CR3)有关。而 LBP 的视神经节细胞保护作用可能与其调节内皮素 1 及其受体 ETA/B 有一定关系。虽然当前研究只是发现这 2 类不同的受体分别介导 LBP 对免疫和神经系统的影响,但实际上神经组织细胞也表达 TLR4,而免疫组织肯定也存在 ETA/B[56],因此推测这种机制上的不同可能只是属于药理作用中的主要与次要作用的差别。

虽然目前对 LBP 的药理作用机制有了深入的认识,但是 LBP 对靶细胞的影响,以及其活性是否还与其他受体如 Dectin-1 有关,则尚未知晓。此外,LBP 与其他多糖研究一样,同样面临诸多瓶颈问题,如构效关系研究、高级结构研究及在体 ADME 等问题尚未解决。期待新理论和技术的突破能为多糖的科学研究带来新进展。

(张小锐,齐春会,周文霞,张永祥 中国人民解放军军事科学院
军事医学研究院毒物药物研究所)

参 考 文 献

[1] ZHENG Q Y,REN J W. An overview of *Lycium barbarum* polysaccharides on anti-aging[J]. Chinese horticulture abstracts,2014,30(12):48-52.

[2] QI C H,HUANG L J,ZHANG Y X,et al. Chemical structure and immunoactivity of the glycoconjugates and their glycan chains from the fruit of *Lycium barbarum* L. [J]. Chinese journal of pharmacology and toxicology,2001,15(3):185-190.

[3] ZHANG X R,LI Y J,CHENG J P,et al. Immune activities comparison of polysaccharide and polysaccharide-protein complex from *Lycium barbarum* L. [J]. International journal of biological macromolecules,2014,65:441-445.

[4] ZHANG Y X,XING S T,ZHOU J H. Effect of *Lycium barbarum* polysaccharides and their combination with corynebacterium parvum on the tumoristatic activity of peritoneal macrophages in mice[J]. Chinese journal of pharmacology and toxicology,1989,3(3):169-174.

[5] GAN L,ZHANG S H,LIU Q,et al. A polysaccharide-protein complex from *Lycium barbarum* upregulates cytokine expression in human peripheral blood mononuclear cells[J]. European journal of pharmacology,2003,471(3):217-222.

[6] CHEN Z S,SOO M Y,SRINIVASAN N,et al. Activation of macrophages by polysaccharide-protein complex from *Lycium barbarum* L. [J]. Phytotherapy research,2009,23(8):1116-1122.

[7] ZHU J,ZHAO L H,ZHAO X P,et al. *Lycium barbarum* polysaccharides regulate phenotypic and functional maturation of murine dendritic cells[J]. Cell biology international,2007,31(6):615-619.

[8] CHEN Z S,LU J H,SRINIVASAN N,et al. Polysaccharide-protein complex from *Lycium barbarum* L. is a novel stimulus of dendritic cell immunogenicity[J]. Journal of immunology,2009,182(6):3503-3509.

[9] QI C H,ZHANG Y X,CHEN B W,et al. Effects of *Lycium barbarum* polysaccharides on the splenocyte immune function of normal and aged model mouse and its possible mechanism in vitro[J]. Chinese journal of immunology,1999,15(9):419-424.

[10] YUAN L G,DENG H B,CHEN L H,et al. Reversal of apoptotic resistance by *Lycium barbarum* glycopeptide 3 in aged T cells[J]. Biomedical and environmental sciences,2008,21(3):212-217.

[11] CHEN Z S,BENNY K H T,CHAN S H. Activation of T lymphocytes by polysaccharide-protein complex

from *Lycium barbarum* L. [J]. International immunopharmacology,2008,12(8):1663-1671.

[12] QI C H,ZHANG Y X,ZHAO X N,et al. Immunoactivity of the crude polysaccharides from the fruit of *Lycium barbarum* L. [J]. Chinese journal of pharmacology and toxicology,2001,15(3):180-184.

[13] HUYAN T,LI Q,YANG H,et al. Protective effect of polysaccharides on simulated microgravity-induced functional inhibition of human NK cells[J]. Carbohydrate polymers,2014,101:819-827.

[14] ZHANG Y X,ZHOU J H,XING S T. Immunopotentiation effects of *Lycium barbarum* polysaccharides (LBP) and their relationship with momoamine transmitters and corticosterone in rats[J]. Bulletin of the academy of military medical sciences,1991,3(15):210-215.

[15] TIAN J Y,CHEN W W,CUI J,et al. Effect of *Lycium barbarum* polysaccharides on methylmercury-induced abnormal differentiation of hippocampal stem cells[J]. Experimental and therapeutic medicine,2016,12(2):683-689.

[16] HO Y S,YU M S,YANG X F,et al. Neuroprotective effects of polysaccharides from wolfberry,the fruits of *Lycium barbarum*,against homocysteine-induced toxicity in rat cortical neurons[J]. Journal of alzheimers disease,2010,19(3):813-827.

[17] LI S Y,YANG D,YEUNG C M,et al. *Lycium barbarum* polysaccharides reduce neuronal damage,blood-retinal barrier disruption and oxidative stress in retinal ischemia/reperfusion injury[J]. PLoS One,2011,6(1):e16380.

[18] MI X S,FENG Q,LO A C Y,et al. Protection of retinal ganglion cells and retinal vasculature by *Lycium barbarum* polysaccharides in a mouse model of acute ocular hypertension [J]. PLoS One, 2012, 7(10):e45469.

[19] CHAN H C,CHANG C C,I P K C,et al. Neuroprotective effects of *Lycium barbarum* Lynn on protecting retinal ganglion cells in an ocular hypertension model of glaucoma[J]. Experimental neurology,2007,203(1):269-273.

[20] CHIU K,CHAN H C,YEUNG S C,et al. Modulation of microglia by Wolfberry on the survival of retinal ganglion cells in a rat ocular hypertension model[J]. Journal of ocular biology,diseases,and informatics,2009,2(2):47-56.

[21] LI H Y,RUAN Y W,KAU P W F,et al. Effect of *Lycium barbarum*(Wolfberry) on alleviating axonal degeneration after partial optic nerve transection[J]. Cell transplantation,2015,24(3):403-417.

[22] TENG P,LI Y H,CHENG W J,et al. Neuroprotective effects of *Lycium barbarum* polysaccharides in lipopolysaccharide-induced BV2 microglial cells [J]. Molecular medicine reports, 2013, 7(6): 1977-1981.

[23] CHEN R,LI Y X,HAO Y J,et al. Protective effects of *Lycium barbarum* polysaccharide on neonatal rat primary cultured hippocampal neurons injured by oxygen-glucose deprivation and reperfusion[J]. Journal of molecular histology,2012,43(5):535-542.

[24] CHEN W W,CHENG X,CHEN J Z,et al. *Lycium barbarum* polysaccharides prevent memory and neurogenesis impairments in scopolamine-treated rats[J]. PLoS One,2014,9(2):e88076.

[25] ZHANG Y K,WANG J,LIU L,et al. The effect of *Lycium barbarum* on spinal cord injury,particularly its relationship with M1 and M2 macrophage in rats[J]. BMC complementary and alternative medicine,2013,13:67.

[26] ZHANG X R,QI C H,CHENG J P,et al. *Lycium barbarum* polysaccharide LBPF4-OL may be a new Toll-like receptor 4/MD2-MAPK signaling pathway activator and inducer[J]. International immunopharmacology,2014,19(1):132-141.

[27] ZHU J,ZHANG Y Y,SHEN Y S,et al. *Lycium barbarum* polysaccharides induce Toll-like receptor 2-and 4-mediated phenotypic and functional maturation of murine dendritic cells via activation of NF-kappa B

[J]. Molecular medicine reports,2013,8(4):1216-1220.

[28] TING H Y,LI Q,YANG H,et al. Protective effect of polysaccharides on simulated microgravity-induced functional inhibition of human NK cells[J]. Carbohydrate polymers,2014,101:819-827.

[29] MI X S,CHIU K,VAN G,et al. Effect of *Lycium barbarum* polysaccharides on the expression of endothelin-1 and its receptors in an ocular hypertension model of rat glaucoma[J]. Neural regeneration research,2012, 7(9):645-651.

[30] ZHAO R,CAI Y,SHAO X,et al. Improving the activity of *Lycium barbarum* polysaccharide on sub-health mice[J]. Food & function,2015,6(6):2033-2040.

[31] ZHANG M,CHEN H X,HUANG J,et al. Effect of *Lycium barbarum* polysaccharide on human hepatoma QGY7703 cells:Inhibition of proliferation and induction of apoptosis[J]. Life sciences,2005,76(18): 2115-2124.

[32] YANG X K,BAI H,CAI W X,et al. *Lycium barbarum* polysaccharides reduce intestinal ischemia/reperfusion injuries in rats[J]. Chemico-biological interactions,2013,204(3):166-172.

[33] ZHU J,ZHANG Y Y,SHEN Y S,et al. *Lycium barbarum* polysaccharides induce Toll-like receptor 2-and 4-mediated phenotypic and functional maturation of murine dendritic cells via activation of NF-kappa B [J]. Molecular medicine reports,2013,8(4):1216-1220.

[34] CHEN J R,LI E Q,DAI C Q,et al. The inducible effect of LBP on maturation of dendritic cells and the related immune signaling pathways in hepatocellular carcinoma(HCC)[J]. Current drug delivery,2012,9 (4):414-420.

[35] XIAO J,LIONG E C,CHING Y P,et al. *Lycium barbarum* polysaccharides protect rat liver from non-alcoholic steatohepatitis-induced injury[J]. Nutrition & diabetes,2013,3(7):e81.

[36] HUANG X,ZHANG Q Y,JIANG Q Y,et al. Polysaccharides derived from *Lycium barbarum* suppress IGF-1-induced angiogenesis via PI3K/HIF-1 alpha/VEGF signalling pathways in MCF-7 cells[J]. Food chemistry,2012,131(4):1479-1484.

[37] YI Y,WANG L,YAN L,et al. Dietary *Lycium barbarum* polysaccharide induces Nrf2/ARE pathway and ameliorates insulin resistance induced by high-fat via activation of PI3K/AKT signaling[J]. Oxidative medicine & cellular longevity,2014,2014:145641.

[38] YU N,YANG F,LENG X,et al. LBP regulates PI3K/Akt/eNOS signaling pathways in ovariectomized rat myocardium to exert antioxidative effect[J]. Chinese journal of pathophysiology,2016,32(8):1370-1375.

[39] WU P S,WU S J,TSAI Y H,et al. Hot water extracted *Lycium barbarum* and rehmannia glutinosa inhibit liver inflammation and fibrosis in rats[J]. American journal of Chinese medicine,2011,39(6): 1173-1191.

[40] ZHANG X R,ZHOU W X,ZHANG Y X,et al. Macrophages,rather than T and B cells are principal immunostimulatory target cells of *Lycium barbarum* L. polysaccharide LBPF4-OL[J]. Journal of ethnopharmacology,2011,136(3):465-472.

[41] CHEN Z S,MEI Y S,NALINI S,et al. Activation of macrophages by polysaccharide-protein complex from *Lycium barbarum* L. [J]. Phytotherapy research,2009,23(8):1116-1122.

[42] LI W,PANG H,ZHOU J,et al. Effects of *Lycium barbarum* polysaccharide(LBP) on peripheral blood and bone marrow mononuclear cells of X ray irradiated mice[J]. Radiation protection,2016,36(4):218-223.

[43] CHEN Z,KWONG H T B,CHAN S H. Activation of T lymphocytes by polysaccharide-protein complex from *Lycium barbarum* L. [J]. International immunopharmacology,2008,8(12):1663-1671.

[44] HAO W L,CHEN Z B,ZHAO R,et al. Effect of *Lycium barbarum* polysaccharide on immune function and anti-fatigue of sub-healthy mice[J]. Chinese journal of biologicals,2015,28(7):693-697.

[45] WANG J M,HU Y L,WANG D Y,et al. Sulfated modification can enhance the immune-enhancing activity

of *Lycium barbarum* polysaccharides[J]. Cellular immunology,2010,263(2):219-223.

[46] QIN R L,CHU Y C,LIAN J F,et al. Immunoregulation of *Lycium barbarum* polysaccharide in vaccinated chickens[J]. Journal of animal and veterinary advances,2012,11:3105-3110.

[47] LING Y,LI S W,YANG J J,et al. Co-administration of the polysaccharide of *Lycium barbarum* with DNA vaccine of chlamydophila abortus augments protection[J]. Immunological investigations,2011,40(1):1-13.

[48] WU H,GUO H W,ZHAO R. Effect of *Lycium barbarum* polysaccharide on the improvement of antioxidant ability and DNA damage in NIDDM rats[J]. Yakugaku Zasshi-journal of the pharmaceutical society of Japan,2006,126(5):365-371.

[49] ZHOU J,PANG H,LI W B,et al. Effects of *Lycium barbarum* polysaccharides on apoptosis,cellular adhesion,and oxidative damage in bone marrow mononuclear cells of mice exposed to ionizing radiation injury[J]. BioMed research international,2016,2016:4147879.

[50] LI X L,ZHOU A G,LI X M. Inhibition of *Lycium barbarum* polysaccharides and Ganoderma lucidum polysaccharides against oxidative injury induced by gamma-irradiation in rat liver mitochondria[J]. Carbohydrate polymers,2007,69(1):172-178.

[51] SHAN X Z,ZHOU J L,MA T,et al. *Lycium barbarum* polysaccharides reduce exercise-induced oxidative stress[J]. International journal of molecular sciences,2011,12(2):1081-1088.

[52] DUAN C B,SUN Z J. Supplementation of *Lycium barbarum* polysaccharides protection of skeletal muscle from exercise-induced oxidant stress in mice[J]. African journal of pharmacy and pharmacology,2012,6(9):643-647.

[53] XIN Y F,WAN L L,PENG J L,et al. Alleviation of the acute doxorubicin-induced cardiotoxicity by *Lycium barbarum* polysaccharides through the suppression of oxidative stress[J]. Food and chemical toxicology,2011,49(1):259-264.

[54] AMAGASE H,SUN B X,BOREK C. *Lycium barbarum*(goji) juice improves in vivo antioxidant biomarkers in serum of healthy adults[J]. Nutrition research,2009,29(1):19-25.

[55] HE M H,PAN H,CHANG R C C. Activation of the Nrf2/HO-1 antioxidant pathway contributes to the protective effects of *Lycium barbarum* polysaccharides in the rodent retina after ischemia-reperfusion-induced damage[J]. PLoS One,2014,9(1):e84800.

[56] TINAZZI E,PUCCETTI A,PATUZZO G,et al. Endothelin Receptors Expressed by Immune Cells Are Involved in Modulation of Inflammation and in Fibrosis:Relevance to the Pathogenesis of Systemic Sclerosis[J]. Journal of Immunology Research,2015,2015:147616.

第三十四章

网络药理学及姜黄素的研究进展

在过去的几十年中,药物研发的方法和技术均取得一定的进步,资金投入也逐渐增加,但在同一时期内被批准或转化为临床应用的新药数量却显著下降,医药产业的生产力总体上呈下降趋势。目前普遍认为,药物研发的这种"损耗"可归因于抗药性、人群的异质性所导致的药效低下及在临床前研究中候选药物的安全性和毒理学性质[1],而最主要的损耗来自晚期临床试验的高失败率,这些因素共同导致药物生产力的下降[2]。

许多药物通过调节多个靶点产生生物学效应。药物多靶点效应的发现及生物网络的理论催生了一种新的研究模式,即多向药理学(polypharmacology),其主要研究作用于疾病相关网络的多靶点药物[2-3]。姜黄素是一种典型的多靶点药物,它具有抗氧化、抗炎、抗癌、抑制生长、抗风湿、抗菌、促进伤口愈合和提高记忆等功效[4]。此外,Goel 和 Aggarwal 在 2010 年发现姜黄素还有肿瘤的化学预防、放化疗增敏的效应。网络药理学也是研究传统中药(traditional Chinese medicine,TCM)的一种新方法。在传统中药研究中,网络药理学有很多应用,如数据收集、靶点预测、网络可视化、多组分相互作用和网络毒理学等[5],将网络药理学应用于传统中药的研究可能是一个重要的方向。

第一节　网络药理学概述

网络药理学是在网络生物学和多向药理学基础上发展起来的一种全新的药物研发方法,包括系统生物学、网络分析、连通性研究、丰余性研究和基因多效性研究。"网络药理学"的概念由 Hopkins 提出,强调从"一个靶点,一个药物"向"网络靶点,多组分治疗"的范式转变。

对于复杂的系统性疾病如肿瘤、心血管疾病、艾滋病和神经变性疾病,单靶点药物干预的效果并不理想,而多靶点药物可能会有良好的效果和更小的毒副作用[6]。研究多靶点药物,靶点信号网络分析是一个非常重要的方法,它具有研究复杂网络关系的能力,药物开发通常需要网络药理学方法来解决诸如缺乏有效性或对单靶点化合物的耐药性等问题[7]。并且网络药理学在提供药物研发新思路的同时,还有助于进一步理解毒副作用等导致药物研发失败的原因[2]。基于目前数据类型多样且数据量庞大的公共数据库,网络药理学有助于多种实用网络模型的构建及药物靶点的预测。此外,它还有助于使用高通量筛选和生物信息学方法构建预测性"药物-靶点-疾病"的网络模型,通过比较药物与其靶点模型的相互作用,研究药物在生物学网络上作用的基本机制[5]。

目前已有一些数据库、算法及相应的软件用于网络药理学研究中。药理学相互作用网络数据库(pharmacology interaction network database,PhIN)通过确定共享化合物或活性脚手架蛋白的数量提供信号途径相互作用的靶点网络[8];特异性疾病中药物和基因/蛋白质之间的分子连接图(molecular connectivity map)数据库作为功能性方法是非常有价值的,它可以作为候选药物的治疗和毒理学分析的工具[9];心血管疾病草药数据库(cardiovascular disease herbal database,CVDHD)有助于对从心血管疾病相关草药中分离的天然产物进行虚拟筛选和药物开发[10]。Azmi 等[11]也证明网络药理学在设计有效的抗肿瘤药配伍中的应用。因此,网络药理学方法对研发新的治疗方法及开发已批准药物的新的适应证有一定的促进作用。以下列出网络药理学常用的数据库(表 34-1)及算法和软件(表 34-2)。

表 34-1　网络药理常用的数据库

类型	名称	简介
传统中药相关数据库	TCM-Mesh	中药制剂网络药理学分析的数据库和数据挖掘系统的整合
	TCM database@ Taiwan	用于虚拟筛选的世界上最大、最全面的免费中医小分子数据库
	HIT	FDA 已批准药物和有前景的前体化合物的蛋白靶点信息数据库
	TCMSP	聚焦于药物、靶点和疾病之间关系的中药系统药理学平台
	TCMID	在中医和现代生命科学之间架起桥梁的综合数据库
药物相关数据库	Drugbank	生物信息学和化学信息学资源平台,将详细的药物数据与全面的药物靶点信息相结合的数据库
	STITCH	化学药品和蛋白质之间的相互作用关系的数据库
	ChEMBL	包含大量具有类药属性和生物活性化合物的结合、功能和 ADMET 信息的开放数据数据库
	PubChem	用于分析小分子生物活性的公共信息系统
靶点相关数据库	STRING	已知及预测的蛋白质-蛋白质相互作用的数据库
	HPRD	整合人类在健康和疾病状态下蛋白质功能的数据库
	MINT	收集经实验验证的蛋白质-蛋白质相互作用的数据库
	KEGG	生物分子通路数据库
	OPHID	蛋白质相互作用信息数据库
	IntAct	免费提供的开源数据库系统和分子相互作用数据的分析工具
	Reactome	免费、开源、数据经过编审和同行评审的生物分子通路知识数据库
	HAPPI	全面的手动注释和预测的蛋白质相互作用的在线数据库
疾病相关数据库	OMIM	全面、权威的人类基因和遗传表型汇编,每日更新
	dbNEI	神经内分泌免疫系统及其相关疾病和药物数据库
	GAD	复杂疾病和失调的遗传关联数据的数据库

表 34-2　网络药理学相关的算法和软件

类型	名称	简介
算法	Random walk	在相似的药物通常针对相似的目标蛋白的假设下,一种大规模预测潜在药物-目标相互作用的算法和随机漫步的框架
	CIPHER	基于网络的疾病基因预测方法
	NIMS	基于网络靶标的多成分协同作用和药物组合预测方法
	SAF	协同作用评价因子
	LMMA	疾病特异性的生物分子网络构建方法
	CSPN	疾病特异性的通路网络构建方法
	GIFT	基于全局优化的药物-靶标相互作用特征预测方法
	DGPsubNet	基于药物-基因-疾病相干子网,筛选药物和疾病共同相关的基因功能模块
	sGSCA	基于基因共表达标签的通路网络分析方法
	ClustEx	疾病特异性的基因模块分析方法
	drugCIPHER	基于网络的药物靶标和功能预测方法
	comCIPHER	药物-基因-疾病的网络共模块分析方法
	CIPHER-HIT	基于模块化分析的疾病基因预测方法
	DMIM	中药方剂的药物网络构建方法
	NADA	基于网络靶标的药物作用预测方法
软件	Cytoscape	用于生物分子相互作用网络综合模型的软件环境
	Pajek	用于复杂网络分析的工具

第二节　网络药理学与抗肿瘤药的研发

恶性肿瘤是由多种生物信号网络变化而引起的复杂疾病,单靶点治疗往往效果欠佳。通过阐明并利用人体细胞的信号网络及它们在不同类别肿瘤中的改变,寻找能作用于多条通路的药物或药物配伍,进而抑制肿瘤,将成为一种治疗肿瘤的有效方法。

细胞具有复杂的生理网络,能够在多种形式的干扰中维持一定的稳态,虽然单靶点药物能阻断疾病通路中的 1 个节点或 1 条通路,但细胞能通过其他代偿机制恢复被阻断的功能。此外,改变或去除单个蛋白质也会影响正常细胞的功能。为了增加药物的有效性,生物网络中的干预一方面应当是多靶点的,但另一方面也应该是高度选择性的,以使正常细胞或器官不受副作用的影响。随着网络生物学的发展,肿瘤多层面、多通路相互作用的知识显著增加,这将有助于更好地理解并构建药物复杂作用机制的特征数据集(signature data set)[12]。基于网络生物学和多向药理学的系统研究方法,网络药理学能够用于复杂疾病如抗肿瘤药的开发。

一、癌症亚型的分子分类

癌症亚型的分类对理解、诊断和治疗癌症至关重要。网络药理学有助于对组织学上不可区分的癌症亚型进行分子分类。癌症基因组图谱(the cancer genome atlas,TCGA)研究网络对不同的恶性肿瘤进行全面的分子特征分析。特征分析结果表明,根据汇聚于共同通路的表观遗传改变,每种单一组织的癌症类型都可以进一步划分为3~4种亚型[13]。Tian等[14]开发了一种网络约束的稀疏多项式 Logit 模型(network constrained sparse multinomial logit model),可用于癌症亚型的预测。Zhang 等[15]开发了基于图拉普拉斯正则化的 Logistic 回归(Logistic regression with graph Laplacian regularization),是与肿瘤亚型相关的关键途径和模块的有效算法。

二、癌细胞中可以作为靶点的信号网络

驱动肿瘤发生和发展的复杂信号网络大都可以作为肿瘤治疗的靶点。与耗时的实验室实验相比,用网络生物学方法对各种药物的主要通路进行研究,将更适合于抗肿瘤药的发现。Cerami 等[16]进行自动网络分析以鉴定胶质母细胞瘤的核心途径,他们已经确定涉及 p53、Rb、PI3K 和受体蛋白激酶的2个最大的信号模块,发现胶质母细胞瘤进展中新的候选驱动因子,包括 AGAP2/CENTG1 分别是一个癌基因和一个 PI3K 通路的激活剂。因此,对可能成为新靶点的各种分子途径的系统性研究有助于开发新的肿瘤诊断和治疗工具。可能驱动肿瘤发生和发展的信号网络如下。

1. DNA 损伤反应网络　　DNA 损伤反应网络由2个相互关联的途径组成,包括核心激酶、毛细血管扩张性共济失调突变(ataxia telangiectasia mutated,ATM)、共济失调毛细血管扩张症和 RAD3 相关蛋白(ataxia telangiectasia and RAD3-related protein,ATR)。作为对 DNA 损伤的反应,这些激酶会募集感受器、传感器和效应蛋白,并调节细胞周期检查点,影响 DNA 修复和凋亡[17-19]。目前可用的 DNA 损伤性化疗会诱导基因突变,这是靶向 DNA 损伤途径的化疗药物的主要问题[20]。针对 DNA 损伤途径和化疗的网络药理学方法将有利于开发出选择性靶向的关键组分,以增强抗癌疗效并减少化疗诱导的突变。

2. Wnt/β-catenin 网络　　该网络对于许多基本生物过程如胚胎发育、细胞恶性生长、炎症等至关重要。在该途径关键节点处的异常会导致其过度激活及干细胞增殖和自我更新、迁移、分化,最终导致癌症的发生和转移。Wnt 是含脂质的糖蛋白配体,它能激活 β 连环素(β-catenin)的转录活性。糖原合成酶激酶3的蛋白质复合物(GSK3β)、酪蛋白激酶1(CK1)、支架蛋白(AXIN)和具有肿瘤抑制作用的腺瘤性结肠息肉蛋白(APC)均可以通过磷酸化调节 β-catenin[21]。

3. 自噬网络和 PI3K-Akt-mTOR 信号通路　　自噬是一种分解代谢的降解过程,受自噬相关基因(autophagy-related gene,ATG)调控。自噬的调节主要通过哺乳动物雷帕霉素靶蛋白(mTOR)信号通路。自噬网络在肿瘤中的作用和调控十分复杂,大多数研究表明抑制自噬有利于抑制肿瘤[22]。基于网络的方法能鉴定出发生改变的自噬相关的基因,这些基因与特定种类或亚型的肿瘤相关,在对应的肿瘤中调节自噬基因可能有利于患者存活[23]。

这些基于网络的研究提示自噬途径可能是肿瘤治疗的靶标之一。PI3K-Akt-mTOR 信号级联分子控制细胞增殖、分化、代谢和细胞骨架重组,诱导细胞凋亡或细胞存活,该途径的激活会导致肿瘤进一步发展及对抗癌治疗产生抗性[24-25]。第一代 mTOR 抑制剂尽管在临床前模型中有较高的活性,但由于缺乏患者选择性及出现耐药性,临床试验结果欠佳[26]。网络药理学方法可以同时考虑患者的多样性和耐药性机制来选择靶向药物进而克服这些缺点。

4. 上皮-间质相互作用网络　上皮-间质的联系在肿瘤中发挥关键作用,涉及上皮-基质相互作用网络的分子包括细胞因子、脂肪因子、蛋白酶、血管生成因子和生长因子。最近,有人在乳腺癌中使用转录组数据进行上皮间质共表达网络的系统水平分析[27],类似的结果有助于高效治疗肿瘤药物的发现。

5. 血管生成途径　肿瘤血管生成在肿瘤生长、增殖和转移中起关键作用。而血管内皮生长因子(VEGF)是促进血管生成的主要物质之一,其在血管生成的所有阶段均起作用。目前已经开发了几种 VEGF 途径的靶向药物,然而宿主的变异性对目前可用药物的治疗结果影响很大[28]。而在使用网络药理学方法改善药物治疗效果时,可以将宿主变异性纳入考虑范围,进而设计特异性更高的药物。

6. 线粒体网络　线粒体功能异常可以改变细胞周期、基因表达、代谢、细胞活力及其他已建立的细胞生长和应激反应。多种肿瘤表现出糖酵解和三羧酸循环中关键酶的表达和活性异常[29-30]。已有报道表明,线粒体在肿瘤的凋亡、坏死和自噬中均有重要作用,阐明肿瘤中线粒体功能障碍后的分级级联反应是一个全新思路,有助于鉴定潜在的分子靶点。系统生物学方法能够用于这些潜在靶点的药物研发。

7. 内质网应激　内质网(ER)可以合成蛋白质、脂质和固醇,并维持钙稳态。未折叠蛋白反应(unfolded protein response, UPR)代表细胞适应损伤和 ER 应激(例如缺氧、低 pH 和营养缺乏)及恢复 ER 稳态的存活因素。ER 应激和 UPR 信号与肿瘤和其他多种疾病有关。UPR 代表基因表达重塑中的重要途径,其有助于预防肿瘤发生。氧化应激和 ER 应激相互联系,导致形成错误的二硫键和不正确的蛋白质折叠,在 ER 腔中积累的错误的和未折叠的蛋白质反过来又激活 UPR。

ER 应激的慢性激活能抑制 Akt-mTORC1 通路,而急性应激则激活 Akt-mTOR 信号[31]。氧化应激抑制 mTORC1 进而抑制线粒体中的氧化应激。mTORC1 的持续存在会激活 UPR,UPR 相关蛋白被激活以恢复稳态,但它们也可以诱导凋亡和坏死[32]。UPR 信号还启动与 ER 应激无直接联系的其他肿瘤相关事件,如血管生成、基因组不稳定性、转移和免疫调节。靶向 ER 应激信号通路和 UPR 是用于开发新型抗肿瘤药的极具吸引力的策略[33]。

8. 氧化还原生物学网络　活性氧(ROS)是信号转导的关键,并且参与细胞内稳态的维持。虽然 ROS 可以促进肿瘤的发生和发展,但也可用于肿瘤的治疗。由于高浓度的 ROS 对细胞有害,肿瘤微环境中高水平的 ROS 会对细胞产生破坏作用,从而抑制肿瘤生长。基于氧化应激的疗法如放射法或光动力疗法可作用于肿瘤中的氧化还原生物学网络。由于治疗结果取决于不同肿瘤细胞对 ROS 的敏感性,因此肿瘤细胞自身代谢和氧化状态的网络特征有助于以 ROS 为基础的疗法获得更好的效果[34]。

三、鉴定肿瘤中异常的新网络

网络药理学有助于识别在各种类型肿瘤中异常的信号转导通路(signal transduction pathway,STP)。Jaeger 等[35]进行因果网络分析,用于预测驱动肿瘤的信号通路和相关化合物靶点。他们在三阴性乳腺癌中发现几种已知的但十分令人意外的及未知的通路。卵巢癌肿瘤组织中异常的信号通路也能通过异常信号通路随机分析(causal analysis of STP aberration,CASA)和信号通路影响分析(signaling pathway impact analysis,SPIA)工具进行分析,进而归入 TCGA 基因表达水平数据集[36]。

四、泛癌网络分析

TCGA 中各种肿瘤突变网络的泛癌网络分析有助于鉴定肿瘤中突变的亚网络,并有助于研究特定肿瘤亚型新的诊断和治疗方法[37]。

在过去的几年中,科学家已经发现许多有助于肿瘤发生、发展的新信号网络,也逐渐意识到癌细胞中复杂的变化几乎不可能被单靶点药物所纠正,新的治疗方法必须能够抑制整个恶性肿瘤调节网络,网络药理学可以为开发满足这一要求的新一代药物提供一个平台。

第三节　网络药理学方法与组学研究的关系

网络药理学是系统地揭示复杂生物学关系的有力工具。在肿瘤和其他疾病中,网络药理学依赖"组学"方法来检测细胞或分子对药物的响应情况及患者的病理生理过程。多种组学产生的数据有助于构建从基因组学到代谢组学水平的网络,以便将疾病状况下的分子过程分类。多组学肿瘤数据库为数据整合创造条件,有利于进一步理解肿瘤及临床和生物学上的肿瘤分层[38]。

网络药理学用到的"组学"方法主要有以下几种。

1. 基因组学　在网络药理学中,基因组学被广泛用于肿瘤分层,其中体细胞突变分析是一个有前景的方法。Hofree 等[39]收集 TCGA 中 3 种肿瘤(卵巢癌、子宫癌和肺腺癌)的体细胞突变谱,并从生物信息上将它们聚类为显著不同的肿瘤亚型。还有一种称为"AMARETTO"的算法应用于卵巢癌 TCGA 数据,鉴定出多个新的肿瘤驱动基因。

2. 表观基因组学　复杂的生物通路及多样的表观遗传因素均能影响癌症的表型,故采用系统生物学方法建模来探索基因-环境相互作用和治疗效果十分有意义。对表观遗传学变化的分析产生大量与预后相关的基因数据,利用系统生物学方法对表观遗传基因可进行肿瘤分期相关的分类。表观遗传亚网络分析鉴定出 7 个保守的基因,它们在肺腺癌的所有阶段均表达[40]。有报道表明,HOXD3、ARHGDIB、AGAP2 基因的甲基化状态参与了鳞状细胞肺癌的细胞信号转导并影响其细胞骨架的组织。此外,这些基因的甲基化状态与患者的预后相关。Gnad 等[41]使用差异基因表达和相关网络分析来确定肿瘤中失调的表观遗传调节基因,发现癌基因 EZH2 是癌症中最有意义的过表达基因。表观基因组学在毒理学中也发挥作用,例如真菌毒素、赭曲毒素引起特定的表观遗传变化与这些毒素的致癌活性有关。系统生物学方法还揭示表观遗传的功能失调,例如提示心脏和神经嵴表达衍生物 2(HAND2)是子宫内膜癌的关键抑制因子[42]。

3. 转录组学　通过微阵列杂交、RNA 测序等对信使 RNA(mRNA)、非码 RNA 和小干扰 RNA(siRNA)的转录组分析促进对肿瘤进展和化疗的理解。此外,通过系统生物学方法在 TCGA 数据库中发现一些新的成药靶点[43]。

4. 蛋白质组学　蛋白质组学技术常用于检测疾病和检查对治疗的反应。蛋白质组学数据经常结合转录组学数据进行分析,用于药物-靶标相互作用和配体-受体相互作用的预测。蛋白质组学的另一个应用是磷酸化蛋白质组学,能确定蛋白质的不同磷酸化状态,从而设计具有更好效果的治疗方案[44]。由于转录组分析不能有效揭示蛋白质-蛋白质相互作用网络和信号转导途径,蛋白质组学技术例如药物蛋白质组学在药物研发中就有十分重要的作用。应用药物蛋白质组学方法来预测各种靶向抑制剂的联合使用,可有效治疗晚期转移性肿瘤。不同药物的联合可以根据肿瘤中改变的信号通路进行药物选择[45]。

5. 代谢组学　在基因组控制下的细胞代谢的研究称为代谢组学。肿瘤中的许多代谢通路失调(例如糖酵解的 Warburg 效应),这些代谢通路是由基因如 c-*MYC* 控制的。肿瘤的全基因组代谢组模型(genome-wide metabolomic model,GWMM)是对代谢组进行网络分析的一种新方法,为代谢药物之间的相互作用研究提供新的思路,有助于给出对正常细胞有最小副作用的抗肿瘤药的最佳组合[46]。代谢组学技术有十分美好的前景,但也有其自身的局限性。在 Recon1 GWMM 中,使用 Eflux 算法进行系统生物学分析,结果发现 13 个不同的癌细胞系中代谢途径的变化与相应基因的上、下调关系并不密切[47]。因此,在代谢组学用于辅助肿瘤诊断和治疗之前,其数据需要仔细解读分析。

第四节　网络药理学和药物发现

由于结构和生物活性的多样性,多靶点的天然产物一直是抗肿瘤药研发的宝库,天然产物(如草药)也在世界各地的卫生保健中发挥重要作用。

单靶点候选药物在临床阶段的失败率较高,即使是针对生物学机制十分清楚的靶点。这就引发许多科学家的思考,即单一靶点靶向治疗肿瘤是否是一个正确的方法。网络药理学的优势在药物发现,特别是在药物再利用和多向药理学中变得越来越重要[48]。多向药理学方法有助于多靶点化合物的筛选,现有药物的多靶点药理学性质提示该药物可能具有新的治疗效果,即"药物再利用"或"老药新用"[49-50]。多向药理学与网络生物学的结合提供研究配体-靶标相互作用的机会,扩展可用药物靶点的空间,为药物筛选和发现奠定基础。网络药理学方法将促进基于结构的药物设计,预测药物的副作用,并预测药物对生物分子和信号通路的影响[51]。虽然单靶点药物可能有更高的肿瘤特异性,对正常组织的副作用较小,但这种药物更易于产生耐药性。相应靶蛋白的突变可能导致这种药物的失效。相比之下,即使其中的 1 个靶点出现突变,作用于多个靶点的药物的活性不会受到较多影响。大多数天然化合物作用于多个而不是单个靶点来发挥其生物活性。可以推测,在生命的进化过程中,自然选择压力有利于多靶点特异性化合物的出现,因为它们使生物体在生存斗争中更成功、更具竞争力。

网络药理学具有系统性靶点识别的能力及通过多靶点特异性天然化合物靶向这些靶点的可能性[52]。复杂蛋白质网络中的高度连接的节点比其他节点更容易受整个网络的药理作用所抑制[53]。然而,并非网络中的所有蛋白质节点都可以被药物抑制。据估计,在目前已知的蛋白信号网络中,只有约15%的靶点是可成药的。基于网络药理学方法研究中草药或天然产物,可以考虑以下几种策略。

（1）如果植物或草药混合物的生物活性和化学成分是已知的,则可以考虑使用网络药理学方法去研究。这种方法是基于它们在传统医学中的经验性应用。在某种程度上,草药混合物与合成药物和多靶点药物的多药联合治疗效果相当[54]。

（2）对于单靶点化合物和植物化学制剂,通过选择性多向药理学方法也可以实现多靶点特异性治疗的目的[55-56]。许多药物与多个靶点反应的多样性在过去被认为是脱靶而被否定。在网络药理学的背景下,脱靶效应可能被重新解释为更广泛的多靶点药理学特征。

（3）网络药理学强调细胞协同致死的潜力[57]。正常细胞中非必需的蛋白质如果与肿瘤网络有联系,则可能与治疗有关,它们的组合消除或抑制可改善或协同清除肿瘤细胞。许多单基因或蛋白质敲除对肿瘤生长没有或只有微弱的影响,是因为在正常组织中存在功能性的冗余蛋白功能和信号转导途径的补偿,这类在生物的正常生理学中有意义的机制可能成为肿瘤治疗的一个问题。解决这个问题的方法是不要单纯敲除单个致病蛋白,而是通过网络药理学,采用多靶点天然产物或复杂的药物组合作用于整个致病网络,靶向肿瘤网络中的多个靶点。

如有人用网络药理学方法揭示茶多酚对包括肿瘤在内的各种疾病的多种生物活性,总共鉴定200个人类靶点,阐明茶多酚对肿瘤、糖尿病、神经变性疾病、心血管疾病、肌肉疾病和炎症的多效性机制。最近出现一个新的整合的草药系统药理学（herbal medicine system pharmacology,HMSP）平台,可以用于研究草药在分子水平的机制。该平台支持ADME预测、药物靶标生成和疾病相关的生物数据的处理[58]。也有研究使用网络药理学方法阐明TCM中的益气补血药物对机体、器官和能量系统的平衡和恢复机制[59]。

网络药理学方法将有助于个性化医疗中的治疗策略的选择。利用TCGA分析得到的各种肿瘤的全基因组数据可以预测辅助化疗后的临床结果。此外,网络药理学的数据有助于医生基于患者肿瘤的独特分子特征进行个体化药物治疗,以控制转移性结直肠癌[60-61]。有研究者从1 019个肿瘤样品和482个细胞系的基因组谱中预测总共4 104个候选靶点,但这些靶点需要进一步的实验来验证其作为治疗监测的生物标志物的适用性[62]。

预测生物标志物可能是克服耐药性的方法之一。基于此,酪氨酸激酶-非小细胞肺癌的小分子抑制剂已被批准用于临床应用,这是朝向个体化用药的显著进步。代谢谱在临床检测和解决靶向药物治疗的抗药性问题方面都有重要的作用。目前已有研究通过代谢组学的方法发现伊马替尼治疗白血病以及胃肠道间质瘤过程中的耐药机制及全新靶点,有助于以后解决伊马替尼耐药性的问题[63]。

肿瘤研究中的一个重要课题是预测肿瘤患者的预后。网络药理学可能是预测患者生存时间的有力工具。Ritchie等提出了一种整合多种组学数据的研究框架,通过分析TCGA数据库中多维（meta-dimensional）的"组学"数据,预测乳腺癌患者的存活时间[64]。此外,使用TCGA数据开发基于网络的分析工具来检测与卵巢癌患者的临床结果有关的基因-基因相互作用。网络药理学的各种代表性方法和应用在图34-1中示出。

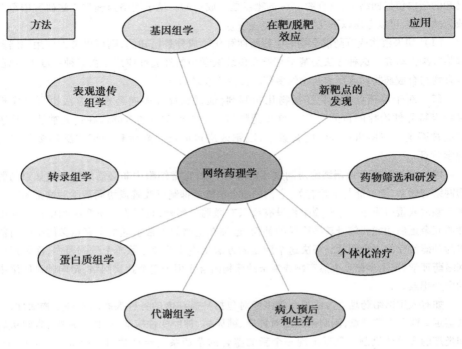

图 34-1　网络药理学方法和应用

第五节　姜黄素的分子靶点

姜黄(turmeric)是东南亚地区的传统药物。姜黄中具有生物活性的最重要的化学成分是从其根茎中提取出来的姜黄素类化合物,包括姜黄素(curcumin,分子式为 $C_{21}H_{20}O_6$,分子量为 368.39)、去甲氧基姜黄素(demethoxycurcumin,分子式为 $C_{20}H_{18}O_5$,分子量为 338.35)和双去甲氧基姜黄素(bisdemethoxycurcumin,分子式为 $C_{19}H_{16}O_4$,分子量为 308.33)。姜黄素在姜黄中的含量高于后两者,约占全部姜黄素类化合物的 77%,是姜黄发挥生物活性的主要成分。姜黄素是一种疏水性多酚,可溶于乙醇、丙酮和二甲基亚砜,具有广泛的生物和药理活性,可用于治疗肿瘤、糖尿病、炎症、神经退行性疾病、心血管疾病、代谢综合征、肝病等。近年来,姜黄素在抗肿瘤方面因副作用较少而受到众多研究者的关注,其抗肿瘤作用机制主要包括抑制多种细胞信号通路、抑制肿瘤的侵袭和迁移、诱导肿瘤细胞凋亡等。

研究证实,姜黄素可以保护人血管内皮细胞免受氧化应激通过自噬造成的损害。此外,我们实验室研究发现姜黄素可以通过促进自噬而产生对内皮细胞的保护作用。H_2O_2 能特异性诱发自噬反应而导致细胞活力丧失,而用姜黄素预处理则能显著改善人脐静脉内皮细胞(HUVEC)暴露于 H_2O_2 时的存活情况。暴露于 H_2O_2 时,姜黄素处理的 HUVEC 上调微管相关蛋白 1 轻链 3-Ⅱ(LC3-Ⅱ)的水平、自噬体的数量和 p62 的降解。姜黄素可以促进 BECN1 表达和抑制 PI3K-Akt-mTOR 信号通路。在氧化应激情况下,姜黄素还可以逆转

FOXO1(自噬调节物)核定位,并使 FOXO1 的细胞质乙酰化水平升高及促进乙酰化 FOXO1
和 ATG7 的相互作用。此外,通过 shRNA 敲除 FOXO1 不仅抑制姜黄素诱导的保护作用,而
且抑制自噬过程。这些结果表明姜黄素能诱导人内皮细胞自噬。这些数据揭示一种全新的
保护机制,FOXO1 在调节 HUVEC 自噬中起关键作用,并说明在诱导 HUVEC 中有益的自噬
时,姜黄素通过该机制而产生作用,这可能是潜在的治疗氧化应激相关的心血管疾病的多靶
点治疗方法之一,而 FOXO1 是其中的重要靶点[65]。

已经有许多临床前实验和临床试验数据提示姜黄素在预防和治疗多种人类疾病中的分
子靶点(图 34-2)。

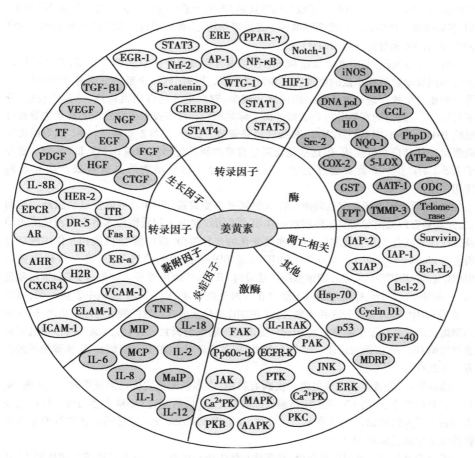

图 34-2　姜黄素的分子靶点

(资料来源:*Curcumin,the golden nutraceutical:multitargeting for multiple chronic diseases*[68]。)

第六节　姜黄素的网络药理学研究

肿瘤是当今世界最重要的健康问题之一,影响全世界各年龄段的人群。姜黄素的第一
次临床试验由 Kuttan[66]及其同事于 1985 年完成,该试验招募 62 名带有癌性病变损伤的患

者以探究姜黄素的抗肿瘤潜力。姜黄的乙醇提取物和姜黄素软膏明显缓解这些患者的症状,同时减少瘙痒和异味。在70%的患者中观察到干性病变(dry lesion),并且在少数病例中观察到病变体积和疼痛减少。此后,使用姜黄素进行多项临床试验。在临床试验中姜黄素能够影响多个靶点的能力使其展现出显著的对抗不同类型肿瘤的活性。

对于姜黄素与肿瘤的关系已有一系列研究,同时采用网络药理学结合生物学方法做了进一步的机制分析。我们实验室研究发现姜黄素抑制肺肿瘤生长的一种新的炎症相关机制。研究证实中性粒细胞弹性蛋白酶(NE)是炎症过程中的重要调节因子,能直接触发人肺腺癌A549细胞增殖;姜黄素可以抑制NE,进而抑制肿瘤增殖。姜黄素也可以抑制α_1-抗胰蛋白酶(α_1-AT),α_1-AT由肿瘤细胞合成并且是NE的天然抑制剂。研究结果表明,NE和α_1-AT在炎症微环境中调节肺癌细胞增殖中起重要作用,姜黄素通过上调体外和体内的α_1-AT表达,抑制NE诱导的肿瘤增殖[67]。

另一实验发现,姜黄素对缺血和肺癌模型血管生成可产生双向调节作用,姜黄素可以促进一侧股动脉结扎小鼠的血流恢复和血管生成,并抑制同一小鼠的皮下移植肿瘤生长、转移和血管生成。进一步研究采用网络药理学、双向电泳结合质谱检测,计算机模拟、分子对接、信号通路的富集分析和表面等离子体共振(SPR)等技术研究发现姜黄素主要通过影响HIF-1α/mTOR/VEGF/VEGFR级联通路调节。此外,姜黄素能够逆转NE诱导的炎症刺激促进的肺癌血管生成,但这些变化通过直接抑制NE分泌,刺激α_1-AT和NE的下游分子IRS-1的产生。姜黄素通过上述机制对肿瘤合并缺血动物的血管生成产生相反的作用[68]。

此外,研究还发现姜黄素的衍生物双脱氧甲基姜黄素(BDMC)可以促进胰腺癌细胞凋亡,并加强吉西他滨抑制胰腺癌细胞的作用。采用双向电泳和质谱技术鉴定吉西他滨单独及吉西他滨联合BDMC处理后13个明显变化的差异蛋白,蛋白质-蛋白质相互作用网络分析表明glucose-regulated protein 78(GRP78)是BDMC作用的关键节点,进一步研究揭示BDMC上调GRP78和促进肿瘤细胞凋亡是通过eIF-2α/CHOP途径。此外,DJ-1和抗增殖蛋白(prohibitin)、2个化疗耐药的标志蛋白在吉西他滨处理的PANC-1细胞中表达上调,而联合使用BDMC却可以逆转这种现象,提示BDMC部分抵消吉西他滨的耐药性。总之,研究采用网络药理学及分子生物学证实BDMC促进胰腺癌细胞凋亡,协同吉西他滨的作用机制是通过影响GRP78-依赖的途径[69]。不仅如此,姜黄素还对人类宫颈癌、结肠癌、头颈癌等肿瘤有一定的疗效。

除肿瘤外,姜黄素还对其他多种疾病有作用,许多临床前实验已经证明这一点(图34-3)。到目前为止,大约120例临床试验已经成功完成,包括超过6 000个参与者。目前已完成的临床研究试验如表34-3所示[70-103],在www.clinicaltrials.gov注册的正在进行的姜黄素抗肿瘤临床试验如表34-4所示。

姜黄素目前的主要问题是颜色、水溶性和低生物利用度。姜黄素是橙黄色固体粉末,其涂抹于皮肤时会将皮肤染黄,这限制了姜黄素治疗皮肤病的应用;另一个限制因素是水溶性极低;姜黄素在含有10% FBS的细胞培养液和人血液中十分稳定,1小时内只有不到20%降解,孵育8小时后仍有50%左右的姜黄素未降解;姜黄素的生物利用度很低,相比于其他药物,其发挥药理活性的剂量很大,尤其在治疗肿瘤时,临床患者很难接受。综上所述,目前限制姜黄素临床应用的主要问题是如何使姜黄素在能接受的剂量范围内具有更好的生物利用度。

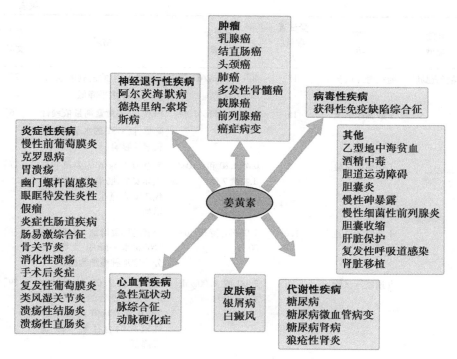

图 34-3 姜黄素对多种疾病有治疗效果

表 34-3 已完成的姜黄素抗肿瘤临床试验

肿瘤 类型	研究 类型	受试者 数量/ 人	姜黄素 剂量	结果	参考 文献
乳腺癌	随机对照试验	686	6.00g/d	姜黄素未显著降低乳腺癌患者的放射性皮炎的严重程度	[70]
	I 期临床试验	14	0.50~8.00g/d,持续 7 天	剂量为 6g/d 的姜黄素治疗效果最佳,VEGF 水平降低	[71]
	随机对照试验	45	150mg/d,持续 1 个月	患者的炎症因子 C 反应蛋白水平和疼痛指数降低	[72]
	个案报告	2	12mg/d,持续 2 个月	联合应用姜黄素与依维莫司抗乳腺癌易导致口腔炎	[73]
白血病	随机对照试验	50	15.00g/d,持续 6 周	与单独伊马替尼治疗相比,伊马替尼和姜黄素联合治疗后患者的 NO 水平显著降低	[74]

续表

肿瘤类型	研究类型	受试者数量/人	姜黄素剂量	结果	参考文献
结肠直肠癌	随机对照试验	15	40~200mg/d，持续29日	患者血液中的前列腺素 E_2 和 COX-2 水平降低	[75]
	Ⅰ期临床试验	15	0.45~3.60g/d，持续4个月	PEG_2 呈姜黄素剂量依赖性降低，而 GST 的水平不受姜黄素的影响	[76]
	Ⅰ期临床试验	12	0.45、1.80 和 3.60g/d，持续7日	剂量为 3.6g/d 的姜黄素对人体安全，肠道内的姜黄素代谢物含量呈剂量依赖性增加	[77]
	Ⅰ期临床试验	126	1.08g/d，持续 10~30 日	患者的体重增加、血清中的 TNF-α 水平降低、上调 p53 分子增加肿瘤细胞凋亡	[78]
	Ⅱ期临床试验	41	2.00 或 4.00g/d，持续30日	姜黄素在 2.00 和 4.00g/d 剂量时患者的耐受性良好，在 4.00g/d 剂量下急性冠脉综合征和 ACF 显著降低	[79]
	Ⅰ期临床试验	12	2.00g/d，持续 12 个化疗周期	姜黄素联合使用氟尿嘧啶、奥沙利铂、亚叶酸显著减少结肠直肠肝转移瘤	[80]
	试点研究	26	2.35g/d，持续 14 日	6 名患者报告轻度胃肠道不良事件，其他患者对姜黄素具有良好的耐受性，姜黄素在结肠黏膜上发挥药理活性	[81]
	随机对照试验	44	3.00g/d，持续 12 个月	安慰剂组和姜黄素组患者接受治疗后肠道腺瘤的平均数量或大小没有差异	[82]
	个案报告	1	400mg/d，持续 105 日	姜黄素联合水飞蓟宾治疗减少结肠息肉的形成	[83]
头颈癌	随机对照试验	34	1.00g/d，持续 8 个月	姜黄素抑制患者唾液腺细胞 IKKβ 激酶的活性，降低 IL-8 水平	[84]
	随机临床试验	32	6.40g/d	纳米胶束姜黄素降低患者的放射性中耳炎的严重程度，患者的耐受性良好，无毒副作用	[85]

续表

肿瘤类型	研究类型	受试者数量/人	姜黄素剂量	结果	参考文献
胰腺癌	Ⅱ期临床试验	25	8.00g/d, 持续8周	患者对8g/d的姜黄素剂量耐受性良好, 姜黄素上调IL-6、IL-8、IL-10水平, 下调NF-KB、COX-2水平。其中1名患者的病情持续稳定超过18个月, 另1名患者出现短暂但明显的肿瘤消退	[86]
	Ⅱ期临床试验	52	2.00g/d, 持续4周	姜黄素联合吉西他滨治疗, 有27.3%的应答率和34%的病情稳定病例, 肿瘤控制率总计为61.3%	[87]
	Ⅱ期临床试验	17	8.00g/d, 持续4周	姜黄素联合吉西他滨治疗, 患者中7例出现胃肠毒性、5例获得局部控制、1例部分缓解、4例病情稳定, 肿瘤进展时间(TTP)中位数为22个月	[88]
	Ⅰ期/Ⅱ期临床试验	21	8.00g/d, 持续14日	姜黄素联合吉西他滨化疗在患者中安全且耐受性良好, 患者的中位生存期为161日、1年生存率为19%	[89]
	Ⅰ期临床试验	16	200~400mg/d, 持续9个月	姜黄素新制剂Theracurmin给药后2小时测得血浆姜黄素水平的中位数:200mg/d姜黄素治疗组为324μg/L, 400mg/d姜黄素治疗组为440μg/L。姜黄素的总体生物利用度升高	[90]
前列腺癌	随机对照试验	100	100mg/d, 持续6个月	姜黄素和异黄酮联合治疗, 前列腺特异性抗原(prostate specific antigen, PSA)浓度≥10μg/L的受试者其血清PSA水平降低, 抑制雄激素受体的表达	[91]
	Ⅰ期临床试验	32	6或8小时内静脉滴注100~300mg/m², 持续8周	脂质体姜黄素6小时内静脉滴注300mg/m²的剂量为患者的最大耐受剂量, 观察到其中2名患者的肿瘤标志物显著减少和短暂的临床益处	[92]

续表

肿瘤类型	研究类型	受试者数量/人	姜黄素剂量	结果	参考文献
前列腺癌	Ⅱ期临床试验	64	120mg/d,放疗前3日和放疗期服用	姜黄素治疗组与安慰剂组相比未显著减少放射性直肠炎	[93]
	随机对照试验	40	放射治疗开始前1周服用3.00g/d	姜黄素不影响放射治疗的疗效,降低患者的抗氧化酶活性,增加总抗氧化能力	[94]
	试点产品评估	61	1.00g/d,持续24周	患者的尿路感染率显著降低和尿路梗阻的发作次数显著减少,PSA水平降低	[95]
	Ⅱ期临床试验	26	6.00g/d,持续4周	多西他赛、泼尼松和姜黄素组合治疗,在59%的患者中观察到PSA水平降低,88%的患者在前3个周期内达到PSA水平降低;患者的耐受性良好,且无副作用	[96]
实体瘤	随机对照试验	80	18mg/d,持续8周	姜黄素降低TNF-α、TGF-β、IL-6,改善患者的生活质量	[97]
多发性骨髓瘤	随机对照试验	36	4.00或8.00g/d,持续3个月	姜黄素降低血清游离轻链比、尿脱氧吡啶啉排泄率、血清肌酐水平,减缓肿瘤进程	[98]
	个案报告	1	8.00g/d,持续5年	患者的骨髓瘤保持稳定,血细胞计数在正常范围内	[99]
骨髓纤维化	个案报告	1	4.00g/d,持续12个月	患者的骨髓纤维化症状缓解,炎症和骨痛减少	[100]
肿瘤期蕈样肉芽肿	个案报告	1	2.25g/d	患者的肿瘤体积减小,病变改善但伴有轻度腹痛	[101]
肝转移瘤	个案报告	1	5.00g/d,持续5个月	患者的肝转移瘤明显减少	[102]
腺样囊性癌	个案报告	1	225mg/d,持续30个月	姜黄素联合伊马替尼治疗消除肿瘤,未观察到副作用	[103]

表34-4 正在进行的姜黄素抗肿瘤临床试验

肿瘤类型	临床试验编号	试验类型	参与人数	试验状态	姜黄素剂量	开始时间
乳腺癌	NCT03980509	Ⅰ期	20	尚未招募	1.0g/d,口服	2019年9月
	NCT03865992	Ⅰ期	40	正在招募	每日口服2次纳米乳剂姜黄素,持续3个月	2019年3月

肿瘤类型	临床试验编号	试验类型	参与人数	试验状态	姜黄素剂量	开始时间
	NCT03482401	未知	40	正在进行	每日 3 粒姜黄素胶囊（474mg/d），持续 24 个月	2017 年 6 月
	NCT03847623	未知	30	正在进行	8.0g/d	2017 年 6 月
结肠癌	NCT02724202	Ⅰ期	13	正在进行	1.0g/d，持续 2 周	2016 年 3 月
	NCT01294072	Ⅰ期	45	正在招募	3.6g/d，持续 7 日	2011 年 1 月
	NCT00745134	Ⅱ期	45	正在进行	姜黄素当膳食补充剂	2008 年 8 月
前列腺癌	NCT03769766	Ⅲ期	291	正在招募	1.0g/d	2019 年 3 月
	NCT02064673	Ⅲ期	600	正在招募	1.0g/d，持续 6 个月	2014 年 5 月
	NCT02724618	Ⅱ期	64	正在进行	360mg/d，放疗前 3 日和放疗期间服用	2016 年 3 月
	NCT03290417	未知	37	正在进行	1.0g/d	2017 年 9 月
宫颈癌	NCT03192059	Ⅱ期	43	正在招募	每日服用姜黄素	2017 年 7 月
	NCT02944578	Ⅱ期	40	正在招募	2.0g/d，持续 12 周	2017 年 11 月
胃癌	NCT02782949	Ⅱ期	100	正在招募	姜黄素持续服用 6 个月	2017 年 4 月

导致姜黄素在血浆和组织中低生物利用度的基本原因可能与其吸收差、代谢快、生物系统清除快有关。为了促进解决这一问题，科学家尝试了多种方法，包括使用佐剂、脂质体姜黄素、姜黄素纳米粒、姜黄素磷脂复合物、用不同油类物质重构的姜黄素、合并使用代谢抑制剂、姜黄素前体药物耦合剂、将姜黄素连接到聚乙二醇等，这些姜黄素结构类似物或人造姜黄素类似物在提高其生物利用度上有一定的作用。不同的化学修饰方法（包括酚羟基、酰化、烷基化、糖基化、氨基酰化）可以得到多种姜黄素衍生物，提高其生物利用度。

第七节　结语与展望

网络药理学作为一门新兴学科，其诞生的时间还不足 10 年，因此仍存在许多问题。

第一，网络药理学计算所需要的数据还有待于系统、全面地积累与整合，这是网络药理学的基础。随着高通量测试技术的快速发展，多种组学技术（包括基因组学、转录组学、蛋白质组学、表观基因组学、代谢组学等）产出海量数据，如何结合网络层次的临床与实验研究方法建立有效的网络分析平台，从而筛选新型的药物组合方式、疾病治疗的网络靶点、优化组方和促进药物创制、发现指导药物精准使用的生物标志物均是亟须解决的问题。

第二，网络药理学的基础数据仍存在一些缺陷。目前用于网络分析计算的大部分图谱信息来源于不同的实验条件，在分析 2 个相似或相同的疾病时，相关性较低，容易出现假阴性；由于目前国际上可以共享的数据库信息均倾向于某些热点研究领域，因此公共数据库的信息有限且具有一定的倾向性和局限性。

第三，网络药理学是利用计算机和网络学科将复杂生物系统的相互作用抽象表达为网络。但是，如何深入理解疾病的内在网络调控机制，如何利用生物学实验验证，如何建立符合中药多成分、多途径和多靶点复杂关系的网络，还需要从理论分析、算法发展、实验验证和实际应用等方面进行更多的探索。

第四,多靶点药物的研发目前还存在诸多难题。就中医药研究而言,多数中药成分对靶标的亲和性低、靶标谱广,加之病证机制复杂,如何在网络靶标的基础上找到中药作用的特定病证机制的客观表征和衔接点,建立新型的中药毒、效划分模型,建立中医药有效性和安全性的新型评价和优化方法值得进一步探索[104]。

此外,依托组学技术的网络药理学也受组学技术发展的影响。"组学"技术具有一些优点和缺点,复杂疾病如肿瘤可以由"组学"技术来研究,可以在单个实验中研究大量的基因/蛋白质/分子,这不仅能从整体水平测量已知的信号转导途径和生物网络,而且还可以检测在一些常规生物学实验中没有涉及的新的途径和机制,这是组学技术的最大优势;另一个优点是可以测量由高度复杂的草药混合物引起的细胞变化。通常通过西医和科学的还原论整体方法研究草药时无法取得令人满意的效果。网络药理学方法是一个新的解决方案。同时一些缺点也必须考虑,由于生成大量数据,可能很难区分起因机制和不相关的"背景噪声",而且"组学"技术获得的结果需要额外的生物学实验验证;另一个常见的缺点是表达分析(例如转录组学或蛋白质组学)不能得出关于蛋白质功能状态(例如其通过磷酸化调节活性)的结论,这进一步强调通过额外的实验验证由表达分析鉴定的途径的必要性。还有一个缺点是许多关于基因的认识仍然不足,因此很难在功能方面解释它们的表达[73]。

虽然存在以上缺点,但网络药理学在疾病机制的发现与理解、中草药研究、耐药性、个体化医疗等方面仍具有很大的发展空间。在药物研发投入与产出严重不成比例的情况下,网络药理学将是未来药物研发的选择之一。随着疾病和药物相关基因组图谱和蛋白图谱的不断积累、网络计算方法和计算软件的发展与完善、实验条件的进一步规范,以上问题将有可能被解决,网络药理学将会对药物研发产生更大的影响。

(刘帅帅,李学军　北京大学基础医学院药理学系)

参 考 文 献

[1] SCANNELL J W,BLANCKLEY A,BOLDON H,et al. Diagnosing the decline in pharmaceutical R&D efficiency[J]. Nature reviews drug discovery,2012,11(3):191-200.

[2] HOPKINS A L. Network pharmacology:the next paradigm in drug discovery[J]. Nature chemical biology,2008,4(11):682-690.

[3] XIE L,XIE L,KINNINGS S L,et al. Novel computational approaches to polypharmacology as a means to define responses to individual drugs[J]. Annual review of pharmacology and toxicology,2012,52:361-379.

[4] AGGARWAL B B,GUPTA S C,SUNG B. Curcumin:an orally bioavailable blocker of TNF and other pro-inflammatory biomarkers[J]. British journal of pharmacology,2013,169(8):1672-1692.

[5] ZHANG G B,LI Q Y,CHEN Q L,et al. Network pharmacology:a new approach for chinese herbal medicine research[J]. Evidence-based complementary and alternative medicine,2013,2013:621423.

[6] MENCHER S K,WANG L G. Promiscuous drugs compared to selective drugs(promiscuity can be a virtue)[J]. BMC clinical pharmacology,2005,5:3.

[7] KIBBLE M,SAARINEN N,TANG J,et al. Network pharmacology applications to map the unexplored target space and therapeutic potential of natural products[J]. Natural product reports,2015,32(8):1249-1266.

[8] WANG Z,LI J,DANG R,et al. PhIN:a protein pharmacology interaction network database[J]. CPT:pharmacometrics & systems pharmacology,2015,4(3):e00025.

[9] HUANG H,WU X G,PANDEY R,et al. C^2 Maps:a network pharmacology database with comprehensive disease-gene-drug connectivity relationships[J]. BMC genomics,2012,13(Suppl 6):S17.

［10］ GU J Y,GUI Y S,CHEN L R,et al. CVDHD:a cardiovascular disease herbal database for drug discovery and network pharmacology［J］. Journal of cheminformatics,2013,5(1):51.

［11］ AZMI A S,WANG Z,PHILIP P A,et al. Proof of concept:network and systems biology approaches aid in the discovery of potent anticancer drug combinations［J］. Molecular cancer therapeutics,2010,9(12): 3137-3144.

［12］ SCHADT E E. Molecular networks as sensors and drivers of common human diseases［J］. Nature,2009, 461(7261):218-223.

［13］ HOADLEY K A,YAU C,WOLF D M,et al. Multiplatform analysis of 12 cancer types reveals molecular classification within and across tissues of origin［J］. Cell,2014,158(4):929-944.

［14］ TIAN X Y,WANG X F,CHEN J,et al. Network-constrained group lasso for high-dimensional multinomial classification with application to cancer subtype prediction［J］. Cancer informatics,2014,13(Suppl 6):25-33.

［15］ ZHANG W,WAN Y W,ALLEN G I,et al. Molecular pathwayi dentification using biological network-regu-larized logistic models［J］. BMC genomics,2013,14(Suppl 8):S7.

［16］ CERAMI E,DEMIR N,SCHULTZ B,et al. Automated network analysis identifies core pathways in glio-blastoma［J］. PLoS One,2010,5(2):e8918.

［17］ LIAO X H,ZHENG L,HE H P,et al. STAT3 regulated ATR via microRNA-383 to control DNA damage to affect apoptosis in A431 cells［J］. Cellular signalling,2015,27(11):2285-2295.

［18］ DEMOULIN B,HERMANT M,CASTROGIOVANNI C,et al. Resveratrol induces DNA damage in colon cancer cells by poisoning topoisomerase II and activates the ATM kinase to trigger p53-dependent apoptosis ［J］. Toxicology in vitro,2015,29(5):1156-1165.

［19］ CHENE G,OUELLET V,RAHIMI K,et al. DNA damage signaling and apoptosis in preinvasive tubal le-sions of ovarian carcinoma［J］. International journal of gynecological cancer,2015,25(5):761-769.

［20］ HAYNES B,SAADAT N,MYUNG B,et al. Crosstalk between translesion synthesis Fanconi anemia net-work,and homologous recombination repair pathways in interstrand DNA crosslink repair and development of chemoresistance［J］. Mutation research-reviews in mutation research,2015,763:258-266.

［21］ YANG K,WANG X,ZHANG H M,et al. The evolving roles of canonical WNT signaling in stem cells and tumorigenesis:implications in targeted cancer therapies ［J］. Laboratory investigation, 2016, 96 (2): 116-136.

［22］ YANG Z J,CHEE C E,HUANG S,et al. The role of autophagy in cancer:therapeutic implications［J］. Mo-lecular cancer therapeutics,2011,10(9):1533-1541.

［23］ LEBOVITZ C B,ROBERTSON A G,GOYA R,et al. Cross-cancer profiling of molecular alterations within the human autophagy interaction network［J］. Autophagy,2015,11(9):1668-1687.

［24］ BURRIS HA. Overcoming acquired resistance to anticancer therapy:focus on the PI3K/AKT/mTOR path-way［J］. Cancer chemotherapy and pharmacology,2013,71(4):829-842.

［25］ NAHTA R,O'REGAN R M. Evolving strategies for overcoming resistance to HER2-directed therapy:targe-ting the PI3K/Akt/mTOR pathway［J］. Clinical breast cancer,2010,10(Suppl 3):S72-S78.

［26］ CHEAIB B,AUGUSTE A,LEARY A. The PI3K/Akt/mTOR pathway in ovarian cancer:therapeutic oppor-tunities and challenges［J］. Chinese journal of cancer,2015,34(1):4-16.

［27］ OHE Y,CHRISTENSEN S M,GHANTA S,et al. Extensive rewiring of epithelial-stromal co-expression net-works in breast cancer［J］. Genome biology,2015,16(1):128.

［28］ ENG L,AZAD A K,QIU X,et al. Discovery and validation of vascular endothelial growth factor(VEGF) pathway polymorphisms in esophageal adenocarcinoma outcome ［J］. Carcinogenesis, 2015, 36 (9): 956-962.

[29] CHANETON B,GOTTLIEB E. Rocking cell metabolism:revised functions of the key glycolytic regulator PKM$_2$ in cancer[J]. Trends in biochemical sciences,2012,37(8):309-316.

[30] VANDER HEIDEN M G,CANTLEY L C,THOMPSON C B. Understanding the Warburg effect:the metabolic requirements of cell proliferation[J]. Science,2009,324(5930):1029-1033.

[31] WANG J,YANG X,ZHANG J J. Bridges between mitochondrial oxidative stress,ER stress and mTOR signaling in pancreatic β cells[J]. Cellular signalling,2016,28(8):1099-1104.

[32] IURLARO R,MUÑOZ-PINEDO C. Cell death induced by endoplasmic reticulum stress[J]. FEBS journal, 2016,283(14):2640-2652.

[33] CHEVET E,HETZ C,SAMALI A. Endoplasmic reticulum stress-activated cell reprogramming in oncogenesis[J]. Cancer discovery,2015,5(6):586-597.

[34] MANDA G,ISVORANU G,COMANESCU M V,et al. The redox biology network in cancer pathophysiology and therapeutics[J]. Redox biology,2015,5:347-357.

[35] JAEGER S,MIN J,NIGSCH F,et al. Causal network models for predicting compound targets and driving pathways in cancer[J]. Journal of biomolecular screening,2014,19(5):791-802.

[36] NEAPOLITAN R,JIANG X. Inferring aberrant signal transduction pathways in ovarian cancer from TCGA data[J]. Cancer informatics,2014,13(Suppl 1):29-36.

[37] LEISERSON M D,VANDIN F,WU H T,et al. Pan-cancer network analysis identifies combinations of rare somatic mutations across pathways and protein complexes[J]. Nature genetics,2015,47(2):106-114.

[38] GEVAERT O,VILLALOBOS V,SIKIC B I,et al. Identification of ovarian cancer driver genes by using module network integration of multi-omics data[J]. Interface focus,2013,3(4):20130013.

[39] HOFREE M,SHEN J P,CARTER H,et al. Network-based stratification of tumor mutations[J]. Nature methods,2013,10(11):1108-1115.

[40] PRADHAN M P,DESAI A,PALAKAL M J. Systems biology approach to stage-wise characterization of epigenetic genes in lung adenocarcinoma[J]. BMC systems biology,2013,7:141.

[41] GNAD F,DOLL S,MANNING G,et al. Bioinformatics analysis of thousands of TCGA tumors to determine the involvement of epigenetic regulators in human cancer[J]. BMC genomics,2015,16(Suppl 8):S5.

[42] JONES A,TESCHENDORFF A E,LI Q,et al. Role of DNA methylation and epigenetic silencing of HAND2 in endometrial cancer development[J]. PLoS medicine,2013,10(11):e1001551.

[43] MASHIMA T,USHIJIMA M,MATSUURA M,et al. Comprehensive transcriptomic analysis of molecularly targeted drugs in cancer for target pathway evaluation[J]. Cancer science,2015,106(7):909-920.

[44] REIMAND J,WAGIH O,BADER G D. The mutational landscape of phosphorylation signaling in cancer [J]. Scientific reports,2013,3:2651.

[45] WULFKUHLE J D,EDMISTON K H,LIOTTA L A,et al. Technology insight:pharmacoproteomics for cancer-promises of patient-tailored medicine using protein microarrays[J]. Nature clinical practice oncology,2006,3(5):256-268.

[46] LI L M,ZHOU X B,CHING W K,et al. Predicting enzyme targets for cancer drugs by profiling human metabolic reactions in NCI-60 cell lines[J]. BMC bioinformatics,2010,11:501.

[47] ASGARI Y,ZABIHINPOUR Z,SALEHZADEH-YAZDI A,et al. Alterations in cancer cell metabolism:the Warburg effect and metabolic adaptation[J]. Genomics,2015,105(5/6):275-281.

[48] TANG J,AITTOKALLIO T. Network pharmacology strategies toward multi-target anticancer therapies:from computational models to experimental design principles[J]. Current pharmaceutical design,2014,20(1): 23-36.

[49] CHAKRABORTY C,DOSS C G P,CHEN L,et al. Evaluating protein-protein interaction(PPI) networks for diseases pathway,target discovery,and drug-design using 'in silico pharmacology'[J]. Current protein

& peptide science,2014,15(6):561-571.

[50] EKINS S,MESTRES J,TESTA B. In silico pharmacology for drug discovery:methods for virtual ligand screening and profiling[J]. British journal of pharmacology,2007,152(1):9-20.

[51] ENGIN H B,GURSOY A,NUSSINOV R,et al. Network-based strategies can help mono-and poly-pharmacology drug discovery:a systems biology view[J]. Current pharmaceutical design,2014,20(8):1201-1207.

[52] KORCSMÁROS T,SZALAY M S,BÖDE C,et al. How to design multi-target drugs[J]. Expert opinion on drug discovery,2007,2(6):799-808.

[53] JEONG H,MASON S P,BARABÁSI A L,et al. Lethality and centrality in protein networks[J]. Nature, 2001,411(6833):41-42.

[54] HAO D C,XIAO P G. Network pharmacology:a rosetta stone for traditional Chinese medicine[J]. Drug development research,2014,75(5):299-312.

[55] MORPHY R,KAY C,RANKOVIC Z. From magic bullets to designed multiple ligands[J]. Drug discovery today,2004,9(15):641-651.

[56] HOPKINS A L,MASON J S,OVERINGTON J P. Can we rationally design promiscuous drugs? [J]. Current opinion in structural biology,2006,16(1):127-136.

[57] JACKSON R A,CHEN E S. Synthetic lethal approaches for assessing combinatorial efficacy of chemotherapeutic drugs[J]. Pharmacology & therapeutics,2016,162:69-85.

[58] LUO F,GU J Y,CHEN L R,et al. Systems pharmacology strategies for anticancer drug discovery based on natural products[J]. Molecular biosystems,2014,10(7):1912-1917.

[59] LIU J L,PEI M J,ZHENG C L,A systems-pharmacology analysis of herbal medicines used in health improvement treatment:predicting potential new drugs and targets[J]. Evidence-based complementary and alternative medicine,2013,2013:938764.

[60] WONG A,MA B B. Personalizing therapy for colorectal cancer[J]. Clinical gastroenterology and hepatology,2014,12(1):139-144.

[61] EH L K,HAMZAH S,HASHIM H,et al. Potential of dihydropyrimidine dehydrogenase genotypes in personalizing 5-fluorouracil therapy among colorectal cancer patients[J]. Therapeutic drug monitoring,2013, 35(5):624-630.

[62] AKSOY B A,DEMIR E,BABUR Ö,et al. Prediction of individualized therapeutic vulnerabilities in cancer from genomic profiles[J]. Bioinformatics,2014,30(14):2051-2059.

[63] SERKOVA N,BOROS L G. Detection of resistance to imatinib by metabolic profiling:clinical and drug development implications[J]. Am J Pharmacogenomics,2005,5(5):293-302.

[64] KIM D,LI R,DUDEK S M,et al. Predicting censored survival data based on the interactions between meta-dimensional omics data in breast cancer[J]. Journal of biomedical informatics,2015,56:220-228.

[65] HAN J,PAN X Y,XU Y,et al. Curcumin induces autophagy to protect vascular endothelial cell survival from oxidative stress damage[J]. Autophagy,2012,8(5):812-825.

[66] Kuttan,R. ,Bhanumathy,P. ,Nirmala,K. ,& George,M. C. (1985). Potential anticancer activity of turmeric(Curcuma longa). Cancer letters, 29(2), 197-202. https://doi. org/10. 1016/0304-3835(85) 90159-4.

[67] XU Y,ZHANG J J,HAN J,et al. Curcumin inhibits tumor proliferation induced by neutrophil elastase through the upregulation of α1-antitrypsin in lung cancer[J]. Molecular oncology,2012,6(4):405-417.

[68] FAN S J,XU Y,LI X,et al. Opposite angiogenic outcome of curcumin against ischemia and Lewis lung cancer models:in silico,in vitro and in vivo studies[J]. Biochimica et biophysica acta,2014,1842(9): 1742-1754.

［69］ YANG H P,FAN S Q,AN Y,et al. Bisdemethoxycurcumin exerts pro-apoptotic effects in human pancreatic adenocarcinoma cells through mitochondrial dysfunction and a GRP78-dependent pathway［J］. Oncotarget, 2016,7(50):83641-83656.

［70］ RYAN W J,HECKLER C E,GUIDO J J,et al. Oral curcumin for radiation dermatitis:a URCC NCORP study of 686 breast cancer patients［J］. Supportive care in cancer,2018,26:1543-1552.

［71］ BAYET-ROBERT M,KWIATOWSKI F,LEHEURTEUR M,et al. Phase Ⅰ dose escalation trial of docetaxel plus curcumin in patients with advanced and metastatic breast cancer［J］. Cancer biology & therapy,2010,9(1):8-14.

［72］ MARTÍNEZ N,HERRERA M,FRÍAS L,et al. A combination of hydroxytyrosol,omega-3 fatty acids and curcumin improves pain and inflammation among early stage breast cancer patients receiving adjuvant hormonal therapy:results of a pilot study［J］. Clinical & translational oncology,2019,21(4):489-498.

［73］ MIR O,ROPERT S,CHAMSEDDINE A N,et al. Curcumin dietary supplements and everolimus-based cancer treatment［J］. Annals of oncology,2018,29(1):287-288.

［74］ GHALAUT V S,SANGWAN L,DAHIYA K,et al. Effect of imatinib therapy with and without turmeric powder on nitric oxide levels in chronic myeloid leukemia［J］. Journal of oncology pharmacy practice, 2012,18(2):186-190.

［75］ PLUMMER S M,HILL K A,FESTING M F W,et al. Clinical development of leukocyte cyclooxygenase 2 activity as a systemic biomarker for cancer chemopreventive agents［J］. Cancer epidemiology,biomarkers & prevention,2001,10(12):1295-1299.

［76］ SHARMA R A,EUDEN S A,PLATTON S L,et al. Phase Ⅰ clinical trial of oral curcumin:biomarkers of systemic activity and compliance［J］. Clinical cancer research,2004,10(20):6847-6854.

［77］ GARCEA G,BERRY D P,JONES D J,et al. Consumption of the putative chemopreventive agent curcumin by cancer patients:assessment of curcumin levels in the colorectum and their pharmacodynamic consequences［J］. Cancer epidemiology,biomarkers & prevention,2005,14(1):120-125.

［78］ HE Z Y,SHI C B,WEN H,et al. Upregulation of p53 expression in patients with colorectal cancer by administration of curcumin［J］. Cancer investigation,2011,29(3):208-213.

［79］ CARROLL R E,BENYA R V,TURGEON D K,et al. Phase Ⅱ a clinical trial of curcumin for the prevention of colorectal neoplasia［J］. Cancer prevention research,2011,4(3):354-364.

［80］ JAMES M I,IWUJI C,IRVING G,et al. Curcumin inhibits cancer stem cell phenotypes in ex vivo models of colorectal liver metastases,and is clinically safe and tolerable in combination with FOLFOX chemotherapy［J］. Cancer letters,2015,364(2):135-141.

［81］ IRVING G R B,HOWELLS L M,SALE S,et al. Prolonged biologically active colonic tissue levels of curcumin achieved after oral administration:a clinical pilot study including assessment of patient acceptability ［J］. Cancer prevention research,2013,6(2):119-128.

［82］ CRUZ-CORREA M,HYLIND L M,MARRERO J H,et al. Efficacy and safety of curcumin in treatment of intestinal adenomas in patients with familial adenomatous polyposis［J］. Gastroenterology,2018,155(5): 668-673.

［83］ VICENTE A,ANTONIO L P,EDUARDO M. Chemoprevention of polyp recurrence with curcumin followed by silibinin in a case of multiple colorectal adenomas［J］. Revista espanola de enfermedades digestivas, 2017,109(12):875.

［84］ KIM S G,VEENA M S,BASAK S K,et al. Curcumin treatment suppresses IKK? Kinase activity of salivary cells of patients with head and neck cancer:a pilot study［J］. Clinical cancer research,2011,17(18): 5953-5961.

［85］ DELAVARIAN Z,PAKFETRAT A,GHAZI A,et al. Oral administration of nanomicelle curcumin in the prevention of radiotherapy-induced mucositis in head and neck cancers[J]. Special care dentistry,2019,39(2):166-172.

[86] DHILLON N,AGGARWAL B B,NEWAN R A,et al. Phase II trial of curcumin in patients with advanced pancreatic cancer[J]. Clinical cancer research,2008,14(14):4491-4499.

[87] PASTORELLI D,FABRICIO A S C,GIOVANIS P,et al. Phytosome complex of curcumin as complementary therapy of advanced pancreatic cancer improves safety and efficacy of gemcitabine:results of a prospective phase II trial[J]. Pharmacological research,2018,132:72-79.

[88] RON E M S,BELLA V L,VLADIMIR B,et al. Curcumin and gemcitabine in patients with advanced pancreatic cancer[J]. Nutrition and cancer,2010,62(8):1137-1141.

[89] KANAI M,YOSHIMURA K,ASADA M,et al. A phase Ⅰ/Ⅱ study of gemcitabine-based chemotherapy plus curcumin for patients with gemcitabine-resistant pancreatic cancer[J]. Cancer chemotherapy and pharmacology,2011,68(1):157-164.

[90] KANAI M,OTSUKA Y,OTSUKA K,et al. A phase Ⅰ study investigating the safety and pharmacokinetics of highly bioavailable curcumin(Theracurmin) in cancer patients[J]. Cancer chemotherapy and pharmacology,2013,71(6):1521-1530.

[91] IDE H,TOKIWA S,SAKAMAKI K,et al. Combined inhibitory effects of soy isoflavones and curcumin on the production of prostate-specific antigen[J]. Prostate,2010,70:1127-1133.

[92] GREIL R,GREILRESSLER S,WEISS L,et al. A phase 1 dose-escalation study on the safety,tolerability and activity of liposomal curcumin(Lipocurc™) in patients with locally advanced or metastatic cancer [J]. Cancer chemotherapy and pharmacology,2018,82(4):695-706.

[93] SAADIPOOR A,RAZZAGHDOUST A,SIMFOROOSH N,et al. Randomized,double-blind,placebo-controlled phase II trial of nanocurcumin in prostate cancer patients undergoing radiotherapy[J]. Phytotherapy research,2019,33(2):370-378.

[94] HEJAZI J,RASTMANESH R,TALEBAN F A,et al. Effect of curcumin supplementation during radiotherapy on oxidative status of patients with prostate cancer:a double blinded,randomized,placebo-controlled study[J]. Nutrition and cancer,2016,68(1):77-85.

[95] LEDDA A,BELCARO G,DUGALL M,et al. Meriva®,a lecithinized curcumin delivery system,in the control of benign prostatic hyperplasia:a pilot,product evaluation registry study[J]. Panminerva medica,2012,54(1 Suppl 4):17-22.

[96] MAHAMMEDI H,PLANCHAT E,POUGET M,et al. The new combination docetaxel,prednisone and curcumin in patients with castration-resistant prostate cancer:a pilot phase II study[J]. Oncology,2016,90(2):69-78.

[97] PANAHI Y,SAADAT A,BEIRAGHDAR F,et al. Adjuvant therapy with bioavailability-boosted curcuminoids suppresses systemic inflammation and improves quality of life in patients with solid tumors:a randomized double-blind placebo-controlled trial[J]. Phytotherapy research,2014,28:1461-1467.

[98] GOLOMBICK T,DIAMOND T H,MANOHARAN A,et al. Monoclonal gammopathy of undetermined significance,smoldering multiple myeloma,and curcumin:a randomized,double-blind placebo-controlled crossover 4g study and an open-label 8g extension study[J]. American journal of hematology,2012,87(5):455-460.

[99] ZAIDI A,LAI M,CAVENAGH J. Long-term stabilisation of myeloma with curcumin[J]. BMJ case Reports,2017,2017:bcr2016218148.

[100] MACCIÒ A,GRAMIGNANO G,MADEDDU C. Surprising results of a supportive integrated therapy in myelofibrosis[J]. Nutrition,2015,31(1):239-243.

[101] KIM E J,LEWIS D J,DABAJA B S,et al. Curcumin for the treatment of tumor-stage mycosis fungoides

[J/OL]. Dermatologic therapy,2017,30(4). DOI:10. 1111/dth. 12511.

[102] BRAUMANN C,GUENTHER N,LOEEFFLER L M,et al. Liver metastases after colonic carcinoma:palliative chemotherapy plus curcumin[J]. International journal of colorectal disease,2009,24(7):859-860.

[103] DEMIRAY M,SAHINBAS H,ATAHAN S,et al. Successful treatment of c-kit-positive metastatic adenoid cystic carcinoma(ACC) with a combination of curcumin plus imatinib:a case report[J]. Complementary therapies in medicine,2016,27:108-113.

[104] 张彦琼,李梢. 网络药理学与中医药现代研究的若干进展[J]. 中国药理学与毒理学杂志,2015,29(6):883-892.

第三十五章

淫羊藿苷及其衍生物抗肿瘤作用机制及临床转化研究进展

第一节　概　　述

淫羊藿在多种温阳补肾的中医处方中作为主药使用已有多年历史，是应用最广泛的中药之一，具有调节心脑血管系统、内分泌系统和免疫系统的功效。在现代中医研究中，淫羊

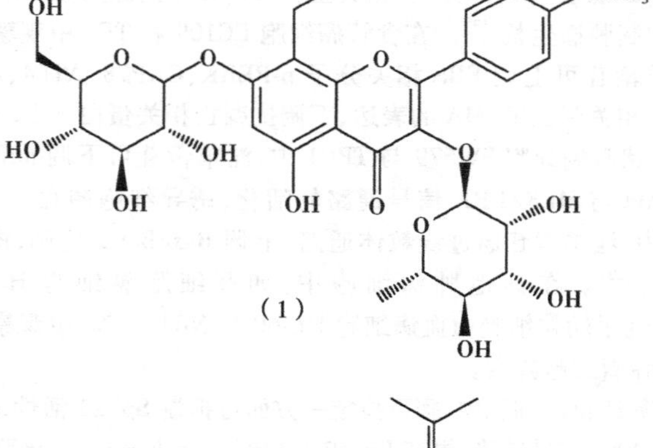

（1）

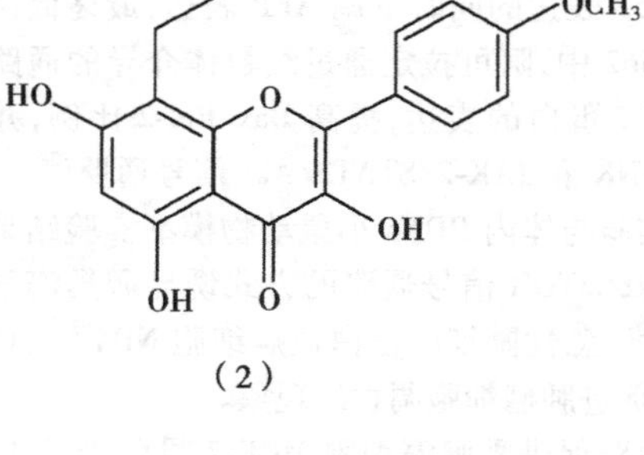

（2）

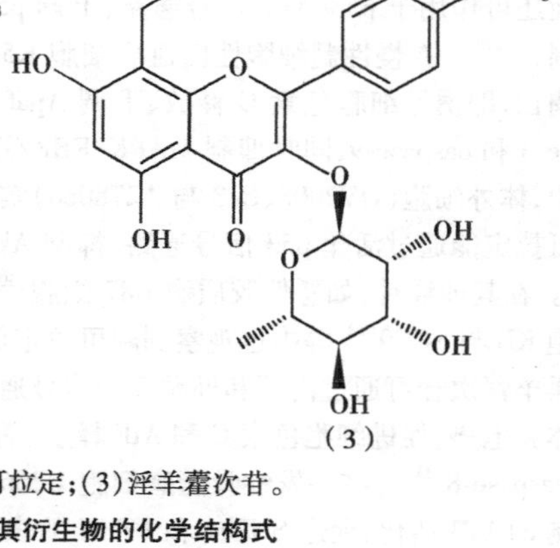

（3）

（1）淫羊藿苷；（2）阿可拉定；（3）淫羊藿次苷。

图 35-1　淫羊藿苷及其衍生物的化学结构式

藿也作为主药治疗多种癌症,如肝癌、肺癌、乳腺癌、前列腺癌和宫颈癌等。研究表明,黄酮类化合物淫羊藿苷(icariin)是其发挥药效的主要成分。淫羊藿苷是异戊烯基异黄酮醇糖苷类化合物(图35-1),在生物体内可由肠道菌群经过去糖基化作用降解为淫羊藿次苷(icariside Ⅱ)和阿可拉定(icaritin)[1-2]。淫羊藿苷及其衍生物的生物活性多样,具有调节内分泌[3-5]、抗骨质疏松[6-7]、改善心血管功能[8-10]、调节免疫[11-14]、抗肿瘤[15-16]等生理活性。本综述旨在讨论淫羊藿苷及其衍生物的抗肿瘤作用机制研究进展和临床应用研究进展。淫羊藿苷及其衍生物的化学结构式见图35-1[15]。

第二节 淫羊藿苷及其衍生物的抗肿瘤作用机制研究进展

一、促进肿瘤细胞凋亡

细胞凋亡异常是肿瘤发生的原因之一[17]。淫羊藿苷及其衍生物通过调节多条信号通路,有效诱导肿瘤细胞凋亡,抑制多种肿瘤生长。在肝细胞癌SMMC-7721中,淫羊藿苷通过ROS/JNK通路,提高Bax/Bcl-2比例,释放细胞色素C并激活caspase级联反应,且有效抑制肿瘤生长[18]。在肺癌细胞A549中,淫羊藿苷可上调内质网应激(ERS)相关分子p-PERK和CHOP的表达、上调凋亡相关蛋白PUMA的表达并下调抗凋亡相关蛋白Bcl-2的表达,从而抑制肿瘤生长[19]。在食管癌细胞EC109和TE1中观察到与肺癌细胞中类似的现象,即淫羊藿苷可上调ERS相关分子p-PERK、GRP78、ATF4、p-eIF2α和CHOP的表达,并上调凋亡相关蛋白PUMA的表达、下调抗凋亡相关蛋白Bcl-2的表达,从而抑制肿瘤生长[20]。在甲状腺癌细胞SW579与TPC1中,淫羊藿苷可下调miRNA-625-3p的表达,进而抑制PI3K/Akt与MEK/ERK信号通路的活化,诱导细胞凋亡[21]。在三阴乳腺癌细胞MDA-MB-231中,淫羊藿苷通过线粒体通路,上调Bax/Bcl-2比例,诱导ROS产生,特异性引发细胞凋亡[22]。在其他肿瘤细胞中,如肝细胞癌细胞HepG2[23]、结肠癌细胞HCT116[24]、急性早幼粒细胞白血病细胞HL-60与NB4[25]等,也观察到淫羊藿苷通过多条信号通路促进肿瘤细胞凋亡。

在肝细胞癌HepG2细胞中,阿可拉定一方面可抑制SphK1活性,上调神经酰胺的产生,进而通过活化JNK1信号通路,提高Bax/Bcl-2比例,促进caspase级联反应,促进凋亡[26];另一方面还可作用于p53/AFP信号通路,上调p53表达的同时下调AFP表达,最终促使肿瘤细胞凋亡[27]。在慢性髓细胞性白血病细胞K562中,阿可拉定通过线粒体介导的通路导致细胞凋亡,即诱导细胞色素C释放、下调Apaf-1蛋白的表达,提高Bax/Bcl-2比例,并活化caspase-3和caspase-9,同时抑制MAPK/ERK/JNK和JAK-2/STAT3/Akt信号通路[28]。在卵巢癌中,体外细胞(OV2008、C13与A2780cp)实验与体内PDXs小鼠动物模型实验结果均显示阿可拉定能通过活化p53信号通路、抑制Akt/mTOR信号通路的方式诱导卵巢癌细胞凋亡[29]。在其他瘤种,如恶性胶质瘤U87细胞[30]、急性髓细胞性白血病细胞NB4[31]、口腔鳞癌细胞KB与SCC9[32]等中也观察到阿可拉定促进肿瘤细胞凋亡的现象。

淫羊藿次苷可通过内源和外源2个信号通路促进乳腺癌细胞MCF-7凋亡,既可以降低线粒体膜电势、促进细胞色素C和AIF释放、活化caspase-9,又可以促进FAS/FADD的表达、活化caspase-8[33]。在多发性骨髓瘤细胞U266中,淫羊藿次苷通过抑制JAK2和c-SRC,进而抑制STAT3活化、促进SHP-1和PTEN的表达,并导致STAT3下游基因Bcl-2、Bcl-x(L)、 survivin、cyclin D1、COX-2 和 VEGF 的表达下降,从而促进细胞凋亡[34]。在恶性胶质瘤细胞 U87 和 A172 中,淫羊藿次苷能够抑制 Akt 的磷酸化与活化,诱导细胞色素 C、p53、PARP 与 cleaved caspase-3 等凋亡相关蛋白的表达,促使细胞凋亡[35]。在其他肿瘤细胞中,如前列腺癌细胞 DU145[36]、骨肉瘤细胞 U2OS[37]、急性髓细胞性白血病细胞 U937[38] 等,淫羊藿次苷均可通过多种途径促进肿瘤细胞凋亡。

二、调节肿瘤细胞周期

细胞周期调节紊乱通常会导致癌症的发生。淫羊藿苷及其衍生物可在多种肿瘤细胞中引起细胞周期阻滞,抑制肿瘤生长(图 35-2)。在肝细胞癌 HepG2 细胞中,淫羊藿苷可以显著降低 S 期细胞的比例、升高 G_0/G_1 期细胞的比例,导致 G_0/G_1 期阻滞[23]。在卵巢癌细胞 SKOV3 中,淫羊藿苷可通过下调细胞周期蛋白 E(cyclin E)、cyclin D_1、上调 p21 引起 G_1 期阻滞及 DNA 合成抑制[39]。在髓母细胞瘤 Daoy 和 D341 中,淫羊藿苷通过调节 cyclin A、cyclin B_1 和 CDK2 导致 S 期阻滞[40]。此外,在结肠癌细胞(HCT116)和胆囊癌细胞(GBC-SD)中,淫羊藿苷也可以通过调节细胞周期,增强化疗和放疗的药效[41-42]。

阿可拉定在前列腺癌细胞 PC-3 中可有效提高 pRb、p27(Kip1)、p16(Ink4a)蛋白的表达,下调 pRb、cyclin D_1 和 CDK4 磷酸化,从而导致 G_1 期阻滞,且活性强于淫羊藿苷[43]。在乳腺癌细胞 MDA-MB-453 和 MCF-7 中,阿可拉定可下调 cyclin B、cdc2 和 cdc25C 的表达,导致细胞 G_2/M 期阻滞[44]。在恶性胶质瘤细胞 T98G 和 U87MG 中,阿可拉定可依赖 AMPK 信号通路上调 PPARγ 的表达与活化功能,借此调控细胞周期蛋白 CDK4、CDK6 和 cyclin D_1 的表达,将细胞阻滞于 G_0/G_1 期[45]。在其他肿瘤细胞中,如肺癌细胞 A549[46]、前列腺癌细胞 LNCaP 与 PC-3[47]肝细胞癌 HepG2 与 Huh7[48] 等,阿可拉定均可发挥调节细胞周期的作用。

淫羊藿次苷在黑色素瘤细胞 A375 中通过产生 ROS,活化 p38 和 p58,抑制 CDK2、P-CDK1、周期蛋白 E 和周期蛋白 B_1 导致 G_0/G_1、G_2/M 期阻滞[49]。在恶性胶质瘤细胞 U87 和 A172 中,淫羊藿次苷通过抑制 Akt 的磷酸化与活化驱动 FOXO3a 入核,进而促进 p21 与 p27 转录,cyclin D 受到抑制后导致细胞周期阻滞[35]。在骨肉瘤细胞 U2OS 中,淫羊藿次苷具有调节 G_1/S、G_2/M 周期相关基因与蛋白表达的作用;G_1/S 期上调 P21 表达、下调 cyclin D_1,G_2/M 期上调 cyclin B_1、下调 cdc2 和 cdc25C,最终将细胞周期阻滞于 G_2/M 期[37]。

三、抑制肿瘤血管生成

肿瘤血管为肿瘤的发展提供营养,是其生长必不可少的要素之一。因此,抗血管生成也是目前肿瘤治疗的重要策略之一。研究表明淫羊藿苷及其衍生物能够下调 VEGF 的表达,具有抑制血管生成的作用[15]。淫羊藿苷可显著抑制鸡胚绒毛尿囊膜(CAM)的血管生成;还可抑制人脐静脉内皮细胞 HUVEC 的生长和迁移,并导致其发生细胞周期阻滞[50]。在肝细胞癌 HepG2 动物模型中,淫羊藿苷在抑制肿瘤生长的同时,可显著下调内皮细胞标记 CD31 的表达,即抑制血管生成[51]。

阿可拉定也可在 CAM 实验中抑制血管生成[52]。在小鼠肿瘤模型 Renca 中,阿可拉定通过抑制 STAT3 活化,抑制 VEGF 的表达,进而抑制 CD31 的表达,即抑制血管生成[53]。

淫羊藿次苷可抑制骨肉瘤细胞 HOS 中 HIF-1α 的表达,进而抑制 VEGF 的表达,同时降低 HUVEC 细胞的血管形成速度[54]。

四、抑制肿瘤细胞转移

肿瘤细胞可以侵袭远端组织,形成转移病灶是恶性肿瘤的重要特征之一,也是导致治疗失败和患者死亡的重要原因之一。多个研究发现淫羊藿苷及其衍生物具有抑制肿瘤细胞转移的能力。淫羊藿苷可显著增加肺癌细胞 A549 损伤修复实验中缝隙的宽度，即抑制细胞的迁移，同时也可抑制该细胞的黏附[19]。在食管癌细胞 EC109 和 TE1 的损伤修复实验中也发现类似的现象[20]。在甲状腺癌 SW579 与 TPC1 中，淫羊藿苷可通过下调 miRNA-625-3p 的表达抑制 PI3K/Akt 与 MEK/ERK 信号通路的活化，从而抑制细胞转移[21]。在结肠癌细胞 HCT116 中，淫羊藿苷通过增强 p53 的表达抑制细胞迁移[55]。在卵巢癌细胞 SKOV3 中，淫羊藿苷明显下调细胞 MMP-9 的表达，起到抑制肿瘤转移的作用[39]。

阿可拉定可抑制脑胶质瘤细胞 U87MG 细胞中的 PTEN/Akt/HIF-1α 信号通路，进而下调 EMMPRIN 蛋白的表达，抑制细胞的上皮-间质转化[56]。在骨肉瘤细胞 SaOS2 细胞中，阿可拉定下调 MMP-2 和 MMP-9 的表达，降低细胞的迁移能力[57]。在鼻咽癌细胞 CNE2 中，阿可拉定可通过 STAT3 信号通路调节 VEGF、KDR、bFGF、MMP-2 和 MMP-9，进而抑制肿瘤细胞的迁移与侵袭[58]。

淫羊藿次苷可抑制人骨肉瘤细胞 HOS 中 HIF-1α 的表达，进而抑制其下游转移相关基因 uPAR、ADM 和 MMP-2 的表达，从而抑制细胞浸润和转移[54]。在非小细胞肺癌细胞 A549 和 H1299 中，淫羊藿次苷可抑制 TNF-α 及其下游 NF-κB 的活化，抑制 N-cadherin、vimentin、Slug 和 Snail 的表达，上调 E-cadherin 的表达，从而抑制细胞的迁移[59]。在宫颈癌中，淫羊藿次苷可通过抑制 JUK-MJP2/9 信号通路下调肿瘤细胞 MMP-2 和 MMP-9 的表达，进而抑制肿瘤转移[60]。在前列腺癌 PC 细胞中，淫羊藿次苷可通过调节 PI3K-Akt-mTOR 信号通路抑制肿瘤细胞转移[36]。

五、抑制肿瘤干细胞

肿瘤干细胞是具有自我更新功能的一类肿瘤细胞，对放化疗具有耐受性，是肿瘤耐药和复发的重要原因。研究表明，阿可拉定可抑制肿瘤干细胞。在乳腺癌细胞 MDA-MB-453 和 MCF7 中，阿可拉定可有效抑制 ALDH(乳腺癌干细胞生物标志物)高表达细胞的生长，其效果优于传统治疗药物他莫昔芬[44]。在肝细胞癌细胞 PLC/PRF/5 和 Huh7 中，阿可拉定可有效降低 EpCAM(肝细胞癌干细胞生物标志物)阳性细胞的比例，也可降低其他干细胞标志物的 mRNA 表达，如 CD133 和 CD24。阿可拉定处理的细胞其体外成球能力低于对照组和顺铂处理组，表明其抑制干细胞的能力优于顺铂。同时阿可拉定处理的细胞在裸鼠体内不能形成肿瘤，而顺铂处理的细胞其成瘤性未受影响[61]。在食管癌中，阿可拉定能够通过调节 Hedgehog 和 Wnt 信号通路蛋白的表达，抑制肿瘤干细胞的增殖、迁移和侵袭[62]。

六、抗炎及调节免疫

近年来越来越多的研究表明机体的免疫功能与肿瘤的发生、发展密切相关，尤其是以 PD-1/PD-L1 抗体为主的肿瘤免疫治疗取得巨大的进展。淫羊藿苷及其衍生物具有多种免疫调节功能[63]。髓系来源的免疫抑制细胞 MDSC 是主要的介导肿瘤相关免疫抑制的细胞，可促进肿瘤的生长和转移。淫羊藿苷和阿可拉定在体外可促进 MDSC 分化成巨噬细胞和树突状细胞，从而降低 MDSC 的比例。一氧化氮和 ROS 参与 MDSC 介导的 T 细胞抑制，淫羊藿苷和阿可拉定可显著抑制其生成并恢复 CD8+ T 细胞的功能，增加 IFN-γ 的表达。S100A8 和 S100A9 可抑制 MDSC 的分化，淫羊藿苷和阿可拉定可抑制两者的表达[64]。淫羊藿苷可延缓健康志愿者外周血中的单核细胞增殖，刺激其产生 TNF-α，并增加 CD4⁻8⁺细胞、降低 CD4⁺8⁻细胞的比例。淫羊藿苷还可增加肿瘤患者和健康志愿者血液中淋巴因子活化杀伤细胞

（LAK）的活性，也可增加肿瘤患者血液中自然杀伤细胞的活性[65]。三阴乳腺癌细胞 MDA-MB-231 与 4T1 小鼠模型实验结果显示，淫羊藿苷可显著改善肿瘤微环境的免疫抑制状态，提高 CD4+ 和 CD8+ T 细胞肿瘤浸润的同时，显著下调免疫抑制细胞 MDSC 在肿瘤组织中的数量[22]。在肝细胞癌 Hepa 小鼠模型实验中，阿可拉定也显示出类似的免疫调节作用[66]。阿可拉定能够结合 IKK-α，抑制 IKK 复合物形成，阻止 NF-κB P65 进入细胞核，进而下调免疫节点蛋白 PD-L1 的表达[13]。在阿可拉定肝细胞癌临床研究中，试验药物对患者的治疗效果与免疫检查节点 TIM3、LAG3、CTLA-4，促炎性细胞因子 IL-6、IL-8、IL-10、TNF-α 等肿瘤免疫相关分子表达密切相关，提示阿可拉定参与调节抗肿瘤免疫[14,67]。

第三节　淫羊藿苷及其衍生物抗肿瘤临床研究进展

尽管多篇文献报道淫羊藿苷及其衍生物可与现行放化疗联用，在细胞和动物模型水平上抑制肿瘤，并具有减毒增效的功能[15]，但其抗肿瘤临床应用相对较少，仅阿可拉定开展了抗肿瘤国际注册临床研究。目前，阿可拉定共开展了 5 项临床研究，包括 I 期剂量探索研究（NCT01278810），II B 期单中心、探索性研究（NCT02496949），II 期一线治疗晚期肝细胞癌患者的单臂、多中心临床研究（NCT01972672），以及正在进行中的阿可拉定对比华蟾素一线治疗晚期肝细胞癌受试者的有效性与安全性的多中心、随机、双盲、双模拟 III 期临床试验（III A，NCT03236636）和阿可拉定对比索拉非尼一线治疗 PD-L1 阳性晚期肝细胞癌受试者的有效性与安全性的多中心、随机、开放性 III 期临床试验（III B，NCT03236649）。5 项临床研究中近 300 例患者的结果显示，阿可拉定具备良好的安全性和耐受性，与药物相关的 3 级以上不良反应发生率约为 12%，显著优于现有一线标准治疗的同类药物如索拉非尼、乐伐替尼等。阿可拉定免疫调节治疗晚期肝细胞癌的临床疗效主要表现为疾病控制和总生存期显著延长。更值得注意的是，在肿瘤进展后加持续用阿可拉定，患者的总生存延长更为显著，这与阿可拉定的免疫调节功能密切相关。随着临床研究的深入推进，阿可拉定的临床安全性及疗效特征已经得到进一步明确，III 期临床研究结果在 2021 年度美国临床肿瘤年会（ASCO）发表[68]，显示阿可拉定可以用于治疗目前一线治疗未满足的晚期肝细胞癌患者。

第四节　结语与展望

综上所述，淫羊藿苷及其衍生物既可以通过多种作用机制单药抑制肿瘤，又能与多种治疗方式联合使用，起到减毒增效的作用，具有广泛的抗肿瘤开发价值（图 35-2）。淫羊藿苷及其衍生物在肿瘤治疗领域，特别是在免疫调节和抗肿瘤联合中的应用具有广阔的前景。

尽管如此，淫羊藿苷及其衍生物的多种生物学靶点和作用机制也为临床转化研究包括生物标志物的探索带来巨大的挑战。其作用靶点繁多，即使在一种肿瘤细胞中亦无法确定单一靶点。例如基于生物素标记但仍保持生物活性的阿可拉定分子结合细胞裂解物分子水平上的作用机制，阿可拉定体外靶点研究发现阿可拉定能够与 IKKα、IKKβ 和 MyD88 直接结合[13]。此外，在小鼠肝细胞的胞质中发现阿可拉定可与芳香烃受体（AhR）结合。淫羊藿苷及其衍生物还可以作用于肿瘤细胞以外的微环境及免疫炎症细胞。因此，难以从靶点入手进行临床前及临床生物标志物研究，大大增加了生物标志物筛选的范围和难度。目前，多维度、多指标组合研究分析已逐步应用于淫羊藿苷及其衍生物的临床标志物研究，并取得一定

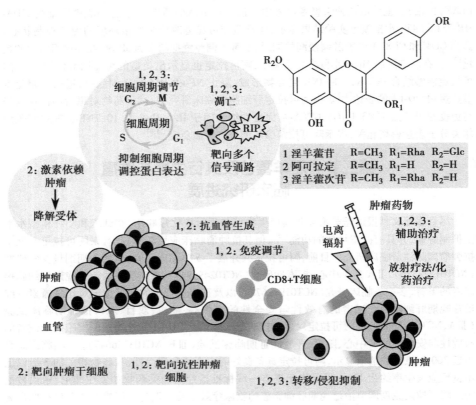

图 35-2　淫羊藿苷及其衍生物的抗肿瘤作用机制[17]

进展,如阿可拉定治疗晚期肝细胞癌的Ⅱ期与Ⅲ期临床试验中标志物在疗效预测方面的探索及应用[14]。同时,研究也发现淫羊藿苷及其衍生物具有较低的溶解度,导致其生物利用度较差。有研究者通过改造淫羊藿苷及其衍生物化学结构的方式增加其溶解度,如在 C-3位和 C-7 位加入羟基[69]。通过在制剂中添加增溶辅料如 TPGS[70] 和 Solutol[71] 也可增加淫羊藿苷及其衍生物的溶解度。

虽然淫羊藿苷及其衍生物的临床开发面临多个方面的挑战,但是近几年来,随着国内与国际药学、药理学及临床研究的深入,依然取得很多突破。淫羊藿苷及其衍生物在抗肿瘤方面的临床研究是中药现代化的重要里程碑事件,对传统中医药的传承和创新也有一定的启发和引领。

（**孟坤**,**郝蕊**,**刘航**,**申秀萍**,**叶斌**　北京珅奥基医药科技股份有限公司）

参 考 文 献

［1］刘晓燕.淫羊藿苷体内处置及代谢动力学研究［D］.济南：山东大学,2009.

［2］WU H L,KIM M,HAN J H. Icariin metabolism by human intestinal microflora［J］. Molecules,2016,21（9）：1158-1168.

［3］李芳芳,李思,吕占军,等.淫羊藿苷对大鼠卵泡颗粒细胞和肾上腺皮质细胞分泌功能的影响［J］.中国中药杂志,1997,22（8）：499-500.

[4] NIE X W,SHENG W J,HOU D R,et al. Effect of Hyperin and Icariin on steroid hormone secretion in rat ovarian granulosa cells[J]. Clinica chimica acta,2019,495:646-651.

[5] ZHOU L P,POON C C W,WONG K Y,et al. Prenylflavonoid Icariin induces estrogen response element-in-dependent estrogenic responses in a tissue-selective manner[J]. Journal of the endocrine society,2020,4 (2):bvz025.

[6] 翟远坤,李志锋,程国政,等.淫羊藿苷抗骨质疏松研究进展[J].中国骨质疏松杂志,2009,15(7): 543-545.

[7] MA D L,ZHANG L,LI L. Anti-inflammatory effects and underlying mechanisms of epimedium extracts[J]. Progress in biochemistry and biophysics,2020,47(8):685-699.

[8] TANG Y B,JACOBI A,VATER C,et al. Icariin promotes angiogenic differentiation and prevents oxidative stress-induced autophagy in endothelial progenitor cells[J]. Stem cells,2015,33(6):1863-1877.

[9] FANG J,ZHANG Y J. Icariin,an anti-atherosclerotic drug from Chinese medicinal herb horny goat weed [J]. Frontiers in pharmacology,2017(8):734-739.

[10] WU B,FENG J Y,YU L M,et al. Icariin protects cardiomyocytes against ischaemia/reperfusion injury by attenuating sirtuin 1-dependent mitochondrial oxidative damage[J]. British journal of pharmacology,2018, 175(21):4137-4153.

[11] 赵连梅,潘晓明,宋华琴,等.淫羊藿苷增强 CIK 细胞对 B-MD-C1(ADR$^{+/+}$)细胞杀伤敏感性的实验研究[J].免疫学杂志,2011,27(2):114-118.

[12] HUANG C,LI Z H,ZHU J L,et al. Systems pharmacology dissection of epimedium targeting tumor micro-environment to enhance cytotoxic T lymphocyte responses in lung cancer[J]. Aging(Albany NY),2021, 13(2):2912-2940.

[13] MO D L,ZHU H,WANG J,et al. Icaritin inhibits PD-L$_1$ expression by targeting protein IκB kinase α[J]. European journal of immunology,2021,51(4):978-988.

[14] QIN S K,LI Q,XU J M,et al. Icaritin-induced immunomodulatory efficacy in advanced hepatitis B virus-related hepatocellular carcinoma:immunodynamic biomarkers and overall survival[J]. Cancer science, 2020,111(11):4218-4231.

[15] TAN H L,CHAN K G,PUSPARAJAH P,et al. Anti-cancer properties of the naturally occurring aphrodisi-acs:Icariin and its derivatives[J]. Frontiers in pharmacology,2016,7:191-208.

[16] YANG X J,XI Y M,LI Z J. Icaritin:a novel natural candidate for hematological malignancies therapy[J]. Hindawi biomed research international,2019,2019:4860268.

[17] HANAHAN D,WEINBERG R A. Hallmarks of cancer:the next generation[J]. Cell,2011,144(5): 646-674.

[18] LI S G,DONG P,WANG J W,et al. Icariin,a natural flavonol glycoside,induces apoptosis in human hepa-toma SMMC-7721 cells via a ROS/JNK-dependent mitochondrial pathway[J]. Cancer letters,2010,298 (2):222-230.

[19] DI S Y,FAN C X,YANG Y,et al. Activation of endoplasmic reticulum stress is involved in the activity of Icariin against human lung adenocarcinoma cells[J]. Apoptosis,2015,20(9):1229-1241.

[20] FAN C X,YANG Y,LIU Y,et al. Icariin displays anticancer activity against human esophageal cancer cells via regulating endoplasmic reticulum stress-mediated apoptotic signaling[J]. Sci Rep,2016,6:21145.

[21] FANG L,XU W,KONG D D. Icariin inhibits cell proliferation,migration and invasion by downregulation of microRNA-625-3p in thyroid cancer cells[J]. Biomedicine & pharmacotherapy,2019,109:2456-2463.

[22] SONG L J,CHEN X,MI L,et al. Icariin-induced inhibition of SIRT6/NF-κB triggers redox mediated apop-tosis and enhances anti-tumor immunity in triple-negative breast cancer[J]. Cancer science,2020,111 (11):4242-4256.

［23］ WANG Z M,SONG N,REN Y L. Anti-proliferative and cytoskeleton-disruptive effects of icariin on HepG2 cells[J]. Molecular medicine reports,2015,12(5):6815-6820.

［24］ KIM B Y,SEO J H,LEE K Y,et al. Icariin sensitizes human colon cancer cells to TRAIL-induced apoptosis via ERK-mediated upregulation of death receptors[J]. International journal of oncology,2020,56(3):821-834.

［25］ ZHANG H,LI P,LI J,et al. Icariin induces apoptosis in acute promyelocytic leukemia by targeting PIM1 [J]. Pharmacological reports,2017,69(6):1270-1281.

［26］ LU P H,CHEN M B,LIU Y Y. Identification of sphingosine kinase 1(SphK1) as a primary target of icaritin in hepatocellular carcinoma cell[J]. Oncotarget,2017,8(14):22800-22810.

［27］ LI H,LIU Y J,JIANG W,et al. Icaritin promotes apoptosis and inhibits proliferation by down-regulating AFP gene expression in hepatocellular carcinoma[J]. BMC cancer,2021,21(1):318.

［28］ ZHU J F,LI Z J,ZHANG G S,et al. Icaritin shows potent anti-leukemia activity on chronic myeloid leukemia in vitro and in vivo by regulating MAPK/ERK/JNK and JAK2/STAT3/AKT signalings[J]. PLoS One,2011,6(8):e23720.

［29］ GAO L F,CHEN M,OUYANG Y,et al. Icaritin induces ovarian cancer cell apoptosis through activation of p53 and inhibition of Akt/mTOR pathway[J]. Life sciences,2018,202:188-194.

［30］ LI Z P,MENG X W,JIN L. Icaritin induces apoptotic and autophagic cell death in human glioblastoma cells[J]. American journal of translational research,2016,8(11):4628-4643.

［31］ LI Q H,HUAI L,ZHANG C P,et al. Icaritin induces AML cell apoptosis via the MAPK/ERK and PI3K/AKT signal pathways[J]. International journal of hematology,2013,97(5):617-623.

［32］ JIN L M,MIAO J H,LIU Y J,et al. Icaritin induces mitochondrial apoptosis by up-regulating miR-124 in human oral squamous cell carcinoma cells[J]. Biomedicine & pharmacotherapy,2017,85:287-295.

［33］ HUANG C Q,CHEN X G,GUO B L,et al. Induction of apoptosis by icariside Ⅱ through extrinsic and intrinsic signaling pathways in human breast cancer MCF7 cells[J]. Bioscience biotechnology and biochemistry,2012,76(7):1322-1328.

［34］ KIM S H,AHN K S,JEONG S J,et al. Janus activated kinase 2/signal transducer and activator of transcription 3 pathway mediates icariside Ⅱ-induced apoptosis in U266 multiple myeloma cells[J]. European journal of pharmacology,2011,654(1):10-16.

［35］ QUAN K,ZHANG X,FAN K,et al. Icariside Ⅱ induces cell cycle arrest and apoptosis in human glioblastoma cells through suppressing Akt activation and potentiating FOXO3a activity[J]. American journal of translational research,2017,9(5):2508-2519.

［36］ LI S,ZHAN Y L,XIE Y W,et al. The impact of icariside Ⅱ on human prostate cancer cell proliferation,mobility,and autophagy via PI3K-AKT-mTOR signaling pathway[J]. Drug design development and therapy,2020,14:4169-4178.

［37］ TANG Y Y,XIE M,JIANG N,et al. Icarisid Ⅱ inhibits the proliferation of human osteosarcoma cells by inducing apoptosis and cell cycle arrest[J]. Tumor biology,2017,39(6):1010428317705745.

［38］ KANG S H,JEONG S J,KIM S H,et al. Icariside Ⅱ induces apoptosis in U937 acute myeloid leukemia cells:role of inactivation of STAT3-related signaling[J]. PLoS One,2012,7(4):e28706.

［39］ WANG P Z,ZHANG J L,XIONG X F,et al. Icariin suppresses cell cycle transition and cell migration in ovarian cancer cells[J]. Oncology reports,2019,41(4):2321-2328.

［40］ SUN Y,SUN X H,FAN W J,et al. Icariin induces S-phase arrest and apoptosis in medulloblastoma cells [J]. Cell Mol Biol,2016,62(4):123-129.

［41］ ZHANG Y,WEI Y M,ZHU Z Y,et al. Icariin enhances radiosensitivity of colorectal cancer cells by suppressing NF-κB activity[J]. Cell biochemistry and biophysics,2014,69(2):303-310.

［42］ ZHANG D C,LIU J L,DING Y B,et al. Icariin potentiates the antitumor activity of gemcitabine in gall-bladder cancer by suppressing NF-κB[J]. Acta pharmacologica sinica,2013,34(2):301-308.

［43］ HUANG X,ZHU D Y,LOU J Y. A novel anticancer agent,icaritin,induced cell growth inhibition,G_1 arrest and mitochondrial transmembrane potential drop in human prostate carcinoma PC-3 cells[J]. European journal of pharmacology,2007,564(1/2/3):26-36.

［44］ GUO Y M,ZHANG X T,MENG J,et al. An anticancer agent icaritin induces sustained activation of the extracellular signal-regulated kinase(ERK) pathway and inhibits growth of breast cancer cells[J]. European journal of pharmacology,2011,658(2/3):114-122.

［45］ LIU Y J,SHI L,LIU Y,et al. Activation of PPAR-γ mediates icaritin-induced cell cycle arrest and apoptosis in glioblastoma multiforme[J]. Biomedicine & pharmacotherapy,2018,100:358-366.

［46］ ZHENG Q,LIU W W,LI B,et al. Anticancer effect of icaritin on human lung cancer cells through inducing S phase cell cycle arrest and apoptosis[J]. Journal of Huazhong University of Science and Technology (medical sciences),2014,34(4):497-503.

［47］ HU J M,WU X B,YANG C,et al. Anticancer effect of icaritin on prostate cancer via regulating miR-381-3p and its target gene UBE2C[J]. Cancer medicine,2019,8(18):7833-7845.

［48］ WANG S K,WANG Q,WANG H J,et al. Induction of ROS and DNA damage-dependent senescence by icaritin contributes to its antitumor activity in hepatocellular carcinoma cells[J]. Pharmaceutical biology, 2019,57(1):424-431.

［49］ WU J F,SONG T,LIU S Y,et al. Icariside Ⅱ inhibits cell proliferation and induces cell cycle arrest through the ROS-p38-p53 signaling pathway in A375 human melanoma cells[J]. Molecular medicine reports,2015,11(1):410-416.

［50］ 叶玉荷,胡芳华,邹佳萍,等. 淫羊藿苷在体内外对血管生成的抑制作用[J]. 中国医学科学院学报, 2015,37(3):264-268.

［51］ YANG J X,FICHTNER I,BECKER M,et al. Anti-proliferative efficacy of icariin on $HepG_2$ hepatoma and its possible mechanism of action[J]. American journal of Chinese medicine,2009,37(6):1153-1165.

［52］ HONG J S,ZHANG Z H,LV W L,et al. Icaritin synergistically enhances the radiosensitivity of 4T1 breast cancer cells[J]. PLoS One,2013,8(8):e71347.

［53］ LI S S,PRICEMAN S J,XIN H,et al. Icaritin inhibits JAK/STAT3 signaling and growth of renal cell carcinoma[J]. PLoS One,2013,8(12):e81657.

［54］ CHOI H J,EUN J S,KIM D K,et al. Icariside Ⅱ from epimedium koreanum inhibits hypoxia-inducible factor-1alpha in human osteosarcoma cells[J]. European journal of pharmacology,2008,579(1/2/3):58-65.

［55］ TIAN M,YANG S,YAN X P. Icariin reduces human colon carcinoma cell growth and metastasis by enhancing p53 activities[J]. Brazilian journal of medical and biological research,2018,51(10):2456-2463.

［56］ XU B,JIANG C W,HAN H X,et al. Icaritin inhibits the invasion and epithelial-to-mesenchymal transition of glioblastoma cells by targeting EMMPRIN via PTEN/AKt/HIF-1α signalling[J]. Clinical and experimental pharmacology and physiology,2015,42(12):1296-1307.

［57］ WANG X F,WANG J. Icaritin suppresses the proliferation of human osteosarcoma cells in vitro by increasing apoptosis and decreasing MMP expression[J]. Acta pharmacologica sinica,2014,35(4):531-539.

［58］ LI X D,LI C L,ZHOU P Y,et al. Inhibitory effect of icaritin on proliferation,migration,and invasion of human nasopharyngeal carcinoma cell CNE2 by regulating STAT3 activation[J]. Pharmazie,2019,74(11): 685-687.

［59］ SONG J,FENG L,ZHONG R L,et al. Icariside Ⅱ inhibits the EMT of NSCLC cells in inflammatory microenvironment via down-regulation of Akt/NF-κB signaling pathway[J]. Molecular carcinogenesis,2017,56 (1):36-48.

[60] SUN Y S, THAKUR K, HU F, et al. Icariside Ⅱ suppresses cervical cancer cell migration through JNK modulated matrix metalloproteinase-2/9 inhibition in vitro and in vivo[J]. Biomedicine & pharmacotherapy, 2020, 125:110013.

[61] ZHAO H, GUO Y M, LI S, et al. A novel anti-cancer agent icaritin suppresses hepatocellular carcinoma initiation and malignant growth through the IL-6/Jak2/Stat3 pathway[J]. Oncotarget, 2015, 6 (31): 31927-31943.

[62] HAN S C, GOU Y J, JIN D C, et al. Effects of icaritin on the physiological activities of esophageal cancer stem cells[J]. Biochemical and biophysical research communications, 2018, 504(4):792-796.

[63] SHEN R, WANG J H. The effect of icariin on immunity and its potential application[J]. American journal of clinical and experimental immunology, 2018, 7(3):50-56.

[64] ZHOU J M, WU J F, CHEN X H, et al. Icariin and its derivative, ICT, exert anti-inflammatory, anti-tumor effects, and modulate myeloid derived suppressive cells (MDSCs) functions[J]. International immunopharmacology, 2011, 11(7):890-898.

[65] HE W, SUN H, YANG B, et al. Immunoregulatory effects of the herba epimediia glycoside icariin[J]. Arzneimittel-forschung, 1995, 45(8):910-913.

[66] TAO H M, LIU M Y, WANG Y, et al. Icaritin induces anti-tumor immune responses in hepatocellular carcinoma by inhibiting splenic myeloid-derived suppressor cell generation[J]. Frontiers in immunology, 2021, 12:609295.

[67] FAN Y, LI S, DING X Y, et al. First-in-class immune-modulating small mlolecule Icaritin in advanced hepatocellular carcinoma: preliminary results of safety, durable survival and immune biomarkers[J]. BMC cancer, 2019, 19(1):279-289.

[68] SUN Y, QIN SK, LI W, et al. A randomized, double-blinded, phase III study of icaritin versus huachashu as the first-line therapy in biomarker-enriched HBV-related advanced hepatocellular carcinoma with poor conditions: Interim analysis result. Journal of Clinical Oncology 2021. 39. 15_suppl. 4077.

[69] WANG C, WU P, SHI J F, et al. Synthesis and cancer cell growth inhibitory activity of icaritin derivatives [J]. European journal of medicinal chemistry, 2015, 100:139-150.

[70] SONG J, HUANG H C, XIA Z, et al. TPGS/phospholipids mixed micelles for delivery of icariside Ⅱ to multidrug-resistant breast cancer[J]. Integrative cancer therapies, 2016, 15(3):390-399.

[71] YAN H M, SONG J, ZHANG Z H, et al. Optimization and anticancer activity in vitro and in vivo of baohuoside Ⅰ incorporated into mixed micelles based on lecithin and Solutol HS 15[J]. Drug delivery, 2016, 23 (8):2911-2918.

第五篇

中药国际化发展及
临床研究

第三十六章

中药复方制剂规范化及国际化
发展的对策与建议

中医药学是我国传统医学知识体系,具有系统的理论与实践经验,是中华民族几千年历史文化的积淀,是我国的国粹。中药复方依据中医辨证论治的思想,由单味中药配伍而成,通过调节和恢复机体生理功能的平衡发挥防治疾病的作用。中药复方是中医防治疾病的主要手段,是中医理法方药有机统一的体现,也是中华优秀文化传承的载体。数千年来,中医药在防病治病的过程中积累了数以万计的中药复方,并形成系统的理论体系,是历代医家实践经验的结晶和宝贵的知识财富,蕴含了许多防治疾病的先进理念和深刻的科学内涵,与目前现代医学防治疾病的理念,如系统生物学、网络药理学、个体(个性)化治疗等均有相通之处。

以恶性肿瘤、心脑血管疾病、慢性阻塞性肺疾病、慢性代谢性疾病及神经退行性疾病等为代表的重大慢性疾病、复杂性疾病是当前严重威胁人类健康的重要因素。这些疾病的致病因素多、发病机制复杂,且不清楚,给新药研究开发带来极大的困难。虽然,美国FDA每年都会批准一些针对这些疾病的新药上市,但是,一些新药的疗效并不理想,尚不能满足临床需求。科学家逐步认识到,对于多因素复杂性疾病的治疗,针对单一靶点的药物难以获得理想的疗效。当前,新药研发的趋势已从单靶点向多靶点干预发展,从单一成分向复方干预发展,从单一环节向网络式多环节干预发展。

中药复方治疗疾病的理念是立足"整体观",在辨证审因的基础上,按照"君、臣、佐、使"的原则选择合适的药物配伍组成,通过方中各味药物的配合与协同发挥治疗作用。中药复方不仅体现了多靶点、多环节、整体调节恢复平衡的治疗理念,而且也充分考虑了单味药可能产生的不良反应,具有明显的特色和优势。在心脑血管病、代谢性疾病、神经退行性疾病等多因素复杂性慢性疾病的临床治疗中,中药复方制剂的使用十分广泛,充分说明中药复方配伍的科学性和独特的临床价值。

随着人类对疾病的认识及防治理念的变化,对中药和天然药物的认识和理解不断深化,认可和接受程度也越来越高,需求日益扩大,给我国中药产业国际化发展带来良好的机遇。大力推进中药复方药物标准化和国际化发展,不仅将对我国中药复方药物研发及质量水平的提高及培育具有国际影响力的中药大品种发挥至关重要的促进作用,亦将对整个中药产业发展发挥综合、强有力的带动作用,从而大大提高我国中药产业的核心竞争力和国际市场竞争力。

第一节　国际传统药物注册管理的形势分析

一、美欧传统及中药复方药物现状

2006年FDA批准的第一个植物药的商品名为Veregen™,为外用制剂,适用于生殖器及肛周疣(尖锐湿疣)的局部治疗。该植物药之所以能成功获批,分析起来,是因为其主要有3个方面的优势:一是给药途径便捷。作为外用与局部给药,在证明全身吸收低的基础上,不需要提供药动学数据及药物相互作用的资料,而安全性方面的要求也不同于口服、注射等给药途径。二是药效物质基础相对清楚,质量可控。其原料药是绿茶提取物,药效物质群是绿茶水提、纯化后的混合物。其中,85%～95%为表没食子儿茶素没食子酸酯、表儿茶素、表没食子酸儿茶素等8种儿茶素类成分,2.5%为没食子酸、咖啡因和可可碱,以及10%左右为其他未知成分。三是药品有效性数据充分、翔实。其完成了多达11项的临床Ⅰ～Ⅲ期试验,获得翔实的研究数据,临床试验在欧洲、美国及南美等多地区及国家进行,临床受试者为1 085例。还包括2个独立的Ⅲ期临床研究数据作为疗效确认的关键性临床研究结果。

美国FDA于2012年12月31日批准第二个植物药Fulyzaq(crofelemer)缓释片,其活性成分是大戟科巴豆属植物秘鲁巴豆 Croton lechleri Müll. Arg. 的红色液汁中的低聚原花青素的混合物,用于治疗与艾滋病相关的腹泻。Fulyzaq同时也是第一个口服给药的植物药,作为一个复杂的混合物,其与FDA批准的其他药物一样需要通过完整的临床试验证明其有效性与安全性。

在我国,中药有其自身的理论体系,与国际植物药具有不同的医学背景和理论体系。但是,如果从药品的角度去看,对中药与植物药具有同样的要求,即都要求安全、有效及质量可控。目前我国已有9个中药品种获美国FDA批准开展国际多中心临床试验,包括复方丹参滴丸、桂枝茯苓胶囊、扶正化瘀片、杏灵颗粒、血脂康胶囊、威麦宁胶囊、康莱特注射液、康莱特软胶囊及HMPL-004等,这些品种的适应证主要为心血管、肿瘤、肝炎等类疾病。

美国FDA对于传统药物的注册采取的基本方针是宽进严出的政策,即在其他国家已批准生产或者有较长应用历史的传统药物获得临床试验许可比较容易,然而需要按照严格的要求开展临床试验,很多传统药物还可以豁免Ⅰ期临床试验直接进入Ⅱ期临床试验。然而,完成Ⅱ期临床试验后,开展Ⅲ期临床试验需要同时开展系统的化学(chemistry)、生产(manufacture)、质量控制(control)的研究(简称"CMC研究"),并提供翔实的数据,现在,还逐渐延伸到前CMC及后CMC的研究,包括种植、产地加工、炮制过程、提取及生物分析、剂量关系及多批次临床一致性等研究。此外,还要求进行复方药物的配伍研究,阐明配伍的必要性。在我国,中药注册时有中医理论作为中药配伍的依据,故一般不要求开展配伍机制研究。美国FDA传统药注册政策的新变化,为中药复方在FDA注册增加了巨大的难度。另外,基本阐明复方的化学成分,直至有效成分以开展有效的质量控制,并建立质控方法,也是中药复方面临的另一难点。这些情况,均增加中药复方在FDA注册的难度。

根据欧盟药品注册法规,欧盟市场上的草药分为3类:第一类是传统草药(TU),该类草药只要能提供足够的安全性数据和大体的疗效即可。该类草药的注册仅需要向某个成员国申请即可,不需要直接向欧洲药品管理局(EMA)申请,但是,所申请的传统药物,应提供在申请国家至少有30年的应用历史、在欧盟成员国至少有15年的应用历史的证据。若根据这一法令,中药作为药物在欧盟进行注册,可谓是另辟蹊径。第二类是经良好确证的草药(WEU),该类草药需要有科学文献证明其含有的活性成分已经作为该适应证的治疗药物至少10年,并且具有认可的疗效和可接受水平的安全性。该类草药的注册既可以向某个成员国申请,也可以直接向EMA申请。第三类是经过全部药品注册程序的草药,这类草药一般是制药企业提供全部的安全性和有效性实验数据或者结合文献数据,递交全套注册资料。该类草药的注册既可以向某个成员国申请,也可以采用集中注册申请的方式,直接向EMA申请。2012年3月,地奥心血康作为传统草药,以第一类方式申报注册,成功获得荷兰药品审评委员会(MEB)批准上市,是我国第一个在欧盟批准上市的中药产品。之后,天士力医药集团股份有限公司的丹参胶囊于2016年、逍遥片于2021年在荷兰通过了欧盟传统药简化注册程序（TUR）的审批。

由于多数中药难以达到第三类甚至第二类草药的注册要求，因此2004/24/EC法令备受国内中药企业关注。TU注册申请程序不要求开展临床试验，但是，需要提供系统的文献数据证明其传统使用的安全性和疗效。对质量标准内容与正常注册要求完全一致，即需要提供包括药材、饮片、生产过程、质量标准的系统研究资料。如果是复方药物，则需要提供每味原料药材及复方的质量控制标准，并在复方质量标准中体现每味药材的贡献成分。这些要求显然对于中药复方，特别是含有多味药材的大复方的注册增加了技术上的困难，但是，TU仍不失为中药复方进入国际市场的一条可行，而相对简单的路径。按其他方式在欧盟开展完全市场许可注册，则技术要求与FDA基本相同，需进行系统的临床前及临床研究，时间漫长且花费巨大。

从美欧对传统药物的要求和注册法规中可以看出，由于受西方医学和西药"一个药物、一个靶点、一种疾病"研究开发理念的影响，对传统药物要求同样是必须有明确的临床适应证定位，适应证既可以是病，如流行性感冒（抗流感病毒药）；也可以是疾病发生与发展过程中的某个具有重要临床意义的症状，如流感病毒感染引起的发热（解热药）。在临床前药理学研究和临床试验中，注重根据疾病发生与发展的病理生理学过程，研究药物发挥治疗作用的机制，包括作用靶点、通路、环节等，同时还要阐明机体对药物的处置过程及药动学过程。在质量控制方面，由于受化学药物质量控制思路的影响，要求药效物质明确，通过控制药效物质的质和量以达到对药品质量的控制。如有2个以上的成分时（如固定剂量配方药物），则必须阐明所有成分的药效及相互作用对药效的影响。因此，美欧针对病和临床症状判定药物疗效的标准和基于药效物质的质量控制要求是中药复方国际化发展所面临的最主要的技术瓶颈和壁垒，其中质量控制的难度更大，按照美欧现行法规所要求的质控方法对中药复方药物进行质控极其困难。

二、日本中药复方药物现状

中医药学从隋唐时期传入日本，称为"汉方医学"，明治维新前一直是日本主流医学。17世纪后半叶，西洋医学开始传入日本，起初称为"兰医"。明治维新开始，日本在"脱亚入欧"国策的影响下，于1883年建立医生执照制度，规定只有学习西洋医学的人才能申请医生。1896年日本议会进一步作出废除汉方医学的决议，汉方医学基本上退出当时的医疗领域，但是，一部分医生及药剂师仍然继续应用。1976年，在经历80年的纷争及准备过程后，汉方医学被重新开始应用，部分复方中药可以适用国民健康保险。

中药复方制剂在日本称为"汉方药制剂"，分为"一般用汉方制剂"和"医疗用汉方制剂"。

一般用汉方制剂共294个处方，这些处方中有来自我国中医药的经典著作《伤寒论》和《金匮要略》等，也有来自后世的医书中。日本厚生省考虑到这些基本处方经过中国千百年的医疗实践，其疗效及安全性应当可以保证，因此，规定制药公司在申报这些基本处方制剂生产许可时，手续可以简化。一般用汉方制剂不属社会保险和国民健康保险的适用范畴，因此，不需要医生开具处方，在药局和药店由药剂师或特别贩卖员出售。

医疗用汉方制剂共148个处方，由医生开处方，在医院的药局、诊所、调剂药局取药，适用于医疗保险。医疗用汉方制剂大部分与一般用汉方制剂相同，但是，剂量等规定更加严格。汉方药制剂的剂型主要是由中药复方按传统的煎煮法水提，再经过制颗粒、细颗粒和散剂，部分品种也有片、胶囊等剂型。

　　由于历史的原因,目前在日本使用的医疗用汉方制剂和一般用汉方制剂中,多以专家提案、相关机构审核的方式批准,没有按新药审批程序做系统的临床前和临床试验,在药理作用、临床有效性方面存在先天不足。为此,日本的中药复方研究多以阐明中药复方的药理作用和临床有效性为目的,一般的研究者不以新药创新为目的。

　　在中药复方药效机制研究方面,以阐述中药复方的作用机制,有利于临床医生理解为主。日本学者多对临床已经应用的、标准化的汉方制剂进行药理研究。由于这些汉方制剂的质量可控,在英文期刊发表方面有优势。

　　在临床研究方面,日本学者利用循证医学的优势,从 2001 年起在日本东洋医学会内成立循证医学委员会。该委员会首先汇总了 1986 年以来发表的临床研究论文,于 2002 年 5 月发表了第一个阶段总结。2009 年,由日本东洋医学会循证医学特别委员会编录的有关日本汉方制剂的随机对照双盲试验(RCT)报告,即《汉方治疗依据报告书 2009-320 RCT》中,总结了 1986—2008 年有关日本汉方制剂的临床随机比较研究论文共 320 篇。2010 年,日本东洋医学会发表汇总 345 篇 RCT 研究的 EKAT,其中有 1/10 的研究在重视汉方医学特点的基础上,运用 RCT 方法进行循证医学的探索。虽然,这种随机临床试验的病例数较少,但是,也是一个重大进步,推动了日本汉方药的发展。即便如此,2011 年日本全国范围内对 600 余位医生进行了网络民意调查,其中 89% 的医生现在仍使用汉方药治病,59% 的人将汉方药作为第一选择应用,但是,认为疗效不充分的人占 23%,认为证据不够充分的人约占 35%。

　　日本关于中药复方六君子汤的研究论文分别发表在 *Gastroenterology*(2008)、*SURGERY*(2009)、*Endocrinology*(2010)等学术期刊。此外,对于大承气汤、大建中汤、半夏泻心汤、抑肝散、黄连解毒汤、牛车肾气丸、十全大补汤、半夏厚朴汤、麻黄汤、小青龙汤、柴苓汤、柴朴汤、五苓散、芍药甘草汤等制剂也都有较系统的 RCT 研究。特别是大承气汤治疗功能性肠梗阻或术后促进肠道排气、预防肠粘连的效果,在日本得到广泛的认可与临床应用。大建中汤已向美国 FDA 申报新药,正在进行临床试验,目前已完成 II 期临床试验。

　　在法规监管方面,日本汉方生药制剂协会于 1987 年制定并公布《医疗用汉方浸出物制剂的生产管理和质量管理基准》,简称"汉方 GMP",对汉方浸出物的生产管理和质量管理、汉方浸出物制剂的生产管理和质量管理、汉方浸出物制剂的质量检查作出规定。

　　在汉方浸出物的生产管理和质量管理中,药材提取、过滤、浓缩、灭菌、干燥、回收率、稳定性等过程与我国基本相同,但在干燥时常用喷雾干燥法,浓缩液的浓度通常为 20%～30%,注意热风的温度,防止过热变质或污染;有时也用冷冻干燥。另外,还有浓缩液加赋形剂再干燥的。在稳定性方面,要保证浸出物达到或接近标准汤剂(所谓"标准汤剂"是指将处方量的生药加 20 倍量的水,加热煎煮后过滤,调整滤液的体积为加水量的一半)的疗效。

　　值得特别关注的是日本对"医疗用汉方制剂"的浸膏(半成品)的要求很细致。在制备过程中,要求明确说明提取条件,包括时间、温度、溶剂种类及数量、生药混合顺序、提取时的升温速度、提取温度、提取次数等;过滤,包括滤材、方法等;浓缩条件及方法等;收率,要表明是哪个阶段的收率。在含量规格上,对生理活性强且可定量的成分应规定其含量;对指标成分应设定其规格,对指标成分以外但可定量测定的成分也应在可能的条件下设定其规格。在指标成分含量上,要求浸膏一日量中指标成分含量应按不低于标准汤剂一日量中指标成分下限值的 70% 进行设定,并尽可能高于标准汤剂指标成分的下限值;含量规格的幅度原则上不得偏离中心值 ±50%,并尽可能控制在 ±30% 以内。在鉴别实验中,对处方中的所有生药均须进行鉴定。采用 TLC、HPLC 等方法尽量在分离各个成分的基础上进行确认;采用化学方法时,应当选用只能检出来自某个单一生药的成分的方法;还要求测定覆盖有各个生药特征成分的指纹图谱。在纯度实验（杂质检查）上，至少要检查重金属、砷。附子浸膏还要测定乌头碱（aconitine）等乌头型生物碱的残存量。

日本对医药品的审批分2种，即"承认"和"许可"。"承认"是针对每个药品而言的。日本厚生省根据医药品生产单位提交的有关医药品报批的申请内容和资料，对申请品种的物质性质、有效性和安全性等进行调查，并对该医药品的名称、成分、重量、用法、功效和副作用进行审查，通过审查的药品即获得"承认"。"许可"是对申请者是否真正有能力制造药品进行审查。如果医药品生产单位被判定有能力制造药品，则可获得"许可"。

生产或向日本进口中药复方需要经过"承认"和"许可"的审批。新药审批和进口审批是一致的，其所需的申报资料也相同。目前，我国已经有部分中药复方获得日本"一般用汉方制剂"的承认和许可，进入了日本；但是，还没有1个中药复方获得"医疗用汉方制剂"的承认和许可。

日本在汉方药规范化、标准化方面有以下几点基本经验值得借鉴。一是政府承认汉方药制剂组方的合理性和疗效，但是，仅限于经典方剂。同时，政府出面组织研究班，实行官、产、学结合，选择典型的汉方药制剂，从保证稳定的质量要求出发，对生产全过程进行全方位的质量监控研究，总结经验，制定基准。二是口服制剂原则上只承认浸膏剂，并提出"标准汤剂"的概念。要求制定标准汤剂的化学基准与生物学基准。三是要求提供中间体（浸膏）及成品（最终制剂）的生产工艺过程细节及在化学、生物学上与标准汤剂具有同一性的研究资料，确保在化学（指标成分的定量、指纹图谱）及生物学（药理作用）上与标准汤剂具有同一性。

虽然，日本现行药品注册法规与美欧相似，但是，对中药复方的要求则与美欧有明显不同。由于中医药学在19世纪中期明治维新之前一直是日本的主流医学，因此日本厚生省对中药经典复方，包括148个"医疗用汉方制剂"和294个"一般用汉方制剂"的安全性和有效性是认可的，允许上述经典中药方剂的成药作为药品上市和临床使用。但是，对于其临床疗效的判定则主要是按照西方医学的理念，评价对病和临床症状的疗效。注重和鼓励针对病和临床症状，按照循证医学的理念和方法，运用现代药物临床疗效的评价标准和规范进行临床疗效观察和评价，从现代医学的角度发现中药复方的临床价值。例如日本在临床研究中观察到经典方剂当归芍药散、黄连解毒汤、钩藤散等对阿尔茨海默病（俗称"老年性痴呆"）具有良好疗效，从现代医学角度为上述中药复方提供临床适应证。

在质量控制方面，日本对汉方药的质控不强求药效物质清楚，但是，更加关注原料药材的质量及生产过程中的质量控制，质控标准和方法同我国现行的中药复方新药注册法规更为接近，与美欧苛刻的要求明显不同。日本是当今世界新药研发和制药的强国，也是新药审批十分严格的国家之一。日本对中医药文化的了解和认同程度远高于美欧，所以在中药复方药物的注册和准入方面能够根据中药复方药物的特点区别对待，这也说明通过加强文化交流、不断深化其他国家对中医药文化的理解和认识，对于中药复方药物国际化发展十分重要。

第二节　我国传统中药发展中存在的主要问题

一、中药材质量问题仍然十分突出

中药材的质量是影响中药制剂产品国际化的最关键的因素之一，只有从源头上保证药材的质量稳定性，才有可能达到产品质量可控，保障其临床有效性。中药材的标准化有赖于中药材生产过程的集约化和规范化。药用植物不同的种质、生态环境、栽培技术、采收加工方法等都会影响药材的质量。由于中药材的化学组成及含量等差异很大，其质量的一致性控制与单一成分的化学药相比更为复杂和困难。美国 FDA 和欧洲药品管理局（EMA）关于植物药或天然药物的注册法规都要求对植物原料和植物制剂的质量控制应延伸到对药材的控制，以保证产品质量的一致性。因此，对原药材的质量控制是研制中药新药的关键环节。

虽然，我国十分重视中药材质量问题，自"九五"起即开始支持中药材规范化种植的研究，自 2000 年起推行中药材 GAP 标准和 GAP 基地的建设，并取得一定成效，但是，依然存在较严重的问题。一是在中药材种植方面，我国大部分常用中药材仍不能实现 GAP 规范化和集约化种植；二是由于环境和管理等因素的变化导致植物种内变异，种质混杂；三是因不合理开发利用导致滥采滥收现象严重，野生资源消耗速度过快，许多道地药材濒临灭绝，也使中药材的质量受到明显影响；四是农药残留、有害重金属含量超标等问题依然比较突出；五是加工、炮制等过程不规范，贮藏条件不符合要求等因素，导致中药材的质量下降；六是我国目前尚缺乏中药材标准化体系。这些因素直接影响高度依赖原药材质量的中药制剂产品质量的稳定性和可控性。相信，在 2022 年 3 月 17 日我国发布的《中药材生产质量管理规范》（GAP）方针的指导下，这种情况必将很快得到纠正。

二、中药复方制剂的现代科学内涵有待阐明

由于文化差异，西方国家很难理解中医药文明。中西方文化及医学理论体系的差异是中药国际化面临技术壁垒的根源之一，也是中药走出去的最大障碍之一。中医药与西医药产生于不同的文化背景，理论体系和医学模式都有极大的区别。西药是在现代医学理论指导下，针对疾病或症状的某个病理过程进行研究开发的。西药大都是单一化学成分，作用靶点和机制明确，用量精确，不良反应明了。但是，中药，尤其是中药复方是在中医理论指导下，针对疾病发生与发展过程中表现出来的"证"，按照"理、法、方、药"和"君、臣、佐、使"等理论配伍组成。从化学组成方面看中药复方所含的化学成分复杂、有效成分不明，另外其作用机制不清楚，疗效评价体系与西药显著不同。

尽管我国对中药复方药物临床疗效的评价也是按照循证医学原则（即随机分组、双盲对照、多中心观察）进行的，但是，在药理毒理、标准化、规范化等各个方面与国际先进水平相比，都还存在较大的差距。近 10 多年来国家自然科学基金委、中医药 973 专题、重点研发计划等连续支持中医基础理论、中药理论、组方理论、辨证理论和治则理论科学内涵的研究，取得较大成绩，但是，尚不足以全面阐述中医药理论的科学内涵，影响国际主流医学社会对中药复方理论的理解和应用。这些中西方文化的差异使中药文化很难被理解和应用，使中药在海外长期徘徊在边缘状态，难以进入主流市场。

三、符合中药复方特点的药效评价体系尚不完善

中西药物的疗效评价需要在相互沟通和协调的基础上，建立起基于现代科学和医药理论，融合传统中医药特色和特点的现代疗效评价体系。首先，中西药物的疗效评价基于不同的医学理论体系，中药是对证治疗，是通过对机体的整体调节而改善多种相关症状的，而西药有明确的适应证，偏重于对具体病症的改善和治疗。其次，西药的研发路径是从临床前到临床，而中药多来自长期的医疗实践，虽然，中药的现代临床前研究数据较为欠缺，但是，有一定的人用经验，其有效性和安全性得到一定的评价。再次，西药有明确的有效成分，靶点和作用机制非常明确；而中药成分复杂，复方更甚，阐明有效成分及其作用靶点乃至成分之间的相互作用难度极大，药材的组方是基于中医组方理论，通过配伍而达到增效减毒的目的，发挥治疗疾病的作用。迄今，传统中药产品的功效及安全性评价工作多停留在经验医学的临床观察阶段，其对广大患者人群的功效及安全保障的普遍适用性缺乏按照现代循证医学原则（EBM，

即"双盲对照、随机分组、多中心观察")提供的临床试验依据。近年来，尽管我国多种科技计划支持符合中药特点的药效评价技术研究及动物模型的建立，也建立了 40 个(截至 2022 年 10 月)国家中医临床研究基地(GCP)开展中药临床疗效评价技术研究及中药新药多中心临床研究，但是，问题尚未得到根本解决，与欧美等发达国家开展中药复方评价与多边认可还有一定差距。

目前美国 FDA 等发达国家药管机构对中药新药的注册管理是基于现代医学理论，基本按照西药标准设置准入条件，要求中药包括复方中药的化学成分或组分要明晰，临床前药效和作用机制及临床疗效是在现代医学理论指导下运用现代评价技术、动物模型或患者及指标体系进行评价。这些要求与中药复方制剂的特点不相符合，与中医治疗疾病以"证"为主的病机理论和疗效判断方法不符，也不能真实反映中药的临床效果。由于中医"证"的生物学基础尚未用现代医学理论作出科学的解释，中药治疗现代疾病的临床适应证定位不明确，中药具有优势的临床药效特点、临床价值不突出。因此，参照西药标准制定的中药新药准入体系使中药发展陷入尴尬境地之中。

四、基于药效物质和作用机制的质控体系尚不健全

中药复方药物的质量表征和控制问题一直是影响产品质量和安全，制约中药产品走向世界的关键环节之一。主要表现在 2 个方面：一是中药复方药物的有效成分不甚明确或虽主要有效成分明确，但不全面，难以有针对性地制定质控指标；二是即使主要有效成分明确，但是，中药复方药物的药效是多个组方单味药及其相关成分共同作用的结果，并不是某一种或几种中药，也不是一类或几类有效成分的作用结果，因此，以一种或几种成分的含量作为中药复方药物的质控指标难以全面反映复方药物的药效。《中国药典》(2010 年版)中对中药的性状、鉴别和检查的考察仅是在宏观上对中药质量的评价；对中药一个或几个指标成分的简单的含量测定也是在宏观上评价中药质量，但是，几个指标性成分的含量测定无法表征其整体质量特征，也就无法控制中药质量，更无法与产品的临床功效及毒副作用相关联。更进一步分析看，中药复方药物多药味、多组分和多成分的物质组成属性决定其发挥药效作用的物质基础应该是全部组成成分。从药理学角度看，部分被证明具有药效的化学成分，当其含量低到难以达到其最低药效浓度时也是不会发挥药效作用的。中药的药效不会是所有成分均发挥直接作用的结果，只有达到最低药效剂量的那些成分才可能发挥药效作用；另一方面，由于各成分间存在物理、化学及生物学作用，那些所谓的"无效成分"也可能会在不同程度上对中药复方药物药效成分的吸收、代谢、分布和药理学作用产生影响，从而对药效产生影响。因此，中药复方药物的质量表征和控制也必然是要反映和体现其全部物质组成属性。

中药复方药效物质基础研究是一项系统工程，目前尚难以对一个中药复方的药效物质基础进行全面和科学的阐述及表达，药理和药效模型的全面建立并应用于中药药效成分的评价也就更复杂。近年来，我国学者结合中药复方多成分、多靶点的特点，建立和采用多组分分析的方法、动态可视化技术及组学和信息学等研究方法，对部分中药复方制剂的药效物质基础和作用机制的研究方法进行有意义的探索，也取得明显的进展。但是，这些研究成果仍处于研究阶段，尚未在新药审批等领域获得认可。

在这种情况下，如果对中药复方制剂的质量进行有效表征质控和控制，就不能仅仅对指标成分或一个甚至多个有效或活性成分进行表征和控制，而应对尽可能多的成分进行表征和控制。制定中药化学成分指纹图谱就成了必然的选择，可说是中药质量控制的里程碑。色谱，尤其是色谱与质谱联用技术的强大分离分析功能使得由其获得的指纹图谱中的成分结构信息更明晰、更有针对性，因而成为现代中药质量控制的最有前景的方法。鉴于各指纹

图谱分析技术手段的局限性和中药复方成分的结构复杂性及极性跨度的宽泛性,指纹图谱的表征应分多个极性段进行。因此,研究建立适合中药复方制剂特点的质量表征和控制方法及标准对中药复方制剂国际化至关重要。

五、国际药品注册技术及法规壁垒有待突破

技术壁垒是指一个国家为维护国家安全或保护本国国民健康和安全、生态环境或防止欺诈行为、保证产品质量等所采取的一些强制性或非强制性技术性措施,这些措施成为其他国家商品进入该国的障碍。中药,特别是中药复方药物国际化遭遇的技术壁垒有多种,如有害物残留量的规定、重金属含量的规定、中药成分含量的规定及中药药品认证的规定等,其中最主要的是药品认定的相关规定。产生这些技术壁垒的原因也有多种,包括政治、经济、科学技术本身及中西医学文化差异等,其中科学技术壁垒是关键。发达国家的科学技术水平决定了其对药品准入的一系列法规和要求,而中西方医学文化方面的差异则是技术壁垒产生的主要根源之一。

一些国家对中医药的合法身份与地位不予认同,采用各种政策或技术壁垒阻止或限制中药的进入。即使允许中药复方产品在医疗市场有限流通的国家如日本、韩国,处方名称、内容、组方药材的品种、剂量乃至用途也均有很大的差别。新加坡和澳大利亚虽然已对中医立法,但是,由于西医医生尚无权使用中医药,因此,在西医医院中也就很少有中药复方的使用和流通。欧美国家是没有在医院或应用保险使用中药复方历史的,所以,也相应地缺少中药复方的相关法规。

自 2004 年 4 月 30 日起,欧盟开始传统中药注册。但是,即便获得注册,也仅限于在药店应用,类似于我国的非处方药(OTC)。在申请注册传统药物时,欧盟规定必须提供在其成员国使用至少 15 年历史的证据,往往将很多传统中药拒之门外;又如对欧盟市场出口药品必须符合欧盟药典标准,而欧盟药典中仅有少数中药材标准,这大大限制了中药产品特别是中药复方产品对欧盟的出口。此外,国内中药检测标准中缺乏与国际接轨的重金属含量、农药残留量规定等,也成为国际上限制中药出口的说辞。美国尚没有 1 种中药复方获得批准,也就没有相应成熟的注册法规。复方丹参滴丸正在美国进行 Ⅲ 期临床试验,有可能在通过新药审批的过程中形成适应中药复方注册的法规。日本有 148 种医疗用中药复方产品,294 种 OTC 中药复方产品。中国是中药复方应用历史悠久、法规成熟的国家,但是中国有关中药复方注册的法规尚没有获得美国、欧盟、日本、韩国等国家和地区的理解和认可,需要通过政府、学术团体、专家的交流等方式促进中药复方制剂法规的交流。

六、中药复方知识产权保护法规体系薄弱

药品作为一种特殊商品,在发达国家主导的国际公约中均考虑到药品这种特殊商品专利保护的重要性,如在世界贸易组织的法律框架下与贸易有关的知识产权协议(TRIPS)中特别规定缔约国对药品专利保护的义务,指明药品专利持有人享有 2 个独占权(如果专利的内容是一种药品,有权禁止他人未经许可而进行制造、使用、许诺销售、销售,或者为上述目的而进口该药品;如果专利的内容是一种药品生产方法,则有权制止他人未经其同意使用该方法,并禁止制造、使用、许诺销售、销售,或者为上述目的而进口至少是由该方法所获得的药品)。国际社会对创新药物研究已经形成十分有效的保护法规,这种建立在现代科学发展基础上的当代医药知识产权保护体系并不完全适用于中药和中药复方药物的国际化需求。目前,国内的知识产权制度在中药尤其是中药复方制剂知识产权保护方面尚存在明显的局限性。主要问题包括法律法规不健全且与国际不接轨,管理机制不完

善,专业人才匮乏,职务申请比例小,科技含量偏低,专利技术产业化水平低,申请技巧缺乏等;在商标保护方面,存在注册量不足、商标与通用名相混淆、商标专一性不强、忽视道地药材注册等问题。

从技术细节看,目前我国中药复方药物专利保护存在的主要问题,一是专利法只能保护中药配方和配方的剂量,对配方的用途、加减则未能有效保护,这导致有中国传统文化特色并具有极强实用性的中药复方难以进入专利法保护范围的现象屡屡发生。但是,在这些公开的药方基础上,其他国家利用其先进技术稍加改变和利用便可申请并获得专利,导致本民族的优秀遗产被其他国家掠夺,这对中药复方的专利保护是不利的。二是中药复方因难以明确药品成分而被排除在专利法的保护之外,且是否被侵权也难以认定。专利法上要求的发明创造如果不是方法发明而是药品及用途发明,则要求所发明的专利药品成分明确。但是,我国传统中药复方的药味组成少则几种,多则十几或几十种,甚至上百种。在现有的技术条件下,其中所含的药物成分尚难以明确,而且这类药方复方产品制备的重复性较差,致使这些中药复方药方无法在专利申请中获得授权。此外,中药药方组成和含量比较复杂,有效成分难以确定,在认定是否侵权时无论从技术层面还是法律法规层面都难以判定。所以,目前我国申请的多数是简单复方制剂的专利,而这些专利的实用性不强、技术含量较低。另外部分专利是直接以方法专利申请,这种申请方式容易获得授权,但保护性十分有限。

近年来,我国中药发明专利的申请数量始终未见明显增长,外资药企利用中国在知识产权管理上的缺陷,通过收购、合作等方式获得中国中药知识产权,或利用研发优势直接注册中成药专利和商标,国外药企到我国申请专利保护的中药数量呈逐年增长的态势。作为临床中医主要用药形式之一的中药复方药物在国际化过程中亟待提高技术水平,加强生产,增强知识产权和标准化意识,注重产品和技术内涵的知识产权保护,才能巩固国内市场并成功走向世界。

第三节 中药复方规范化、国际化的发展机遇

一、承担大国义务,为维护人类健康做贡献

中国作为一个发展中大国,在国际事务中应当有自己的责任和担当。随着国际社会地位的不断提升,我国承担的国际事务越来越多、话语权和影响力越来越大。在医疗卫生领域,我国参与了一系列自然灾害、突发疫情等国际救援活动,受到国际组织和有关国家的高度称赞,不断赢得国际组织和各国的尊敬和信任,使中国在国际事务中越来越多地获得国际组织和其他国家的合作和支持,能够更有效地维护和追求中国应有的国际利益。因此,中药国际化发展的条件更加有利。

中医药的国际化发展关系到国家利益,药品国际注册标准和药典(含药物专论)等问题涉及国家主权,并与我国的科技、产业、贸易等诸多领域具有紧密联系。抓住机遇,在国家的大力支持下,加强与国际组织和世界有关国家的沟通与合作,以中药复方药物走向世界为突破口,全力推进中药国际化发展,可望突破各种困难和壁垒,加速中药走向世界的进程,不仅使中医药能够为人类健康作出贡献,也为弘扬中华优秀文化、推动中医药事业的发展发挥巨大的带动作用。

二、单纯的化学和生物药不能满足防治疾病的要求

在世界范围内,慢性复杂性重大疾病、新发和突发传染病对人类健康的危害仍然十分严

重,以化学和生物药为主要手段的治疗远不能满足人类防治重大疾病的需求。中医药对于防治慢性复杂性疾病具有独特的策略和方法,并在长期的临床应用过程中通过不断总结经验,形成很多具有良好疗效的名方和经验方,为这些重大疾病的治疗发挥重要作用。在防治传染性疾病领域,中药也显示出其独特的疗效和特色。如在病毒性肝炎、艾滋病、严重急性呼吸综合征(SARS)、甲型流感、登革热等传染病的防治过程均显示出良好的疗效和特色,对有效控制疫情作出重要贡献,在国际范围内产生良好的影响。在 2003 年抗击 SARS 疫情中,我国医生在救治 SARS 患者的过程中大量使用中药,在改善症状、缩短退热时间、防止并发症发生、加快康复缩短住院时间等方面都取得良好的疗效,WHO 专门派出观察组到中国了解和考察中医药防治 SARS 的情况,对中医药防治 SARS 所取得的成绩给予高度认可和评价。在抗击新型冠状病毒感染疫情中,临床广泛使用中药"三药三方",三药即金花清感颗粒、连花清瘟颗粒(胶囊)、血必净注射液,三方即清肺排毒汤、化湿败毒方、宣肺败毒方,取得明显的疗效。

近年来随着我国改革开放的不断深化,国际学术交流与合作也在不断扩大和深入,中医药研究成果在国际知名学术刊物发表论文的数量及在国际学术交流活动中的交流范围围快速扩大。国际社会在防治疾病和维护健康方面不断增长的需求及对中医药有效性和科学性认识的不断加深,给中药国际化发展创造更加有利的条件。

三、医学模式转变给维护健康带来新需求

自 20 世纪中、后期以来,随着全球经济、社会的快速发展,人类的生存环境、生活和工作方式等都在不断发生变化,因各种生活、工作方式改变带来的亚健康状态、慢性疲劳综合征及心因性疾病的危害日趋严重,使医学模式也随之发生较大变化,"生物-心理-社会-环境"医学模式已经形成,人类对健康的需求日益增大,对疾病的认识和治疗方式也发生巨大变化。预防为主、关口前移、提高生活和生存质量成为人类追求健康的重要目标,保健、健康维护和疾病康复都受到高度重视。

中医药防治疾病的理念是将人与自然视为一个整体,强调天人合一,以人与自然协调为健康,人与自然协调失衡为疾病,维护人与自然协调为预防,纠正人与自然协调失衡为治疗。中医药在保健养生、强身健体、维护健康,以及疾病康复等方面都已建立了系统的理论,并形成大量有效方剂。与化学和生物药物相比,中药在保健养生、强身健体、维护健康等方面,以及在生活方式、环境变化等因素带来的亚健康状态、慢性疲劳综合征和心因性疾病的防治方面具有独特的疗效和明显的优势。因此,医学模式的改变,以及人类防治疾病和维护健康方面日日益增长的需求为中药国际化发展提供良好的契机。

四、科技发展为突破中药复方研究的技术瓶颈提供新手段

随着生命科学和生物技术及信息、电子、材料等科学和技术的快速发展,新技术和新方法不断产生。尤其是"组学"研究所取得的成果与技术不断应用于中药复方的现代研究,为突破中药复方研究的技术瓶颈、揭示中药复方防治疾病的作用机制和药效物质基础,从现代医学的角度诠释中医理论提供新的思路与方法。如现代信息技术发展迅速,并不断向各研究领域渗透。现代数据库技术、数据挖掘技术、化学计量学、虚拟筛选技术、生物信息技术等应用于中药复方新药的设计、化学成分的研究与分析、作用机制研究等中药复方复杂性方面的研究;系统生物学为中药复方药物研究提供崭新的思路和方法,成为中药复方药物现代研究的热点领域。系统生物学研究一个生物系统中所有组成成分(基因、mRNA、蛋白质等)的构成,以及在特定条件下这些分子间的相互作用关系。系统生物学和"组学"技术广泛应用

于中医"证"的生物学基础研究、中药复方的作用机制及配伍研究,进展十分显著。2007年英国科学家首次提出"网络药理学"的思路与方法,从生物网络平衡的角度研究疾病发生与发展规律及药物作用机制,很快该方法与思路就被应用于中药复方作用机制研究,目前国内已有不少研究团队运用网络药理学的思路与方法研究中药复方的作用机制。此外,以各种色谱技术为代表的化学成分分离、分析及结构鉴定技术为中药复方的物质基础研究、质量控制等提供重要手段。

新药研究开发一直是国际生命科学领域的热点,也是国际新技术竞争最为激烈的制高点。现代新药创制的理念与技术为中药复方新药的研究开发、质量控制及产业化等提供重要示范,发挥巨大的带动作用,使中药新药发展速度加快和发展水平提高。此外,在现代制药工业技术发展的带动下,中药制药工业的技术水平和规范化程度都有了大幅提升,呈现出良好的发展趋势。

五、国家大力支持为实现跨越提供有力支撑

国家一直高度重视中医药事业发展。早在"九五"期间,就作出"中药现代化"的战略部署,推动中药现代研究、新药研发及产业化发展。近十几年来,相继发布《中药现代化发展纲要(2002年至2010年)》和《中医药创新发展规划纲要(2006—2020年)》等科技规划和重要文件,发挥重要指导和推动作用,使中药现代研究和产业发展进入一个快速发展的新阶段。2014年7月24日,国务院法制办公室发布《中华人民共和国中医药法(征求意见稿)》,该法第一章总则的第六和第七条明确提出"国家鼓励和支持中医药对外交流与合作,促进中医药的国际传播和应用。国家发展中医药文化,将中医药文化建设纳入国家文化发展规划",对于中医药文化的国际传播产生一系列影响。此外,国家启动一系列科技和基金研究项目,支持中医药现代化、产业化和国际化研究。2008年,启动了国家"重大新药创制"科技重大专项,重点支持多学科紧密配合、运用现代科学技术开展中药复方新药的研究开发,部署了一系列中药复方新药药效评价、药动学研究、质量控制及临床研究等关键技术项目,支持包括中药在内的新药研究开发及国际化发展,并在专项的支持下组建以企业牵头、科研机构参与的"中药国际化创新联盟建设"项目,初步建立多方合作的协同创新及合作机制。随着国家对中药国际化发展支持力度的不断加大,不仅使研发经费大幅增加,而且大大激发了科技人员和企业的研发热情和积极性,同时吸引了大批海外留学人员归国,使各种科技资源不断增加、研发力量不断加强。

国家于2008年启动的"重大新药创制"科技重大专项是中华人民共和国成立以来,经费投入最大、研究周期最长、参与人数最多的重大科技计划。为推动中药国际化发展,"重大新药创制"科技重大专项还专门设置了中药新药国际化临床研究项目,支持中药复方制剂在欧美日等发达国家及地区开展临床研究及国际注册,目前已有3个产品在美国完成了Ⅱ期临床试验,1个产品正在进行Ⅲ期临床试验。这些中药复方药物作为国际化临床研究及国际注册的先行者,在研究和注册过程中积累了一定的经验,同时也遇到许多技术方面的问题,充分运用现代科学技术手段,可望有效解决这些问题,大大加快中药复方药物国际化发展的进程。

第四节　中药复方制剂发展战略的对策和建议

一、将中药复方药物国际化列为国家发展战略

中药复方药物的国际化发展关系到国家利益,对我国的中医药事业发展具有重大影响,

是重大战略性问题。建议将中药复方药物国际化发展纳入国家战略,并建立由政府主导,多部门分工负责、密切合作的协同推进机制;加强与相关国际组织及发达国家药管部门等的交流与合作,为中药复方药物打入国际市场创造有利的政策环境。

二、启动"中药复方药物国际化发展专项计划"

以中药复方药物国际注册为目标,针对制约中药复方产品研发链和产业链上存在的关键科学问题和技术瓶颈及国际化注册中的薄弱环节开展研究和相关工作。主要内容:①中药复方大品种国际注册研究;②中药复方药效物质基础和作用机制研究;③中间体及制剂质量控制技术与标准建立;④中药复方药物临床疗效评价体系建立与完善。

三、构建国际认可的中药复方药物质量标准

在国家有关部门的领导和组织下,遴选基础好的中药复方药物作为示范研究的对象,组织国内优势机构,开展质量标准及质控方法的研究,并加强国际合作,与相关国际组织、药品质量管理部门等进行沟通、交流和协商,力争能够共同制定标准。

四、强化中药复方知识产权保护战略

在完善现行知识产权制度的基础上,针对中药的特点,应注重知识产权保护的整体性,对现行的相关法律进行调整,促进法律法规之间的协调运作,适时出台专门的中药知识产权保护法律法规,并通过加强相关研究工作、成立专门的行业协会完善相应的保护制度,形成反映中医药特点和规律的知识产权保护体系。

五、建立和完善相关激励和优惠政策

研究、制定多个方面的激励和优惠政策,如减税、贷款、融资、专利补偿等,鼓励企业加大对中药复方药物国际化研究和注册的投入,并联合科研院所和高校开展相关研究。此外,积极鼓励和支持开展国际合作,一方面通过设立国际合作项目,支持国际合作研究和注册;另一方面通过制定更加优惠的政策,促进国际合作研究和注册。

六、建立国家层面的推进机制和服务平台

由政府有关部门组建专门机构,或赋予有关部门专门职能,负责与相关国际组织和机构进行沟通与协调,建立不同层面的联系、交流与合作关系,为推进中药复方产品国际注册创造各种条件。此外,支持一批具有国际化经验的合同研究组织(CRO)的建设,为中药复方药物国际注册等提供专业服务,并建立相应的评估机制和优惠政策,根据其为中药复方药物国际化服务的业绩给予补助性经费支持,并享受优惠政策。

（姚新生,张永祥,韩晶岩,果德安,戴毅　暨南大学药学院;军事科学院军事医学研究院;北京大学医学部;中国科学院上海药物研究所）

参 考 文 献

[1] 姚新生,曹洪欣,张永祥,等.中药复方药物现代化、规范化、走出国门、走向世界发展战略研究报告[R].[出版地不详]:[出版者不详],2015.

第三十七章

中药国际化发展的策略与思路

第一节　概　述

作为中华民族的文化瑰宝,中医药自古就担负着传承中华文明的使命。中药贸易,自古未绝;中药的应用,造福人民。现在的中药国际化,既是历史过程的延续,也是在新时代的重生。"全球化"给世界医药的发展环境带来根本性变化;"去全球化"也给中医药出海带来很多挑战。当今"脱钩"风起,中医药迎接国际化、参与国际化虽是大势所趋,但也增添了许多更为复杂的变量,要重新全面地思考中医药走向国际化过程中的机遇因素和挑战因素。

在过去三十年的全球化时代,世界各国联系密切,世界市场网络密集,市场份额争夺也空前激烈。在高增长率的世界医药市场,既有对市场份额的激烈争夺,又有对潜在市场的巨大投入,表现之一就是跨国公司对生物技术与天然绿色药物研发的投入越来越多。在"回归自然"的热潮下,天然药物的国际市场占有率以每年15%~20%的速度递增。可以说,中医药拥有巨大的现实市场和潜在市场,已经是世界市场的重要组成部分之一。

因此,在这个大背景下推行中药国际化,就不得不考虑未来的中药业如何重塑竞争优势,如何面对挑战,如何实现产业升级,如何融入国际医药产业体系、技术体系和市场体系中。

中医药国际化是一个复杂的大工程。要站在国际市场的角度来研究中医药整体的发展,其中包括研究的国际化、技术的国际化、标准的国际化、药品的国际化、市场的国际化、人才的国际化、管理的国际化等诸多方面。

在"现代化"方面,随着社会的进步及中药国际化进程的推进,中药也在不断改变其形态,并在传统中药的基础上创造了"现代中药"。现代中药是在体现传统中医药特色的基础上,与现代科学技术相结合,建立并达到中药标准规范体系要求,具有自主知识产权,并且服用方便、疗效确切、质量稳定可控,即达到任何药物都应遵循的"安全、有效、质量可控"的三要素,从而能够被国际市场所普遍接受的中药。

在制药工艺方面,现有的竞争环境下,审视目前中药产业已经具备的优势,可以看到中药业生产设备和出口产品的技术结构有一定的基础;中药业已经具备一定的国内外市场的适应能力,这将有助于市场竞争;科学技术的进步不断推动制药工艺技术的发展,现代中药产业要在充分利用制药新技术的前提下,在中药材种植、加工、提取工艺、制剂工艺、质量标准提升等方面持续创新、不断完善、精益求精,只有这样才能使中药产品走出国门,真正融入国际主流医药市场。

在表达形式方面,中医药由于自身的历史传统、语言形式、思维模式和文化特色,对外来竞争者构成一种自然屏障,同时也形成中医药发展的难得的战略机遇,但也要看到,这同时也给国际化带来了文化和技术接受度的困难。中药要完成从传统中药向现代中药的蜕变,要全面国际化,还要在语言、技术、思维、文化等方面进行全方位的变革。

最终,中药国际化的目标,是为全人类的防病治病提供一个全新的解决方案,这一根本目标决定了中药国际化绝不是单纯的产品走向国际的问题,而是要对中药政策、药品(安全、有效和质量可控)、临床价值、可获得性及合理使用等全方位进行系统推进。

中药国际化需要建立技术、标准、政策、市场化"四位一体"的与国际社会接轨的体系。

要实现上述诸多目标,需要持续探索、不断创新、多点突破、稳步积累。所以说,中药国际化绝不仅仅是将几个中药产品输出到国外市场那么简单,这其中关系到中药的生存环境问题,关系到中药产业融入世界产业体系的问题,也关系到世界医药市场、政策法规大融合的问题。中药国际化的意义和影响可从更深入地从以下几个方面加以阐释。

一、中药国际化是中药资源在全球范围的共享

中医药是至今仍立于世界医学之林被广泛认可的具有系统理论体系的传统医学,是中华民族几千年历史文化的积淀。随着中药国际化进程的不断深入,其在慢性疾病和复杂疾病治疗上的优势越来越突出。特别是当前广泛分布在世界各地的华人对中医药有长期的应用需求,加上日本、韩国及东南亚各国长期以来都有使用中医药的历史和传统。几千年的医疗实践向世人证明,中医药有其独到之处,国际化是大势所趋。中药国际化必将会对人类的疾病防治发挥作用,必在增进人类健康事业中大展宏图。

二、中药国际化是中药国际地位的合法化

法律屏障是中医药在跨国传播时遇到的一个现实而难于跨越的障碍。中药国际化意味着中药身份在国际社会作为药品的合法化;只有获得国外药监部门的上市许可,得到当地政府的承认与保护,才能获得稳固的合法药品身份,得以长久发展。

中医药早期的对外交流和贸易为中医药国际化打下一定的基础。随着中药在全球的广泛传播及国内中药现代化进程的不断加快,更多的国家逐渐将有关立法工作提上了日程。中医药在许多国家已经取得了合法地位,建立了有关草药的法规。

三、中药国际化是中药与世界医药市场的大整合

随着全球化的深入、网络销售和跨境电商的兴起,我国的医药市场与国际医药市场融合的步伐越来越快,市场竞争也更趋激烈。国内企业开展跨国研发、生产、经销等跨国经营日渐常态化,这使得我国的中药产业提高了国际竞争力和国际市场占有率。

未来的世界医药市场将是包含现代中医药在内的各类现代医学长期共存、互补的大市场,两者相互补充,共同铸造多样化且更加完善的医疗体系,铸造全人类的健康事业。

四、中药国际化是中药科学评价体系的标准化、国际化

中药国际化的一项重要内容是中药科学评价体系的标准化、国际化。目前,国际上没有通行的关于中药的标准和规则。2009 年,国际标准化组织(ISO)中医药技术委员会落户上海,在国际标准化组织体系下制定中医药标准,有利于中医药在国际市场的推行。

五、中药国际化是中药及中药学科的变革与完善

伴随中药现代化的进程,现代中药产业不断应用现代技术、国际标准向世界先进水平迈进,促使现代中药符合不同国家的药政管理政策,最终走出国门、融入世界。中医药要在世界范围内让各国医药学界和广大民众了解、认知和接受,就要将中医药的理论用当地的语言进行推广,临床效果用世界认可的临床研究方法进行验证,使用更加科学、规范、准确的医学概念进行表达,整个过程本身就是对中医药的价值挖掘、传承、完善、发展和提高。

六、中药国际化是中药理念的国际化

中医药国际化既是中西医药融合、语言工具转换、技术方法转变、技术标准接轨的过程,也是中药理念的国际化进程。

中医药的防治理念符合当前乃至未来人类崇尚的绿色健康、回归自然、生态平衡的新潮流,中医药学作为"绿色医学",必将被世界各国人民所喜爱和接受。

但是当中医药走向具有定向科学思维特征的欧美国家,就不能苛求这些国家的专家和消费者轻易接受我国中医药已有的经验科学思维。中药国际化最终要依靠科学和事实,彰显科学精神,揭示科学真谛。倡导科学精神、科学原则、科学标准是中药立足世界、走向未来之本。

综上所述,中药国际化具有极其重要的临床医疗和商业经济的意义,也必将是一个长期且艰巨的历史任务,对于中国的医药产业如此,对于中国的中药企业来说更是如此。

中药国际化意义重大且将影响深远。如何制定合理的发展策略,进行科学的规划,建立、健全各类保障体系,顺利推进研发实施等都是中药国际化发展需要进行深入思考和重点关注的内容。本章首先就中药国际化发展的现状、机遇和风险进行分析,其次就不同的国际化开发策略进行讨论,最后就中药国际化产品开发的具体方法进行介绍和探讨。

第二节 中药国际化发展现状

到本文截稿为止,中药产品还大多以原料药、保健品、普通自疗制剂的形式在海外销售,在西方发达国家以中国超市和中医诊所使用为主,电商有售,但真正以处方药的形式进入世界主流医药市场的产品暂时还没有。

值得一提的是,中药产品以高端功效型保健品的形式向海外出口是个非常好的国际化的途径。国外对保健品的管理相对宽松,目前西方主流社会市场上所销售的很多保健品都是未经过任何临床安全性和有效性验证的产品,且仅仅在食品规格的 GMP 厂房生产,以食品补充剂的形式存在。而中药产品大都经过大量的临床实践,进行了安全性、有效性研究,其产品的有效性(保证人民健康)、安全性(避免出现毒副作用)要远远高于目前海外市场上的其他草药类保健品,质量标准也高得多。部分国内知名中药企业近年来在如何将中药产品转化为高端功效型保健品在欧洲和美国主流市场销售方面积累了宝贵的经验,以中药产品的临床研究数据为产品的销售提供重要支持,这类产品很快被美国连锁药房、西医医生和广大主流社会消费者所接受,比如亚马逊、NatureKue.com 等网站,Walgreen,CVS 等实体店均有售。美国凯撒健康计划和医疗集团(Kaiser Permanente)对确有疗效的保健品给予医疗报

销。比如,出于对新生儿安全性和历史人用经验的依赖,大多数西方医学的不育不孕治疗中心都使用中药产品治疗。

接下来,将就中药在不同国家和地区、以不同形式存在的总体情况进行介绍。请读者注意,文中有些数据的表述,随着时间的变化而变化,有些数字,特别是和其他国家相关的一些数字,比如疾病的年发生率,法规总数量,中药海外在研或获批品种名录、年海外销售额和国家(地区)等等,虽然都进行了认真检索与验证,但这些数据每天都在变化。大多数只能从网上检索,无法一一到企业征询,国家部门也不会给作者提供,特别是国内不同政府部门的统计结果和说法也常常不同,偏差在所难免。作者请读者仅仅读取大致数量级的概念,深究时请自行再验证,避免因为数据不完全准确而做出不全面的理解、判断或决策。

一、中药在国际市场的发展状况[1]

近年来,政治、经济、文化的全球化不断深入,为我国中医药的国际化发展带来诸多机遇。虽然中医药在世界各国已经被大家所熟知,但根据调查,中医药在不同的国家和地区的被接受程度及发展状况仍有很大不同。目前,我国的中药已出口至全球 150 多个国家和地区,亚洲、欧洲、北美洲是我国中药产品出口的传统市场。

(一) 中药在各地区的整体发展状况

中医药发源于中国,相近的文化圈、频繁的经济贸易往来使中药出口的市场仍主要居于亚洲。

1. 亚洲地区　日本和韩国 2 个国家是我国中草药出口到国际市场的主要竞争者,同时又与我国保持稳定的中草药进出口贸易,他们对中药采取"兼蓄并用、自成体系"的方针,约占世界草药市场的百分之二十九。

日本拥有世界一流水平的汉方制剂生产企业达 60 余家,另外汉方制剂也纳入日本的医疗保险,这都为日本的草药发展提供了保障。日本的汉方药市场在继续扩大。日本厚生劳动省的《2018 年药事工业生产动态统计年报》显示,2018 年的医疗用汉方制剂产值同比增长13.9%,达到 1 531 亿 9 600 万日元。再加上一般用汉方制剂等,从汉方制剂等总体来看,产值同比增长 12.4%,创下开始统计此项指标以来的最高记录。

韩国是仅次于我国和日本的亚洲传统医药市场,韩国政府于 1980 年正式颁布法令,统称为"韩医"。

朝鲜医学是将中医药的知识理论与本民族的文化基础相结合而自成体系的,并广泛应用于本国的疾病预防和治疗。

在新加坡,中医是随着华人的大批迁入、定居而逐步发展起来的,并日益成为当地的重要医疗体系,因此中医学在新加坡的发展有悠久的历史和独特的发展轨迹。为了进一步规范管理,新加坡卫生部成立中医药管理局,1995 年成立"新加坡中医团体协调委员会"。

马来西亚的华人占总人口的近 1/4,由于当地华人信赖中医,1986 年在马来西亚境内的中医医疗机构就已经超过 2 500 家,中药店铺有 3 000 多家。近年来,随着中马合作办学等教育交流与合作的不断深入,以中国的中医药院校、医疗机构为依托联合开办的中医药机构增多,这些机构在当地的中医药行业中起到示范和引领作用,推动该国中医药行业的发展。

在泰国,中医药的发展可追溯到 13 世纪素可泰王朝时期,随着侨民传入泰国。随着留泰的华人越来越多,中医药也越来越受到重视。中医药被泰国政府所认可,通过考试的中医师有资格获得临时执照。1983 年,"中国今日中医展览会"在泰国曼谷举行,该活动大大增加了泰国人民对中医药的信任,1984 年和 1985 年我国派中医专家赴泰国进行学术交流,1987 年中草药议案被泰国政府正式批准。

越南传统医学也是将本土的民族特色与中国医药相结合而形成的。1955 年越南政府提出将中医与西医结合起来,并列入宪法。在越南没有独立的中医院,但是很多非中医院有中医部。

印度尼西亚的中药市场一直以来发展良好,尤其是来自中国的名牌、老牌产品长销不衰。在印尼中医药因其显著的疗效、实惠的价格,获得印尼当局的认可。

在菲律宾,中医药发展也是随着华人移居开始的,由于华人对中药的认可度较高,虽然中医药没有取得法律的许可,但是菲律宾政府对中医药也没有过多的干预。

在缅甸,中医药也是由当地的华人引入的。由于缅甸与其他国家的往来较少,中医药在当地的发展较为缓慢,在缅甸的中药店较少。1968 年旅缅中医协会获准成立,复方合剂及提炼汤剂(瓶装)可在中药部出售,一并出售的还有丸药和草药,但必须经由缅甸政府采购,由于政府供货不足,经常出现供不应求的情况。而单味草药可由药店通过市场自行进货,且使用方便灵活,得到广大患者的青睐。

2. 欧洲地区　欧洲是世界上最大的植物药市场,是我国中成药出口的主要市场之一。目前,德国、法国、比利时、瑞士、英国五国已经联合成立欧洲植物疗法联合会,可以进一步加强欧洲范围内植物药的标准化,增强对植物药的研究。

在德国,中医被称为是现代医学的一种补充或替代。

法国卫生部尚未批准中药在法国境内的销售和使用,海关也不允许中药以药品的身份进入法国,所以中药只能在草药店或华人开的百货商店中出售。

英国是欧洲第三大草药市场,也是我国中药类产品的主要出口目的国之一。

西班牙开展中医药治疗和教育较早,是目前推广中医药较好的国家之一,以针灸治疗为主,中药进口受到抵制。

意大利人了解中医药受马可·波罗的影响。《马可·波罗游记》对中药材有具体描述,包括茶、姜、胡椒、麝香、肉桂等,促使中医药知识在意大利得到广泛推广。在意大利市场上出售的中药并非直接来源于中国,而是经由荷兰和圣马力诺转口进来的,这是因为荷兰比较早就承认中医药并且许多中药都获得正式注册。

在荷兰,中草药因在治疗疑难病症方面所表现出来的疗效好、副作用小等特点,受到当地华侨和人民的广泛青睐。中草药最早出现于针灸诊所附属部门的规模较小的中药房中,药品品种也颇为齐全。

俄罗斯有丰富的草药资源,在民间广泛使用草药,来自俄罗斯本地的常用草药占药品总量的 30% 以上。

波兰和许多欧洲国家一样,较为重视针灸疗法。近些年来波兰也越来越关注植物药的研究与应用,在医学院内开设植物药课程。

匈牙利的政府部门已许可人参、蜂王浆等多种产品的进口和销售,但中药成方的使用还受到限制,仅局限在少数几家中医诊所。

保加利亚居民都对中医药很感兴趣,由于对中药进口的严格控制,要经过程序复杂并且耗时长的药品检验和临床试验之后，才能考虑登记注册进口，所以我国对保加利亚的医药出口主要还以西药原料为主。

3. 美洲地区　美国是我国中药出口的主要市场之一，早在 20 世纪初期中医药的疗效就被美国的医药人员和民众所认识和认可，同一时期植物药与化学合成药物同被列入《美国药典》。在北美的草药市场中中药还尚未被认可，现在中国的中草药、植物药则被作为食品或膳食补充剂出售，销售地点也是保健品商店、网络渠道、独立药房、部分超市和邮购商店等。

美国对食品或膳食补充剂的控制比欧洲各国要相对宽松，美国食品药品管理局（FDA）不再要求中草药单一化，而更注重安全、有效、可控化。1998 年白宫成立补充与替代医学中心，2002 年该医学中心的政策委员会向总统和参众两院递交《2002 年美国补充与替代医学应用情况报告》，其中将中医列为替代医学保健系统之一，随后 FDA 公布《植物药研究指南》，并向全世界征求意见。随着中医药的不断发展，美国的一部分保险公司，如凯撒医疗，将对中草药的研发作为重点投资项目。目前美国已有一些联邦认可的正规中医院校所。

加拿大对中药产品的定性与欧洲国家比较一致，将中药作为替代药物（complementary medicine）或传统药物（traditional medicine），纳入"药物（drug）"管制范围。这与美国、澳大利亚关于此类产品的定性有所不同。加拿大政府规定凡是被人们所使用的具有医治作用的药品必须在卫生部进行注册，《食品和药品法》的管理范围包括中成药。1999 年 3 月，加拿大卫生部决定将传统草药、中成药、维生素和矿物质等在内的产品列为"天然健康产品"，并于 2001 年 12 月公布天然健康产品的法规提案，已于 2006 年 1 月 1 日正式生效，严格执行。

墨西哥有丰富的草药资源，史书记载的 6 000 余种草药，其中四分之一左右是墨西哥特有的草药。在我国中成药保健品贸易小组访问墨西哥期间，中墨双方签署在当地建立医药保健品有限公司的协议，在成药生产方面进行技术合作，主要经营中国生产的各种医药产品和保健品。

古巴人民对中医药非常青睐，中医药是古巴卫生部制定的卫生计划的组成部分，在古巴全国各大小医院都设有中医科、中医病房。据统计，在古巴一些相当于中国的县级医院的医院，中医科门诊病人一年就达 2 万多人次。

4. 非洲地区　非洲地区是具有潜力的中草药国际市场，由于我国派遣了多批医疗队前赴非洲，由此形成使用中医药和当地草药结合治病的热潮。在非洲市场需求量较大的药品有红花油、清凉油、风油精、十滴水等。另外，一些消炎镇痛、芳香除臭的产品也非常受欢迎。

埃及政府对中药的发展限制严格，无论是中草药还是中成药都很难进口到埃及。但当地人民渴望寻求一种自然的治病方法，所以中医药的进口势在必行。埃及寻求进口已获得美国 FDA 认证的中成药和保健品的途径。

在坦桑尼亚，具有治疟平喘、减肥美容、强壮止痛功效的中成药比较受青睐，如十滴水、藿香正气水等。坦桑尼亚政府每年从我国进口近百万美元的中药，但中药食品和滋补品很少。在中药店里可以购买到中药。

南非政府于 2002 年 2 月 22 日发布为期 6 个月的中成药注册登记通告，准许中药进入南非市场，这在世界各国尚属首次。目前我国已有近百家企业的几百种中成药通过申请登记，进入南非的补充药物市场,但市场开发力度还需加强。

自 1960 年开始,中国对如坦桑尼亚、赞比亚、莫桑比克、刚果、马里、几内亚比绍等国陆续派出援非医疗队,由于许多非洲国家的卫生事业较为落后,援非医疗队使不少非洲人民了解了中医中药与针灸,为今后中医药在非洲的发展打下良好的社会基础和群众基础,因此非洲也是正在崛起的中草药国际市场。

(二) 已开展和实施国际化的中药品种分析

近 20 年来,中药在国际化进程中取得一定的成果。丹参胶囊、逍遥片,地奥心血康胶囊 3 个品种完成了在欧盟的注册。复方丹参滴丸已于 2016 年 12 月完成美国 FDA 关键性Ⅲ期临床研究;连花清瘟胶囊于 2016 年启动 FDA Ⅱ期临床试验;虎杖苷注射液于 2014 年获得 FDA 临床研究(IND)的申请,并已于 2016 年完成剂量爬坡试验。除此之外,扶正化瘀片、桂枝茯苓胶囊、血脂康等几个品种也完成了 FDA Ⅱ期临床试验。

虽然目前尚无 1 个中药品种成功通过美国 FDA 的新药注册申请,但复方丹参滴丸正在向这一目标迈进,同步进行 3 个不同适应证的后期临床开发,一旦获得批准,将成为第一个以处方药身份获得美国 FDA 新药认证的复方中药,且有可能有多个临床适应证获批。表 37-1 汇总了以药品身份在欧盟和美国开展国际化研究的中药品种。

表 37-1 以药品身份在欧盟和美国开展国际化研究的中药品种

药品中文名	试验药品英文名	适应证	国际申报地区	阶段
复方丹参滴丸	Dantonic(T89)	稳定型心绞痛、高原病、重症新型冠状病毒感染	美国	完成Ⅲ期临床,或进行Ⅲ期临床中
扶正化瘀片	FuzhengHuayu Pian	丙型肝炎肝纤维化	美国	完成Ⅱ期临床
桂枝茯苓胶囊	Kanion Capsule	原发性痛经	美国	完成Ⅱ期临床
血脂康胶囊	Xuezhikang(XZK)Capsule	高血脂	美国	完成Ⅱ期临床
威麦宁胶囊	Weimaining Capsule	肺癌	美国	完成Ⅱ期临床
康莱特注射液	Kanglaite Injection	胰腺癌、非小细胞肺癌	美国	完成Ⅱ期临床
连花清瘟胶囊	KT07 Capsule	流感	美国	Ⅱ期临床
虎杖苷注射液	Polydatin Injectable(HW6)	抗休克	美国	Ⅱ期临床
地奥心血康胶囊	Di'ao XinXue Kang Capsule	缓解头痛,颈部、背部和腿部肌肉疼痛与痉挛	欧盟	获得上市批准
丹参胶囊	Danshen Capsule	轻度痛经	欧盟	获得上市批准
逍遥片	XiaoYao Tablets	用于缓解精神压力和疲劳等症状	欧盟	获得上市批准

数据来源:美国临床试验注册官方网站、荷兰药品信息网。

除以药品身份在美国和欧洲进行申报的中药品种外,多个中成药品种也获得加拿大天然药品和非处方药上市许可。

二、中药国际化所遇到的问题

（一）中西医文化差异

由于中西方文化差异，中医和西医分属于 2 个截然不同的医学体系，思维方式也有很大的不同，导致许多西方国家不能或很难理解中医药的很多理念和做法，由此导致长期以来我国中药出口受到诸多限制，无法得到快速发展，特别是中成药难以进入国际市场。

传统中药植根于中医理论的指导下，无论是加工炮制，还是组方调剂都不能与中医理论相脱离。鉴于中西医哲学思想的迥异，且两者分属于不同的理论体系，植根于不同的文化背景影响之下，势必会对中西医处方用药的方式造成一定影响，观念的差异成为阻碍中医药国际化发展的主要原因之一。

（二）法规与政策差异

进军国际药品市场一直是我国中药企业努力的目标，也是我国中药发展战略之一，然而各国相关的药品政策法规不同，加大了中医药进入其国内市场的难度。目前世界各国已经公布了许多植物药质量控制标准和法规，例如中药产品进入美国市场必须通过美国食品药品管理局（FDA）认证，FDA 的药品评估和研究中心（CDER）于 2003 年 2 月成立植物药审查小组（BRT），协助主审部门审查植物药新产品的上市与临床试验申请。《联邦食品、药品和化妆品法》是美国关于食品和药品的基本法，中药产品必须符合该法案中与食品中有毒成分的法定剂量、农产品中杀虫剂化学品的残留量及药品进出口管理等的相关条款。

在欧洲，对于草药的管理也经历了相当长的时间，自 1965 年起先后出台 65/65EEC、75/318EEC、75/319EEC、2001/83EC、GAP/GACP 等系列指令。2004 年 4 月 30 日，以欧盟理事会和欧洲议会的名义正式发布《欧盟传统草药指令》（2004/24EC）。《欧盟传统草药指令》是欧洲首次对传统草药制定的法规，对传统草药产品、草药产品、药材和药材原料进行定义，并规定传统草药的注册程序；2011 年 5 月 1 日该指令全面实施，未经注册的中药不得在欧盟市场上作为药品销售和使用。

（三）技术改进与升级

包括技术标准、包装和标签规则、动植物保护、绿色技术原则等在内的技术要求是制约中药产品进入国际市场的主要障碍，给中药产品进入国际市场带来巨大屏障的是高门槛的技术标准和绿色技术原则。

1. 技术标准　许多发达国家按照化学合成品（化学药）的技术标准对待天然产物来源的中药产品，制定了较高的技术标准，如欧美发达国家对农药残留、放射残留、重金属含量及其他污染物均有非常严格的技术标准。

2. 包装和标签规则　根据欧美国家药品管理法的明确规定，如果任何医药产品的包装和标签不符合要求将会被扣留。

3. 动植物保护　现在许多药用动植物都列入濒危野生动植物名单，这些动植物的消费和贸易都受到世界各国的限制，因此以这些名单上的动物为原料生产的中药产品必须办理进出口许可证或者禁止进出口。根据《濒危野生动植物种国际贸易公约》，欧盟违禁的中药名单中，动物类有穿山甲、海马、虎骨、羚羊角、犀角、熊胆等，植物类有白及、狗脊、木香、肉苁蓉、天麻等。

4. 绿色技术原则　绿色技术原则又称为"环境原则"，是一种新的技术性贸易壁垒形式。中药贸易方面的绿色贸易原则主要是绿色市场准入、强制要求 ISO14000 认证、烦琐的程序和检验制度,以及包装的环保和回收利用等制度。目前我国中药出口贸易发展的障碍正是绿色技术原则,要引起中药出口企业的重视。

第三节 中药国际化的机遇和风险

中药有独特的疗效优势和悠久的应用历史,在国际化开发中具备极大的优势。但同时由于中西医文化差异、政策法规、技术先进性、专利保护等方面的限制,中药国际化开发过程中也存在一定的风险,应引起充分的重视。接下来将具体就中药国际化的机遇和所面临的风险进行探讨。

一、中药的竞争优势

中医药注重整体和治未病的理念,是预防保健过程中价格低廉且最有效的医疗手段之一,也是目前世界上保存最为完整、最为系统的传统医学体系。随着人类疾病谱的变化和新兴的"回归自然"的生活方式,中医药在国外也越来越受到青睐。常见病、多发病、恶性肿瘤、免疫性疾病、疑难杂症、慢性疾病、老年病,特别是心血管疾病及传染病等的中医药治疗有明显的效果。中药的疗效稳定、安全、无毒副作用等特点突出,深受广大百姓的喜欢。

(一) 中药的疗效优势

中医整体观认为人与自然界是统一的。在生理方面,季节气候的变化对人体有显著的影响,四季更替,外界温度温热寒凉交替,导致人体的脏腑气血活动也会相应地自行调节,因此人体的脉象也会随着季节的变化和昼夜晨昏的变化而变化,人体也会出现阴阳消长、营卫气血运行节律调节,以及人体的动静变化和地理环境的差异也成为影响人体的重要因素。气候、地质、风俗、生活习惯、社会环境、个人的社会地位等差异在一定程度上都影响人体的生理功能而形成体质的差异,从而反映出不同地域的人群所具有的各自鲜明的体质特征,这点在现代的医学实践中也得到充分的证实。因此,在应用药物治疗疾病时,不仅要考虑疾病因素,还要从整体观的角度去考虑患者的种族、地域、社会、生活环境等方面产生的差异,采用辨证论治,从而减少药物不良反应的发生,提高药品的疗效。

在用药组方上,中医讲究君、臣、佐、使。明代的何瑭说:"大抵药之治病,各有所主。主治者,君也。辅治者,臣也。相反而相助者,佐也。引经及治病之药至并所者,使也。"即君药起到主要治疗作用,所以针对主病或主证;臣药的作用为辅治主病或主要治疗兼症或并发症;佐药可加强君、臣药的治疗作用,同时对君、臣药的毒性起消除或减弱作用,或能制约君、臣药峻烈之性,或是在病重邪甚,可能拒药时,配用与君药性味相反而又能在治疗中起相成作用的药物;使药为引方中诸药治病所或调和方中诸药。"方从法出,法随证立",以及君、臣、佐、使的配方组成是中医调剂遣药、组方必须遵循的原则。

(二) 中药的应用优势

伴随科技、经济的发展及人们过快的生活节奏和递增的社会压力,疾病谱也产生变化,越来越多的人处于亚健康状态,功能性疾病、免疫性疾病、老年病、内分泌代谢系统性疾病、心脑血管疾病、肿瘤等的发病率越来越高,中医药对治疗这些疾病有特有的疗效。近年来医学专家提出防止疾病的发生要优于疾病发生后再治疗疾病,而中医药在保健医学方面有突出的优势。另外,中医早就对七情内伤的治疗有相应的理、法、方、药,因此无论在国内还是国外,针灸、推拿、药膳等越来越受到人们的欢迎。此外,医学模式也从单纯的"生物医学模式"发展成为"生物-心理-社会-环境"模式,这一发展变化与中医的"治未病""天人合一""形神统一"的理论具有相同的本质,由此可以看出中医药面临良好的发展机遇。医学作为与人类生活最为贴近的学科之一,帮助人们防病治病、养生保健。一直以来高新科技对医学的发展有巨大的影响,为适应高科技时代的要求,医学领域已出现重大转变,表现在个体化诊疗思维、综合治疗、复方药物治疗、预防保健、康复医学、疗效评价标准、亚健康状态的调理等方面。

二、国际与国内政治环境的机遇

(一) 各国对中医药国际化出台有利政策

近年来,随着世界范围内"回归自然"热的兴起,回归自然的风尚风靡全球,各国政府纷纷出台植物药、天然药物的相关政策法规。1992 年,美国设立补充与替代医学办公室(OAM),这在美国补充与替代医学史上具有里程碑意义。1998 年,该办公室经国会授权成为国家补充与替代医学中心(NCCAM),成为 NIH 的 27 个研究中心之一。NCCAM 一贯重视和支持中国传统医学的研究。自成立以来,一直享有国家最高医疗卫生研究机构的信誉和权威,它的经费每年由国会拨款,目前该中心掌握的经费已从 20 世纪 90 年代初的 300 万美元增加到 2011 年的 1.3 亿美元,主要用于资助各种补充替代医学的基础和临床研究。

2004 年 6 月,FDA 正式发布《植物药产品指南》,使植物药以药品形式在美国上市成为可能,2016 年,指南评审经验再次更新。澳大利亚对中医药有良好的政策法规支持,是第一个以立法方式承认中医药合法地位的西方国家。

(二) 国际上对中药的认可度提升

中医药走向国际不仅有利于积极推动中医药产品和中医药文化被更多的国家接受,而且能够为中医药行业在国际标准的制订上争取主动权,为中医药争取更广阔的生存空间。根据国家中医药管理局的有关统计数据显示,2012 年与越南等 6 个国家和地区签署了有关中医药合作协议、备忘录和会谈纪要,巩固和发展了双边合作,进一步推动了与外国政府间的务实合作。同时,国内与世界卫生组织和国际标准化组织的合作更加深入,在国际传统医学疾病分类、中医药国际标准制定等方面都取得积极进展。

相关统计数据显示,目前我国已与近百个国家签订含有中医药条款的卫生合作协议,与近 20 个国家签订了专门的中医药合作协议,每年与 50 个以上的国家进行中医药交流与合作。中药产品的出口总额总体上呈上升趋势,年均增长率为 5% 左右。

中医药行业迈向更广阔的国际市场已经成为其内在需求。行业现在需要做的就是加强多边合作,推动国际化中医药研究发展平台的建立,使中医药受到更多国际社会的主流认可。

(三) 中国国家层面对中药国际化大力支持

2002 年 11 月,科技部等八个部委联合发布《中药现代化发展纲要(2002 年至 2010年)》,明确中药产业发展的指导思想、基本原则、战略目标、重点任务和主要措施。其中强调的内容包括以下几点:一是研发创新,主要包括中医药基础理论的研究与创新、充分利用现有资源建立研发创新技术体系、积极开发具有自主知识产权的创新中药、创新平台建设,建立和完善中药研发平台。二是市场方面,要求中药现代化要以市场为导向,调整中药产品结构,鼓励企业培养自己的市场竞争优势;拓展中药国际市场,扩大高附加值、高科技含量的中药产品的出口份额;重点扶持一批拥有自主知识产权、具有国际竞争力的大型企业或跨国集团;推进企业兼并重组,使企业成为中药现代化的主体[4]。

2006 年,国家层面的一系列发展规划都针对中药产业作出明确的部署。2 月,国务院发布《国家中长期科学和技术发展规划纲要(2006—2020 年)》,明确指出我国应在中药产业中重点开展理论创新和研究,推进中药现代化和国际化;3 月,《国民经济和社会发展第十一个五年规划纲要》发布,将"推进中医药标准化、规范化"纳入新时期的重点任务;同年 8 月,国家中医药管理局制定中医药事业发展"十一五"规划。

2007 年 3 月,科技部联合国家中医药管理局等 16 个部委联合发布又一份有关中医药创新发展的纲领性文件——《中医药创新发展规划纲要(2006—2020 年)》,其中详细地制定了这 15 年期间中药现代化发展的主要任务。

2009 年 5 月,随着新医改的推进,作为深化医药卫生体制改革的重要配套文件之一的《国务院关于扶持和促进中医药事业发展的若干意见》正式发布,为中药产业提供明确的政策支持。意见提出,要组织实施现代中药高技术产业化项目,打造一批知名中药生产、流通企业。国务院近期发布的各项中药产业支持政策也都提出要坚持中西医并重的方针,充分发挥中医药的作用。同时,对优秀的中医药企业、医疗机构、科研院所和高等院校等开展的对外交流合作予以必要的扶持,促进中医药走向世界。此外,新医改的不断推进也给中药产业的发展带来更多的机遇,其中一些中药进入基本药物目录会使相应的中药企业受益,从而中医、中药将能够得到更加广泛的运用。

2016 年 12 月 25 日,十二届全国人大常委会第二十五次会议通过《中华人民共和国中医药法》(以下简称"《中医药法》")。《中医药法》是中国第一部专门针对中医药行业所制定的全面的、系统的、符合中医药特点的综合性法律。《中医药法》从中药材、中药饮片、中药制剂、中医药人才、中医药服务及中医药文化等多个产业链环节提出发展规划、规范和建立管理制度、明确相关政策支持、加强对中医医疗服务和中药生产经营的监管、加大对中医药违法行为的处罚力度。《中医药法》的通过对中医药行业的发展具有重要的里程碑意义。

三、国际经济环境的机遇

中药作为医药市场上的一个特殊品种,有其自身独有的特点,而其中的一些特质也就构成中药进行国际化的有利条件。这些有利条件可以从多个角度得以体现,总结起来有如下几点。

(一) 世界范围内对天然药物的需求量逐渐增加

随着生活水平的提高,人们对健康和全生态的追求热情也方兴未艾。国际市场对传统药物的需求量不断增加,海外由于动物源和矿物源产品按 FDA 定义不可入天然保健品 All Nature Product/Dietary Supplement,也无此类药物被批准,因此植物药(botanical drug)和天然药物(nature product)具有同等概念,比如加拿大的天然药物仅仅指植物源天然药品。为了讨论方便,下文中草药、天然药物、植物药均指来自天然植物的药品或保健品(虽然这些叫法在国内也许意义不同,比如人参、银杏,海外可以是植物保健品,也叫天然保健品,但不能叫中药保健品,因为韩国也有人参,澳大利亚也有银杏)。为贴合本文,下述表述按需要可互换。传统药物在市场中所占的份额逐年上升。据世界卫生组织(WHO)统计,在 2012 年中草药产值估计达 831 亿美元,与前 1 年相比增长 20% 以上。同时,全球有 40 亿以上的人选择植物药作为治疗药物,中医药的应用已扩展至 130 个国家,并有 124 个国家建立中医药研发机构。其中,日、美、德等发达国家的中医药研究人员最多。植物药已逐渐成为新药研究的方向。据统计,全球开发利用的植物药总数目前已超过 4 000 种,总产值逾百亿美元。然而,全世界的被子植物约有 25 万种,开发利用和研究过的仍不到 10%,根据世界范围内对植物药需求的不断增加及快速发展的趋势,预计 2050 年全球常用的植物药将达 6 000 种。

(二) 世界各国对天然植物药的研发力度加大

美国、欧洲等的大型传统化学药制药公司已着手开展多个天然药物产品的研发。当前世界医药 20 强公司都已经成立专门的中草药研究中心。德国是植物药使用国家的典型代表之一,在德国医生药物手册所列的药品中,40% 都是由植物原料制成的。根据 2002 年德国民意调查公司 Allensbach 进行的一项调查,德国人使用植物药的比例很高,已达 73%。目前德国的植物药研究机构有十几个,致力于活性成分的提取、质量检测、体内代谢和制剂特性等方面的研究。

由于美国食品药品管理局(FDA)对中药及植物药的限制,植物药在美国一直发展缓慢。直到 2004 年美国 FDA 关于《植物药研究指南》的公布,标志着美国 FDA 承认包括中药在内的植物药可作为药品应用于临床。截至 2022 年 5 月,有 2 个植物药已在美国获批并上市。2006 年 10 月 30 日,FDA 批准第一个植物药——德国 MediGene 公司开发的绿茶提取物 Veregen™(茶多酚)。该植物药为外用药,用于治疗 18 岁及 18 岁以上免疫受损患者的外生殖器和肛周尖锐湿疣。2012 年 12 月 31 日,FDA 批准第二个植物药——Salix 制药公司开发的 Fulyzaq™。此植物药为口服药,有效成分为巴豆提取物,用于治疗艾滋病相关性腹泻。

(三) 中药对部分疑难病症有独特的疗效

现今的疾病谱和医学模式已发生极大的变化。一些由精神、生活、环境等因素引起的疾病,如肿瘤、心脑血管疾病、心身疾病等多因素疾病已转变为主要疾病谱群,疑难杂症的数量也逐渐增多。现代医学对于许多疑难病症、心身疾病缺乏完善的治疗方法。单纯对症治疗对多因素慢性非感染性疾病往往效果不佳,且化学药引起的不良反应、耐药性及药源性疾病也日益增多。中药,尤其是复方中药的多靶点、毒副作用相对较小的特点,对一些疑难病症的治疗起到很好的效果,在很大程度上弥补了现有的化学药、生物药及其他治疗技术治疗一些疾病时所存在的不足。慢性系统疾病常表现为几个器官或系统同时出现功能障碍,中医药中的一个方剂同时调整几个脏腑或系统,因而中医药治疗一些疾病有良好的效果。中药的这些特点,无疑更加符合现代医学发展的需求,也无疑为中药产品提供一片广阔的市场。

(四) 中国加入世界贸易组织对中药行业国际化的促进

中国自 2001 年加入世界贸易组织(WTO)以来,多个行业的国际化发展得到广泛促进,中药产业的发展获得难得的机遇,但也迎来严峻的挑战,中药走向国际市场已成为必然。中药进入国际市场将全面拉动国际社会对中医药的需求,对中药商品贸易的发展产生强有力的影响。中药行业不再是国家禁止、限制和不提倡外资进入的行业,去除了这些政策性屏障,国外的制药公司具有一个快速进入中医药制药行业并可进行二次或多次开发的机会。对于医药产业而言,加入 WTO 后,既往以化学药为主的医药工业格局将发生改变,为促进中药产业国际化创造良机。而且加入开放的多边贸易体系,中药材的出口环境也会因此变化,入世后的最惠国待遇、市场准入原则、消除"贸易壁垒"等对中药产业走出国门都是千载难逢的机遇。

四、中药国际化所面临的风险

总体来讲,中药国际化面临着 4 类风险。

首先,文化政治的风险。文化风险不必多说。商业壁垒是存在的,本土企业看到外来产品和自己的产品处于明显竞争的状态时,可能会出于一定原因保护本土企业产品。这种国际化面临的风险目前虽然不明显,但是功效型保健品在海外销售时已经体会到类似的"暗中较劲",实际上是一种贸易壁垒的体现。

其次,药政管理当局的一些特点也应该值得注意。药政部门服务于自己国家的企业和经济。因此,除非一个企业的产品可以直接给一个疾病谱的治疗带来深远影响,否则一个普通的药品如只是一个"me too"(仿制)的产品在海外上市肯定会碰到很多技术和商业竞争。有一种情况例外,如治疗心绞痛、脑卒中、休克、肝硬化、脂肪肝等这些疾病没有疗效甚好的产品,同时当地政府和民众又施予巨大的压力,相关的中药产品面临商业竞争性壁垒的可能性就有所降低。如一些抗艾滋病的中药一定会得到当地政府和百姓,甚至医生的支持,遇到的商业壁垒也会较弱;但是如果企业生产的不过是一些常规的解热镇痛药,或是一些疗效不明确、不能够经受考验的抗肿瘤药,那么在巨大的抗肿瘤药市场中与化学药竞争时可能就会受到相关的商业壁垒。

再次,产品销售中的风险。需要注意的是,一个药物产品在海外的销售或多或少都会受到竞争对手或者使用者本身有意无意的侵害,因此拥有一个可靠的风险控制体系则是非常关键的。如在美国一定要购买产品售后责任险,那么对今后产品在市场销售期间可能会遇到的问题就有了较好的保护,并且可避免出师不利或销售不好的惨状。

最后,还值得注意的是,患者很多时候会带着产品放在口袋里,便于他在坐车、上班、娱乐等情境下使用,这时中药产品就需要考虑其耐温性和稳定性。如中国的大山楂丸、蜜饯丸等制剂如果置于夏天的汽车内,在高温的环境下非常可能粘连、融化甚至出现霉菌,这会极大地影响其品牌声誉。所以,制剂的制作类型必须要考量当地百姓的使用特点。

第四节　中药国际化策略

本节将详细阐述和分析中药国际化市场推广的重点及具体操作。首先,对中药国际化市场推广的现状进行总结,分析目前中药在国际上推广所存在的一些问题和不足。同时,将分析中药在国际化过程中又有怎样的优势。另外,将针对目前推广过程中存在的不足及中药国际化所具备的优势,指出和阐述中药国际化市场推广的重点和可采用的渠道,以及在实际操作过程中应如何灵活运用各渠道。

一、中药国际化市场开发策略

(一) 明确市场开发战略和目标市场

关于中药国际化的市场与推广,这里作者提出"三个市场理论",即根据不同世界国家地区的特点采取不同的销售策略。中国中医药企业在进入国际化市场时,需考虑好中药产品主要进入哪类市场。如某些发达国家以分销为主的,以医院、药房、医药连锁店为主的传统营销市场;还是像越南、南非、尼日利亚等发达中国家以直销为主的第三类市场;抑或是介于两者之间如韩国、马来西亚等国家和地区的市场。在这三类市场中所采取的市场销售策略需要充分考察和仔细区分。药品在第一类市场不能以直销的形式进行推广和销售,这是无法行得通的。因为在这些国家对待药品,特别是中药药品的管理极为严格,药品的推广形式必须完全遵守《药品经营质量管理规范》(Good Supply Practice,GSP)。因此,中药产品到海外的第一步可以采用以有充分临床研究证据的保健品销售为首的战略,在中国也是一样,这样当积累了一定的销售量和市场之后,可以将此产品的临床使用结果和数据用于支持药品或者 OTC 产品的转换。根据美国 FDA 的规定,有一定的销售时间与营收的天然药物、天然植物产品是可以将临床使用经验作为其新药申报的安全性数据使用的,这对于中国企业进军海外无疑是一个重要信息。而对于发展中国家,通常其 GSP 规范性的遵守较差,老百姓的医疗保障系统又较薄弱,以处方药的形式进入也并不是首选。而作为所谓的传统药,或者是有临床疗效证据的保健品通过直销的方式在市场进行推广,既给当地老百姓带来就业的机会,同时又使得市场推广成本降低,反而是一种较为可行的海外战略。

另外,各个国家文化与传统的不同也在某些程度上使得中药在进入这些国家的市场时的受欢迎程度是不一样的。目前可以看到,如在南非、俄罗斯等国家,中药的受欢迎程度较高,特别是人们对中医药诊所的接受程度相对较好,因此也为中药的市场推广提供一个很好的机会。但是,另外一些国家地区,中医药的市场推广还是会遇到相当大的困难。如日本在过去是中医药的销售大国,但是由于某些原因,造成中国出口日本的中药量急剧下滑。

(二) 不同地区因地制宜

在市场开拓商业模式和渠道方面,中药国际化需考虑采用更多、更灵活的渠道。总的来说,渠道可以分为药店、诊所、医院、非公共商业渠道、专营店等。商业模式具体包括以下几种。

1. 直销　直销实质上就是通过简化中间环节,降低产品流通成本。目前,采取直销模式的市场主要包括南非、莫桑比克、赞比亚、博茨瓦纳、斯威士兰、刚果、肯尼亚、乌干达、坦桑尼亚、科特迪瓦、加纳、贝宁、喀麦隆、尼日利亚、马来西亚、印度尼西亚、日本和俄罗斯。

2. 分销　可在多个地区开展包括原料药、普药、医用辅料在内的药品分销业务。深入海外一线市场,充分了解、适应当地的医疗体系,申请进入医疗保险目录并积极参与政府招投标工作,以增加在目标国家的竞争力。

3. 电子商务和跨境电商　随着保健品网络营销和跨境电商、代购等政策放开,保健品的网络销售额也急速增长。保健品电子商务化是商品市场化的必然趋势,其市场发展空间巨大。海外国家政策也对保健品电子商务化起到极大的促进作用。国家药品监管部门规定,互联网药品交易服务应实行审批制度,为符合要求的单位颁发"互联网药品交易服务资格证书",该证书也是医药、保健品电子商务的准入资格。电子商务给中药国际化带来新的机遇。

二、面向国际化的中药产品开发策略

关于面向国际化的中药产品开发,研发思路的 3 个方面需重点关注。

第一,中药产品欲在美国或欧盟打开市场,首先其制剂的形式必须符合海外要求,在这一点上要注意海外产品的包装形式、产品形式与中国有许多不同。中国市场销售药品时通常都是在原包装盒中以小包装的形式出现,因此患者是连同外置盒、内包装、说明书一起购买药品的。但是在美国,药品通常是装在好几百甚至上千粒的大罐中发放到药房,然后药房的药师再用一种橘色的小瓶遵医嘱给患者包装发放。因此在这种情况下,企业原包装所具有的那些漂亮与花哨的外置盒及小瓶上的外标签,消费者是见不到的,通常保健品才会以这种形式销售。因此中药新产品的开发过程中必须在制剂本身上做一些文章,使得自己的产品与其他竞争产品相区分开,或者让自己的产品具有更高的可辨识度或认可度。如制剂片子的形状、颜色、印字,甚至用微晶的形式在药品上加写字母和标识等。大家可以看到在中国销售的药品,尤其中药产品,几乎没有使用这种方式的,导致无法与竞争产品相区分开。

第二,美国的药品通常采用一日两次的形式给药,这样让患者能够有更好的依从性。在美国,尤其在工作单位服药是对自己隐私的暴露,从而会极大地减少临床使用的依从性,所以尽量做成一日两次的制剂或剂型。

第三,某些海外患者对中国的中药气味不太适应。这些需要采用包衣或胶囊的形式进行掩盖,以便患者能有更好的接受度。历史上中药多是采用水煎液或者泡酒等形式使用,其水溶性较好,生物利用度相对较高。但是随着中药的发展演变,产生一个比较严重的问题,近代中药采取大量有机溶剂溶解、提取的方式提取所谓的有效成分,以至于它们的水溶性大大降低,而这种水溶性较低的中草药产品可能会因提取有效成分的失误和生物利用度的下降等因素而造成疗效的减弱。历史上,中药注射剂这个剂型本身不管是在西方国家还是在中国都是不存在的,而是在近代才出现的新类型的产品。其提取过程比较复杂,煎制过程牵扯大量有机溶剂,它的水溶性有时也会因此而下降。在海外,这样的产品作为药品使用时,也就要考虑到产品用其他溶媒稀释是否会产生析出、难溶或者局部刺激性等毒副作用。尤其是有些传统中药大制剂,其有效成分的溶解度或者是溶解的溶媒是互不相同的,则可能会造成顾此失彼的结果。那么,比较好的解决途径在于一方面是共提,另一方面就是分别提取再混合。混合植物饮片共同用水溶性溶媒提取可能是一个较好的解决方案。

(一) 国际化中药产品分类

谈到产品国际化,当务之急是要认真研究和充分利用各个国家现行的法律法规及传统医药管理制度,争取使中医药产品能够合法地进入各个国家,让这些国家的患者亲身体验中医药的疗效后,他们自己也会主动"帮助"中医药在他们国家的生存和发展。当然,如果对每个国家都这样做,那是十分费劲的事,也可能会事倍功半。因此,近年来国内的有关企业选择美国 FDA 作为切入点。

美国 FDA 制定的食品药品管理法规水平较高,堪称是世界上最为完善和最为严格的管理制度,这也为该机构在国际上赢得极高的声望。

FDA 颁布的《植物药研究指南》(Guidance for Industry Botanical Drug Products)以有别于化学药的标准来审批中药类产品,从而为中医药产品的国际化研究指明方向。美国对中药产品在政策上的开放,不仅有助于天然植物药产业的发展,也有利于促进其他西方国家对中药产品"态度"的转变。

与中药产品相关的 FDA 注册申报形式有如下几种。

1. 保健食品 保健食品(health food)又称"功能食品(function food)",除达到普通食品的进口标准外,还需具有改善人体功能的功效,但需要做营养标签。

2. 膳食补充剂 膳食补充剂(dietary supplement)包括氨基酸、微量元素、维生素、及中草药类,应依据 FDA 法规生产,它能够在药品说明书、包装、标签上体现中医药、保健品等改善人体功能、预防疾病的作用。FDA 对于组成成分的说明及外包装和标签有严格的要求。

3. 非处方药 非处方药(over-the-counter drug,OTC)不需做新药论证,但需提供充分材料,依法规认定有效成分。在达到 FDA 各项非处方药的要求,并获得美国药品登记号(national drug code,NDC)后可以在美国市场上以药品定位销售。(注:NDC 登记号不是 FDA 对药物的批准号)

4. 化妆品　化妆品（cosmetic）指以擦、倒、洒、喷、导入或其他方式用于人体及其任何部位，以达到清洁、保健、美化、治疗或改变容貌作用的物品。

5. 中草药外用药物　中草药外用药物指由纯天然植物或提取物组成，以外用治疗剂型如贴剂、洗剂、栓剂等形式作用于人体，起到保健治疗作用的产品。

6. 国家新药　国家新药（new drug，under NDA）属于美国新药，需执行一系列严格的申请手续，包括 FDA 指定的实验室进行 23 项药理毒理试验，大约 1 000 例临床试验，需 8～10 年的时间，总费用在 1 亿美元以上。

7. 医疗器械　医疗器械指用于预防、诊断和治疗疾病，或以保健为目的的各种装置、用具、器械和设备。

在注册方面，不同国家对药品注册的技术要求和形式不尽相同，这不利于患者用药的安全和有效，也不利于国际贸易和技术交流，同时造成生产和科研部门人力、物力的浪费。欧盟、美国、日本三方的政府药品注册部门和药品生产研发部门于 1999 年成立"人用药品注册技术要求国际协调会"，简称"ICH"，制定出质量（quality，以 Q 表示）、安全性（safety，以 S 表示）和有效性（efficacy，以 E 表示）各类技术要求，作为考察药品能否上市的标准；难以列入质量、安全性和有效性的课题，如通信和术语的统一等设为综合类（multidisciplinary，以 M 表示），M4 部分的通用技术文件（common technical document，CTD）为新药申报的形式和内容提供一致的要求。

在传统草药注册方面，欧洲各国和地区有成熟的法规及申报体系。比如截至 2012 年 12 月 31 日，欧盟已批准传统使用注册（traditional use registrations，TUR）1 015 个、长期使用市场许可（well-established use marketing authorisations，WEUMA）514 个，其中以单方药为主。前述美国 FDA 发布的《植物药研究指南》生效后，批准了 2 个单味的植物药，分别是 2006 年 10 月 31 日批准的 Veregen™ 和 2012 年 12 月 31 日批准的 Fulyzaq™。

（二）国际化中药产品选择

目前全球植物药市场的增长速度明显高于世界药品市场的增长速度，其使用草药已有700 多年的历史，它已成为世界最大的植物药市场。先做一介绍：

1. 组方选择　欧洲的草药配方一般为 1～2 味药的组方，一般不超过 5 味药，也有多味药的组方，其中 5～8 味组成的复方有 100 多种。一般采用草药的有效成分、有效部位或浸出物，加工成片剂、颗粒剂、胶囊剂、注射剂、栓剂等现代剂型。适应证范围主要有精神系统、呼吸系统、消化系统、循环系统等疾病，其中草药治疗效果最佳的有感冒、流感和失眠等疾病。

2. 药材选择　与欧洲的草药定义相比，我国草药的相关概念界定有所不同。我国草药的相关概念主要涉及"中药""中草药""中药材""中成药"等，是指在中医理论指导下认识和使用的药物，包括植物药、动物药、矿物药。而欧盟"草药"的概念与我国的"中药、中草药"有明确区别：首先，来源不同，前者主要指植物来源，后者包括植物、动物和矿物 3 类，来源更加广泛；其次，欧盟的"草药"应用与中医理论无关；最后，我国的"中药、中草药"未根据传统使用年限等条件对传统草药品做专门界定，它本身就是传统应用的药物。《欧洲药典》已收载大量草药品种，第 4 版《欧洲药典》的总论中分别包括草药、草药制剂、草药茶饮及顺势疗法制剂草药的通论，其中收载上百种在欧洲已经得到广泛认可的草药物质及其提取物专论（monograph），如人参、干姜、银杏叶、丁香、芦荟等；第 5 版《欧洲药典》在保留原有大量草药的基础上新增一些品种，如常春藤叶、狭叶紫锥菊等，同时对其中的一些原有草药品种如人参、亚麻子等的具体项目进行修订。但需要说明的是，《欧洲药典》和《中国药典》两者收载的植物品种差异较大,第 5 版《欧洲药典》收载的草药物质 100 余种及《中国药典》(2005 年版)收载的植物药材和饮片 547 种,经比较仅有 10 余种为完全相同的植物。

3. 适应证选择 欧洲草药的适应证范围比较广,主要有精神系统、呼吸系统、消化系统、循环系统等疾病,其中草药治疗效果最佳的有感冒、流感和失眠等疾病。

德国是欧盟规模最大的草药市场,根据国家"十五"科技攻关计划《中药产业国际化战略研究》课题研究报告,列出德国应用较多的草药品种及其适应证,这几类处方量达到所有植物治疗法处方的 90%。如表 37-2 所示。

表 37-2 德国的草药品种及其适应证情况列表

草药作用类别	品种
镇咳和祛痰	桉树、松树、百里香、常春藤等
抗周围脑血管病	基本上属于银杏叶制剂
抗心脏病	主要为山楂花、果、叶制剂
抗静脉曲张	一般为欧洲七叶树种子提取物
抗泌尿系统疾病	特别是治疗良性前列腺增生,常用赛棕榈果、欧荨麻提取物
抗精神性疾病	最常用的是贯叶连翘和药用缬草提取物
抗肝胆疾病	应用较多的是抗肝炎药水飞蓟宾、白屈菜属植物和姜黄属植物
催眠和镇静	常用缬草、肉色西番莲
免疫调节	紫锥菊、狭叶紫锥菊

4. 剂型选择 产品的剂型设计应结合药物的溶解性能、体内吸收及代谢方式、用药部位、给药途径等方面进行研究,同时需要关注产品的适应证范围、治疗特点、已上市的同类产品剂型、药品使用地人们的用药习惯、现有的生产条件及技术能力、生产成本及效率等,体现出产品特有的剂型特点或技术优势,使其更容易被患者或医生接受。

首先,需要了解药物的物理、化学等特性如粒径、溶解度等,并根据药物的体内释放、吸收特点如首过效应、pH 等影响,初步确定给药方式。

其次,同一种给药途径,不同剂型的生物利用度也有差异。一般认为口服给药的各种剂型其生物利用度的高低顺序为溶液剂>混悬剂>胶囊剂>片剂>包衣片。

最后,根据不同剂型选择适用于该剂型的辅料,并在实验研究过程中筛选出适合产品的辅料种类及用量。如适用于片剂的辅料种类有填充剂、黏合剂、崩解剂等。

（三）不同类型国际化中药产品的开发策略

首先,传统中药在组方、工艺、剂型方面各有不同,不同类型的中药可以采取不同的策略进行研究和注册。有的中药可以将提取物作为活性整体,有的可以采取组分中药的形式进行申报,还有的采取有效部位进行研究注册。

其次,在国际化的市场,不同国家、不同地区对每种天然药物和植物药的认可度是不一样的。如在欧洲市场,德国对天然药物的认可度就远远高于瑞士、瑞典等一些国家和地区。南美市场对天然药物的接受程度非常高,而且有很多本地的植物药和保健品,因此融入他们的社会相对也较容易。加拿大有一种可以标明药用治疗指征的"传统药",但又是天然药物,所以进入加拿大市场和澳大利亚市场,既不是一般意义上的处方药又不是一般意义上的保健品,而是具有确切治疗指征的传统药品,这是一个非常好的选择。中东地区由于其政治的不稳定性和药政管理的空白点,因此花大量的资金去进行药政申报目前来说并不是第一选择,而进入直销体系是更为有利的。

最后,对于海外中医药市场的开拓,要考虑到各个国家对不同产品的需求不同。如一般认为心血管疾病是"富贵病",非洲国家的心血管疾病的患病人数较少或者流行病学不严重,但需要注意的是非洲很多国家人民的膳食结构是以烤肉类为主,而由于当地的自然环境的制约蔬菜是非常有限的,反而心血管疾病治疗药、高血压治疗药和糖尿病治疗药等是他们的重要需求之一;相反,一些东南亚国家和地区如越南、马来西亚等,他们的蔬菜和水果的品种与丰富程度远远大于肉类和奶制品,因此这些国家需要更多的是以蛋白质补充和提升免疫力为主要作用的产品。因此,在进行产品的开发与选择时,为了开发国际化市场,要考虑到不同国家的经济状态、地域状态和人民的膳食结构等,从而使得产品的开发与销售能够更好地符合当地的需求。

第五节　中药国际化产品开发

关于中药向美国或欧盟进行研究性新药(investigational new drug, IND)申请,需要注意除大家所具备的一般常识及指导文件中所提到的步骤和方法外,还有几个需要关注的重点。

第一,美国 FDA 的新药申报是按照疾病的种类分类,而非中国国家药品监督管理局按照药品的剂型或种类(如中药化学药)分类的,因此对于每个疾病种类的 IND 申请,他们的要求是可以不同的,如心血管疾病、糖尿病、精神疾病治疗药物这类可能终身使用的药品,其安全性和有效性的要求就会较高;而如抗生素、内分泌系统疾病治疗药物等使用周期较短或是临时使用的急救药品,对其安全性的把控就会相对较宽松。因此在进行 IND 申请时,与不同的部门打交道,不要单纯地认为他们对政策的执行是不统一的,而是由药品治疗的疾病和药品使用的特点决定的。

第二,对植物药品临床证据的采纳和认可,每个部门的要求和掌握尺度也不一样。有些疾病的申请管理部(division)对产品在海外的销售证据持开放态度,容易被采纳。如糖尿病治疗药物、抗高血压药在海外的销售历史数据较被认可。但是其他一些药品,如治疗脑卒中的注射剂、治疗癫痫的中药品种在海外的销售通常因为使用时间短暂,数据收集的来源和正规程度不尽人意,造成这些数据有不被采纳的可能性。因此,这些短期重症疾病如休克、脑卒中、严重癫痫等的治疗药品在申报过程中如何更好地使用海外临床及销售数据,就需要较为专业的人士给予指导,以便更好地被 FDA 采纳。另外,如果中国的药政管理部门能够提供上市后监管或相关数据的支持将会给企业带来很大的方便。在美国,FDA 有一套医生和患者自助申报的上市后毒副作用管理系统(MedWatch),而中国尚且没有。因此,如果只靠企业自己的数据作为支持,就必须要有一个额外的、较强的支持证据证明其可信度,而对于中国目前的中药企业来说,以更可接受的质量和形式向美国 FDA 提供这种支持证据实在是非常困难的。

第三,如果一个产品被证明能够解决一个申报目标国的重大疾病,并且能够为目标国政府解决人类健康问题提供一个有力的支持工具,且符合较好的医药经济学价值,那么当地医药管理部门很大程度上会为这类产品申报提供指导与支持。正如美国 FDA 官员所说的,其责任就是帮助纳税人在全球范围内找到更好的、更有价值的医药产品,因此任何合理的讨论及临床使用数据、观念和方法都可以在平等的基础上进行交流。

以上是同国外药政管理部门交流中所需关注的重点。对此有了一定的了解后,下面将就中药进行国际化开发的具体流程和方法进行详细的介绍。

一、中药国际化产品研发流程[5]

(一) 概念设计

新药的概念设计即为产品定位,基于市场因素、适用人群、公司技术实力、成本分析等多个因素,初步确定新品原料药(API)、剂型和申报类别。

对于中药国际化产品的概念设计则尤为重要,一方面国际上对中药(植物药)的理解各不相同,另一方面我们国家对中药(植物药)的申报经验不足。因此,对于中药国际化产品的概念设计需要更加重点关注新药注册法规要求。

关于中药国际化产品注册的审批,美国食品药品管理局(FDA)和欧洲药品管理局(EMA)的差异较大。19世纪之前,美国对植物药的使用还比较普遍。到19世纪中叶,化学合成药物迅速发展,植物药逐渐衰落。2004年6月,FDA正式发布《植物药研究指南》,表明FDA对植物药产品态度的极大转变。2015年8月,FDA又对该《指南》进行修订,进一步明确FDA对植物药产品从研发到上市的全程监管。如上文所述,我国有多家中药企业对此进行探索,已有多个中药品种进入FDA申报的不同临床研究阶段。但FDA至今只批准了2个植物药 Veregen™ 和 Fulyzaq™。欧洲各国均有较长的草药使用历史,EMA还专门制定"传统草药药品简化注册"管理程序。因此,根据欧美不同的法规背景制定中药国际化产品申报策略是产品概念设计的关键,避免因申报方式选择不合理而浪费研发成本和时间。

除此之外,市场调研、产品技术与成本、知识产权,以及企业自身的特点等都是中药国际化产品概念设计的关键因素。

(二) 组建研发团队

在确定新药产品的概念设计之后,就需要建立一支新药研发团队。新药研发团队一般由研发、生产、质量、临床前研究、临床研究、注册人员组成。对于中药国际化产品的研发团队的基本要求,是应理解和掌握国际新药申报的要求和规则。

对于药品研发,不同的国家有不同的注册要求,为了满足药品在安全性、有效性和质量方面得到科学的包装及国际技术和贸易的交流,美国、欧盟和日本三方的政府药品注册部门和制药行业在1990年发起人用药品注册技术要求国际协调会(ICH),下设"专家工作组",按安全性(S)、质量(Q)、有效性(E)和综合学科(M)4个专题制定相应的技术文件。

(三) 确定质量目标产品属性

质量目标产品属性(quality target product profile,QTPP)也就是首先定义清楚期望的产品最终要满足达到的性能。基于确定的新药API、剂型,需求研发团队确定拟申报产品的质量特性。这些质量特性目标是满足药品安全性、有效性的保证,也是新药研发的评价指标。

(四) 处方开发及工艺选择

1. 植物原料药研究 主要分为三部分,即结构研究、理化性质研究、杂质研究。对于中药API,除有效成分研究外,还需要对API的其他成分(如蛋白质、多糖)等进行研究,确定其成分组成。理化性质研究一般作为处方设计、辅料选择和工艺选择的依据。

2. 组分研究　中药是一个复杂的体系,通过多成分、多靶点发挥作用,而且具有多效性。任何中药的任何一种效应都是来自中药中的一些特定的药物分子的组合,因此中药的组分研究是中药药效研究及配伍等相关研究的关键。中药的组分研究主要有 2 种方法:一是从中药来源入手,以组方中各味药材的物质组成为基础,对中药产品的组分进行性质研究;二是从药效角度入手,将中药的组分分为有效组分、功能组分和无效组分,从化学、药效学 2 个方面对中药的药效组分和功能组分进行追踪研究。

3. 制剂处方筛选和工艺选择　基于 API 的性质研究,选择合适的辅料和工艺。辅料首先按照 ICH Q8 的要求进行兼容性研究,符合要求的辅料用于处方优化研究,确定制剂工艺。所选择辅料的供应商要按国际化要求(如欧美国家要求)进行选择。处方的筛选实验设计中,一般采用最佳估测法,将现有知识和理论分析相结合,对原料的性质包括理化性质、力学性质及相容性等进行研究,结合辅料的功能性确定药物和赋形剂。原辅料确定后将进行工艺流程的可行性和可选择性评价。在生产工艺的选择中应考虑的因素包括原料药(提取物)的性质、药品的预期特性、工艺技术的成熟度及工艺流程的复杂性和实用性(包括放大生产的可行性、可控性、效率成本与产能等)、工艺知识、可用的设备和装置及对环境的影响。

(五) 工艺研发

1. 提取物工艺设计与控制思路　不同的中药提取物具有不同的特点,在根据处方和剂型选择工艺路线时,也要综合考虑生产规模、设备成本、能耗、生产周期等因素,进行生产成本核算,选择更为合理的工艺路线。

提取物的生产过程一般包括提取、浓缩、分离纯化、收膏(干燥)等。对提取工序而言,活性成分的提取率是否最大化和后续加工的难易是最主要的 2 个问题。传统的提取方法如煎煮法、浸渍法、渗漉法、回流提取法、蒸馏法、升华法等设备简单、成本低、可大规模连续生产,但普遍存在提取率低、提取液成分复杂和能耗高等问题。近年来涌现出一些新的提取技术,如超临界萃取技术、微波提取技术、逆流提取技术、生物酶解技术、仿生提取技术等,在提高提取效率、保护活性成分结构、缩短生产周期、节能降耗等方面效果明显,但这些提取技术对设备和工艺的要求较高,目前多停留在实验室小试阶段。另外,对药材先进行预处理,再进行传统提取的复合型提取方式正受到越来越多的关注。

不管工艺路线简单或复杂,在研发阶段应对提取物生产工艺的各个工序有深入的了解,明确各个工序对提取物质量的影响。一方面筛选关键工艺参数和关键工序,并结合实验设计,确定工艺参数范围;另一方面发挥工艺参数对提取物质量的调节作用,进一步保证提取物质量稳定,据此得到整个工艺的控制策略。

2. 制剂工艺设计与控制思路　制剂工艺研发的目标,是建立一套可行、可靠、可控的生产工艺,保证按照其生产的产品在整个生产周期内均可满足 QTPP 的要求。

首先,制剂工艺研发人员基于制剂产品的 QTPP,根据已有的知识和经验,确定制剂产品的关键质量属性(CQA),这是制剂工艺研发的非常关键的一环,需要研发人员具备较高的制剂理论知识和丰富的药物开发经验,同时对开发的产品有深入的了解。

制剂工艺研发方法通常将生产工艺划分为独立的工艺操作单元,如普通口服包衣片的生产工艺可以划分为原辅料的预处理、制粒、混合、压片、包衣、包装等操作单元,逐步对每一操作单元进行研究开发,以便简化工艺研发模型。制剂工艺研发过程推荐采用如下流程开展:第一步是根据制剂 CQA 进行工艺的初步风险评估,确定关键工艺步骤,筛选出潜在高风险的关键工艺参数(CPP)、关键物料属性(CMA)。第二步是以筛选出的潜在高风险的 CPP 和 CMA 为因子进行 DOE 实验,确定 CPP 的"设计空间(design space)"和 CMA 的控制范围,DOE 实验一般采用"响应曲面"模式。如果风险评估确定的 CPP 和 CMA 因素过多,也可通过 DOE 筛选实验简化模型。第三步是基于 DOE 实验结果,建立筛选出的高风险的 CPP 和 CMA 的控制策略,更新风险评估,得到低风险的制剂生产工艺。

随着制剂工艺的建立,同步制定完整的质量标准体系,包括原辅料、中间体、成品的质量标准。制剂工艺研发确定的关键工艺步骤、CPP、CMA 与同步建立的质量标准体系共同组成一套完整拟申报产品的控制策略,这也是 ICH CTD M4Q 所要求的注册申报内容之一。

(六)　中试放大

基于小试研究确定的制剂工艺,需要通过中试放大(30~50kg)确认其适用性。中试放大需要重点考虑小试设备和中试设备之间的结构特点,以及两者之间的差异对产品生产工艺参数的影响。同时需要考察中试设备与商业生产设备的结构和原理的一致性,避免技术转移过程中出现大的偏差。中试样品将按照 ICH 要求进行稳定性考察,考察结果将用于注册申报,为制定产品有效期提供数据支持。

总之,中试放大的研究方法无统一的标准和要求,需要基于拟申报产品的工艺和设备特点,以及以往的经验,合理设计和实施。

(七)　技术转移/生产工艺的建立

在新药研发过程中,与制药工业密切相关且至关重要的一个问题是如何将实验室研究开发的成果转化为商业化生产的产品,即技术转移和生产工艺的建立。

新药生产技术转移一般实行项目管理,应由转移方(研发部门)和接收方(生产系统)共同组建药品技术转移项目组。

技术转移通常开始于技术文件的转移,转移方应按照技术转移的文件清单向接收方转移全部技术文件,并由专业人员进行技术及法规的详细评估。该评估不同于确定技术转移前的评估,其更着重于评估该生产技术在接收方的可复制性及评估在接收方商业生产的法规风险。

二、面向国际化的中药药品生产质量管理规范体系建立[6]

FDA 的 cGMP、cGCP 和 cGLP 较为复杂,企业总是希望能有本手册包含全部信息,企业可参照执行。而在实际中这是不可能实现的,因为没有任何 2 种规范是完全相同的,每个规范都是个体化的,并且都要基于特定的情况。管理规范的理念其实很简单,即确保产品的一致性、保护消费者和员工的安全性及数据的可验证性。首先,为了确保产品的一致性,生产厂家需要确保仪器的安装、维护、清理和使用等状况良好;人员接受系统的培训和教育并可很好地执行标准操作规范(SOP);数据保存完整,并且在出现问题时可进行追溯;人流和物流严格加以分开以避免危险和/或污染。质量保障部门(QA)负责建立一整套的管理规范体系和规则,而质量检验(QC)部门则负责产品质量的最终核查。除此之外,企业需确保员工的安全性。只要生产厂家可提供足够的证据证明以上要素是在良好的管控下,那么,企业通过 FDA 的核查应该不会有太大的问题。

另外,建议企业对应自身的实际情况进行分析,以找出是否有管控遗漏之处。如果没有足够的证据证明员工得到充分的培训,那就很难证明该企业有良好的药品生产质量管理规范(GMP)管理。FDA 不会向企业颁发任何 GMP 证书,而企业一旦接受 FDA 的核查,没有被告知有主要欠缺,并且产品获得生产批件,就可认为企业是通过了 GMP 认证。但是,生产厂家的每批产品都会持续被 FDA 进行 GMP 管理的监控及会进行再次核查,目的是持续保障产品质量,从而避免厂家仅仅是为了"通过"FDA 核查而只一次性的良好表现。

由于美国 FDA 并没有针对中药的 GMP 法规,这就为中国企业通过新药申报与 FDA 共同建立此项法规提供机会。在这个过程中,中国企业可将已有的经验、想法和好的实施案例提供给 FDA 参考。在此建议中国制药企业组织一些中药 GMP 管理的专题讨论会和公开发布会,以此与世界分享中药 GMP 管理的经验。这样,不仅可以增进中国企业间的交流以提高自身管理水平,同时可推进世界天然药物产业的整体发展。其中,中药的质量控制便是一个很好的题目,质量控制标准也是 GMP 管理的重要环节。编者建议我国主导天然药物开发GMP 管理体系的丰富、改进和完善。

GMP 的关键是可追溯、可重现。可以用一个比较形象的比喻来再次说明 GMP 的基本原则。例如要开着一辆车到达某个地点,每次都能精确控制用同样的时间和路线,至少要具备以下 3 个特点:首先车要好。开一辆不好的车,驾驶员的水平再高,也无法重现行车路线和时间。但在有好车的同时,又必须要有良好的驾驶技术,需要一整套启动、行车、刹车等标准操作规程。但由于行车路线的路况、天气、车流每天是不同的,因此驾驶员还必须接受一个持续的培训和再教育,包含保障行人、车流和自身安全性的教育,以适应新情况的出现。所以,好车、好技术和持续的技能提升和安全管控可以保证在错综复杂的状态下也能用同样的时间达到同一目的。对于制药行业来讲,完善的设备、标准化操作和完整的指导程序及培训与再教育是保障产品质量稳定可控的三大要素。在理解了这三大要素后,企业就会对 GMP 的建设有了概括的和总体的认识。下面就中药 GMP 的特点及各国 GMP 要求的差异和特点进行简单的讨论。

（一）　中药药品生产质量管理规范的特点

中药药品生产质量管理规范(GMP)管理与西药 GMP 管理的原则是一致的,但是因为中药本身的特殊性导致中药生产的 GMP 管理存在自己的特点。中药的特殊性:①中药原料药材取自天然种植物,存在引入细菌、致病菌、农药残留、重金属等较大的风险,因而在生产控制方面需特别注意;②大多数中药为传统中药,中药的生产工艺,尤其是提取工艺是沿用多年的生产经验,研发不够深入和系统,导致对产品质量属性、关键工艺参数和物料属性之间的定量和定性关系了解不够,这也是导致最终产品质量波动范围大的主要因素;③中药成分复杂、成分含量波动大导致的中药质量标准不易确定与国际标准制定的理念产生冲突,也导致中药设备清洁残留的检测不能像西药生产时容易做专属性检测和评估。相应的中药生产控制中的 3 个关键方面:①对中药材的选种、种植、采收、处理等全过程进行质量控制;②基于风险评估的方法,对中药生产工艺进行科学、系统和深入的实验设计和研究,搞清产品质量属性和工艺参数及物料属性之间的定量关系,这是精确实现产品质量属性,达到产品有效性、安全性的前提,也是成为符合要求的现代中药的基础;③全面管理中药生产过程,使产品质量持续、稳定和重现。如何建立有效的中药 GMP 管理体系是一项复杂的工程,它包含对 GMP、产品知识、制药工程技术、SOP 及培训、人员素养及执行力等的综合掌控和系统结合。

（二）　各国药品生产质量管理规范要求的差异和特点

药品生产质量管理规范(GMP)的三大原则:预防污染和交叉污染,防止混淆和人为差错,建立和健全质量管理体系。可以说药厂 GMP 的所有活动都没有离开这 3 条管理原则,而其最终目的是确保生产出符合预定质量标准的最终产品,而且具有生产过程保证,消除因为检验局限性导致的不合格产品未被检出的风险,最大程度地保证生产产品的质量。

从 GMP 的本质和原则上说,各国的 GMP 并不存在差异;只是因为各国的国情不同,或者对 GMP 的认识和实践程度的差异,而造成各国的 GMP 在管理和实施水平上存在差异。因此,深入理解和有效实施 GMP 是使我国的 GMP 水平与发达国家的 GMP 水平保持接近,并对保障药品的质量是非常关键的。中药和西药在生产过程上存在很大的差异,因此决定了其管理上也不同。西药的原料来源于多个方面,如化工产品、合成或发酵的中间体,这些原料的生产会遵循 GMP;但植物药不同,其原料是中药材,是通过种子培养、田间种植、灌溉施肥、采收加工而得的,相比西药截然不同,因此有独特的管理方式。针对植物药,其产业链及法规应用见图 37-1。

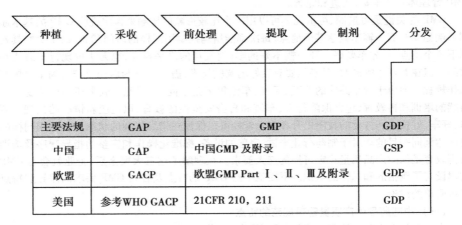

主要法规	GAP	GMP	GDP
中国	GAP	中国GMP 及附录	GSP
欧盟	GACP	欧盟GMP Part Ⅰ、Ⅱ、Ⅲ及附录	GDP
美国	参考WHO GACP	21CFR 210,211	GDP

图 37-1　植物药产业链及法规应用

因此需要在植物药产业链的不同阶段应用适合的法规,并通过对 GMP 管理的不断理解、实践、再理解、再实践,循环进行,达到 GMP 管理与药品生产活动的有机结合。

1. 不同国家和地区的药品生产质量管理规范框架及差异分析　FDA cGMP(21CFR Part210 和 21CFR Part211)、欧盟 GMP 和中国 GMP(2010 版)框架见表 37-3。

表 37-3　FDA cGMP、欧盟 GMP 和中国 GMP 框架

框架	机构及规范名称		
	FDA cGMP(2013 年 4 月)	欧盟 GMP(2010 年 12 月)	中国 GMP(2010 年)
法规结构	共分为两部分,分别为 21CFR210 和 21CFR211。21CFR210:药品生产、包装和储存总则 21CFR211:药品生产质量管理规范,包括 10 个章节	共分为三部分,19 个附录 第一部分:人用和动物药品生产质量管理规范,共 9 个章节 第二部分:作为起始物料的药物活性成分生产质量管理规范,共 20 个章节 第三部分:GMP 相关文件,共 5 个章节	共一部分,14 章,5 个附录
通用法规	ICH 指南,其中原料药生产 GMP 参照 ICH Q7A(等同欧盟 GMP 第二部分)	ICH 指南,其中 Q7A 为 GMP 第二部分,Q9 和 Q10 列入 GMP 第三部分	ICH 指南

续表

框架	机构及规范名称		
	FDA cGMP（2013 年 4 月）	欧盟 GMP（2010 年 12 月）	中国 GMP（2010 年）
GMP 的基本内容	21CFR211 ①一般条款 ②厂房与设施 ③设备 ④组分、药品容器和密封材料控制 ⑤生产和工艺控制 ⑥包装和贴签控制 ⑦储存和分发 ⑧实验室控制 ⑨记录和报告 ⑩退回和召回产品	第一部分 ①药品质量体系 ②人员 ③厂房和设备 ④记录 ⑤生产 ⑥质量控制 ⑦外包活动 ⑧投诉和产品召回 ⑨自检	①总则 ②质量管理 ③机构与人员 ④厂房与设施 ⑤设备 ⑥物料与产品 ⑦确认与验证 ⑧文件管理 ⑨生产管理 ⑩质量控制与质量保证 ⑪委托生产与委托检验 ⑫产品发运与召回 ⑬自检 ⑭附则

各国在 GMP 原则和要求上并无显著区别，制药企业应不断学习和研究这些法规，以及法规背后的真实意图，才能在制药生产实践中良好地践行 GMP 法规。FDA 没有专门针对植物药的 GMP 章节，但欧盟 GMP 附录 7 和中国 GMP 附录 5 是专门针对植物药的 GMP 章节。虽然 FDA 没有专门章节讲述植物药，但其对植物药的管理理念是按照西药 GMP 要求的，这就决定了我们的中药产品如果想要进入美国市场，管理上必须按照美国 GMP 要求。当然中药毕竟不同于西药，有自己的特点，我们在参照美国 GMP 管理原则的同时，需结合欧盟 GMP 和中国 GMP 的相关部分来实施中药生产和质量的管理；另外重要的一点是，中药企业应在国际化的道路上，积极与国外的药政机构联系，与国外的药政官员沟通中药的特点，使他们不断理解中药和现代中药的特点，以我们在中药国际化道路上的经验和国外的药政机构进行探讨和沟通，加强企业与国外药政机构的交流。

2. 不同国家和地区植物药的药品生产质量管理规范差异分析　美国 FDA 没有专门针对植物药生产的 GMP 法规，其对植物药生产的 GMP 管理理念通常会依照 21CFR Part210 和 21CFR Part 211 部分。而欧盟 GMP 和中国 GMP 均有专门的用于植物药生产的 GMP 附录，表 37-4 针对这 2 个法规的基本信息进行汇总。

药品生产质量管理规范适用于各类药品的生产，但由于中药的特殊性，国际 GMP 中也有专门论述，欧盟 GMP 附录 7"植物药生产"、中国 2010 版 GMP 附录 5"中药制剂"均有专门章节针对中药的特点，中药材前处理、中药提取和中药制剂的生产、质量控制、贮存、发放和运输进行特殊或重点的 GMP 要求。2020 年对管理细节增加了更新。

相比欧盟 GMP 附录 7，中国 GMP 附录 5 的规定更加详细和具体，后者将物料、生产管理和委托生产单独成立章节进行描述，突显其重要性。

表 37-4 欧盟 GMP 附录 7 和中国 GMP 附录 5 框架

框架	机构及规范名称	
	欧盟 GMP 附录 7	中国 GMP 附录 5
法规结构	共 4 章,16 条	共 10 章,44 条
适用范围	适用于所有植物起始物料的生产,包括药用植物、原药材或植物提取物	适用于中药材前处理、中药提取及中药制剂的生产、质量控制、贮存、发运和运输
主要内容	①原则 ②厂房和设备 ③文件 ④质量控制	①范围 ②原则 ③机构与人员 ④厂房设施 ⑤物料 ⑥文件管理 ⑦生产管理 ⑧质量管理 ⑨委托生产 ⑩术语

三、面向国际化的中药质量控制[7]

众所周知,中药的质量控制要考虑到可行性、临床适用性、价值、专利和市场独占等多个方面。

第一,从可行性角度来说,由于中药具有多组分的特点,批次间的一致性是一个巨大的挑战。按照化学药的方法达到批次间完全一致(误差不超过 ±5%)是不可能实现的。因此中药的质量控制必须在指纹图谱一致性的角度上开展研究,甚至采用生物鉴定技术取代通常使用的化学鉴定技术。既然无法对每个成分都进行极为严格的质量控制,那么应选择关键成分、主要成分和次要成分的 3 种层次分级,然后对不同级别的化学成分提出不同级别的控制范围,这种分层次的质量控制方法是可行的。例如丹参,可以将丹参总酚酸作为主要成分,将丹参酮作为关键成分,将代谢物作为一般成分,进行不同级别的质量控制。这种控制方法在美国 FDA 的讨论过程中已经得到认可,并且实践证明行之有效。

第二,质量控制必须与临床适用性相结合。也就是说,要从临床的角度来考虑哪些成分的严格控制是真正关键的,并且对临床用药有指导性作用;哪些成分却是可以稍微放松的。这种方法就是建立起一个相对可接受的治疗窗,并且这个治疗窗的范围可能远远大于 5% ~ 10%,利用产品的治疗窗的宽窄制定中药质量控制的标准。治疗窗较宽的产品如复方丹参滴丸,治疗窗宽到 18 倍的临床剂量,那么其质量控制的标准就可以相对较宽(如 10%);而对于另外一类治疗窗比较窄的产品,那么就应较为严格地限制其质量控制的范围。

第三,中药的质量控制与专利也要紧密结合起来。质量标准制定后,一旦进入药典就变为公开的信息,这样等于无形中向产品的仿制者和竞争者提供一个仿制指标。因此,在类似的情况下,良好的中药质量控制应能够较好地区分药典标准和企业标准,并且将企业标准以专利的形式保护起来。这样既可以充分体现本企业产品的特殊性与高质量,又能够避免将质量控制的所有细节透露给竞争对手。

第四,中药的质量控制与产品价值也是紧密相关的。特别是在中药仿制药盛行的社会环境中,有优秀质量控制的产品会具有较高的认可度和可接受度,因此也就为市场开拓提供有利条件。

最后,中药质量控制标准还必须考虑到与国际标准相结合。如中药中重金属和农药残留的控制基本上是有一套国际共识标准的,在这种情况下任何马虎和捷径都是要不得的。

因此,中药质量控制标准的提出要从临床、市场、价值、可行性等各个方面综合考量。

(一) 中药质量控制内容

面向国际化的中药质量控制首先需要满足国际化的法规要求,同时根据注册国家的不同,对质量控制方式和内容作出相应的调整。从药品的生命周期角度看,中药质量控制主要包括以下几个方面。

1. 产品设计　通过广泛的市场调研确定产品设计策略。近10年来,美国和欧盟等地区的植物药主要是单方药,即以提取物作为原料制成片剂或胶囊出售。由此,在产品设计时应尽量选择单方和片剂或胶囊。

2. 工艺研究　依据质量源于设计(quality by design, QbD)的理念,加深对工艺过程的理解,弄清原料药材和工艺参数如何影响产品的关键质量属性(CQA),通过设计高效的生产过程确保药品的质量和性能[1-2]。

3. 质量控制　动态药品生产管理规范(cGMP)是一种以风险分析为基础的全面质量控制的有效手段。在理解产品质量特性(主要指技术层面)的基础上,建立合理有效的质量保障体系,从而保证药品质量的一致性和有效性。

4. 工艺一致性评价　中药制药工艺一致性意味着工艺过程中物料各项质量属性的一致性,它是保证产品质量一致性的前提。传统中药制药工艺缺乏在线检测和控制手段,对产品质量的控制依赖于节点检测和终点检测,导致产品批次间质量不稳定,远不能满足中药复杂体系对系统性和整体性的质量要求。发展工艺一致性评价技术,引入国际制药领域普遍推行的过程分析技术(PAT),运用在线分析仪器与多变量统计分析等PAT工具,实时监测工艺过程的性能参数及物料状况,研究并确定工艺参数与产品质量属性之间的相关关系,针对过程中的关键环节建立调节与控制策略,通过工艺一致性的控制保证产品质量的批次间稳定性,能够显著提升中药产业质量控制水平,与国际药品监管机构对药品质控的要求接轨。

5. 安全性评价　安全性评价是中药质量控制的重要组成部分。在药材方面,除常规项目(如性状、鉴别、含量等)外,国际上强调重金属、黄曲霉毒素、农药残留、微生物等项目的检查。而在提取物方面,国际上更强调重金属、溶剂残留、农药残留、黄曲霉毒素、微生物等项目的检查,并需要根据植物来源和药效作用,增加侧柏酮、硝酸盐等检查项目。

6. 过程分析技术　21世纪初,美国食品药品管理局在对食品药品质量控制现状改革过程中提出质量源于设计(QbD)这个新的理念,强调对生产过程理解的重要性,其目的就是推动制药企业将现代过程分析、监控技术引入生产过程的各个环节当中,通过过程分析技术的应用,增加对生产过程的了解,有效控制工艺过程,实现风险最小化,从而提高产品质量。

7. 上市后再评价　为保证药品上市后的质量稳定性,需要在产品的稳定性实验研究的基础上设定货架期药品标准,对产品质量进行再评价。

(二) 中药质量控制策略

1. 法规符合性分析　在注册方面,要符合国家对药品注册的技术要求。在药品生产质量管理方面,要符合各国相应的要求,以保证药品的安全、有效、质量一致性。前文有述,不再重复。

2. 关键质量控制技术　国际化的中药质量控制首先要进行几项关键技术的研究,并找到合适的解决方案,才能真正达到中药质量控制的要求。

(1)组分控制技术:中药的组分研究一般有2种方法,一是从中药来源入手,以组方中各味药材的物质组成为基础,对中药产品的组分进行性质研究;二是从药效角度入手,将中药的组分分为有效组分、功能组分和无效组分,从化学、药效学2个方面对中药的药效组分和功能组分进行追踪研究。

中药组分控制的研究强调与生产工艺的结合。在认识工艺过程的基础上,加强工艺过程分析研究,着重关注在生产过程中成分之间的转移转化关系,从而为组分控制技术提供指导。

(2)制剂特性控制技术:中药来源于动植物,化学成分复杂,物理性质各异,在制剂过程中有的起到黏合剂的作用、有的起到崩解剂的作用,对于制剂成型、药效成分的释放都发挥不同的作用。因此中药制剂特性的研究尤为重要,需将制剂特性研究与成分比例、工艺设计相结合,进行全面研究,从而达到对制剂的全面了解与控制。

(3)安全性评价技术:长期以来,人们认为中药不仅安全、有效,而且无毒。很多中药的广告也都片面夸大其治疗效果,对其可能产生的毒副作用及不良反应避重就轻甚至只字未提,从而大大误导患者,使患者忽视中药存在的毒性,形成对中药安全性认识的误区。质量标准中对中药安全性评价的主要检查项目包括重金属及有毒元素含量、农药残留量、微生物限度。

(4)一致性评价技术:在药品质量控制方法中,生物效价(bioassay)方法、溶出度检测方法和一部分理化测试指标常常被用来评价不同批次产品的一致性。然而,不是所有药品都可以建立适合的bioassay分析方法,溶出度检测与部分理化测试指标检测只能是代表药品的体外检测,不能完全表征药品体内疗效的一致性,因此系统的统计分析方法非常重要。此外,在中药制药过程中,批次间原料药材性质的差异及工艺参数的波动会最终导致产品的质量波动。因此有必要开展药材、中间物料、终产品及工艺过程的批间一致性评价,通过分析不一致批次的问题,进而指导后续批次生产,最终达成产品质量可控的目标。

(5)过程分析技术:过程分析技术(process analytical technology,PAT)曾在精细化工领域应用较为广泛,它是一个系统,是以实时监测原材料、中间体和过程的关键质量和性能特征为手段,建立一种设计、分析和控制生产的系统,以确保最终产品的质量。

(6)中药标准品生产技术:美国FDA已不再要求中草药产品是结构已知的单体纯品,可以是成分固定、疗效稳定、安全可靠的混合物。因此,在工艺研究、质量标准开发、产品质量控制的环节均需要使用相应的对照品进行研究、控制产品的成分。

(三)质量标准体系建立

药品质量标准是国家对药品质量、规格、检验方法所做的技术规定,是药品生产、供应、使用、检验和药政管理部门共同遵循的法定依据。我国现行的药品质量标准分为三级:《中国药典》(由国家药典委员会制定,每5年修订1次)、局颁标准(由国家药品监督管理局颁布)、各省的中药饮片炮制规范(各省制定仅限于中药饮片炮制)。企业根据药品质量管理要求,建立适合产品质量和企业管理的质量标准体系。

1. 工业助剂、原辅料标准　药品不同于其他商品,在药品生产质量管理规范中均需要建立完善的质量标准,包括工业助剂与原辅料。工业助剂及原辅料的质量标准通常在各国药典及相应的规范中都有收载,根据药品注册及销售的范围,确定工业助剂及原辅料的质量标准。对于国际化销售的药品,需根据各国法规、药典的要求,建立企业控制标准,对质量标准的符合性进行合理评估。如果药品所用的原料不属于药典各论收载的品种,企业需要从研发开始,按照 API 生产质量控制的技术要求,从研发做起,建立合理的质量标准。

2. 中间产品、成品标准　通常情况下,企业也需要建立药品三级标准体系,分别为中控标准、放行标准和货架期标准,对中间产品及成品进行质量控制。

(1) 中控标准:为了保证药品的质量,在产品生产过程中,过程控制尤为重要。首先通过技术研究,识别生产过程中的关键质量控制点和质量指标,选择适用的、及时快速的检测方法,结合工艺质量控制要求,确定合理的限度;并将建立的控制方法和标准转移至生产车间,进一步验证标准的合理性,进而在生产中实施。

(2) 放行标准:为了保证药品的质量在供应期间符合法定标准,企业必须建立高于法定标准的放行标准。放行标准的建立主要依据药品稳定性研究结果,需全面评估产品上市期间的各种稳定性影响因素,确定放行标准需高于法定标准的项目及限度,作为放行的依据。

(3) 货架期标准:货架期标准等同于法定标准,药品在货架期,ICH Q1 A 关于制剂含量的"显著性变化"定义为与初始值相差 5%;或用生物或免疫法测定时效价不符合规定。

(四)　质量标准制定原则

药品的质量优劣直接关系到人民健康与生命安危。药品的质量标准是国家对药品质量、规格及检验方法所作出的技术规定,是药品厂商生产、供应、使用、检验及药政管理部门监管共同遵循的法定依据,因此药品质量标准是保证人民用药安全有效、促进药品生产发展的一项重要措施。制定完整的、有科学性的药品质量标准需要综合药品的各项研究工作,需要各个方面的协作和配合。必须坚持质量第一,充分体现"安全有效、技术先进、经济合理"的原则,并要尽可能采用先进标准,使标准能起到推动提高质量、保证择优发展和促进对外贸易的作用。要从生产、流通、使用的各个环节考察影响药品质量的因素,有针对性地规定检测项目,切实加强对药品内在质量的控制。检验方法的选择应根据"准确、灵敏、简便、快速"的原则,要强调方法的适用性,并注意吸收国内外的科研成果和先进经验。标准中限度的规定应密切结合实际,保证药品在生产、贮存、销售和使用过程中的质量。

在制定质量标准的过程中应遵循以下原则。①先进性:吸纳国际药品先进标准,提升中药质量标准,使标准能起到推动提高质量、保证择优发展和促进对外贸易的作用;②全面性:在全面考察生产、流通、储存、使用各个环节对药品质量影响的基础上,有针对性地规定检测项目,切实加强对药品内在质量的控制;③适用性:依据"准确、灵敏、简便、快速"的原则,针对不同药品特性选择检验方法,保证方法的适用性。

(五)　中药质量标准开发

1. 分析方法开发

(1) 大类组分开发:中药为复杂的多组分体系,需通过对药材配伍、组分比例的合理控制发挥中药组方的协同治疗作用。因此,除对主要药效组分进行控制外,还应对影响产品质量特性的其他组分进行控制。大类组分的研究主要是依据天然药物化学关于天然产物的结构分类,通过同类化合物的相同性质,研究建立测定一类物质含量总和的方法,达到从物质组成方面确定药品中各类成分的比例,从而了解产品的化学组成。

(2) 安全性指标开发:安全性指标的开发可依据相关药典要求,如《欧洲药典》(简称"EP"7.0)"植物药(Herbal Drugs)"项下的重金属要求为镉含量 ≤ 1.0mg/kg、铅含量 ≤ 5.0mg/kg、汞含量≤0.1mg/kg,对黄曲霉毒素和赭曲霉毒素也进行了限量要求;EP7.0"杀虫剂残留(2.8.13 Pesticide Residues)"、《美国药典》(简称"USP")"561 植物来源(Articles of Botanical Origin)"对农药残留进行相关规定,EP 与 USP 的农药残留检测项目与限度相同,共包括 70 种农药限度的检测。药典无要求的,应以药物自身性质或相关法规等为依据。如欧洲中草药管理委员会(Committee on Herbal Medicinal Products, HPMC)发表的关于《使用的中药产品中含有侧柏酮的公开声明》(Public Statement on the Use of Herbal Medicinal Products Containing Thujone)。

（3）有效性指标开发：通常情况下，有效性指标根据文献报道的活性成分或药材中的特有成分确定。分析方法的开发根据化学成分的特性，采用气相色谱或液相色谱技术进行方法的开发，并遵循 ICH Q2 关于分析方法验证的要求，进行方法的全面验证。

（4）工艺评价指标开发：中药工艺中间体及产品的质量与制药工艺水平直接相关，因此应该始终以提高质量一致性作为提升工艺水平的指导原则，以工艺中间体及产品质量在批次间的一致性作为工艺评价指标，全面评价工艺对有效成分保留率、杂质及无效成分去除率的影响，也可考虑引入生物活性测定作为工艺评价的综合指标。

2. 分析方法验证 中药质量标准生命周期的第二阶段是对开发得到的分析方法实施验证，以证明方法可以满足其预定用途、所得的测试结果的准确可靠。原则上，所有非药典的分析方法都必须验证，这是法规要求，也是工作规范化的自然结果。

USP 中指明，分析方法验证是经实验室研究而建立的一个程序，以确认分析方法的性能指标满足其预期的应用要求。根据其使用范围，分析方法分为鉴别、杂质的定量分析、杂质的限度检查和含量测定。

除此以外，包括特殊参数或性能指标的测试，如溶出度或含量均匀度的测试。验证参数根据应用范围而定。根据使用范围，以下参数必须验证：准确度、精密度、专属性/选择性、检测限 LOD 及定量限 LOQ、线性及线性范围和耐用性。

3. 分析方法转移 分析方法转移程序(TAP)已正式收入《美国药典》"36 通用章节1224"，是一个实验室(接收方)可以使用由另一个实验室(转移方，也称为"转出方")所开发的检验方法的过程，并保证接收的实验室了解检验的程序并有能力按规定进行检验；也称"检验方法转移"。TAP 对于辅料、中间体和/或药物成分和产品进行检验确定是否符合质量标准，对确定制剂成品的质量是非常重要的。

USP 中规定以下情况需要做分析方法转移：研发实验室至 QC 实验室、不同场地之间(公司内部或不同公司之间)、QC 实验室至合同实验室、A 仪器至 B 仪器。分析方法转移的方式分为比较测试、共同验证、重验证和转移免除 4 种方式。

其中，比较测试方式为最常用的转移方式，此种方式是用已验证的方法进行，无须对所有验证数据进行挑战，要求双方对同一批号进行预定数量的样品测试。

共同验证要求接收方作为验证团队的一员与转移方进行共同验证，适用于方法未被完全验证时。

（六）中药质量体系保障

1. 科研质量管理体系 科研质量管理体系要围绕科研建立行之有效的符合实际的质量管理体系，因为质量管理体系是所有管理的核心、是创建一流科研单位和取得一流科研成果的基础。质量管理贯穿于科研的全部活动过程，质量管理通常通过建立过程管理的质量体系，借助内审、外审、专项审核及管理评审等对体系进行维护，通过日常检查对过程质量监控。科研质量管理体系包括科研项目管理、科研质量管理、科研实验室管理等方面。

2. 全产业链质量管理体系

（1）管控结合，建立具有企业特色的药材种植及加工管控体系：众所周知，在目前组分研究还不十分充分的今天，如何保证中药的质量，更多的是依靠药材的质量，正所谓是"药材好，药才好"。企业应为保证产品源头药材的质量，以 GAP、GMP 质量体系为依托，采用

ISO9000 体系整合保证药材从原种植到加工过程全程质量管理可控,探索出一条有特色的药材管控之路。

1)药材种植质量管理体系:重视源头药材的种植质量保证工作,积极投入 GAP 的体系建设和探索中。药材管理保证"药材来源基地化、药材基源品种化、药材质量标准化"的需求。药材种植监管体系做到统一种苗、统一肥料、统一农药、统一栽种、统一技术、统一管理,并且全程记录可追溯。

2)药材产地初加工质量管理体系:产地初加工是指在中药材产地对地产的中药材进行洁净、除去非药用部位、干燥等处理,是防止霉变虫蛀、便于储存运输、保障中药材质量的重要手段。依据 GMP 规范要求,建立药材加工质量管理体系并通过国家 GMP 认可,实现初加工集中化、规范化、产业化,建立详细的药材加工规范、系统的质量控制标准、科学的验证规划,重视加工工艺的改善提升工作,不断通过研究提高药材的加工水平,避免粗制滥造导致药材的有效成分流失、质量下降。

(2)中药提取物质量管理体系:中药的研究开发和中药的生产在全产业链中起到承上启下的作用,是中药全产业链的关键环节。作为中药制剂的最重要的原料,中药提取物在很大程度上决定中药产品的最终疗效,是全产业链核心竞争力的物质基础,因而对中药提取物的质量管理尤为重要。

1)质量源于设计,提升技术含量:中药提取物的质量主要取决于中药处方和生产工艺。在提取物处方开发上应坚持原创,实现产品专利保护,达到组方科学、物质明确。在工艺开发上应以 QbD 理念进行工艺流程设计,各生产单元的操作精益求精,提升提取物的质量标准,以提取物设计产品组方,提升产品中组分的批间均一性,保障临床疗效的一致性。

2)强化过程控制,保障自身质量:提取物生产过程质量控制是其扮演在全产业链中的关键角色的前提。依照 QbD 理念,对提取物生产过程的质量控制一般包含以下几个方面:①加强工艺理解,利用风险分析,确定关键工艺参数(critical process parameter,CPP),明确关键参数属性与提取物关键质量属性(critical quality attribute,CQA)之间的关系;②通过科学的实验设计,确定工艺参数的设计空间(design space),建立关键工艺参数的可调节范围;③在更大规模的生产开始后,对关键工艺参数进行实时监测和控制,持续改进工艺,保证提取物质量稳定。

3)与药材生产质量管理规范衔接,把好源头关:原药材质量控制是提取物良好质量的源头,原药材的产地、生长时间、有效部位、栽培、采收、加工方式、贮存方法和时间等的差异都会极大地影响提取物中活性成分的含量及比例,从而影响提取物及其制剂产品的有效性;原药材中的农药残留、重金属含量和微生物含量是影响提取物及其制剂产品安全性的极大隐患。因此,除遵循良好药材生产质量管理规范(GAP),并对原药材进行规范化种植、采收和加工外,更要做好与 GAP 的衔接工作,加强原药材质量研究,制订合理而全面的药材质量标准,减少药材差异引起的提取物质量的波动,从源头上保证提取物安全有效、质量可控。

4)与制剂衔接,保障最终产品质量:提取物是制剂产品的物质基础,提取物的理化性质如水分、黏度、流动性等与制剂过程的难易有密切联系;提取物中有效成分和其他组分的含量、比例、限度等直接决定制剂产品的有效性与安全性;提取物批内均匀、批间一致是保障制剂产品质量一致性的必要前提。目前,无论是国际还是国内的中药提取物质量标准,均以标识性成分或几个主要有效成分的定性与定量检测为主,要建立真正与功效、安全性相关的质量标准还需要大量的基础研究,特别是关于国际和国内标准均缺失的大多数中药提取物产品,我们和植物药发达国家处于同一起跑线上,谁优先建立标准谁就拥有话语权。

（3）中药制剂质量管理体系:中药剂型的发展往往受到中药制剂原料的局限。与西药相比,中药制剂有明显的差异。西药的原料往往是通过化学合成得到的,往往以高纯度晶体的形态存在,其中的杂质成分也比较明确。而中药制剂的原料大都是从自然物质中进行提取、提纯后得到的,一般以浸膏或粉末状态存在,其纯度和杂质成分也往往不能够完全统一或明确。加之中药提取物的特殊属性,对剂型和辅料的选择也提出更高的要求。

1）原辅料的控制:中药材为自然界中的天然物质,其组成成分往往复杂到无法全部明确,现有的提取、提纯手段也无法将其他成分完全分离。因此就要建立严格的、完善的、使用的质量标准,对制剂原料进行整体评价,满足药品均一、稳定、有效的质量评价的国际要求。中药提取物的某些特点,如黏度大、易吸潮,稳定性差等使得中药制剂在辅料的选择上也需要进行充分的研究。首先在剂型开发的科研阶段,要按照国际药品研发要求,对原辅料相容性进行充分研究;其次在辅料供应商的选择上,要充分考虑申请地区的要求,尽量选择有资质的供应商,如 FDA 认可的经过 DMF 注册的药用辅料。

2）中间体的控制:药品的质量控制历经从质量源于检验(QbA)的检验模式,到质量源于生产(QbM)的生产模式,再到质量源于设计(QbD)的发展过程。由此可见,药品的质量要做到全过程控制,应建立相应的中间体质量控制标准,用以评价制剂过程整体的一致性。中药材动植物本身可能存在变化,对中间产品实行严格的控制,更有利于中药制剂本身的评价和追溯。

3）其他控制:风险管理、偏差处理和变更控制。

风险管理:根据 2005 年 11 月 19 日人用药品注册技术要求国际协调会(ICH)发布的 Q9质量风险管理(Quality Risk Management),欧盟于 2008 年将质量风险管理引入 GMP 指南作为附录 20 发布,主要原则是必须生产确保适合预期用途、符合上市许可要求的药品,不能由于药品的安全性、质量或者有效性等不足而将患者置于风险之中,要达到这样的质量目标,必须有个综合设计和正确实施的系统,整合生产质量管理规范体系、质量控制体系、质量保证体系及药品风险管理系统。因此,在药品生产过程中,对"人、机、料、法、环"要充分利用风险评估的手段,避免可能存在的影响药品质量的潜在风险,提高药品质量。

偏差处理:已批准的质量标准、规定、条件、安全、环境等与生产过程中的各种相关影响因素不相符的任何情况都称为偏差。制剂生产过程中对偏差必须进行充分的评估和调查,充分分析偏差产生的原因,以避免类似的偏差重复出现。

变更控制:变更是指与药品生产 GMP 体系相关的某些内容发生改变。变更控制是对可能影响厂房设施、系统、设备或工艺的验证状态的变更提议或实际的变更进行审核的一个正式系统。变更控制是确保制剂过程稳定、一致的重要手段。

四、中药国际化药理毒理研究的思路与方法[8]

针对中药药理毒理研究的思路与方法,中药和化学药在临床前研究中存在一些不同之处和关键点,应予以关注。

首先,天然植物药由于安全系数较高、有效成分(和/或毒性成分)含量相对较低,在动物实验中会出现实验动物食欲下降,甚至被喂食量太大撑死了,却还没有出现毒副作用的现象。究竟如何解决在药理学和毒理学试验中常出现的这类难题,亟待全世界的药理学家共同攻破。另外值得注意的是,如果将毒性成分或者有效成分提纯来进行天然植物药的临床前研究,这样就会改变天然植物药在临床上使用的真实状态,对临床使用的指导意义就会削弱。因此,在这一问题上,全世界的药政管理部门都面临相同的挑战。

其次,长久以来,中药提取物是采用制剂形式还是原料药形式进行动物实验也存在争议。如果采用制剂形式,实验用药材的量会很大,并且制剂在体外释放和溶解的速度与在体内不同。如果采用原料形式,又不符合实际体内吸收情况。这2个方面都会影响中药提取物的临床使用状态。因此,对天然植物药来说,采用制剂或原料药开展临床前研究会有很大的差异。

再次,天然植物药的有效成分含量相对较低,因此在剂量递增试验或者多次给药试验中能否获得最大耐受剂量,也是具有挑战性的议题。从已有的研究经验来看,这个问题的解决方案是优化天然植物药提取物的浓缩技术及晶型化技术,进一步提高原料药的溶解度和生物利用度;切勿使用制剂形式进行临床前研究;尽量从小动物实验转变为大动物实验。

此外,中药的毒代动力学和药动学研究具有其特殊性。由于中药含有多种不同的化合物(或者称之为"有效成分"),采用经典的药动学研究是不现实的,因此毒代动力学研究想要将某个成分与毒理学反应进行关联是不大可能实现的。所以,建议采用更实际的定量药理学方法或者是转化医学中的生物标志物方法进行毒代动力学研究。例如丹参的有效成分含量在2%以下,其生物利用度只有不到10%,因此真正进入血液循环的丹参总酚酸含量几乎难以检出,这种极低的血药浓度与药效学或毒理学之间的相关性研究几乎是没有意义的。特别是中药强调多靶点、多组分起效,则更不能以这种方式判定某种成分与药理学的相互关系。针对此种复杂的情况,定量药理学或生物标志物方法可更好地实现相关研究。因此,中药的药理毒理学研究可考虑采用生物效价方法设定相关研究目标。

最后,由于上述原因,中药与化学药之间或者中药与中药之间的药物相互作用研究在体外进行相对困难。中药对化学药的药动学相互作用研究比较容易完成,而化学药对中药的药动学相互作用研究几乎是不可能的。因此,建议采用更为直观和可行的体外药物相互作用的方式和手段,或者采用鸡尾酒方法开展相关研究。至于中药和中药的相互作用,目前只能从药效学的角度研究,而无法从药动学的角度进行。在进行药理学研究时,前面提到的使用剂量过大的问题会给实验造成困难。因此,中药的药理学研究必须从使用小动物转换成为使用大动物,才能为今后的临床研究提供有力的依据。

(一) 中药国际化药理研究的重点与方法

各国对中药的认识情况不一,对中药药理研究的要求也不完全一致。虽然大部分用于国际申报的中药已多年应用于临床,其临床疗效有一定的报道。但总体来说,各国药审部门仍希望对其药效作用、量效关系、药效物质、复方配伍关系、药物的体内过程、药物的作用机制或靶点有合理描述,以至于更好地设计临床试验,应用于产品的质量控制。

1. 中药药效动物模型的建立与应用　现代生物技术的飞速发展和药物作用靶标的不断揭示,为中药药理学研究提供更多的方法和思路。除整体动物模型外,模式动物、受体模型和分子生物色谱、细胞模型和细胞膜色谱、基因芯片等已广泛应用于中药药理学研究中。此外,中医证候动物模型的建立对揭示中医方药、药理研究起到推进作用。以下将重点介绍目前已建立的与中药临床药理研究相结合的动物模型和应用,为国际化新药申报的临床前药效作用研究提供思路。

目前,用于中药药理研究的动物模型主要有以下3类:疾病动物模型、中医证候动物模型、中药病证动物模型。

（1）疾病动物模型：疾病动物模型是在西药的药理评价中逐步建立起来的，比较受以西医为主的发达国家认可。但单一采用疾病动物模型对中药的药理作用描述可能还存在一些不足，如药效作用不显著、剂量依赖性差等。

（2）中医证候动物模型：中医证候动物模型能在一定程度上与中医临床诊治的证候相符，对中药的药效评价具有一定帮助。但中医证候动物模型也还存在一些不足，且西方国家的新药注册部门对其的理解和认识不够，亟待增加中医证候动物模型的体内相关生物指标及与疾病的相关度研究等，以提高国际认可度。

（3）中药病证动物模型：中药病证动物模型主要分为 2 种，一种是用现代医学的人类疾病动物模型与中医证候动物模型嫁接，建立病证结合动物模型，如高血脂性疾病与血瘀证模型、失血性贫血与血虚证模型等；另一种是在中医病证理论指导下建立的中医病证结合动物模型，这类模型在一定程度上既符合西医的病因、病理，也与中医的证候结合，能较好地模拟中药对复杂疾病的药理作用。但目前所建立可广泛应用的模型还不多，仍需要加强开发。

2. 中药药效物质基础研究　中药药效物质基础研究是中药现代化、国际化的重要研究内容和关键问题之一，阐明中药作用机制及药效物质基础，是中药质量控制的基础与核心，是保障中药及其制剂安全、有效、质量可控的关键。中药药效物质基础研究经过几十年的探讨，取得很大的进展和完善。以下简介近年来应用较成功的中药药效物质基础研究的主要思路和方法。

（1）基于中药体内代谢化学成分研究：基于临床有效性的中药药效物质基础生物分析体系和中药体内直接物质基础研究的 2 种观点和方法可用于指导中药体内代谢化学研究。第一种是利用代谢组学技术阐明作为方剂治疗对象——"证/病"的代谢轮廓及代谢标志物，建立相关动物模型，评价方剂的整体效应及分析方剂的体内直接作用物质，并将代谢轮廓及生物标志物的变化与方剂中体内成分的动态变化相关联，阐明方剂及组成中药的药效物质基础。第二种则认为中药的物质基础由复杂的成分构成，由于中药多由口服进入体内，药物中的成分经过胃肠道时受到酸、碱、酶及微生物的作用，其化学结构发生改变，包括形成新的化学成分，某些成分能够通过吸收进入体内即可产生疗效，如不能通过吸收进入体内则不会产生药理效应。

（2）"1 个结合、2 个基本讲清、3 个化学层次、4 个药理水平"的理论体系：1 个结合就是将中药化学和中药药理学结合起来；2 个基本讲清指基本讲清中药的化学药效物质基础、基本讲清中药的药效和作用机制；3 个层次指药材、有效组分和有效成分；4 个药理水平指整合整体动物、组织器官、细胞亚细胞和分子生物学。整合这样一个整体的理论研究体系，并结合现代科学技术和方法阐明复方作用的物质基础。

（3）基于"多成分多靶标活性物质群发现与整合作用机制研究"的研究方法：此种研究方法是将各组分看成一个有机的整体，对中药的化学物质依据活性差别进行分离，而不是传统模式的依据其物理、化学性质差别进行分离，也就是建立药效物质基础的生物分离新模式。应用这种新方法，阐明中药复杂体系中的有效物质组合，排除无效物质组合，对有效物质组合应用现代分析技术，进一步开展化学结构鉴定工作，阐明药效物质基础，建立科学的质量控制方法。

（4）基于"系统-系统"研究模式的研究方法："系统-系统"研究模式是指中医证候系统（代谢组学标志物-效应相关标志物）-中药复方系统（方药化学指纹-体内药物代谢指纹-药效靶标）的研究模式。此种研究模式是基于中医整体观、病证整体和动态观的学术思想，认为证候是一个复杂系统,中药复方也是一个复杂系统,中药复方干预人体疾病表现的证候亦是一个动态的复杂系统。因此,复方物质基础研究必须遵循整体性、动态性原则,研究中医的证和中药的复方。如背离整体性原则、割裂方证的关联、无视动态的观念,可能将失去中医的特色和优势。因此,提出基于"系统-系统"研究模式的研究方法。

(5) 基于系统生物学的中药网络药理学研究方法:它是通过对基因库、蛋白质库、疾病库、药物库等现有数据库的信息资料进行分析,结合实验数据,利用计算机手段,系统、整体地揭示"疾病-基因-靶点-药物"相互作用网络。

3. 复方中药的配伍作用阐述 在中药国际化进程中,国外的药监部门并不能理解中药方剂配伍的原因和精髓,硬性要求进行拆方实验等,所以如何阐述清楚中药方剂或组分的配伍规律将是中药国际化的重要研究内容。目前对方剂配伍规律的现代研究主要有以下几个方面。

(1) 配伍规律研究

1) 药对配伍原则研究:临床中常取相须、相使、相畏、相杀,而相恶、相反按本草记载则应慎用。相须即药物配伍可以增强其原有的疗效。相使即一药为主、一药为辅,两药合用辅药可增强主药之疗效。相畏即一种药物的毒性或其副作用能被另一种药物减轻或者消除。相杀即一种药物可减轻或者消除另一种药物的毒性或其副作用。对于相恶、相反的配伍应用,目前尚缺少相关实验研究和一致结论。

2) 四气五味配伍规律研究:中药四气升、降、浮、沉指药物作用于机体所发生的反应,药对配伍中,根据临证的不同需要,既存在"同气配伍",亦有"异气而用"。中药辛、甘、酸、苦、咸五味之性不被海外重视,中药出海可以对产品临床应用的影响程度适当研究。

(2) 拆方研究:近年来,拆方研究在寻找复方增效减毒的最佳组合、确定方中的主要药物或活性物质、确定药物的最佳剂量配比关系、精简方剂等方面取得一定的成效。但拆方研究本身也存在不足,包括①打破方剂的整体性;②数学设计的拆方分析已偏离方剂的科学本质,与中医理论相差甚远;③拆方研究的最终评价指标未能与方剂所治疾病的病机紧密结合。

(3) 药理效应研究:近年来,中药配伍的药理研究水平从整体动物、器官组织水平延伸到血清药理、细胞、分子水平。

(4) 化学成分研究:从中药配伍后化学成分的变化来研究方剂配伍作用的本质,从微观层次分析中药化学成分与中药配伍的相关性。包括配伍前后的主要成分分析和配伍比例研究。

(5) 中药复方组分配伍研究:中药复方组分配伍研究必须要建立标准组分的配伍方法,并根据实验确定主要成分,删除有毒组分,还要建立组分剂量配比方法。实现中药有效组分配伍的方法包括单味药的标准组分配伍、中药复方的有效组分配伍、构成复方的有效组分配伍、针对病理环节的有效组分配伍及有效组分配伍配比的优化。

(6) 复方药动学与血清药物化学研究:中药血清药物化学方法是在全面分析复方入血成分、确定复方药效物质的基础上,通过主要药效成分的体内动态、成分间相互作用及消长规律的研究,科学地诠释复方的配伍规律。运用药动学研究,定性、定量分析配伍后化学成分在体内的 ADME 性质,阐明中药配伍后发挥药效的实质物质。田代真一等对给予三黄泻心汤前后采集的血清进行分析,与服药前相比,服药后的血清中出现一些新的成分。

4. 中药药动学研究 近20多年来,对中药复杂体系的药动学研究不断深入,并提出中药药动学的概念。即借助动力学原理,研究中草药活性成分、组分,中药单方和复方的体内吸收、分布、代谢和排泄(ADME)的动态变化规律及其体内的时量关系和时效关系,并用数学函数加以定量描述的一门边缘学科。

在当代科学严格审视的目光下,中药化学成分的多样性、复杂性、相互之间关系的不明确使得"定性与定量分析"的现代药理学难以分辨也不易阐明,这也影响中药走向世界的步伐。中药药动学概念的提出,为中药的现代化、国际化提供新的思路和方法。这里汇总了国内中药药动学专家多年的研究成果和经验,从中药药动学的难点出发,对研究的思路和方法进行探讨。

由于中药辨证施治的理论及其药理作用的整体性特点,中药的药动学研究不能将西药多成分体系的药动学方法简单移植过来,而必须更加深入地定性、定量考虑中药复杂成分在人体内吸收、分布、代谢、排泄和产生毒性的过程。因此,在研究中揭示中药在生物体内发挥特定整体药效作用的"药效物质组",阐明中药"固有成分组"与"药效物质组"的网络关系,注重中药多组分、多靶点整合调节的作用特点是中药药动学研究必须遵循的基本法则,在创新中药、组分中药及现代复方中药研究中具有重要意义。参考现有的大量研究探索,可以从以下几个方面开展中药药动学研究工作。

(1)中药作用的物质基础研究:中药有效成分组学研究和基于"体内外物质组关联网络分析"的中药药效物质基础研究2种研究方法为中药物质基础研究提供创新思路。

(2)中药作用的药动学和药效学相关性研究:对于中药而言,在物质研究的基础上进行PK/PD研究,有利于阐明中药的作用和毒性产生的物质基础,摸清中药的作用规律,进而指导临床指定合理的给药方案,提高用药的安全性和合理性。其中,"药代标志物"(PK marker)方法已被应用于中药多成分的药动学研究,可针对药动学属性较好、能够反映给药后机体对中药的物质暴露的中药成分和/或代谢物。这一方法已被应用于复方丹参滴丸的药动学研究。另一种研究思路为"中药多组分整合药动学",选择具有确切药效作用和适宜药动学特征的成分作为标志性成分,采用数学建模的方法对其药动学参数 AUC 进行权重拟合,来表征药物制剂的总体药动学特征。

(3)中药复方配伍作用机制及药物相互作用研究:大量的实验通过复方拆方和配伍的药动学研究证明,中药各组分对君药体内效应成分的体内药动学参数产生显著影响,从而解释君、臣、佐、使各味药在复方中的地位和作用。围绕可能发生药动学配伍作用的机制环节,建立合适的体内外 ADME 筛选与评价体系,着重研究方剂中的佐、使药对君药主要药效物质组的药动学配伍作用,对于方剂的复杂药动学配伍规律研究将起到"化繁为简"的效果。

5. 中药多靶点作用机制研究　中医特别强调中药及方剂对人体的治疗作用主要是通过多靶点调节作用实现的,其作用机制实际上是药物有效成分组成的复杂物质体系和病理条件下药物作用靶点组成的复杂生物体系的相互作用。将复杂中药的作用靶点解释清楚也是中药现代化、国际化的又一个主要内容。

中药的作用靶点和作用机制研究需要以中药传统理论为指导,借助现代化的新的科学理论和技术手段才能够全面、系统、正确地阐明。目前蛋白质组学、基因芯片技术、计算机网络药理学、代谢组学等已广泛应用于中药多靶点作用机制的研究中。

(二)　中药国际化生物效价方法的开发

当前中药的质量评价已运用各种高技术分析手段建立基于色谱分析的指纹图谱,并监控主要指标成分的含量。但中药药材来源广泛而且多变、制备工艺复杂,使得 FDA 对中药的质量一致性评价提出更多的要求,即含有多成分及未能阐述清楚所有成分的植物药申报时均建议开发基于临床疗效的生物效价(bioassay)方法用于中药产品质量一致性评价。虽然 FDA 已获批 2 个单体植物药,但也没有成熟的、获得公认的植物药或中药生物效价研究方法开发的模板可借鉴。

我国在广泛的中药新药开发和应用中,对中药的生物活性测定已有了一些探索研究,但仍存在一定的难点。本部分我们将汇总国内外的研究技术要求、研究案例及当前的一些尝试,为需要在国际化进行中建立生物效价检测方法的中药产品提供参考和思路。

1. 生物效价方法开发的国际要求　针对药效成分不明确、药效成分太多或制剂中的非药效杂质多的药物制剂,如各种激素、疫苗、免疫血清及毒素、人免疫球蛋白及凝血因子、细胞因子、抗生素等,各国药典均规定了相应的生物检定方法来控制质量。结合 FDA、OECD、ICH 等对生物效价方法建立的指南和要求,认为生物效价方法的选取原则主要有 5 点:相关性、重复性、灵敏性、适用性、定性与定量(relevance, reproducibility, sensitivity, applicability, qualitative and quantitative)。

1)相关性:所选取的检测方法应与药物的功能主治或现代药理作用有关,从而保证检测结果与临床疗效的相关性。

2)重复性:在严格规定的条件下,检测结果应有一定的重复性,以保证试验的延续性和可重复性。

3)灵敏性:所选取的检测指标能客观体现反应程度随剂量的变化而有显著的改变,主要是从生物统计学的角度来评价该方法是否具有重复性和灵敏性。

4)适用性:选取的检测方法应快速、高效、通用性好、易于推广,它决定一个方法推广的难易程度。

5)定性与定量:所选取的检测方法最好应具有定性鉴别(生物效应谱)和定量分析(生物效价值)的双重特性。它是在基本满足前几条原则的条件下,筛选检测方法时应优先考虑采用的。

2. 中药生物效价方法学研究思路　在现有的药品质量标准中,由动物为原料提取的生化药品、由微生物发酵生产的抗生素、由植物提取生产的制剂及药品杂质等均采用生物效价法来评价药品的效价和安全性。中药也具有上述特性,故采用生物效价法进行评价是可行的。

由于中药成分和中药多靶点作用的复杂性,中药的生物效价研究仍存在一定的难度:①中药的"功能主治"与部分生物活性不能完全一致;②生物活性指标选择大多在中药药效学研究的基础上,筛选 1 种或几种方法和指标进行,其指标是否完全真实反映所有功效,有待进一步研究;③大多数药效学研究方法(如采用大动物、动物数量多、操作复杂且试验周期长等)不适用于生物活性测定;④生物活性测定方法存在一定因生物个体差异而引起的实验误差,其精密度和准确度、重现性较差,因而对实验方法、观察指标、限值剂量的设计要求较高,需要多个实验室多次验证,才能建立科学、可行的方法和指标;⑤特别是复方中药,其药效物质基础、PK/PD 关系、专属性靶点或生物标志物研究薄弱。

(1)总体研究思路:结合中药的功能主治,参考成熟的主要药效学实验方法,建立量效关系,经过方法学和特征指标的筛选,进入正式实验。确定剂量限值,取相同的厂家样品进行反复和重现性实验,取不同的厂家样品进行限值验证,制定试行标准,再经过验证、完善直至成为正式标准。

(2)方法学基础:中药的"功能主治"是其生物活性测定的药理学基础;而主要药效学

实验方法和观察指标的阳性结果可作为生物活性测定的方法学基础,并以此确定具体测定方法和检查限值剂量。

(3)研究方法:根据生物检定方法的要求,采用符合国家药品标准要求的具有相似功能的中药有效成分(如葛根素、黄连素等单体成分)或相同药理作用的化学药(如氨茶碱、尼莫地平等)作为阳性对照品,根据药品的"功能主治"和主要药效学实验方法筛选2种左右的生物活性测定方法,每种方法又可选取2个左右的观察指标,以此比较供试组与对照品组的量效和时效反应参数。

3. 生物活性测定的实验设计与统计分析　生物活性测定法主要包括生物效价测定法(定量反应法)和生物活性限值测定法(定性或半定量测定),前者在一定的剂量范围内量效关系较明确,容易量化评价;后者多用于达到某一特定给药剂量的条件下才出现某效应的评价(如出现死亡、惊厥、凝集等),属于半定量或定性的范畴。一般情况下,优先选用生物效价测定法,对于不能建立生物效价测定的品种可考虑采用生物活性限值测定法,待条件成熟后可进一步研究采用生物效价测定法。然而在生物效价测定法中,标准品是量化测定的关键,目前没有1种中药或中成药标明效价,这就无疑给中药生物活性测定法设立一大障碍,如果能够突破这一障碍,建立可行的中药标准品必将大大提高生物活性测定法在中药质量控制中的应用。

(1)生物活性限值测定法:生物活性限值测定是在某一特定值(给药量)的条件下,以出现的某种生物效应(或生物效应达到某种程度)作为评价指标,属于定性或半定量测定。

(2)生物效价测定法:生物效价测定是比较供试品 T 和相当的对照品 S 所产生的特定反应,通过等反应剂量间比例的运算,从而测定供试品的效价,即对比检定。

中药的生物活性限制测定法和生物效价测定法并不是完全"互不相干"的,生物活性限值测定法往往是生物效价测定法的过渡。

中药是天然化合物来源的重要"仓库",中药具有多成分、多作用、多层次、多途径、多靶点的特点。对于具有这样的作用特征的药物,采用色谱指纹图谱等化学检测方法对保证中药的质量一致性与稳定性有一定的促进作用,但同样难以反映其安全性和有效性。因此,以药物的生物效应为基础,以生物统计为工具,运用特定的实验设计测定药物生物活性的方法是评价中药有效性的重要辅助方法,不等同于一般的药理学实验方法,需具备定量药理学与中药检验分析的双重属性和要求。结合中药产品的药效特点开发合适的生物效价方法将能更好地推进中药国际化。

(三)中药国际化毒理研究的难点和申报策略

本部分将从国际对植物药申报的毒理研究要求和指南出发,结合已获批准的植物药和在申报的植物药产品案例,分析中药国际化毒理研究的难点和相关研究方法及申报策略,为未来更多的中药产品走向国际市场提供可借鉴的思路和方法。

1. 申报法规和指南要求

(1)人用药品注册技术要求国际协调会关于毒理研究的技术指导原则:为提高欧盟、美国和日本的新药研发和注册的效率,更快地为患者提供安全有效的药物,欧、美、日三方的管理部门根据各国的惯例,将协商一致通过的技术文件列入本国的药品管理法规中。ICH 指导文件分为质量、安全性、有效性和综合共 2 类,截至 2007 年,ICH 发布的与毒理学有关的指导原则一共 12 个,植物药进行毒理学研究时所遵循的技术要求方面需要遵循采用 ICH 发布的 12 个指导原则(表37-5)。

表 37-5　ICH 发布的与毒理学有关的指导原则

分类	编号	名称
致癌性	S1A	药物致癌试验必要性的指导原则（Guideline on the Need for Carcinogenicity Studies of Pharmaceuticals）
	S1B	药物致癌试验（Testing for Carcinogenicity of Pharmaceuticals）
	S1C（R1）	药物致癌试验的剂量选择和剂量限度（Dose Selection for Carcinogenicity Studies of Pharmaceuticals & Limit Dose）
遗传毒性	S2（R1）	遗传毒性试验和数据分析的特殊性指导原则（Guidance on Genotoxicity Testing and Data Interpretation for Pharmaceuticals Intended for Human Use）
代谢动力学	S3A	毒物代谢动力学（毒代动力学）指导原则：毒性研究中全身暴露的评价（Note for Guidance on Toxicokinetics：The Assessment of Systemic Exposure in Toxicity Studies）
	S3B	药物代谢动力学（药动学）重复给药的组织分布研究指导原则（Pharmacokinetics：Guidance for Repeated Dose Tissue Distribution Studies）
毒性试验	S4	动物（啮齿类和非啮齿类）慢性毒性试验的期限[Duration of Chronic Toxicity Testing in Animals（Rodent and Non-Rodent Toxicity Testing）]
生殖毒性	S5（R2）	药品的生殖毒性检测和雄性生育力毒性（Detection of Toxicity to Reproduction for Medicinal Products & Toxicity to Male Fertility）
生物药安全性	S6	生物技术药物的临床前安全性评价（Preclinical Safety Evaluation of Biotechnology-derived Pharmaceuticals）
免疫毒性	S8	人用药物免疫毒性研究（Immunotoxicity Studies for Human Pharmaceuticals）
安全药理	S7A	人用药物安全药理研究（Safety pharmacology studies for human pharmaceuticals）
安全性	M3（R1）	支持药物进行临床试验的非临床安全性研究（Maintenance of the ICH Guideline on Non-clinical Safety Studies for the Conduct of Human Clinical Trials for Pharmaceuticals）

（2）美国食品药品管理局关于毒理研究的技术指导原则：美国政府对植物药经历一段"犹豫徘徊"后，在 2004 年 6 月发布《植物药研究指南》。在此之后，2006 年美国 FDA 首次按《植物药研究指南》批准植物药 Veregen™（茶多酚）的上市申请。茶多酚的批准为植物药在美国的上市前景带来一片光明。虽然植物药在美国已经取得一定的地位，然而，迄今美国没有设置一个专门的植物药审批形式。由于中药基本很难取得能够让 FDA 认同的证实其安全性和有效性的实验资料，因此中药在美国的申请仍然是一项相对艰难的工作，中药作为药品进入美国市场还有很长的路要走，中药以原料药的形式出现在美国市场仍然是当前的市场主流。FDA 对植物药毒理学研究的技术要求方面除采用 ICH 发布的 12 个指导原则外，同时又自己提出 16 个指导文件（表 37-6）。

表 37-6 FDA 发布的与毒理学有关的指导原则

分类	发布单位或编号	名称
SPA 递交	FDA-CDER	SPA 递交指南（Guidance for Industry Special Protocol Assessment）
致癌性	FDA	啮齿动物致癌性实验设计和结果分析统计学考虑（Guidance for Industry Statistical Aspects of the Design, Analysis, and Interpretation of Chronic Rodent Carcinogenicity Studies of Pharmaceuticals）
	FDA-CDER	致癌性研究方案的提交（Guidance for Industry Carcinogenicity Study Protocol Submissions）
	FDA	致癌性试验方案的提交（Guidance for Carcinogenicity Study Protocol Submissions）
遗传毒性	FDA-Redbook	遗传毒性的短期试验（Red book 2000：Ⅳ. C. 1 Short-term Tests for Genetic Toxicity）
	FDA-CDER	药物原料中基因毒与遗传毒残留物研究指导原则 Guidance for Industry Genotoxic and Carcinogenic Impurities in Drug Substances and Products：Recommended Approaches（Draft guidance）
	FDA-CDER	遗传毒信息整合指导原则 Guidance for Industry and Review Staff Recommended Approaches to Integration of Genetic Toxicology Study Results
代谢产物毒性	FDA-CDER	药物代谢产物的安全性实验（Guidance for Industry Safety Testing of Drug Metabolites）
毒性试验	FDA-CDER	动物模型-确保动物实验中有效性的重要因素（Guidance for Industry Animal Models-Essential Elements to Address Efficacy Under the Animal Rule）
	FDA-CDER	药物制剂的单剂量毒性试验（Guidance for Industry Single Dose Acute Toxicity Testing for Pharmaceuticals）
生殖毒性	FDA-CDER	生殖与发育毒性-研究结果综合评价相关性指导原则（Guidance for Industry Reproductive and Developmental Toxicities-Integrating Study Results to Assess Concerns）
生物药安全性	FDA-CDER	生物制品的指导原则（Guidance for Industry Comparability Protocols-Protein Drug Products and Biological Products-Chemistry, Manufacturing, and Controls Information）
免疫毒性	FDA-1999	医疗器械的免疫毒性评价指导原则（Guidance for Industry Immunotoxicology Evaluation of Medical Equipment）
	FDA-2002	新药的免疫毒性评价指导原则（Guidance for Industry Immunotoxicology Evaluation of Investigational New Drugs）
儿科药物	FDA-CDER	儿科药物的非临床评价（Guidance for Industry Nonclinical Safety Evaluation of Pediatric Drug Products）
申报资料	FDA-CDER	非临床药理毒理学申请的格式和内容（Guideline for the Format and Content of the Nonclinical Pharmacology/Toxicology Section of an Application）

（3）欧盟关于毒理研究的技术指导原则：《欧盟传统草药产品注册指令》（2004/24/EC）颁布实施后，欧盟逐渐形成了系统的草药产品注册管理制度，其中传统草药产品（Traditional Herbal Medicinal Products，THMPs）的简易注册不仅在欧盟成员国内取得良好进展，其注册审批资料设计也为世界各国效仿借鉴。截至 2016 年，欧盟各成员国累计受理了传统用途注册申请 2 730 件，其中 1 719 件获得批准，但就中成药而言，仅有 4 个单方中成药及 1 个复方藏药获批。原因就在于注册条件对于中药在欧盟的现状而言显得相当苛刻。欧盟对传统药品的 3 个基本要求为①传统应用年限（15 年+30 年）；②安全性（无须在医生指导下可以安全使用）；③药品质量（传统药品质量要求与其他药品一样严格）。因此，植物药在申报欧盟时，毒理学研究的技术要求方面除需要遵循 ICH 发布的 12 个指导原则外，同时还需遵循 OCDE 提出的 50 个技术指导文件。

2. 美国食品药品管理局对植物药毒理学研究的总体要求　美国食品药品管理局（FDA）对于植物药没有类别的要求，均归属于植物药，也没有专门针对植物药的整套毒理研究指导意见，参考表 37-7 实施。FDA 对植物药以是否上市为标准进行区别对待，即对在美国或美国以外的国家和地区合法上市且没有已知的不安全问题的植物制剂（简称"已上市者"）与在各地均未合法上市或有已知的不安全问题的植物制剂（简称"未上市者"）要在美国进行临床试验时所需的毒理学研究资料要求差别较大。并且 FDA 对于申请初期、Ⅰ 期和 Ⅱ 期临床研究阶段时的毒理学评价资料要求相对较为宽松；而当申报扩大的 Ⅲ 期临床研究时，其毒理学研究资料要求则基本等同于化学药（表 37-7），需提供符合 GLP 标准的安全性评价试验。

表 37-7　FDA 新药（化学药）研发中的不同阶段需开展的毒理研究

阶段	完成的非临床毒性研究	目的
人体试验前	遗传毒性研究，动物与人的体外代谢和血浆蛋白结合率评价，急毒毒性试验和 14 日重复给药毒性试验及系统暴露数据	发现毒性的靶器官
Ⅰ 期和 Ⅱ 期临床研究阶段	1~3 个月的亚慢性毒性试验，6/9 个月的长期毒性试验（啮齿类/非啮齿类），Ⅰ 段和 Ⅱ 段生殖毒性	了解药物的蓄积毒性，研究毒性机制
扩大的 Ⅲ 期临床研究	毒代动力学研究，代谢物的安全性评价研究，致癌性、免疫毒性、光毒性等试验	深入研究毒性机制

（四）中药毒代动力学研究思路和方法

毒物代谢动力学（toxicokinetics，TK）简称"毒代动力学"。毒代动力学试验是运用药动学的原理和方法，定量地研究在毒性剂量下药物在动物体内的吸收、分布、代谢、排泄过程和特点，进而探讨药物毒性的发生和发展规律，了解药物在动物体内的分布及其靶器官，为进一步进行其他毒性试验提供依据，并为今后的临床用药及药物过量的诊断、治疗提供依据。毒代动力学是药动学在全身暴露评价中的延伸，为非临床毒性研究的一个组成部分，或为某一特殊设计的支持研究，研究结果可用于阐明毒理学发现及其与临床安全性的关系。

TK 研究在药物开发过程中具有很大的价值，它可以为给药剂量设计的合理性提供数据支持；可以揭示不同代谢物毒性和相关动物种属差异，可以揭示是否有蓄积性和性别差异；可以揭示化合物代谢物因半衰期长而产生蓄积的风险；可以解释不同给药方案的毒性反应存在差异的原因；可以支持合理的给药间隔、给药方案的设计；可以解释为何无毒性反应；可以支持Ⅰ期临床试验的剂量选择；等等。

1. 毒代动力学实验设计　在进行毒代动力学实验设计时，一些基本原则是研究必须遵循的。首先要考虑的就是暴露量，全身暴露用于评价动物对受试物的负荷剂量，且在进行动物种属间、剂量组间和性别间的毒性相似性和差异性评估时有很重要的意义。一般在评估全身暴露时，可采用原型药物或其代谢物的 C_{max} 或/和 AUC 表示，这里用于计算的血药浓度是指游离的血药浓度，因此考察药物的血浆蛋白结合率具有重要意义。其次应遵循采样时间点的设计原则和剂量设计原则。同时，应采用与临床相同的给药途径。当需要改变临床给药途径时，要进行确定安全窗是否变化的相关研究，如比较现有的和拟定改变的给药途径下原型药物和/或其相关代谢物的全身暴露情况。

2. 毒代动力学在不同毒理试验中的应用　在不同的毒性试验中，暴露量的监测和毒理特征描述的频度可根据需要增减单剂量毒性研究。一般来说，通常是生物分析方法尚未建立时这项研究就已经进行，因此在这项研究中进行毒代动力学的监测就很困难，甚至不可能。如有必要，则可在这些研究中采集生物样本（如血浆）贮存以待分析方法确定后分析，但要求提供分析物在样本基质中稳定的资料。在重复剂量毒性研究、遗传毒性研究、致癌性试验及生殖毒性试验中应充分考虑毒代动力学的设计和研究。

（五）特殊毒性的关注

1. 药物之间的相互作用　药物之间的相互作用（DDI）可分为药效学相互作用和药动学相互作用。中药与化学药之间、中药与中药间相互作用的毒性研究都极为重要。中药和化学药同时应用的概率逐年增加，中药成分比较复杂，含有多种药物的活性成分。这些组成和化学药的应用将产生交互作用，或增加疗效，或影响其他药物的排泄和吸收，或其他药物减少或增加这些组成的毒性作用；而中药与中药之间存在某些配伍禁忌的问题。因此，药物相互作用的毒性研究需引起足够的重视，并在毒理研究实验设计中予以关注。

2. 心脏毒性　药物治疗带来的各种不良反应尤其是心脏毒性问题正日益受到重视。近年来，一些非心血管疾病治疗药物因为临床使用中出现严重的心脏毒性而被撤出市场或限制使用。到目前为止，在临床上使用的药物，其中报道出现心脏毒性不良反应的药物覆盖抗肿瘤药、抗生素、抗疟药、抗过敏药和抗炎药等，其心脏毒性的临床表现为心肌缺血、心律失常、低血压或高血压等症状，甚至诱发患者心力衰竭导致猝死的严重后果。一些种类的药物具有明显的心脏毒性，例如直接作用于 DNA 的化疗药物、干扰 DNA 合成的化疗药物、抗有丝分裂的化疗药物、生物药、某些中药。

（1）中药的心脏毒性：中草药的非规范使用仍可造成中草药中毒。具有心脏毒性的中药大致可以分为含生物碱类成分的中药（如乌头、博落回、雪上一枝蒿、马钱子等），含二萜内酯类成分的中药（如雷公藤、马桑、莽草果实等），含苷类成分的中药（如万年青、木薯、桃仁、郁李仁、木通、皂荚等），含毒蛋白、多肽/氨基酸类成分的中药（如苍耳子、天花粉、巴豆、蓖麻子、蟾酥等）。

（2）中药心脏毒性研究方法：药物的心脏毒性是指药物在相对小的剂量和相对短的时间内对心脏的生理功能产生影响或损害心肌的药效反应。目前已经建立大鼠、小鼠、兔、猪等用于预测药物心脏毒性的模型，这些模型已用于药物临床前毒性评价。尽管传统的动物实验模型可以较好地反映药物对动物整体的毒性作用，但所涉及的指标灵敏性较低、特异性较差，且描述性指标多，提示毒性机制的内容较少，需要大量的时间、精力及实验动物，因此传统的动物实验模型用于广泛的心脏毒性的筛选具有一定的局限性。体外毒性试验快速、敏感、特异性高、条件等易于控制，可避免大量的长时间的动物毒理学研究使用，不仅可以节约动物与人类的输入和实验周期,也可以避免使用大批动物进行长时间的毒理研究,增加实验的敏感性,在药物毒理评价与深入的细胞分子毒效等研究中起重要作用。常用的体外模型如原始心肌细胞,心肌细胞是较常见的用于药物心脏毒性评价的体外模型。

(3) 常用药物心脏毒性检测的敏感指标:心肌肌钙蛋白是一种具有高度特异性和敏感性的监测心肌损伤的血清学指标,多用于急性缺血性心脏病、心力衰竭、急性心肌炎等心肌细胞坏死的早期诊断。肌红蛋白可作为急性心肌梗死(AMI)早期诊断的最灵敏的指标,但因其也大量存在于骨骼肌中,故特异性差。心内膜心肌活检是最可靠的检测心脏毒性的方法,但因其为有创性检查,故临床应用受到限制。

3. 中药国际化毒理研究的申报策略　中药想要以药品形式顺利进入美国市场,关键是要适应美国FDA的法律性规范。目前,我国正在积极推进中医药现代化、国际化,国内的多家生产企业、中国医药研究开发单位的中医药开发和生产的战略方向是从国内到国外。在这种背景下,了解美国FDA的变化对植物药的态度和FDA植物药的毒理学是必要的,对中国植物药申报FDA所需开展的毒理学研究具有很大的启示。

(1) 重视植物药毒代动力学研究,加强代谢物研究:目前我国国内企业开展药动学研究的植物药多数处于临床前研究和临床申报阶段,而临床药动学研究则较少开展,同时国内开展植物药毒代动力学研究的企业也不多见。为了更好地评价植物药的安全性,国内企业应该重视植物药毒代动力学研究,同时加强对植物药代谢产物的研究。

(2) 重新审视急性毒性研究技术要求:美国FDA关于植物药申请初期临床试验、扩大临床试验和生产上市的非临床安全性研究的要求中,均未强制要求提交单次给药(急性)毒性研究资料。这主要基于FDA认为植物药大部分具有较广泛的人用历史,如果既往没有发现明显的安全性问题,则此类药物急性毒性试验所能得到的安全性信息及对于药物评价的意义可能十分有限。如果在其他非临床安全性研究前期有充分的预实验可以提供足够的急性毒性参考信息,则可以考虑在天然药物急性毒性试验资料的要求上适当降低。

(3) 加强对遗传毒性及生殖毒性研究的重视:由于当前对中药和天然药物毒性认识的局限性,以及国内目前药物非临床安全性评价的实际水平等方面因素的限制,目前申报的许多有特殊功效或特殊适应证的中药复方制剂或有效部位、有效成分制剂,如具有促孕、催乳、保胎、治疗性功能障碍的药物,促精子生成及一些明确针对生殖系统疾病(如妇科的子宫内膜异位症、多囊卵巢综合征等)的药物并没有重视对其遗传、生殖毒性的考察。因此,这类中药需要通过前期的非临床安全性研究为后期的临床试验及上市后的广泛应用提供充分的生殖和遗传安全性信息支持。

(4) 客观看待人用经验对中药和天然药物安全性的提示价值:美国FDA对于植物药的前期人用经验对安全性的参考价值有一个相对合理的定位,FDA主张先前的人用历史安全性参考信息仅支持植物药进入初期临床试验,而对于扩大的临床试验和批准上市申请必须有严格设计的、完整的非临床安全性研究资料予以支持。而国内往往过高估量前期人用经验对中药和天然药物新药安全性的参考价值,因此应客观看待和评估这种安全性提示价值。

(5) 强化GLP的实施执行:美国FDA的《植物药研究指南》关于非临床安全性研究的原则性考虑中明确指出,"非临床安全性实验是植物药研发工作的一个组成部分,其目的在于证明受试物的安全性"。因此按照联邦管理法规第21章第58条,要求这些毒性试验必须符合GLP要求。

(6) 加强对辅料非临床安全性研究的重视:从Veregen™软膏的非临床安全性研究可以看出FDA当局和企业对新药用辅料的非临床安全性的重视,包括辅料用量发生较大的变化,而国内目前中药和天然药物有效部位或有效成分新药在药用辅料非临床安全性方面的研究水平与之比较尚有较大的差距。当前,在新药用辅料不断出现,而安全性数据不完善的情况下,应充分重视对辅料非临床安全性的研究及相关评价。

(7)构建申办人与审评部门的有效沟通和交流机制:对于植物药 IND 和 NDA,FDA 要求申办人按照 ICH 的具体指导原则进行相关的安全性实验,但同时也指出申办人应就相关实验设计及实验剂量选择等事项与药政管理当局进行沟通交流。FDA 原则上希望通过监管当局和申办人的有效而切合实际的沟通,共同推进植物药的非临床安全性评价。

(8)根据临床用药周期,合理安排致癌性研究:FDA 规定临床使用 6 个月的药物则需开展致癌性研究,但在临床用药过程中,对于临床使用 3 个月的药物很有可能会持续使用到 6 个月,因此美国大多数临床使用 3 个月的药物,在广泛应用于人体之前,多已进行了 2 种动物的致癌试验。同时 FDA 对致癌性试验的开展有明确的要求,一个完整的致癌性试验所需的时间约为 4 年,同时对于致癌性试验的病理阅片,FDA 规定必须要进行第三者阅片(同行评议),以保证试验结果的客观、真实、可靠。由此可见致癌性试验是一个耗费时间长、投入资金大的试验。

(9)遵循"个案"原则,积极与 FDA 进行沟通:通过回顾复方丹参滴丸向 FDA 申报的历程,我们可以清楚地发现 FDA 新药评审崇尚科学精神和民主原则。FDA 对植物药的审评目前处于探索阶段,FDA 评审专家在具体问题上一般遵循"个案(case by case)"原则,国内企业完全可以与 FDA 专家进行讨论、共同探索,当出现不同意见时也可以争论,提出符合中医药理论的观点。

五、中药在美国食品药品管理局申报的程序[9]

关于中药向美国或欧盟进行研究性新药(investigational new drug,IND)申请,除上文已经提及的注意点、一般常识及指导文件中所提到的步骤和方法外,还有几个需要提醒读者关注的重点内容。

(一)植物药向美国食品药品管理局申报的路径和基本要求

根据 FDA 的相关法规,植物药的申报通常也需遵照化学药的申报途径与要求进行,并没有专门为植物药设置单独的审评模式。如果是植物处方药,则必须经新药申请(new drug application,NDA)途径进行审评;如果是植物非处方药(over-the-counter drug,OTC),就需要经 OTC 专论(monograph)形式,或者处方药转为非处方药的途径上市。一种植物药产品的申报途径的选择,应由其适应证、应用历史、安全性、剂型及给药途径等方面综合决定。除此之外,根据《联邦食品、药品和化妆品法》第 505(j)条款的规定,植物药产品还可以按仿制药(abbreviated new drug application,ANDA)的途径申请上市,条件是该产品应和已批准的植物药产品具有等效的药学、安全性和有效性特征。

此部分将重点对植物药的 NDA 途径和 OTC 专论途径进行简要介绍。

1. 新药申请途径 与化学新药的申报途径类似,如果一种植物药产品的适应证不适合将其作为非处方药,或者该药物已有的安全性和有效性数据不能支持将其列入 OTC 专论,同时该产品也尚未在美国和其他地区上市,则需要申办者按照新药申请途径对该产品进行申报。

通过该途径申报的植物药产品必须在 FDA 的监管下开展临床研究,并以研究数据作为上市审批的支持。在申请临床试验许可(也就是 IND)时,应遵循 FDA 现行的所有关于化学药的法规与指导原则,以及专门针对植物药产品的《植物药研究指南》(具体要求详见本章

第三节)。

此外,根据 IND 的目的不同,FDA 又将其分为商业性 IND(commercial IND)、研究者 IND(investigator-initiated IND)、紧急用途 IND(emergency use IND)及治疗用途 IND(treatment use IND)等几大类。商业性 IND 的申请者通常为制药企业,其目的是为最终获得新药上市而开展临床研究。研究者 IND 一般是由研究者提出申请并开展学术研究性质的临床研究。紧急用途 IND 是在紧急情形时,FDA 授权在使用某种试验用药物治疗病情危急的患者。治疗用途 IND 是指 FDA 批准一种正在研发中的有效药品用于那些不能参加临床试验的患者,如患者不符合某项临床试验的入选标准,或者参加该类临床试验的机会极少等。虽然在研新药的安全性与有效性尚未最终确定,但对于病情危重的患者来说,其获得治疗的益处将远大于潜在的用药风险。

2. 非处方药专论途径　正如《植物药研究指南》中所述,如果一种植物药产品在美国已上市多年并且符合 OTC 的适应证范围,那么该药物就符合 OTC 专论的纳入标准。如果该药物的生产商愿意将其列入专论,那么就需要提交请求书(petition),请求对专论进行补充,以增加该植物药作为一种新的活性成分(21CFR10.30)。

如果某种植物药最终被列入 OTC 专论并且被公开发表,那么任何人都可以上市销售含有此种药物成分并且适应证相同的植物药产品。因此,如果植物药的生产商希望其产品上市后获得排他性保护,那就不应当将该产品列入 OTC 专论或列入《美国药典》,而应该按照上述的 NDA 途径获得上市批准。

通常情况下,OTC 专论中并不包含除药品质控指标之外的其他 CMC 信息。此外,同化学药一样,植物药的生产也必须按照现行的药品生产质量管理规范(cGMP)进行。

(二)美国食品药品管理局的研究性新药审评程序

新药获得上市批准的总体标准为安全、有效且质量可控,因此新药研发的所有工作都是围绕这 3 项标准进行的。证明一种药品的安全性,以及对某种适应证的有效性(特别是相对于其他现有治疗手段的优势),都需要最终在人体内得到证实,获得临床试验数据。然而,一种新药在应用于人体之前,还需要开展一系列的临床前研究及药学研究,以确保临床试验受试者的安全与耐受。

根据美国的药政管理法规,申办者只有向 FDA 提交充分的临床前研究资料及药学资料以证明该药物不会给人体受试者带来风险与损害,并且在 FDA 进行专业审评后,方可开展临床研究。

通常情况下,一项 IND 申请应当包括 3 个方面的资料:药品的化学、生产和控制(chemistry, manufacturing, and control, CMC)信息,非临床动物药理毒理信息及计划在美国开展的早期临床试验方案。与新化学实体(new chemical entity, NCE)药物不同,欲在美国申报的植物药通常都已在中国国内(甚至其他国家)上市并使用多年,并积累了大量的人用数据和科研文献。因此在植物药的 IND 申请文件中,还应该包括该植物药的人用经验总结及先前已完成或发表的临床研究综述。

FDA 鼓励申办者在药物研发的早期与 FDA 咨询并讨论研发中的各种问题。基于这一宗旨,申办者可在正式递交 IND 之前与 FDA 召开 pre-IND(PIND)会议,在会上就研究所关心的各种问题与 FDA 进行重点讨论,从而为下一步准备 IND 申请材料奠定良好的基础。需要说明的是,PIND 会议并非 FDA 强制召开的,其目的是指导申办者更有针对性地开展后期的研发工作,并提交最有效的 IND 申请材料,因此 FDA 建议申办者在提交 IND 申请前(通常为6~12 个月)与 FDA 召开 PIND 会议。

（三）植物药申报研究性新药和新药申请的具体要求

根据植物药产品上市地区及其安全性的差异，以及申办者欲申请的临床研究阶段的不同，FDA 将植物药产品的 IND 申请划分为 3 种类别，即已上市且没有安全性问题的植物药申报 Ⅰ 期或 Ⅱ 期临床研究、未上市的植物药或者可能有安全性问题的植物药申报 Ⅰ 期或 Ⅱ 期临床研究、所有植物药申报Ⅲ期临床研究。这 3 种类别的 IND 申请为递增关系，因此对申报资料与数据的要求也是逐级加强的。此部分将基于《植物药研究指南》的具体要求，对这 3 种类型的 IND 申报材料进行详细说明。

1. 已上市且没有安全性问题的植物药申报 Ⅰ 期或 Ⅱ 期临床研究 本部分将基于 FDA 发布的《植物药研究指南》，对已上市且没有安全性问题的植物药申报首个临床研究的 IND 进行说明；同时，也将阐述已在美国以外的国家上市的植物药申报 IND 时所需提交的资料及信息。

（1）药品描述及人用经验文献：申办者应当提供关于该植物药产品和它的每种成分的人用历史资料（如中医专著）及它们在传统食品和药品应用领域内的科学文献。如果该资料是非英语的，则需要提交原文及英语翻译版本。

申办者还应提供该植物药产品及它的每种成分目前在全球的使用情况，包括在美国和/或美国以外地区的市场信息。对于仅在美国之外地区上市的植物药产品，申办者还应提供支持其使用安全性的数据，包括年销售量、暴露人群规模及不良事件发生率等。

（2）化学、生产和控制（CMC）：已上市且没有安全性问题的植物药在申报开展 Ⅰ 期或 Ⅱ 期临床研究的 IND 时，应当提供以下材料来满足相关法规的要求，包括药材（botanical raw material）、植物原料药（botanical drug substance）、植物药产品（botanical drug product）、动物安全性检测、安慰剂、标签及环境评价声明。同时，参考文献、官方文件或者已出版的标准也应当一并提供。

（3）药理毒理信息：针对所有已上市的植物药产品，需提交该产品及其中单独植物成分的先前人用经验及已有的动物毒性数据。如前所述，对于没有安全性问题并且在美国以膳食补充剂身份上市的植物药产品，不需要提供更多的药理毒理试验便可启动早期临床研究，但是已有的信息则需要提交。对仅在美国以外地区上市的植物药产品，除需提交上述信息资料外，申办者还应提供人用安全性的支持性数据，包括年销售量、暴露人群规模及已有的不良事件发生率等。至于在开展早期临床研究前所需的非临床药理毒理信息，FDA 将根据其适应证、拟定剂量、用药时间与研究规模，以及现有支持人用安全性数据的不同，采用不同的审评策略。

（4）生物利用度：植物药产品通常含有多个化学成分并且其活性成分也可能是未知的，因此很难通过标准的药动学检测方法获得药物在动物和/或人体内的暴露量数据。即便如此，FDA 仍鼓励申办者在技术上可行的情况下，监控植物药中的已知活性成分、代表性标志物或者主要化学成分在体内的水平。

（5）临床考虑：对于以膳食补充剂身份上市的植物药产品，其早期临床研究应具有良好的对照并能够体现其有效性。由于产品已上市，其剂量适宜且耐受性良好，不再需要探索性研究或典型的 Ⅰ 期临床研究。因此在研发早期，FDA 建议申办者开展多项明确的试验以证实该植物药产品是否对 1 种或多种适应证有效，并在试验过程中收集安全性数据。

药物的安全性方面，已在美国合法上市的植物药产品，通常可接受其在临床试验中的短期（如数个月）应用。对于仅在美国之外地区上市的植物药产品，其安全性考察要基于现有的 CMC 和药理毒理信息，以及适应证、拟定剂量、用药时间与研究规模、现有支持人用的安全性数据等方面的内容。

2. 未上市的植物药或者可能有安全性问题的植物药申报 I 期或 II 期临床研究　本部分仍将根据 FDA 发布的《植物药研究指南》，对尚未在美国或其他地区合法上市的植物药产品，或者有安全性问题的上市产品申报首个临床研究的 IND 进行说明与讨论，以满足 FDA 对此类产品申报的法规要求。

（1）药品描述及人用经验文献：尚未在美国或其他地区合法上市的植物药产品除需提供前文所提及的信息外，还需提交其含有的每种药材的详细信息，包括所用原药材的描述、药用历史及当前的研究使用情况。

（2）化学、生产和控制（CMC）：尚未在美国或其他地区合法上市，或者有安全性问题的植物药产品需在 IND 时提交下列 CMC 信息资料以支持一项 I 期或 II 期临床试验。需提供的信息包括药材（botanical raw material）、植物原料药（botanical drug substance）和植物药产品（botanical drug product）相关信息。

3. 所有植物药申报 III 期临床研究　如果要开展一种植物药产品的 III 期临床研究，则需要 IND 申办者提交比在申请 I 期或 II 期临床研究时更为详细的 CMC 和非临床安全性数据。无论该植物药产品目前是否已在美国或其他地区以膳食补充剂身份上市，都应提交这些更为详细的研究数据。

申办者在申请植物药产品的 III 期临床研究时，需提交下述信息。

（1）药品描述及人用经验文献。

（2）化学、生产和控制：为支持某种植物药产品的 III 期临床试验，无论该产品是否已在美国或其他国家上市，除非申办者已在申请 I 期或 II 期临床试验的 IND 时已提交过，均应提交前述 CMC 信息。

（3）非临床安全性评价：为支持一种植物药产品的扩大临床研究或上市许可，应提交标准的动物毒理学研究数据。以药品身份提交上市申请的植物药将会与其他类型的新药同等对待。FDA 将根据之前在其他国家开展的临床试验中得到的安全性数据确定非临床研究的必要性。然而，先前的人用经验将不足以支持一种植物药产品的安全性，特别是用于治疗慢性疾病的植物药。因此，系统的毒理学研究将给出更多的信息，包括一般毒性、致畸性、致突变性和致癌性等。根据适应证、给药途径和治疗暴露时间的不同，其动物实验的给药时长及其他要求也将有所不同。

（4）生物利用度和临床药理学：在联邦公报 Code of Federal Register（CFR）320. 21 章节法规中对体内生物利用度数据的一般要求也同样适用于植物药产品。开展何种生物利用度研究，应根据植物药的活性组分、组成的复杂程度及分析方法的可行性等方面综合考虑。由于植物药中通常含有多种活性组分，或者其中的活性组分无法明确，因此很难开展标准的体内生物利用度和药动学研究。在某些情况下，可采用适当的生物学分析方法，以时间为函数，检测急性药理学效应。如果该方法也不可行，可根据临床试验中得出的临床效果获得植物药产品的生物利用度信息。

此外，在 CFR 320. 22 章节法规中免除体内生物利用度数据的一般性标准也同样适用于植物药产品。在充分保护公众健康的前提下，FDA 可免除或延缓体内生物利用度研究。

通过此部分的讨论，可以看出中药（植物药）在美国 FDA 申报的总体要求与化学药类似，同时也具有一些特殊性。这些特殊性体现在药物成分的复杂性、悠久的人用历史与庞大的用药人群、相对简单的前期研发过程等方面。值得欣慰的是，FDA 正在逐渐认可植物药产品的药品地位，接受植物药的研发思路与数据，并积极地与申办者共同探讨植物药的研发策略,甚至是审评标准。相信随着越来越多的植物药产品进入 FDA 审评序列,将会更有力地推进中药国际化进程,从而最终实现中药在全世界范围内的全面推广。

六、中药在欧洲药品管理局申报的程序

(一) 植物药申报路径的基本要求

欧洲是世界上植物药生产、消费和使用的重要地区,植物药在该地区得到传统应用的医学历史几乎和中国一样长久。早在公元前 500 年前,古希腊医学之父就在其著作《希波克拉底文集》中系统收载了约 400 种西方药用植物,并提出疾病是一种自由产生的现象,应该给患者服用包括草药在内的药物。在随后的 2 000 多年间,植物药虽然历经欧洲中世纪的黑暗和近代工业革命的冲击,但仍然得以持续应用和发展。目前,欧洲有植物药 2 000 余种,其中常用的有 200~300 种,分别作为处方药、OTC、医疗器械和膳食补充剂等不同的产品分类广泛应用于精神/神经、消化、吸收、代谢、免疫、心血管系统等医学领域。植物药已经与现代药物一样,成为欧盟范围内医药体系的重要组成。

自 20 世纪 90 年代以来,以欧洲药品管理局(European medicines agency,EMA)的成立为契机,欧盟范围内以推进一体化为目标的第一个综合性药品管理指令 2001/83/EC 也相应出台,这一指令综合以前欧共体内的 65/65/EEC 和 75/318/319/EEC 等指令,将药品统一定义为"具有疾病预防和治疗作用的成分或它们的组合",规定药物成分可以来源的 4 种途径,即人体(如血液制品)、动物(如动物组织或部位)、植物或化学物质,并根据申报性质和要求的不同,明确 7 种不同的药品申报和上市途径[10]:①基于 2001/83/EC 第 8(3)条进行的完整申请(full application);②基于 2001/83/EC 第 10(1)条款进行的仿制药申请(generic application);③基于混杂(hybrid)条款进行的申请(hybrid application);④基于 2001/83/EC 第 10(a)条款进行的"文献齐全"申请(well established use application);⑤基于 2001/83/EC 第 10(b)条款进行的固定复方产品申请(fix combination application);⑥基于 2001/83/EC 第 10(c)条款进行的知情同意申请(informed consent application);⑦基于 2001/83/EC 第 16(a)条款进行的传统注册申请(simplified registration application)。

在欧盟人用药品指令 2001/83/EC 的体系框架下,适用于植物药的许可/注册途径有 3 种,即第一项"完整申请"、第四项"文献齐全申请"和第八项"传统简化注册申请",三者之间的分类要求如下。

1. 完整申请　主要是针对植物新药的完整申请,这一申报路径在资料的要求上与创新药物完全相同,须经过系统的临床前、临床和质量开发研究,提供包括药理毒理和临床数据在内的全部研究数据,经过欧盟药审部门在产品安全性、有效性和质量方面的技术审评后方可上市。

根据《指令》第 8.3 条款的要求,完整申请要求提交的产品信息如下:

(1) 公司名称或申请人永久地址,适当的话,生产商。

(2) 药品名称。

(3) 药品定性和定量组成。

(4) 生产工艺描述。

(5) 适应证、禁忌证及不良反应。

(6) 剂量、剂型、给药途径及预期效期。

(7) 如可能,针对药品储存、患者服用或旋转的任何预警原因和拟采取的安全性措施。

(8) 受控方法描述(药物组成,制剂的定性和定量分析,特定检测,如灭菌测试、热原物

质检测、重金属检测、稳定性检测、微生物检测、毒性测试、中间产物控制等）。

（9）物理化学、生物学或化学测试及毒理和药理学测试的结果。

（10）产品特性总结（SmPC），内、外包装样式或模型，产品说明书。

（11）生产许可文件，包括在其他成员国或第三国家获得的药品许可复印件，基于指令递交申请或已经获得批准许可的国家清单，拒绝许可文件等。

2. 文献齐全申请　在 20 世纪 90 年代，欧盟委员会也考虑到一些植物药成分已在欧盟地区有一定年限的应用且有一定的医学科学文献可以支持独立申请。因此，作为创新植物药再进行完整的临床前和临床研究已无必要，为此专门提出 1999/83/EC 指令。在这一指令中，提出一条针对此类植物的适用申请途径，即文献齐全的植物药产品（WEU）申请，在原则上给予此类产品使用文献进行申请更大的灵活性，以满足证明安全性和有效性的要求。

在这一申请中，申请者如果可以证明产品具备以下条件，可以不再要求递交新的毒理和药理学测试或临床试验结果。

（1）药品与欧盟范围内已上市的产品相似，并且已上市产品的持有人同意后续申请者可共享使用该品种的毒理、药理和临床文献资料或数据。

（2）药品组成已经具备确切良好的应用（well established use），通过详细的文献证实该品种具有公认的疗效和可接受的安全性水平。

（3）药品基本与欧盟内已上市的品种相似，在遵循欧共体条款的前提下，已经在欧盟成员国范围内上市 6 年以上，对于根据欧盟委员会 87/22/EEC 指令获得批准的高科技药品，这一周期可延长到 10 年。

（4）欧盟成员国如认为有必要（保障民众健康和专利到期等需要），也可以自行决定将这一期限延伸到 10 年，成员国也可以自行决定不必遵循 6 年的期限。然而，在申报药品拟采用与原研药不同的适应证、给药途径或不同的剂量的情况下，适当的毒理学和药理学和/或临床研究仍然是必需的。

3. 传统简化注册申请　除上述规定的第一和第二类申请途径外，此外还有大量的植物药产品，它们已经在欧盟市场范围内作为药品或膳食补充剂等形式有多年的应用，但缺乏足够的科学数据和文献进行申请，为了规范此类产品的统一管理，欧盟委员会从 2001 年起历经多次内部讨论后，终于在 2004 年颁布《欧盟传统植物药注册指令（2004/24/EC）》，后并入 2001/83/EC 的 16(a) 条款的修订部分，规定此类产品基于长期传统应用的条件，可进行简化注册的条件、范围、要求及建立专论/清单等内容。在条款中，规定只有符合下述全部条件的产品才可作为传统药进行简化注册。

（1）适合于传统草药特征的适应证，无须医师指导自行应用。

（2）有特定规格和剂量相符的特定服用方法，只限口服、外用和吸入制剂。

（3）产品必须应用 30 年以上，包括至少 15 年在欧盟使用的年限。

（4）有充分的药品传统应用数据，特别是基于长期使用和经验已证明该产品在特定的条件下使用是无害的，其药理作用或药效是合理的。

（5）建立欧盟植物药官方专论/清单（monograph/list）。

自 2005 年起，EMA 下设的草药品委员会推动专论（monograph）和清单（list）的撰写工作，对已纳入专论和清单的草药申请，可进一步简化产品申报的要求。截至 2015 年 5 月，已有累计共有 136 种草药专论和 40 余种草药清单经过草药委员会的评估。

植物药的 3 种上市申报途径即完整申请（full application）、文献齐全申请（WEU）和传统简化注册申请（TUR）之间的比较和差异见表 37-8。

表 37-8　适用于欧盟植物药的 3 种申报途径比较

申报途径	药品来源	疗效	安全性	质量	申请难度	法规基础
完整申请	作为创新植物药上市	临床研究数据	系统的毒理学评价和研究数据	系统的化学、质量和生产控制信息	难	2001/83/EC 第 8（3）条款
文献齐全申请	基于近期开发上市（6/10 年以上）	临床科学文献和数据	体外/内测试研究+科学文献	系统的化学、质量和生产控制信息	中	2001/83/EC 第 10（a）条款
传统简化注册申请	基于长期应用历史（30 年以上）	传统应用证据、人用文献或其他支持性信息	体外遗传毒性、传统文献或其他毒性研究（必要时）	系统的化学、质量和生产控制信息	易	2001/83/EC 第 16（a）条款

（二）欧洲药品管理局的审评程序[11]

欧盟 2001/83/EC 指令中的第三章中也专门规定了不同的药品上市许可审评程序，并纳入 2005 年欧盟委员会发布的《申报者需知》（Notice to Applicant, NtA）第 2A 卷中。这些审评程序也同样适应于植物药产品的申请和递交。

1. 中央型审评程序　中央型审评程序（centralized procedure）是指药品通过 EMA 递交许可，依产品性质不同，分别由其下设的人用药品委员会（Committee for Human Medicinal Products, CHMP）负责或协调 EMA 内部的其他相关委员会，如罕见病委员会（Committee for Orphan Medicinal Products, COMP）、孤儿药委员会（Committee for Paediatric Medicinal Products, CPMP）、先进疗法药品委员会（Committee for Advanced Therapy Medicinal Products, CATMP）及 EMA 内部常设的安全性/有效性、质量和生物学等各专家工作组，综合各方资源一并进行审评。获得批准后，可以在所有欧盟成员国上市。

中央型审评程序强制适用的品种范围主要包括全新结构的药物，通过生物技术及其他高科技制备的人用药品，用于治疗流行性疾病、艾滋病、糖尿病、神经退化性疾病（如阿尔茨海默病等）和罕见病用途的药品，以及 EMA 专家认为有必要通过这一程序审评的药品。在上述范围外的其他药物申请，申请方也可以自行决定或向 EMA 的专家咨询，以确定是否通过这一程序向 EMA 递交审评申请。在递交药品申请后，由 EMA 在欧盟成员国范围内指定某一主审评国（rapporteur）和相关的协作审评国（co-rapporteur）共同完成技术审评，审评报告最后递交 HMPC 作出最后决策，这一程序的全部审评周期为 210 日。

2. 非中央型审评程序　根据产品批准情况，非中央型审评程序（de-centralized procedure）又分为分散型审评程序及互认型审评程序（mutual recognition procedure, MRP）2 种。分散型审评程序是指药品还从未在任何一个欧盟成员国获批上市，而直接向多个成员国发起申请，药品并非直接向 EMA 递交申请，而同时向多个成员国的药监机构发起申请及审评程序；而互认型审评程序是指药品已经在一个欧盟成员国获得批准，然后同时向其他多个成员国发起申请。非中央型审评程序的产品审评由成员国的药监机构完成，而不是由 EMA 组织完成。

这一程序的申请范围多适用于无法或不希望通过中央型审评程序进行审评的申请，已经在一个成员国上市，希望在更多的成员国获批上市的申请（MRP）或者延伸申请、简化申请或通过文献申请进行的品种,全部审评周期为 330 日(包括 90 日的审评成员国内部协商审评及可能递交 HMPC 进行争议仲裁的 30 日时间)。

3. 成员国审评程序　成员国审评程序(national procedure)是指药品直接向某一单一欧盟成员国的药监机构发起申请并完成审评的申请,产品的技术审评工作由所申报的药监部门完成,药品批准后,只能在这一成员国范围内上市销售。这一审评程序适用于只希望通过在单一成员国获得批准并上市的申请,这一审评周期为 270 日(包括可能申请 HMPC 进行科学决定的 60 日时间)。

这 3 种审评程序的技术要求和差异见表 37-9。

表 37-9　3 种审评程序的差异比较分析

审评程序	审评机构	审评周期	产品范围
中央型审评程序	EMA(由指定的主审评国和协作审评国共同完成),评审报告递交 HMPC 决策	210 日	重大创新的全新结构药物,生物技术及其他高科技人用药品,流行性疾病、艾滋病、糖尿病、神经退化性疾病、罕见病等治疗药品有必要通过这一程序审评
非中央型审评程序	由参照成员国(RMS)和相关成员国的药监机构(CMC)共同完成	210 日+90 日+30 日	无法或不希望通过中央型审评程序进行审评的品种;已经在一个成员国上市,希望在更多的成员国上市的品种(MRP);延伸申请、简化申请或通过文献申请的品种;仿制药品种
成员国审评程序	由单一成员国的药监机构完成	210 日+60 日	不在中央型审评程序的强制范围内,只希望在单一成员国获批上市的品种

按照欧盟的相关规定,在上市申请的技术审评过程中,如果明显存在下列缺陷,上市许可申请则会被拒绝:①药品在正常的使用条件下有害;②缺乏疗效或没有充分证实其治疗功效;③定性和定量组成与其所宣称的不符;④提交的支持申请的任何资料或文件不符合 2001/83/EC 指令中第 8、10、10a、10b 和 10c 条的规定;⑤在正常使用条件下的风险不小于效益,如潜在的严重药害、疗效不明显等;⑥定性和定量成分与宣称的不符,或支持申请的数据错误并没有相应修改;⑦没有履行欧盟法律法规所规定的其他相关责任和义务。

(三) 欧洲药品管理局对植物药申报的具体要求[12]

1. 安全性方面的基本要求　一个中药产品作为新药进入欧盟,获得批准的前提和关键是安全性评价符合要求。考虑到中药包括植物药的特点,EMA 下设辖的草药品委员会(HMPC)先后颁布 2 个与植物药临床前毒性评价有关的指导原则,即《草药产品以文献或混合形式申请上市许可非临床研究指南》[Guideline on non-clinical documentation for herbal medical products in applications for marketing authorization (bibliographical and mixed applications) and in applications for simplified registration(2006 年颁布)和《草药物质/制剂遗传毒性评估指南》(Guideline on the assessment of genotoxicity of herbal substance/preparations)(2009 年颁布)。在这 2 项指南中,欧盟对植物药的临床前安全性的关注点包括是否需要开展系统的一般毒理(单次给药毒性、重复给药毒性、靶器官毒性、免疫毒性等的试验)、安全性药理和临床药动学及植物药与其他药品可能存在的潜在相互作用等方面,为欧盟植物药产品开展非临床毒理研究设计提供实施依据。

在遗传毒性的评价研究方面,根据药物毒性研究指导原则(EMEA/HMPC/107079/

2007)要求,遗传毒性是植物药安全性评价与整体开发的一个有机组成部分,EMA 确立一种阶梯性决策路线,对包括中草药在内的传统草药物质,在评估是否满足欧盟"长期传统应用"证据"合理性"的基础上,确定中药的遗传毒性研究策略。

在生殖毒性和致癌性的研究原则和要求上,创新植物药的研究则与 ICH 的新药开发指导原则完全相同。而对于基于传统应用进行简化注册的植物药,如果中药不存在致癌风险,则无须开展此类研究;如果可能具有一定的生殖毒性风险或适应人群为孕妇,则需要进行额外的生殖毒性研究。

2. 有效性方面的基本要求　在植物药的有效性评价方面,EMA 基于疗效和安全性风险/利益评估,在遵循 ICH 技术性指导原则的前提下,专门颁布针对植物药产品的有效性评价指南,分别为《草药物质/制剂固定组方的临床有效性评价指南》(Guidance of the clinical assessment of fixed combination of herbal substances and herbal preparations)和《用于良好应用的欧共体草药专论和用于传统草药的临床安全性和有效性评估指南》(Guidance on the assessment of clinical safety and efficacy in the preparation of community herbal monographs/entries to the community list for traditional herbal medicinal products/substance/preparations),强调拟针对不同途径获得批准的植物药产品在有效性评价方面存在的不同要求,即新的临床研究数据、完整文献数据及传统应用证据等。

针对第三种情况传统植物药的申请,满足合理的 15/30 年传统应用是评价此类产品疗效的关键。EMA 认为它们的有效性证据应该基于以下考虑,即产品的传统应用信息是充分的、产品被证明在指定的使用条件下是无害的、在长期使用和经验的基础上其药理作用和疗效有一定的合理性。其传统证据信息可来源于以下几个方面:①已公开发表的本产品或参照产品的传统应用的文献;②专家证据或报告;③欧盟或成员国的官方药典或专论、教科书、《马丁代尔药物大典》等;④公司的产品手册、销售清单和发票等;⑤在欧盟范围内的使用信息;⑥来自医生的证据等;⑦其他支持产品在中国和欧盟地区使用历史的信息[12]。对不足 15/30 年欧盟使用传统的中药产品,欧盟成员国可以将有关资料递交给欧洲药品管理局下设的草药委员会,由委员会裁定是否满足传统注册申请的条件,以及是否可用于预期的医学用途。

3. 在质量方面的基本要求　对中药和植物药产品而言,植物药作为成分复杂的混合体,其质量控制是一个复杂的体系。质量与安全性和有效性之间的一致性是植物药质量控制的核心目标。EMA 对草药药品、传统草药药品质量控制的基本要求与药品完全相同。自 2005 年至今,HMPC 已经出台 40 余项专门针对草药的指南(guideline)和反馈文件(reflection paper),就草药/传统产品药材种植管理、药材、提取物和制剂质量标准、分析方法、稳定性等做了系列规定。这些指南随着传统草药指令的实施和产品审评过程中实践经验的加强而不断更新而完善[13]。其中,2006 年 10 月颁布的《草药药品/传统草药药品质量指南》(Guideline on quality of herbal medicinal products/traditional herbal medicinal products)和《质量规范指南:药材、草药加工品及草药药品/传统草药药品检验方法和可接受标准》(Guideline on specifications:test procedures and acceptance criteria for herbal substances,herbal preparations and herbal medicinal products/traditional herbal medicinal products)构成评价欧盟植物药质量的重要基石。此外,欧盟和成员国药典的内容对植物药产品的开发也具有适用性和强制性。

（四）植物药在欧洲药品管理局申报的案例研究和思路总结

欧盟对传统植物药的监管是以《欧盟传统植物药注册指令(2004/24/EC)》的出台为分界的,自该指令颁布的 10 余年来,国内已有几个品种完成欧盟传统植物药的研发注册。以丹参胶囊为例,分析其申报、审评和整个批准过程,对探索建立符合我国中医药特点的欧盟研究模式和路径具有很好的借鉴意义。

1. 丹参胶囊的欧盟研究和申报过程简介　丹参作为中国常用的中药品种,最早记载于《神农本草经》,在我国已经具有上千年的药用历史,历代医家喻其为"一味丹参,功同四物",临床上广泛用于心脑血管和相关系统疾病的治疗。丹参在国外也有广泛的应用和收载,并被在世界卫生组织(WHO)和加拿大收载于官方草药专论。欧盟药典、英国药典和德国药典也均有收载。

由于这一品种从未在国内上市,其研究从产品剂型和处方设计重新起步,基于欧盟植物药市场的应用特点,在剂型上摒弃滴丸、颗粒、片剂等国内常见的剂型,而采用流化床制备微丸再灌装胶囊的方式,最大程度上兼顾药品的生物利用度、患者的依从性和给药的便利性。在产品质量和工艺开发上,既考虑传统丹参方剂给药剂量的文献数据和合理性,传统的水提醇提工艺源于历史,又考虑产品技术审评阶段欧盟的生产工艺评价和一致性要求,产品的全过程开发也全部遵循欧盟、美国和ICH的各类技术指南和欧盟/成员国药典的要求。

在产品安全性和有效性方面,基于传统植物药注册指令,开展丹参科学文献和各类数据库信息的全面检索和数据分析研究,对产品的各项阶段性研究数据进行反复沟通和评价。在全部研究结束后,2014年2月向荷兰药监局下设的植物药和新型食品部(Unit of Botanicals and Novel Food)递交这一品种的注册申请,同年2月通过形式初审,获得产品受理号RVG114997,3月启动欧盟GMP认证申请,4月荷兰GMP检查部门IGZ对提取和制剂现场进行现场检查,并顺利颁发欧盟GMP证书(证书编号为NL/H 14/1001794)。

自2014年10月起,先后完成4轮的产品审评意见(2014年10月、2015年07月、2015年8月和2015年11月)补充回复,2015年12月荷兰药品审评委员会(Medicine Evaluation Board,CBG-MEB)的专家们最终同意这一品种的注册批准。

2. 这一品种的批准是基于传统应用基础上的科学评价和验证过程　通过回顾和比较分析丹参胶囊的欧盟研发过程,可以看出中药注册的成功并非偶然,其中的经验和观点值得总结:①这一批准遵循欧盟质量、安全性和有效性评价标准和原则;②审评过程遵循《指令》中的有关技术要求,并未对中药产品采取有别于其他欧盟植物药品的特殊技术审评标准、程序和原则;③虽然减免了大部分临床前和临床试验要求,但对中国/欧盟传统证据强调合理性、连贯性和逻辑性,疗效上强调可信(plausible),即既往的临床前毒理学研究即使没有在GLP实验室完成,这样的数据也是可能接受的;④在质量方面,质量基于多批次生产实践,强调质量均一性、工艺可控和稳定;⑤传统证据和适应证选择是中药品种在研发和技术审评中面临的共性问题。

3. 对传统中药的认可是一个基于传统应用基础的科学评价和验证过程　长期以来,尽管在欧盟市场上存在大量的来自欧盟以外地区的传统草药,包括中草药(TCM)、印度草药(Ayurvedic medicine)、韩药(Korea medicine)、泰药(Thai medicine)、汉方药(Kampo)、藏药(Tiebatan medicine)等,在2008年欧盟委员会公开的报告中,它们统一都归类于"非欧盟草药(non-European herbal medicine)"的范畴。不同于在欧盟当地已经长期流通并且得到应用的西方草药,欧洲药品管理局对此类欧盟外草药产品长期以来一直持非常审慎的态度,如荷兰药监局就曾将包括传统草药在内的此类产品归类为"奇怪的药物(strange medicine)"。由于过去数十年中发生的多起中草药质量和药害事件(如1996年的中草药肾病事件),欧盟对中药的印象和评价一直是消极的。

随着国外中药消费的不断增长,欧盟对中草药产品的认识进入一个新的时代,对中草药的安全性、有效性和质量进行重新理解和再评价也已成为多数欧盟成员国的共识。在这一问题上，欧盟委员会于2008年发布白皮书《关于传统植物药产品简化注册指令2004/24/EC实施及取得的经验报告》（Report on the experience acquired as a result of the application of the provisions of Chapter 2a of Directive 2001/83/EC, as amended by Directive 2004/24/EC, on specific provisions applicable to traditional herbal medicinal products），首次公开他们对此类产品的官方观点。他们认为，以中草药和印度草药产品为代表的传统草药已经在世界上存在了数百年甚至更久，但这些传统药物所谓的"传统"并不意味着"过时"，一方面是因为消费者正在不断增加，另一方面此类产品经常被医生和患者认为是有效的。

因此，尽管这些传统草药的传统应用和现代研究之间还存在各种冲突，但在这些冲突之间，通过科学评价此类替代药物，发现其具有的治疗价值，仍然是欧盟监管部门努力和发展的方向。它们应该有可能和欧盟当地的植物药产品一样，在《指令》的框架范围内同样获得尊重，并以植物药的身份合法上市。认识和接纳中药作为治疗性产品是一个缓慢的过程，目前国内将中药进行欧盟注册刚刚起步，中药在欧盟的研发申报不论归于哪一类别、采用何种路径，必须充分考虑欧盟的用药人群、市场、适应证、法规合规性等因素，确定、设计和优化产品剂型、规格、剂量，进行工艺和方法学开发，设计产品临床前/临床安全性和有效性评价策略，以此指导中药上市并实现价值。

正如EMA现任草药委员会主席Werner Knoss的观点，欧盟对植物药的评估和上市是在长期传统应用基础上的科学驱动（science-driven）而进行的[14]。中药的成功案例也表明欧盟成员国对中草药的审评正在获得很多经验，争取对中药给予应有的合法药品地位，对我国中药国际化意义重大。欧盟作为重要的富有国际影响力和巨大潜力的消费市场，我国中药要想寻求更为广阔的生存和发展空间，就必须正视中药在欧盟的研发和注册。

七、中药国际化临床研究的思路与方法

中药的临床研究必须与普通药品的临床研究原则相符，但同时又要能够体现中药临床研究的特色。这里重点从临床试验的设计、合同研究组织（CRO）公司的选择、数据管理等几个方面阐述中药国际化临床研究的关键点。具体的国际化临床研究案例请见第五篇第四十三章"复方丹参滴丸治疗慢性稳定型心绞痛的国际化临床研究"。

（一）临床试验的设计

与西药相比，中药有其不同的特点，如临床前研究数据较为欠缺、适应证表述不同、成分复杂、作用机制不明等。在国际化临床研究中，科学合理的临床方案设计是验证中药安全性及有效性的决定性因素。临床试验方案设计缺陷可直接造成药物的安全性及有效性难以评估，进而影响药物的审评及上市。在设计过程中需要结合医学、人用经验、药理学、毒理学、药政法规、人种差异、当地的医疗习惯、统计学等多个方面的知识和经验进行深入分析，并做好与药政监管部门、专家、医生等的沟通，以保证试验方案的科学性及可行性。下面将从6个方面就如何进行临床试验设计进行讨论。

1. 应进行最大耐受剂量研究　通常，中国上市的中药产品大多数都未开展最大耐受剂量试验，因此临床研究的剂量选择都是较为随意的。一般情况下，大家都认为中药是安全的，但这种安全还是应该被限定在一定范围内，而且安全是相对的。当一种中药产品与某些化学药联合使用时，或者是在特殊人群中使用（如老弱病残等），药品的安全范围相较青壮年应该是相对较低的。一个完整的最大耐受剂量研究（MTD）将在很大程度上影响一个中药产品Ⅱ期和Ⅲ期临床研究剂量的选择。如果可能的话，MTD应更多在出口目标国人群中进行。

通常此类试验的费用在欧美国家需 50 万~70 万美金；在澳大利亚相对少，价格为欧美国家的 3/4。

2. 适应证的选择　在Ⅱ期临床试验过程中，厂家要充分考虑适应证的选择，所选择的适应证应该能够有利于今后产品在目标市场的推广。其中重要的一点就是考虑到当地的国情，既不能丝毫不考虑西方对病的定义和适应证的选择，但又不能丢掉中药的特色。如中药通常起效缓慢，但具有多靶点治疗和从根本上治疗病症的特色；而西药起效迅速，对症治疗，立竿见影。因此，要在临床试验方案设计上充分体现中药的特点，而不是在起效的速度上与西药进行竞争，要在整体治疗效果上体现中药的特色。

3. 统计结果的考量　在Ⅱ期临床试验过程中，要对样本量的大小、周期的长短及与安慰剂进行比较的统计结果等进行充分考量。如安慰剂通常能在临床中体现一定的疗效，而且这种疗效是缓慢出现的；而一种有效的中药产品的治疗效果在一定的时间段可能会出现平台期；因此，随着治疗时间延长，治疗组与安慰剂组间的差异反而会变小。需要注意的是，通常在临床治疗中我们希望看到最佳的临床治疗效果，而在临床试验中我们希望看到治疗组与安慰剂组的差异越大越好，2 种情况下的利弊有所差异。因此，这里需要注意的是，虽然通常中药起效缓慢，但在临床试验中并非治疗周期越长，差异越容易体现。除此之外，在临床试验中，安慰剂组中会有部分无疗效的患者逐渐退出试验，导致安慰剂组的治疗疗效平均值会上升（因为无效入组患者的退出）；而对于治疗组，一部分疗效好但毒副作用高的患者也可能会逐渐退出试验，因此极有可能造成整体试验数据平均值向下漂移的现象（因为疗效好、副作用高的患者的退出）。因此，试验开始时的设计和完成时的结果可能是不平衡的，这也是试验周期越长导致结果并不是很好的重要原因。

4. 要注意测定时间点的选择　中药由于成分复杂，每味成分的半衰期不同，在一个剂量周期内，不同化合物以不同组成存在于血液中，因此疗效并不与某一特定成分的峰、谷相关，甚至可能会出现服药后 10 小时的疗效好于服药后 2 小时的疗效（与化学药在峰浓度时疗效好、谷浓度时疗效差是完全不同的）。因此，临床疗效测定时间点的选择也就成为临床研究成败与否的重要影响因素之一。

5. 样本量的设定　每位患者的代谢能力和生命体征不同，因而导致不同成分在患者体内的成分和半衰期是不同的，这就加大患者之间的变异，势必会影响统计分析结果的显著性。因此，中药临床研究的样本量在很多情况下不得不稍高于类似的化学药临床研究的样本量。

6. 药物相互作用研究　在Ⅱ期临床试验中，药物相互作用的问题虽不大，但Ⅲ期临床试验中患者是在一个较为松散的状态下进行，因此患者可能或不得不服用其他化学药、保健食品或其他中药，甚至生活状态的改变（食物因素）都可能影响中药的药动学特性。因此，强烈建议企业在进行中药Ⅲ期临床研究之前，要进行一组完善的药物相互作用试验，以便提供足够的证据和数据来指导Ⅲ期临床研究的入组和排除标准。

（二）临床研究合同研究组织公司的选择

1. 对中药产品的认知　中药产品在西方进行临床研究的过程中，西方人对中药的接受程度会极大影响中药临床研究的入组速度。虽然目前西方社会对天然药物的接受程度已有所提高，但对于采用中药单独用药治疗一些危重疾病如心绞痛、HIV 感染等还是会有一定的担心。因此，对医生的教育要强调中药的特色也就成为 CRO 公司的重要职责之一。通常，企业在聘用美国本土的 CRO 公司进行中药研究时，这种站在中药角度进行的对医生的培训会在一定程度上有所削弱，研究的进程因而也可能受到影响。因此，建议在进行中药的海外研究时,应选择能够理解中药产品的 CRO 公司实施较为合适。

2. 药品和样品的进出口 临床研究过程中药品和血液样品的进出口(血液样品拿到中国进行分析)也可能会遇到各种障碍。因此,选择一家具有临床研究药品和血液样品进出口资质和经验的 CRO 公司将避免样本在海外被扣,导致临床研究时间延迟等问题的发生。

3. 合同研究组织选择与预算控制 西方的 CRO 公司通常按小时收费,导致很多临床研究的花费无法预计。因此,如选择有西方背景的本土 CRO 公司进行临床研究服务,能够签订有固定金额的服务合同,可为企业在预算内开展临床研究提供很好的保障。

4. 临床试验规范的遵守 在临床研究过程中,严格遵守 GCP 和 ICH 规范很重要。在中国企业无法独立完成临床研究的情况下,编者强烈建议企业选择本土有资质和具有海外经验的 CRO 公司实施,以保证研究数据可被 FDA 或 EMA 接受。

(三) 数据管理

数据管理是临床研究的重要部分,关于国际化临床研究的数据管理有以下 2 点值得关注。

第一,国际化临床研究的数据管理一直是困扰中国临床研究的重要难题,很多问题并不是一个企业或一个 CRO 公司就能够解决的。例如中国的所有临床机构没有一个能够共享的数据管理体系,因此有患者在北京参加完临床试验后,可以马上到上海参加另一个临床试验,而患者却说自己没有参加试验。像这种不符合规定的职业受试者,目前在中国的控制度面临很大的挑战。

第二,中国临床数据的采集与管理对于数据的锁定、解盲、处理等过程的 SOP 规范性相对较弱,因此在接受海外药政管理部门监督的过程中间会出现很多问题。中国临床试验的数据在其收集、采集阶段,目前还没有采用国际统一的标准方法来进行毒副作用整理,这也为中国临床研究结果的国际化和研究结果被国际发达国家的药政管理部门所接受带来一定的困难。而花费数亿、耗时多年所得到的最终结果,仅仅可能会因为输入或处理问题的失误而前功尽弃。有一个发生在中国的典型案例就是这种情况。某临床试验完成后,随机编盲的盲底竟然丢失,使得整个临床试验的数据无法进行解盲和处理。而最后只能随机将数据分成 3 个组别,当然看到的结果是 3 组之间没有差异。而这种失误实在是太低级,必须进行相关责任的追究并进行反思。

针对以上 2 个方面的问题,现对整个中国的临床试验的数据管理提出如下 3 点建议。

1. 由国家出面支持建立一个全国性的、联网的志愿者管理系统,该管理系统可以运用受试者的身份证或指纹等方式作为识别,避免任何舞弊行为。这样一来,健康志愿者的来源与管理能够符合 GCP 的要求。

2. 中国政府应迅速建立起一套与国际要求接轨并且可被接受的数据管理体系。因为只有当中国政府、CFDA 对国内临床研究提出这样严格的要求,中国的临床试验数据和结果才能够被国际相关领域广泛接受。

3. 近年来,很多临床研究数据是在中国实施的国际多中心临床研究,因此相关数据和网络必须做到适当的开放以达到国际通行的目的。另外,同一款软件必须能够达到中英文的自动转换,只有这样,中国的临床研究和海外的临床研究才能够在同一版本上,以实现互通。

在中国现无完善的并且通过海外认证的数据管理体系前,建议企业以租用海外成熟的数据管理系统的方式开展临床研究,或在国家帮助下建立相应的数据管理体系和数据管理模式。

总之,在 FDA 的观念中,临床试验的结果是决定一个产品能否被批准的最关键的因素。

FDA 不强调作用机制明确和有效成分清楚(这一直以来是中国医药界的一个重大误解),而临床试验的安全性、有效性和产品质量的稳定性 3 个方面才是 FDA 关注的关键点。所以建议中国企业不要因为产品作用机制不明确、有效成分不清楚就望而却步,却忽略完善的临床试验设计、严格的临床试验执行过程及符合国际规范的数据管理和统计分析在药品开发中可起到至关重要的作用。

八、中药国际化药物经济学研究

药物经济学评价是一种提高卫生资源配置效率,控制不合理药品费用增长,指导合理用药的研究工具。药物经济学评价在中医药临床诊疗方案中的应用,将为中医药产品的市场定位、定价及报销决策提供强有力的循证依据。这一应用既符合当前以临床价值为核心进行医药产品定价的新趋势,也有助于进一步明确和展现我国中医药产品的价值与综合优势。从中医药产业规划的角度来看,药物经济学评价是中医药发展、走向国际的重要切入点。

(一) 中药国际化药物经济学评价的必要性

美国的处方药评价体系主要是由企业与保险公司共同完成的。当一种产品独一无二、不可替代时,则产品的定价由市场控制,更进一步是由产品的市场独占性(专利)控制的。而当有其他类似产品或竞争产品存在的情况下,医药经济学的投入与产出比则成为产品能否纳入健保体系的重要考量。因此,在产品未上市前,通过进行完整的药物经济学研究充分体现将上市产品的产出优势,将为产品提早进入不同的医保体系提供重要支持和参考。这里需要提出的是,医药经济学研究不仅是要看一种药品每单位资金所产生的临床治疗疗效的比例,同时还应当考虑到单位消费资金下药品所避免的副作用的产出。例如阿司匹林的价格很便宜,但容易造成胃肠道出血,在与其他药物(如氯吡格雷)合用时,出血的可能性可接近 40%,为了治疗因此而产生的胃肠道出血,保险公司为此需支付每人 32 800 美元的治疗费用,这种副作用的出现不仅使阿司匹林价格低廉所带来的药物经济学效益完全消失了,而且给患者带来不必要的痛苦。而一种新产品如可很好地避免胃肠出血反应,同时又可起到与阿司匹林相类似的心血管疾病治疗作用,那么其医药经济学价值则可得到充分体现。

此外,统计表明,在美国每投资 1 美元进行新药开发,将为美国保险系统平均减少 8 美元的花费。这也就是为什么至今美国政府、保险公司和创新药物协会联名反对药品由国家定价的重要原因。药品定价势必会造成制药企业新药开发的投入减少,其结果反而将导致美国医疗的整体花费上升。因此,至今美国是新药开发最多(98.5% 的新药是在美国开发的)的国家,并且是唯一一个新药不由国家定价的国家。

(二) 中药药物经济学研究的重点[15]

中西药的文化背景、理论体系及药物来源等方面的不同,直接导致中药药物经济学评价过程中,对照药物的选择、研究人群的确定、研究时限及健康产出指标的确定与西药都不尽相同。下面将就对照药物的选择、研究方法的选择、评价时限、模型的选择和最佳时期几个方面进行讨论。

1. 中药药物经济性评价对照药物的选择　药物经济学评价中对照药物的选择直接影响评价的结果。《中国药物经济学评价指南(2011 版)》确定的对照药物选择原则为"如果新药属于现存的治疗药物分类,原则上选择同一治疗分类中最常用的药物或标准治疗作为对照;如果药物属于一个新的治疗药物分类,且适应证与其他药物相同,则选择适应证最相近的药物作为对照"。对于西药临床研究来讲,对照药物的选择原则是比较清晰的,因西药有明确的适应证。但中药在应用过程中如果单纯依靠辨病用药,则是不够严谨的。在中医理论中,同一种病也会因其证型不同而采取完全不同的治疗方法,即"辨证施治"。因此,中药对照药物的选择原则应建立在治疗药物分类的基础上,选择针对同一疾病、同一证候或相近证候的药物作为对照。

2. 中药药物经济学评价研究方法的选择 按照《中国药物经济学评价指南(2011 版)》的建议:"研究者应当根据研究中干预措施的特点、数据的可获得性及评价的目的与要求选择适当的评价方法。在条件许可时,优先考虑成本-效果或成本-效用分析。"西药的成本-效果或者成本-效用分析都是指南认可并推荐的评价方法。但中药因为其用药疗程一般较长,药物的作用效果也更趋向于患者的整体调节。因此,中药更宜采用成本-效用分析中的质量调整生命年(QALY)等效用指标,综合呈现治疗方案对患者生命的质和量 2 个方面的影响。

3. 中药药物经济学评价时限 在药物经济学评价中,《中国药物经济学评价指南(2011版)》建议的理想的研究时限是"患者的整个生命周期"。在西药药物经济学研究过程中,通常基于短期研究的成本和效果数据,再采用模型法外推到长期的成本和效果。在中药药物经济学评价中,评价的难点也是选择合适的评价时限来体现药物的终点结果。由于中药产生效果的时间较长及长期服药等特点,建议进行中药药物经济学评价时,尽量延长临床观察时间后必须采用模型法外推到患者的整个生命周期。

4. 中药药物经济学评价模型的选择 《中国药物经济学评价指南(2011 版)》中推荐的模型有两大类,即决策树模型和马尔可夫模型(Markov model)。中医药由于其优势病种主要在于治疗慢性疾病,因此更适合采用 Markov 模型进行长期模拟,其既能以量表体现患者症状的改善,客观体现中医症状主证的变化,又能涵盖现代医学临床终点指标的变化,动态衡量疾病的变化规律,了解干预措施在不同阶段的疗效优势比较,而且通过预测分析,对于可行性受限制的长期随访资料进行预测比较,从而体现中医药的远期疗效优势。

5. 中药药物经济学评价的最佳时期 《中国药物经济学评价指南(2011 版)》中推荐的随机临床干预研究包括围绕随机对照临床试验的平行研究和实际临床试验,其中,平行研究将药物经济学研究与药物临床试验相结合,是目前广泛采用的研究形式。西药的平行药物经济学评价通常在药物的Ⅲ期临床试验阶段进行,也有在Ⅱ期或Ⅳ期临床试验中进行的经济学研究;而实际临床试验则是在药物的实际应用环境中进行的药物经济学评价。由此可见,药物经济学评价可以在药物的Ⅱ期临床试验至上市后的各个阶段进行,国际普遍认为Ⅲ期临床试验阶段是最佳时期。对于中药新药来讲,Ⅲ期临床试验阶段也同样是药物经济学评价的最佳时期,而上市后的药品则可以利用中药上市后再评价的环节(即Ⅳ期临床)进行经济学分析。Ⅳ期临床因其属于临床实践的范畴,可以归为随机临床干预研究中的实际临床试验,也是进行药物经济学评价的关键时期。

九、中药国际化其他必要保障体系的建立

一个企业能够顺利开展中药国际化工作,离不开方方面面的保障,包括技术、资源、资金、人才、政策支持等,只有对各个环节进行充分的研究和准备,才能为项目推进提供必要的保障。下面将就中药专利保护、中药资源保障、国际化人才保障和资金保障 4 个方面进行重点探讨。

(一)中药专利保护

针对中药国际化的专利保护有多个方面需要重点关注。首先,中药是由不同的天然产物构成的,而按照专利法的要求,天然产物是不能申请新发现专利的,除非是在天然产物中分离出一个新的化合物,因此只能更多地从应用专利和实用新型专利 2 个方面来做文章。

而中药所具有的独特的治疗价值,则可以按照新发明专利进行保护。对于中药来说,新组方有较多申请专利的机会,但也仅限于新用途专利申请。如"A""B""C"3个中药的混合物,它的提取工艺可以作为新发明专利申请,但是其临床应用就只能作为新用途专利申请,这种专利的保护力度相对较弱。新的治疗指征专利也容易在某些环节上被突破,所采用的方法和前面提到的类似。因此,中药的专利申请必须采用核心专利、防御专利和外观专利等不同方式进行。

接下来对几类专利进行解释和说明。所谓"核心专利",就是对产品的组成、使用和临床疗效有切实保护作用的专利申请。而"防御专利"是在原有关键处方的基础上,及早地将一些衍生的组方专利、剂型、给药方案、给药路径等进行专利申报,虽然这些专利对企业本身的研发毫无意义和规划,但是这些专利的申请对避免上文提到的各种专利突破的手段具有很好的防护作用。而能够在一类中药材中发现一种新的成分,将这种成分定义为关键成分并以专利的形式保护下来,才能真正延长一个产品的生命周期。关于"外观专利"对中药产品生命周期管理的贡献,通常医药企业不会将外观专利作为对医药产品保护的首选方案。但是对于中药来说,外观专利的申请是提高患者对产品的忠诚度和认知度的一个重要方法。即使有仿制药品出现,但患者习惯于某个颜色、形状或外观的产品,他们的认知度和忠诚度足以使他们放弃购买其他竞争对手的产品,从而达到保护的目的。

在这里分享2个经典的方案,来验证不同专利的区分。第一个案例:美国的制药公司将西地那非(用于治疗勃起功能障碍)制成状如蓝色菱形的药品,改变人们对药品外观的既定概念,其就是为了外观专利的申请,任何竞争对手都无法来制作相同样式的药片,起到抵御仿制品的作用。第二个案例:一个天然药物产品在美国的销售专利过期后,在原片剂不变的基础上,在片剂的中间打一个孔,这个孔实际并没有提升产品疗效的价值,但却成为患者辨别产品产地与生产厂商的标识,因此产品的专利过期以后,其他企业的仿制品不能以药品中间有孔的形式上市,这样一来极好地防御了仿制品对自己产品的威胁。因此,今后中药产品在海外销售还要在外观专利方面下更大的功夫。

(二)中药资源保障

今后中医药国际化进程中可能出现的最大障碍或者瓶颈并非制剂、科研、临床疗效等问题,而是资源的限制。以天然产物为主的中药制剂与农业的发展紧密相连,而随着现代社会的逐步发展,明显可以看出农业形式生产的产品其商业稳定性和资源充足性远比不过那些以工业形式生产的产品的稳定性与资源持久性。因此在开发一个中药产品并且发展国际化销售的同时,应未雨绸缪地保证中药资源的储备量,要有一种"兵马未到、粮草先行"的风险调控与管理。某些企业甚至可以在开发的早期就到海外去考量进行中草药资源配置。例如在美国,像复方丹参滴丸这样的产品,仅仅靠在中国采集和提供丹参,将使产品受到很大的限制,可以考虑在国外种植中草药,可给产品提供一些持续使用的资源。值得注意的是,应较清楚地认识中药资源,否则越来越多的国际化企业进入国际市场后,国内中草药资源的竞争反而会使得行业内产生"内斗",由于资源供求的不平衡导致无法更好地向海外拓展。

第二类资源需求要考虑到的是该产品中药资源的驯化和退化问题。很多中药资源在早期培育时拥有较好的产量,但多代退化现象造成资源逐步短缺。还需要提到的是,在美国不需强调中药资源的所谓道地药材、原生药材等概念,通过转基因、人工培养、温室培养等方式产生的中药资源也是可以被海外药政管理部门所接受的。那么这种布局就要在新产品开发的初始阶段做好充分的准备,这样一来,Ⅱ期和Ⅲ期临床研究所使用的中药资源就应当是以这种形式生产的中药。例如韩国在美国申请的天然药物就是以植物干细胞培养的方法生产的天然药材,其采用转基因的方式极大地提高产量,而且并没有被美国 FDA 所拒绝。所以如果能够以这种生产方式提高中药资源的产量,并且通过临床研究实现安全性、有效性验证,将不失为一个较好的拓展方式。

(三) 国际化人才保障

中药国际化人才需求是多元化的。国际化人才除具备常规人才的基本素质外,还应具备以下核心技能:精通外语、熟练掌握本专业的国际化知识、熟知国际惯例、熟悉国际商务规则及国际经营知识,同时还应具备很强的跨文化沟通能力。为了适应中药国际化对各类人才的需求,应充分发挥政府机构、行业协会等部门对国际化人才培养平台建设的主导作用,如构建国家中药科技创新体系、兴办中药产业科技园区、建立高层次中药人才培养基地、开展中药国际化人力资源交流及加强海内外中医交流和培训等[16]。

此外,搭建与国际接轨的先进机制是国际化人才队伍建设的基础。对国际化人才的管理需要配套与国际接轨的人力资源管理体系。企业在国际市场上要通过与国际知名企业对标的方式,不断学习、借鉴其先进的人力资源管理经验,不断充实公司的人力资源管理体系,逐步夯实国际化人才队伍建设的基础。

针对国际化人才队伍建设,以下几个方面的举措可以供参考和借鉴。

1. 选拔部分优秀员工,定向培训 与国内外的知名院校合作,参加国际贸易、工商管理、国际项目管理、外语等培训,储备一批优秀的国际项目管理人才。

2. 以机制为基础,推进国际化人才队伍建设 在对公司内外部环境进行充分、系统分析的基础上,制定并发布相应的人才发展规划,明确公司人才队伍建设面临的挑战及原有人力资源管理体系的不足,设定相应的国际化人才队伍建设理念。从而为不断调整人力资源管理体系建立一定的基础,继而不断完善人力管理机制,采取一系列有针对性、适合公司发展的措施,加强公司国际化人才队伍建设。

3. 完善培训培育机制,着力提升国际化人才队伍的能力素质 针对各岗位的能力要求,探讨建立能力素质模型,重点关注员工语言能力的提升、管理能力的提升、业务能力的提升及综合能力的提升。出台培训管理、技能提升培训等一系列制度、办法,指导相关工作开展。

4. 推进和加快人才本土化建设 要依据战略目标制定人才策略和规划,使企业的人才结构等各个方面的人力资源要素符合国际化经营的发展需求。其中,人才需求规划应内外兼顾、中西合并、相互融入、协同配合和互通有无,让本土人才参与经营,积极鼓励员工投入国际产品和技术的双向交流、研究和开发、商务和营销等业务活动中,培养本土员工的企业认同感。

(四) 资金保障

中药国际化过程中的资金保障有 2 个方面需要重点关注。

1. 企业需对中药产品全生命周期临床开发阶段的资金需求有完整的筹划,开展不同的融资模式保障项目的推进。以生物药为例,其产品开发相对耗时长,资金需求量大,因此以上市的形式进行融资以提高产业化的速度是有必要的。而中药已有大量的临床用药经验,风险较小,对外部资金的需求量较生物药小很多,风险融资的需求较小。因此,企业的管理者在制定国际化战略的同时,应对资金的需求有完整的规划和思路。

2. 企业国际化可以根据战略外部环境形成股权多元化、利益分享多元化,吸引更多的产业参与者和战略投资者,加速产业化进程和国际化速度。投资人要对医药产品开发的特点比较了解,包括对开发风险的承受度、对产品开发周期的认可及对开发过程中的波荡起伏都有较好的思想准备,并且可在必要时为企业提供一些发展所需的创新型思路。这种战略合作模式应更多地在国际化进程中使用。

另外,企业必须考虑融资的对象是来自银行界、风险投资界、中国医药界还是海外医药界,因为这将对产品在获得批准后是以何种形式更快地进入海外市场销售和推广产生重要影响。在多个合作伙伴中,最好能有在海外具有较好的销售团队的合作伙伴,这将对产品的定位、销售渠道的拓展、医疗保险的进入及避免西药竞争对手可能强加的不恰当的竞争所带来的风险进行较好的控制。

第六节　结语与展望

中药国际化是一个从初级到高级、从简单到复杂的渐进过程。具体而言,整个过程可以分成3个步骤:"走出去""走进去""走上去"。

"走出去"的过程就是从国内走向国际的初级阶段,其意义在于体现中药企业的一种创新精神,是一种探索、一种实践,也是一种开创和突破。其表现形式主要是产品出口,以药品、保健品、膳食补充剂等形式实现出口。

"走进去"的过程实际就是一个技术、标准、监管的融入和接轨的过程。中药必须要融入目标主权国家的医疗卫生体系之中,实现技术标准的接轨,使中药真正成为具有药品属性和资格的特殊商品,达到安全有效、质量稳定可控的现代药品制剂要求。

"走上去"的过程就是技术体系、标准体系、制度体系、法规体系的高度融合,使中药成为全球临床一线用药,并被各种保险机构接受,深受消费者青睐。通过这"三步走"的过程,中药才能够真正达到标准与国际接轨、被药政法规认可、技术语言通融、受到当地医生和患者信赖、亲和力高、认同感强等目标。

今天的中医药国际化已经进入实质性的竞争阶段。中药开始大规模进军世界医药市场,将不断融入和提高市场占有份额,中药国际化将带来世界医药市场的大整合。

中药国际化本身既是一个产品的国际化及为不同国家的患者提供更好治疗方案的过程,同时也是文化、技术和民族风格的载体。因此,中华民族的中药作为文化瑰宝,在享誉世界的同时,也一定会将中国悠久历史文化中的精华、人文文化追求的和谐与平衡及中国科学技术的先进性同时发扬光大。中药以单打独斗的形式进行国际化是无法更好地完成以上所提到的历史使命的,也不大可能具有足够的影响力,只有多个企业的多个品种以抱团出击的形式走出去,互取所长,以5~10个产品共同解决一批西医西药所无法解决的医学难题,在这种情况下,中药才能够被世界更好地接受和认可,从而使中国的文化、人文及科学技术的先进性和优越性与世界分享。

(孙鹤　天士力控股集团有限公司)

参 考 文 献

[1] 聂静怡,高睿,李明月,等. 中药国际化发展现状[M]//闫希军,孙鹤. 现代中药国际化思考与实践. 北京:中国医药科技出版社,2014:28-50.

[2] 美国临床试验注册网:http://www.clinicaltrials.gov.

[3] 荷兰药品信息网:https://english.cbg-meb.nl/medicines-information-bank.

[4] 戴标,倪丹. 中药国际化的市场开拓与推广[M]//孙鹤,闫希军. 现代中药国际化研究. 北京:中国医药科技出版社,2014:595-615.

[5] 章顺楠,董海鸥,白晓林. 面向国际中药产品开发思路[M]//孙鹤,闫希军. 现代中药国际化研究. 北京:中国医药科技出版社,2014:91-125.

［6］ 叶正良,杜亚玲,肖传学. 面向国际化的中药生产 GMP 体系建立［M］∥孙鹤,闫希军. 现代中药国际化研究. 北京:中国医药科技出版社,2014:127-153.

［7］ 章顺楠,周立红,瞿海滨,等. 面向国际化的中药质量控制［M］∥孙鹤,闫希军. 现代中药国际化研究. 北京:中国医药科技出版社,2014:155-203.

［8］ 马晓慧,颜璐璐,王根辈,等. 中药国际化药理毒理研究思路与方法［M］∥孙鹤,闫希军. 现代中药国际化研究. 北京:中国医药科技出版社,2014:204-263.

［9］ 张晓滨. 中药申报 FDA 的 PIND 和 IND 程序［M］∥孙鹤,闫希军. 现代中药国际化研究. 北京:中国医药科技出版社,2014:305-341.

［10］ 赵浩如. 论草药药品的基本特征和注册类型［J］. 中国药事,2011,25(1):25-27.

［11］ 苏钢强,李伯刚. 欧盟草药药品注册指南［M］. 北京:人民卫生出版社,2005.

［12］ CALIXTO J B. Efficacy,safety,quality control,marketing and regulatory guidelines for herbal medicines (phytotherapeutic agents)［J］. Brazilian journal of medical and biological research,2000,33:179-189.

［13］ Commission of the European Communities. Report from the commission to the Council and the European Parliament of the use of substances other then vitamins and minierals in food supplements. Com(2008) 824 final. Brussels,5 December 2008. Avaliable online http:∥ec. europa. eu/food/food/labellingnutrition/ supplements/documents/COMM_PDF_COM_2008_0824_F_EN_RAPPORT. pdf.

［14］ WIESNER J,KNÖSS W. Future visions for traditional and herbal medicinal products:a global practice for evaluation and regulation［J］. Journal of ethnopharmacology,2014,158 Pt B:516-518.

［15］ 吴晶. 中医药国际化与药物经济学评价［M］∥孙鹤,闫希军. 现代中药国际化研究. 北京:中国医药科技出版社,2014:411-468.

［16］ 徐顽强,邹珊刚. 试论中药产业国际化的人力资源平台建设［J］. 中国行政管理,2004(9):38-41.

免 责 声 明

　　本文许多内容参考、引用了网络检索到的资料,有些数字,特别是和其他国家相关的数字,如疾病的年发生率、法规总数量、中药海外在研或获批品种名录、中药年海外销售额和销往的国家(地区)等,大多数只能从网络检索,无法逐一到国家、企业进行征询,国内不同政府部门的统计结果和说法也可能不同。

　　虽然作者已经尽力对本文内容重新进行了检索或验证,但数据每天都在变化。疏漏之处在所难免。恳请读者从本文中获得对中药国际化的整体概念和方略的了解,并通过进一步对内容的核实,做出自己的理解、判断或决策。

第三十八章

中药在美国的监管途径和临床研究进展

第一节 概　述

2004 年 6 月,美国食品药品管理局(FDA)针对植物药的发展发布《植物药研究指南》(Guidance for Industry Botanical Drug Products)[1],此研究指南是美国 FDA 为植物药发展颁发的第一份官方指南。指南明确植物药的药品身份,并对植物药进入美国市场提出全程指导。2 年后的 2006 年 10 月 31 日,美国 FDA 批准第一个植物药 Veregen™(用于治疗外生殖器和肛周疣的植物药外用软膏),为植物药在美国上市开创了新的纪元。2012 年 12 月 31 日,FDA 批准第二个植物药 Fulyzaq™(一种用于缓解抗逆转录病毒疗法治疗 HIV/AIDS 患者时引起的非感染性腹泻症状的口服药物),为 FDA 迄今为止批准的 2 个植物药之一。从外用软膏剂型的第一个植物药到口服剂型的第二个植物药,植物药在美国上市的发展已迈出革命性的一步,也标志着 FDA 对植物药的审评更趋于成熟。2015 年 8 月,FDA 对 2004 年出台的行业指南作出修订并将修订的草案在联邦公告中进行通告,广泛征求社会各界对指南文件的建议和意见后,于 2016 年 12 月将修订版的《植物药研究指南》(Guidance for Industry Botanical Drug Products)[2]正式发布,该版指南结合社会各界的建议,并取代 2004 版指南。对比 2004 与 2016 版《植物药研究指南》,关于如何开发植物药的总体法规策略并没有发生变化。然而,2004 版指南更偏重于 Ⅰ 期和 Ⅱ 期临床试验阶段的药物开发;随着近些年的大量植物药临床试验申请和新药申报,2016 年版的行业指南增加大量针对植物药后期开发的建议及新药申报的建议,如进行 Ⅲ 期临床试验时需要准备的资料,以及向 FDA 递交 NDA 的一些建议。由于已有 2 个药物成功获批上市,FDA 的 2016 版指南还增加了对上市后的一些建议,例如发生哪些变更需要向 FDA 进行申请等。

随着植物药的发展及中国医药工业的全球化,越来越多的中国企业希望将祖国的中药带出国门,在美国进行临床试验并拓展海外市场。例如用于治疗心绞痛的复方丹参滴丸于 1997 年通过 IND,2016 年完成 Ⅲ 期临床试验;再如用于治疗高血脂的血脂康胶囊于 2007 年通过 IND 申请,豁免 Ⅰ 期临床而直接进入 Ⅱ 期临床[3]。FDA 对于口服药物的批准及《植物药研究指南》的更新意味着 FDA 已经意识到植物药的发展趋势,也欢迎安全有效的植物药进入美国,造福广大患者。但是,从 2004 年的第 1 版《植物药研究指南》至今,FDA 仅仅批准 2 例植物药,数量远小于 FDA 在 1 年内批准的小分子化学药。由此可见,FDA 对于植物药的审评依然持谨慎态度,丝毫没有放松对植物药的安全性、有效性和质量方面的要求。

本章就化学、生产和控制(chemistry,manufacturing,and control,CMC)、非临床(nonclinical)、以往的临床经验(previous clinical experience)和临床(clinical)等方面浅谈 FDA 的申报要求、审评思想及申报策略。希望能够抛砖引玉,为中国中药企业的植物药国际化开发和注册提供参考。

第二节 美国食品药品管理局对植物产品的常规监管途径

美国是全球最大的医药保健品市场,也是我国中药出口的第一大市场。据中国医药保健品进出口商会统计,2019 年我国中药贸易出口额为 40.19 亿美元,其中对美出口额 5.59 亿美元,占我国中药出口的比重的 13.9%,虽然受中美贸易战影响同比有所下降,但出口额仍位居第一。从产品应用的角度来看,我国对美出口的中药产品主要是植物提取物,占比达到 80.71%,主要作为膳食补充剂的原料应用,其次作为普通食品和医药产品的原料使用,部分产品可以作为膳食补充剂使用。至今为止,虽然我国尚无任何一个中药制剂获得 FDA 的批准可以作为药品在美国市场进行使用[4],但是植物药在美国具有十分广阔的市场空间,目前已有五味子、三七、灵芝、丹参等中药标准被收录在《美国药典》的草药卷中,还有一些药物正在美国药典委员会的审查过程当中。这些被《美国药典》收录的中药材品种在安全性、质量、疗效等方面有了美国认可的标准,为植物药在美国上市销售奠定了基础,也为植物药在美国等西方国家更广泛地被接受和使用打开一条通道。

一、美国食品药品管理局植物药概念的起源

膳食补充剂与药品之间的市场混乱:在 20 世纪 90 年代以前,美国对于膳食补充剂没有一个明确的定义,并且没有一个法案明确对膳食补充剂的管理。在没有明确膳食补充剂的定义时,我国的植物产品大部分是以食物的形式进入美国市场。20 世纪 80 年代末至 90 年代初,美国国会通过几个增加 FDA 监管权力的法案提案,其中一个法案提案为加强对补充剂标签管理的法案"Nutrition Advertising Coordination Act of 1991"。此法案引起企业界的巨大反对,纷纷进行游说希望政府能够废除此法案,并认为 FDA 将禁止膳食补充剂的市场销售。美国膳食补充剂的行业巨头 Nature Plus 执行长官 Gerald Kessler 在公共采访中对此表态为"FDA 对膳食补充剂行业有长达 50 年的偏见"。1993 年末,美国著名演员/导演 Mel Gibson 因家中厨房中有一瓶维生素 C 的补充剂而在家中被捕引起一片哗然[5]。由犹他州参议员 Orrin Hatch 与艾奥瓦州参议员 Tom Harkin 提出"Dietary Supplement Health and Education Act in 1994"(DSHEA),由美国国会通过,并于同年 10 月 25 日由时任美国总统的比尔·克林顿(Bill Clinton)正式签署实施生效。此法案第一次正式定义和规范法律法规管理下的膳食补充剂,将膳食补充剂与药品正式区别开。

二、膳食补充剂的概念

根据 DSHEA 对于膳食补充剂的定义,它是作为饮食的补充剂,能够调节多种人体功能,

通常以片剂、胶囊、液体等形式供人摄入,不能取代某种传统食物或成为饮食的唯一来源。膳食补充剂含有下列 1 种或多种成分:维生素、矿物质、蛋白质、药草或者其他植物制剂(不包括烟草)、氨基酸及可以帮助增加每日进食量的补充剂、浓缩素、代谢物、组成物或提取物等。此外,膳食补充剂包装还需要标记有"dietary supplement"。

在监管方面,基于 DSHEA 的定义,美国食品药品管理局(FDA)规定膳食补充剂既不是药品也不是食品添加剂,也就意味着①膳食补充剂可以先上市,膳食补充剂可无须向 FDA 证明产品的安全性经 FDA 的批准才能上市;②膳食补充剂不能像小分子新药、抗生素或生物药一样向 FDA 提出临床试验或者批准的申请;③FDA 不会进行检查和审批以保证膳食补充剂的安全性和有效性,FDA 只在某种膳食补充剂出现问题后才去调查生产商,通过证明产品不安全而勒令其从市场上撤出。

2002 年,《公共卫生安全与生物恐怖防范对应法案》规定所有膳食补充剂企业需向 FDA在其生产销售前对企业信息进行登记。2007 年,FDA 又出台针对膳食补充剂 cGMP 的最终管理法案,明确对膳食补充剂生产的 cGMP 要求,并要求所有美国膳食补充剂生产企业,根据企业规模的不同,最迟在 2010 年 6 月 25 日需符合该法案规定。

三、植物药的概念

(一) 法规中的植物药定义

根据美国《联邦食品、药品和化妆品法》(Federal Food, Drug, and Cosmetic Act, FD & C Act),药品为诊断、治愈、缓解、治疗或预防人类疾病的产品。根据 FDA 2016 版《植物药研究指南》,植物药的定义为作为药品使用,且由植物原料药(包括植物材料、藻类、肉眼可见菌或它们的组合物)制备的药品,可制成溶液、粉末剂、片剂、胶囊剂、酊剂、外用制剂、注射剂等多种剂型。

(二) 植物药与膳食补充剂的差异

植物药作为药品被 FDA 管理,与膳食补充剂存在显著性差异。第一,作为植物药在美国上市需要向 FDA 进行新药申请(NDA)并且通过审批才能合法在美国市场进行销售,然而膳食补充剂并无此要求;第二,对于还未通过新药审批的研究性植物药产品在美国洲际间进行合法运输需要通过研究性新药(IND)的临床审批,当 FDA 收到 IND 申请后的 30 日内未提出异议,申请者可以合法地在美国州际间运输用于临床试验的植物药,而膳食补充剂则无此要求;第三,植物药需明确为具有诊断、治愈、缓解、治疗或预防人类疾病的功能,然而膳食补充剂的标签需明确标明产品为"dietary supplement",不具有诊断、治愈、缓解、治疗或预防人类疾病的功能,并且未经 FDA 批准;第四,在新药上市以前,新药申请者需向 FDA 证明药物的安全性;第五,膳食补充剂企业无须向 FDA 证明产品的安全性即可上市。

(三) 植物药与化学药的差异

尽管从法规管理角度,植物药与化学药在核心思想上有许多类似的地方,但是由于植物药通常由多种成分组成,具有复杂性和不确定性,因此法规对植物药与化学药进行临床研究申请时的要求具有明显的差异。表 38-1 对 2 类药物进行大体对比分析,后文将详细讲述植物药与化学药进行临床研究申请时的差异。

表 38-1 植物药与化学药的差异[6]

药物分类	植物药	化学药
化学组分	通常为多种成分的混合物,没有明确的化学成分组成	通常为合成或者从自然界中提取的单一成分
有效成分	通常没有明确的研究证明有效成分	通常有明确的有效成分
质量控制	需要控制批次与批次之间的一致性	有明确的定性与定量控制
GMP 要求	从原料开始进行要求,如更换原料的供应商需进行更换前批准	对原料药有 GMP 要求
用于申请 IND 的临床前研究	可以减少或者滞后进行,已有的人体使用史可以用来评估药品的安全性,加速临床试验进程	标准的临床前研究要求
临床评估	可无须从标准的 I 期临床试验开始	标准的 I 、II 、III 期临床试验

四、植物药的法规上市途径

植物产品可以通过食品、膳食补充剂、药品、化妆品等途径在美国上市。其中,植物产品想要以药品的途径在美国上市,首先需要判断产品预期的用途是否为诊断、治愈、缓解、治疗或预防人类疾病的产品。通常,作为药品进行上市的植物产品有 2 种方式:一种为通过非处方药专论(OTC monograph)上市,另外一种为通过新药申请获批上市。通过非处方药专论方式非常困难,迄今为止,还没有任何一种植物药通过非处方药专论上市。因此,FDA 建议申请者,植物药通过新药申请的途径上市。进行新药申请前申请者需要对产品进行 IND 申请(图 38-1)[1],而后需要进行临床试验以获得足够的 CMC、临床等信息支持产品的新药申请。

FDA 意识到,植物药通常是由多种成分组成的混合物,化学成分和有效成分往往不确定,生物活性也不显著,但其通常具有大量的人体使用史。因此,FDA 对于进行 I 期、II 期临床试验申请的要求,会根据药物本身的背景和药物的特征做相应的调整,并根据不同情况可减少一些要求(图 38-2)[1]。然而,对于进入 III 期临床试验和 NDA 阶段的产品,FDA 并不会因其为植物药而放松要求,而是要求其也须符合现代药品的管理标准和要求。例如 FDA 会要求更详细的 CMC 与临床前安全性资料,因此在 I 期、II 期减免的临床前实验资料需要在 III 期提供。表 38-2 为根据《植物药研究指南》总结的 FDA 对植物药 I 期/II 期和 III 期临床申报要求的表格,详述了 FDA 对不同发展阶段的植物药的要求[6]。

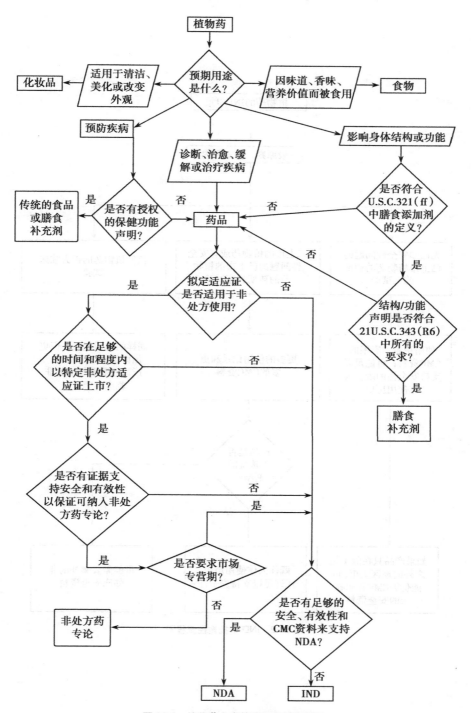

图 38-1　植物药上市的法规途径流程图

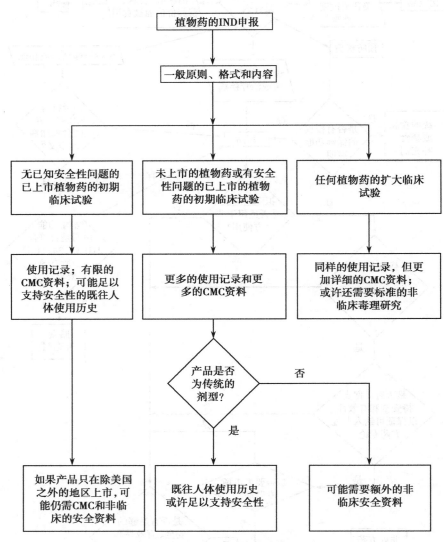

图 38-2 IND 审批途径流程图

表 38-2　FDA 对植物药 IND 申报要求的全面总结

IND 申报要求		Ⅰ期或Ⅱ期		Ⅲ期
		对于没有安全性问题,合法上市的植物药(美国或美国之外的地区)	对于未上市的植物药和有未知安全性问题的产品	
A. 产品描述和人用历史文献记录				
植物药使用的描述	名称,别名,植物学名,药学名称,已知的特征标志物	✓	✓	✓
	形态学和解剖学描述,照片,产地和地理分布,原药材的目前来源,濒危物种声明	✕	✓	✓
使用历史	药品和每种成分的信息	✓	✓	✓
	制备方法,剂量和给药途径,医疗补贴,安全性,区域使用历史	✕	✓	✓
	目前的调研性使用	✕	✓	✓
目前的销售使用	药品和每种成分目前在全世界的使用情况和范围	✓	✓	✓
B. 化学、生产和控制				
植物原药材	防伪证书	✓	✓	✓
	目检和显微镜检查	✕	✓	✓
	供应商,收割地点,种植条件,收割时间和生长阶段,制备,存储	✕	✓	✓
	指纹图谱,化学特性	✕	✕	✓
	加工商的名称和地址	✕	✕	✓
	制备流程和过程控制	✕	✕	✓
	质量控制检验和分析方法,包括植物学鉴定、化学鉴定、指纹图谱、生物鉴定、重金属、微生物限度、农药残留、毒素、杂质、掺杂物	✕	✕	✓
	凭证标本复印件	✕	✕	✓
	化验证明书	✕	✕	✓
	储存条件和容器密闭系统	✕	✕	✓
植物原料药	制备方法,表明是否按照传统工艺	✓	✕	✓
	定性与定量描述	✕	✓	✓
	生产商的名称和地址	✕	✓	✓
	原药材的接受标准和验收检验	✕	✓	✓

557

续表

第一列	IND 申报要求	Ⅰ期或Ⅱ期		Ⅲ期
		对于没有安全性问题,合法上市的植物药(美国或美国之外的地区)	对于未上市的植物药和有未知安全性问题的产品	
植物原料药	质量控制检测:外观,指纹图谱,化学检验,生物鉴定,规格,重金属限度,微生物限度,炽灼残渣,水分含量,溶剂残留,农药残留,放射线同位素污染物,外源性毒素,内源性毒素	×	✓	✓
	所有分析方法的验证报告	×	×	✓
	对照品	×	×	✓
	批次分析	×	×	✓
	容器密封系统	×	×	✓
	稳定性	✓	✓	×
	注射剂的动物安全性试验	×	✓	✓
	定性与定量描述的标签	×	✓	✓
	推荐的单批临床批次	✓	✓	×
	推荐的多批临床批次	×	×	✓
植物药产品	定性与定量描述	✓	✓	✓
	化验证明书	✓	✓	✓
	检测方法	✓	✓	✓
	生产商的名称和地址	×	✓	✓
	原料药的接受标准和验收检验	×	×	✓
	生产过程描述	×	✓	✓
	质量控制检测:外观,指纹图谱,化学检验,生物鉴定,规格,微生物限度和其他剂量的特定属性	×	✓	✓
	溶剂残留,外源性毒素	×	×	✓
	所有分析方法的验证报告	×	×	✓
	批次分析	×	×	✓
	容器密封系统	×	✓	✓
	稳定性	×	✓	✓
安慰剂	如适用,成分描述	✓	✓	✓
标签	已上市产品标签的复印件	✓	✓	✓

续表

IND 申报要求		Ⅰ期或Ⅱ期		Ⅲ期
		对于没有安全性问题,合法上市的植物药(美国或美国之外的地区)	对于未上市的植物药和有未知安全性问题的产品	
标签	拟定的含概述的临床标签	✓	✓	✓
	定量描述	×	✓	✓
环境评估	无条件排除声明	✓	✓	✓
	如果使用野生种,则需要具体分析,如果存在特殊情况需要	✓	✓	✓
C. 非临床安全性评价				
在美国上市的药品	既往人体使用历史及已有的药品和每种成分的动物毒理数据	✓	✓	×
	药品、单个成分、化学组分的数据库搜索结果	✓	✓	✓
非在美国上市的药品	年销售额,接触人群和不良事件	✓	✓	✓
未上市的药品	如果按照传统方法制备,无须标准的非临床试验也可能会有足够的资料支持试验	×	✓	N/A
	如果未按照传统方法制备,则需要具体分析是否需要非临床试验	×	✓	✓
已知安全性问题的产品	需要具体分析是否需要非临床试验	×	✓	✓
所有产品	2 种哺乳动物最大给药剂量的重复剂量的一般毒理试验	×	×	✓
	生殖毒理	×	×	✓
	遗传毒理	×	×	✓
	具体分析是否需要致癌性试验	×	×	✓
	具体分析是否需要特殊毒理/药理试验	×	×	✓
D. 生物利用度和临床药理学				
药物代谢动力学和药物效应动力学	若可行	✓	✓	✓
药物相互作用	如适用	×	✓	✓
E. 临床考虑				
方案设计	早期开展更加明确的试验,而不是传统的Ⅰ期试验	✓	✓	✓

注:✓表示需要;×表示不需要。

第三节　生产、质量和控制

　　植物药的特性导致其与化学药在本质上存在巨大的差异,例如大部分植物药没有明确的有效成分,为多成分、多靶点,难以做到分子水平上的批次间一致性等,因此 FDA 对植物药的要求和开发策略也与化学药有明显的差异。2004 和 2016 版《植物药研究指南》为广大准备开发海外市场的中国中药企业提供明确的指导,2 个 FDA 批准上市的植物药也为药企理解 FDA 的审评理念和审评思想提供很好的参考案例。下文将从植物原料的特性和质量控制、生产工艺研究和控制、生物检定等角度,通过 2 个获批上市的植物药案例所体现的 FDA 审评理念和审评思想,结合我国企业的实际情况,分析和探讨我国企业如何申请 I 期、II 期临床的 IND 申请(研究性新药申请)。

一、植物药化学、生产和控制方面存在的挑战

　　很多植物药在美国的开发处于早期研究阶段,FDA 并不要求完整详尽的 CMC 资料和信息,然而从早期开始,研究者对这些资料的研究和收集将有助于药物开发顺利过渡到 III 期临床研究。通常,植物药在美国的开发,CMC 环节存在以下挑战。

　　首先,我国的大部分植物药为复方制剂,成分复杂,通常为多种化学成分的混合物,并且这些化学成分并非完全清楚,甚至这些成分中哪种为有效成分也并不能完全确定,在定性与定量检测上存在一定困难。根据《植物药研究指南》,尽管 FDA 没有要求申请企业必须明确植物药的活性成分,但根据已上市的产品审批信息分析,FDA 所批准的 2 个植物药均为单方制剂产品,成分来源也单一,且有明确的活性成分。例如 Fulyzaq™ 为秘鲁巴豆植物的红色汁液提取物,crofelemer 为其主要活性成分,是低聚原花青素混合物,主要由(+)-儿茶素、(-)-表儿茶素、(+)-没食子儿茶素和(-)-表没食子儿茶素单体单元随机顺序连接而成[7];Veregen™ 为一种绿茶提取物,其活性成分 Kunecatechins 是部分纯化后的绿茶叶水提混合物,主要由茶儿素和其他绿茶成分组成。尽管其全部有效成分并没有得到完全确证,但是 Medi-Gene 公司在申请 NDA 前,对其活性成分进行深入全面的研究,最终未知成分仅占总有效成分的 7.5%,这对 Veregen™ 的成功获批有巨大的贡献[3]。

　　其次,批次间的临床效果一致性也是 FDA 非常重视的一方面,这也是中药较难掌控的一点。中药的原药材与化学药的原料不一样,受生长环境的影响较大,会造成一定的含量差异,因此会造成不同批次原药材生产出来的植物药制剂质量上的波动,包括质量标准中所测成分含量限度的变化,而此变化又与临床效果密切相关。例如 FDA 批准上市的 Veregen™ 为 15% polyphenon E 软膏,其含量范围限度为 90% ~ 110%。申请企业曾经向 FDA 提出申请,希望根据 63 批产品中每种儿茶素含量的"平均值±3% 标准差"为含量限度标准,此请求被 FDA 拒绝。因为 FDA 明确含量限度范围需与临床试验使用的样品含量为依据,并保证产品的批次一致性[8]。在 2016 版《植物药研究指南》中,FDA 特别添加一个新的章节罗列出从原料药材、化学生产控制检测和生物分析临床数据的角度,需要哪些信息来证明批次间的临床疗效一致性[2]。

二、原药材

(一) 原药材的来源和生产控制

　　根据 FDA 的《植物药研究指南》,企业需要对植物原药材进行规范控制,包括使用的药材的基源稳定性。例如《植物药研究指南》中明确提到建议提供采收地点、生长条件、采收时

的植物生长阶段、采收时间/季节,这是基于植物药原药材特性所制定的建议。虽然是同种药材,但在不同的地理位置培育,在不同的条件下培养,环境、气候、光照等因素的差异可能会导致培育的植物有一定的含量差异,进而导致原料药质量上的差异,并最终导致制剂质量上的差异。以我国常用的中药材黄芪为例,即使是同一个培育基地培育出的黄芪在不同的年份下采摘,如2、3、4、5、6、7和8年,其中的总皂苷含量也不尽相同,其中以6年生的黄芪的总皂苷含量为最高。再以Veregen™为例,Veregen™所采用的原料为来自山茶科茶树 *Camellia sinensis*（L.）O. Kuntze 的干燥叶。FDA要求如果产品上市后,对原药材的栽培品种变更需获得FDA的批准,因为不同的茶树品种会造成药物中的重要成分儿茶素和其相关组分的差异;与此同时,FDA也要求药品采用的茶叶需要在固定的产地生产,使用相同的生长条件和采摘条件。我国企业如果有自己的药材种植基地,可以建立规范化的种植基地和规范化的管理。当然,很多企业没有办法拥有自己的药材种植基地,建议企业可以对原药材供应商进行资质审计,然后选取优良的供应商,建立长期稳定的供应关系,以保证药材来源的稳定性。

（二）原药材的鉴别和控制

FDA的《植物药研究指南》对原药材的鉴别和控制提出明确指导,建议申请者对原药材采用感官、外观、显微镜等方式检查鉴别;在采收后进行加工,异物控制,元素杂质检验,微生物限度控制,杀虫剂残留检测,外源性毒素检测等。

目前,我国的中药材鉴别大多仅依照《中国药典》或中国的其他法定标准进行鉴别,其中很多药材仅用薄层色谱法进行鉴别,一些药材的检查项目并不全面,无法满足FDA对原药材的要求。以桑白皮为例,根据《中国药典》,农药残留、重金属或元素杂质检测等并没有列入检测项目中。然而,中国企业在美国FDA进行IND申请时,经常会面临FDA希望中国企业能够将《植物药研究指南》建议的相关项目列入检查项目,并提供数据。FDA认为这些项目会对药物的安全性有直接影响,因此很重视这些项目的检测和检测结果。在药物开发的早期,FDA也理解企业会在药材鉴别方面所面临的困难,例如建立分析方法、无法区分信噪比等,因此FDA希望企业能够在早期研发阶段开始收集信息,了解所使用的药材,更好地建立质量控制。

FDA对原药材的鉴别和控制所使用的方法并无硬性规定,但其希望能使用现代化的方法进行鉴别和分析,例如可以使用指纹图谱的鉴别方法。因此,我国企业可以加强相关方面的基础研究,进行质量差异研究和探索,并在制定质量标准时进行具体体现,以符合FDA对于原药材鉴别和控制的预期。根据一些成功申报IND的经验,FDA期待对于每个原药材,至少选出1个标志物;如在可行的情况下,建议选出2个或者2个以上的标志物,以便对药材的质量进行控制。因为如每种药材仅有1个标志物以控制含量,一些人工添加的方式可以改变药材的真实成分,从而无法达到对药材质量的有效控制;如有2个或者多个标志物以控制含量,就大大减少人工添加标志物这种情况,从而更有效地保证药材的质量和一致性。

三、原料药和制剂

根据《植物药研究指南》,FDA建议申请者对植物药的原料药和制剂进行定性描述、定量描述、生产过程描述,并进行质量控制的相关实验,其中包括外观、化学鉴别、含量测定、生物检测、微生物限度、重金属等,提供包装容器和稳定性数据等信息。

FDA对原料药和制剂的质量要求是基于其对批次间一致性的要求,FDA希望申请企业通过申请材料中的信息,能够证明批次间临床疗效的一致性。我国的申请企业可以通过生产过程中的研究和中间控制、原料药和制剂的鉴别和质量控制,以及原料药和制剂的稳定性数据这几个方面向FDA证明产品批次间的一致性。

（一）　生产过程中的研究和中间控制

植物药原药材中所含化学成分的种类和含量会受自然条件如光照、温度、降水量等影响，因此为了保证原料药和制剂批次间的一致性，与化学药比较会更加困难。在实际生产过程中，需要建立合理的中间控制点，设定合理的可接受范围，对中间产物进行检查以确保原料药的质量。当不同批次的药材质量差异出现时，可通过对不同批次的原药材采用不同的调配方式、均衡投料等手段保证批次间的一致性。FDA 认为这是一个长期的工作，因此建议研究者从早期就着手进行研究和资料信息的收集，为Ⅲ期临床试验做好准备。

（二）　原料药和制剂的鉴别和质量控制

《植物药研究指南》建议对每批原料药和制剂都进行质量监控，包括外观，以干重表示的规格，活性成分的鉴别，定性与定量分析，质量平衡，根据《美国药典》<561>的检查方法进行的杀虫剂检测、元素杂质、毒素检测、微生物限度检测等。FDA 理解很多植物药的原料药和制剂并没有收录于《美国药典》中，因此没有明确的检测方法。在产品开发的早期阶段，FDA 也没有硬性要求所有检测项目需要符合《美国药典》的检测。例如指南中提到的根据《美国药典》<561>的检查方法进行的杀虫剂检测，我国企业可以根据实际情况在早期采用《中国药典》的方法或者 in house 方法进行检测，在进入Ⅲ期临床试验前逐步将《中国药典》的方法转化为《美国药典》的方法或者符合《美国药典》通则的方法。再例如对于微生物限度检测，《美国药典》与《中国药典》可能存在使用菌种不一致的情况，建议研究者随着产品开发的进行，逐步转化为《美国药典》的菌种和方法。另外，我国企业在产品开发中需要注意的一点是，21 世纪初提出的 QbD 概念（quality by design，质量源于设计）。这一理念首先出现在人用药品注册技术要求国际协调会（International Conference on Harmonization of Technical Requirements for Registration of Pharmaceuticals for Human Use，ICH）发布的 Q_8 中，其定义为"在可靠的科学和质量风险管理基础之上的，预先定义好目标并强调对产品与工艺的理解及工艺控制的一个系统的研发方法"。ICH Q_8 指出，质量不是通过检验注入产品中，而是通过设计赋予的，要获得良好的设计，必须增加对产品的认知和对生产的全过程控制。因此，在生产过程中建立合理的中间控制点、合理的质量控制参数尤为重要[9]。例如，如果在过程中使用有机溶剂，那么需要在合理的步骤建立对相应有关溶剂残留的检测，需要有足够的数据和信息支持产品中的有机溶剂含量的限度。

（三）　原料药和制剂的稳定性

与对化学药的稳定性要求一致，申请企业需要提供至少在临床研究时间长度内支持植物药安全使用的稳定性数据。伴随着产品研发的开展，企业根据 ICH 指南 $Q_1A(R_2)$ 和 $Q_1B(R_2)$ 进行持续性研究，形成可以用于支持未来产品有效期期限的研究数据。

与此同时，如果需使用安慰剂进行对照，那么企业也应该提供安慰剂制备所用的原辅料信息、制备工艺、包装及贮存条件等，并向 FDA 提供资料和信息，证明安慰剂不会有相关药效。如临床试验采用盲法，那么需要有资料和信息对试验样品与安慰剂在感官方面进行评估，如色、味、气、外观等方面应没有显著性差异，在保证研究者和研究对象不能区别试验样品和安慰剂，临床试验能置盲的情况下，试验样品与安慰剂可以有细微的区别。

总而言之，FDA 是以科学为基础的政府监管机构，FDA 充分理解植物药与化学药在本质上有深刻的区别，因此在 CMC 部分，FDA 并不要求植物药和化学药一样必须进行明确的有效成分定性与定量测定。在药物研发早期，FDA 接受植物药采取一些替代方式来保证植物药的质量及批次间的一致性，例如对原药材严格控制、指纹图谱技术、生产过程中的严格中间控制等方式。但是，在进入Ⅲ期临床试验和 NDA 申报时，FDA 会希望申请企业提供足够的 CMC 信息满足上市要求，此时 FDA 将不会放松对植物药的 CMC 要求。例如 Veregen™ 是在其原料药 kunecatechins 有了确定的主要化学成分和次要化学成分的种类分析、性质和构成比例研究,以及有了全面的质量控制和生产过程控制方法后,才获得 FDA 的上市批准[10]。

第四节 临床前要求和过往人用历史

一、美国食品药品管理局对植物药临床前研究的总体要求

就总体而言,FDA 对植物药进入早期临床试验(Ⅰ期、Ⅱ期)的临床前要求要比小分子化学药低很多,主要原因是大多数植物药都有广泛、长期的人用历史。由于不同植物药之间存在很大的差异,FDA 会针对每个品种的实际情况来评估其进入临床试验所需的药理毒理研究资料的多少。FDA 的《植物药研究指南》主要提及以下 3 类[2]:①已经在美国市场作为食品或膳食补充剂使用的产品(例如西洋参、紫锥菊等),作为植物药进行开发可以不用开展额外的临床前研究,只需递交药物安全性的文献检索资料,即可获准开展临床试验;②未在美国境内上市,但在特定国家、地区或医学体系中被广泛应用的产品,如传统中药(traditional Chinese medicine)、印度的阿育吠陀草药(Ayurvedic herbal medicine)等,这类植物药由于有长期、广泛的人用历史,可以凭借人的资料来减少或延迟临床前药理毒理研究;③全新的植物药由于没有人体使用历史,FDA 对这类植物的临床前要求与小分子化学药没有差异,需要做全套的药理毒理研究,申请者可以参照 ICH M3[11] 及其他 ICH、FDA 相关指南开展研究。除此之外,FDA 对于有已知安全性问题、超出过往使用剂量、改变给药途径等的植物药要求额外的药理毒理研究。总而言之,FDA 对植物药进入早期临床所需的临床前要求的高低既取决于药物本身的特性,也取决于人用历史的多少及具体的临床方案设计。

二、中药作为植物药开发的临床前要求

中药是中华民族的瑰宝,已有几千年的使用历史,很多中药的疗效和安全性在长久的人体使用历史中已得到很好的验证。根据现行法规,FDA 对于这类植物药进入早期临床有较低的临床前要求。

首先,FDA 对植物药药效学研究的要求比化学药低。通常只需要递交与临床适应证相关的药效学研究,并且可以在非 GLP 条件下完成。与化学药不同,植物药是多靶点药物,其药效作用是多种活性成分的药理反应协同作用的结果,很难说清楚是哪种成分真正起到作用,加上很多植物药的药效在人体早已得到验证,因此 FDA 对植物药药效学研究的要求更低。值得一提的是,FDA 对安全药理的要求近年来越来越高,且必须符合 US-GLP 要求。

其次,植物药的毒理学研究可以部分减免或延迟。对于常规的小分子化学药,FDA 一般要求开展 2 个物种(啮齿类和非啮齿类)的普通毒理学研究;而对于有丰富人用历史的植物药,FDA 可以接受使用人的临床资料部分替代非啮齿动物毒理研究,但有时仍然需要啮齿动物 1 个物种的普通毒理研究支持初始临床研究。人体资料不能完全替代毒理试验的原因有 2 点:①长期使用植物药,可能导致某些人群对某种植物药(如中国人对中药)的耐受性比较高,但是如从来没用某种植物药的人群(如一些美国人)对某种植物药的耐受性比较低;②进行完动物实验后,可以牺牲实验动物来观察组织学上的病理变化,但是人们却无法用人体组织进行组织学观察。曾经有多个植物药 IND 的申报利用中国国内的文献资料和临床试验资料,加上一个啮齿动物的普通毒理资料支持美国要求的初始临床研究。植物药的多数特殊毒理研究通常可以和Ⅲ期临床试验并行来做,并且在 NDA 之前完成,如致癌试验。值得注意的一点是,一些药物的中国国内临床资料中往往缺少药物的安全窗和最大耐受性方面的

资料,因此往往需要在美国开展Ⅰ期临床试验以后才能进入Ⅱ期。

最后,FDA虽然要求植物药申请者进行药动学/毒代动力学研究,但是对结果的要求较低。植物药是多成分、多靶点的,而且很难确定其有效成分,因此植物药的药动学/毒代动力学特征有别于化学药。FDA的要求是选取植物药的1~2个主要成分作为特征标志物(marker)。即便如此,植物药的药动学研究仍然困难重重,例如在体外选取的标志物进入体内以后可能因为被降解而无法检测。FDA希望申请者尝试找出药动学特征,但是也不会因为无法得出化学药那样的药动学结果而不批准IND。

综上所述,传统中药由于有大量的人用资料,十分适合在美国开发成植物药。申请者可以充分利用人用历史的资料来减免、延迟药理毒理研究,从而快速进入临床开发阶段,大大减少制药企业在前期的投入,降低植物药研发的风险。

三、过往人用历史

中药的过往人用历史一般有2种:一种是历史资料,如很多传统中药虽然经过现代制药技术的改良,但其配方是来源于诸如《神农本草经》《本草纲目》等医学古籍之中。这类文献资料可以作为植物药临床申请药物开发合理性的依据。另一种是临床数据,这类中药很多是在国内已开展过临床试验或者是已上市的品种。这些临床资料除可以作为药物开发合理性依据和药物安全性的依据外,还可以作为药物在美国开展的临床设计在细节上的参考案例。根据FDA的《植物药研究指南》的规定,对于过去开展过临床试验的植物药,申请者需要递交试验报告,并阐明这些试验数据的质量及与IND的相关程度。对于已经上市的植物药(无论是在美国还是其他国家),申请者递交的材料需要包括产品的年销售量、估计的使用人群、不良反应比例、引用的药典或文献资料等。此外,FDA同时还要求申请者比较过往试验或者传统文献中的植物药或其原材料的鉴定、剂量、制备方法、临床设定等与申报IND之间的差异。FDA将根据具体情况来评判这些人用历史与所申报IND的相关度及对IND安全性评价的贡献。通常,在很多情况下这些具有过往使用历史的植物药在美国申报IND时,可以直接获批进入Ⅱ期临床试验。

第五节　结语与展望

从第一例植物药外用制剂的批准到第一例口服制剂的批准,植物药在美国注册上市又向前迈进一大步,同时也意味着FDA对植物药的理解更趋于成熟、审评制度更趋于完善。然而,迄今为止仅有2例植物药获批,且口服制剂的获批比预计的审评时间滞后几个月,这些都意味着FDA对植物药的审评依然持谨慎态度。总体来说,机遇与挑战并存,植物药在美国的国际化开发,在FDA法规上是没有问题的,在技术上也是可行的。植物药作为我国传统文化的瑰宝,必将为全球的健康事业做出应有的贡献。那么,如何促进植物药在FDA顺利开发,在法规与技术之外,充分利用FDA的鼓励政策和审评套路将会让企业的开发少走弯路,具体有哪些可行的策略呢?以下内容抛砖引玉,仅供参考。

一、加强与美国食品药品管理局的沟通交流

FDA非常鼓励申报企业在提交申报材料以前与审评人员进行科学方面的探讨和沟通,FDA为此设立有专门的与企业沟通交流的会议以满足产品开发不同时期的需求。在2017年版FDA官方指南草案《FDA与申办方或申请人针对PDUFA产品的正式会议》(Formal Meetings Between the FDA and Sponsors or Applicants of PDUFA Products)中详细介绍了何时向

FDA 进行开会申请,如何申请会议,需要提交什么信息和材料。FDA 与企业间的会议一般分为 Type A、Type B、Type B(EOP) 和 Type C 四种类型。在 2022 年 10 月 1 日 PDUFA Ⅶ正式实施以后,FDA 对会议类型又做了调整。

Type A 会议:是当产品的开发过程由种种原因被停滞后,或者存在重要的安全性问题时,需要与 FDA 进行讨论的会议。例如当产品的新药临床申请被放置在申请限制上时,这就严重影响产品的开发进展,企业可以申请与 FDA 举行 Type A 类型的会议。

Type B 和 Type B(EOP) 会议:通常,产品开发的里程碑会议为 Type B 或 Type B(EOP) 会议,例如新药临床申请前(pre-IND)会议、Ⅰ 期结束后(End-of-Phase 1)会议、Ⅱ 期结束后(End-of-Phase 2)会议、新药上市申请前(pre-NDA)会议等。在一个产品的特定开发阶段,FDA 一般只会给予 1 次进行里程碑会议的机会,因此这个机会尤为宝贵。大部分企业与 FDA 进行的第一个会议为 pre-IND 会议,该会议对新药临床批准申请至关重要。申请企业需要充分做好会议的准备,提供足够的信息给 FDA,其中提给 FDA 的问题尤为重要。申请企业可以根据产品开发中的实际情况向 FDA 提问,咨询 FDA 的建议,例如可以向 FDA 咨询 CMC、临床前、临床计划和法规策略问题,FDA 会根据申请企业提供的信息作出适当的建议。

Type C 会议:除了以上三类会议的其他正式沟通。

二、开发药物的选择

植物药有别于一般的化学药,主要特点是多组分、多靶点、功能不明确、药理不明确,并且各成分的含量受环境因素的影响较大,药效不稳定,进行监管的难度大。虽然许多中药的安全性和有效性已经在多年的使用中得到证明,但是美国是一个以西医理论为主体的国家,对单一纯化药物更为认可。因此,在选择药物品种时,我国企业可以尽量选择原材料单一的品种。例如已获批的 Veregen™ 和 Fulyzaq™ 的原料均只有 1 种[7-8]。如果是中药复方制剂,则原材料的种类越少越好,并且尽量选择已经收录于《美国药典》草药卷中的原药材。以刚刚成功结束Ⅲ期临床试验的复方丹参滴丸为例,其重要成分为丹参、三七和冰片。此方中丹参和三七提取物为活性成分,冰片为转运增强剂,复方组分有限、活性成分明确,易于开展定性、定量分析[3],并且丹参和三七已收录在《美国药典》的草药卷中,FDA 对其安全性和有效性更为认可。复方中的原药材存在活性成分不明确的情况,建议申请者有足够的信息以保证药物的药效、批次间的一致性和稳定性,并积极通过 Type B 会议与 FDA 进行沟通[12]。根据《植物药研究指南》,FDA 建议申请者在可行的情况下确定活性成分,但是并不强制要求,在新药临床研究阶段可以以组合的形式对植物药进行分析和研究。

三、剂型的选择

已获批的 2 个植物药,Veregen™ 为外用制剂,Fulyzaq™ 为口服制剂,给药途径较注射剂安全。建议我国申报企业尽量选择外用制剂或者传统口服制剂等安全风险较低的剂型,尽量避免注射剂及其他安全风险较高的剂型,将有助于新药通过 IND 审评及最后通过 NDA 批准。

四、适应证的选择

FDA 为了鼓励制药企业对新药的开发,建立有多种政策支持新药进行临床研究和上市。例如在美国开发用以预防、诊断或治疗受影响患者少于 20 万人(仅限美国)以下的罕见病,或者针对的疾病影响患者大于 20 万人,但上市后的预期经济回报无法覆盖研发支出的药物,FDA 可以授予孤儿药的资格。根据美国的孤儿药法案,获得孤儿药资格的药企可以获得一些列优惠政策,包括税收抵免、PDUFA 使用费减免和潜在的上市后 7 年市场独占期。另外,罕见病药物的临床试验可以申请研发经费补助,并且 FDA 对其上市审评也有一定的法规灵活度。许多在我国常见的病在美国为罕见病,例如胃癌、肝癌等。我国企业可以根据已有的大量人用历史和临床前资料,选择适当的适应证,申请孤儿药资格。再比如,对于针对严重疾病的药物,FDA 建立了四种加速开发的途径,分别是快速通道(fast track)、突破性疗法(breakthrough therapy)、加速审批(accelerated approval)和优先审评(priority review)。FDA 审批的 Fulyzaq™ 的适应证为治疗 HIV/AIDS 相关性腹泻,在此药获批前,没有任何药物对此适应证获得 FDA 的批准,因此此药符合"优先药品"的条件,即"能够在治疗、诊断或预防疾病上有重大进步,或者为尚无适宜疗法的疾病提供一种新的治疗方法",获得优先审批的资格。我国企业如能选择适当的适应证,如恶性肿瘤、心血管疾病等慢性疾病,或尚无合适治疗方法的疾病进行开发,则对药物的开发大为有利,帮助药物更容易获得 FDA 的青睐。

近年来,虽然生物医药领域有很多突破性的进展,但是随着全球人口老龄化的加剧,仍然有大量的临床需求未被满足,新药的研发依然刻不容缓。我国的中药(主要指植物药)由于本身具有多成分、多靶点的特性,一直饱受西方以化学药的审评标准为主之"苦",但随着中国加入 ICH,国内药品监管部门和 FDA 在法规和审评制度之间的不断靠拢,以及药物研发数据的进一步互认,我国的植物药凭借其悠久的使用历史中验证过的人体安全性和有效性,一定在创新药国际化的舞台,尤其是引领创新的美国市场中有这一席之地。

(杜涛,高翼　深圳埃格林医药有限公司;美国汉佛莱医药顾问有限公司)

参 考 文 献

[1] U. S. Food and Drug Administration, CDER. Guidance for Industry Botanical Drug Products[EB/OL]. Rockville: FDA, 2004. [2021-12-30]. http://www. fda. gov/downloads/AboutFDA/CentersOffices/-OfficeofM-dical ProductsandTobacco/CDER/UCM106136. pdf.

[2] U. S. Food and Drug Administration, CDER. Guidance for Industry Botanical Drug Products[EB/OL]. Silver Spring: FDA, 2016. [2021-12-30]. http://www. fda. gov/downloads/Drugs/Guidances/UCM-458484. pdf.

[3] 宋洋,于志斌,杨悦. 中药以植物药新药在美国注册的研究[J]. 中国药物警戒,2015,12(4):219-223,228.

[4] 闫庆松,于志斌. 美国补充剂与植物药市场的博弈[J]. 中国现代中药,2012,14(12):52-55.

[5] IRVIN M. U. S. Issues ruleson diet supplement labels[N]. The New York Times,1993-12-30.

[6] Wang J E. FDA Regulatory Requirements for Botanical INDs[J]. Regulatory focus,2009,2:36-41.

[7] 敬志刚,陈永法,叶正良,等. FDA 批准的第一例口服植物药 Fulyzaq 情况及启示[J]. 现代药物与临床,2013,28(3):421-423.

[8] 周跃华,韩炜. Veregen 的药学审评对中药新药质量控制研究的启示[J]. 中国新药杂志,2009,18(18):1705-1708.

[9] ICH Harmonized Tripartite Guideline. Pharmaceutical development Q8(R2)[EB/OL]. [2021-12-30]. http://www. ich. org/fileadmin/Public _ Web _ Site/ICH _ Products/Guidelines/Quality-/Q8 _ 1/Step4/Q8 _ R2 _ Guideline. pdf.

[10] 周华. 美国第一个植物药 Veregen™ 简介及其对中药研发的启示[J]. 中药新药与临床药理,2008,19(4):326-328.

[11] ICH Harmonized Tripartite Guideline. Guidance on Nonclinical safety studies for the conduct of human clinical trials and marketing authorization for pharmaceuticals M3(R2)[EB/OL]. [2021-12-30]. http://www. ich. org/fileadmin/Public_Web_Site/ICH _ Products/-Guidelines/Multidisciplinary/M3 _ R2/Step4/M3 _ R2__Guideline. pdf.

[12] 闫庆松,樊玉录. 美国植物药注册迈入新阶段[J]. 中国现代中药,2013,15(2):147-150.

第三十九章

中药欧盟简化注册法规研究进展

第一节　概　　述

　　中医药是我国各族人民数千年与疾病斗争过程中积累的宝贵财富,它以独特的视角认识生命本质和疾病现象,在长期的实践中形成抵御疾病、维护机体健康的有效防治体系,为中华民族的繁衍昌盛作出重要贡献,也是目前保存最完整、影响力最大、使用人口最多的传统医药体系。随着人民生活质量的提高和健康理念的转变,加之新药研发费用逐年上升,成功获批的新药数量反而越来越少,以化学药为主体的现代医药面临着越来越多的困境和挑战,"返璞归真""回归自然"等绿色治疗理念已在全球范围内迅速涌起,中医药也逐渐被国际社会所理解和接受。中医药产业作为我国具有原创性优势和巨大发展潜力的战略性产业,开展中药国际化研究,让中药进入国际市场是中医药事业的重要发展目标。长期以来,国家对中药国际化工作极为重视,"九五"攻关计划已经将中药国际化作为国家中长期发展战略的重点领域之一,先后制定并颁布一系列支持性文件,鼓励中药国际化发展。

　　欧盟是全球最大的经济体,也是对传统药物接受度较高的西方地区。中药、植物药等在欧盟又称为"草药",早在1965年1月颁布的第一部药品法令65/65/EEC已将草药定义为"药品",欧盟2004/24/EC法令的颁布实施更是首次在欧美发达地区以立法形式明确传统草药的药品法律地位,为中药产品以药品身份进入欧盟提供可能性。无论从经济实力、消费观念的角度,还是从法律法规的角度来讲,欧盟都是西方最成熟的植物药市场[1-2],中药欧盟注册是提升中药国际地位与发展中药产业的重要途径,对推动中药国际化进程具有重要的战略意义。

第二节　欧盟草药药品简化注册法规概述

一、欧盟草药药品监管框架

（一）监督管理机构

　　欧盟委员会、欧盟理事会和欧洲议会是欧盟三大权利组织机构,为欧盟的立法决策部门。欧洲药品管理局(European Medicines Agency,EMA)是药品注册审批的具体办事组织机构,负责协调欧盟范围内的人用与兽用药品技术评价与监督管理工作。EMA设有7个专家委员会,其中的草药药品委员会(Committee on Herbal Medicinal Products,HMPC)是与草药药品技术审评密切相关的委员会,它由草药各技术领域的科学专家组成,包括欧盟的所有成员国代表各1名、欧洲经济联盟国家冰岛和挪威各1名及不超过5名特聘专家,特聘专家主要涉及毒理、非临床药理、临床药理、全科医学、儿科等专业领域。HMPC的主要职责是协调解决欧盟各成员国就传统草药注册提出的有关问题,制定草药及相关制品的欧盟草药专论

（European Union Monograph，EUM）和准入目录（List Entries，LE），以及草药药品相关技术指南的编撰等。

与中国、美国、日本等独立国家对药品的监管有所不同，集中与分权是欧盟药品监管的基本特征，在欧盟层面 EMA-HMPC 技术协调的基础上，草药药品的具体上市审批工作主要由欧盟各成员国的药品主管部门承担。欧盟各成员国在不违背欧盟理事会所发布的法规宗旨的基础上，可根据各国的实际情况制定法规的具体实施办法。

（二）法规体系

欧盟的药品立法最早可追溯到 1965 年 1 月颁布的 65/65/EEC 法令，它是欧盟历史上第一部对药品生产、流通及上市许可等基本问题作出系列规定的法案。不仅界定了包括草药在内的药品的定义，规定药品必须通过欧盟成员国的药品主管机构审批方可进行上市销售；同时还首次规定药品的上市申请需要呈报系列文件及产品概述。65/65/EEC 法令为后来不断完善的欧盟药品法律法规体系奠定了基础，后续制定的相关法规政策均围绕该法令确立的安全、有效、质量可靠这三大药品的基本属性。欧盟草药药品法规体系发展至今已形成一整套完善的药品法律法规框架，主要包括 2001/83/EC、2004/24/EC 等 4 部法令及有关指南。同时，EMA下设的草药药品委员会 HMPC 评价制定的 EUM 和 LE 也是重要组成内容。

1. 法令与有关指南　欧盟草药药品监管法规体系以 2001/83/EC 为核心，它是欧盟现行监管人用药品注册、生产、销售、广告及包装标签等的综合性法令，其余还包括修订或补充2001/83/EC 部分条款的 3 部法令。其中，2004/27/EC 主要修订人用药品研发、药物警戒等方面；2003/63/EC 主要修订附录 1 药品申请文件的要求，并结合草药药品的特殊性对相应申报资料作出规定；2004/24/EC 专门就 HMP 监管的有关内容进行修订，提出传统草药药品的概念并实行简化注册，被业界称为"传统草药药品法令"。在指南方面，欧盟围绕草药药品的质量、非临床评价、临床评价及特定安全性问题制定系列文件，包括计划书（concept paper，CP）、意见书（reflection paper，RP）、技术指南（guideline，G）、问与答（questions and answers，Q & A）和公开声明（public statement，PS）这 5 种类型。CP 是经初步调研后提出的实施建议、构想和设计，成熟度最低；RP 是针对具体问题提出的体会、意见或建议，成熟度较 CP 更高；G 是成熟度最高的指南文件，CP 和 RP 经讨论协商后可转变为 G；Q & A 是针对某一主题以问答形式展示审评中的常见问题，是供申请者或公众快速查阅相关问题的文件；PS 主要针对药物警戒相关问题，用以警示公众用药安全。统计 EMA 网站公布的信息，如表 39-1 所示，截至 2021 年 7 月 27 日，欧盟已发布各类草药药品有关指南文件 41 个，对法令形成有效补充。其中，以 PS、RP 和 G 居多，提示其指南文件已趋于成熟；从涉及的内容来看，以草药药品质量和特定安全性问题居多，且大多为 2004/24/EC 实施初期发布，并在近几年进行了相应修订。

表 39-1　欧盟发布的草药药品有关指南文件数量情况

单位：个

内容	计划书	意见书	技术指南	问与答	公开声明	合计
质量	3	7	5	2	0	17
非临床评价	0	0	3	0	0	3
临床评价	0	2	2	0	0	4
特定安全性问题	0	3	0	0	14	17
合计	3	12	10	2	14	41

2. 欧盟草药专论与准入目录 EUM 是 HMPC 依据 2001/83/EC 和 2004/24/EC 的规定，评价特定草药已有的安全性与有效性相关文献资料而制定并发布的类指南文件。其内容结构与产品特性摘要类似，包括草药名称（拉丁名、植物学名、英文名），定性与定量组成（草药物质、草药提取物类型等），制剂形式，临床特点（适应证、剂量、使用方法、禁忌证、特别警告、药物相互作用、妊娠期或哺乳期用药、对驾驶和操作机器的影响、不良反应、超剂量使用等），药理学特点（药动学、药效学、临床前安全性数据等），药学特点，专论撰写/修订时间 7 个方面的内容。根据 2004/24/EC 的规定，特定草药制定 EUM 后，欧盟各成员国在审评相应产品的上市申请时，应充分考虑其内容和结论；对于已上市的草药药品，当其涉及草药的 EUM 评价制定后，上市许可持有人还应考虑修改产品注册资料与 EUM 保持一致。虽然 EUM 并无法律强制效力，但法令对其赋予的意义与作用亦体现 EUM 代表欧盟层面对草药安全与有效性科学评价结论的地位。EUM 为欧盟成员国的草药药品上市审评奠定重要基础，并对实现欧盟草药药品的技术协调统一发挥重要作用。

LE 是依据 2004/24/EC 法令第 16f(1) 条首次提出的概念，它是在 EUM 的基础上进一步评价特定草药的安全性，尤其是遗传毒性的资料之后制定的法定文件。因而，制定 LE 的草药往往同时也制定 EUM。两者均由 HMPC 评价，但不同的是 LE 非 HMPC 发布，而是由职能级别更高的欧盟委员会发布，具有法律强制效力。从内容上来看，LE 主要包括草药名称（拉丁名、植物学名、英文名）、适应证、特定提取物类型和剂量、给药途径及其他任何与草药安全使用有关的必要资料，在呈现形式上细分为 13 个方面，实质上与 EUM 类似。两者均反映 HMPC 对草药安全与有效性（或传统应用）的科学评价结论，构成各成员国药品主管机构审批相关草药药品注册申请中的重要审评基础和依据，可替代相应的安全性、有效性研究资料或传统应用证据，且欧盟规定通常情况下各成员国的药品主管部门需遵循 EUM 的内容，LE 更是具有法律强制效力。EUM 与 LE 的区别与关联见表 39-2。截至 2021 年 7 月，HMPC 已制定发布 166 个 EUM，由欧盟委员会发布 13 个 LE。EUM 和 LE 与前述法令和指南文件共同构成欧盟草药药品监管制度，且随着欧盟评价草药数量的增多，这些法令与文件在节约草药药品研发与审评资源、促进欧盟范围内草药药品领域的技术协调统一方面日益发挥至关重要的作用。

表 39-2 欧盟草药专论（EUM）与准入目录（LE）的区别与关联

项目	EUM	LE
法律依据	2004/24/EC 法令	2004/24/EC 法令
内容结构	草药名称（拉丁名、植物学名、英文名）	草药名称（拉丁名、植物学名、英文名）
	定性与定量组成（草药物质、草药提取物类型等）	草药物质
		草药物质在欧盟所有成员国的官方语言通用名称
	制剂形式	草药提取物
	临床特点（适应证、剂量、使用方法、禁忌证、特别警告、药物相互作用、妊娠期或哺乳期用药、对驾驶和操作机器的影响、不良反应、超剂量使用等）	欧洲药典专论标准
		适应证
		传统应用的地区来源
		提取物类型
	药理学特点（药动学、药效学、临床前安全性数据等）	剂量
		给药途径
	药学特点	用药周期及使用限制
	专论撰写/修订时间	其他与安全用药有关的信息（禁忌证、特别警告、药物相互作用、妊娠期或哺乳期使用情况、对驾驶和操作机器的影响、不良反应、超剂量使用、药学特点、药理特点或药理合理性情况等）

续表

项目	EUM	LE
评价机构	HMPC	HMPC
发布机构	HMPC	欧盟委员会
遗传毒性	未强制要求	强制要求
法律强制效力	无	有
作用	促进欧盟草药药品技术的协调统一	促进欧盟草药药品技术的协调统一

二、欧盟传统草药药品法令简述

(一) 欧盟传统草药药品 2004/24/EC 法令的背景

欧盟药品申报资料统一采用通用技术文件(Common Technical Document,CTD),具体包括五部分内容:模块1"地区性行政管理资料"、模块2"研究内容概要与综述"、模块3"质量研究报告"、模块4"非临床研究报告"和模块5"临床研究报告"。在2004年之前,欧盟草药药品只能依据2001/83/EC法令完成CTD申报资料模块4和模块5中的所有非临床与临床试验研究,以新型草药药品的身份通过全文本申请上市;或者以在欧盟应用超过10年的良好应用(well-established use,WEU)草药药品的身份,采用科学文献逐一替代模块4和模块5中的相应内容,通过WEU申请获得上市许可。鉴于草药成分组成的复杂性,草药在当时主要以WEU草药药品身份上市。尽管此类申请可运用科学文献代替相应的临床研究,在一定程度上对草药药品的上市申请过程进行简化,但仍有相当部分的草药虽然具有超过10年甚至数十年的长期应用历史,却缺乏欧盟认可的科学文献,如严格的随机对照临床试验报道等,仍然无法完全满足WEU草药药品申请的要求。根据各个成员国对欧盟药品法令执行尺度的不同,这类产品在欧盟市场上往往以药品、食品、膳食补充剂等多种形式存在,甚至以非法的形式出现[3]。产品市场身份的差异不仅影响欧盟各成员国的商品贸易流通,同时因为缺乏统一标准的严格管理,也曾经多次出现因草药产品质量问题或使用不当的原因而造成肝、肾损伤等不良事件的发生[4-6],这对公众健康造成极大的威胁。

因此,为了促进欧洲草药产品的贸易流通、统一并规范欧盟对这部分草药药品的管理,欧洲议会和欧盟委员会于2004年4月30日颁布2004/24/EC法令,将满足条件的草药产品定义为"传统草药药品",并专门制定简化注册上市程序,直接减免CTD申报资料中的非临床与临床研究部分,只需采用文献、专家证据和安全性综述与报告等,证明产品具有充分的传统应用及安全性,进而大大降低传统草药的注册难度。这是在欧美发达国家和地区中第一次以立法的形式明确这类草药,即传统草药药品的法律地位,对规范传统草药药品在欧盟的注册管理、促进传统草药的健康可持续发展具有重要意义。2004/24/EC法令的颁布实施标志着欧盟对草药药品的管理进入一个崭新的时期,为以中药产品为代表的传统医药产品进入欧盟市场,扩大中医药的国际影响力提供良好的机遇。

(二) 传统草药药品的界定

欧盟通过2004/24/EC法令中的第1条和第16a(1)条对传统草药药品进行明确的界定。

1. 2004/24/EC法令第1条　2004/24/EC法令第1条对草药药品及相关概念进行规定。其中,草药药品(herbal medicinal product)是指以1种或多种草药物质、1种或多种草药提取物,以及1种或多种草药物质与1种或多种草药提取物作为活性组分的医疗用产品。

上述所指的草药物质(herbal substances)包括所有未经加工的植物全株、片段或切制的植物、植物部位、藻类、真菌或苔藓类;草药提取物(herbal preparations)是指由草药物质经处理制备而得到的制品,制备方法可采用萃取、蒸馏、压榨、分馏、纯化、浓缩和发酵等。

2. 2004/24/EC 法令第 16a(1)条　2004/24/EC 法令第 16a(1)条对传统草药药品的特殊限定条件进行规定。

(1) 适应证应不需医生的诊断、处方或监督等干预。

(2) 以特定草药提取物类型和剂量进行给药。

(3) 是口服、外用或吸入制剂。

(4) 传统应用时限的规定,即超过 30 年的医疗应用历史(含超过 15 年的欧盟应用历史)。

(5) 传统应用证据的规定。

对于上述传统应用时限,欧盟要求运用文献或专家证据证明该传统草药或其相关产品(corresponding product)在申请日之前,已经具有超过 30 年的医疗应用历史,其中包括在欧盟超过 15 年的使用历史。值得注意的是,上述相关产品包括辅料以外的具有类似活性成分、适应证、剂量与给药途径的所有产品或制品,并不仅仅限定于产品作为药品身份,药材、提取物及保健食品等均可被欧盟认定作为相关产品。除产品形式未进行严格限定外,对产品中草药的药味组成也允许有一定程度的变化,草药在使用过程中其药味数量发生一定减化的情况也可能用作医疗应用的历史证据。此外,对于具有超过 30 年的传统应用证据且符合简化注册的其他所有要求,但无法提供在欧盟超过 15 年使用证据的产品,受理该产品注册申请的成员国药品主管部门可将相应资料递交至 HMPC 启动仲裁(referral)程序,如果 HMPC 详细评价后认为该产品适合简化注册程序,将针对该产品建立 EUM,EUM 的内容和意见应被成员国的药品主管部门予以采纳,并批准其相应产品上市。

对于上述传统应用证据的规定,欧盟规定应提供充分的文献或专家证据等传统应用资料予以支撑,尤其是需要证明产品在特定条件下使用安全,且具有与传统应用经验相对应的药理效应,即药效合理性。HMPC 在"草药临床安全性和有效性评价指南"中指出,证明草药传统应用的文献或专家证据可包括 6 种类型的资料。其一,可反映草药应用时间或应用期限的产品官方文件摘录,具体可包括作为药品或保健食品身份的产品批准文件、欧洲药典或欧盟成员国官方药典、欧盟成员国国家处方集专论等文件摘录;其二,公开发表的所有文献,尤其是草药安全性相关文献;其三,记载内容包括草药的适应证、草药提取物类别、剂量、禁忌证等的医学、药学、药理学、生药学、植物疗法或草药手册;其四,包括 WHO、德国 E 委员会(Commission E)、欧洲植物疗法科学合作组织(European Scientific Cooperative on Phytotherapy,ESCOP)及国家级处方集等的官方专家委员会发布的专论或报告集;其五,欧洲药典或欧盟成员国国家药典专论,这类资料通常记载产品提取物类型的相关信息,并无与治疗相关的信息如适应证、剂量、安全性等,因此必须与其他类型的资料结合应用;其六,产品销售统计数据、产品手册、上市后研究报告等产品上市后的相关文件资料。概括而言,上述类型的传统应用证据综合起来应能反映传统草药的医疗应用年限、治疗适应证、草药提取物类别、剂量、草药安全性等信息。

(三) 传统草药药品简化注册的要点

传统草药药品申请注册上市的过程称为"简化注册(simplified registration,SR)"。系统梳理 2004/24/EC 法令中对传统草药药品简化注册的规定,主要要点包括如下 4 个方面。

1. 对申报资料的要求　传统草药药品也应按 2003/63/EC 法令的规定,采用与化学药、生物制品统一的 CTD 格式,即需提供地区性行政管理资料、研究内容概要和综述、质量研究报告、非临床研究报告、临床研究报告这五大模块的申报资料。

2. 需开展的试验研究与研究减免情况 根据 2004/24/EC 法令第 16c 条,在临床前研究方面,传统草药药品需要开展全部理化、生物学或微生物学等药学试验研究;临床前安全性研究数据可用安全性文献综述及专家报告替代,仅在药品主管当局另有要求时补充开展相应的试验研究;对临床前药理及药动学研究不做要求,不需要相关研究数据,也不必提供相应的研究文献代替。在临床研究方面,不要求开展产品的临床试验,可由与传统应用相关的文献或专家证据代替。因而,相比化学药和生物制品,传统草药药品的药学试验研究在数量与质量方面并无减免;在临床前药理毒理和临床研究方面,审评部门根据产品的具体情况决定如何减免临床前安全性研究;而临床前药效学、药动学与临床研究则完全予以减免。

3. 不适用简化注册申请的情况 根据欧盟 2004/24/EC 法令的规定,不予批准简化注册申请的情况概括起来主要包括 5 个方面。其一,不符合前述对传统草药药品的要求或传统证据不够充分;其二,产品定性或定量组成与药品声明不符,或者产品质量不符合欧盟要求;其三,不满足对申报资料格式及内容的要求;其四,申请者不是欧盟范围内的合法人机构;其五,申请者采用传统草药药品不适用的审评程序,即集中审批程序。

4. 标签与广告 欧盟 2004/24/EC 法令规定传统草药药品的标签与说明书必须作出 2 点声明。一是该产品是基于长期传统应用经验而适用于某特定适应证的传统草药药品;二是在使用产品的过程中,如果症状持续存在或出现说明书中未提及的不良反应,应进一步咨询医生或合格从业者。在广告方面,传统草药药品同样需作出"该产品适应证基于长期传统应用"的声明。

第三节 中药欧盟注册法规研究回顾

随着 2004/24/EC 这部轰动全球的传统草药药品法令的颁布实施,苏钢强等[7]率先编撰《欧盟草药药品注册指南》,对欧盟草药药品管理的相关法令、草药药品审批程序、申请类别及注册申报资料相关要求等问题进行系统介绍。同时,国内也掀起对中药欧盟注册法规的研究热潮,主要的研究报道见表 39-3。可以看出,大量的报道包括对 2004/24/EC 法令及相关技术要求文件的研究分析,对 2004/24/EC 法令主要内容的翻译介绍[8-9],对法令立法背景和法令对传统草药药品注册的具体要求和欧盟药品注册审批程序的阐述分析[10-14],EUM 及其与欧盟草药药品简化注册的关系[15-19],以及欧盟草药药品管理机构、草药药品注册通用技术文件要求等[20-22],涉及欧盟草药药品简化注册的各个环节。同时,欧盟在颁布法令的同时也陆续发布有关草药药品质量、安全性和有效性评价的相关技术指南,国内亦对主要的指南文件进行详细解读。如汤依娜等[23]就"草药药品/传统草药药品的质量研究指南"分析欧盟草药药品质量总体要求与杂质检测要求;刘璐等[24]针对复方草药介绍分析欧盟"复方草药药品/传统草药药品的质量研究指南"中有关植物药的定性与定量研究思路,指出欧盟对复方草药产品的质量控制提倡遵循多指标和多方法、质量设计和工艺验证、过程分析和终点检验的质量控制原则;何毅等[25]、李秦川等[27-28]、杨颜芳等[29]就法令对传统草药药品质量标准、安全性和有效性的要求方面,将欧盟和我国的相关法规政策进行比较,就注册体系与我国进行差异对比分析;金林等[30]就中药材生产质量管理规范方面,对我国、欧盟及 WHO 的要求进行比较研究,指出我国的中药材生产基地建设在基础设施、人员素质、肥料农药施用等多个方面尚有待加强。近几年随着欧盟各指南的更新,国内的有关学者又进行再次解析[31-32]。

表 39-3　国内有关中药欧盟注册的主要研究报道情况（截至 2021 年 10 月 31 日）

序号	报道题名	发表时间	类型
1	《欧盟传统草药法令》简要分析	2004	期刊
2	欧盟草药药品注册指南	2005	专著
3	欧盟传统草药的最新立法研究及对中药进入欧盟之影响	2005	期刊
4	欧洲药品注册的管理规定——兼论欧盟传统草药的简化申请	2005	期刊
5	欧盟药品与传统草药药品注册通用技术文件概述	2005	期刊
6	欧盟传统草药简化申请指令述评	2006	期刊
7	中成药如何进入欧盟市场	2006	期刊
8	欧盟草药药品管理机构及其职能	2006	期刊
9	欧盟首例传统植物药注册成功及其给国人的启示	2006	期刊
10	欧盟对草药药品质量总体要求的新规定	2007	期刊
11	欧盟草药药品质量标准中杂质检测相关要求	2007	期刊
12	欧盟植物药及中药进口与我国出口现状分析	2007	期刊
13	中药向欧盟出口面临的机遇	2008	期刊
14	从欧盟指导原则看植物药复方质量研究与控制方法	2008	期刊
15	中草药药品进军欧洲市场的前景与法律探讨	2009	期刊
16	欧盟中药注册准入制度障碍研究——基于我国中药出口欧盟现状的分析	2010	期刊
17	中成药欧盟注册的研究	2010	学位论文
18	欧盟、美国和加拿大植物药管理异同剖析	2011	期刊
19	Directive 2001-83-EC 关于传统草药的具体规定	2011	期刊
20	中国中药企业应对欧盟传统药简易注册指令的现状分析	2011	期刊
21	主动应对欧盟《传统植物药注册程序指令》的近期对策	2011	期刊
22	中国应对欧盟《传统植物药注册程序指令》策略研究	2011	期刊
23	传统中药欧盟注册路径探析	2011	期刊
24	我国中药出口欧盟的策略探析	2011	期刊
25	简易注册通道关闭中成药在欧成"黑户	2011	期刊
26	中药复方和欧盟草药复方临床前安全性评价要求的比较研究	2011	期刊
27	中美欧中药/植物药/传统草药质量标准差异分析	2012	期刊
28	中药复方和欧盟草药复方的质量评估要求的比较研究	2012	期刊
29	《2004/24/欧盟指令》及其对中药国际化的影响	2012	期刊
30	中药复方在欧盟注册的对策探析	2012	期刊
31	注册过渡期后中药在欧盟发展策略的研究	2012	期刊
32	我国传统中药在欧盟简易注册分析	2013	期刊

续表

序号	报道题名	发表时间	类型
33	2004/24/EC 指令下中药出口欧盟面临的注册困境及对策	2013	期刊
34	突破中药欧盟注册障碍的关键因素分析	2014	期刊
35	欧盟及 WHO 植物药生产质量标准对比浅析	2014	期刊
36	欧盟成员国传统植物药品注册情况进展	2015	期刊
37	美国 FDA 及中国对植物药的质量标准与质量评价研究	2015	会议
38	以姜黄为例解析《欧盟传统草药专论》	2016	期刊
39	从天士力 T89 美国申报和丹参胶囊欧盟申报浅析以新药和传统植物药两种注册模式的毒理研究要点	2016	会议论文
40	基于草药专论的中药欧盟传统草药药品注册研究	2016	学位论文
41	欧盟传统草药药品法规疑难问题解析	2017	期刊
42	欧盟草药专论现况及对中药在欧盟注册的影响	2017	期刊
43	深度解析草药专论对中药欧盟注册的价值与重要性	2017	期刊
44	中成药欧盟注册障碍分析及对策研究——基于注册全流程	2017	学位论文
45	欧盟植物药注册法规和质量技术要求和中药国际化新药开发	2017	期刊
46	我国中药产品出口贸易形势及政策法规影响的分析	2018	期刊
47	中成药欧盟注册分析及品种选择研究	2018	学位论文
48	藏药 Padma Circosan 胶囊对复方中药产品欧盟简化注册的启示	2019	期刊
49	对欧盟植物药质量标准指导原则的介绍及思考	2019	期刊
50	欧盟植物药注册法规与非临床安全数据提交要求	2019	期刊
51	复方中成药欧盟简化注册评价体系研究	2019	学位论文
52	中成药欧盟注册分析	2020	期刊
53	复方中草药进入欧洲市场的关键成功因素	2020	期刊
54	欧盟草药药品注册管理现状与中药欧盟注册策略	2021	期刊

　　除对欧盟传统草药药品简化注册有关法规文件的研究外,亦有大量报道结合中药自身的特点和情况分析中药产品在欧盟注册所面临的障碍与应对措施。如祝国光等[33]对欧盟首例批准的传统草药产品 Klosterfrau Melisana 进行分析,提示复方中药产品在欧盟注册具有可行性。熊季霞等[34]、梁茜琪等[35]在综合介绍欧盟药品法规的基础上,提出中药欧盟药品注册所面临的困难包括文化背景差异,药材种植管理规范(Good Agriculture Practices,GAP)、药物非临床研究质量管理规范(Good Laboratory Practice,GLP)、药品生产质量管理规范(Good Manufacturing Practice,GMP)等技术壁垒,知识产权保护缺乏,以及国际权威研究资料不足、安全性资料缺乏、中药成分复杂等无形的壁垒。马爱霞等[36]、丁锦希等[37]结合我国中药产品在欧盟的出口现状,分析欧盟 2004/24/EC 法令带来的影响,并对中药欧盟药品注册的注册费用、审批时限、质量标准障碍及互认可程序等问题进行相应的论述。张建武等[38]从审批程序、审批部门、注册类别、申报企业、申报品种 5 个方面分析影响中药欧盟药品注册

成败的关键因素。刘张林等[39]、苏芮等[40-41]、张中朋[42]、周恩宇[43]、李秦川等[44]、李哲等[45]、倪昊翔等[46]在 2004/24/EC 法令规定的 7 年过渡期结束后相继对欧盟高检测标准、销售证明、注册费用等制约我国中药企业产品注册的因素和应对现状,以及近期与中、长期对策等进行阐述分析。张中朋等[47]对 2004—2013 年度欧盟各成员国传统草药药品的申请受理情况、批准数量、产品治疗领域等进行简要分析,提出分别从国家、行业组织及企业层面推动我国的 GMP 管理体系加入药品监管合作计划组织(PIC/S),促进企业之间的技术合作,以及加强中药产品基础研究的建议。2017 年以后则逐渐出现对复方中药产品欧盟简化注册有关问题和评价体系的研究分析[48-50]。

可以看出,国内专家学者对欧盟草药药品法律法规的研究关注度较高,尤其在 2004/24/EC 法令颁布初期及法令规定的 7 年过渡期结束,即 2004 和 2011 年这 2 个时间点前后,国内的期刊文献和相关新闻网站呈现报道高峰,相继对欧盟草药药品法规及中药如何开展欧盟注册进行多个方面的阐述与研究,并提出一些宝贵的思路和建议措施。

第四节　中药产品欧盟注册进展

虽然中药已在 160 多个国家和地区广泛应用,但其出口结构以中药材及饮片、植物提取物等原料为主,中药产品尤其中成药的占比非常小,在欧美发达国家多以食品或膳食补充剂甚至非法的形式存在。尽管中药国际化面临重重困难,国内仍有一些中药企业自 20 世纪 90 年代起一直坚持着中药产品的国际药品注册道路。同时,国家一直也十分重视和鼓励中药产品进入欧美药品市场,早在"九五"期间已明确"中药国际化"的战略目标,到"十二五"更将中药国际化研究从战略、政策层面推进到战略实施阶段,将以企业为主体的联盟推到中药国际化研究的第一线,并批准"重大新药创制"科技重大专项"现代中药国际化产学研联盟"项目。《"十三五"中医药科技创新专项规划》又进一步提出推进中药进入欧美主流药品市场的目标。

欧盟在全球植物药品市场的地位举足轻重,进入欧盟药品市场对产品的品牌影响力和国际市场开发具有重要作用。因此,欧盟是国内中药厂家进军国际市场的必争之地。许多国内医药公司相继加入中药欧盟注册的队伍。目前,欧盟 2004/24/EC 指令颁布实施至今已有近 20 年,中药产品的欧盟简化注册也取得阶段性进展。自 2012 年地奥心血康胶囊率先成功获得欧盟成员国荷兰的传统草药注册批准后,豨莶草片、丹参胶囊、板蓝根颗粒和愈风宁心片 4 个单方产品又分别在 2015、2016、2017 和 2019 年在英国、荷兰等国成功获批。

第五节　结语与展望

中医药文化是传承数千年中华文化的重要组成部分,为中华民族的繁衍和昌盛作出不可磨灭的贡献。随着现代医学发展的日新月异,系统生物学、网络药理学、生物信息学、分子生物学等新兴学科理论及新技术方法在中医药领域的研究应用,中医药的科学内涵逐渐被揭示,中药的整体调节作用及对复杂性疾病的独特优势也逐渐被国际社会所接受。尽管国家与产业界一直重视中药国际化工作,但一直以来,中药产品的国际化进程(尤其是进入欧美主流药品市场)并不算顺利,尚无中药产品获得美国批准上市,目前已有丹参滴丸等 4 个产品获美国批准开展Ⅲ期临床试验研究,但其路漫漫,研发风险巨大。2004/24/EC 法令的颁布实施,为中药产品以药品身份进入欧盟提供重要契机,经过10余年的努力,中药欧盟简化注册也已取得阶段性进展,已有5个中药产品成功在欧盟成员国获批上市,实践再次证实欧盟注册是推动中药国际化发展的可行途径。

与此同时,也应清醒看待当前中药欧盟注册存在的问题。纵观已有的在欧注册中药产品,均以传统草药药品身份在欧盟的单一成员国家申请注册,上市后仅能获得单一成员国的药品市场。由于欧盟规定传统草药药品仅能用于自我药疗,采用传统草药简化注册的方式极大地限制了中药市场和临床优势发挥,在单一成员国注册也存在资源浪费、注册效率低、市场受益有限等问题。欧盟草药药品亦可以新型草药药品和良好应用(well-established use)草药药品进行上市许可申请,对其适应证并无规定和限制[51]。同时,欧盟作为全球重要的区域一体化组织,药品市场准入机制涉及多国协调统一,具集中与分权的独特特点,欧盟草药药品除在单一国家进行注册申请而外,亦可通过分散(decentralized procedure,DCP)和互认可(mutual recognition procedure,MRP)程序进入欧盟的多个成员国,甚至通过集中程序(centralized procedure,CP)进入整个欧盟市场。欧盟草药药品无论在上市途径和注册类别方面都是多样的。展望未来,业界应进一步加强对欧盟草药药品法规的系统研究,据企业自身情况和产品特点的不同,逐步探索形成中药欧盟多元注册的态势,提高注册效率和中药产品在欧盟药品市场的份额,有效推进中药国际化高质量发展。

（瞿礼萍,邹文俊,叶祖光　成都中医药大学;中国中医科学院）

参 考 文 献

[1] 宋晓亭.欧盟传统草药统一化管理十年评述[J].国际贸易法论丛,2014,5(1):178-194.

[2] 王梅,孙朋悦,梁文,等.复方中草药进入欧洲市场的关键成功因素[J].中国药理学与毒理学杂志,2020,34(2):81-94.

[3] FAN T P,DEAL G,KOO H L,et al. Future development of global regulations of Chinese herbal products [J]. Journal of ethnopharmacology,2012,140(3):568-586.

[4] CHAN K. Chinese medicinal materials and their interface with Western medical concepts[J]. Journal of ethnopharmacology,2005,96(1-2):1-18.

[5] YU H,ZHONG S,CHAN,K,et al. Pharmacognostical investigation on traditional Chinese medicinal herbs: identification of four herbs from the UK market[J]. Journal of pharmacy and pharmacology,1995,47 (12B):1129.

[6] YU H,ZHONG S,BERRY M I,et al. Pharmacognostical investigation on traditional Chinese medicinal herbs:identification of six herbs from the UK market[J]. Journal of pharmacy and pharmacology,1997,49 (Suppl):212.

[7] 苏钢强,李伯刚.欧盟草药药品注册指南[M].北京:人民卫生出版社,2005:67-77.

[8] 翁新愚.《欧盟传统草药法令》简要分析[J].国外医学(中医中药分册),2004,26(5):259-261.

[9] 黄宇虹,张伯礼. Directive 2001-83-EC 关于传统草药的具体规定[J].中国新药杂志,2011,20(7):587-589.

[10] 叶祖光,邹健强.欧洲药品注册的管理规定:兼论欧盟传统草药的简化申请[J].中药研究与信息,2005,7(10):4-6,9.

[11] 叶祖光,张陆勇.欧盟传统草药简化申请指令述评[J].中国天然药物,2006,4(3):238-240.

[12] 陈巧,马爱霞,潘勤.中成药如何进入欧盟市场[J].中国药事,2006,20(5):277-282.

[13] 郑文忠,邓红,林华庆,等.我国传统中药在欧盟简易注册分析[J].时珍国医国药,2013,24(8):2010-2013.

[14] 郭治昕,赵利斌.欧盟传统草药的最新立法研究及对中药进入欧盟之影响[J].国外医学(中医中

分册),2005,27(1):3-8,11.

[15] 瞿礼萍,张晓群,熊晏,等.欧盟传统草药药品法规疑难问题解析[J].中国中药杂志,2017,42(20):
4040-4044.

[16] 瞿礼萍,施晴,曾慧敏,等.深度解析草药专论对中药欧盟注册的价值与重要性[J].中草药,2017,
48(9):1916-1920.

[17] 邹文俊,瞿礼萍,叶祖光,等.欧盟传统草药专论述评[J].中国中药杂志,2011,36(23):3386-3388.

[18] 瞿礼萍,王文珺,周祯祥,等.基于"欧盟草药专论"解析中药欧盟注册关键问题[J].中草药,2014,
45(24):3509-3514.

[19] 王文珺,瞿礼萍,施晴,等.以姜黄为例解析《欧盟传统草药专论》[J].中药材,2016,39(5):
1002-1006.

[20] 汤依娜,邹文俊,刘忠荣,等.欧盟草药药品管理机构及其职能[J].中国中医药信息杂志,2006,13
(6):1-3.

[21] 邹文俊,刘忠荣,叶祖光.欧盟药品与传统草药药品注册通用技术文件概述[J].中国中医药信息杂
志,2005,12(9):1-2,8.

[22] 汤依娜,易涛,张浩.欧盟对草药药品质量总体要求的新规定[J].国外医药(植物药分册),2007,22
(6):258-262.

[23] 汤依娜,邹文俊,张浩,等.欧盟草药药品质量标准中杂质检测相关要求[J].中国中医药信息杂志,
2007,14(8):1-5.

[24] 刘璐.从欧盟指导原则看其植物药复方质量研究与控制方法[J].中国中药杂志,2008,33(19):
2294-2296.

[25] 何毅,赵利斌,叶正良,等.欧盟、美国和加拿大植物药管理异同剖析[J].中国中药杂志,2011,36
(19):2747-2750.

[26] 何毅,叶正良,赵利斌,等.中美欧中药/植物药/传统草药质量标准差异分析[J].中草药,2012,43
(1):182-186.

[27] 李秦川,陈永法.中药复方和欧盟草药复方临床前安全性评价要求的比较研究[J].中国执业药师,
2011,8(11):30-32,39.

[28] 李秦川,陈永法,潘勤.中药复方和欧盟草药复方的质量评估要求的比较研究[J].现代药物与临
床,2012,27(3):272-277.

[29] 杨颜芳,张贵君,王晶娟.欧盟-美国FDA及中国对植物药的质量标准与质量评价研究[C]//第四届
中国中药商品学术大会暨中药鉴定学科教学改革与教材建设研讨会论文集.北京:[出版者不详],
2015:360-367.

[30] 金林,叶正良,张文生,等.中国、欧盟及WHO植物药生产质量标准对比浅析[J].中国现代中药,
2014,16(9):735-739.

[31] 萧惠来.欧盟草药临床安全性和有效性评估指导原则介绍[J].药物评价研究,2017,40(3):
285-291.

[32] 杨平,曲建博.对欧盟植物药质量标准指导原则的介绍及思考[J].中国新药杂志,2019,28(16):
2004-2008.

[33] 祝国光,罗瑞芝.欧盟首例传统植物药注册成功及其给国人的启示[J].国外医药(植物药分册),
2006,21(4):159-160.

[34] 熊季霞,管莉莉.中药向欧盟出口面临的机遇、困难与对策[J].上海医药,2008,29(11):495-498.

[35] 梁茜琪,陈鸿基.中草药药品进军欧洲市场的前景与法律探讨[J].中华中医药杂志,2009,24(6):
812-818.

[36] 马爱霞,朱娅莉,陈巧,等.欧盟植物药及中药进口与我国出口现状分析[J].中国天然药物,2007,5
(6):470-474.

［37］ 丁锦希,杨军歌.欧盟中药注册准入制度障碍研究:基于我国中药出口欧盟现状的分析［J］.国际商务(对外经济贸易大学学报),2010(2):90-97.

［38］ 张建武,邱琼.突破中药欧盟注册障碍的关键因素分析［J］.中国中药杂志,2014,39(15):2972-2977.

［39］ 刘张林,张中朋.中国中药企业应对欧盟传统药简易注册指令的现状分析［J］.中国现代中药,2011,13(6):8-10.

［40］ 苏芮,罗卫芳,孙鹏,等.主动应对欧盟《传统植物药注册程序指令》的近期对策［J］.环球中医药,2011,4(4):294-296.

［41］ 苏芮,罗卫芳,孙鹏,等.中国应对欧盟《传统植物药注册程序指令》策略研究［J］.中国中医药信息杂志,2011,18(8):1-2.

［42］ 张中朋.传统中药欧盟注册路径探析［J］.中国现代中药,2011,13(8):53-54.

［43］ 周恩宇.我国中药出口欧盟的策略探析［J］.对外经贸实务,2011(11):51-53.

［44］ 李秦川,潘勤.中药复方在欧盟注册的对策探析［J］.现代药物与临床,2012,27(4):400-403.

［45］ 李哲,李鸿涛,罗卫芳.注册过渡期后中药在欧盟发展策略的研究［J］.中医药管理杂志,2012,20(9):817-820.

［46］ 倪昊翔,孙源源.2004/24/EC指令下中药出口欧盟面临的注册困境及对策［J］.中国中药杂志,2013,38(9):1447-1450.

［47］ 张中朋,张黎.欧盟成员国传统植物药品注册情况进展［J］.中国现代中药,2015,17(1):69-72.

［48］ 瞿礼萍,曾洁,黄倩倩,等.藏药Padma Circosan胶囊对复方中药产品欧盟简化注册的启示［J］.中草药,2019,50(18):4511-4516.

［49］ 靳玉瑶.复方中成药欧盟简化注册评价体系研究［D］.太原:山西中医药大学,2019.

［50］ 王梅,孙朋悦,梁文,等.复方中草药进入欧洲市场的关键成功因素［J］.中国药理学与毒理学杂志,2020,34(2):81-94.

［51］ QU L P,ZOU W J,WANG Y T,et al. European regulation model for herbal medicine:the assessment of the EU monograph and the safety and efficacy evaluation in marketing authorization or registration in Member States［J］. Phytomedicine,2018,42:219-225.

第四十章

中医药防治新型冠状病毒
感染的基础和临床研究

一、新型冠状病毒感染的中医疾病属性

早在殷商时期,中医对疫病发生、传播的认识便有相关记载,《黄帝内经》记载"五疫之至,皆相染易,无问大小,病状相似",对疫病的发生、传播有了较为深入的认识。《伤寒杂病论》提出"时行之气"的疫病概念,其中"六经辨证"和"八纲辨证"确立中医分析病情、认识证候及临床治疗的法度,成为后世医家临床实践的基本准绳。吴又可著《温疫论》,创立关于外感病因中的"戾气学说""气即是物"的观点与现代的病原微生物致病学说的思想已经极为接近。

新型冠状病毒感染的暴发对世界经济、社会造成极大的负面影响。新型冠状病毒感染患者以身热不扬、咳嗽、乏力、纳差、苔腻为主要症状,属于中医学"瘟疫"的范畴,主要病性为湿毒,可称之为"湿毒疫"。中医侧重从宏观角度分析疾病,强调整体观念,认为发病的关键在于正邪的搏斗,与内因、外因皆有关系。中医药强调通过调节机体平衡,提高人体的正气,起到治疗作用。

二、新型冠状病毒感染的中医病因病机

现代医家对于新型冠状病毒感染有各自不同的见解,国家中医药管理局应对新型冠状病毒感染疫情联防联控专家组在黄璐琦、仝小林2位院士的带领下,综合各方观点,结合临床证候特点及救治经验,将"毒、寒、湿、热、瘀"等作为最为重要的致病因素,并作为历版中医诊疗方案的分型依据。

黄璐琦团队[1]根据在武汉金银潭医院的临床实践经验规律,总结出新型冠状病毒感染的中医病机,认为属于中医"毒湿疫"的范畴,是以"感受疫气"为基本病因,以"湿毒郁闭"为核心病机。病理因素为毒、湿、热、寒、瘀、虚,其中疫毒为根本。在上述病因病机的作用下,可出现不同病程阶段和证候类型的临床表现。张伯礼团队[2]通过大数据分析,总结出新型冠状病毒感染患者的证候特点和演变规律,认为新型冠状病毒感染属于"湿毒疫",兼夹或风或寒或热或燥而发病,证候要素是湿、热、毒、瘀、虚,起病较温和,但发展迅速,病情多变,病程绵延,基本病机是湿毒侵袭、肺经受邪、传连脏腑、正气亏虚。王永炎团队[3]提出新型冠状病毒感染属于中医学"寒湿疫"的范畴,病因是伏燥在先、寒或湿寒居后,病位主要在肺,其次是卫表脾胃,病机特点为毒、燥、湿、寒、虚、瘀,主要病机为疫毒湿寒与伏燥搏结、壅塞肺胸、损伤正气,导致气机痹阻、升降失常、元气虚衰。薛伯寿团队[4]认为新型冠状病毒感染属于中医"寒疫"或"寒湿疫",寒湿闭肺是发病初期之关键病机,寒湿之邪化热入里,病情进一步发展,气机升降失调、正气损耗、气阴两伤,甚者出现内闭阳脱。

三、新型冠状病毒感染的中医诊疗策略

对新型冠状病毒感染的诊断都是以国家颁布的《新型冠状病毒感染诊疗方案(试行第十版)》[5](以下简称"《方案》")为准则。试行第三版到试行第十版发布,中医治疗部分在疾病的分期、证型、方药、用量等方面更加详细、具体。目前在新型冠状病毒感染的临床治疗过程中,国家卫生健康委员会和国家中医药管理局将清肺排毒汤作为通用方剂推荐用于疾病的各个时期,此方是由《伤寒杂病论》中的麻杏甘石汤、小青龙汤、五苓散、射干麻黄汤加减化裁而来的,功效上宣肺清里、健脾和胃、通利三焦并用,在几个省份的推广使用中,患者的治疗有效率在90%以上,效果显著,可有效遏制病情发展[4]。《方案》中新型冠状病毒感染轻型包括疫毒束表证、寒湿郁肺证、湿热蕴肺证,中型包括湿毒郁肺证、寒湿阻肺证、湿夹燥证,重型包括疫毒闭肺证、气营两燔证、阳气虚衰、疫毒侵肺证,危重型有内闭外脱证,恢复期包括肺脾气虚证、气阴两虚证、寒饮郁肺证。对不同证型的推荐方、剂量、中药注射剂、服用方法等做了详细说明。临床实践表明,中药的运用能够有效减少肺部渗出,抑制炎症介质释放,稳定血氧饱和度,减少呼吸支持力度和抗生素使用量,对病情的改善效果显著[6]。除常规中药治疗外,针灸、刮痧、佩戴香囊、足浴、代茶饮、熏蒸等干预方式也具有一定的优势[7]。同时,世界卫生组织在官方网站上发布了《世界卫生组织关于中医药抗击新冠肺炎专家评估会》的报告,充分肯定了中医药抗击新型冠状病毒感染疫情的贡献。报告中指出中药能有效治疗新型冠状病毒感染,降低轻型和普通型病例转为重症,缩短病毒清除时间和改善轻型和普通型新型冠状病毒感染患者的临床预后。鼓励成员国考虑中国形成并应用的中西医结合模式(整合医学模式),有效管理当前疫情并对未来可能发生的全球疫情做好准备[8]。

四、中医防治新型冠状病毒感染的作用优势

(一) 预防阶段

在中医"治未病"的基本原则中,"未病先防"是首要原则,使正气保持旺盛,即"正气存内,邪不可干"。结合中医病因病机分析,以保护正气为基本原则,加强对普通人群、高危人群、密切接触者、无症状感染者等非确诊人群的预防干预,可保护易感人群,降低发病率,阻止疫情蔓延。在武汉抗疫工作初期,中医药第一时间介入,在武汉及周边地区陆续发放寒湿疫方,覆盖72.3万户,5万多例发热、疑似患者和新型冠状病毒感染轻型、普通型患者,对武汉疫情的防控发挥重要作用[9]。

(二) 治疗阶段

1. 非重型患者　新型冠状病毒感染起病传变迅速,依据中医药理论,结合患者的症状与体征变化,强调早期进行干预,临床意义重大。王永炎团队[10]对9个省市54家医院确诊的782例新型冠状病毒感染患者的回顾性研究表明,症状出现后的1周内使用清肺排毒汤与1周后使用相比,有更好的临床结局相关性,包括缩短临床症状缓解时间、核酸转阴时间及住院时长。同时,张忠德团队[11]提出重症预警的中医指标,在实践中分析出舌质变红、舌苔变厚、大便不通、淋巴细胞计数下降是患者向重症发展的重要预警指标,在早期发现患者相关症状,通过肺肠同治、全程扶正的疗法阻断疾病恶化,使患者早期获益。

研究表明,中药治疗非重型患者有效性的证据相对充分,在降低转重率方面具有明显优势,在缩短住院时长、缩短病毒清除时间和临床症状缓解时间方面也呈现出显著优势。仝小林团队[12]在一项纳入283例新型冠状病毒感染确诊患者及疑似患者的临床研究中发现,联合

使用连花清瘟颗粒与藿香正气滴丸能显著改善新型冠状病毒感染患者的预后,降低患者的转重率,同时减少抗生素的使用。在缩短病毒清除时间方面,一项研究[13]纳入130名轻度至中度新型冠状病毒感染确诊患者,与常规治疗相比,联合喜炎平注射液,显著缩短病毒清除时间,缩短患者咳嗽、发热时间。钟南山团队[14]采用连花清瘟胶囊治疗284例伴有发热、咳嗽、乏力同时有影像学改变的新型冠状病毒感染患者,发现相对标准治疗,该联合治疗可更快且更有效缓解临床症状。

2. 重型患者　针对重型患者,中成药有效性的证据相对薄弱,可及证据已显示出在降低机械通气率、缩短机械通气周期、缩短ICU住院时长和总住院时长方面具有一定的优势。黄璐琦团队[10,15]在武汉金银潭医院的临床救治研究表明,化湿败毒颗粒联合中药注射剂(喜炎平、血必净和参麦注射液)治疗新型冠状病毒感染具有较好的清除SARS-CoV-2、促进肺部病灶吸收和缓解全身炎症的作用,是治疗重症新型冠状病毒感染、降低病死率的有效、安全的方法。此外,化湿败毒颗粒在一定程度上可以增强洛匹那韦-利托那韦的治疗效果。另一项前瞻性随机对照研究[16]共纳入60例重症新型冠状病毒感染患者,比较常规支持治疗,联合血必净注射液治疗后,患者机械通气率降低、转危重症比率降低、症状缓解时间缩短、ICU住院时长缩短,差异均具有统计学意义($P<0.05$)。一项队列研究[17]共计纳入15家医院的8 939例任意分型的新型冠状病毒感染患者,结果显示清肺排毒汤可相对降低住院患者50%的死亡风险($P<0.001$)。然而由于研究本身数量和纳入样本量等问题,中医药对于重症患者的疗效仍旧需要进一步研究加以验证。

无论针对重型或非重型患者,均未观察到与中成药相关的严重不良事件;比较常规支持治疗,报告的不良事件组间均不存在显著差异(均$P<0.05$)[9-15]。

(三) 康复阶段

改善康复期患者的相关症状,提高患者生活质量。随着医疗救治的全面开展与深入,解除隔离及符合出院标准的新型冠状病毒感染患者逐渐增多,其中部分患者仍存在乏力、纳差、焦虑、间质性肺炎等症状及生化指标、影像学检查异常。国家卫生健康委员会办公厅、国家中医药管理局办公室印发《新型冠状病毒肺炎恢复期中医康复指导建议(试行)》[18],推荐了以中药、传统非药物疗法、心理、膳食及运动功法为主要内容的综合干预策略。多种中医药干预措施灵活使用,可帮助解决患者康复期的后遗问题。

五、新型冠状病毒感染治疗的中医有效方药

我国在抗击新型冠状病毒感染疫情的过程中,中医药及中西医结合在临床救治中的应用率达到80%以上[19],对疫情的迅速控制起到不可忽视的作用。中医药在改善临床症状、缓解疾病进展、缩短住院时间等多个方面均有获益,且安全性好[20];西医药具有降低病死率与降低转重率的临床获益,同时有潜在的严重不良事件发生风险[21]。中医药治疗新型冠状病毒感染的方法多样,包括方剂加减/自拟方、中成药/院内制剂、非药物传统疗法(针刺、艾灸、推拿、拔罐、敷贴、导引等)及上述各类联合治疗。在缺乏特效药物的情况下,以"三药三方"为代表的中医药有效方药发挥重要作用。"三药"为金花清感颗粒、连花清瘟胶囊/颗粒、血必净注射液,"三方"为清肺排毒汤、化湿败毒方、宣肺败毒方。同时,在全国范围内开展很多以中医药为干预手段的临床和基础研究,总结如下:

(一)"三方"的研究

1. 清肺排毒汤　清肺排毒汤由《伤寒杂病论》中的麻杏石甘汤、小柴胡汤、五苓散、射干麻黄汤等经典名方化裁而成。研究发现该方通过多成分、多靶标协同作用对机体起到全方

位、整体的调控作用,已同时开展质量标准和生产工艺研制,以及制剂安全性评价。

Liu 等[22]采用超高效液相色谱-四级杆/静电场轨道阱高分辨质谱法(UHPLC-Q-Orbitrap HRMS)鉴定清肺排毒汤及其吸收原型的化学成分,以及口服清肺排毒汤后小鼠血清和组织中的代谢物,共有 405 种化学成分,其中包括 40 种生物碱类、162 种黄酮类化合物、44 种有机酸、71 种三萜类皂苷和其他 88 种化合物。Zhao 等[23]通过分子对接和网络药理学研究发现口服清肺排毒汤后的 12 个入血成分作用于 55 个新型冠状病毒感染紧密相关的靶点发挥干预作用,其中甘草酸、黄芩苷、橙皮苷和金丝桃苷 4 个化学成分作用于丝氨酸/苏氨酸蛋白激酶(AKT1)、肿瘤坏死因子(TNF-α)、白细胞介素-6(IL-6)、环氧合酶-2(COX-2)、血红素加氧酶(HMOX1)、白细胞介素-10(IL-10)和抑癌基因(TP53)等 7 个靶点,可能调控模式识别受体信号、白细胞介素信号、细胞凋亡、凝血、生物氧化和花生四烯酸代谢等多个生物学过程,进而发挥抗炎、抗感染、免疫调节和多器官保护的重要作用。炎症和免疫反应失调是 SARS-CoV-2 诱导的新型冠状病毒感染的典型特点。Xu 等[24]通过网络药理学分析表明,清肺排毒汤成分的靶标与涉及炎症和免疫相关分子密切相关,动物实验表明清肺排毒汤能有效缓解右旋糖酐硫酸钠诱导的小鼠肠道炎症,抑制促炎性细胞因子 IL-6 和 TNF-α 表达,促进抗炎性细胞因子 IL-10 表达,其活性成分汉黄芩苷主要通过下调 USP14,促进 ATF2 降解,从而发挥重要的抗炎作用。

在《新型冠状病毒肺炎诊疗方案(试行第六/七/八/九版)》中,清肺排毒汤是治疗轻型、普通型、重型和危重型患者的通用方剂[5,25-26]。湖北省 15 家定点医院新型冠状病毒感染住院电子病例的临床研究中,共计纳入患者 8 939 例,其中 28.8%的患者接受清肺排毒汤治疗,结果显示接受清肺排毒汤治疗的患者较未接受清肺排毒汤治疗的患者的死亡风险显著降低(1.2% vs 4.8%),且两组间急性肝、肾损伤等常见药物不良反应的发生率无明显差异[27]。中医药治疗新型冠状病毒感染的真实世界研究中,共纳入患者 749 例,含有 225 例清肺排毒汤单用治疗的病例与 96 例清肺排毒汤联合抗病毒治疗的病例,结果显示清肺排毒汤单用或联合抗病毒治疗均可以缩短轻型、普通型新型冠状病毒感染患者的住院天数、病毒核酸检测转阴天数、用药天数及咳痰、咽痛、肌肉酸痛消失时间,能有效改善胸部 CT 影像结果[28]。在回顾性多中心研究中,纳入来自中国 9 个省份 54 家医院的 782 例新型冠状病毒感染患者病例,结果显示清肺排毒汤能够显著缩短病程、核酸转阴时间及住院时间,且"早干预、早使用"可加速疾病康复进程[29]。

2. 化湿败毒方　化湿败毒方由中国中医科学院黄璐琦医疗团队研发,由麻黄、杏仁、石膏、甘草、赤芍、葶苈子、半夏、茯苓、草果、藿香、苍术、黄芪、厚朴、大黄 14 味中药组成。

谢铱子等[29]采用网络药理学分析化湿败毒方干预新型冠状病毒感染的分子机制,发现其成分靶标富集在氧化应激反应、脂多糖反应及干扰素 γ 介导的信号通路调控等相关的生物学过程,干预 TNF 信号通路、NF-κB 通路、AGE-RAGE 通路等多个信号通路,进一步分子对接显示木犀草素、槲皮素和山奈酚与新型冠状病毒感染相关蛋白有较强的结合作用,表明化湿败毒方中的多个活性成分干预多个靶点及多个通路,从而发挥重要的抗炎、抗氧化、调节免疫及抗病毒的作用。陶嘉磊等[30]通过网络药理学预测化湿败毒方中的 138 个关键成分调控 59 个关键靶标如 IL-6、MAPK-3、MAPK-8、CASP-3、IL-10、MAPK-1、CCL-2、IL-2 等发挥作用,其中分子对接表明黄芩素可与病毒复制的关键靶标 MpPro 结合,甘草酚可与 SARS-CoV-2 侵入人体的关键受体血管紧张素转换酶 2(ACE2)结合,从多成分、多靶标的角度阐释化湿败毒方干预新型冠状病毒感染的作用机制。

化湿败毒方临床用于新型冠状病毒感染的轻、中、重度患者的治疗,可降低疾病转重率[31]，显著缩短核酸转阴时间[10,32]。武汉东西湖方舱医院针对轻型、普通型新型冠状病毒感染患者开展随机、平行对照、开放性临床试验，共纳入 742 例病例，结果表明新型冠状病毒感染患者早期服用化湿败毒方后，疾病转重率显著降低（2.5% vs 7.8%，$P=0.014$）[31]。另一项在武汉市金银潭医院的前瞻性、开放标签、随机对照试验共纳入 204 例新型冠状病毒感染患者（包括轻型、普通型、重型患者病例），结果显示与单纯常规治疗相比，加用化湿败毒方可显著改善发热、咳嗽、乏力、胸闷症状，且临床应用安全性良好；在肺部炎症改善方面，服用化湿败毒方可更有效减少肺部磨玻璃影面积，改善肺部炎症的整体 CT 表现[32]。另一项临床随机对照研究显示，化湿败毒方与中药注射液联合使用治疗重症肺炎 55 例，疗效明显，连续 2 次咽拭子核酸检测阴性、肺部炎症消失、CT 影像有明显改善，达到出院标准。化湿败毒颗粒与西药联用，较单纯西药治疗的病毒核酸检测转阴时间、住院时间平均缩短 3 日，临床症状改善显著[33]。以循证证据证明中医药可用于新型冠状病毒感染不同阶段的防治，体现"轻型/普通型患者中医药为主导、重型/危重型患者中西医协同作用"的新型冠状病毒感染治疗理念。

2020 年 9 月 1 号，阿拉伯联合酋长国批准化湿败毒颗粒通过该国植物药紧急产品标准注册，标志着化湿败毒颗粒正式以药品身份进入该国市场。

3. 宣肺败毒方　宣肺败毒方由天津中医药大学张伯礼团队研发，是由生麻黄、苦杏仁、生石膏、茅苍术、生薏苡仁、青蒿草、虎杖、干芦根、广藿香、葶苈子、化橘红、马鞭草、生甘草 13 味中药组成的中药方剂，具有宣肺化湿、泻肺解毒的功效，适用于轻型、普通型新型冠状病毒感染患者。

王毅等[34]采用网络药理学研究表明，宣肺败毒汤中 13 味中药成分的 326 个靶标与新型冠状病毒感染密切相关，主要富集于病毒感染、免疫炎症、细菌感染、能量代谢等方面，从而发挥多成分、多靶点的干预新型冠状病毒感染作用。王汉等[35]采用网络药理学与分子对接技术表明，宣肺败毒方中的化学成分如黄酮类和植物甾醇类成分可与 SARS-CoV-2 的 ACE2 和 3CLPro 受体进行结合，从而阻止病毒侵入与复制，并作用于肺炎损伤的相关靶标如 IL-6、IL-1β、CCL-2、MAPK-3、EGFR、MAPK-1、NOS-2 等起到减轻炎症、抑制细胞因子、调节免疫的作用。

"三方"的成果转化不断提速，2021 年 3 月 2 日，国家药品监督管理局通过特别审批程序应急批准清肺排毒颗粒、化湿败毒颗粒、宣肺败毒颗粒上市，成为中药注册分类改革后首次按照《中药注册分类及申报资料要求》（2020 年第 68 号）"3.2 类其他来源于古代经典名方的中药复方制剂"审评审批的品种。

（二）口服中成药的研究

1. 金花清感颗粒　金花清感颗粒是由金银花、浙贝母、黄芩、牛蒡子、青蒿等组成的中药方剂，具有疏风宣肺、清热解毒的功效。

龚普阳[36]等采用网络药理学及分子对接技术对金花清感颗粒干预新型冠状病毒感染的作用及药效物质进行预测，表明金花清感颗粒可能通过多成分结合 SARS-CoV-2 中的 3CL 水解酶，调控 PTGS2、HSP90AB1、HSP90AA1、PTGS1、NCOA2 等多个靶点发挥作用。Shi 等[37]通过文献挖掘比较金花清感颗粒与连花清瘟胶囊的抗病毒作用，发现两者的活性成分可以靶向包括 SARS-CoV-2 在内的 87 种不同类型的病毒，其主要通过靶向病毒生命周期及调节宿主免疫应答和炎症反应发挥作用。

临床上金花清感颗粒用于外感时邪引起的发热、恶寒轻或不恶寒、咽红咽痛、鼻塞流涕、口渴、咳嗽或咳而有痰等；还可用于包括甲型 H_1N_1 在内的各类流感。一项研究[38]纳入 123

例轻型新型冠状病毒感染患者,结果显示联合金花清感颗粒组较西医常规治疗比较,患者临床住院率下降(10.98% *vs* 24.39%)、症状消失率下降、治疗组汉密尔顿焦虑量表评分均明显低于对照组,差异均有统计学意义($P<0.05$),表明金花清感颗粒联合西医常规治疗方案能显著减轻患者的发热、咳嗽、乏力、咳痰临床症状,缓解患者焦虑情绪。仝小林团队[39]观察金花清感颗粒联合抗病毒西药治疗123例疑似、确诊新型冠状病毒感染患者的效果,与单纯抗病毒西药治疗组比较,金花清感颗粒可缓解患者发热、食欲不振等临床症状,一定程度上减少抗生素的使用。

2. 连花清瘟胶囊　连花清瘟胶囊是由连翘、金银花、炙麻黄、炒苦杏仁、石膏、板蓝根、绵马贯众、鱼腥草、广藿香、大黄、红景天、薄荷脑、甘草13味中药组成的方剂,具有清瘟解毒、宣肺泄热的功效。

前期研究表明,连花清瘟胶囊体外可抑制不同株流感病毒的增殖,可阻断早期(0~2小时)的病毒感染,抑制病毒诱导炎症因子的表达,对一系列流感病毒具有广谱抑制作用和调节机体免疫作用[40]。钟南山院士团队[41]研究证实连花清瘟胶囊显著抑制SARS-CoV-2在Vero E6细胞中的复制,并显著降低促炎性细胞因子如TNF-α、IL-6、CCL-2/MCP-1和CXCL-10/IP-10的mRNA水平,且药物处理可导致细胞内的病毒粒子形态异常,该研究表明连花清瘟胶囊对SARS-CoV-2感染引起的细胞病变具有良好的抑制作用,主要体现在降低新型冠状病毒活性、病毒含量及炎症因子的表达。Xia等[42]采用网络药理学与分子对接的方法发现连花清瘟胶囊可能通过IL-6、TNF-α、VEGFA和AKT1等靶标发挥作用,其中槲皮素、β-谷甾醇、山奈酚和豆甾醇可能是其发挥作用的有效单体成分。李琦[43]等采用细菌感染引起的急性肺损伤(ALI)小鼠模型发现连花清瘟胶囊使MCP-1表达降低及减少肺部单核巨噬细胞趋化和募集,减轻肺部炎症损伤。

连花清瘟胶囊临床上用于治疗流行性感冒属热毒袭肺证,症状如发热或高热、恶寒、肌肉酸痛、鼻塞流涕、咳嗽、头痛、咽干咽痛、舌偏红、苔黄或黄腻等。钟南山、刘清泉团队[14]观察284例连花清瘟胶囊治疗新型冠状病毒感染患者,较西医常规治疗,患者发热、咳嗽、乏力消失时间连花清瘟胶囊组(平均为7日)优于对照组(平均为10日),CT影像学好转率连花清瘟胶囊组优于对照组,转危重症比例连花清瘟胶囊组为2.1%,对照组为4.2%,差异具有统计学意义(均$P<0.05$),表明连花清瘟胶囊治疗新型冠状病毒感染轻型、普通型的疗效确切。仝小林团队[12]观察连花清瘟颗粒、连花清瘟颗粒+藿香正气滴丸、西药(抗病毒药)治疗283例新型冠状病毒感染患者,研究表明连花清瘟颗粒联合藿香正气滴丸组的患者转重率最低,在缓解患者恶心、呕吐、四肢酸痛上有明显优势,且两组使用中药组的抗生素使用率明显低于西药组,提示中西医结合在改善新型冠状病毒感染患者预后方面具有潜在优势。

(三) 静脉注射用中成药的研究

在重症、危重症新型冠状病毒感染患者的救治中,经中西医结合专家组联合临床观察,发现血必净注射液、参麦或生脉注射液、痰热清注射液等药物在防止重症转危重和降低病死率方面有一定作用。

血必净注射液是由红花、赤芍、丹参、川芎、当归5味中药组成的方剂,具有化瘀解毒的功效,用于发热、喘促、心悸、烦躁等瘀毒互结证等温热类疾病,也用于感染引起的全身炎症反应综合征及多器官功能失调综合征的脏器功能受损期的配合治疗。黄爱昊等[44]通过网络药理学与分子对接的方法预测血必净注射液中的槲皮素、山奈酚、木犀草素、β-谷固醇、丹参酮等成分可直接作用于SARS-CoV-2的3CL水解酶,从而干预病毒复制。除此之外,该药可干预核苷酸寡聚结构域(NOD)样受体(NoD-like receptor)等多条信号通路,发挥免疫调节作用。Shi 等[45]通过代谢组学方法分析脓毒症诱导的小鼠急性肺损伤的代谢变化,表明血必净注射液可通过嘌呤、谷胱甘肽、花生四烯酸和鞘脂代谢减轻脓毒症诱导的急性肺损伤。Li 等[46]采用网络药理学分析与血浆代谢组学的方法发现血必净注射液可抑制 p-p65、p-IKBα、p-IKKβ 蛋白表达,降低炎症,抑制百草枯诱导的肺纤维化的发生。段茹等[47]通过文献总结血必净注射液干预新型冠状病毒感染的潜在作用机制,表明血必净注射液可有效保护受损伤的肺组织,抑制血清促炎性细胞因子 TNF-α、IL-1、IL-6、IL-8 升高,阻止炎症对脏器的进一步损害,从而发挥对重症肺炎的治疗作用。在新型冠状病毒感染住院患者中,高达 20%~30% 的患者伴有心功能障碍。He 等[48]通过网络药理学对感染 SARS-CoV-2 的人诱导多能干细胞来源的心肌细胞(hiPSC-CMs)的转录组数据进行分析,发现血必净注射液可能干预细胞因子、炎症、细胞衰老和氧化应激等通路,其中单核细胞趋化蛋白-1(CCL-2)、白细胞介素-8(CXCL-8)、原癌基因蛋白(FOS)、干扰素(IFNB-1)、白细胞介素-1A(IL-1A)、白细胞介素-1B(IL-1B)、纤溶酶原激活物抑制剂 1(SERPINE-1)为其关键核心靶标。

(四) 其他中药筛选

程京团队[49]对 125 个干预新型冠状病毒感染中药方剂及其所包含的 166 味中药在诱导的巨噬细胞模型上进行基于高通量测序筛选,发现其中的 98 个方剂具有抑制病毒信号通路与炎症因子风暴的潜力,进一步分析发现"三药三方"中的 5 个方剂中药显示具有良好的抗新型冠状病毒感染作用,包括清肺排毒汤(排名 1/98)、连花清瘟胶囊(排名 6/98)、宣肺败毒方(排名 14/98)、化湿败毒方(排名 20/98)和金花清感颗粒(排名 45/98)。Huang 等[50]系统总结并比较"三药三方"中的各化学成分与 3CLpro、ACE2、IL-6 等新型冠状病毒感染关键靶标的相互作用,发现"三药三方"均包含靶向 3CLpro、ACE2、IL-6 的化学成分,其中甘草黄酮、槲皮素和没食子酸为"三药三方"的 6 种中药方剂共同包含的化学成分,均可作用于 ACE2;槲皮素、熊果酸、木犀草素和芦丁可作用于 IL-6;芦丁可作用于 3CLpro 和 IL-6。

Zhang 等[51]系统总结中药在保护组织免受新型冠状病毒感染损伤中的重要作用,进而从抗炎、抗氧化、抗凋亡等方面阐明中药的可能作用机制,发现黄芩、丹参、人参等临床常用中药可作用于炎症、氧化应激、细胞凋亡等多个生物学过程,其中分别总结抗炎的潜在有效成分如大黄中的大黄素、黄芩中的黄芩素、人参中的人参皂苷 Rf、丹参中的丹参酮 II$_A$、厚朴中的厚朴酚、黄芪中的黄芪甲苷 IV 与黄芪多糖、党参中的党参多糖、金银花中的新绿原酸、三七中的三七总皂苷、红景天中的红景天多糖均具有明显的抗炎作用。Luo 等[52]收集国内治疗新型冠状病毒感染的复方 166 个、单药 179 个,分析发现临床上使用频率最高的前 10 种中药为甘草、黄芩、苦杏仁、金银花、连翘、麻黄、茯苓、广藿香、陈皮和桔梗,传统描述以解热(47 个,26.26%)、祛痰止咳(22 个,12.29%)、解湿(21 个,11.73%)等中药居多;并筛选出与抗病毒信号通路相关的化学成分 β-谷固醇、豆固醇和槲皮素等。新型冠状病毒主要通过其表面刺突蛋白与人体细胞上的 ACE2 受体结合实现感染,ACE2 是新型冠状病毒的进入人体的主要受体。近期 Brevini 等研究者发现一种治疗肝病的药物熊去氧胆酸(ursodeoxycholic acid,UDCA)可以关闭 ACE2 受体,从而阻断新型冠状病毒进入人体细胞的大门,该药物可能在预防新型冠状病毒感染中发挥重要作用。

六、总结

在过去的 100 年中,由病毒引起的传染性呼吸道疾病对全球公共卫生造成巨大威胁,其中由冠状病毒 SARS 和 MERS 引起的疾病较为严重。此次新型冠状病毒感染的流行再一次对全球的卫生健康构成威胁,全球的感染及死亡人数不断上升。SARS-CoV-2 感染的危重患者,免疫系统已经出现致命的细胞因子风暴现象[53]。机体感染病毒后引起体液中的多种细胞因子如 TNF-α、IL-1、IL-6、IL-12、IFN-α、IFN-β、IFN-γ、MCP-1 和 IL-8 等迅速大量产生的现象即细胞因子风暴现象,是引起急性呼吸窘迫综合征和多器官功能衰竭的重要原因。

中药具有多成分、多靶标、系统调节的作用。西药着重于抑制病毒,中药更强调基于宿主的系统整体调节与平衡,通过提高人体的正气,调动宿主的自我保护机制而抵御病毒。在缺乏特效药物的情况下,以"三药三方"为代表的中医药有效方药在疫情防控中发挥重要作用。国家卫生健康委员会办公厅先后共发布十版新型冠状病毒感染诊疗方案,各地区也相继发布新型冠状病毒感染中医药诊治方案,进一步肯定了中医药对新型冠状病毒感染的疗效[54]。中医药积极参与、中西医并重的中国方案为全世界抗击新型冠状病毒感染提供有效的措施。

（杨洪军;刘昱;张晶晶　中国中医科学院;
中国中医科学院中医临床基础医学研究所;
中国中医科学院中药研究所）

参 考 文 献

[1] SHI N,GUO L,LIU B,et al. Efficacy and safety of Chinese herbal medicine versus Lopinavir-Ritonavir in adult patients with coronavirus disease 2019:A non-randomized controlled trial. Phytomedicine. 2021;81: 153367. doi:10. 1016/j. phymed. 2020. 153367.

[2] 高树明,马英,杨丰文,等. 张伯礼:中医药在防治新型冠状病毒肺炎全过程发挥作用[J]. 天津中医药,2020,37(02):121-124.

[3] 范逸品,王燕平,张华敏,等. 试析从寒疫论治新型冠状病毒肺炎[J]. 中医杂志,2020,61(5):369-374.

[4] 薛伯寿,姚魁武,薛燕星. "清肺排毒汤"快速有效治疗新型冠状病毒肺炎的中医理论分析[J]. 中医杂志,2020,61(6):461-462.

[5] 国家卫生健康委办公厅,国家中医药局综合司. 关于印发新型冠状病毒感染诊疗方案(试行第十版)的通知[EB/OL]. (2023-01-06)[2023-05-04]. http://www. nhc. gov. cn/ylyjs/pqt/202301/32de5b-2ff9bf4eaa88e75bdf7223a65a. shtml.

[6] 刘清泉,夏文广,安长青,等. 中西医结合治疗新型冠状病毒肺炎作用的思考[J]. 中医杂志,2020,61(6):463-464.

[7] 李振,俞科贤. 中医药防治新型冠状病毒肺炎的特色和优势[J]. 中国民间疗法,2020,28(7):1-4.

[8] World Health Organization. WHO Expert Meeting on Evaluation of Traditional Chinese Medicine in the Treatment of COVID-19[EB/OL]. [2021-12-30]. https://www. who. int/publications/m/item/who-expert-meeting-on-evaluation-of-traditional-chinese-medicine-in-the-treatment-of-covid-19.

[9] 王玉光,齐文升,马家驹,等. 新型冠状病毒肺炎中医临床特征与辨证治疗初探[J]. 中医杂志,2020,61(04):281-285.

[10] SHI N N,LIU B,LIANG N,et al. Association between early treatment with Qingfei Paidu decoction and favorable clinical outcomes in patients with COVID-19:a retrospective multicenter cohort study[J]. Pharmacological research,2020,161:105290.

[11] 郑丹文,刘慧玲,徐晓花,等. 新型冠状病毒肺炎患者出院 5~8 个月后中医证候分析[J]. 暨南大学学报(自然科学与医学版),2021,42(4):432-440.

[12] XIAO M,TIAN J,ZHOU Y,et al. Efficacy of Huoxiang Zhengqi dropping pills and Lianhua Qingwen granules in treatment of COVID-19:a randomized controlled trial [J]. Pharmacological research, 2020, 161:105126.

[13] ZHANG X Y,LV L,ZHOU Y L,et al. Efficacy and safety of Xiyanping injection in the treatment of COV-ID-19:A multicenter,prospective,open-label and randomized controlled trial[J]. Phytother Res,2021,35(8):4401-4410.

[14] HU K,GUAN WJ,BI Y,et al. Efficacy and safety of Lianhuaqingwen capsules,a repurposed Chinese herb,in patients with coronavirus disease 2019:A multicenter,prospective,randomized controlled trial[J]. Phytomedicine,2021,85:153242.

[15] WANG Y,LU C,LI H,et al. Efficacy and safety assessment of severe COVID-19 patients with Chinese medicine:a retrospective case series study at early stage of the COVID-19 epidemic in Wuhan,China[J]. Journal of ethnopharmacology,2021,277:113888.

[16] LUO Z,CHEN W,XIANG M,et al. The preventive effect of Xuebijing injection against cytokine storm for severe patients with COVID-19:A prospective randomized controlled trial[J]. Eur J Integr Med,2021,42:101305.

[17] ZHANG L,ZHENG X,BAI X,et al. Association between use of Qingfei Paidu Tang and mortality in hospitalized patients with COVID-19:A national retrospective registry study. Phytomedicine. 2021 May;85:153531. doi:10. 1016/j. phymed. 2021. 153531. Epub 2021 Feb 28. PMID:33799224;PMCID:PMC7914374.

[18] 国家中医药管理局办公室.关于印发新型冠状病毒肺炎恢复期中医康复指导建议(试行)的通知[EB/OL]. (2020-02-22)[2020-02-26]. http://yzs. satcm. gov. Cn/zhengcewenjian/2020-02-23/13319. html.

[19] 周博文,许祥云,陈明明,等.基于数据挖掘的新型冠状病毒肺炎(COVID-19)中医证型分布及其中医药治疗用药规律分析[J].亚太传统医药,2021,17(8):171-174.

[20] XIONG X J,WANG P Q,SU K L,et al. Chinese herbal medicine for coronavirus disease 2019:a systematic review and meta-analysis[J]. Pharmacological research,2020,160:105056.

[21] KIM M S,AN M H,KIM W J,et al. Comparative efficacy and safety of pharmacological interventions for the treatment of COVID-19:a systematic review and network meta-analysis[J]. PLoS medicine,2020,17(12):e1003501.

[22] WEI L A,JIAN H B,FENG Z B,et al. Comprehensive profiling and characterization of the absorbed components and metabolites in mice serum and tissues following oral administration of Qing-Fei-Pai-Du decoction by UHPLC-Q-Exactive-Orbitrap HRMS[J]. Chinese journal of natural medicines,2021,19(4):305-320.

[23] ZHAO J,TIAN S S,LU D,et al. Systems pharmacological study illustrates the immune regulation,anti-infection,anti-inflammation,and multi-organ protection mechanism of Qing-Fei-Pai-Du decoction in the treatment of COVID-19[J]. Phytomedicine,2021,85:153315.

[24] XU X,XIA J,ZHAO S Y,et al. Qing-Fei-Pai-Du decoction and wogonoside exert anti-inflammatory action through down-regulating USP14 to promote the degradation of activating transcription factor 2[J]. FASEB journal,2021,35(9):e21870.

[25] 国家卫生健康委员会办公厅,国家中医药管理局办公室. 新型冠状病毒肺炎诊疗方案(试行第六版)[J]. 天津中药,2020,37(3):242-246.

[26] 国家卫生健康委员会办公厅,国家中医药管理局办公室. 新型冠状病毒肺炎诊疗方案(试行第七版)[J]. 中国医药,2020,15(6):801-805.

[27] ZHANG L H,ZHENG X,BAI X K,et al. Association between use of Qingfei Paidu Tang and mortality in hospitalized patients with COVID-19:a national retrospective registry study[J]. Phytomedicine,2021,85:153531.

[28] 李昊,吕文亮,孙易娜,等. 2019 冠状病毒病 749 例患者中医药治疗的真实世界临床研究[J]. 中华中医药杂志,2020,35(6):31943198.

[29] 谢铱子,钟彩婷,纪树亮,等.基于网络药理学及分子对接技术探讨化湿败毒方治疗新型冠状病毒肺炎的分子机制[J].中药药理与临床,2020,36(3):28-35.

[30] 陶嘉磊,孙逊,袁斌,等.基于网络药理学探究化湿败毒方治疗新型冠状病毒肺炎的分子机制,中药材,2020,(8),2047-2052.

[31] ZHAO C,LI L,YANG W,et al. Early treatment effect of Chinese herbal medicine formula Huashibaidu Granule on mild COVID-19 patients in Fangcang Hospital:an unblinded,cluster-randomized clinical trial [J/OL]. SSRN electronic journal,2021. http://dx. doi. org/10. 2139/ssrn. 3778703.

[32] JIA L B,WEI Y B,YUE L C,et al. Combination of Hua Shi Bai Du granule(Q-14)and standard care in the treatment of patients with coronavirus disease 2019(COVID-19):a single-center,open-label,randomized controlled trial[J]. Phytomedicine,2021,91:153671.

[33] YE Y A,G-CHAMPS Collaborative Group. Guideline-based Chinese herbal medicine treatment plus standard care for severe coronavirus disease 2019(G-CHAMPS):evidence from China[J]. Frontiers in medicine,2020,7:256.

[34] 王毅,李翔,张俊华,等.基于网络药理学的宣肺败毒汤治疗新型冠状病毒肺炎机制研究[J].中国中药杂志,2020,45(10):2249-2256.

[35] 王汉,宋红新,王敦方,等.基于网络药理学和分子对接探讨宣肺败毒方治疗新型冠状病毒肺炎的潜在作用机制[J].海南医学院学报,2020,26(18):1361-1372.

[36] 龚普阳,郭瑜婕,李晓朋,等.基于网络药理学与分子对接技术的金花清感颗粒防治新型冠状病毒肺炎的潜在药效物质研究[J].中草药,2020,51(7):1685-1693.

[37] SHI M F,PENG B,LI A,et al. Broad anti-viral capacities of Lian-Hua-Qing-Wen capsule and Jin-Hua-Qing-Gan granule and rational use against COVID-19 based on literature mining[J]. Frontiers in pharmacology,2021,12:640782.

[38] 段璨,夏文广,郑婵娟,等.金花清感颗粒联合西医常规治疗方案治疗轻型新型冠状病毒肺炎的临床观察[J].中医杂志,2020,61(17):1473-1477.

[39] AN X,XU X,XIAO M,et al. Efficacy of Jinhua Qinggan Granules Combined With Western Medicine in the Treatment of Confirmed and Suspected COVID-19:A Randomized Controlled Trial[J]. Front Med(Lausanne),2021,8:728055.

[40] DING Y W,ZENG L J,LI R F,et al. The Chinese prescription lianhuaqingwen capsule exerts anti-influenza activity through the inhibition of viral propagation and impacts immune function[J]. BMC complementary and alternative medicine,2017,17(1):130.

[41] LI R F,HOU Y L HUANG J C,et al. Lianhuaqingwen exerts anti-viral and anti-inflammatory activity against novel coronavirus(SARS-CoV-2)[J]. Pharmacological research,2020,156:104761.

[42] XIA Q D,XUN Y,LU J L,et al. Network pharmacology and molecular docking analyses on Lianhua Qingwen capsule indicate Akt1 is a potential target to treat and prevent COVID-19[J]. Cell proliferation,2020,53 (12):e12949.

[43] 李琦,尹婕,冉庆森,等.急性肺损伤模型中连花清瘟胶囊对巨噬细胞趋化能力的药效与机制研究[J].中国中药杂志,2019,44(11):2317-2323.

[44] 黄爱昊,张颖,李晓凤,等.基于网络药理学和分子对接技术初步探索血必净治疗新型冠状病毒肺炎作用机制[J].中药材,2020,43(9):2325-2332.

[45] SHI X,CHEN G N,WEI J,et al. UHPLC-Q-TOF MS-based metabolic analysis for the therapeutic efficacy of"Xuebijing Injection"against sepsis-induced acute lung injury[J]. Evidence-based complementary and alternative medicine,2018,2018:8514619.

[46] WANG T T,LI S,WU Y K,et al. Mechanistic investigation of Xuebijing for treatment of paraquat-induced pulmonary fibrosis by metabolomics and network pharmacology [J]. ACS omega, 2021, 6 (30):

19717-19730.

［47］段茹,孙达,贺晴,等.探索血必净注射液调节细胞因子在治疗新冠肺炎中的作用[J].中国处方药,
2021,10(1):9-12.

［48］HE D D,ZHANG X K,ZHU X Y,et al. Network pharmacology and RNA-sequencing reveal the molecular
mechanism of Xuebijing injection on COVID-19-induced cardiac dysfunction[J]. Computers in biology and
medicine,2021,131:104293.

［49］QIAO L S,HUANG W T,ZHANG X L,et al. Evaluation of the immunomodulatory effects of anti-COVID-
19 TCM formulae by multiple virus-related pathways[J]. Signal transduction and targeted therapy,2021,6
(1):50.

［50］HUANG K,ZHANG P,ZHANG Z H,et al. Traditional Chinese Medicine(TCM)in the treatment of COV-
ID-19 and other viral infections:efficacies and mechanisms[J]. Pharmacology & therapeutics,2021,
225:107843.

［51］ZHANG J L,LI W X,LI Y,et al. Therapeutic options of TCM for organ injuries associated with COVID-19
and the underlying mechanism[J]. Phytomedicine,2021,85:153297.

［52］LUO L,JIANG J W,WANG C,et al. Analysis on herbal medicines utilized for treatment of COVID-19[J].
Acta pharmaceutica sinica B,2020,10(7):1192-1204.

［53］HUANG C L,WANG Y M,LI X W,et al. Clinical features of patients infected with 2019 novel coronavirus
in Wuhan,China[J]. Lancet,2020,395(10223):497-506.

［54］YU M K,CHAI Q Y,LIANG C H,et al. Summary analysis of TCM prevention and treatment plan of COV-
ID-19(in Chinese)[J]. Journal of traditional Chinese medicine,2020,5:383387.

第四十一章

连花清瘟制剂的现代药理学和
国际化临床研究进展

第一节　概　　述

近20年来,多种新型病毒引起的疫情,包括严重急性呼吸综合征(severe acute respiratory syndrome,SARS)、甲型 H_1N_1 流感(influenza A H_1N_1 flu)、中东呼吸综合征(Middle East respiratory syndrome,MERS)、埃博拉病毒病(Ebola virus disease,EVD)和寨卡病毒(Zika virus)病等因其具有传播速度快、感染性强、死亡率高等特点,对世界医疗卫生体系形成严峻的挑战。新型冠状病毒感染展现出较强的传染性,并与2009年的甲型 H_1N_1 流感、2014和2018年2次暴发的 EVD 疫情、2015—2016年的寨卡病毒病疫情一起,同被世界卫生组织(World Health Organization,WHO)宣布成为"国际公共卫生紧急事件"。2020年3月,WHO将新型冠状病毒感染定义为全球性大流行病(pandemic)。这些传染病的致病机制还有待研究,目前治疗方法是以对症支持治疗为主[1]。中医药可有效缓解新型冠状病毒感染的症状,延缓病情由轻到重、危的发展,降低重、危全因死亡率。国家卫生健康委员会将中医纳入新型冠状病毒感染诊疗方案,连花清瘟胶囊为推荐的3种中药制剂之一[2]。

连花清瘟胶囊于2003年SARS期间通过绿色通道获得新药证书,是应用中医络病理论阐释 SARS 和流感等病毒类呼吸系统传染病传变规律的代表性中成药。基于疫毒之邪侵袭阳络,并易于传入脏腑阴络的特点,提出早、中期积极干预的对策——"卫气同治,表里双解,先证用药,截断病势,整体调节,多靶治疗",以"清瘟解毒,宣肺泄热"为治法制定组方。全方以张仲景《伤寒杂病论》中的麻杏石甘汤合吴鞠通《温病条辨》中的银翘散为基础方,卫气同治,表里双解;汲取吴又可治疫病用大黄的经验,先证用药,截断病势;配伍红景天清肺化瘀,调节免疫;藿香芳香化湿,辟秽逐邪;组方体现了2 000多年中医治疗疫病的用药经验。连花清瘟胶囊自上市以来,先后20余次列入国家卫健委、中医药管理局关于流行性感冒、甲型流感、禽流感、轻型/普通型新型冠状病毒感染等呼吸道病毒感染性疾病诊疗方案/指南推荐,已经成为中医药应对呼吸道病毒性紧急公共卫生事件的代表药物[3-4]。2015年12月21日,连花清瘟胶囊获美国食品药品管理局(Food and Drug Administration,FDA)批准进入Ⅱ期临床试验。

全球第一个植物药 Veregen™ 在美国的批准上市是在 FDA 历史上首次对一个植物性产品作为药品批准上市,表明即使是天然复杂的混合物,也能够被开发成为符合目前 FDA 质量标准和临床要求的新药[5-6]。2016年12月美国 FDA 在其网站上发布《植物药研究指南》(Guidance for Industry Botanical Drug Products,以下简称《指南》)的定稿版。《指南》特别提出:①植物药中的活性成分(群)可能不清楚,但必须建立生物测定法以证实其活性,并与临床疗效有相关性;在 IND 阶段,对其化学成分可以不完全清楚,但到 NDA 阶段必须弄清楚其化学成分的特征。②认识到有些植物药也可能缺乏广泛而长期的使用历史,也可能出现过毒副作用。拟在美国上市的新药必须提交 NDA 并获批准,其关键问题是确保上市药品批间疗效的一致性。它通常可由药材-中间体-成品"证据链完整性法"("totality of the evidence" approach)求证:①药材(botanical raw material)控制;②化学质量控制[如对中间体(botanical drug substance)活性成分或化学成分的光谱法和/或色谱法检测]和生产控制;③生物测定法(能反映药物的已知或预期作用机制的方法)和临床数据(为保证疗效的一致性,在"多批次分析研究设计"和"剂量-响应效应"项下对临床数据的使用提出详细的要求)。在早期开发阶段,对多数植物药来说,虽不需要详细的化学、生产和控制(chemistry, manufacturing, and control, CMC)信息,但是必须开始收集数据,以满足Ⅲ期临床试验前提交的要求[7]。

第二节 研究进展

一、化学、生产及质量控制研究

中药现代化和国际化是涉及多个层面的系统工程,包括药材资源、工艺技术、质量控制、中药剂型、疗效评价、中药理论和中药产业管理现代化等多个方面[8],要从药用植物基源选择、药用植物栽培过程管理与控制、采收及初加工、包装与储存和质量体系建立等方面保证药材质量稳定[9]。

考虑到植物药的独特性,FDA 认为有必要采取不同的法规政策,以区别于那些合成的、半合成的、其他高度纯化或化学修饰药物(包括微生物来源的抗生素)的非植物药,且植物药真正的有效成分并不明确。因此,FDA 并不强制制药企业列出制品中的所有确切成分或有效成分,但要求确保上市药品的批间质量一致性[10]。连花清瘟研究团队根据 FDA 的建议,从药材源头、中间体到成品建立可溯源的质量控制体系,根据不同性质及类别的化学成分,分别采用液相色谱、气相色谱、红外光谱等手段对药材、中间体和成品进行指纹图谱和多成分含量测定研究,从药材源头、生产过程到成品建立可溯源的质量控制体系,使中药产品达到质量稳定、均一、可控。

(一) 植物药材资源研究

美国 FDA 要求药材来源稳定,产地须明确 GPS 坐标范围,Ⅲ期临床试验和未来生产所用的药材均应来自所划定的 GPS 坐标范围内。药材基地的选择以气候相似性为原则,选择药材道地产区相对广阔的一片区域作为 FDA 申报的药材产地,区域内含 3 个或 3 个以上的药材基地,并遵循中药材种植和采收质量管理规范(GACP)的规定,以满足未来市场需求;并且提倡使用家种药材,保证药材基源单一。

连花清瘟胶囊组方中的所有药材均已固定产地区域和核心基地,并且采用传统的植物学鉴定和现代的 DNA 条形码技术相结合保证基源准确,在基地管理过程中遵循 GACP,由专人按 GACP 原则收集种植、管理、采收、加工过程中的基础数据和影音资料,保证质量稳定、可控。在 FDA Ⅱ期临床试验阶段已将连花清瘟共 13 味中药材的每味中药材筛选出 1 个相对固定的产区。

（二）化学成分研究

建立一种快速超高效液相色谱-二极管阵列检测器和四极杆飞行时间质谱（UPLC-DAD-QTOF-MS）方法,对连花清瘟胶囊的主要成分进行定性和定量分析,共鉴定出 61 种化合物,包括黄酮类、苯丙素类、蒽醌类、三萜类、环烯醚萜苷和其他类型的化合物。12 个有代表性的化合物作为定量分析的化学标志物,包括红景天苷、绿原酸、连翘苷 E、隐绿原酸、苦杏仁苷、獐牙菜苷、金丝桃苷、芦丁、连翘苷 A、连翘苷、大黄酸和甘草酸。对 UPLC-DAD 方法进行线性、检测限（LOD）、定量限（LOQ）、精密度、稳定性、重复性和回收率测试,建立的定量方法具有良好的线性、灵敏度和精密度,可用于连花清瘟胶囊的质量控制[11]。

采用超高效液相色谱法（UPLC）建立连花清瘟胶囊的指纹图谱,共标定 32 个共有峰,指认其中的 9 个共有峰,分别为新绿原酸（4 号峰,来源于金银花和鱼腥草）、绿原酸（6 号峰,来源于连翘、金银花和鱼腥草）、隐绿原酸（8 号峰,来源于金银花和鱼腥草）、异连翘酯苷 A（15 号峰,来源于连翘）、连翘酯苷 A（20 号峰,来源于连翘）、槲皮苷（23 号峰,来源于鱼腥草）、异绿原酸 C（24 号峰,来源于金银花）、连翘苷（26 号峰,来源于连翘）、甘草酸（31 号峰,来源于甘草）,10 批连花清瘟胶囊的指纹图谱的相似度均大于 0.96（图 41-1 和图 41-2）。该研究建立的方法具有良好的精密度、重复性和稳定性,为控制连花清瘟胶囊的质量提供新方法[12]。

对连花清瘟胶囊的不同分离部位进行抗炎活性筛选,结果显示大孔树脂的 70% 乙醇部

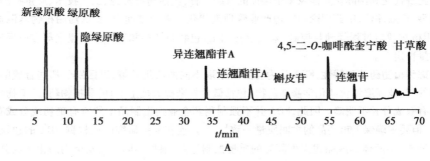

A

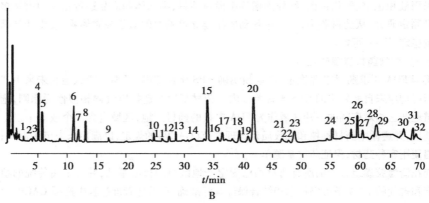

B

A. 对照品；B. 供试品（S1）。

图 41-1　连花清瘟胶囊中 9 种成分的 UPLC 图谱

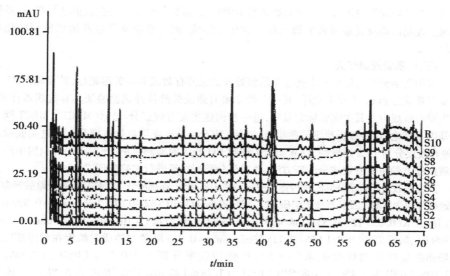

图 41-2　10 批连花清瘟胶囊的 UPLC 指纹图谱

位具有抗炎活性,通过化学和谱学方法从中分离并鉴定出 20 个化合物,分别为芦荟大黄素(aloe-emodin,1)、连翘脂素(phillygenol,2)、cepharanone B(3)、松脂醇(pinoresinol,4)、表松脂醇(epipinoresinol,5)、松脂素单甲醚(pinoresinol monomethyl ether,6)、胡椒内酰胺 A(piperolactam A,7)、反式对羟基肉桂酸乙酯[(E)-ethyl 3-(4-hydroxyphenyl)acrylate,8]、刺芒柄花素(formononetin,9)、异甘草素(isoliquiritigenin,10)、柚皮素(naringenin,11)、山奈酚(kaempferol,12)、ω-羟基大黄素(citreorosein,13)、大黄酸(rhein,14)、大黄素甲醚-8-O-β-D-吡喃葡萄糖苷(physcion-8-O-β-D-glucopyranoside,15)、4,5-dioxodehydroasimilobine(16)、kaempferol-3-O-α-L-ramnopyranosyl-4″-O-E-(4-hydroxy)-cinnamoyl(17)、大黄酚-1-O-β-D-吡喃葡萄糖苷(chrysophanol-1-O-β-D-glucopyranoside,18)、大黄酚-8-O-β-D-吡喃葡萄糖苷(chrysophanol-8-O-β-D-glucopyranoside,19)、大黄素-8-O-β-D-吡喃葡萄糖苷(emodin-8-O-β-D-glucopyranoside,20)。活性部位分离鉴定出的 20 个化合物中,化合物 2、3、5~17、19、20 为首次从该复方中分离得到,为阐述连花清瘟胶囊的药效物质奠定基础[13]。

采用凝胶柱色谱、中低压色谱和高压制备液相色谱,从复方总浸膏中分离得到 8 个化合物,分别鉴定为 10-O-(p-hydroxycinnamoyl)-adoxosidic acid(1)、芦荟大黄素-8-O-β-D-吡喃葡萄糖苷(2)、槲皮苷(3)、matairesinol-4′-O-β-D-glucoside(4)、芹糖甘草苷(5)、epi-vogeloside(6)、vogeloside(7)、咖啡酸乙酯(8)。化合物 1 为新化合物,命名为连花萜苷 A;化合物 5~8 首次从连花清瘟胶囊中分离得到,为连花清瘟胶囊的质量控制研究提供物质基础[14]。

根据化合物的光谱数据对其化学结构进行鉴定,从连花清瘟胶囊总浸膏中分离得到 18 个化合物,分别鉴定为连翘酯苷 A(1)、连翘酯苷 I(2)、连翘酯苷 H(3)、lugrandoside(4)、isolugrandoside(5)、ferruginoside A(6)、lianqiaoxinoside C(7)、calceolarioside C(8)、连翘酯苷 E(9)、ferruginoside B(10)、D-苦杏仁苷(11)、L-苦杏仁苷(12)、sambunigrin(13)、cornoside(14)、4-hydroxy-4-methylenecarbomethoxy-cyclohexa-2,5-dienone(15)、鹅掌楸苷(16)、甘草素-7-O-β-D-葡萄糖苷(17)、3,4-二羟基苯甲醛(18)。化合物 2~8、10、13~18 均为首次从连花清瘟胶囊总浸膏中分离得到,化合物 4~6、10、15、16 均未见从复方单味药中分离的报道;首次

采用二维核磁共振波谱技术对化合物 8 在 DMSO-d_6 溶剂中的核磁共振数据进行归属;系统地阐述连花清瘟胶囊总浸膏大极性部位的化学组成,进一步丰富了连花清瘟胶囊的化学信息[15]。

(三)　质量控制研究

采用网络分析方法识别中药连花清瘟处方的主要有效成分和关键靶标,结果确定 15 个主要有效成分和 61 个相应靶标,其中 7 种主要有效成分经体外试验验证具有抗病毒作用。以主要有效成分及其关键靶标为基础,进一步构建主要有效成分-靶标(MECT),MECT 网络的基因本体论(GO)分析预测关键功能,如 NO 的产生被连花清瘟处方调节。通过实验检测 5 种有效成分对 LPS 诱导的 RAW 264.7 细胞 NO 产生的抑制作用,开发了一种识别中药连花清瘟处方的主要有效成分的新方法,并对部分预测结果进行实验验证[16]。

建立高效液相色谱法同时进行连花清瘟颗粒中连翘苷、连翘酯苷 A、绿原酸、新绿原酸等多种有效成分的含量测定及其指纹图谱研究。结果:连翘苷($0.016\,32 \sim 0.163\,2$ml/min,$r=0.999\,6$)、连翘酯苷 A($0.055\,12 \sim 0.551\,2$ml/min,$r=0.999\,9$)、绿原酸($0.018\,80 \sim 0.188\,0$ml/min,$r=0.999\,8$)、新绿原酸($0.011\,556 \sim 0.115\,56$ml/min,$r=0.999\,8$)的检测质量浓度在相应范围内与峰面积呈良好的线性关系($n=6$),加样回收率分别为 110.57%(RSD 为 2.76%)、107.02%(RSD 为 1.45%)、108.59%(RSD 为 1.78%)和 109.77%(RSD 为 3.49%)。10 批连花清瘟颗粒样品的指纹图谱测定结果确定 14 个共有峰,各色谱峰的分离度较好、相似度较高,符合中药色谱指纹图谱研究的技术要求,有助于完善其质量控制标准[17]。

采用网络药理学方法,结合其临床疗效,对连花清瘟胶囊(LHQW)的靶点进行筛选。环氧合酶-2(COX-2)被确定为 LHQW 的抗炎活性的主要靶点之一。测定不同批次的 LHQW 对 COX-2 的抑制率,鉴定出 LHQW 的 7 种成分。通过光谱效应关系筛选潜在的质量标志物。结果表明,绿原酸、异绿原酸 B 和异绿原酸 C 被确认为 LHQW 的抗炎质量标志物[18]。

采用网络药理学方法,根据连花清瘟胶囊的抗炎作用筛选潜在靶点,采用体外细胞模型对预测结果进行验证。试验对象为 40 批已上市的产品和 3 批已破坏的样品;选择肿瘤坏死因子/白细胞介素-6(TNF/IL-6)通路作为 LHQW 的潜在靶点。LHQW 对 RAW 264.7 的 IC_{50} 值为 799.8mg/L,LHQW 以剂量依赖性方式对 IL-6 的表达有明显的抑制作用($P<0.05$)。通过抑制 IL-6 的生物活性计算连花清瘟胶囊的抗炎活性,40 个上市样品的生物活性为($404 \sim 2\,171$)$\times 10^6$U/g 不等,变异系数(CV)为 37.91%。相比之下,连翘苷的含量表明其变异系数(28.05%)低于生物活性的值。此外,被破坏的样品的生物活性下降约 50%,而连翘苷的含量没有变化。这个新建立的生物测定法与常规的化学测定法相比,显示出更好的辨别中药质量变化的能力[19]。

二、现代药理学研究

《指南》的总体原则是关于口服给药的植物制剂如其制法、加工和应用等均采用前人的经验和方法;若已有的资料足以支持其进行初期临床研究,可不必进行标准的非临床试验。但对于非口服给药途径的植物药,在初期临床试验前需要比较详细的药理或毒理资料,一般可参考 ICH 的相应指导原则,通常包括一般毒性、致畸、致突变和致癌等试验;未按照传统方法进行制备的植物产品在进行初期临床试验之前,除提供以上要求的资料外,还应提供如下有关资料:①植物药的适应证;②人类应用的安全性;③有关新配方、制备方法或加工方法的安全性等因素;④按照具体问题具体分析的原则,确定其非临床药理学和毒理学特性[20]。由于在植物药产品中的活性成分是 1 个以上或其活性成分根本不能确定,进行标准的体内生物利用度试验和药动学研究是相当困难的或是完全不可能的,其药动学研究可以用植物药中已知的有效成分或代表性标志物或主要化学成分进行,也可用生物效价检测方法代替分析化学检测方法进行药动学研究[21]。

药理学研究显示,连花清瘟胶囊/颗粒具有广谱抗病毒作用,显著抑制非洲绿猴肾细胞(Vero E6)中的 SARS 病毒活性,明显抑制 SARS-CoV-2,流感病毒 H_1N_1、H_3N_2、H_6N_2,禽流感病毒 H_7N_9、H_9N_2,肠道病毒 71,柯萨奇 B_4 病毒,呼吸道合胞病毒(RSV),腺病毒 3 型和 7 型,单纯疱疹病毒 1 型和 2 型等;能有效抑制肺炎链球菌、大肠埃希菌、铜绿假单胞菌和肺炎克雷伯菌;通过抑制金黄色葡萄球菌的生物膜形成,增加细菌对碳青霉烯类抗生素的耐药性。连花清瘟胶囊/颗粒具有解热、消炎、止咳、化痰等作用,能缓解流感样症状、调节免疫力、增强机体的抗病能力、促进康复[4]。

(一)药理毒理学研究

1. 非临床药理毒理学研究 开展连花清瘟胶囊(LHQW)的非临床药理学和非临床毒理学研究,以支持用于缓解流感病毒感染患者症状的 IND 申请。①一般毒性研究:包括啮齿动物的急性毒性和长期毒性研究。②遗传毒性研究:埃姆斯实验(即细菌回复突变实验)结果为阴性,表明 LHQW 在以上测试菌株均无代谢活化、无致突变性;ICR 小鼠单次口服 LHQW 的骨髓微核试验结果未显示出 LHQW 有致突变作用。③安全药理研究:安全药理研究表明在体内试验未见中枢神经系统、心血管系统和呼吸系统毒性。④生殖毒性研究:进行Ⅰ段生殖毒性和Ⅱ段生殖毒性,以上实验结果表明 LHQW 的最大耐受剂量和最大无毒性反应剂量均较高,相当于临床用量的数十至数百倍,安全性较高,保证其临床用药的安全有效[22]。

2. 药动学研究 建立中药复方多成分及其代谢物的 UPLC-MS-MS、UPLC-Q-TOF-MS 分析平台,研究连花清瘟胶囊在大鼠体内的药代动力学特征。大鼠灌胃给予连花清瘟胶囊混悬溶液后,血浆中大黄酸、大黄酚、连翘苷和红景天苷的 C_{max} 分别为 1.813、0.336、0.622 和 0.579mg/L;t_{max} 分别为 1.6、2.3、1.0 和 2.4 小时;$t_{1/2}$ 分别为 2.213、3.165、1.512 和 4.13 小时;AUC_{0-t} 分别为 4.36、1.54、1.106 和 3.229(mg/L)·h;$AUC_{0-\infty}$ 分别为 4.843、1.74、1.202 和 4.313(mg/L)·h;MRT 分别为 3.152、3.37、1.574 和 4.233 小时。首次对连花清瘟胶囊中大黄酸、大黄酚、连翘苷和红景天苷的药代动力学特征及药效物质基础进行研究。采用 UPLC-Q-TOF-MS 技术测定大鼠尿液中的 8 个主要活性成分,进行连花清瘟胶囊的大鼠体内排泄研究,为连花清瘟胶囊临床应用的安全性提供依据[23]。

3. 网络药理学研究 通过网络药理学与分子对接的方法,探讨连花清瘟胶囊治疗新型冠状病毒感染的作用机制。筛选出 25 个活性成分和 146 个潜在靶点,新型冠状病毒感染的相关靶点为 122 个、核心作用靶点为 26 个;通过 PPI 网络数据选出 IL-6、IL-10、TNF、CCL-2、DPP-4 等核心靶点,KEGG 通路与 GO 富集分析筛选出 17 条信号通路、7 个相关的生物进程;分子对接结果显示大黄素、芦荟大黄素、山柰酚、芦丁等成分与 ACE2 结合的 SARS-CoV-2 刺突蛋白受体结合域的结合能力较强,证实连花清瘟胶囊多成分、多靶点、整体调节的作用特点[24]。

网络药理学遵循"网络靶标、多成分治疗"模式,从一个基因、一个靶标、一种疾病的概念转变为范式。它为理解新型冠状病毒感染等复杂疾病的多靶点治疗机制提供了新的概念。本研究采用系统的药理学方法,探讨连花清瘟胶囊(LHQW)治疗新型冠状病毒感染的重要物质基础和潜在的生物学机制。考虑到已有许多中药方剂直接抑制病毒复制的报道,我们也在本研究中考察了 LHQW 各成分对病毒抑制的作用。研究流程见图 41-3 所示。采用整合网络药理学方法,包括药物动力学筛选、靶标预测(宿主靶标和 SARS-CoV-2 靶标)、网络分

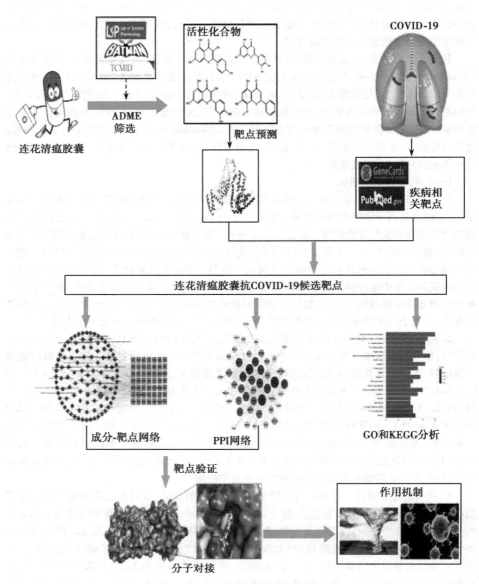

图 41-3　网络药理学基础研究流程图

析、GO 富集分析、KEGG 通路富集分析和虚拟对接,在 LHQW 中筛选出 158 种活性成分、预测 49 个靶点。GO 功能分析显示,这些靶点与炎症反应、氧化应激反应等生物学过程相关。KEGG 富集分析表明,LHQW 的靶点高度富集到多个免疫应答和炎症的相关通路,包括 IL-17 信号通路、TNF 信号通路、NF-κB 信号通路和 Th17 细胞分化通路。槲皮素、木犀草素、汉黄芩素和山柰酚与 SARS-CoV-2 3-胰凝乳蛋白酶样蛋白酶(3CL pro)的结合亲和力较高(图 41-3),提示 LHQW 中的部分抗炎成分可能调节新型冠状病毒感染重症患者的炎症反应[25]。

（二）药理机制研究

新型冠状病毒感染患者的临床病理特征提示患者在病情进展过程中通常会经历五个发展阶段：大量病毒感染、免疫系统抑制、细胞因子风暴、多器官损伤及后期的肺纤维化样改变，严重者常导致死亡，早期阻断疾病进展是取得治疗成功的关键。但是，目前尚无针对新型冠状病毒感染的特效药物或疫苗。中药对新型冠状病毒感染的作用机制是多成分、多靶点、多途径的，其主要作用机制为直接抗病毒、抗炎、免疫调节、靶器官保护等。研究显示，连花清瘟处方及其有效成分，能抑制 SARS-CoV-2、SARS-CoV、A 型和 B 型流感病毒的复制，诱导 IFN-c，调节 Toll 样受体（TLRs）、视黄酸诱导基因-1（RIG-1）、腺苷酸（AMP）活化蛋白激酶（AMPK）、磷脂酰肌醇 3-激酶（PI3K）/蛋白激酶 B（Akt）以及细胞外信号调节激酶（ERK）/丝裂原活化蛋白激酶（MAPK）通路，抑制促炎细胞因子的产生[26]。中药复方在抑制病毒感染和复制，防止流感病毒诱导的组织细胞凋亡，减弱流感病毒造成的氧化应激损伤，调节机体免疫功能和细胞因子分泌等方面发挥抗流感病毒感染的功效[27]。药理研究显示，连花清瘟胶囊既有较好的抗流感病毒作用，又有抗菌、退热、镇痛、抗炎、镇咳、化痰和调节免疫功能，能阻断多个病理环节的恶性循环，调动机体的抗病康复能力，发挥中医药多靶点、多环节、多途径整体治疗的优势[28-29]。

1. 抗新型冠状病毒作用　李润峰等[30]在 Vero E6 细胞中使用 CPE 和斑块减少法评估连花清瘟胶囊（LHQW）对 SARS-CoV-2 的抗病毒活性，在透射电子显微镜下观察 LHQW 对病毒形态的影响，通过实时定量 PCR 检测 SARS-CoV-2 感染后 Huh-7 细胞中促炎性细胞因子的表达水平。结果显示，LHQW 明显抑制 SARS-CoV-2 在 Vero E6 细胞中的复制，并明显降低促炎性细胞因子（TNF-α、IL-6、CCL-2/MCP-1 和 CXCL-10/IP-10）等的 mRNA 表达，影响病毒形态，并在体外发挥抗炎活性。连花清瘟胶囊在体外可明显抑制 SARS-CoV-2 的活性，减少细胞膜及细胞质中的病毒含量，减少细胞因子过度激活，显示出在抗击新型冠状病毒感染中的确切作用[31]。朱舜亚等[32]探讨 3 种中药对 Vero E6 细胞内 SARS 相关冠状病毒的抑制作用，结果表明连花清瘟胶囊对体外培养细胞内的 SARS-CoV 有一定的抑制作用。

2. 抗流感病毒作用　莫红缨等[33]发现，连花清瘟胶囊具有多环节抗甲型人流感病毒 H_3N_2 的作用，综合抑制作用、对病毒吸附的预防作用、抑制病毒吸附后的复制增殖作用及直接杀伤病毒的作用，这 4 种作用的半数有效浓度（EC_{50}）分别为 42、31、51 和 50g/L，以预防给药方式的抗流感病毒作用最强。有研究发现，采用了预处理、共处理、后处理 3 种不同的给药方式，分为连花清瘟组和达菲组，分别测定其治疗指数，3 种给药方式的连花清瘟胶囊的治疗指数均高于奥司他韦 1 倍左右，为连花清瘟胶囊治疗甲型 H_1N_1 流感提供客观实验依据[34]。丁月文等[35]发现，连花清瘟胶囊（LHQW）在体外对不同毒株的流感病毒增殖均有抑制作用，半数抑制浓度（IC_{50}）为 0.35~2g/L。LHQW 抑制早期（0~2 小时）的病毒感染，抑制病毒诱导的 NF-κB 活化，减轻病毒诱导的 IL-6、IL-8、TNF-α、IP-10 和 MCP-1 的基因表达，呈剂量依赖性。LHQW 处理有效地削弱病毒 RNP 的核输出。LHQW 组小鼠肺内的病毒滴度下降，感染早期促炎性细胞因子水平也降低，LHQW 对包括新出现的 H_7N_9 在内的一系列流感病毒具有广谱作用，尤其能调节病毒感染的免疫反应。

3. 抑制呼吸道合胞病毒（RSV）作用　丁月文等[36]发现，连花清瘟颗粒可有效降低 RSV 感染小鼠肺内的病毒滴度，对小鼠病毒性肺炎具有一定的改善作用。刘晓燕等[37]采用体内试验与体外试验观察连花清瘟胶囊对 RSV 等病毒的抑制作用，发现连花清瘟胶囊对 RSV 感染 A549 细胞时病毒吸附的抑制作用最大。

4. 对感染相关细菌生物膜的抑制作用 雷洪涛等[38]观察连花清瘟胶囊(LHQW)对金黄色葡萄球菌生物膜(S.a BF)形成的抑制作用,结果表明 LHQW 可有效抑制 S.a BF 形成,杀灭膜内细菌;与空白对照组比较,LHQW 显著降低 S.a BF 厚度($P<0.01$),LHQW 抑制 S.a BF 形成,其评估体系可用于传统中药抗菌作用研究。王艺竹等[39]观察连花清瘟胶囊水提物对耐甲氧西林金黄色葡萄球菌(MRSA)生物膜的影响,结果表明连花清瘟胶囊水提物对 MRSA 的生物膜有破坏作用,提示其可用于耐药菌感染的临床治疗。

5. 对血管紧张素转换酶 2 的抑制作用 利用 HRMS 和非靶向数据挖掘方法相结合,对反复治疗用药后人类血浆和尿液中的连花清瘟胶囊(LHQW)成分谱进行分析,从而检测出 132 种 LHQW 原型成分和代谢物成分,它们分别通过胃肠道吸收和在人体内通过生物转化形成。结合全面的 2D 血管紧张素转换酶 2(ACE2)生物色谱法的筛选数据,确定 LHQW 中 8 种暴露于人体并具有潜在 ACE2 靶向能力的成分,以进一步进行药效学评估。结果显示,大黄酸、连翘苷 A、连翘苷 I、新绿原酸及其异构体对 ACE2 有较高的抑制作用(图 41-4)。本研究首次提供化学和生化证据,根据暴露于人体的成分,探索 LHQW 治疗新型冠状病毒感染患者的分子机制,还证明了基于人体暴露的方法在识别中药中的药用活性成分方面的实用性[40]。本研究建立了一种发现 LHQW 中 ACE2 抑制活性成分的新策略,该活性成分可能在新型冠状病毒感染治疗中发挥重要作用。第一步,利用 UPLCeHRMS 对 LHQW 的化学成分进行综合分析和鉴定。所得信息用于后续鉴定暴露于人体的 LHQW 成分。第二步,采用二维生物色谱法检测人体尿液中 LHQW 的主要成分并确定其结构特征,并对其对 ACE2 的抑制作用进行分析。最后,通过 SPR 和 ACE2 抑制活性测定对筛选的活性成分进行药效学验证,并通过计算机对接对可能的药理作用位点进行阐述。该策略最重要的部分是将人体暴露研究与二维生物色谱分析相结合,该方法已被证明可以有效地揭示 LHQW 中可能对人体 ACE2 表现出抑制作用的活性成分。见图 41-4。

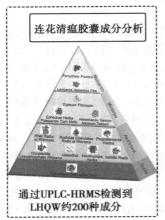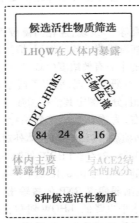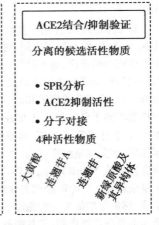

图 41-4 连花清瘟胶囊抗新型冠状病毒潜在活性成分的主要研究过程和结果

6. 对急性肺损伤的作用 崔雯雯等[41]研究连花清瘟胶囊(LHQW)对脂多糖(LPS)致急性肺损伤小鼠肺组织连接蛋白表达的影响,LHQW 通过抑制 IKK/IκB/NF-κB 信号转导系统、降低肺内的炎症细胞数量、减少炎症因子的表达,减轻内毒素导致肺损伤的程度,缓解

LPS 导致的急性肺损伤。许宁等[42]发现连花清瘟干膏粉高剂量组(8g/kg)可降低 PM2.5 急性暴露致肺部炎性损伤大鼠支气管肺泡灌洗液(BALF)及血清中的 TNF-α、IL-1、IL-6 水平,对肺部炎性损伤具有拮抗作用。莫红缨等[43]探讨连花清瘟胶囊对流感病毒感染小鼠肺部炎性损伤的影响,连花清瘟胶囊可通过调节促炎性细胞因子 TNF-α 和 IL-6 的表达水平,平衡机体免疫状态以减轻流感病毒 FM$_1$ 引起的小鼠肺部炎性损伤。郭海等[44]发现连花清瘟胶囊对流感病毒 FM$_1$、副流感病毒仙台株感染小鼠的肺损害有抑制作用。夏敬文等[45]发现连花清瘟胶囊治疗组的大鼠血清、肺组织及支气管肺泡灌洗液(broncho alv eolar lav age fluid,BALF)中的 IL-8 和 TNF-α 含量较 COPD 模型组明显降低,证实其能够抑制 COPD 大鼠体内炎症介质的释放,并减轻炎症引起的肺组织损伤。

7. 网络药理学研究　凌晓颖等[46]借助 TCMSP、Batman、Swiss Target Prediction 等数据库检索连花清瘟方中药味的化学成分和作用靶点,挖掘出连花清瘟方中的 100 种活性成分、636 个药物靶点、冠状病毒 347 个疾病靶点,得到药物-疾病共同靶点 67 个,关键靶点涉及 PTGS2、IL-6、CASP-3、MAPK-1、EGFR、ACE2 等。GO 富集分析共得到条目 1 946 个,主要涉及 T 细胞活化、病毒受体、炎症反应等。KEGG 通路富集筛选出 166 条信号通路,包括肾素-血管紧张素系统、Toll 样受体信号通路、JAK-STAT 信号通路、T 细胞受体信号通路、TNF 信号通路等。分子对接结果显示山奈酚、槲皮素、木犀草素与 Mpro 有较好的结合能力;甘草次酸、豆固醇、靛蓝与 ACE2 有较好的结合能力。连花清瘟方可通过多成分、多靶点、多通路作用于冠状病毒,其主要成分与 Mpro、ACE2 有较好的结合能力,从而可能对新型冠状病毒感染有治疗作用。

利用中医系统药理学数据库和 7 个疾病基因数据库建立连花清瘟胶囊(LHQW)靶点和新型冠状病毒感染相关基因组。进行基因本体论(GO)、京都基因和基因组百科全书(KEGG)富集分析和蛋白质-蛋白质相互作用(PPI)网络来发现潜在机制。结果产生一个由 65 个基因组成的基因组。然后构建一个化合物-靶标网络,其中包含 234 个活性化合物的节点和 916 个化合物-靶标对的边。GO 和 KEGG 显示,LHQW 可以通过调节免疫反应、细胞凋亡和病毒感染而发挥作用。PPI 网络和子网络确定 9 个中心基因。对最重要的基因 Akt1 进行分子对接,该基因参与肺损伤、肺纤维化和病毒感染。LHQW 的 6 个活性化合物可以进入 Akt1 的活性口袋,即 β-胡萝卜素、山奈酚、木犀草素、槲皮素和黄芩素,从而在新型冠状病毒感染中发挥潜在的治疗作用。该网络药理学策略整合分子对接,揭开 LHQW 的分子机制。Akt1 是一个有前途的药物靶点,可以减少组织损伤,帮助消除病毒感染[47]。

基于网络药理学和分子对接技术,探讨连花清瘟胶囊提高新型冠状病毒感染的临床治愈率的作用靶点、信号通路和生物学功能。连花清瘟胶囊中的连翘、金银花、炙麻黄等 13 味药中的 MOL000522、MOL003283、MOL003365、MOL003006、MOL003014 等 160 个活性成分通过 MAPK-1、IL-6、HSP90AA1、TNF、CCL-2 等 57 个靶点蛋白,NOD-like receptor signaling pathway、Toll-like receptor signaling pathway 等 35 条信号通路发挥治疗新型冠状病毒感染或干预新型冠状病毒感染病变过程的作用,影响新型冠状病毒感染的临床表现。分子对接结果表明,MOL000522(来自连翘)、MOL001495(来自金银花)、MOL001494(来自金银花、炙麻黄)等 83 个化学成分与 MAPK-1、IL-6、HSP90AA1 等 12 个靶点蛋白的 Total Score 分值≥5.0,可形成稳定的构象,具有较好的结合活性。连花清瘟胶囊以多药味、多靶点、多信号通道和多生物学功能发挥提高新型冠状病毒感染的临床治愈率的作用[48]。

三、临床应用研究

（一）流行性感冒

段钟平等[49]报道,采用与西药磷酸奥司他韦对照、随机双盲、多中心临床试验,选择经病毒学检测确诊的甲型 H_1N_1 流感患者 244 例,随机分为连花清瘟胶囊组($n=122$)和磷酸奥司他韦组($n=122$),给药 5 日,观察 7 日。结果:①流感样症状缓解时间,连花清瘟胶囊组与磷酸奥司他韦组的中位数分别为 69 和 85 小时,95% CI 分别为 63.00～84.00 和 72.00～90.00,两组中位数差值的绝对值小于非劣界值(24 小时),连花清瘟胶囊与磷酸奥司他韦无差异;②病毒核酸转阴时间,连花清瘟胶囊组与磷酸奥司他韦组分别为($108±36$)小时和($101±34$)小时($P>0.05$);③退热时间,连花清瘟胶囊组与磷酸奥司他韦组分别为($17±14$)小时和($23±17$)小时($P<0.05$),连花清瘟胶囊优于磷酸奥司他韦。连花清瘟胶囊明显降低疾病的严重程度和缩短症状的持续时间,包括发热、咳嗽、咽痛、疲劳($P<0.05$),且药物耐受良好。

（二）病毒性感冒

何卫琪[50]观察连花清瘟胶囊治疗病毒性感冒的疗效及安全性。选取 180 例病毒性感冒患者,分为对照组和研究组各 90 例。对照组予以强效感冒片治疗,研究组予以连花清瘟胶囊治疗,均以 3 日为 1 个疗程。结果:研究组患者的体温疗效总有效率为 92.22%,显著高于对照组的 82.22%($P<0.05$);研究组患者的临床症状疗效总有效率为 95.56%,显著高于对照组的 86.67%($P<0.05$)。应用连花清瘟胶囊治疗病毒性感冒临床效果显著、不良反应率低、安全性高。

（三）急性上呼吸道感染

赵明敬等[51]将 1 000 例中医辨证属于外感风热的急性上呼吸道感染患者随机分为观察组和对照组各 500 例。观察组口服连花清瘟胶囊,每次 4 粒,每日 3 次;对照组口服维 C 银翘片,每次 2 片,每日 3 次;3 日为 1 个疗程。结果:治疗总有效率,观察组为 94.4%、对照组为 78.0%,差异有统计学意义($P<0.05$);观察组治疗 1 个疗程后的症状与体征改善优于对照组,差异有统计学意义($P<0.05$)。2 组患者治疗均未出现不良反应。结果表明,连花清瘟胶囊治疗急性上呼吸道感染安全有效,较口服维 C 银翘片的效果好。

（四）社区获得性肺炎

胡小清等[52]将 104 例社区获得性肺炎患者作为研究对象,采用数字表法随机分为对照组和治疗组各 52 例。对照组静脉滴注头孢呋辛钠,2g/次,2 次/d;治疗组在对照组治疗的基础上口服连花清瘟胶囊,4 粒/次,3 次/d。所有患者均持续治疗 10 日。结果:对照组和治疗组的总有效率分别为 84.6% 和 94.2%($P<0.05$);治疗组的咳嗽消退时间、发热消退时间、啰音消退时间、住院治疗时间和白细胞(WBC)计数恢复正常时间均显著短于对照组($P<0.05$)。两组患者治疗前后的肿瘤坏死因子 α(TNF-α)、超敏 C 反应蛋白(hs-CRP)、脑钠肽(BNP)和降钙素原(PCT)水平均显著降低($P<0.05$);治疗组的血清标志物水平明显低于对照组($P<0.05$)。连花清瘟胶囊联合注射用头孢呋辛钠治疗社区获得性肺炎疗效确切,可有效缓解临床症状、降低血清标志物水平,且不良反应少,具有一定的临床推广应用价值。

（五）慢性阻塞性肺疾病

董樑等[53]在慢性阻塞性肺疾病(COPD)研究中,100 名受试者按 1∶1 随机分配到连花清瘟胶囊(LHQW)组和常规组,分别给予连花清瘟胶囊和常规西药或仅常规西药治疗。LHQW

组和高危亚组的 CAT(COPD assessment test)评分从治疗第 5 日开始明显改善,而其他组仅在治疗结束后才有改善。治疗后痰液中 IL-8、TNF-α、IL-17、IL-23 和血液中 IL-8、IL-17 的表达水平均较治疗前明显降低,且各亚组间也有相似的结果,提示连花清瘟胶囊能促进慢性阻塞性肺疾病急性加重期患者病情的好转,尤其是对高危亚组的改善,其作用机制可能与减少炎症介质的释放有关。

(六) 新型冠状病毒感染

新型冠状病毒无症状感染者病毒载量高,是病毒传播链中不可忽视的传染源。张玲等[54]采用随机对照试验(RCT)探讨连花清瘟胶囊(LHQW)治疗无症状新型冠状病毒感染患者的有效性和安全性。患者随机分为对照组(隔离观察)和治疗组(LHQW,4 粒,每日 3 次),疗程 14 天。主要终点为隔离观察期间核酸转阴率和转阴时间。结果表明:共有 120 名参与者被纳入全分析集(FAS),对照组和治疗组各 60 例。数据显示,治疗组在隔离观察期间核酸转阴率高于对照组(差异率:21.66%,95% CI:4.34~37.27,$P=0.014\ 2$)。治疗组患者核酸转阴时间更短(7.5 天 vs 14.5 天,$P=0.018$)。治疗组临床症状出现率低于对照组(差异率:-31.67,95% CI:-46.83~-13.82,$P=0.000\ 5$)。治疗组确诊轻症和普通病例的比例也更低(35.00% vs 66.67%,$P=0.000\ 5$)。无严重不良事件记录。该研究阐明了连花清瘟胶囊对无症状新型冠状病毒感染患者有益。考虑到现阶段治疗无症状新型冠状病毒感染患者缺乏干预措施,可以考虑选择连花清瘟胶囊。

在连花清瘟胶囊治疗确诊的新型冠状病毒感染患者的多中心、随机、对照试验中,患者随机接受常规治疗,单独或联合口服连花清瘟胶囊(4 粒/次,3 次/d)14 日。主要终点是症状(发热、疲劳、咳嗽)恢复率。结果:全分析组共纳入 284 例患者(治疗组和对照组各 142 例),治疗组的患者治愈率显著高于对照组(91.5% vs 82.4%,$P=0.022$)。治疗组与对照组相比,中位痊愈时间明显缩短(7 日 vs 10 日,$P<0.001$)。治疗组与对照组相比,发热(2 日 vs 3 日)、疲劳(3 日 vs 6 日)和咳嗽(7 日 vs 10 日)各症状的恢复时间也明显缩短(均为 $P<0.001$)。胸部 CT 表现改善率治疗组也优于对照组(83.8% vs 64.1%,$P<0.001$),治疗组的临床治愈率也高于对照组(78.9% vs 66.2%,$P=0.017$)。两组均未发生与研究药物相关的严重不良事件。结论:连花清瘟胶囊治疗新型冠状病毒感染安全有效[55]。

在一项多中心对照试验中,连花清瘟颗粒联合常规治疗患者 51 例为治疗组,倾向性配对 1∶1,常规治疗患者 51 例为对照组。治疗新型冠状病毒感染的主要症状有效率,治疗组 44 例(86.3%)与对照组 35 例(68.6%)比较差异有统计学意义($P<0.05$);转重型治疗组 4 例(7.8%)与对照组 11 例(21.6%)比较差异有统计学意义($P<0.05$);肺部 CT 好转治疗组 28 例(54.9%)与对照组 23 例(45.1%)比较差异无统计学意义($P>0.05$)。连花清瘟胶囊能明显改善新型冠状病毒感染普通型患者的症状,提高主要症状有效率,降低普通转重型的比例[56]。

四、循证医学研究

1. 治疗甲型流感病毒感染 对于连花清瘟胶囊(LHQW)与奥司他韦治疗甲型流感病毒感染的疗效荟萃分析中,作者检索 PubMed、Embase、万方数据和中国知网(CNKI),自成立之日起至 2012 年 12 月 31 日。检索 Cochrane 对照试验中央登记处(Central)和 Cochrane 系统评价数据库(CDSR),最后纳入 5 项随机对照试验并进行分析。与奥司他韦治疗的患者相比,LHQW 治疗的患者:①发热持续时间更短,加权平均差(WMD)= -4.65(95% CI:-8.91~ -0.38,$P=0.030$);②咳嗽,WMD = -9.79(95% CI:-14.61~-4.97,$P<0.000\ 1$);③喉咙痛,

WMD = -13.01（95% CI：-21.76 ~ -4.27，P = 0.004）；④身体疼痛，WMD = -16.68（95% CI：-32.33 ~ -1.03，P = 0.040）。2 种治疗方法对病毒脱落的疗效相似，WMD = -0.24（95% CI：-4.79 ~ 4.31，P = 0.920）。LHQW 在改善甲型流感病毒感染的症状方面优于奥司他韦[57]。

2. 治疗新型冠状病毒感染　通过系统综述和荟萃分析，评价连花清瘟胶囊/颗粒（LHQW）治疗新型冠状病毒感染的临床疗效。方法：检索 7 个数据库［PubMed、Embase、Central、中国知识基础设施（CNKI）、中国科技期刊数据库（VIP）、中国生物医学文献数据库（CBM）和万方数据库］，包括所有探讨 LHQW 治疗新型冠状病毒感染疗效的临床试验，纳入 3 项试验 245 例新型冠状病毒感染患者。结果：与对照组相比，LHQW 组降低临床转为重症或危重症的比例（RR = 0.38，95% CI：0.17 ~ 0.85，P<0.05）和发热时间（SMD = -0.57，95% CI：-0.96 ~ -0.17，P<0.05）显著改善，以及临床症状消失率显著改善：发热（RR = 1.36，95% CI：1.14 ~ 1.61，P<0.05）、咳嗽（RR = 1.99，95% CI：1.39 ~ 2.86，P<0.05）、疲劳（RR = 1.52，95% CI：1.15 ~ 2.01，P<0.05）和气促（RR = 4.18，95% CI：1.99 ~ 8.81，P<0.05），但对咳痰（RR = 2.46，95% CI：0.81 ~ 7.51，P<0.05）没有意义。结论：LHQW 在治疗新型冠状病毒感染上的临床应用，对改善临床症状、降低临床转为重症或危重症的比例有明显疗效[58]。

为了对普通肺炎和新型冠状病毒感染肺炎提供可靠的评估，使用 7 个英文和中文数据库来检索截至 2020 年 7 月 27 日的合格的试验研究。连花清瘟组给予连花清瘟胶囊/颗粒联合常规药物治疗，对照组给予常规药物治疗（常规抗生素、抗病毒药物或对症治疗）。结果：涉及 3 793 名受试者的 42 项研究符合资格标准。对于普通肺炎的治疗，持续时间短的流感样症状（WMD = -1.81，95% CI：-2.12 ~ -1.50，P<0.001）、痰多（WMD = -1.10，95% CI：-1.50 ~ -0.70，P<0.001）、肺啰音（WMD = -2.03，95% CI：-2.74 ~ -1.31，P<0.001）、肺部影像改善（WMD = -1.88，95% CI：-2.28 ~ -1.47，P<0.001）、疗效（OR = 3.65，95% CI：2.81 ~ 4.76，P<0.001）、疗程（WMD = -1.68，95% CI：-2.62 ~ -0.74，P<0.001）与连花清瘟组有关；发热和咳嗽呈现有统计学意义的改善。对于新型冠状病毒感染的治疗，流感样症状（OR = 3.18，95% CI：2.36 ~ 4.29，P<0.001）、气短（OR = 10.62，95% CI：3.71 ~ 30.40，P<0.001）、疗效（OR = 2.49，95% CI：1.76 ~ 3.53，P<0.001）、痊愈时间（WMD = -2.06，95% CI：-3.36 ~ -0.75，P = 0.002），以及重症病例的转归（OR = 0.46，95% CI：0.27 ~ 0.77，P = 0.003）与连花清瘟组相关；与常规药物组相比，连花清瘟组的发热、咳嗽、疲劳和肌肉疼痛有明显改善。在不良反应方面，普通肺炎没有发现明显差异（OR = 0.75，95% CI：0.54 ~ 1.05，P = 0.097）。结论：连花清瘟胶囊/颗粒联合常规药物治疗可能是治疗普通肺炎和新型冠状病毒感染肺炎的有效方法[59]。

对中药连花清瘟颗粒治疗新型冠状病毒感染的临床疗效和安全性进行系统综述，共纳入 2 项合格的 RCTs 142 例患者。所有参与研究的患者均为新型冠状病毒感染患者。一项 meta 分析结果显示，中药连花清瘟颗粒治疗新型冠状病毒感染的主要临床症状消失率明显高于对照组（OR = 3.34，95% CI：2.06 ~ 5.44，P<0.001）；其他临床次要症状的消失率明显高于对照组（OR = 6.54，95% CI：3.59 ~ 11.90，P<0.001）。发热持续时间明显低于对照组（OR = -1.04，95% CI：-1.60 ~ -0.49，P<0.001）。证实中药连花清瘟颗粒治疗可提高临床疗效，可作为改善新型冠状病毒感染的临床症状的有效疗法[60]。

汤艳莉等[61]系统评价中药连花清瘟制剂对新型冠状病毒感染干预的有效性与安全性。纳入 5 项 RCT 研究，共计纳入 824 例患者。与常规西药标准治疗相比，联合使用中药连花清瘟制剂能够对新型冠状病毒感染患者的发热、咳嗽、乏力等临床症状，以及总有效率、肺部CT、轻症转重症人数、炎症指标等产生一定的干预效应，具有改善缩短发热时间、改善临床症状、提高临床疗效等作用。

王淑霞等[62]系统评价连花清瘟制剂治疗新型冠状病毒感染的疗效情况,最终纳入7项临床疗效研究,包括665例新型冠状病毒感染患者。一项meta分析显示,与西医单独治疗相比,连花清瘟制剂联合西医治疗可明显改善新型冠状病毒感染患者的主要临床症状有效率(RR=1.24,95%CI:1.12~1.38,P<0.05)、CT好转情况(RR=1.14,95%CI:1.02~1.28,P<0.05)及降低临床转重型的比例(RR=0.48,95%CI:0.31~0.72,P<0.05);此外,连花清瘟制剂联合治疗可有效缩短新型冠状病毒感染患者的发热持续时间(SMD=-0.87,95%CI:-1.22~-0.52,P<0.05)、临床症状消失时间(SMD=-1.19,95%CI:-1.56~-0.82,P<0.05)及住院时间(SMD=-0.61,95%CI:-0.91~-0.30,P<0.05)。连花清瘟制剂作为辅助治疗可有效改善新型冠状病毒感染患者的临床症状及CT好转情况。

3. 治疗成人肺炎　系统评价连花清瘟制剂治疗成人肺炎的有效性和安全性。通过检索PubMed、Embase、万方数据库、维普数据库、中国知网数据库收集连花清瘟制剂辅助常规西医疗法治疗肺炎的随机对照试验。结局指标包括临床总有效率、症状改善时间与不良反应/事件发生率等。采用R 3.6.1进行meta分析,RevMan 5.3进行质量评价。最终纳入22项研究,共2 007例患者,其中试验组1 017例、对照组990例。Meta分析结果显示,试验组的临床总有效率高于对照组(RR=1.11,95%CI:1.08~1.15,P<0.001),退热时间(MD=-1.81,95%CI:-2.42~-1.21,P<0.001)、咳嗽持续时间(MD=-2.32,95%CI:-2.89~-1.76,P<0.001)、啰音持续时间(MD=-2.19,95%CI:-2.74~-1.63,P<0.001)、影像学转归时间(MD=-2.17,95%CI:-2.76~-1.58,P<0.001)及治疗后的CRP指标(MD=-4.07,95%CI:-6.39~-1.75,P<0.001)均显著低于对照组,但暂不能证明试验组的安全性优于对照组(RR=0.84,95%CI:0.57~1.24,P=0.382)。结果表明,连花清瘟制剂辅助常规西医疗法治疗肺炎可提高临床总有效率,缩短退热时间、咳嗽时间、啰音持续时间及影像学转归时间,改善CRP指标,加快肺炎患者的康复速度[63]。

五、国际多中心临床研究

植物药的临床研究一般分为两大类:①初期临床研究(initial clinical trial),相当于Ⅰ/Ⅱ期临床研究;②扩大临床研究(expanded clinical trial),相当于Ⅲ期临床研究。对那些在民间或临床上已长期应用、人体又有较好耐受性并具有潜在治疗价值的植物药,在安全性相对有保障、具有巨大开发潜力的情况下,可降低临床前研究的技术要求,使这类植物药能快速进入初期临床研究。但若要申请扩大临床研究,其申报资料及技术要求几乎等同于化学药[20]。

2013年10月10日,以岭药业向美国FDA正式提交连花清瘟胶囊的临床前申请(pre-IND),pre-IND批复后,科研团队针对具体技术问题制定了工作方案,这涉及药材GAP基地到药品的CMC及临床、药理、药学、生产等环节。2015年12月21日,连花清瘟胶囊获美国FDA批准进入Ⅱ期临床研究,是我国第一个进入美国FDA临床研究的治疗流行性感冒的中成药。2016年9月10日,连花清瘟胶囊的Ⅱ期临床研究在美国弗吉尼亚州正式启动。Ⅱ期临床试验计划在美国6个州共30家临床研究中心进行,依据国际规范化临床设计,筛选420名流感患者,开展多中心、随机、双盲、安慰剂对照临床研究。研究将针对连花清瘟胶囊治疗流感的作用特点,评价连花清瘟胶囊的不同剂量、不同暴露时间对发热和其他症状(包括鼻塞、咽喉痛、咳嗽、疼痛、乏力、头痛、寒战或出汗)的临床疗效,并确定Ⅲ期临床研究设计的适当剂量,同时研究种族差异、生活习惯背景差异对连花清瘟胶囊疗效的影响,为其在欧美国家人群中的试验方案制订提供临床依据。

第三节　结语与展望

一、新型病毒引起的传染性疾病成为严峻挑战

在人类历史上,流感病毒至少在全球范围内引发过4次大流行。在这4次流感大流行中,以"西班牙流感"造成的后果最为严重,曾导致全世界1/3的人口感染流感病毒,并且夺去4 000多万人的生命[64]。冠状病毒SARS-CoV和MERS-CoV被认为是与高病死率相关的病原体,而其他4种人类冠状病毒(HCoV-NL63、HCoV-229E、HCoV-OC43和CoV-HKU1)主要与免疫能力强的宿主的轻度、自限性呼吸道疾病相关。基于系统发育聚类,冠状病毒目前被细分为4个组:alpha(阿尔法)、beta(贝塔)、gamma(伽玛)和delta(德尔塔)。新型冠状病毒(SARS-CoV-2)对全球的公共卫生构成威胁[65]。与其他病毒一样,冠状病毒通过基因突变不断发生变化,这给恢复道路带来了新的挑战。在需要关注的变异株类别中,Alpha(B. 1. 1. 7)、Beta(B. 1. 351)、Gamma(P. 1)和Delta(B. 1. 617. 2和AY谱系)等变异株发生了进化,在几个国家检测到一种新的变异株B. 1. 1. 529。2021年11月26日,该变异株被WHO指定为官方需要关注的变异株,并命名为奥密克戎(Omicron)。奥密克戎毒株具有高传染性和传播力的特征,奥密克戎病例的激增趋势令人担忧[66]。Delta新型冠状病毒变异株(原称B. 1. 617. 2)具有传播力强、感染潜伏期短、致病性强、发病进程快等特点[67]。Omicron变异毒株导致了2021年末2022年初新型冠状疫情再次大暴发,但是这次大暴发造成的危害却大大降低[68]。据世界卫生组织(WHO)公布的最新数据,截至2023年01月13日,全球范围内已有235个国家或地区,向WHO报告了661 545 258例新型冠状病毒感染确诊病例,包括6 700 519例死亡[69]。

SARS、MERS、甲型H_1N_1流感、EVD、寨卡病毒病和新型冠状病毒感染几种疾病的病原体均为RNA病毒,极易发生变异,很可能会在频繁的变异中获得新的特性,进而引发疫情不可控制的变化,这些传染病的致病机制还有待研究,目前主要的治疗方法是以对症支持治疗为主,缺乏抗病毒特效药物以及预防性疫苗,给科研和治疗带来极大的困难,至今仍没有创造出可完全杜绝流感发生和流行的疫苗或方法[1,70]。通过1次或多次免疫能对任何流感病毒株提供终身保护的真正的"万能疫苗",这种想法可能无法实现[71],对流感病毒的预防与治疗仍然任重道远。

二、中药防治病毒感染性疾病的前景

目前临床上使用2类抗流感病毒药物:一类是干扰病毒M_2蛋白功能的药物,另一类是病毒神经氨酸酶(neuraminidase,NA)抑制剂。正如其他抗微生物化疗药物一样,抗流感病毒药物也可在体内外迅速诱生出耐药性病毒株。早期研究表明,联合化疗用药可减少病毒感染,降低单独使用产生耐药性的概率。然而,2011年Sheu等[72]报道来自美国、中国、加拿大、越南和肯尼亚的28个流感病毒株对磷酸奥司他韦和金刚烷胺类药物显示双重耐药性,这是值得警惕和关注的。

许多病毒性疾病存在无药治疗或者尚无法根除治疗等问题。天然产物具有来源广泛、结构独特等特点,而我国的天然产物自然资源丰富,特别是对中草药的利用历史悠久,在防

治病毒感染性疾病的领域有得天独厚的优势[73]。

研究显示，连花清瘟制剂不仅对病毒感染疾病的病原体——病毒具有明显的抑制/杀灭作用，而且还显示出中医药整体调节的药效学特色，亦即该药在机体免疫和炎症反应上具有双向调节作用。连花清瘟制剂具有广谱的抗病毒特点，对 SARS 病毒、新型冠状病毒、肺炎病毒、中东呼吸道综合征冠状病毒（MERS-CoV）、H_1N_1 病毒、H_3N_2 病毒、H_7N_9 病毒、H_9N_2 病毒、呼吸道合胞病毒（RSV）、柯萨奇病毒等多种病毒均显示较好的抗病毒活性[3,29]。

在全球疫情仍肆虐的情况下，中医药服务世界各地的患者，还需要开展质量更优、设计更严格、样本更大的多中心随机对照试验，同时希望中医药能够帮助控制这一全球流行病。连花清瘟胶囊在美国开展国际多中心、随机、双盲、安慰剂对照的 Ⅱ 期临床研究，采用国际公认的诊断标准和疗效判断标准，遵循 ICH 等国际标准，在我国中药国际化过程中必将发挥良好的示范作用，为中医药走出国门探索出一条成功之路。

三、Ⅲ期临床研究的实施

《指南》针对植物药的特点，提出 4 个具体建议。①多批次分析研究设计：当药物批次存在差异（例如化学成分的变化），这种差异可能会影响临床终点时，应考虑对药物产品临床终点批间效应进行分析。批次效应分析通常是探索性的，并无控制第一类错误率的要求。②剂量效应：为评估剂量对临床疗效结果的影响，申办者应当总结不同剂量的临床疗效结果，在临床研究报告提供包括表和/或森林图显示临床研究结果和治疗效果的置信区间。③严重病症的临床研究，优先采用"植物药加载标准治疗与标准治疗相比"（add-on to stand-ard care versus standard care）设计，而非"单独植物药对比对照"（stand-alone versus control）设计。④其他研究设计问题：某些植物药的开发原理是基于替代医疗的临床经验，申办方将传统做法整合到临床方案中。

在植物药的临床研究方面，《指南》修订稿重点关注临床有效性：临床研究（关键性 Ⅲ期）必须设计良好，并且实施得当，其结果才能很好地阐述植物药的临床有效性及其临床价值，以支持其上市许可；其次是临床疗效的一致性：植物药自身的特性（多组分、有效成分不明确）决定了植物药存在一定的批间差异，如何证明和控制这种差异以确保临床疗效的一致性是一个巨大的难题[74]。

（**谷春华,高学东,田书彦**　络病研究与创新中药国家重点实验室；

河北省中西医结合医药研究院）

参 考 文 献

［1］　王春丽,李子艳,毛艳艳,等. 重大传染性疾病的流行病学回顾[J]. 中国抗生素杂志,2021,46(6)：493-500.

［2］　QI F H,TANG W. Traditional Chinese medicine for treatment of novel infectious diseases：Current status and dilemma[J]. BioScience Trends,2021,15(4)：201-204.

［3］　贾振华. 络病理论指导新型冠状病毒肺炎证治探讨[J]. 中国实验方剂学杂志,2020,26(12)：18-22.

［4］　JIA Z H,WU Y L. Clinical applications and pharmacological research progress of Lianhua Qingwen capsules/granules[J]. Journal of Traditional Chinese Medical Sciences,2021,8(2)：101-109.

［5］　国家天然药物工程技术研究中心. 欧盟——世界植物药之都[J]. 中国社区医师,2012,28(27)：14.

［6］　赵利斌,何毅,郭治昕,等. 中药植物药国际研发的新展望[J]. 药物评价研究,2011,34(1)：2.

［7］　王智民,刘保延,王海南,等. 对美国 FDA 最新版《工业界植物药研发指南》的评述[J]. 中国药学杂志,2017,52(11)：905-909.

［8］王小艳,彭玉萍.中药现代化与国际化之路［J］.中国处方药,2005(2):88-91.

［9］何毅,肖传学,朱永宏,等.从源头探讨中药国际化之路［J］.中草药,2012,43(4):630-635.

［10］王智民,刘菊妍,刘晓谦,等.谈经典名方的化学、生产和质量控制研发和监管［J］.中国中药杂志,2017,42(10):1819-1824.

［11］JIA W N,WANG C H,WANG Y F,et al. Qualitative and Quantitative Analysis of the Major Constituents in Chinese Medical Preparation Lianhua-Qingwen Capsule by UPLC-DAD-QTOF-MS［J］. The Scientific World Journal,Vol. 2015,2015:731765.

［12］陈育鹏,赵倩,王贵金,等.连花清瘟胶囊超高效液相指纹图谱研究［J］.中国中医药信息杂志,2017,24(12):77-80.

［13］毕丹,孙云波,宋联强,等.连花清瘟胶囊化学成分研究(I)［J］.中草药,2018,49(4):795-800.

［14］张创峰,沈硕,宋联强,等.连花清瘟胶囊的化学成分研究(Ⅱ)［J］.中草药,2018,49(14):3222-3225.

［15］沈硕,张创峰,魏峰,等.连花清瘟胶囊的化学成分研究(Ⅲ)［J］.中草药,2018,50(4):814-820.

［16］WANG C H,ZHONG Y,ZHANG Y A N,et al. A network analysis of the Chinese medicine Lianhua-Qing-wen formula to identify its main effective components［J］. Molecular bioSystems,2016,12(2):606-613.

［17］郭璐瑶,邓晶晶.采用 HPLC 同时进行连花清瘟颗粒多成分含量测定及其指纹图谱研究［J］.食品工业科技,2017,38(1):287-290,295.

［18］ZHOU Y F,NIU M,ZHANG D K,et al. Screening for Anti-Inflammation Quality Markers of Lianhua Qing-wen Capsule Based on Network Pharmacology,UPLC,and Biological Activity［J］. Frontiers in pharmacolo-gy,2021,12:648439.

［19］CHEN S S,YANG X J,Wei Z Y,et al. Establishment of an nti-inflammation-based bioassay for the quality control of the 13-component TCM formula(Lianhua Qingwen)［J］. Pharmaceutical biology,2021,59(1):537-545.

［20］汪巨峰,杨威,郭健敏,等.国际上对植物药的监管及新药的申报要求［J］.中国药理学与毒理学杂志,2018,32(1):51-57.

［21］朱飞鹏.FDA 植物药与中药非临床药理毒理技术要求的差异［J］.中药新药与临床药理,2010,21(1):89-91.

［22］谷春华,高学东,王宏涛,等.连花清瘟胶囊治疗流行性感冒基础与临床研究进展［C］∥第十五届国际络病学大会论文集.北京:［出版者不详］,2019:109-116.

［23］王海荣.基于 UPLC-Q-TOF-MS 技术的连花清瘟胶囊药效物质基础研究［D］.石家庄:河北医科大学,2016.

［24］王旭杰,张菀桐,王妙然,等.基于网络药理学与化学成分研究的连花清瘟胶囊治疗新型冠状病毒肺炎作用机制探讨［J］.世界科学技术:中医药现代化,2020,22(9):3169-3177.

［25］ZHANG X B,GAO R,ZHOU Z B,et al. A network pharmacology based approach for predicting active in-gredients and potential mechanism of Lianhuaqingwen capsule in treating COVID-19［J］. International Journal of Medical Sciences,2021,18(8):1866-1876.

［26］LEUNG E L H,PAN H D,HUANG Y F,et al. The Scientific Foundation of Chinese Herbal Medicine against COVID-19［J］. Engineering,2020,6(10):1099-1107.

［27］寇爽,李立,姜帆,等.中药复方抗流感病毒作用机制研究概述［J］.中医杂志,2014,55(10):885-888.

［28］刘春援,李晓强,蔡绍乾.连花清瘟胶囊的药理与临床研究进展［J］.中药药理与临床,2010,26(6):20-21.

［29］叶祖光,张广平,高云航.连花清瘟方药理研究进展［J］.中国实验方剂学杂志,2020,26(22):181-185.

［30］ LI R F, HOU Y L, HUANG J C, et al. Lianhuaqingwen exerts anti-viral and anti-inflammatory activity against novel coronavirus(SARS-CoV-2)［J］. Pharmacological Research,2020,156. doi:10. 1016/j. phrs. 2020,156:104761.

［31］ 贾振华,李红蓉,常丽萍,等.中医学应对疫病的历史回顾与思考［J］.中国实验方剂学杂志,2020, 26(11):1-7.

［32］ 朱舜亚,李晓黄,魏云玲,等.三种中药处方对 SARS 相关冠状病毒体外抑制作用的初步研究［J］.生物技术通讯,2003,14(5):390-392.

［33］ 莫红缨,柯昌文,郑劲平,等.连花清瘟胶囊体外抗甲型流感病毒的实验研究［J］.中药新药与临床药理,2007,18(1):5-9.

［34］ 中国军事医学科学院和北京地坛医院研究证实抗甲型 H1N1 流感病毒:中药连花清瘟胶囊取得重大突破［J］.中国处方药,2009,9(90):41.

［35］ DING Y W,ZENG L J,LI R F,et al. The Chinese prescription lianhuaqingwen capsule exerts anti-influenza activity through the inhibition of viral propagation and impacts immune function［J］. BMC Complement Altern Med,2017,17,(1):130.

［36］ 丁月文,曾丽娟,李润峰,等.连花清瘟颗粒抗呼吸道合胞病毒感染 BALB/c 小鼠的药效作用研究［J］.广州中医药大学学报,2016,33(4):540-544.

［37］ 刘晓燕.连花清瘟胶囊对病毒抑制作用的初步研究.学位硕士学位论文［D］.昆明:昆明理工大学,2015.

［38］ 雷洪涛,马淑骅,姜秀新,等.连花清瘟胶囊抗金黄色葡萄球菌生物膜形成的研究［J］.中国中医基础医学杂志,2013,19(10):1133-1135.

［39］ 王艺竹,王宏涛,韩雪,等.连花清瘟胶囊水提物对耐甲氧西林金黄色葡萄球菌细菌生物膜的影响［J］.中华医院感染学杂志,2015,25(4):727-729.

［40］ CHEN X F,WU Y L,CHEN C,et al. Identifying potential anti-COVID-19 pharmacological components of traditional Chinese medicine Lianhuaqingwen capsule based on human exposure and ACE2 biochromatography screening［J］. Acta Pharmaceutica Sinica B,2021;11(1):222-236.

［41］ 崔雯雯,金鑫,张彦芬,等.连花清瘟胶囊对脂多糖致急性肺损伤小鼠炎症因子和连接蛋白表达的影响［J］.中国药理学与毒理学杂志,2015,29(2):213-217.

［42］ 许宁,平芬,徐鑫,等.连花清瘟对细颗粒物致大鼠肺部炎性损伤的拮抗作用研究［J］.中国全科医学,2015,18(27):3355-3359.

［43］ 莫红缨,杨子峰,郑劲平,等.连花清瘟胶囊防治流感病毒 FM1 感染小鼠的实验研究［J］.中药材, 2008,32(8):1230-1233.

［44］ 郭海,杨进,龚婕宁,等.连花清瘟胶囊对小鼠病毒感染后肺指数的影响［J］.河南中医,2007,27 (3):35-36.

［45］ 夏敬文,陈小东,张静,等.连花清瘟胶囊对慢性阻塞性肺病的治疗作用［J］.复旦学报(医学版), 2008,35(3):441-444.

［46］ 凌晓颖,陶嘉磊,孙逊,等.基于网络药理学的连花清瘟方抗冠状病毒的物质基础及机制探讨［J］.中草药,2020,51(07):1723-1730.

［47］ XIA Q D,XUN Y,LU J L,et al. Network pharmacology and molecular docking analyses on Lianhua Qingwen capsule indicate Akt1 is a potential target to treat and prevent COVID-19［J］. Cell proliferation,2020; 53:e12949. https://doi. org/10. 1111/cpr. 12949.

［48］ 鄢海燕,邹纯才.连花清瘟胶囊提高 COVID-19 临床治愈率的机制:基于网络药理学和分子对接技术［J］.南方医科大学学报,2021,41(1):20-30.

［49］ DUAN Z P,JIA Z H,ZHANG J,et al. Natural herbal medicine Lianhuaqingwen capsule anti-influenza A (H1N1)trial:a randomized,double blind,positive controlled clinical trial［J］. Chinese Medical Journal,

2011;124(18):2925-2933.

[50] 何卫琪.连花清瘟胶囊治疗病毒性感冒的疗效及安全性分析[J].现代诊断与治疗,2015,926(17):3876-3878.

[51] 赵明敬,赵晓琴,赵威.连花清瘟胶囊治疗急性上呼吸道感染的临床效果评价[J].中华医院感染学杂志,2015,25(4):839-841.

[52] 胡小清,万宇,卢琴,等.连花清瘟胶囊联合头孢呋辛治疗社区获得性肺炎的临床研究[J].现代药物与临床,2018,33(12):3216-3220.

[53] DONG L,XIA J W,GONG Y,et al. Effect of Lianhuaqingwen Capsules on Airway Inflammation in Patients with Acute Exacerbation of Chronic Obstructive Pulmonary Disease. Evidence-Based Complementary and Alternative Medicine,vol. 2014,Article ID 637969,2014. https://doi. org/10. 1155/2014/637969.

[54] ZHANG L,WU L,XU X L,et al. Effectiveness of Lianhua Qingwen Capsule in Treatment of Asymptomatic COVID-19 Patients:A Randomized,Controlled Multicenter Trial. JOURNAL OF INTEGRATIVE AND COMPLEMENTARY MEDICINE Volume 28,Number 11,2022,pp. 887-894.

[55] HU K,GUAN W J,BI Y,et al. Efficacy and safety of Lianhuaqingwen capsules,a repurposed Chinese herb,in patients with coronavirus disease 2019:a multicenter,prospective,randomized controlled trial. Phytomedicine. Vol. 85,May 2021,153242.

[56] 程德忠,王文菊,李毅,等.51 例新型冠状病毒肺炎患者应用中药连花清瘟疗效分析:多中心回顾性研究[J].天津中医药,2020,37(5):509-516.

[57] ZHAO P,YANG H Z,LV H Y,et al. Efficacy of Lianhuaqingwen Capsule Compared With Oseltamivir for Influenza A Virus Infection:A Meta-analysis of Randomized,Controlled Trials[J]. Altern Ther Health Med. 2014 Mar-Apr;20(2):25-30. PMID:24657957.

[58] ZHUANG J Q,DAI X Z,JIN Z L,et al. A Meta-analysis for Lianhua Qingwen on the Treatment of Coronavirus Disease 2019(COVID-19)[J]. Complementary Therapies in Medicine,Vol. 60, August,2021,102754.

[59] HU C Y,LIANG MM,GONG F F,et al. Efficacy of Lianhua Qingwen Compared with Conventional Drugs in the Treatment of Common Pneumonia and COVID-19 Pneumonia:A Meta-Analysis[J]. Evidence-Based Complementary and Alternative Medicine,Vol. 2020,Article ID 5157089.

[60] ZENG M J,LI L J,WU Z Q. Traditional Chinese medicine Lianhua Qingwen treating corona virus disease 2019(COVID-19):Meta-analysis of randomized controlled trials[J]. PLOS ONE,Vol. 15,Issue 9. 2020. PP e0238828-e0238828.

[61] 汤艳莉,王继明,杨萃,等.连花清瘟制剂对 COVID-19 疗效的 Meta 分析[J].天津中医药,https://kns. cnki. net/kcms/detail/12. 1349. R. 20210809. 1433. 002. html.

[62] 王淑霞,李明阳,陈雪莲,等.连花清瘟联合西医治疗新型冠状病毒肺炎临床疗效的 Meta 分析[J].中草药,2020(14):3763-3769.

[63] 卢肇骏,吴丽引,牟艳嫣,等.连花清瘟辅助治疗成人肺炎有效性和安全性的 Meta 分析与系统综述[J].中国中药杂志,2021,46(4):1000-1009.

[64] 谭伟,徐倩,谢芝勋,等.禽流感病毒研究概述[J].基因组学与应用生物学,2014,33(1):194-199.

[65] HU Z W,LIN J H,CHEN J T,et al. Overview of Viral Pneumonia Associated With Influenza Virus,Respiratory Syncytial Virus,and Coronavirus,and Therapeutics Based on Natural Products of Medicinal Plants [J]. Front. Pharmacol,21 June 2021|https://doi. org/10. 3389/fphar. 2021. 630834.

[66] Suraj Arora,Vishakha Grover,Priyanka Saluja,et al. Literature Review of Omicron:A Grim Reality Amidst CO-VID-19. Microorganisms 2022,10(2),451;https://doi. org/10. 3390/microorganisms10020451.

[67] 史庆丰,高晓东,胡必杰.Delta 新冠病毒变异株的特性及流行现状与防控研究进展[J].中华医院感染学杂志,2021,31:1-5.

[68] 张云辉,赵雅琳,揣征然,等.2021年12月—2022年1月全球主要疫情回顾.传染病信息,2022,35(1):95-96.

[69] WHO COVID-19 Dashboard. Geneva:World Health Organization,2020. Available online:https://covid19. who. int/(last cited:[2023-01-13]).

[70] 秦添,黄凤杰,顾觉奋.流感疫苗的研究进展[J].中国医药生物技术,2015,10(3):263-265.

[71] 熊永忠译.流感疫苗的未来.国外畜牧学-猪与禽[J].2012,32(1):7.

[72] 张兴权,范江.抗流感病毒药物和病毒耐药性[J].传染病信息,2011,24(2):124-125.

[73] 付志鹏,周忠霞,刘新泳,等.天然产物抗病毒药物的研究进展[J].药学学报 Acta Pharmaceutica Sinica,2020,55(4):703-719.

[74] 张晓东,成龙,李耿,等.FDA植物药指南修订有何新变化.中国中医药报,2016-6-16(005).

第四十二章

桂枝茯苓胶囊治疗原发性痛经的
国际化临床研究

第一节 概 述

中医药作为我们民族的瑰宝，为中国人民的健康作出不可磨灭的贡献。但是一直以来中药却没能以药品形式进入国际医疗界。中药要走向世界，必须探索出一条国际化之路，在保持中医药特色的前提下，用科学的语言和客观的试验数据证明中药的科学性，促进中药与国际医学体系的合理对接，从而推进中药走向国际市场。

2004 年美国 FDA 出台《植物药研究指南》，在 2015 年进行重新修订并征求意见，2016 年发布正式版本。欧盟也于 2004 年发布《传统植物药指令》，要求包括中药在内的传统植物药必须向成员国的主管部门申请注册，只有经审批同意后才能在欧盟市场上继续作为药品销售和使用。世界各国对植物药法规的提出，说明国际社会对中医药的认可程度在逐步提高。同时，我国的鼓励政策也在逐步完善。1996 年，国家科学技术委员会提出中药国际化战略，遴选一批较大的中药企业开展国际注册工作。2017 年 7 月 1 日开始实施的《中华人民共和国中医药法》也鼓励企业积极开展中药国际注册，引领中药企业走出去。世界需要中医药，中医药也需要走向世界。

目前已有 2 个植物药获得 FDA 的批准进入美国药品市场。2006 年，用于治疗 18 岁以上和免疫受损患者的外生殖器和肛周尖锐湿疣的绿茶提取物 Veregen™ 获批上市。2012 年，用于治疗艾滋病患者腹泻的巴豆提取物 Fulyzaq™ 获批。目前还有较多的植物药处于研究性新药（IND）阶段。我国目前已有 10 种中药处在 IND 阶段。

桂枝茯苓胶囊于 1999 年获国家"九五"科技攻关项目"桂枝茯苓胶囊现代化、国际化示范研究"支持，2004 年 11 月通过美国 FDA 的 IND 临床预审。2006 年 9 月正式向 FDA 提交 IND 申请，同年 11 月获准进入 Ⅱ 期临床试验。选择桂枝茯苓胶囊申报 FDA，其优势在于：

1. 桂枝茯苓胶囊为国内已上市多年的中药大品种。桂枝茯苓胶囊于 1995 年上市，具有较为丰富的临床应用历史，其安全性和有效性都已得到充分证实，先后已发表 3 000 余篇与基础或临床相关的文献，可提供翔实的数据支持。

2. 桂枝茯苓胶囊的组方相对简单。其由桂枝、茯苓、桃仁、白芍、牡丹皮 5 味中药材组成，依托持续研究发现的主要功效成分群，建立全过程质量控制体系，保证各生产控制点"点点一致"、各生产工序段"段段一致"，从而保证产品成品各批次间"批批一致"。其先进的生产全过程质控体系项目还获得 2015 年国家科技进步二等奖，在 CMC 研究方面能完全符合 FDA 关于植物药指南的相关要求。

3. 国际上相关适应证治疗药物市场空白。原发性痛经是女性常见的多发性疾病，在美国多选择非甾体抗炎药和激素类避孕药治疗。而这 2 类药物的副作用较大,相当一部分患者无法耐受。桂枝茯苓胶囊在美国如能以药品形式注册上市,可填补美国医疗市场治疗原发性痛经的空白。总之,桂枝茯苓胶囊作为安全有效、可长期服用的口服制剂,易于被国外患者接受。

让中医药临床评价方法和结果被国际医学界接受和认可,是中医药国际化过程中的重要环节。中医药在开展国际化临床评价的过程中不能削足适履,一成不变地按照国际化临床研究标准而忽略中医中药及产品的特色[1]。以循证医学为代表的现代医学研究方法已经在国内中医药研究领域得到较广泛的重视与使用。在循证医学的基础上结合中医药特色开展临床研究的设计和操作,才能使我国中医药研究成果既保持中医特色,又能更好、更快地被国外所接受[2]。中医药走向世界,既需要遵循国际准则,也要维持中医的临床特色。

原发性痛经为非器质性盆腔疾病导致的月经期前或月经期时下腹部和/或盆腔绞痛,是一种在年轻女性中广泛存在的妇科疾病,发病率达 40%~50%,15% 的患者为严重疼痛,导致无法正常工作或学习[3]。在美国,每年由原发性痛经造成的经济损失约 60 亿工作小时和 20 亿美元。

桂枝茯苓胶囊原方出自汉代名医张仲景的医学经典《金匮要略》,由桂枝、茯苓、桃仁、白芍、牡丹皮 5 味中药材经现代工艺提取精制而成。该药于 1995 年被卫生部(现在单独组建国家药品监督管理局)批准,现已广泛用于治疗痛经、子宫肌瘤、盆腔炎、产后恶露不尽、乳腺增生及卵巢囊肿等疾病。药理学研究表明,桂枝茯苓胶囊能够较好地改善血液流变性及局部微循环,干预炎性病变及粘连,调节内分泌/免疫功能,调节平滑肌张力,对抗疼痛,抗肌瘤细胞增殖等,呈现多层次、多环节的药理作用特点。桂枝茯苓胶囊以原发性痛经为适应证,在美国推进 FDA 药品注册工作,现已完成Ⅱa 期和Ⅱb 期临床研究。

第二节　研究进展

一、物质基础研究

采用水蒸气蒸馏法,利用气相色谱-质谱联用(GC-MS)技术分析,并结合手动解析与NIST 数据库匹配,通过匹配度、反向匹配度和标准图谱等多个方面比较,从桂枝茯苓胶囊的挥发性成分中解析出 60 个成分,包括来自桂枝中的桂皮醛、倍半萜及二萜,桃仁中的脂肪酸类及牡丹皮和白芍中的丹皮酚。随后,在建立处方单味药材化合物数据库的基础上,进一步采用 UPLC-ESI-Q-TOF-MS/MS 技术对桂枝茯苓胶囊中的非挥发性化学成分进行解析,结合精确质荷比、二级碎片离子信息及对照品和文献数据定性分析出 200 个化学成分,包括 58个三萜酸类化合物、49 个单萜苷类化合物、33 个糖苷类化合物、17 个酚酸类化合物、5 个脂肪酸类化合物、2 个氰苷类化合物、6 个酰胺类化合物、4 个黄酮类化合物及部分氨基酸、核苷、单糖、二糖、芳香醛和苯丙素类化合物。其中,三萜酸类主要来自茯苓,单萜苷类和糖苷类主要来自白芍和牡丹皮,酰胺类和氰苷类来自桃仁,酚酸类来自白芍、牡丹皮和桂枝[4-7]。

在对桂枝茯苓胶囊化学成分初步认识的基础上,通过系统溶剂法,并综合运用硅胶柱色谱、ODS 柱色谱、Sephadex LH-20 柱色谱及反相 MPLC、HPLC 等多种色谱学分离手段,分离鉴定得到桂枝茯苓胶囊中的 73 个化合物,包括 6 个甾体类化合物、1 个香豆素类化合物、13 个单萜倍半萜类化合物、12 个三萜类化合物、8 个黄酮类化合物、9 个有机酸类化合物、4 个氨基酸类化合物及少量核苷酸和寡糖等[8-14]。

二、质量控制体系研究

通过对桂枝、茯苓、白芍、桃仁、牡丹皮等药材的野生和栽培种质资源的系统调研及栽培地空气、土壤等环境条件的评价,在道地产区选择适宜的栽培基地,即桂枝为广东肇庆与广西玉林、茯苓为湖北罗田、桃仁为山西运城、白芍为安徽亳州、牡丹皮为安徽铜陵[15-16];采用常规育种结合现代生物技术育种、分子标记辅助选择育种及目标基因定位和克隆,选/培育出高产、优质和高抗品种,建立5种药材的原植物种子/种苗质量标准规范;对种子/种苗的栽培期和栽植、田间管理、修剪、病虫害综合防治等进行规范化研究,获得5种药材无公害种植过程中田间管理、投入品施用(水、肥料等)等操作环节的技术要求和控制标准,应用互联网技术,建立药材溯源系统,确保药材基源正确、种质优良、产地固定。同时,围绕对药材质量具有重要影响的生产环节设计质量控制点,结合5种药材的多元功效成分(或指标性成分)制定采收、产地加工、包装及仓储规范和标准[17-21]。采用多元功效成分(或指标性成分)定量分析、指纹图谱等分析技术,建立药材、中间体和成品制剂的功效成分定性定量分析图谱,以近红外光谱分析技术、主成分回归分析法(PCA)、偏最小二乘法(PLS)和一阶导数预处理光谱建立相似度匹配模型,制定桂枝、茯苓、白芍、桃仁、牡丹皮药材及中间体、成品的质量评价体系[22-29]。通过净洗方法、切制工艺、干燥温度,干燥时间等,优选最佳炮制工艺,并量化炮制的关键技术指标,建立各饮片的炮制技术规范[30-31]。

通过系统研究,以功效成分(或指标性成分)传递波动性为指标,构建生产工艺辨析优化和过程融合指纹图谱技术。根据因果图、潜在失效模式和效果分析,定性辨识11个工序过程的潜在质控风险因素,对工艺全程进行质量风险分析,确定影响质量一致性的6个关键工序段的11个工艺环节[32-34],包括提取工艺(醇提取、桂枝与丹皮酚挥发油提取、水提取)、浓缩工艺(醇提液浓缩、水提液浓缩)、喷雾干燥工艺(醇提物合并水提物)、粉碎工艺、包合工艺(桂枝挥发油包合、丹皮酚包合)、制粒干燥工艺,辨识11个工艺环节的工艺参数与质量波动性的相关性,细化法定工艺参数,增加非法定工艺参数,实现从两端静态控制向全程、动态、整体控制的转变,达到多活性成分群在中药生产过程中的稳定转移。基于功效成分(或指标性成分)群和关键工艺点、工序段,采用近红外在线监测、离线快速分析和自动化控制等技术,建立标准操作规程(SOP)160个,设置108个质量监控项目、8个在线质控点和11个离线质控点,形成由功效成分(或指标性成分)转移、指纹图谱比较、近红外漫反射光谱等实时多维测量数据的点-段-批的系统质量监控模型和预测模型,实现从原药材到成品的功效成分全过程质量控制体系。

参照《美国药典》和《中国药典》、现行的国家标准及文献报道,在完成桂枝茯苓胶囊中的化学成分表征的基础上,按照美国FDA对植物药的化学、生产和控制(CMC)的质量平衡研究,建立桂枝茯苓胶囊中单糖、双糖、多糖、氨基酸类、总酚酸类、鞣质类、脂肪酸类、粗纤维、挥发油、水分、总灰分等的含量测定方法,明确桂枝茯苓胶囊中的大类成分总量:碱溶性多糖约40.20%、水溶性多糖约3.60%、单糖和双糖的总量约9.96%、总氨基酸量约1.94%、总酚酸含量约为3.90%、鞣质含量约为3.51%等。

三、现代药理学研究

(一)药理学研究

桂枝茯苓胶囊能明显降低大鼠的全血黏度,剂量依赖性地抑制二磷酸腺苷(adenosine diphosphate,ADP)诱导的家兔离体血小板聚集,拮抗缩宫素引起的离体子宫收缩,减少乙酸扭体模型中的小鼠扭体次数,延长小鼠甩尾时间,降低小鼠耳肿胀度,表明桂枝茯苓胶囊能降低全血黏度、抑制血小板聚集和具有明显的镇痛抗炎作用。

在苯甲酸雌二醇结合缩宫素致小鼠痛经模型上,桂枝茯苓胶囊可显著抑制小鼠扭体反应,减轻模型小鼠的子宫组织病变程度,尤其是高剂量组的效果明显,可能与调节子宫组织中的雌激素受体(OTR)、环氧合酶(COX)-2蛋白表达有关。同样,在小鼠离体子宫收缩模型上和大鼠在体子宫收缩模型上,桂枝茯苓胶囊均能剂量依赖性地抑制离体子宫自发收缩及$PGF_{2\alpha}$、缩宫素所致的子宫收缩,降低大鼠在体子宫的收缩幅度[35]。随后进一步在原代子宫平滑肌细胞模型上探索桂枝茯苓胶囊治疗原发性痛经的分子机制,发现桂枝茯苓胶囊能下调前列环素$F_{2\alpha}$(prostaglandin $F_{2\alpha}$,$PGF_{2\alpha}$)及缩宫素诱发的细胞内钙调素(calmodulin,CaM)、肌球蛋白轻链激酶(myosin light-chain kinase,MLCK)、磷酸化的肌球蛋白轻链20(phosphorylated myosin light chain 20,p-MLC20)、c-Jun 氨基末端激酶(c-Jun N-terminal kinase,JNK)、细胞外信号调节激酶1/2(extracellular signal regulated kinases 1 and 2,ERK1/2)、磷酸化的p38丝裂原活化蛋白激酶(phosphorylated p38 mitogen-activated kinase,p-p38)蛋白表达,达到抑制细胞收缩的作用[36-37]。

在 LPS 诱导的小鼠子宫内膜炎模型上,桂枝茯苓胶囊能剂量依赖性地改善模型小鼠的子宫内膜组织炎症细胞浸润,子宫上皮细胞和腺体上皮细胞不同程度的变性、坏死,固有层充血、水肿;高剂量组还可显著降低组织中的白细胞介素-1β(interleukin 1β,IL-1β)、核转录因子-κB(nuclear factor-kappa B,NF-κB)、肿瘤坏死因子-α(tumor necrosis factor-alpha,TNF-α)含量,可能与下调p-p65、磷酸化的抑制剂κB(phosphorylated inhibitory kappa B,IκB)蛋白表达有关。同样,在苯酚胶浆致大鼠盆腔炎模型上,桂枝茯苓胶囊能调控胞外基质的合成与降解失衡,改善子宫腔壁结构,减轻表面上皮细胞变性坏死、炎症细胞浸润及固有层充血,增加宫壁厚度,减轻子宫固有层胶原纤维增生程度,可能与上调MMP-9蛋白表达,抑制p-smad2/3、p-ERK1/2蛋白表达有关。

在苯甲酸雌二醇结合黄体酮复制的大鼠子宫肌瘤模型上,桂枝茯苓胶囊可显著降低大鼠的子宫系数、减轻子宫壁平滑肌增生,具有一定的治疗子宫肌瘤的作用,可能与显著降低血清雌二醇(E_2)和子宫组织中的表皮生长因子(EGF)水平有关[38]。

(二)毒理学研究

小鼠急性毒性试验显示,一日内对桂枝茯苓胶囊的最大给药量相当于临床剂量的1378倍。动物口服药物后安静,活动次数减少,无一死亡,也未发现任何明显的异常现象。表明桂枝茯苓胶囊的药物毒性低,临床用量安全。

犬安全药理试验显示,桂枝茯苓胶囊以200、600和2000mg/kg 1 次给药 Beagle 犬,对犬的 ECG(心率、R-R 间期、P-R 间期、QRS 间期、QRS 电压、Q-T 间期等)、血压(收缩压、舒张压、平均动脉压等)和体温等无明显影响。

大鼠长期毒性试验显示,桂枝茯苓胶囊以500、1500和3000mg/kg 每日 1 次给药 SD 大鼠,持续26周,停药后4周观察药物毒性反应。研究期间,3个给药组的动物中均未观察到死亡或垂死的现象。在任何剂量水平均未发现与试验药物相关的异常临床症状、体重、摄食、体温、眼科检查、凝血、尿液分析、病理检查等均未见明显异常。

犬长期毒性试验显示,桂枝茯苓胶囊以200、600和2000mg/kg 每日 1 次给药 Beagle 犬,持续39周,停药后4周观察药物毒性反应。研究期间,3个给药组的动物中均未观察到死亡或垂死的现象。在任何剂量水平中均未发现与试验药物相关的异常临床症状、体重、摄食、体温、血压、血氧饱和度、心电图、眼科检查、血液学、血液生化、尿液分析、病理检查在任何剂量水平的动物中均观察到明显异常。

大鼠 I 段、II 段生殖试验显示,桂枝茯苓胶囊以 500、1 500 和 3 000mg/kg 每日 1 次连续给药雌性 SD 大鼠。各药物剂量组对生育力、胚胎着床前和着床、胚胎-胎仔发育等无明显影响,最大无毒性反应剂量(NOAEL)为 3 000mg/kg。

四、药动学研究

灌胃给予 SD 大鼠桂枝茯苓胶囊混悬液后,眼窝静脉窦采血,通过 LC/MS/MS 分析检测到的成分包括土莫酸、16-氧-乙酰茯苓酸、去氢土莫酸、茯苓酸、茯苓新酸 AM、茯苓新酸 E、猪苓酸 C、多孔菌酸 C、桂皮酸、桂皮醇、苦杏仁苷、扁桃酸龙胆二糖苷、苯甲基龙胆二糖苷、苯甲酰芍药苷、芍药苷、氧化芍药苷、邻位氧化芍药苷、1,2,3,4,6-五没食子酰葡萄糖、没食子酸、没食子酸乙酯、儿茶素、苯甲酸、丹皮酚、suffruticoside E、芍药内酯苷、isomaltopaeoniflorin sulfonate、3′-氧-没食子酰芍药苷、4′-氧-没食子酰芍药苷、6′-氧-没食子酰芍药苷和黑野樱苷[39]。随后,进一步研究暴露量比较高的茯苓酸、桂皮酸、苦杏仁苷、芍药苷、没食子酸、芍药内酯苷、桂皮酸、丹皮酚、茯苓酸、土莫酸、去氢土莫酸等成分的药动学特征,发现在比格犬体内,苦杏仁苷的 $t_{1/2}$ 为 2.43～1.32 小时,芍药内酯苷和芍药苷的 $t_{1/2}$ 分别为 6.16～5.91 小时和 4.33～3.62 小时,提示苦杏仁苷的体内消除较快、平均滞留时间较短,芍药内酯苷和芍药苷的体内消除较慢、平均滞留时间长[40];在大鼠体内,茯苓酸、土莫酸和去氢土莫酸的 $t_{1/2}$ 分别为(7.9±2.9)小时、(10.6±2.3)小时和(8.9±2.7)小时,提示体内消除较慢[41]。

五、临床研究应用

(一)美国多中心 IIa 期临床研究

采用多中心、随机、双盲、安慰剂平行对照设计,开展桂枝茯苓胶囊治疗原发性痛经的安全性及有效性研究。入组病例为基线期前至少连续发生过原发性痛经,上个月经周期最大痛经的程度用疼痛尺评分≥35 分或疼痛指数≥6 分的原发性痛经成年女性患者,且近期月经周期正常,研究前 6 个月内没有注射避孕剂、植入避孕剂或放置宫内节育器,并且在整个试验期间不会使用这些产品。整个临床试验历时 8 个月经周期,其中基线期共 2 个周期,不服试验药物;治疗期和随访期分别为 3 个周期。180 例受试者随机分为治疗组和安慰剂各 90 例,分别给予桂枝茯苓胶囊和安慰剂,一次 3 粒,一日 3 次,从月经结束开始到下一个月经周期第 2 日(含)停止,连续服 3 个周期。主要疗效指标为疼痛减轻情况(与基线期相比),次要疗效指标为伴随症状改善情况(与基线期相比)。有效性评价指标:①镇痛效果,用视觉模拟评分法(visual analogue scale,VAS)和分类量表评估;②对伴随症状的治疗效果;③反应率;④镇痛药的使用;⑤受试者对试验药物治疗结果的总体满意度评价。安全性评价指标包括不良事件监控、体检和实验室检查等。

结果表明,主要疗效指标分析表明桂枝茯苓胶囊组的最大 VAS 较基线期下降 40.0%、VAS 总和较基线期下降 55.1%;次要疗效指标分析表明桂枝茯苓胶囊对伴随症状总积分的治愈率为 10.3%,且在 3 个周期的随访终点,桂枝茯苓胶囊组的疼痛复发率低于安慰剂组。安全性方面,未见与研究药物有关/可能有关的不良事件。

(二)美国多中心 IIb 期临床研究

采用多中心、双盲、随机、安慰剂对照设计,进一步评价桂枝茯苓胶囊治疗原发性痛经的有效性、安全性和量效关系。病例为研究之前至少有 3 个连续周期的原发性痛经并在上一次月经周期中最高痛经疼痛 VAS 评分>70 分或日平均痛经疼痛 VAS 评分>40 分的原发性痛经成年女性患者,且其他方面都健康,最近 6 个月内月经周期正常,研究前 6 个月内未使用注射避孕剂、植入避孕剂或放置宫内节育器,并且在整个试验期间不会使用这些产品。整个临床试验历时 8 个月经周期,其中基线期为 2 个完整的月经周期,不服试验药物;治疗期和随访期分别为 3 个月经周期。在治疗期的 3 个周期内,分别服用以下试验药(月经期不停服)。高剂量组:每次 3 粒桂枝茯苓胶囊,每日 3 次(早、中、晚);低剂量组:每次 3 粒桂枝茯苓胶囊,每日 2 次(早、晚)+3 粒安慰剂(中);安慰剂组:每次 3 粒安慰剂,每日 3 次(早、中、晚)。主要疗效指标:与基线期相比,3 个治疗期后的痛经疼痛最高视觉模拟评分(VAS)及疼痛天数和 3 个随访期后痛经疼痛最高视觉模拟评分(VAS)及疼痛天数;次要疗效指标:与基线期相比,每个月经周期的日平均痛经疼痛视觉模拟评分(计算方法为疼痛积分的总和除以疼痛的天数)、反应率、镇痛药的使用、伴随症状、经血量、受试者的总体满意度。

主要疗效指标表明,桂枝茯苓胶囊高剂量组与低剂量组在服药后的第一个月经周期的最大 VAS 下降值高于安慰剂组,且高剂量组 VAS 评分下降更加明显,一直持续到随访结束,与安慰剂组比较具有统计学差异($P<0.001$);高剂量组与低剂量组在治疗结束和随访期对疼痛天数的减少均高于安慰剂组,低剂量组与高剂量组的表现较为相似,高低剂量合并组在随访期结束时具有统计学差。次要疗效指标表明,在治疗结束和随访期,桂枝茯苓胶囊高低剂量组对平均 VAS 的减少值均高于安慰剂组,与主要疗效指标的趋势相似。在治疗期和随访期,桂枝茯苓胶囊均可使镇痛药的总服用量减少 1.2~2.6 片,高剂量组优于低剂量组。在安全性方面,在治疗期间仅有 1 例严重不良事件(SAE),且发生在安慰剂组,被研究者判断为与治疗药物无关。

(三) 其他临床研究

1. 慢性盆腔炎　2005 年 10 月—2006 年 7 月,采用分层区组随机、双盲单模拟、阳性药平行对照、多中心方法开展桂枝茯苓胶囊治疗慢性盆腔炎(血瘀证)的研究,以辽宁中医药大学附属医院、天津中医药大学第一附属医院、天津中医药大学第二附属医院、长春中医药大学附属医院、广西中医学院第一附属医院、上海中医药大学附属岳阳中西医结合医院、浙江中医药大学附属第一医院、山东中医药大学附属医院为参与单位,评价其有效性和安全性。试验共入组病例 240 例,其中对照组 120 例、试验组 120 例(无剔除病例,脱落 5 例,脱落率为 2.08%)。进入 FAS 分析对照组 119 例,试验组 120 例;PPS 分析对照组 116 例,试验组 119 例;安全性分析对照组 119 例,试验组 120 例。两组的依从性均良好。

临床结果显示,两组患者用药后 4 周疾病疗效等级的比较,差异无显著性统计学意义($P=0.2204$);用药后 4 周疾病疗效的有效率,对照组为 25.21%、试验组为 32.50%,两组间比较差异无显著性统计学意义($P=0.2089$);总有效率,对照组为 92.44%、试验组为 95.83%,两组间比较差异无显著性统计学意义($P=0.2539$)。桂枝茯苓胶囊与妇科千金胶囊对照治疗慢性盆腔炎(血瘀证)的疗效及安全性相当。

2. 子宫肌瘤　2008 年 1 月—2010 年 12 月,在汕头市第四人民医院妇产科开展桂枝茯苓胶囊治疗绝经前有症状的子宫肌瘤患者的临床试验。入组患者 150 例,桂枝茯苓胶囊联合米非司酮试验组和米非司酮对照组各 75 例。临床疗效方面,所有患者在服药 1 个月后均出现闭经,痛经症状逐渐消失,贫血患者得到纠正。治疗后两组的血红蛋白值比较差异无统计学意义($t=0.896,P>0.05$);试验组的临床显效率和总有效率均高于对照组,两组间比较差异有统计学意义($P<0.05$)。不良反应方面,两组患者服药期间均无肝、肾功能异常;恶心、纳差对照组 12 例,观察组 10 例;乏力、潮热、多汗对照组 7 例,观察组 6 例;乳房胀痛各 5 例;患者均坚持治疗至疗程结束,停药后 3 周内均恢复正常;无其他不适感。两组的不良反

应发生率分别为观察组 21 例(28.0%)、对照组 24 例(32.0%),两组间比较无显著性差异(*P*>0.05)。试验结果表明,米非司酮联合桂枝茯苓胶囊治疗子宫肌瘤能够有效缩小肌瘤体积,缓解患者的临床症状,纠正贫血,不良反应少,优于单纯应用米非司酮治疗,适用于术前或围绝经期保守治疗子宫肌瘤。

2010 年 1 月—2012 年 1 月,在四川省隆昌市中医医院妇产科进行子宫肌瘤病的临床试验。入组患者 100 例,桂枝茯苓胶囊试验组 50 例,甲睾酮对照组 50 例。在缩小瘤体的治疗效果方面,试验组的有效率达到 92%,对照组为 60%;在镇痛、止血方面,试验组的有效率达到 96%,对照组为 80%。结果表明,桂枝茯苓胶囊治疗子宫肌瘤的疗效优于甲睾酮。

第三节 结语与展望

原发性痛经的治疗方法主要有非甾体抗炎药(NSAID)治疗、口服激素类避孕药治疗,以及非药物疗法,包括针灸和经皮神经电刺激等。其中非甾体抗炎药作为治疗原发性痛经的一线用药,会引起恶心、胃肠功能紊乱、消化性溃疡、肾乳头坏死、肾血流量减少等副作用[42]。大约有 20%的原发性痛经患者对该类药物的敏感度不够,不能达到理想的治疗效果[43]。因此,越来越多的患者开始寻求中医药类的补充和替代治疗。

在美国进行的两次 Ⅱ 期临床研究结果表明,桂枝茯苓胶囊对于降低原发性痛经患者的疼痛强度、缩短疼痛时间、减少镇痛药的服用、改善疼痛期间的伴随症状方面具有较好的效果,对原发性痛经患者具有确切的临床疗效。在随访结束时表现出稳定的远期疗效,药物安全性较好。

临床研究结果提示桂枝茯苓胶囊能弥补现代临床医学以非甾体抗炎药和激素治疗原发性痛经的不足,有望以药品形式通过 FDA 注册进入国际医药主流市场,示范性地推动我国中药的标准化、现代化和国际化进程。

(王振中　江苏康缘药业有限公司)

参 考 文 献

[1] 刘建平. 循证医学方法与中医疗效评价[J]. 首都医科大学学报,2007,28(2):212-215.

[2] 彭恩兰. 中药现代化与国际化的思考[J]. 江西中医学院学报,2012,24(1):85-88.

[3] DAWOOD M Y. Primary dysmenorrhea:advances in pathogenesis and management[J]. Obstetrics and gynecology,2006,108(2):428-441.

[4] 杨慧敏,杨彪,胡玉梅,等. 基于 UPLC-ESI-Q-TOF-MS/MS 技术的桂枝茯苓胶囊化学成分分析[J]. 中国中药杂志,2020,45(4):861-877.

[5] 马莹,郑伟然,王振中,等. 桂枝茯苓胶囊中三萜酸类成分的 UPLC/Q-TOF-MS 指纹图谱研究[J]. 中草药,2019,50(3):626-631.

[6] WANG Y Q,QI L W,AA J Y,et al. Comprehensive chemical profiling of Guizhi Fuling capsule by the combined use of gas chromatography-mass spectrometry with a deconvolution software and rapid-resolution liquid chromatography quadrupole time-of-flight tandem mass spectrometry[J]. Biomedical chromatography,2012,26(10):1286-1296.

[7] 李维思,黄玲玲,李振江,等. 桂枝茯苓胶囊 HPLC-ESI-QTOF/MS 化学成分分析过程中提取溶剂的优化[J]. 生物加工过程,2016,14(4):59-64.

[8] 王洪庆,刘超,方莲花,等. 桂枝茯苓胶囊化学成分研究(Ⅳ)[J]. 中草药,2013,44(11):1386-1390.

[9] 王雪晶,谢雪,罗鑫,等. 桂枝茯苓胶囊化学成分研究(Ⅴ)[J]. 中草药,2015,46(6):812-816.

[10] 王振中,李成,李家春,等.桂枝茯苓胶囊化学成分研究(Ⅰ)[J].中草药,2011,42(5):856-858.

[11] 谢雪,张宏达,温建辉,等.桂枝茯苓胶囊化学成分研究(Ⅵ)[J].中草药,2016,47(21):3795-3797.

[12] 杨鹏飞,王振中,王洪庆,等.桂枝茯苓胶囊化学成分研究(Ⅲ)[J].中草药,2012,43(3):463-466.

[13] 张宏达,谢雪,刘莉娜,等.桂枝茯苓胶囊化学成分研究(Ⅶ)[J].中草药,2020,51(16):4113-4116.

[14] 朱克近,王振中,李成,等.桂枝茯苓胶囊化学成分研究(Ⅱ)[J].中草药,2011,42(6):1087-1089.

[15] 卞晓坤.桂枝茯苓胶囊中桂枝和桃仁质量标志物的研究[D].南京:南京中医药大学,2020.

[16] 赵秋龙.桂枝茯苓胶囊中茯苓、牡丹皮及白芍质量标志物研究[D].南京:南京中医药大学,2020.

[17] 刘威,李红娟,张帅,等.HPLC测定不同商品规格桂枝中香豆素、肉桂醇、肉桂酸、桂皮醛的含量[J].中国实验方剂学杂志,2013,19(18):134-138.

[18] 卞晓坤,赵秋龙,黄楷迪,等.桃仁与山桃仁化学成分比较研究[J].药物分析杂志,2020,40(1):123-131.

[19] 赵秋龙,卞晓坤,钱大玮,等.基于UPLC指纹图谱及化学计量学的不同产地白芍差异比较研究[J].中国中药杂志,2019,44(15):3316-3322.

[20] 赵秋龙,张丽,卞晓坤,等.UPLC-QTRAP-MS分析不同产地茯苓药材中8个三萜酸类成分[J].药物分析杂志,2020,40(7):1169-1177.

[21] 陈菲菲,钱大玮,郭盛,等.基于UPLC-MS的牡丹皮药材质量评价研究[J].药物分析杂志,2018,38(4):609-617.

[22] 张琦,王振中,萧伟,等.茯苓UPLC特征指纹图谱[J].中国中药杂志,2012,37(7):966-968.

[23] 李家春,萧伟,孙兰,等.基于近红外光谱的白芍药材快速分析[J].中国实验方剂学杂志,2012,18(6):57-60.

[24] 马婷婷.桂枝茯苓胶囊的质量控制方法研究[D].沈阳:沈阳药科大学,2009.

[25] 林夏,何艳梅,李家春,等.桂枝茯苓胶囊中三萜类成分UPLC指纹图谱研究[J].中草药,2016,47(16):2857-2862.

[26] 张伟,王雪,秦建平,等.DART-Q-TOF-MS快速鉴别桂枝茯苓胶囊中6种化学成分[J].中国中药杂志,2014,39(21):4118-4122.

[27] 杨鹏飞,李保明,王振中,等.HPLC法同时测定桂枝茯苓胶囊中4种茯苓三萜酸成分[J].中草药,2016,47(18):3215-3218.

[28] 房利勤.HPLC法同时测定桂枝茯苓胶囊中丹皮酚、芍药苷和苦杏仁苷的含量[J].北方药学,2015,12(5):5-6.

[29] 马莹,李家春,黄文哲,等.UPLC-MS/MS同时测定桂枝茯苓胶囊中6种三萜酸类成分的含量[J].中国中药杂志,2017,42(17):3368-3373.

[30] 许源,刘培,严辉,等.白芍初加工过程中单萜苷类及多羟基化合物的变化分析[J].中药材,2014,37(5):775-780.

[31] 赵秋龙,卞晓坤,钱大玮,等.不同干燥方法对牡丹皮药材中化学成分的影响[J].中国现代中药,2020,22(1):74-79,102.

[32] 王正宽,刘圆,石晓朦,等.动态循环提取法优化桂枝茯苓胶囊的提取终点研究[J].中药材,2017,40(7):1675-1678.

[33] 宫凯敏,李家春,徐连明,等.近红外光谱快速分析法在桂枝茯苓胶囊中的应用[J].中国中药杂志,2011,36(8):1004-1006.

[34] 王晴,徐芳芳,张欣,等.在线近红外光谱监测桂枝茯苓胶囊流化床干燥过程水分的方法研究[J].中草药,2019,50(22):5429-5438.

[35] SUN L,LIU L N,ZONG S B,et al. Traditional Chinese medicine Guizhi Fuling capsule used for therapy of dysmenorrhea via attenuating uterus contraction[J]. Journal of ethnopharmacology,2016,191:273-279.

[36] 孙兰,周军,宗绍波,等.桂枝茯苓胶囊及其成分组合物抗子宫收缩作用及其机制[J].世界科学技

术:中医药现代化,2016,18(2):274-278.

[37] ZHANG S,LAI X,WANG X,et al. Deciphering the pharmacological mechanisms of Guizhi-Fuling capsule on primary dysmenorrhea through network pharmacology [J]. Frontiers in pharmacology, 2021, 12 (105):613104.

[38] 孙兰,宗绍波,吕耀中,等.桂枝茯苓胶囊治疗大鼠子宫肌瘤及其机制研究[J].现代药物与临床, 2015,30(4):362-365.

[39] 尹权微,李家春,秦建平,等. UPLC/Q-TOF-MS 快速分析桂枝茯苓胶囊的入血成分[J].中国实验方剂学杂志,2016,22(21):83-86.

[40] 朱克近,孙晓萍,常秀娟,等.桂枝茯苓胶囊主要效应成分在比格犬体内的药代动力学[J].中国中药杂志,2011,36(8):1015-1018.

[41] XIAO F,LI Q,LIANG K,et al. Comparative pharmacokinetics of three triterpene acids in rat plasma after oral administration of Poria extract and its formulated herbal preparation:GuiZhi-FuLing capsule[J]. Fitoterapia,2012,83(1):117-124.

[42] JAAFARPOUR M,HATEFI M,KHANI A,et al. Comparative effect of cinnamon and Ibuprofen for treatment of primary dysmenorrhea:a randomized double-blind clinical trial[J]. Journal of clinical and diagnostic research,2015,9(4):QC04-QC07.

[43] OU M C,HSU T F,LAI A C,et al. Pain relief assessment by aromatic essential oil massage on outpatients with primary dysmenorrhea:a randomized,double-blind clinical trial[J]. Journal of obstetrics and gynaecology research,2012,38(5):817-822.

第四十三章

复方丹参滴丸治疗慢性稳定型
心绞痛的国际化临床研究

第一节 概 述

中医药是中华民族传承5 000年的瑰宝,它博大精深、源远流长。在漫长的历史长河中,中医药不仅为保障祖国人民的健康起到极为重要的作用,同时,中医药作为中华文明重要的组成部分,自古以来就曾在世界医药史上产生深远影响。早在秦汉时代,中医药就已经传播到朝鲜、越南、日本等周边国家,后又传入阿拉伯、欧洲等多个地区。《本草纲目》在17世纪就被译为多种文字,被誉为国际医药史上的巨著。

来自不同医学理论体系的中医和西医,两者的理念有很大的差异,这也是中药难以进入西方发达国家主流医药市场的重要原因之一。科学地评价中药的安全性及有效性是中药为国际主流医学所接受的必经之途。近年来中医药在国际社会崭露头角,逐渐被国际社会接受及认可。2016年12月25日,《中华人民共和国中医药法》(以下简称"《中医药法》")由中华人民共和国第十二届全国人民代表大会常务委员会第二十五次会议通过,《中医药法》于2017年7月1日起正式实施,更是给中医药市场注入一剂"强心剂"。樊代明院士指出,在人类历史上,中医药学从未像今天这样受到强调和尊重,在世界医学领域中,中医药学已发展成唯一可与现代医学(西医药学)比肩的第二大医学体系,中医药解决了很多西医解决不了的问题,显示其不可替代性,中医药学必然成为未来医学发展和整合医学时代的主要贡献者。中医药是我国独特的卫生资源、潜力巨大的经济资源、具有原创优势的科技资源、优秀的文化资源、重要的生态资源。中医药国际化承载了历史、民族、人类健康赋予的责任。

复方中药作为植物药向FDA申报新药是一项系统工程,复方丹参滴丸是中国中医药走向国际化的标杆及典范,是第一个顺利完成FDA国际多中心Ⅲ期临床试验的复方中药。二十年磨一剑的国际化历程跌宕起伏,从中积累了大量宝贵的中医药国际化经验。

第二节 复方丹参滴丸的国际化研究历程

一、复方丹参滴丸的国际化研发背景

(一)复方丹参滴丸简介

复方丹参滴丸是现代中药复方制剂,是中医的传统理论与现代药学新技术相结合的新型纯中药滴丸剂。复方丹参滴丸包含丹参、三七和冰片3种中药组分,采用药学制剂新工艺

精制而成,属于固态分子分散体系,药物有效成分呈分子状态,直接分散于基质中,进入体内可迅速释放,有利于充分吸收而发挥疗效。组方中的丹参活血通经、祛瘀养血,三七活血化瘀,冰片开窍醒脑止痛。适用于心气不足、胸阳不振、心血瘀滞、心脉不通引起的胸痹心痛等症。

(二) 复方丹参滴丸在中国市场的应用及研究

复方丹参滴丸于 1993 年获得国家药品监管部门的生产批文,1994 年正式投产上市。上市后的 20 多年中,承担国家及部委级项目 21 项、天津市级项目 13 项、获得国家及省部级科技奖项 11 项,授权专利 300 余项,在国内外的专业期刊上共发表文章 1 200 余篇。复方丹参滴丸连续 2 次获得国家药品监管部门的中药品种保护证书,已进入国家基本药物目录、国家基本医疗保险药物目录。

复方丹参滴丸在临床上是预防与治疗冠心病、心绞痛的首选中成药,是全国中医医院急诊必备的中成药,也是糖尿病大、小血管病变预防和治疗的辅助用药。

(三) 复方丹参滴丸国际化研究决策的制定

1996 年国家明确推行中药现代化战略,中药国际化是国家战略导向、全球范围疾病治疗需求和中医药产业发展 3 个维度联合推动的必然结果,是当代中药跨越式发展的历史机遇和必然趋势。同化学药的研发相似,复方中药的研发上市至少分为 3 个阶段:首先是先要证明药物的安全性、有效性、可控性和临床价值;在证明其价值后,要满足药政管理法规的要求;在这基础之上,如果是被药政管理当局批准,将与保险公司沟通交流,市场上市,被患者、医生及社会保险体系所接受。复方丹参滴丸基于国内的人用经验的基础,在国家科技部、中医药管理局及国家药品监督管理局等各级政府部门的大力支持下,成为第一个以治疗药身份向美国 FDA 提交国际化研究与申报的复方中药品种。

二、复方丹参滴丸的国际申报历程

(一) 美国食品药品管理局申报的开启

研究性新药(investigational new drug, IND)是指尚未获得 FDA 的上市批准、正在进行各阶段临床研究的新药。新药获得上市批准的总体标准为安全、有效且质量可控,这也是 IND 申报与审评过程的总体目标。因此,一种新药在美国上市前,必须要向 FDA 提供充分的数据证明其安全性、有效性及质量可控性。一种新药在应用于人体之前,还需要开展一系列临床前研究及药学研究,以确保临床试验受试者的安全与耐受。根据美国的药政管理法规,申办者只有在向 FDA 提交充分的临床前研究资料及药学资料以证明该药物不会给受试者的身体带来风险与损害,并且在 FDA 进行专业审评后,方可开展临床研究。

通常情况下,一项 IND 申请应当包括 3 个方面的资料:药品的化学、生产与控制(chemistry, manufacturing, and control, CMC)信息,非临床动物药理毒理信息及计划在美国开展的早期临床试验方案。与新化学实体(new chemical entity, NCE)不同,欲在美国申报的植物药通常都已在中国国内(甚至其他国家)上市并使用多年,并积累了大量的人用数据和科研文献。因此,在植物药的 IND 申请文件中,还应该包括该植物药的人用经验总结及先前已完成或发表的临床研究综述。

FDA 鼓励申办者在药物研发的早期与 FDA 咨询并讨论研发中的各种问题。基于这一宗旨,申办者可在正式递交 IND 之前与 FDA 召开 pre-IND(PIND)会议,在会上就各种关心的问题与 FDA 进行重点讨论,从而为下一步准备 IND 申请材料奠定良好的基础。需要说明的是,PIND 会议并非 FDA 强制召开的,其目的是指导申办者更有针对性地开展后期的研发工作,并提交最有效的 IND 申请材料,因此 FDA 建议申办者在提交 IND 申请前(通常为 6~12 个月)与 FDA 召开 PIND 会议。申办者首先应根据拟申报药品的适应证确定需联系的 FDA 审评部门。以复方丹参滴丸为例,其适应证为慢性稳定型心绞痛,因此对应的审评部门就是第一审评办公室(Office of Drug Evaluation Ⅰ)下设的心肾产品部(Division of Cardiovascular and Renal Products)。这里需注意的是,FDA 会不定期调整各审评部门内的联系人信息,因此申办者应在提交材料前检索最新的审评部门信息(可在 Google 网上搜索"Pre-IND Consultation Contacts 以查询最新的联络信息)。

　　1997 年 12 月,复方丹参滴丸 FDA 申报之路开启。在 1998 年 9 月 29 日,复方丹参滴丸正式拿到 FDA 的 IND 文号,成为中国第一例获准在美国进行临床研究的复方中药,迈出中医药国际化的第一步。此时,FDA 没有专门的植物药研发指南,中药的 FDA 申报过程也是在摸着石头过河,可以借鉴的经验和资料少之又少,复方中药与国际医药市场对药品的管理和要求之间存在种种差距和差异。

　　差距方面包括科研力量薄弱、生产工艺技术水平与国际化要求的差距大、质量标准不完善、质量体系不健全、缺乏国际化临床研究组织管理经验、国际化研发人才短缺;差异方面包括文化认识的差异,思维方式、语言、表达的差异,历史沿革的差异,疾病治疗理念和用药习惯的差异,知识产权保护的差异,法规政策的差异。

　　面对复方中药与国际标准的差距,为了达到国际药物研究和药品监管近乎严苛的安全性和质量标准要求,集团从源头控制产品质量,在国内率先建立起符合《中药材生产质量管理规范》(GAP)标准的药源基地,持续推动中药材质量标准和管理体系的创新和升级。坚持"质量源于顶层设计、标准出在精准执行"的理念,确立"工艺最精、流程最短、污染最小、能耗最低、投资最少"的工程技术原则,围绕着"安全、有效、质量一致"的主题,创新制定《中药有效成分提取质量管理规范》(GEP),通过创新现代中药标准、完善产业链体系、突破技术瓶颈和提升质量水平,开创现代中药质量数字化方法体系,为中药智能制造管理提供科学依据,确保药品质量与疗效的一致性。十年磨一剑,完成现代中药 GAP、GEP、GLP、cGMP 和 GSP 全产业链的全面标准创新与技术提升,建立一套完整的符合国际 ICH 规范的中英双语标准操作规范(SOP)体系和 GXP 规范样板,成为首批达到国际标准体系的企业之一,质检中心获得中国合格评定国家认可委员会(China National Accreditation Service for Conformity Assessment, CNAS)证书。通过质量数字化与工业化、信息化的融合,将传统中药的模糊语言转换为现代中药的数字语言,实现数据整合的产品全生命周期协同管理,打造"东西方读懂的现代中药"。

　　2006 年,复方丹参滴丸的 FDA 申报之路重新启动。复方丹参滴丸于 2006 年 6 月 26 号第二次取得 FDA 的 IND 文号。由于已有大量的人用基础、药理学研究、安全性研究,FDA 同意直接免除复方丹参滴丸的所有Ⅰ期临床试验,直接进入Ⅱ期或Ⅲ期临床研究。研发团队认为,如果直接进入Ⅲ期临床试验,则牵涉西方人群用药剂量的选择、给药方案的制订,要结合当前的质量控制,考虑今后的生产及销售等一系列问题,先做一个Ⅱ期临床试验,在过程中补充一些Ⅰ期临床试验更为稳妥。表 43-1 为复方丹参滴丸进行的Ⅰ期国际化临床研究。

表 43-1　复方丹参滴丸的Ⅰ期国际化临床研究

试验编号	地点	试验目的	试验结果
T89-05-AU	澳大利亚	西方人群剂量递增	800mg 仍安全
T89-02-US	美国	高效抗逆转录病毒治疗药物(又称"鸡尾酒药物")相互作用研究,与 90% 的肝脏代谢酶间的相互作用	与大多数合并用药期间没有药物相互作用
T89-04-US	美国	与华法林药物相互作用研究	与华法林合用没有药物相互作用
T89-10-JP	日本	日本人群剂量递增研究	安全

在第二次 IND 申报过程中,首先面临的一个问题就是适应证的选择。复方丹参滴丸根据中医理论基础的功效是活血化瘀,在中国的临床应用中,只要是与"血脉不通"相关的疾病,几乎都能看到复方丹参滴丸的应用及疗效,适应证的选择是依靠"最佳猜想",体现决策者的教育背景、理论水平及临床经验,需要综合考虑今后可能的市场、治疗的疾病种类、临床试验的要求(包括人员、资金的要求),市场竞争、甚至直接影响试验是否能顺利实施、完成,试验是否可以取得预期的结果。慢性稳定型心绞痛作为复方丹参滴丸美国 II 期临床研究的适应证,正是对以上因素综合考量的结果。心血管疾病全球每年以 2 000 多万的病例在增长,仅仅是心绞痛每年的新增病例就有 500 万,FDA 已批准的现有的治疗药物均有其局限性。β 受体拮抗剂可能引起心动过缓、直立性低血压、疲劳和抑郁;钙通道阻滞剂可能引起直立性低血压、心率改变、抑制心肌收缩;长效硝酸酯类药物可能引起头痛、直立性低血压,并有耐药性;而近年来新批准的雷诺嗪可能引起 Q-T 间期延长,与其他药物存在相互作用。复方丹参滴丸在国内治疗慢性稳定型心绞痛的应用历史及研究结果均表明其疗效确切、安全窗口宽、长期使用安全性好;补充的 I 期临床研究及相关研究也证明复方丹参滴丸服用安全,与大多数合并药物间没有药物相互作用。

(二)美国食品药品管理局《植物药研究指南》的变更与复方丹参滴丸的国际化临床研究

中药(植物药)在美国 FDA 申报的总体要求与化学药类似,同时也具有一些特殊性。由于植物药市场在美国乃至全球市场的逐渐扩大,FDA 也开始认可植物药的药用作用,并开始制定一些有针对性的管理政策,这其中最重要的就是 FDA 于 2004 年颁布的《植物药研究指南》(Guidance for Industry Botanical Drug Products),2016 年 12 月 FDA 正式颁布新版《植物药研究指南》(Guidance for Industry Botanical Drug Development)。虽然植物药的审批具有一定的特殊性,但在总体原则上还是与化学药类似,以严格的科学数据和医学应用作为审批的决定性依据。

1996 年 8 月美国 FDA 起草第一稿《植物药研究指南(草案)》[Guidance for Industry Botanical Drug Products(DRAFT GUIDANCE)],2000 年 8 月 FDA 发布《植物药研究指南》草案,2004 年 6 月 FDA 正式发布针对植物药的指导文件《植物药研究指南》,用了 8 年的时间建立起植物药审评制度。虽然该制度对植物药的审评未给予注册条件的放宽,但却从制度上承认植物药是药品的事实。在这之前植物药只能作为膳食补充剂上市销售,这为植物药进入美国医保系统创造了可能性。2006 年 10 月 31 日,美国 FDA 批准第一例植物性处方药——MediGene 公司的茶多酚软膏(Veregen ointment),Veregen™ 是一种绿茶提取物,主要成分为儿茶素,用于治疗由人乳头瘤病毒(HPV)感染引起的生殖器疣,这标志着 FDA 对于植物药的审批态度已经发生根本性变化,尽管 Veregen™ 是外用药,FDA 法规对其要求也相对简单,但也给予中国众多的中药研发部门和企业更多的思考和启示。2012 年 12 月 31 日,美国 FDA 批准第一例口服植物药——Fulyzaq™ 作为处方药上市,其活性成分 crofelemer 是来源于巴豆属植物的红色液汁的提取物,这种植物主要生长在南美洲的西北部地区,用于缓解人类免疫缺陷病毒感染患者接受抗逆转录病毒(ART)疗法时出现的非感染性腹泻症状。2 例植物药的获批标志着 FDA 对植物药的审评审批程序愈加成熟,但已获批的 2 例植物药均为单一植物来源,对于原药材较多的复方中药品种的申报依旧是无例可循。

复方丹参滴丸作为复方中药国际化的代表,自 1996 年开始准备 pre-IND 申报,至 2016 年顺利完成 FDA III 期国际化临床研究,20 年的 FDA 申报历程见证了 FDA 对复方中药审评观点的变化,推动了 FDA《植物药研究指南》的变更。2004 年 8 月和 2016 年 12 月,FDA 正式颁布原版和新版《植物药研究指南》,复方丹参滴丸的国际化进程与 FDA《植物药研究指南》的变更在时间点上有着看似巧妙的重合,体现了在申报过程中与药政部门有效沟通有极为重要的意义。新版指南对于植物药临床研究的指导也充分说明复方丹参滴丸 II 期和 III 期国际化临床研究的合理性。

第三节　复方丹参滴丸国际化临床研究的实施和结果

一、临床试验准备

临床试验前期的准备工作约占整个临床试验项目总过程的一半,周密而系统的前期准备工作不仅会使临床试验过程满足药政法规的要求,也为临床试验数据的可靠和严谨奠定基础。

(一) 历史市场数据整理及文献汇总

在开始申报之前,申办者应科学、全面且灵活地制订整体研发计划,既要达到 IND 申请材料的合规性与完整性,又要争取以最少的补充研发项目和在最短的时间内满足 FDA 提出的 IND 申报要求。根据研究的轻重缓急,确定哪些工作必须在提交 IND 之前完成,哪些研究提交中期分析结果即可支持早期临床研究,而哪些研究可在早期开展。在申报资料中一份完整且合理的早期(I 期或 II 期)临床研究方案是不可或缺的,同时这也是向伦理委员会递交的重要文件。申办者应在方案中列出一项临床研究的关键信息,包括病例数(及估算依据)、设计与分组、安全性评价描述、给药方案(剂量、给药时长、给药间隔)、终点观察指标、统计方法等。

进行对于已在中国国内上市销售多年的植物药产品,其动物毒理学研究数据通常较少,而人用数据非常充分,因此需要申办者尽可能全面地总结人用数据(包括市场应用情况及文献中报道的临床试验),并根据其人用安全性情况,分阶段开展动物毒理学补充研究。以复方丹参滴丸为例,其在中国上市有 20 余年的历史,积累了大量科研数据,经过充分的基础研究和临床研究,各类研究论文超过 1 000 篇。复方丹参滴丸的药理学基础研究包括降低心肌耗氧量、改善高黏滞综合征、增加冠状动脉血流灌注、改善异常红细胞变形能力、改善脂质代谢、降低血小板活性、降低血浆高凝血性、适度降低血液中的低密度脂蛋白。由于国内大量的人用经验证明其安全性,在美国直接进入 II 期临床试验,根据 FDA 的意见,确定各项研究与开发计划,并根据每项研究的紧急/重要程度逐一开展。

(二) 试验药品的生产、运输及管理

临床试验药品的生产需要符合 GMP,包括生产线人员的培训,质量控制,各生产环节的监控,生产和检验设备的使用,仪器和计算机系统的应用,各程序方法 SOP 的建立,供应商的选择和管理,原料药生产线的标准化和管理,稳定性试验的进行,包装和标签的检测,存储和运输的规范,不合格药品的处理、回收和销毁及相关文件记录等,药品出厂之后的运输及临床研究机构对药品的存储、管理在 GMP 及 GCP 中也有规定。复方丹参滴丸的 III 期临床研究是多国多中心临床研究,试验药品在天士力集团生产,按各国药政要求的不同,试验用药采用 5 种不同的包装与标签样式,在物资运输方面采用"在美国设立总仓储中心、在主要国家

设立分中心"的物流策略。为考察多批次间质量的一致性,根据方案中设定的 4 个治疗组、3 个生产批次,每个试验中心的受试者随机分入不同的批次中,随机分入某一批次组的受试者在试验期间使用来自同一批次的研究药品,进行编盲设计。

Ⅲ期临床试验由于耗时较长,在试验开始前还应考虑试验药品在试验期间多批次药品的替换操作,制订相应的药品管理和替换计划。

(三) 充分了解国际化临床研究的各项规范

人用药品注册技术要求国际协调会(ICH)从建立之初,就集中国际上最先进的药品研发和审评技术和经验,是为了严格管理药品,对药品的研制、开发、生产、销售、进口等进行审批而建立的药品注册制度。ICH 文件分为质量(Q)、安全性(S)、有效性(E)和综合学科(M)4 类。《人用药品注册技术要求国际协调会临床试验质量管理规范》(ICH-GCP)是国际上普遍遵循的临床试验指导准则,对临床研究中的伦理行为有指导意义。ICH-GCP 中没有专门的章节阐述临床试验数据管理的要求,但其对临床试验开展过程中的研究者、研制厂商及有关试验方案、随机化过程的记录、数据核查等都直接或间接地提出原则性规定,以保证整个临床试验过程中获得的各类数据信息真实可信、准确可靠。因此,ICH-GCP 是临床研究实施的基础。在这一标准下所产生的临床试验数据结果,无论在美国、日本、欧盟或者其他国家,均可获得各国药政管理当局的相互认可。除通用准则外,各个目标国家的药政法规及技术标准也是新药申报前需要加以调研的。复方丹参滴丸开始临床研究前,调研了美国、加拿大、欧盟、澳大利亚、中国、日本等国家和地区的新药监管及立法政策,新药申报途径和过程,新药申报技术指南,cGMP 现场管理及检查,新药安全性评价 GLP 技术标准,新药临床疗效评价 GCP 标准,《美国药典》(USP)、《欧洲药典》(EP)的质量检测标准等。

(四) 与药监部门全方位沟通

ICH 制定的指南和建议扩大了全球药政法规统一体的可能性,但全球各国和地区在某些药政规范方面并未达成完全一致,接受国际化临床数据作为本国新药申请的依据,要求申办方和药品监管当局更加密切和有效地全方位配合和沟通,这可以大大减低新药审批的时间及费用。由于国际药政规范的动态变化,各个国际和地区的审批要求也在不断调整。正是在复方丹参滴丸国际化研究的进程中,在复方丹参滴丸 2 次 IND 申请的过程中,在企业与 FDA 进行了近 10 轮的不断沟通互动的过程中,FDA 对于复方中药的审评标准有了新的认识,以至于 FDA《植物药研究指南》产生相应的变更。这种认知的变化,在 FDA《植物药研究指南》"复方药品法规的适用性(applicability of combination drug regulations)"的变更中得到体现。在 2004 年第 1 版《植物药研究指南》中规定,以同一植物同一部位为来源的植物药产品不需要满足复方药品法规的要求,但如果来源于同一植物不同部位或者来源于不同植物的复方植物药,却需要按照复方药品法规,验证每个成分对药效的贡献;当然 FDA 也认识到在一些情况下这种要求对于植物药是并不适用的,在 2015 版《植物药研究指南(草案)》中 FDA 改变了看法,认为来源于单个植物原药材的植物药不是复方药品,即在单个植物原药材中发现的天然来源的混合物的整体可以被认为是活性成分,但来源于多个植物原药材的植物药仍需用证明每个植物原药材对药品整体的疗效和安全性的贡献,FDA 可以接受来自动物模型的非临床数据或者体外测定药理学数据所证实的每种药材混合物的作用。虽然比 2004 年的规定有所放宽,但复方植物药是整体起效的,这种证明并不可行。2016 年 12 月,FDA 正式颁布新版的《植物药研究指南》,新增复方植物药在特定情况下可以向 FDA 申请豁免复方药品法规所规定的研究,如来源于多种植物原药材的植物药组分的比例固定,如果这种固定比例有前期临床人用经验,就可以向 FDA 申请豁免验证每种组分对整体药效的贡献,FDA 鼓励申办者与药政当局就此进行讨论。这体现 FDA 认同并接受复方植物药的整体特性,对复方中药的 FDA 申报有鼓励和促进作用。

二、临床试验方案设计

临床试验方案的设计需要关注合理性、科学性及方案的系统性、逻辑性,而复方中药的临床研究更要解决关键瓶颈的路径。试验药物的国际化临床研究方案设计通常需要考虑以下方面:如何确定适应证与受试人群,如何确定对照组,选用何种评价方法,试验药物的剂量和用药周期怎么设定,如何分组,如何实现双盲,如何筛选国际化临床中心,如何评价合并用药等。作为复方中药,还需要考虑的问题是如何用独立试验证明复方配伍的合理性、如何研究不同批次间差异对有效性的影响。下面将以复方丹参滴丸的 FDA Ⅱ期及Ⅲ期研究为例,对临床试验方案的设计进行具体阐述。

(一)美国食品药品管理局Ⅱ期临床研究

复方丹参滴丸的 FDA Ⅱ期临床研究设计综合运用大量现代临床医学知识,转化医学方法,计量临床药理学技术,非线性、混合多因素模型量法等交叉学科的研究技术,模拟、分析、考察剂量、剂量间隔、给药时间、峰谷效应和患者群属分布参数的影响,采用多中心、随机、双盲、安慰剂平行对照的严谨设计,使用心绞痛评价的国际"金标准"——布鲁斯平板运动试验,通过 6 次运动试验,严格评价复方丹参滴丸对稳定型心绞痛的治疗效果。试验方案获得美国中心伦理委员会无任何附加条件的批准。具体试验方案设计见图 43-1。

美国的 20 家临床中心参与试验,通过研究者培训,与研究者讨论招募方案和试验操作细节,共计 125 个受试者入组。Ⅱ期试验结果表明,复方丹参滴丸每日 2 次规律服用改善最

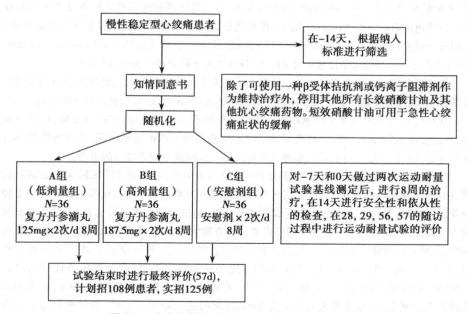

图 43-1 复方丹参滴丸的 FDA Ⅱ期临床试验方案设计

625

大运动耐受时间(TED)具有临床上和统计学上($P<0.05$)的显著意义;药效学有清晰的量效关系;每一类别的不良反应出现频率都非常低。通过美国 FDA Ⅱ期临床试验,初步证明复方丹参滴丸的安全性和有效性,为产品进入Ⅲ期临床研发阶段奠定坚实的基础。

(二) 特殊方案评估的申请和批准

一个新药通过 FDA 的批准,通常需要有 2 个成功的Ⅲ期临床研究;对于复方药物,更需要验证每一成分对药效的贡献。在复方丹参滴丸与 FDA 的特殊方案评估(SPA)会议中,申办方充分阐明观点,并与 FDA 双方就Ⅲ期临床研究及拆方研究策略等达成共识:复方丹参滴丸只需要做一个关键的Ⅲ期临床试验(pivotal trial),高、低剂量联合组的主要终点与对照组及三七冰片组相比均有统计学意义,即可等同于 2 个关键性试验;通过设立一个拆方组(三七+冰片),高剂量组的主要终点与其相当的三七冰片组相比具有统计学意义,则可以验证丹参及三七对药效的贡献;由于植物药的特性,为证实多批次间的质量一致性,在Ⅲ期试验中使用有差异的多批次,通过临床研究证明其质量一致性,以临床疗效指导化学标志物的选择和质量控制范围。

(三) 美国食品药品管理局Ⅲ期国际多中心临床研究

Ⅲ期临床研究是新药获得美国 FDA 上市批准的决定性环节,美国 FDA Ⅲ期临床试验如何接力Ⅱ期成果是申办企业需要思考的问题。Ⅲ期临床试验继续沿用国际通行"金标准"——运动平板试验进行心绞痛疗效评价,服药治疗周期为 6 周,分别于第 2、第 4 和第 6 周末各进行 1 次药物谷浓度运动耐量试验证明复方丹参滴丸的疗效,也可以验证中药的峰谷效应不明显的理论。Ⅲ期临床试验设计了拆方组,以证明药物组方的合理性。试验方案见图 43-2。

此外,Ⅲ期临床研究制订严格的入/排标准,例如受试者需停止服用戊四硝酯、雷诺嗪等,不能同时服用多个抗心绞痛药,洗脱期为 14 日。受试者只能保留 1 种 β 受体拮抗剂或者 1 种钙通道阻滞剂作为抗心绞痛药。随机化前受试者需进行 2 次(试验的第 7 及第 0 日)踏板运动试验(exercise treadmill test, ETT)测试,最大运动耐受时间(total exercise duration, TED)应介于 3~7 分钟,并且这 2 次 ETT 的 TED 之差不能超过较长一次的 15%。

复方丹参滴丸Ⅲ期临床试验的设计解决了复方中药临床研究的关键瓶颈,具有合理性、科学性、系统性和逻辑性。Ⅲ期临床研究有严格的入/排标准,想要顺利实施并不容易。

通过与 FDA 及其他 8 个国家和地区建立高效的药政沟通渠道,包括提交资料、邮件沟通、电话会议、面对面会议等。补充完成了俄罗斯药监局要求的致敏研究,回答各药监部门及伦理委员会的问题达百余条。最终获得各国药政机构及伦理委员会的批准。

试验规模上,通过初筛 13 个国家的 260 余家临床中心,最终有 127 家临床中心启动试验,107 家临床中心筛选患者,99 家临床中心入组患者,900 余名研究人员参与试验。为了加快受试者入组,制订了多种形式的受试者招募策略,通过与研究者充分沟通,召开了 6 次研究者会议,对 168 个临床中心、461 位研究者进行方案培训,与临床研究人员深入沟通交流的同时,加强对临床研究人员的培训,确保研究严格遵循临床方案和 GCP 原则,保证试验高质量、高效地开展。Ⅲ期临床研究共初步筛选冠心病患者上万例,符合疾病条件进入研究1 382 例,随机化 1 004 例,完成 955 例。其中,美国患者占总随机化人数的 39%,达到 FDA 药政的 30% 的要求;预计筛选失败率为 20%,实际筛选失败率为 27%;预计中途退出率为15%,实际中途退出率为 4.9%。

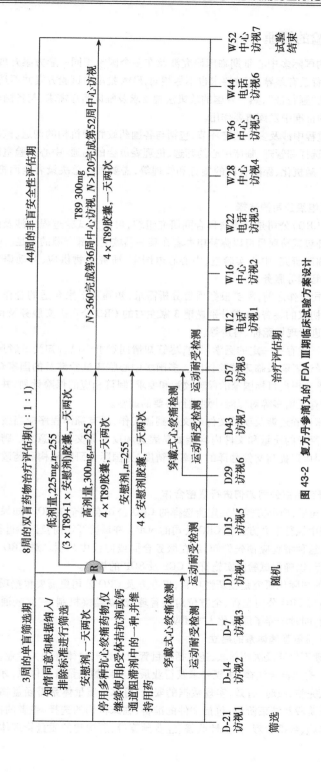

图 43-2 复方丹参滴丸的 FDA Ⅲ期临床试验方案设计

三、临床试验的管理

复方丹参滴丸的国际多中心Ⅲ期临床研究涉及在多个国家用同一套方案开展试验,各个国家的语言、文化背景有差异,药政要求也不尽相同,FDA批准的试验方案并不是100%在全球开展临床试验的"通行证",熟悉各国的政策法规要求及临床治疗需求,与各国药政部门的有效沟通在方案的批准中发挥重要作用。

在试验实施的过程中涉及多个关键环节,包括与各国药政管理机构的沟通、试验方案的设计、全球合作者的选择和管理、临床中心的筛选、伦理委员会的沟通、中心实验室的选择和管理、受试者的招募、随机化、保险合同的签订和管理等,需要项目总决策者全面把控、顶层设计。

(一) 合同研究组织公司的选择

合同研究组织(CRO)公司是试验项目合同研究组织,可以为试验过程中涉及的多种项目提供服务支持。外包试验项目可以弥补申办者在某一领域的内部资源的不足。CRO公司提供的服务通常有临床研究、中心实验室、中心心电图室、研究药物供应、互动语音应答系统、电子数据采集和管理等服务。

在选择CRO公司合作之前,需要根据项目分析需求,初筛若干家合适的合作公司作为候选对象,完成保密协议的签署;通常分别邀请3家左右的CRO公司提交服务及预算建议,对候选的CRO公司进行现场竞标、答辩等。

此外,由于临床试验存在一定的医学风险,尽管知情同意书中已告知受试者风险,但申办方有责任为每位受试者购买临床试验保险。多国多中心临床试验涉及的国家众多,保险单的购买程序和要求要根据目标国家的保险政策和要求,制订相应的保险计划,并根据试验有无延长、招募人数有无增多等对保险计划进行必要的调整。

多国多中心临床试验还涉及项目文件的文字翻译工作,所有翻译程序应当按照国际化标准来进行,以保证翻译的质量和文件内容能如是表达和反映原文件的意思。聘请专业的和有经验的翻译公司可以提高文件翻译的效率和精度,为国际化研究机构和药政申请扫清语言障碍。

(二) 与合同研究组织公司如何进行紧密合作

在确定CRO公司后,申办方需要确定所选择的CRO公司有健全的SOP,如果出现不一致,在试验项目过程中执行申办方还是CRO公司的SOP。在试验开始前及试验进行中,申办方应该有稽查计划,这种稽查应预先告知,或在服务合同或协议中写明。对CRO公司的合理的稽查应定期进行,以确保试验的实施符合GCP及SOP的规定。

复方丹参滴丸的国际化研究是创新性项目,申办方及CRO公司更需要根据项目特点紧密合作,天士力集团与CRO公司全程、全方位对接管理,建立监察机制,建立畅通问题上报机制,确保试验质量,同时培养了国际化人才团队。

(三) 临床试验质量管理体系的建立

临床试验的管理不仅涉及医药领域,还包括项目管理、财务、法律等相关专业,为保障临床试验高质量进行,构建符合法律、法规要求及行业最佳实践的质量管理体系,才能确保临床研究数据的准确、完整、及时、有效,实现数据的安全、可靠。质量体系需涵盖临床试验的前期准备阶段、实施阶段及结束阶段,包括文件的准备、临床机构的选择、患者的招募计划、药物供应、试验的实施、数据管理、安全性监督、经费预算等,所构建的质量管理体系需要切实可行,具体如下。

1. 培训管理制度 每个参与团队活动的岗位人员都要进行资格认证,确保团队中每个岗位人员的职责落实都要基于职位要求,完成对该岗位人员知识、技能、素质的评估,确认其岗位履职资格后方能开展工作。根据每名新加入的人员的学历教育背景、工作及培训经历,制订个体化培训计划,使其符合岗位资格要求。团队每年制订年度培训计划,确保每名员工的知识与技能更新及储备,满足履职要求。

2. 文件控制及管理制度 每个临床研究数据管理工作的参与者均需要通过培训,了解其岗位所需要交付的工作成果要求,确保其按要求交付工作。交付的主要内容之一就是各类的文档及工作记录。因此,文件控制及管理制度是对每个人的最基本的要求,所有人都要明确地知道如何按照要求交付文档及工作记录,文档及工作记录该如何产生,如何评审及审批文档及工作记录,如何保管、变更、归档、保存文档及工作记录等。

3. 供应商管理流程 对于交由第三方履行的职责建立专门的供应商管理流程,从对供应商能力评估、核查,到例行的周期性审计都做了相应的要求。从供应商的质量管理体系入手,核查或审计相应的管理制度及流程要求,并核查执行情况,确保充分地评估评价供应商的能力,以利于确认合作合同书、协议书(及相应的 SLA)等,并做到根据问题及发现项对供应商进行动态管理,确保供应商按要求履行职责。

4. 质量保证管理流程 质量管理部门从质量活动方面定义相应的制度和流程,并制订周期性质量计划,按计划履行所要求的质量活动。

5. 信息安全管理制度 信息安全管理制度与流程是一直在持续改进的一个重点领域,对制度的完善比较充分,也在持续加强。这也是保证法律、法规对数据安全方面落地的一个重要部分,对数据的安全及备份恢复、用户的账号及密码管理、周边配套设备设施的能力(如电力电源保障 UPS、消防、空调、备份设备等)要求及相应的操作指南都在不断改进与提升。后续也会持续改进,也是继续加强的重点任务。

6. 纠正及缺陷预防制度 纠正及缺陷预防措施也是制定相应的制度,但目前执行情况并不理想,仅仅是偏差管理过程在执行,纠正及缺陷预防措施将会是继续加强的重点任务。

7. 风险管理制度 风险管控虽然制定了相应的制度,但目前执行情况并不理想,仅仅是进行风险点的定义和依靠个体经验对风险进行评估。后续风险的类别和等级划分,以及风险应对措施将会是继续加强的重点任务。

上述制度与流程是确保每个任务的执行都有足够充分的文档和记录成为临床研究数据准确、完整、及时、有效的证明,只有文档记录及时准确,且其变更受控才能保证数据质量的偏差可控。再通过质量保证过程管理偏差,落实纠正及缺陷预防措施,对风险进行管控,实现螺旋式上升,持续改进。在复方丹参滴丸的国际化临床研究项目中,还与 CRO 公司全程、全方位管理,建立质量考核机制。如在试验中进行关键试验操作双认证,召开了 6 次研究者会议,进行了 50 余次现场稽查、80 余次项目例会、100 余次内训外训,完成了 1 000 余次临床监察及 20 000 余条数据核查,确保试验高质量进行。

(四)项目化管理及人员分工

美国 FDA Ⅲ期临床研究是复杂的国际多中心大项目,从项目管理上,通过设立项目总师,以及医学、伦理、药政、试验执行、数据管理、统计分析、质量管理、行政管理共八大职能与CRO 公司的职能部门点对点对接,按照质量管理体系的要求、SOP 规定的流程实施项目化管理,保证试验高效有序地开展。

四、数据管理与统计分析

在数据管理方面,为了使复方丹参滴丸Ⅲ期临床研究数据的管理能够符合 FDA 等监管者的法规要求,一方面通过引进高水平的数据管理人才,另一方面培养自己现有的有潜质的人才,组建小而精的数据管理团队。由于主要申报地是美国和欧盟等,因此先从理解美欧的法律、法规开始,结合国际化临床研究数据管理的最佳实践与自有要求,设计数据管理制度和流程。即先定好规矩、规则,再遵照开展工作。这支团队已具有与国际知名的 CRO 公司相匹配的能力,可以恰当地评估和评价其计划、过程中的交付与最终的结果,项目全过程中能处理涉及数据管理的问题,确保数据质量。

在统计分析方面,除通常开展的标准疗效分析外,对于复方中药还应考虑对临床终点的药品批次效果分析,其目的是量化在研究中接受不同批次的患者的临床结果中可能的异质性,在计划书中应预先说明如何开展批次效应分析,并与药政审评部门讨论这些分析的预设模型。

(一) 药物临床研究数据管理法规要求和国际标准

复方丹参滴丸的Ⅲ期临床研究采用电子化系统处理临床研究数据的项目,在 FDA 申报,需要遵循 FDA 为了确保软件和计算机系统参与临床试验的质量而制定的电子记录临床试验数据规范,也就是美国联邦法案第 21 章第 11 部《电子记录与电子签名》(Code of Federal Regulations Title 21-PART 11 ELECTRONIC RECORDS;ELECTRONIC SIGNATURES)和《临床研究中采用计算机系统的指导原则》(Guidance for Industry:Computerized Systems Used in Clinical Investigations)。法规中提出关于电子记录与电子签名的准则,确认电子记录、电子签名具有与传统的手写记录与手写签名同等的法律效力,使 FDA 能够接受电子化的临床研究数据;《临床研究中采用计算机系统的指导原则》则对计算机系统的特性、电子病例报告表(eCRF、审计跟踪、电子记录、电子签名等)明确定义,成为临床试验中计算机系统开发的基本参照标准。从临床研究方案、标准操作程序、原始文件及其保存、内部安全、外部安全维护、其他系统特征及人员培训等方面均提出相应的要求。

在第 11 部后续发布的其指导原则"Guidance for Industry Part 11, Electronic Records;Electronic Signatures-Scope and Application"中明确对于计算机系统验证的要求、审计跟踪及数据复制等的要求。

在临床研究过程中,采用国际标准与规范已经成为业内的普遍共识,遵照国际标准与规范进行临床研究数据管理的最大的好处就是提高效率与质量、降低成本与出错的概率。信息技术的广泛利用将更加利于这些标准与规范的推行。

通过采用国际标准与规范,在临床研究数据管理过程中采用和规范与标准一致的命名方法、编码、逻辑结构和数据格式,将会使获得的数据利于跨临床研究项目、跨地域、跨组织利用,在数据的传递、分析及监管的利用上更加便捷,学习的成本也会极大地降低。及时有效的数据管理也能为参与临床研究的患者提供更安全、有效的治疗。

临床数据交换标准协会(Clinical Data Interchange Standards Consortium,CDISC)建立从临床研究方案设计开始,涵盖数据的收集、分析、交换和提交等各个环节的一套完整的标准。2004 年 7 月,CDISC-SDTM 的研究数据格式已经被美国食品药品管理局(FDA)接受作为标准的数据提交格式。随着 CDISC-SDTM 被 FDA 认可为标准的数据提交格式,临床数据管理软件和电子数据采集系统开始遵循 CDISC 的标准。如数据管理系统采用 CDISC 标准的变量名,导出的数据格式一般都符合 CDISC 的标准,无须进行转化。统计软件加入 CDISC 数据标准软件包以支持 CDISC 标准的实施。CDISC 更有效地缩短药物进入市场的时间和降低药物开发的成本;促进制药公司、合同研究组织(CRO)、电子数据采集系统(electronic data capture,EDC)开发商、临床试验中心等更好地交换和分享信息,方便监管机构分析和评审各企业提交的数据,并提高临床试验中数据的质量。

目前 CDISC 的主要标准模块如下。

1. 研究数据表格模型 研究数据表格模型(SDTM)是有关临床研究项目的病例报告表数据表格,是用于向监管部门递交的内容标准。方案表述(PR)用于支持临床试验方案信息交换的内容和格式标准。该部分与 HL7 联合制订。

2. 方案表述 方案表述(PR)用于支持临床试验方案信息交换的内容和格式标准。该部分与 HL7 联合制订。

3. 分析数据模型 分析数据模型(ADaM)是有关分析数据集及相关文件,是用于向监管部门递交的内容标准。

4. 操作数据模型 操作数据模型(ODM)是基于 XML,用于获取、交换、报告或递交,以及对基于病例报告表(CRF)的临床研究数据归档的内容和格式标准。

5. 化验数据模型 化验数据模型(LAB)是用于在临床化验室和研究申办者/CRO 间进行数据转移的内容和格式标准。

6. 试验设计模型 试验设计模型(TDM)定义用于表述事件的计划顺序和试验处理计划的结构的内容标准。该部分是 SDTM 和方案表述(PR)的子集。

7. 临床数据获取协调标准 临床数据获取协调标准(CDASH)是以 CDISC 为指导,联合开发的,用于病例报告表中基础数据收集字段的内容标准。该标准基于 SDTM。

8. 病例报告表格数据定义规范 病例报告表格数据定义规范(CRTDDS;define. xml)基于 XML 的内容和格式标准,用于 CDISC SDTM 数据集数据定义的规范文件,提供给 FDA 参考。该标准也称为"define. xml",是 ODM 的拓展。

9. 专业术语 全部 CDISC 模型/标准所涉及的标准词汇和编码集。

10. 非临床数据交换标准 非临床数据交换标准(SEND)是 SDTM 的拓展标准,用于递交临床前研究的数据。

CDISC 的每个模块都有不同的目的和针对不同类别的数据,并且每个标准都是由大量文件组成的,这些文件的背后还有更大量的用以指导具体操作的实施指南。下面以 CDASH 和 SDTM 为例简要说明。

临床数据获取协调标准(clinical data acquisition standards harmonization,CDASH)是将临床数据管理系统的 CRF/eCRF 数据转化为符合 SDTM 标准的数据集。CDASH 根据 SDTM 的数据结构建立标准的病例报告表(case report form,CRF),用于数据的收集,实现临床研究从数据收集到数据提交的标准化。该标准定义 CRF 中临床试验数据收集的内容标准,它是基于 SDTM 的。CDASH 域列表的内容包括问题描述(question text)、提示(prompt)、SDTM/CDASH 变量名、BRIDG(biomedical research integrated domain group)、定义、CRF 完成指南、申办者信息、核心变量分类。CDASH 与 SDTM 都属于 CDISC 标准的一部分,但是两者也存在不同之处。CDASH 主要用于临床研究数据流程的早期,以建立标准的 CRF 用于数据的收集,不包含衍生数据和 SDTM 中的关系类数据集;而 SDTM 主要用临床研究数据流程的后期,以建立研究数据表格和标准结构,用于数据的提交,含有衍生数据。数据管理者可以将 CDASH 和 SDTM 结合起来设计出符合研究方案的标准的 CRF 和注释 CRF。

研究数据制表标准(study data tabulation model,SDTM)是临床研究数据表格的标准结构,目的是将病例报告表的数据以统一的标准形式提交给监管部门如美国食品药品管理局(FDA),使得提交的数据可以被正确地解读,从而提高评审效率;并且此标准支持 FDA 建立一个含有所有提交研究项目的信息库,并以一套标准的评审工具来进入、处理、查看研究数据。SDTM 的组成包括一组临床数据文件格式和基本准则。SDTM 将大多数在试验过程中收集到的观察数据归为 3 类常规观察数据:干预(intervention)、事件(event)、发现(finding)。SDTM 将主题相同、逻辑相关的记录的组合称为"域"。域是用来组成特定类型的临床数据,如人口资料学数据(DM)、生命体征(VS)、不良事件(AE)等。目前 CDISC SDTM 实施指南提供 6 类 30 个域,且新的域还在不断开发中。30 个域中包括 21 个临床数据域、7 个试验设计域和 2 个专用类业(人口资料学和注释)。临床数据域分别属于其中的三大观察类数据。此外,还有 2 个特殊用途的关系数据集:相关记录数据集(RELREC)和补充(SUP 原 PQUAL)数据集。每个观察可以通过一系列的变量描述,并且这些变量根据其传递信息类型的不同赋予其不同的角色,如标识符变量、主题变量、时间变量、限定符变量和规则变量。SDTM 实施指南(Study Data Tabulation Model Implementation Guide:Human Clinical Trials,SDTMIG)对其中的域名、变量名、变量类型、变量格式、变量命名规则及如何增加一个域和域中变量都有明确的说明。SDTM 是 CDISC 中最为基础的标准。

(二)　数据管理与统计分析方案的制订

临床试验的数据管理是为了确保临床试验中收集到的数据有效、可靠和完整。临床数据管理人员的主要职责是依据临床数据管理计划书的要求提供无差错和高质量的可供统计分析用的数据库,使统计师能按照统计计划书完成研究药物有效性、安全性、临床价值的分析。

完整的数据管理活动的过程:①编制并签发数据管理计划;②设计 CRF、逻辑核查及测试;③UAT 测试;④EDC 系统上的正式部署;⑤数据录入指南编发;⑥数据录入及清理;⑦数据疑问管理;⑧数据库锁定;⑨提供数据准确、安全、可靠的临床研究数据库,用于临床研究数据分析。

统计分析活动的过程:①编制并签发统计分析计划(与数据管理计划同步);②编写统计分析程序及测试;③统计分析系统数据导入;④生成分析表格和总结表格;⑤编制并签发统计分析报告。

统计分析计划书和数据管理计划书是临床数据管理过程中的 2 个主要文件。数据管理计划书是由数据管理经理负责的与试验项目有关的数据管理的指导性文件,在试验项目计划阶段开始准备,在试验进行过程中不断完善,在数据库锁定之前需要完成最后版本的批准程序。统计分析计划书(SAP)是申办方在临床试验数据库锁定之前必须完成和获得药政批准的,批准后,SAP 的任何重大变更如终点定义、分析群体的变化等都要在数据库锁定之前重新获得批准;一旦数据库锁定,SAP 不应当再被准许进行任何形式的更改。SAP 包括数据统计方法和统计分析的详细计划,主要内容包括试验方案的一般信息、试验设计和样本量的确定、待分析的变量参数、统计分析的一般原则、统计分析的方法、统计编程的一般考量、计划使用的框架表格、列表和图表模式等。SAP 是临床试验项目的重要文件,对临床研究报告的质量有直接影响。

（三）数据管理相关信息系统的应用

支持数据管理的系统类型繁多、规模大小不一，但能够支持国际化临床研究数据管理的信息系统一般都需要下列共同特性：①支持多语言；②支持多个临床研究项目同时开展；③支持合乎要求的用户账号与密码管理功能；④支持电子签名；⑤审计跟踪（audit trial）功能。

除系统本身的特性外，系统的供应商还需要有足够的能力，能够在法规要求不断提升的同时对系统进行升级，提供良好的技术服务。

借助计算机化系统进行数据管理涉及各个功能型软件和硬件配置环境，包括与之相呼应的人员、设备、整合和程序等。人员资历和培训、标准的系统操作和运行程序、所运用软件本身的可信度、运动环境和安全性保障、不同系统间的连接等都是计算机化系统认证和管理的重要环节，贯穿于整个临床试验的生命周期。

以下以复方丹参滴丸Ⅲ期临床研究数据管理中用到的信息系统为例进行简单介绍，信息系统的功能可繁可简、可拆分可组合，只要能满足申办者及所申报国家监管部门的需求即可。

1. 药物随机化与供应系统　临床研究借助药物随机化与供应系统（IVRS、IWRS、IxRS等）的语音交互系统接口通过电话或者系统 WEB 站点通过互联网对受试者的招募、随机化和药物的分发进行管理。

通过经验证的算法将受试者与药品编盲，由系统自动分组受试者并进行药物供应及分发，与电子数据采集（EDC）系统只通过受试者编号建立唯一的数据关联，实现如随机双盲等随机化盲法。

功能强大的中央随机化系统能够通过动态分配算法实现连续调整，确保在试验过程中保持盲态的同时还能维持分组平衡的连续性。药物供应与分发的管理确保在盲态下实现物流及研究机构的药品库存管理，管理订药阈值和订药数量、药品运送机构及其他参与供应过程的相关信息。

2. 电子数据采集　临床研究借助电子数据采集（EDC）系统实现数据的采集和整理。

通过在 eCRF 设计阶段建立录入项的逻辑核查（edit check），能够在很大程度上避免产生数据录入的差错。通过自动疑问（auto query）实现数据疑问的自动发送，并建立临床研究关键数据的核查报表，对关键数据进行高比率（甚至是 100%）的核查，记录药物不良反应。功能强大的 EDC 系统还能实现医学编码功能。

临床试验数据管理系统能够实时监控系统中发生的每件事，它在很大程度制约了临床研究者的自由度，这种灵活性的损失使研究者更难以工作，但却对数据质量的提升起到非常大的作用。因此，在 eCRF 易用性上的提升能够鼓励研究者更乐于使用电子化系统来提交临床研究数据。

3. 实验室数据管理　为避免各研究中心因各自的检验、分析设备或仪器之间存在的差异而造成的数据质量问题，通常会利用中心实验室统一进行样本分析，由于实验室具有相对独立性，不同的系统间会有较大的功能差异。但系统都会具备样本留样管理、样本检验、分析数据管理（与 EDC 类似，需要设计数据录入页面及相应的逻辑核查，并进行数据的录入或自动化采集及后续的数据清理）等最基本的功能。

4. 药物安全数据管理　GCP 全文中自始至终都有关于药物安全性的要求，临床研究方案、申办者的职责、研究者的职责、临床监察员的职责、记录与报告等章节中都含有关于药物安全数据的收集与管理方面的要求,也就是通常所说的对不良事件(adverse event,AE)监测的要求。

在临床研究过程中发生不良事件,通常只需要填写 CRF 或在 EDC 系统填写相应的 AE 表即可。

但是美国、欧盟要求研发中的新药发生非预期致命或危及生命的药物不良反应(serious adverse event,SAE),申办者在第一次获得报告病例后应尽快告知监管当局(监管当局接受通过其官方网站、电话、传真等方式的报告),上报的时限要求是 7 日,并且要在后续的 8 日内提交完整的报告。研发中和上市后药物发生非致命或不危及生命的严重的非预期不良事件,申办者则应该在第一次获得报告病例后的 15 日内提交报告。

在 ICH E2E 中指出药物警戒活动计划应贯穿于药物的整个生命周期中,药物警戒计划(pharmacovigilance planning,PVP)特别针对新药上市早期的准备工作。药物警戒由三部分构成:安全性说明、药物警戒计划和上市后安全性研究。安全性说明评价和记录药物重要已确定的风险、重要的未确定的潜在风险,是关于潜在风险人群和未进行足够研究人群的重要缺失信息;药物警戒计划对安全性说明中所列举的问题和即将采取的措施进行总结,包括对日常药物警戒活动描述、针对特别安全性问题或重要缺失信息采取的措施及包括制订风险管理计划,其中风险管理计划包括对所存在的问题应采取的行动、对风险管理计划执行情况的跟踪方法,以及评价该风险管理计划是否有效并向药监部门报告的时间安排;上市后安全性研究的内容包括对临床研究设计(包含试验方案的各个方面)的指导和对于非干预性研究如药物流行病学研究实施的最规范的操作。因此,一个好的药物安全数据管理系统的部分功能对申办者及监管者长期管理药物安全数据、评价药物安全有重要意义。

5. 数据统计分析　统计分析系统的作用:统计师根据统计分析计划将导入的临床研究数据在系统上编写程序,经测试后的代码可运行生成分析表格和总结表格,以供撰写统计分析报告。功能强大的统计分析系统能够通过接口直接连接临床研究数据源,能够提高对符合 CDISC 标准的数据进行统计分析的效率与质量。

6. 电子化注册申报　关于电子通用技术文件(electronic common technical document,eCTD)标准,FDA 已在其官方网站声明 2015 年起强制使用。因此,eCTD 是申办者的必备工具。对于前文已提及的 ICH M 系列,以及 FDA 已发布的 eCTD 相关规范,在申办者对其充分理解的前提下进行应用并不难。

相对于 eCTD 而言,一个功能完善的电子文档管理系统(electronic document management system,eDMS)对于申办者的价值更大。申办者可通过其质量合规部门发布符合监管者要求的文档模板,用于给文档作者编辑各类需提交的文件材料,在 eDMS 上完成审核与批准,及对其进行恰当的版本控制,实现文档的电子化管理对于通过 eCTD 实现需递交文件的质量控制及成功递交尤为重要。在 eDMS 上完成其提交规格的审核后,在 eCTD 系统上通过系统接口直接从 eDMS 系统上获得提交文件材料并进行 eCTD 格式编辑,并成功递交给监管者,可实现递交文件的全程电子化管理。

工具使用的价值是更容易操作、传输和接收提交,更易于维护合规性的生命周期,更易于定位、复制、打印和突出文件,更易于提交过程中的指引(通过书签或超链接),更易于备案和修改,更易于针对不同的市场进行重组演示,更易于通过数据库和 MD5 校验维护数据完整。上述价值不仅适用于 eCTD,同样也适用 eDMS。从另一个角度来讲,eDMS 是 eCTD 的最为重要的基础,当文档的质量问题在进入 eCTD 时才发现或直至递交时仍未被发现,损失的则不仅是时间了。

上述信息系统基本贯穿于临床研究数据管理的整个过程,但并不是临床研究数据管理就只需要这些系统,还有很多其他相关的应用不在此一一列举。

五、复方丹参滴丸的国际化临床研究结果

(一)复方丹参滴丸的Ⅱ期临床研究结果

复方丹参滴丸的Ⅱ期临床研究在 15 个研究中心共随机化 125 例受试者,其中 71% 为白种人、11% 为黑种人、4% 为亚裔人、14% 为其他人种。意向性治疗(ITT)数据集和符合方案(PPT)数据集各组间的人口统计学和基线特征没有统计学差异,如表 43-2 和图 43-3 所示。

由于篇幅有限,本章节选Ⅱ期临床试验的部分有效性结果展示如下。

按照每日 2 次规律服用,在主要疗效终点[最大运动耐受试验(ETT)第 4 和第 8 周末时的谷底时间]ITT 数据集分析显示,在第 4 周末(第 29 日)的药物谷浓度时,高剂量组、低剂量组和安慰剂组的 TED 均值相对于基线水平分别提高(62.21 ± 10.62)秒、(41.47 ± 10.06)秒和(22.01 ± 12.08)秒;在第 8 周末(第 57 日)的药物谷浓度时,高剂量组、低剂量组和安慰剂组的 TED 均值相对于基线水平分别提高(65.55 ± 14.66)秒、(54.98 ± 11.94)秒和(43.73 ± 13.26)秒,如图 43-4 所示。187.5mg 复方丹参滴丸相对于安慰剂在改善最大运动耐受时间(在第 29 和第 57 日的药物谷底水平)具有临床上和统计学上($P<0.05$)的显著意义。

表 43-2　每个治疗组的人口统计学特征(ITT 分析集)

特征	H(高剂量) ($n=40$)	L(低剂量) ($n=40$)	P(安慰剂) ($n=35$)	总计(n) ($n=115$)
年龄,均值(SD)/年	62.15 ± 9.16	60.68 ± 9.77	60.09 ± 8.64	61.01 ± 9.19
年龄,百分数/%				
≥60	23(57.50)	24(60.00)	18(51.43)	65(56.52)
<60	17(42.50)	16(40.00)	17(48.57)	50(43.48)
性别,n/%				
男性	33(82.50)	27(67.50)	19(54.29)	79(68.70)
女性	7(17.50)	13(32.50)	16(45.71)	36(31.30)
种族,n/%				
白种人	31(77.50)	27(67.50)	24(68.57)	82(71.30)
黑种人	2(5.00)	5(12.50)	6(17.14)	13(11.30)
亚洲	2(5.00)	2(5.00)	1(2.86)	5(4.35)
其他	5(12.50)	6(15.00)	4(11.43)	15(13.05)
身高,均值(SD)	1.74 ± 0.12	1.70 ± 0.11	1.69 ± 0.10	1.71 ± 0.11
体重,均值(SD)	97.13 ± 21.82	90.27 ± 21.07	92.67 ± 23.32	93.39 ± 22.03
TED 基线,均值(SD)	304.65 ± 87.51	286.35 ± 81.28	308.93 ± 76.84	299.59 ± 82.09

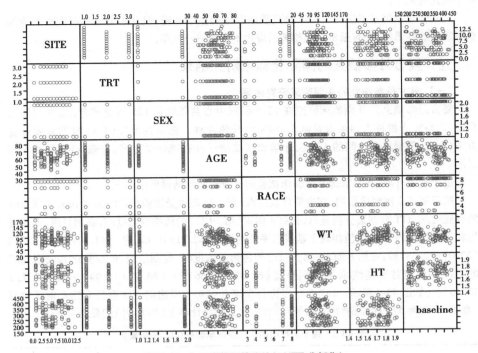

图 43-3 人口统计和基线特征(ITT 分析集)

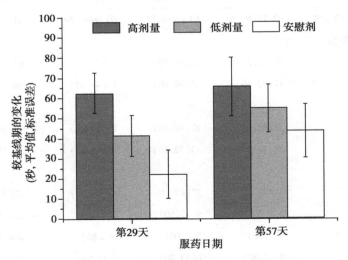

图 43-4 谷浓度运动耐量试验 TED 相对于基线的改变

ITT 数据集分析第 4 和第 8 周峰、谷浓度时 TED 的改善情况(图 43-5)。结果显示,高剂量组在第 28 日(峰浓度)、第 29 日(谷浓度)、第 56 日(峰浓度)和第 57 日(谷浓度)的 TED 均值相对于基线水平分别提高(43.35±9.73)秒、(62.21±10.62)秒、(62.96±12.63)秒和

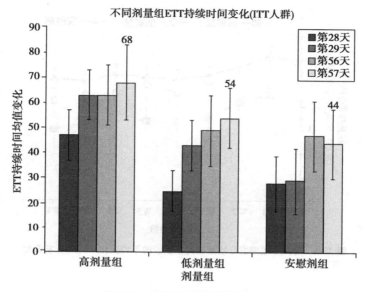

图 43-5　可能产生的药效延迟效应

（65.55±14.66）秒,低剂量组分别提高（24.15±8.01）秒、（41.47±10.06）秒、（54.48±12.84）秒和（54.98±11.94）秒,安慰剂组分别提高（21.99±10.56）秒、（22.01±12.08）秒、（42.26±12.17）秒和（43.73±13.26）秒。复方丹参滴丸可能产生药效延迟效应。在第4和第8周的每个剂量水平,TED在波谷的改善大于波峰,即复方丹参滴丸的最大药效学效果的谷/峰比值>1。

ITT数据集分析每周心绞痛发作次数相对于基线的平均变化,以均值±标准误差表示（图43-6）。高剂量组的基线为3.53±1.0,第1、第2、第3、第4、第5、第6、第7和第8周的心绞痛发作次数相对于基线的改变分别为−1.49±0.90、−1.81±0.99、−2.46±1.04、−2.69±1.04、−2.65±1.05、−2.28±1.06、−2.74±1.05和−2.99±1.07;低剂量组的基线为3.01±0.70,每周心绞痛发作次数相对于基线的改变分别为−1.06±0.44、−1.51±0.44、−0.92±0.53、−1.42±0.57、−1.06±0.78、−1.42±0.62、−1.53±0.59和−1.77±0.64;安慰剂组的基线为1.66±0.45,每周心绞痛发作次数相对于基线的改变分别为0.15±0.46、−0.31±0.41、−0.66±0.37、−0.85±0.44、−0.74±0.37、−0.64±0.45、−0.93±0.45和−0.85±0.41（P<0.01）。

PPT数据集分析每周心绞痛发作次数相对于基线的平均变化,以均值±标准误差表示（图43-7）。高剂量组的基线为4.00±1.65,第1、第2、第3、第4、第5、第6、第7和第8周的心绞痛发作次数相对于基线的改变分别为−1.96±1.42、−1.88±1.55、−2.81±1.65、−3.19±1.62、−3.23±1.64、−3.08±1.63、−3.27±1.65和−3.62±1.58;低剂量组的基线为2.25±0.55,每周心绞痛发作次数相对于基线的改变分别为−0.31±0.28、−1.09±0.27、−0.19±0.45、−0.91±0.33、−0.06±0.74、−0.68±0.46、−0.75±0.38和−0.91±0.46;安慰剂组的基线为1.61±0.51,每周心绞痛发作次数相对于基线的改变分别为−0.19±0.55、−0.29±0.48、−0.68±0.44、−0.87±0.49、−0.87±0.41、−1.00±0.43、−1.19±0.46和−1.03±0.45（P<0.01）。

ITT数据集分析每周硝酸甘油的使用量相对于基线的平均变化,以均值±标准误差表示

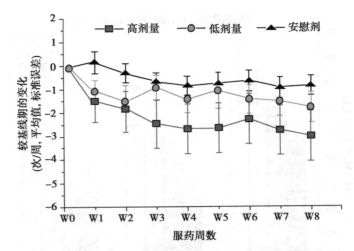

图 43-6 每周心绞痛发作次数相对于基线的平均变化,均值±标准误差
(ITT 组)

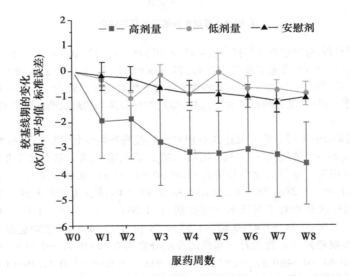

图 43-7 每周心绞痛发作次数相对于基线的平均变化,均值±标准误
差(PPT 组)

($P<0.01$)(图 43-8)。高剂量组的基线为 0.24±0.12,第 1、第 2、第 3、第 4、第 5、第 6、第 7 和
第 8 周的硝酸甘油使用量相对于基线的改变分别为 −0.03±0.12、−0.09±0.13、−0.19±0.13、
−0.20±0.12、−0.20±0.12、−0.15±0.14、−0.18±0.12 和 −0.22±0.13;低剂量组的基线为 0.33
±0.09,第 1、第 2、第 3、第 4、第 5、第 6、第 7 和第 8 周的硝酸甘油使用量相对于基线的改变分
别为 −0.07±0.06、−0.19±0.08、−0.17±0.06、−0.22±0.09、−0.12±0.11、−0.22±0.07、−0.19±
0.07 和 −0.28±0.08;安慰剂组的基线为 0.06±0.03,第 1、第 2、第 3、第 4、第 5、第 6、第 7 和第
8 周的硝酸甘油使用量相对于基线的改变分别为 0.08±0.07、0.10±0.12、0.03±0.05、−0.01±

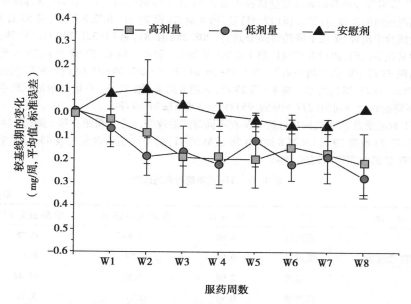

图 43-8 每周硝酸甘油使用量相对于基线的平均变化,均值±标准误差(ITT 组)

0.05、−0.03±0.03、−0.06±0.03、−0.06±0.03 和 0.01±0.04。

ITT 数据集分析各组运动耐量试验中出现心绞痛发作的时间(秒),以均值±标准误差表示。高剂量组的基线为(280.18±16.33)秒,第 4 周末(第 29 日)和第 8 周末(第 57 日)在运动耐量试验中出现心绞痛发作的时间分别为(329.06±25.34)秒和(337.78±24.51)秒;低剂量组的基线为(274.41±14.43)秒,第 4 周末(第 29 日)和第 8 周末(第 57 日)在运动耐量试验中出现心绞痛发作的时间分别为(311.95±21.19)秒和(336.26±19.19)秒;安慰剂组的基线为(293.50±16.78)秒,第 4 周末(第 29 日)和第 8 周末(第 57 日)在运动耐量试验中出现心绞痛发作的时间分别为(300.59±27.31)秒和(318.60±26.12)秒。相对于基线的改变情况如图 43-9 所示。

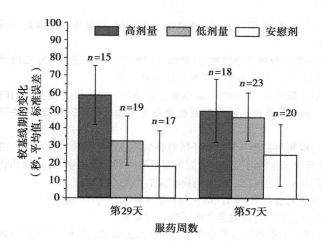

图 43-9 运动耐量试验中出现心绞痛发作的时间的变化,均值±标准误差(ITT 分析集)

ITT 数据集分析各组运动耐量试验中出现 ST 段下降的时间(秒),以均值±标准误差表示。高剂量组的基线为(295.18±19.34)秒,第 4 周末(第 29 日)和第 8 周末(第 57 日)在运动耐量试验中出现 ST 段下降的时间分别为(308.25±41.81)秒和(321.79±31.73)秒;低剂量组的基线为(261.29±19.77)秒,第 4 周末(第 29 日)和第 8 周末(第 57 日)在运动耐量试验中出现 ST 段下降的时间分别为(292.93±26.61)秒和(287.00±27.65)秒;安慰剂组的基线为(288.81±21.23)秒,第 4 周末(第 29 日)和第 8 周末(第 57 日)在运动耐量试验中出现 ST 段下降的时间分别为(277.80±59.95)秒和(306.57±34.99)秒。

ITT 数据集及 PPT 数据集分析 QTc 在不同时间的改变,3 个剂量组在第 2 周(第 14 日)、第 4 周(第 28 或第 29 日)和第 8 周(第 56 或第 57 日)的 QTc 值的改变见表 43-3。3 个剂量组的 QTc 值的改变均未超过 5ms。

表 43-3　QTc 在不同时间的改变

单位:ms

数据集	组别	第 14 日	第 28 或第 29 日	第 56 或第 57 日
ITT 数据集	高剂量	1.68	−3.89	0.72
	低剂量	0.56	0.19	0.14
	安慰剂	2.98	−0.87	−2.44
PPT 数据集	高剂量	0.91	0.71	3.38
	低剂量	0.66	0.69	0.04
	安慰剂	2.70	−0.19	−2.56

复方丹参滴丸美国 FDA 申报 Ⅱ 期临床试验的结论如下。

1. 按照每日 2 次规律服用,在主要疗效终点[最大运动耐受试验(ETT)第 4 和第 8 周末尾时的谷底时间]疗效显著。187.5mg 复方丹参滴丸相对于安慰剂在改善最大运动耐受时间(在第 29 和第 57 日的药物谷底水平)具有临床上和统计学上($P<0.05$)的显著意义。

2. 在最大运动耐受时间(TED)方面,复方丹参滴丸有一个清晰的量效关系。患者分别服用 125 和 187.5mg 复方丹参滴丸后,谷底药物水平时与安慰剂相比,改善程度 187.5mg 组大于 125mg 组。

3. 在第 4 和第 8 周的每个剂量水平,TED 在波谷的改善大于波峰,即复方丹参滴丸的最大药效学效果的谷/峰比值>1。

4. 其他次要终点,如减少每周心绞痛发作次数、降低每周硝酸甘油使用量都一致性地呈现具有临床及统计学显著意义的疗效,并且遵循几乎相同的量效关系。

5. 推迟在运动耐量试验中心绞痛发作的时间、心电图上出现 1mm ST 段压低发生的时间及一些生物标志物也一致性地呈现类似的临床疗效趋势和量效关系。证据成链,主要观察指标结果获得支持。

6. 每一类别的不良反应出现频率都非常低。对于所有轻微的或临床试验前就存在的情况(如流感、牙痛、胸痛),当进行交叉比较时发现与安慰剂组具有相同的发生率,与试验药物复方丹参滴丸无关。试验过程中未发生任何与试验药物相关的严重不良反应。

7. 没有迹象表明复方丹参滴丸会在第 14 日、第 4 周和第 8 周延长 Q-Tc 间期。

8. 5 件严重不良事件(SAE)报告均与试验药物或研究过程无关。

9. 不管是对意向性治疗(ITT)数据集还是符合方案(PPT)数据集进行分析,以上所有观察和结论都非常一致。

（二）复方丹参滴丸的Ⅲ期临床研究结果

复方丹参滴丸的国际多中心Ⅲ期临床研究共初筛冠心病患者上万例，符合基本条件的患者1 382例，随机化1 004例，完成955例。从受试者的人口学特征看，男性占74%，女性占26%，白种人占87%，平均年龄为61岁。

FDAⅢ期临床研究结果表明，在有效性指标方面，从4个治疗组的TED随时间改变的情况分析，在主要临床终点上具有显著的量效关系，复方丹参滴丸具有增加TED的作用。与Ⅱ期临床结果比较，Ⅲ期结果与Ⅱ期结果一致，再次验证了复方丹参滴丸治疗慢性稳定型心绞痛的有效性。在次要指标方面，从每2周的心绞痛发作次数变化情况来看，能减少每2周的发作次数25%，安慰剂组只减少0.1%；从每2周的硝酸甘油使用量变化情况来看，试验药物组减少每2周的硝酸甘油使用量26.5%，而安慰剂组增加9%。

安全性方面，整个试验期间没有发生任何与试验方案或复方丹参滴丸相关的严重不良事件（SAE）。所有其他一般不良事件均为低频率、较轻微、可自愈，不同研究组之间的不良事件发生率没有区别。

顶层分析（top-line analysis）结果：第一，复方丹参滴丸在主要临床终点上具有显著的量效关系，增加TED的作用明显优于安慰剂对照组和三七冰片拆方组；第二，次要疗效观察终点指标佐证主要临床终点指标，疗效证据成链；第三，通过复方丹参滴丸高剂量组的疗效明显优于与其相当剂量的三七冰片拆方组的头对头比较，用临床研究解读复方丹参滴丸的组方基础，满足复方中药的研发需进行拆方研究的药政管理要求；第四，不同生产批次的复方丹参滴丸在Ⅲ期临床试验的疗效上没有可见的差异，因此用于Ⅲ期临床试验的3个批次生产样品中的有效物质控制范围可作为上市产品的质量标准依据；第五，Ⅲ期临床试验再次证明复方丹参滴丸的临床安全性。

第四节 结语与展望

在实际工作中非常欣喜地感受到中国政府近年来逐渐加强了对药政的监管，陆续颁发了药品制造及流通管理的新规章，临床研究相关的新政策也在陆续推出。但与欧美发达国家仍存在较大的差距。以下提出一些观点，供药政管理当局思考及改进。

1. 鼓励采用计算机系统进行药物临床研究数据管理，强制要求计算机系统验证，确保数据质量可控，数据安全、可靠、完整、可信。

2. 鼓励采用eCTD方式递交申报资料。

3. 建立药物临床研究受试者信息库，剔除职业受试者。

4. 与国际标准对标。加快医药相关国际标准及规范的引进，以及适用性评估和改善。尽快推行，并尽快发布中医、中药的国际标准与规范，向全球推行。具体如CDISC、MedDRA等。

5. 建立或引导建立国家级的药物不良反应报告信息库，并鼓励申办者与研究者分享不良反应数据，提升安全评估与评价药物的能力，提升药物警戒水平。

6. 提升药政法规的管理水平，加强监管。例如通过互联网公开国家药品监督管理局及各省级药品监督管理局在现场核查中发现的问题及后续的整改状况，公开透明地公布各种组织涉药的违规信息，接受社会监督（类似于美国FDA的warning letter信息）。这也能恰当地体现出药监机构的绩效能力与水平。

回顾复方丹参滴丸的国际化研究进程,一个产品的实践展现出实现国际化目标需要"三步走"战略。第一步"走出去",就是要走出国门,体现中国企业的胆量和创新精神;第二步"走进去",就是要突破技术瓶颈,与国际技术标准接轨,通过技术创新攻关,与全球先进技术融合,达到发达国家药政机构的审批要求,改变中药只能作为保健品或食品添加剂的尴尬境地,真正获得"国际药品"的身份;第三步"走上去",就是要提升技术水平,走上高端市场,打造国际品牌,推动文化融合,使中医药走上世界医学巅峰,成为全球医学共享成果。

在国家中药现代化、国际化战略的指导下,现代中药复方丹参滴丸率先完成申报美国FDA的全球多中心随机双盲大样本Ⅲ期临床试验,实现中药国际化的重大突破。复方丹参滴丸的国际化研究搭建了一座中药走向世界的桥梁,使国内外对中药国际化的理解达到融合与共识,同时促进了一批国内中药企业的国际化进程。一旦被美国FDA批准,这将促使中药国际化研究提升至一个全新的高度,高精尖的科研产品必将丰富治疗药物的品种和品类,为全球健康保健体系提供新的解决途径和方法。复方丹参滴丸今天国际化研究的一小步,是中国生物医药迈向国际化的一大步。

复方丹参滴丸的国际化历程是创建现代中药标准,完善天然药物产业链GMP体系,突破技术瓶颈,创新法规路径,提升产品价值,持续创新和共同创造历史的过程。复方丹参滴丸国际化的阶段性成果打通了6个路径或窗口:开辟了新药创制的一条新路径;发展了复方中药创制的一条新思路;打开了和美国FDA沟通的一道门;建起了与欧美医生、研究者及病患沟通交流的一座桥,打开了一个文化交流的窗口;打开了新药研发和寻找新药路径的窗口;打开了彰显国家力量的窗口。

让现代中药走向世界,成为贡献给世界人民的共享成果,代表着依靠原始创新是增强国家创新能力和中国力量的一个生长点。以企业创新为桥梁,将国际化的创新药研发和评审模式演变为中国的创新药研发和评审模式,将今天的中国文化科技之本——现代中药转变成中国的领军型创新能力,彰显国家力量,再到全世界竞相学习的新药研发模式和新药审批模式,最终实现国际化的现代中药与化学药、生物药三足鼎立的局面,以中药领跑世界,实现中国人的"制药强国"和"大药梦"。

(孙鹤　天士力控股集团有限公司)

参 考 文 献

[1] U. S. Food and Drug Administration, CDER. Guidance for Industry: Botanical Drug Products [EB/OL]. Rockville: FDA, 2004. [2021-12-30]. http://www.fda.gov/downloads/AboutFDA/CentersOffices/-OfficeofM-dicalProductsandTobacco/CDER/UCM106136.pdf.

[2] U. S. Food and Drug Administration, CDER. Botanical Drug Development Guidance for Industry [EB/OL]. Silver Spring: FDA, 2016. [2021-12-30]. http://www.fda.gov/downloads/Drugs/Guidances/UCM-458484.pdf.

第四十四章

血脂康胶囊的现代药理学和
国际化临床研究进展

第一节　概　　述

　　近 30 年来,随着生活水平的提高和生活方式的改变,中国人群的血脂异常患病率明显增加[1]。2012 年全国调查结果显示,中国成人的血脂异常总体患病率高达 40.40% ,较 2002年大幅上升,其中高胆固醇血症的患病率为 4.9%、高甘油三酯(triglyceride,TG)血症的患病率为 13.1%、低高密度脂蛋白胆固醇(high-density lipoprotein cholesterol,HDL-Ch)血症的患病率达 33.9%[2]。以低密度脂蛋白胆固醇(low-density lipoprotein cholesterol,LDL-Ch)或血清总胆固醇(total cholesterol,TC)水平升高为特点的血脂异常是动脉粥样硬化性心血管疾病(atherosclerotic cardiovascular disease,ASCVD)的重要危险因素,降低 LDL-Ch 水平,可显著减少 ASCVD 的发病及死亡风险[3]。除此之外,其他类型的血脂异常,如 TG 增高、HDL-Ch 降低等均与 ASCVD 发病风险升高存在一定程度的关联[4-6]。

　　血脂康胶囊是从特制红曲中提取精制而成的现代调血脂中药,1995 年在中国大陆上市,2005 年作为首个处方调血脂中药成功进入中国台湾医药市场。

　　根据 2007 年《血脂康胶囊临床应用中国专家共识》[7],血脂康胶囊被推荐应用于:①轻、中度胆固醇水平升高的患者;②以胆固醇水平升高为主的混合性血脂异常患者;③TG 水平轻度升高及高密度脂蛋白水平降低的患者;④冠心病二级预防和血脂水平处于临界值或不高的冠心病患者;⑤高危者的调血脂治疗;⑥治疗糖尿病患者、高血压患者、代谢综合征患者及老年人群的血脂异常;⑦其他他汀类药物不能耐受或引起氨基转移酶和肌酸激酶升高的血脂异常患者。推荐常规剂量为每次 2 粒(600mg),每日 2 次,饭后服用;对于血脂水平达标的患者,推荐维持剂量为每次 2 粒(600mg),每日 1 次,晚饭后服用。《中国成人血脂异常防治指南(2016 年修订版)》中,血脂康胶囊和他汀类调血脂药一起被推荐作为调血脂治疗的首选[1]。

　　2006 年 6 月,北大维信向美国食品药品管理局(Food and Drug Administration,FDA)提交血脂康胶囊研究性新药(IND)的临床研究申请,正式启动血脂康胶囊的国际化研发历程。同年 6 月 26 日,与 FDA 召开新药临床前会议(pre-IND meeting),FDA 确认其为植物药。2007—2008 年完成血脂康胶囊的人体药动学研究[8],2011—2012 年开展国际多中心 Ⅱ 期临床研究。按照美国 FDA 要求,目前正在开展血脂康胶囊的化学、生产和控制(chemistry,manufacturing,and control,CMC)研究和非临床研究工作,并准备启动Ⅲ期临床研究。

第二节 研 究 进 展

一、成分研究

血脂康胶囊是由特制红曲发酵精制而成的,含有 13 种天然莫纳可林(monacolin),包括酸式和酯式 monacolin K,以及 monacolin L、monacolin J、monacolin M 和 monacolin X 等,均为他汀同系物。高效液相指纹图谱分析显示(图 44-1),血脂康胶囊中不但含有洛伐他汀和其他他汀类物质,还含有多种有效成分,如大豆苷元、黄豆黄素和染料木素等[9-13]。

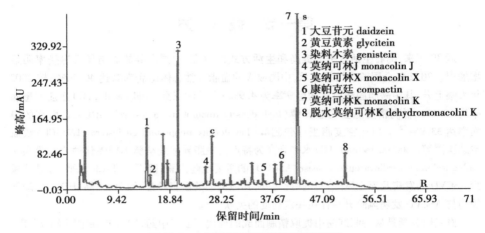

图 44-1　血脂康胶囊的高效液相指纹图谱

酯式 monacolin K 为闭环洛伐他汀,结构与 β-羟[基]-β-甲戊二酸单酰辅酶 A(HMG-CoA)还原酶抑制剂洛伐他汀相同,需在肝脏转化为开环洛伐他汀发挥作用。与化学药洛伐他汀不同,酸式 monacolin K 是开环洛伐他汀,可以不经转化直接发挥作用。以洛伐他汀为质控标准,每粒血脂康胶囊中的洛伐他汀含量不低于 2.5mg。除此之外,血脂康胶囊中还含有 8% 的不饱和脂肪酸,包括亚油酸、油酸、棕榈酸及硬脂酸等。

二、质量标准研究

血脂康胶囊申报美国 FDA 质量标准项下主要包括高效液相色谱法(HPLC)鉴别、指纹图谱检查、溶出度检查、含量均匀度检查;活性成分洛伐他汀和洛伐他汀酸的 HPLC 含量测定、HMG-CoA 还原酶抑制剂活性的液相色谱-串联质谱法(LC-MS/MS)测定及重金属的 ICP-MS 测定等项目。本品的指纹图谱涵盖异黄酮、甾醇、他汀、色素等多种成分,供试品的指纹图谱中应出现 10 个共有峰,按中药色谱指纹图谱相似度评价系统计算,供试品指纹图谱与对照指纹图谱的相似度不得低于 0.85。本品 30 分钟的溶出度结果(以洛伐他汀计)不得低于 70%,含量均匀度和重金属检查结果均符合 USP 项下的规定。

三、现代药理学研究

（一）作用机制研究

血脂康胶囊可降低血脂异常患者的 TC、TG、LDL-Ch 和载脂蛋白 B（apoprotein B，ApoB）水平，升高 HDL-Ch 水平。其调血脂作用机制：①洛伐他汀及其他他汀同系物抑制 HMG-CoA 还原酶，抑制内源性胆固醇的合成；②麦角固醇竞争性干扰胆固醇的吸收，减少外源性胆固醇的吸收；③不饱和脂肪酸抑制 TG 的合成；④异黄酮具有部分雌激素样作用，发挥调血脂作用；⑤氨基酸成分具有调血脂作用；⑥微量元素具有多种保护作用[7]。

除调血脂作用外，血脂康胶囊还具有保护血管内皮功能、抑制动脉粥样硬化形成和稳定动脉粥样硬化斑块的作用。其血管内皮保护作用的机制包括抑制血管平滑肌细胞增殖和迁移，减少氧化低密度脂蛋白（OX-LDL）合成，降低血管成形术后内膜增殖及 c-MYC 基因表达，促进主动脉血管平滑肌细胞 DNA 合成，减轻血管内皮细胞超微结构损伤，降低血浆内皮素（ET）-1 含量，提高一氧化氮（NO）含量。此外，血脂康还可以通过抑制血浆、肝脏和肾脏过氧化脂质的形成，以及提高超氧化物歧化酶含量等作用机制发挥抑制动脉粥样硬化形成的作用。动物实验还发现，血脂康可以抑制小鼠巨噬细胞分泌基质金属蛋白酶 2（MMP-2），进而稳定动脉粥样硬化斑块和防止急性冠状动脉事件的发生[14-20]。

（二）药理毒理学研究

动物研究表明，血脂康原料药可以显著降低内源性和外源性血脂异常模型家兔的血清 TC、TG 水平和 TC/HDL-Ch 比值，抑制血脂异常家兔的主动脉粥样硬化斑块形成，保护血管内皮细胞，抑制脂质在肝脏沉积[21]。

一般药理学研究显示，灌胃给予麻醉大鼠 0.6g/kg 的血脂康原料药，对大鼠的血压、心电图及呼吸等指标无明显影响；在小鼠中研究发现，对小鼠的自主活动次数无明显影响。

急性毒性研究显示，小鼠单次灌胃给药，半数致死量未能测到，最大耐受剂量>16g/kg，为临床推荐剂量的 533 倍；长期毒性研究显示，大鼠灌胃分别给予 1 和 2g/kg 的血脂康原料药，连续 4 个月，血液学指标、血常规指标及尿常规指标均无明显变化，各主要脏器指数及病理检查结果亦无明显异常[22-23]。

遗传毒性研究包括 3 项：在中国仓鼠肺（CHL）细胞进行的体外哺乳动物染色体畸变试验、埃姆斯（Ames）实验及小鼠骨髓微核试验。试验结果显示，在试验条件下，染色体畸变试验结果为阴性；所有测试株中均未出现基因突变，Ames 实验结果呈现阴性；对染色体完整性无影响，不会造成骨髓中的未成熟红细胞异常染色体分离，微核试验结果为阴性。综上所述，血脂康无潜在遗传毒性。

人肝细胞色素 P450 酶体外诱导和抑制试验结果显示，血脂康对 CYP3A4 及 2D6 没有抑制作用；也未观察到对酶活性和 mRNA 表达的诱导作用。

四、血脂康胶囊的临床研究及应用

（一）人体药动学研究

采用开放、平行、交叉、阳性药对照设计，对比血脂康胶囊与洛伐他汀片在健康男性志愿者中的药动学特征[24]。分为 2 个阶段：第一阶段 12 例健康志愿者按 1∶1 的比例随机分配至 1 200mg 血脂康胶囊组和 20mg 洛伐他汀组，单次给药；经 7 日的清洗期后进入第二阶段，所有受试者交叉至另一组。给药前（0 小时）及给药后 0.5、1、2、3、4、6、8、12 和 24 小时采集血样。采用 LC-MS/MS 方法测定洛伐他汀、羟基洛伐他汀酸、麦角固醇的浓度，酶法测定 HMG-

CoA 还原酶抑制剂的浓度水平,换算为羟基洛伐他汀酸的浓度表示。采用非房室模型估算 PK 参数和相对生物利用度。

结果表明,与 20mg 洛伐他汀片相比较,1 200mg 血脂康胶囊具有更高的生物利用度,其中洛伐他汀的相对生物利用度为 109%、羟基洛伐他汀酸的相对生物利用度为 169%,且 1 200mg 血脂康胶囊具有更强的 HMG-CoA 抑制作用;血脂康胶囊中洛伐他汀和洛伐他汀酸的达峰时间更快、血浆峰浓度更高。提示临床应用中血脂康胶囊的降血脂作用优于化学药洛伐他汀,可能与其所含的他汀类成分的生物利用度更高有关。

(二) 国际多中心 Ⅱ 期临床研究[25]

按照人用药品注册技术要求国际协调会(ICH)的药物临床试验质量管理规范(Guideline for Good Clinical Practice,GCP)要求,在中、美两国 15 个临床机构(中国 7 家、美国 8 家)同时开展。研究采用多中心、随机、双盲、平行、安慰剂对照设计,评价血脂康胶囊对高脂血症患者的疗效和安全性。入选年龄在 18 岁以上、空腹 TC 水平在 6.22mmol/L 以上、LDL-Ch 水平在 4.14~5.70mmol/L、TG 水平低于 4.52mmol/L 的高脂血脂患者,性别和种族不限。116 例受试者随机分为安慰剂组、血脂康胶囊低剂量(1 200mg/d)和高剂量(2 400mg/d)治疗组,治疗 12 周。主要疗效指标为治疗 12 周后患者的 LDL-Ch 水平较基线值的平均变化百分比,次要疗效指标为 12 周后的 TC、非高密度脂蛋白胆固醇(non-HDL-Ch)等指标较基线值的平均变化百分比。

结果表明,治疗 12 周后,血脂康胶囊低剂量组患者的 LDL-Ch 水平与基线相比降低 26.4%、高剂量组降低 27.0%、安慰剂组升高 0.5%,两组与安慰剂相比均具有显著性差异。血脂康胶囊低剂量和高剂量组分别有 48.5% 和 60.0% 的患者 LDL-Ch 水平降至 3.37mmol/L 以下,18.2% 和 15% 的患者降至 2.59mmol/L 以下;安慰剂组患者均未降至 2.59mmol/L 以下。亚组分析表明中、美人群间血脂康胶囊的降血脂作用无差异。与安慰剂组相比,血脂康胶囊组的 TC、non-HDL-Ch 水平也显著降低。研究中无患者发生肌病,3 组间的安全性无差异,未出现谷丙转氨酶(GPT)、谷草转氨酶(GOT)、肌酸激酶(CK)水平升高超过正常上限 2 倍以上的患者。

国际多中心 Ⅱ 期临床研究结果表明,血脂康胶囊用于高脂血脂患者的治疗安全有效,与之前报道过的临床研究结果一致,且中、美人群间的疗效和安全性无差异。

(三) 中国台湾地区的临床研究

中国台湾地区主要开展 2 项临床研究。一项研究采用随机、双盲、安慰剂对照设计,评价红曲米胶囊对高脂血症患者的疗效。入选年龄为 18~65 岁,空腹 TC 水平在 6.22mmol/L 以上,LDL-Ch 水平在 4.14mmol/L 以上,TG 水平低于 4.52mmol/L 的高脂血脂者。79 例受试者随机分为安慰剂组、红曲米胶囊(600mg,一日 2 次,1 200mg/d,口服)治疗组,治疗 8 周。

结果表明,治疗 8 周后,与基线相比,红曲米胶囊组患者的 TC 降低 20.4%、LDL-Ch 降低 26.3%、ApoB 降低 24.7%、TC/HDL-Ch 降低 20.5%、LDL-Ch/HDL-Ch 降低 26.6%、ApoB/ApoA Ⅰ 降低 26.5%。安慰剂组的血脂水平与基线相比无显著降低。红曲米胶囊的降血脂作用无性别和年龄的差异[26]。

另一项中国台湾地区开展的研究评价红曲米胶囊对高脂血症患者血脂水平的影响。共纳入年龄在 18 岁以上,LDL-Ch 水平在 4.14mmol/L 以上或 TG 水平在 2.26mmol/L 以上的 30 例高脂血症患者。红曲米胶囊(600mg,一日 2 次,1 200mg/d,口服)治疗周期 8 周,随访 4 周。主要疗效指标为治疗 8 周后患者的 LDL-Ch 水平较基线值的平均变化,次要疗效指标为 8 周后的 TC、TG、HDL-Ch、脂联素、瘦素等指标较基线值的平均百分比变化。

结果表明,红曲米胶囊可显著增加高脂血症患者得脂联素水平,降低 LDL-Ch 和 TG 水平。治疗 8 周后,与基线值相比,LDL-Ch 和 TC 值分别降低(0.99 ± 0.80)mmol/L($P<0.0001$)和(1.15 ± 0.71)mmol/L($P<0.0001$)、脂联素增加(35.83 ± 67.85)mg/L($P=0.017$)。脂联素与 HDL-Ch 水平呈正相关,瘦素与 TG 水平呈负相关[27]。

(四) 中国冠心病二级预防研究[7,24]

中国冠心病二级预防研究(CCSPS)是在我国调血脂领域首次完成的一项大规模、前瞻性、多中心、随机、双盲、安慰剂对照临床研究。共入选 4 870 例年龄在 18~75 岁的冠心病心肌梗死后存活的患者,受试者随机接受血脂康胶囊常规剂量(1 200mg/d)或安慰剂治疗。患者的 TC 基线平均水平为 5.36mmol/L,LDL-Ch 为 3.34mmol/L,TG 为 1.85mmol/L,HDL-Ch 为 1.19mmol/L。与国外同类研究的血脂基线水平相比,CCSPS 入选的患者的 TC 和 LDL-Ch 水平较低、HDL-Ch 水平较高,符合中国人群血脂水平的流行病学特征。此项研究平均随访 4.5 年,最长 7 年。

CCSPS 的主要终点指标为非致死性心肌梗死及冠心病死亡(致死性心肌梗死、冠心病猝死及其他冠心病死亡),次要终点为总死亡,其他事件包括其他心脑血管病事件、非心血管病事件(癌症、意外伤亡和自杀)、经皮冠状动脉介入术(PCI)或冠状动脉旁路移植术(CABG)需求及各种原因的住院次数与天数。

结果显示,与安慰剂组比较,血脂康胶囊组的冠心病事件减少 45.1%($P<0.0001$),其中急性心肌梗死风险降低 56%($P<0.0001$)、非致死性急性心肌梗死风险降低 61%($P<0.0001$);冠心病死亡风险降低 31%($P<0.01$);其他事件风险降低 31%($P<0.001$),肿瘤死亡风险降低 55%($P<0.05$),肿瘤发生风险降低 36%($P=0.0501$);需行 PCI/CABG 事件减少 33%($P<0.01$);总死亡风险降低 33%($P<0.001$)。与安慰剂组比较,血脂康胶囊组的 TC 水平降低 13%、LDL-Ch 水平降低 20%、TG 水平降低 15%($P<0.0001$)、HDL-Ch 水平升高 5%($P=0.006$)。研究证实,长期服用常规剂量的血脂康胶囊可使轻、中度血脂异常的心肌梗死患者获益。

对 CCSPS 的 4 870 例患者的安全性分析结果表明,血脂康胶囊的主要不良反应为胃肠道反应和过敏反应,与安慰剂组相比,两组间的实验室指标如谷丙转氨酶、血尿素氮(BUN)、肌酐(Cr)和 CK 无差别,血脂康胶囊治疗组未出现 CK 水平升高 5 倍以上、肌病或横纹肌溶解症的不良反应[28]。

CCSPS 各亚组的分析结果如下:

1. 老年亚组　CCSPS 中 2 550 例老年(65~75 岁)和 2 320 例非老年心肌梗死患者的对比分析显示,老年患者各类临床事件的发生率远高于非老年患者,血脂康胶囊治疗可使老年患者获益更多:老年患者的死亡风险降低 35%,非老年患者仅降低 29%;老年患者的冠心病死亡风险降低 34%,非老年患者降低 23%;老年患者的肿瘤死亡风险降低 58%,非老年患者降低 49%;老年患者的 PCI 或 CABG 需求减少 51%,非老年患者减少 12%。1 445 例 65~75 岁的老年亚组分析结果表明,与基线相比,血脂康胶囊治疗组的 TC、LDL-Ch 和 TG 水平分别下降 14%、20% 和 15%,明显优于安慰剂;脑卒中发病风险降低 44.1%($P<0.05$)。血脂康胶囊组的不良反应及实验室指标与安慰剂组相比无明显差别,提示可安全用于老年人[29]。

2. 高血压亚组　CCSPS 中 2 704 例合并高血压和 2 166 例不合并高血压冠心病患者的比对分析结果表明,合并高血压的冠心病患者的冠心病事件发生率和总死亡率明显高于不合并高血压者;合并高血压的冠心病患者中,高脉压组(脉压>50mmHg)患者的死亡率和脑卒中发生率明显高于低脉压组(脉压≤50mmHg)。与对照组比较,血脂康胶囊可使合并高血压患者的冠心病事件和总死亡率分别降低 44.0%（$P<0.000\ 1$）和 35.8%（$P<0.01$），不合并高血压的患者分别降低 47.4%（$P<0.000\ 1$）和 28.6%（$P=0.073\ 7$）；可使合并高血压患者的肿瘤死亡率减少 67.5%（$P<0.01$），低脉压组减少 62.6%（$P<0.05$）。

接受血脂康胶囊治疗的 1 363 例合并高血压的冠心病患者中，有 791 例合用 β 受体拮抗剂（58.03%）、710 例合用血管紧张素转换酶抑制剂（angiotension converting enzyme inhibitor，ACEI）（52.09%）、598 例合用钙通道阻滞剂（43.87%）。结果显示，血脂康胶囊未增加联合用药患者的不良反应。

上述分析结果证实，血脂康胶囊用于合并高血压冠心病患者的二级预防安全有效[30]。

3. 糖尿病亚组　CCSPS 中共有 591 例合并糖尿病的冠心病患者，不合并糖尿病的患者 4 279 例。对比分析结果表明，合并糖尿病的冠心病患者再次发生冠心病事件和死亡事件的可能性显著增加，各类临床事件的发生率远高于无糖尿病病史的冠心病患者。与安慰剂组相比，合并糖尿病的冠心病患者经血脂康胶囊治疗后，冠心病事件可减少 50.8%（$P<0.001$），死亡事件可减少 44.1%（$P<0.01$），脑卒中、肿瘤和 PCI/CABG 需求等一般事件无显著性差异。提示血脂康胶囊治疗可以明显降低合并糖尿病患者发生冠心病事件和死亡的风险，提高生活质量和生存率[31]。

（五）其他临床研究

血脂康胶囊上市 20 余年的临床应用表明，本品疗效确切，可广泛应用于多种人群的治疗，包括高脂血脂、冠心病、脑血管病、2 型糖尿病、脂肪肝等患者的调血脂治疗；不良反应少而轻，主要为胃肠道不适，偶见过敏反应；较少出现实验室检查指标如 GPT、BUN、Cr 和 CK 等异常。

1. 血脂异常[32]　大量临床研究表明，血脂康胶囊的降血脂作用确切，在多种合并高脂血症的人群中均可发挥调血脂作用。Shang 等[33]汇总 22 个血脂康胶囊治疗合并血脂异常的冠心病（CHD）患者的随机临床试验（RCT），证实 CHD 在常规治疗的基础上加用血脂康胶囊，可明显降低患者的 TC、TG 和 LDL-Ch 水平，降血脂作用与他汀类药物相似。Li 等[34]对合并高脂血症 2 型糖尿病患者 RCT 研究的综述和 meta 分析结果表明，血脂康胶囊可明显降低患者的 TC、TG 和 LDL-Ch 水平。孟庆莲等[35]对 52 例老年（平均年龄为 85 岁）高脂血症患者的观察结果表明，血脂康胶囊可降低患者血清的 TC、TG、LDL-Ch 水平，升高 HDL-Ch 水平，且不良反应轻微，可长期服用。赵水平等[36]观察血脂康胶囊对冠心病患者餐后 TG 水平的影响，结果表明血脂康胶囊治疗 6 周可使冠心病患者的空腹 TC、LDL-Ch、TG 和 ApoB 水平明显降低，餐后 2、4 和 6 小时的 TG 水平分别降低 32%、38% 和 43%，提示血脂康胶囊可用于高TG 患者的治疗。程艳春等[37]研究发现，冠心病患者高脂餐后的血清脂蛋白 a[Lp(a)]水平显著升高，血脂康胶囊能明显降低冠心病患者的空腹与餐后血清 Lp(a)水平。

2. 冠心病[24]　大量临床试验研究表明，血脂康胶囊具有稳定及消退颈动脉硬化软斑块、阻止动脉粥样硬化进展及预防血管成形术后再狭窄、预防动脉粥样硬化斑块破裂所致的急性心血管事件等作用，可用于伴高脂血症冠心病患者的治疗。对 58 例伴颈动脉粥样硬化或有颈动脉粥样斑块的血脂异常患者进行研究，结果表明血脂康胶囊除调血脂作用外，还具有减小颈动脉内中膜厚度（IMT）（45.2%）、降低血浆超敏 C 反应蛋白（hs-CRP）（29.5%）的作用，表现为消退颈动脉粥样硬化斑块及减轻炎症反应，或稳定斑块[38]。杜孝芝[39]等对 70名陈旧性心肌梗死患者随访 3~6 年，研究表明血脂康胶囊可使患者的肱动脉 IMT、平均血管壁紧张度（MCWT）和脉搏波速度（PWV）分别降低 10.3%、9.7% 和 9.2%，平均血流速度（Vm）、平均剪切率（MSR）和内皮依赖性血管舒张功能（FMD）分别增加 6.3%、14.0% 和

13.9%。说明长期服用血脂康胶囊可改善陈旧性心肌梗死患者的动脉内皮舒张功能,明显改善动脉弹性。

3. 脑血管疾病[24]　对发病24~72小时入院确诊无意识障碍的伴血脂异常的脑梗死患者的研究表明,脑梗死患者早期服用血脂康胶囊除具有调血脂作用外,可能对挽救脑梗死周边尚未完全坏死的半影区有益,对脑梗死的康复有协助作用。30例脑梗死伴血脂异常的患者服用血脂康胶囊(1.2g/d)4周后,除降低血脂外,对轻、中和重型脑梗死治疗的显效率分别为67%、50%和38%,表明血脂康胶囊不仅有明显的降血脂作用,而且可促进脑梗死患者功能恢复及减少病残率[40]。

4. 对胰岛素抵抗和糖代谢的影响　张秀琴等[41]研究发现,在二甲双胍治疗的基础上加用血脂康胶囊,连续治疗3个月,可明显改善体重超重的新发2型糖尿病患者的胰岛素抵抗。张震洪等[42]研究证实,在常规治疗的基础上加用血脂康胶囊治疗12周,可使老年代谢综合征患者的ApoB/ApoAⅠ、hs-CRP、尿微量白蛋白肌酐比值(UACR)、胰岛素抵抗指数(IR)明显下降,改善代谢综合征患者的代谢指标,抑制炎症反应,调节脂质紊乱,改善胰岛素抵抗。占美等[43]对血脂康胶囊对合并高脂血症2型糖尿病患者6个RCT进行的meta分析结果表明,常规降血糖联合血脂康胶囊的降血糖、降血脂疗效明显优于常规降血糖治疗。

5. 脂肪肝[24]　有研究表明,828例脂肪肝患者经血脂康胶囊治疗后,肝功能指标(GPT、GOT)与治疗前比较显著下降,显效率为48%,有效率为45%,总有效率为93%,47%的患者肝脏B超图像恢复正常,明显改善脂肪肝的症状,长期服用血脂康胶囊对脂质在肝脏的沉积有抑制作用[44]。对于非酒精性脂肪肝患者,血脂康胶囊可明显改善患者的肝功能,具有降脂保肝的功效;采用大剂量血脂康胶囊(2.4g/d)治疗300例非酒精性脂肪肝8周,总有效率达到79.7%,且无明显的不良反应发生[45]。

6. 肾脏疾病[24]　对40例肾病综合征患者的研究结果表明,血脂康胶囊可明显降低患者的TC、TG、LDL-Ch、BUN、Cr和尿蛋白(UP)水平,升高HDL-Ch、总蛋白(TP)及白蛋白(ALB)水平,明显减少24小时蛋白尿[46]。血脂康胶囊治疗53例合并血脂异常的慢性肾功能不全血液或腹膜透析患者的研究显示,服药8周后,血脂康胶囊组的血清TC、TG、LDL-Ch及ApoB水平均明显低于对照组,HDL-Ch、ApoAⅠ水平明显高于对照组,提示血脂康胶囊治疗此类患者安全有效[47]。56例伴血脂异常肾移植后患者的研究表明,血脂康胶囊治疗8周后,TC的降幅达21.7%。用药期间及随访观察中所有患者无恶心、腹痛、腹泻、肠胃胀气等胃肠道反应和肌肉酸痛发生,未发现肌酸激酶水平升高,肝功能均无明显异常。提示血脂康胶囊用于伴血脂异常的肾移植患者安全有效[48]。

第三节　结语与展望

血脂康胶囊的国际多中心Ⅱ期临床研究已经完成,还将继续开展大样本的国际多中心Ⅲ期临床研究,其顺利开展将对中国创新药物的产业化和国际化进程发挥积极的推动作用。在化学药如他汀类药物主导市场的现实情况下,作为现代调血脂中药,血脂康胶囊在药动学、指纹图谱控制及循证医学等研究领域取得多项突破性成果。血脂康胶囊以其独特的优势,已具备走向国际的能力,若能以药品形式成功登陆美国,可大大拓宽其海外市场,从而扩大中药在欧美市场的影响力,在为全人类的健康作出贡献的同时,将优秀的中医药传统文化推向国际,对于未来中国本土的中药临床研究数据获得国际认可起到重要作用。

(郭树仁, 李又欣　山东绿叶制药有限公司)

参 考 文 献

[1] 诸骏仁,高润霖,赵水平,等.中国成人血脂异常防治指南(2016 年修订版)[J].中国循环杂志, 2016,31(10):937-953.

[2] 国家卫生计生委疾病预防控制局.中国居民营养与慢性病状况报告(2015 年)[M].北京:人民卫生 出版社,2016.

[3] BAIGENT C,KEECH A,KEARNEY P M,et al. Efficacy and safety of cholesterol-lowering treatment: pro-spective meta-analysis of data from 90,056 participants in 14 randomised trials of statins[J]. Lancet,2005, 366(9493):1267-1278.

[4] REN J,GRUNDY S M,LIU J,et al. Long-term coronary heart disease risk associated with very-low-density lipoprotein cholesterol in Chinese: the results of a 15-Year Chinese Multi-Provincial Cohort Study(CMCS) [J]. Atherosclerosis,2010,211(1):327-332.

[5] 王淼,赵冬,王薇,等.中国 35~64 岁人群血清甘油三酯与心血管病发病危险的关系[J].中华心血管 病杂志,2008,36(10):940-943.

[6] 李莹,陈志红,周北凡,等.血脂和脂蛋白水平对我国中年人群缺血性心血管病事件的预测作用[J]. 中华心血管病杂志,2004,32(7):643-647.

[7] 血脂康胶囊临床应用中国专家共识组.血脂康胶囊临床应用中国专家共识[J].中国社区医师, 2009,25(14):9-10.

[8] 段震文,郭树仁,刘平兰.血脂康胶囊国际化进程[C]//2011 年中国药学大会暨第 11 届中国药师周 论文集.北京:中国药学会,2011.

[9] 张茂良,段震文,谢申猛.血脂康有效成份研究[J].中国新药杂志,1998,7(3):213-214.

[10] 张剑波,王维敬.血脂康中生物碱的提取和鉴定[J].中国药学杂志,1999,34(11):774-775.

[11] 张小茜,周富荣,石济民.高效液相色谱法测血脂康及红曲中洛伐他汀的含量[J].中国中药杂志, 1997,22(4):222-224.

[12] 马学敏,郭树仁,段震文,等.血脂康胶囊中化学成分的研究[J].中草药,2007,38(5):650-652.

[13] 徐艳春,魏璐雪,何大林,等.薄层扫描法测定红曲及其制剂血脂康中大豆苷元的含量[J].中国中 药杂志,2001,26(1):33-34.

[14] 于波,王世越,张月兰,等.血脂康对培养的家兔主动脉平滑肌细胞增殖的影响[J].中国医科大学 学报,2001,30(4):264-265.

[15] 徐伯平,程蕴琳,鲁翔.血脂康及氧化低密度脂蛋白对牛血管平滑肌细胞增殖的影响[J].中华老年 医学杂志,2001,20(5):384-385.

[16] 齐国先,曾定尹,刘利,等.血脂康对家兔血管成形术后内膜增殖及内皮功能的影响(摘要)[J].中 国循环杂志,1999,14(S1):65-66.

[17] 齐国先,曾定尹,刘利,等.血脂康对家兔血管成形术后内膜增殖及 C-myc 基因表达的影响[J].中 华内科杂志,1999(8):9-11,72.

[18] 郑晓伟,曾定尹,王晓静,等.血脂康对高脂饮食家兔血管内皮细胞功能的保护作用[J].中华内科 杂志,1998,37(6):367-370.

[19] 王晓静,曾定尹,郑晓伟,等.血脂康对实验性家兔动脉粥样硬化形成及其脂质过氧化损伤的影响 [J].中国循环杂志,1998,13(5):305-307.

[20] 张鹏华,李鹏,韩晓男,等.血脂康在体外对巨噬细胞分泌基质金属蛋白酶-2 的抑制作用[J].中华 心血管病杂志,2001,29(8):497-499.

[21] 朱燕,李长龄,王银叶.血脂康对高脂家兔、鹌鹑模型的降脂作用[J].中国药学杂志,1995,30(11): 656-660.

[22] 朱燕,李长龄,侯中林,等.血脂康的一般药理研究[J].中国药理学会通讯,1995,13(3):46-47.

［23］ 李长龄,李雅芳,侯中林,等. 血脂康毒性实验研究［J］. 中国药理学会通讯,1995,12(4):12.

［24］ 郭树仁,赵君贤. 血脂康治疗异常血脂［M］//迟家敏. 实用血脂学. 北京:人民卫生出版社,2010.

［25］ MORIARTY P M,ROTH E M,KARNS A,et al. Effects of Xuezhikang in patients with dyslipidemia:a multicenter,randomized,placebo-controlled study［J］. Journal of clinical lipidology,2014,8(6):568-575.

［26］ HUANG C F,LI T C,LIN C C,et al. Efficacy of Monascus purpureus Went rice on lowering lipid ratios in hypercholesterolemic patients［J］. European journal of cardiovascular prevention and rehabilitation,2007, 14(3):438-440.

［27］ LEE C Y,JAN M S,YU M C,et al. Relationship between adiponectin and leptin,and blood lipids in hyperlipidemia patients treated with red yeast rice［J］. Forschende komplementarmedizin,2013,20(3):197-203.

［28］ LU Z L,KOU W R,DU B M,et al. Effect of Xuezhikang,an extract from red yeast Chinese rice,on coronary events in a Chinese population with previous myocardial infarction［J］. American journal of cardiology,2008,101(12):1689-1693.

［29］ YE P,LU Z L,DU B M,et al. Effect of Xuezhikang on cardiovascular events and mortality in elderly patients with a history of myocardial infarction:a subgroup analysis of elderly subjects from the China Coronary Secondary Prevention Study ［J］. Journal of the American Geriatrics Society, 2007, 55 (7): 1015-1022.

［30］ LI J J,LU Z L,KOU W R,et al. Beneficial impact of Xuezhikang on cardiovascular events and mortality in elderly hypertensive patients with previous myocardial infarction from the China Coronary Secondary Prevention Study(CCSPS)［J］. Journal of clinical pharmacology,2009,49(8):947-956.

［31］ ZHAO S P,LU Z L,DU B M,et al. Xuezhikang,an extract of cholestin,reduces cardiovascular events in type 2 diabetes patients with coronary heart disease:subgroup analysis of patients with type 2 diabetes from China coronary secondary prevention study(CCSPS)［J］. Journal of cardiovascular pharmacology,2007,49 (2):81-84.

［32］ 胡敏,郭树仁,孙晓波. 血脂康心血管保护作用临床研究进展［J］. 中国药物与临床,2017,17(1): 66-69.

［33］ SHANG Q H,LIU Z L,CHEN K J,et al. A systematic review of Xuezhikang,an extract from red yeast rice, for coronary heart disease complicated by dyslipidemia［J］. Evidence-based complementary and alternative medicine,2012,2012:636547.

［34］ LI M,HE Q Y,CHEN Y F,et al. Xuezhikang capsule for type 2 diabetes with hyperlipemia:a systematic review and meta-analysis of randomized clinical trails［J］. Evidence-based complementary and alternative medicine,2015,2015:468520.

［35］ 孟庆莲,李爱军,王崇才,等. 血脂康胶囊治疗老年高脂血症 52 例疗效观察［J］. 山东医药,2010,50 (21):86.

［36］ ZHAO S P,LIU L,CHENG Y C,et al. Effect of Xuezhikang,a cholestin extract,on reflecting postprandial triglyceridemia after a high-fat meal in patients with coronary heart disease［J］. Atherosclerosis,2003,168 (2):375-380.

［37］ 程艳春,赵水平,刘玲,等. 血脂康对冠心病患者餐后血清脂蛋白(a)浓度的影响研究［J］. 中国全科医学,2010,13(12):1282-1284.

［38］ 叶忠平,宗金波,姜昌浩. 血脂康胶囊对颈动脉粥样硬化斑块及高敏 C-反应蛋白水平的影响［J］. 医药导报,2008,27(1):56-57.

［39］ 杜孝芝,黎莉,王秀荣,等. 血脂康对心肌梗死患者多个动脉弹性指标的作用［J］. 山东大学学报(医学版),2008,46(4):389-391.

［40］ 高明宇. 血脂康治疗脑梗塞伴高脂血症临床观察［J］. 首都医药,1999,6(1):51.

[41] 张秀琴,王素莉. 血脂康对新发 2 型糖尿病合并超重患者胰岛素抵抗的影响[J]. 中国实验方剂学杂志,2015,21(21):185-188.

[42] 张震洪,吴平生. 血脂康对老年代谢综合征的影响[J]. 中国老年学杂志,2014,34(13):3597-3599.

[43] 占美,吴斌,柳汝明,等. 血脂康治疗 2 型糖尿病高血脂症的系统评价[J]. 中国药房,2010,21(12):1106-1109.

[44] 邹广东,毕丽丽,可立志,等. 血脂康治疗 828 例脂肪肝的疗效及 B 超声像图变化[J]. 中国全科医学,2004,7(8):582.

[45] 李世华,李丽萍,马洪涛,等. 大剂量短疗程血脂康治疗非酒精性脂肪肝疗效分析[J]. 河北医药,2006,28(6):464-465.

[46] 孙芙蓉,严彬. 血脂康和辛伐他汀对肾病综合征患者高脂血症的疗效比较[J]. 临床军医杂志,2003,31(1):45-47.

[47] 付虹辉,张勃,付新,等. 血脂康治疗慢性肾功能不全腹膜透析病人高脂血症[J]. 中国新药杂志,1998,7(3):211-213.

[48] 余爱荣,辛华雯,吴笑春,等. 氟伐他汀和血脂康治疗肾移植术后高脂血症的疗效和安全性研究[J]. 中国药房,2009,20(29):2287-2288.